D1696022

J. Serge Parisien (Hrsg.)
Therapeutische Arthroskopie

© Chapman & Hall GmbH, D-69469 Weinheim (Bundesrepublik Deutschland), 1994

ISBN 3-8261-0008-5

J. Serge Parisien (Hrsg.)

Therapeutische Arthroskopie

Illustrationen von Gary Welch

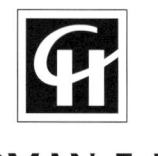

CHAPMAN & HALL
London · Glasgow · Weinheim · New York · Tokyo · Melbourne · Madras

J. Serge Parisien, M.D., F.A.C.S.
Chief, Arthroscopic Surgery Service
Attending Physician, Sports Medicine Service
Hospital for Joint Diseases Orthopaedic Institute
Associate Professor of Clinical Orthopaedic Surgery
New York University Medical School
New York, New York
Founding Member, International Arthroscopy
Association

Übersetzung:
Dr. med. Jürgen Fischer
Cornelia Rübich
Michael Herrmann

In diesem Buch enthaltene Dosierungsangaben wurden mit aller Sorgfalt überprüft. Dennoch übernehmen Autoren und Verlag – auch im Hinblick auf mögliche Druckfehler – keine Gewähr für die Richtigkeit. Dem Leser wird empfohlen, sich vor einer Medikation in jedem Fall über Indikationen, Kontraindikationen und Dosierung anhand des Beipackzettels oder anderer Unterlagen des Herstellers zu unterrichten. Das gilt insbesondere bei selten oder neu auf den Markt gekommenen Präparaten.

Titel der amerikanischen Originalausgabe:

Techniques in Therapeutic Arthroscopy, 1/e by
J. Serge Parisien, M.D., F.A.C.S.
Copyright 1993 by Raven Press
Translated by arrangement with Raven Press, a Wolters
Kluwer Company, 1185 Avenue of the Americas, New York,
NY 10036 U.S.A.

Herausgeber/Projekt-Manager der amerikanischen Ausgabe:
Elizabeth Greenspan
Verantwortlich für Bildgestaltung: Laura Pardi Duprey
Abbildungen und Einband: Gary Welch; Kap. 7, Steven J. Harrison
Zeichnungen: Patricia Gast
Art Director/Einbandgestaltung: Kathryn Greenslade
Gestaltung u. Layout: Paul Fennessy, Thomas Tedesco
Satz: Erick Rizzotto
Redaktionsassistenz: David Yoon

© Chapman & Hall GmbH, D-69469 Weinheim (Bundesrepublik Deutschland), 1994

Die Deutsche Bibliothek – CIP-Einheitsaufnahme

Parisien, Jacques Serge: Therapeutische Arthroskopie / J. Serge Parisien. Ill. von Gary Welch. [Übers.: Jürgen Fischer ...]. – Weinheim : Chapman and Hall, 1994
  Einheitssacht.: Techniques in therapeutic arthroscopy <dt.>
  ISBN 3-8261-0008-5

Alle Rechte, insbesondere die der Übersetzung in andere Sprachen, vorbehalten. Kein Teil dieses Buches darf ohne schriftliche Genehmigung des Verlages in irgendeiner Form – durch Photokopie, Mikroverfilmung oder irgendein anderes Verfahren – reproduziert oder in eine von Maschinen, insbesondere von Datenverarbeitungsmaschinen, verwendbare Sprache übertragen oder übersetzt werden. Die Wiedergabe von Warenbezeichnungen, Handelsnamen oder sonstigen Kennzeichen in diesem Buch berechtigt nicht zu der Annahme, daß diese von jedermann frei benutzt werden dürfen. Vielmehr kann es sich auch dann um eingetragene Warenzeichen oder sonstige gesetzlich geschützte Kennzeichen handeln, wenn sie nicht eigens als solche markiert sind.
All rights reserved (including those of translation into other languages). No part of this book may be reproduced in any form – by photoprinting, microfilm, or any other means – nor transmitted or translated into a machine language without written permission from the publishers. Registered names, trademarks, etc. used in this book, even when not specifically marked as such, are not to be considered unprotected by law.

Herstellerische Betreuung: PRO EDIT GmbH, D-69126 Heidelberg
Satz: Hagedornsatz GmbH, D-68519 Viernheim
Druck und Einband: Imago Publishing Ltd, China
Gedruckt auf säurefreiem Papier

*Für meine Eltern,
für meine Frau May
und für meine Kinder
Christine und Alex*

Vorwort

Bahnbrechende technische Fortschritte in der Entwicklung fiberoptischer und mikrochirurgischer Instrumente haben entscheidend zum gegenwärtigen Stand der arthroskopischen Chirurgie beigetragen. Die Nützlichkeit von vielen der in den letzten Jahren entwickelten Verfahren hat sich inzwischen erwiesen. Mit der Herausgabe dieses Buches „Techniken der therapeutischen Arthroskopie" möchte ich den Lesern ein Textbuch an die Hand geben, das sich auf die verschiedenen am häufigsten angewandten arthroskopischen Techniken konzentriert. Zielgruppenleser (Orthopäden in der Facharztausbildung, allgemeinorthopädische Chirurgen, arthroskopische Chirurgen und sportmedizinische Spezialisten) sind bereits mit den Grundlagen der diagnostischen Arthroskopie vertraut und verfügen über ausgezeichnete Kenntnisse hinsichtlich der Indikationen und Kontraindikationen der arthroskopischen Chirurgie. Aus diesem Grund haben die Autoren dieses Buches die Prinzipien und Feinheiten der verschiedenen Verfahren hervorgehoben. Auf diese Weise hilft es unvorhergesehene risikoträchtige Ereignisse zu vermeiden und Komplikationen zu mindern.

Vorgestellt werden Verfahren zur Meniskusresektion und -wiederherstellung sowie pathologische Veränderungen an Synovialis und Gelenk, wobei wir zahlreiche Farbillustrationen herangezogen haben, um die beschriebenen Erläuterungen klarer und verständlicher zu gestalten.

Wenn bei einem Patienten mit vorderer Kreuzbandverletzung die Indikationen zur Operation gegeben sind, bieten sich unterschiedliche arthroskopische Methoden an, bei denen autogenes Gewebe, ein allogenes Transplantat oder synthetische Materialien verwendet werden. Kritischen Details ist besondere Aufmerksamkeit gewidmet worden. Die Techniken der Schulterarthroskopie befinden sich noch im Entwicklungsstadium. Verfahren wie das akromioklavikulare Gelenkdébridement und die subakromiale Dekompression wurden inzwischen verfeinert. Einige der relativ neuen Verfahren, die sich mit der instabilen Schulter befassen, werden sich gewiß behaupten, weil sie auf festen Grundlagen fußen.

Andere Kapitel setzen sich mit spezifischen arthroskopischen Techniken für den Karpaltunnel, den Ellenbogen, das Handgelenk, die Hüfte, den Knöchel, die subtalaren und temporomandibularen Gelenke auseinander.

Meinen Mitautoren, die sich mit Fachkompetenz und Fleiß der verschiedenen Aspekte arthroskopischer Chirurgie angenommen haben, bin ich zutiefst dankbar; ich widme dieses Buch der Pionierarbeit, die die vielen orthopädisch tätigen Chirurgen auf der ganzen Welt leisten.

J. Serge Parisien, M.D., F.A.C.S.

Danksagung

Ich nutze diese Gelegenheit, um einigen Menschen, die für meinen Berufsweg von Bedeutung waren, besonderen Dank auszusprechen: meinem Vater, Vastey Parisien, der ein hervorragender orthopädischer Chirurg war und mich so viele Dinge lehrte; unserem „Häuptling", Dr. Henry Mankin, der, als ich meine Facharztausbildung machte, dauerhafte Maßstäbe setzte, was Lehre, Forschung und Patientenversorgung betraf, und der noch immer all seine „Jungs" inspiriert, ferner Dr. Hermann Robins für seine Unterweisung und Ermutigung.

Viel verdanke ich jenen wundervollen angehenden orthopädischen Fachärzten des Hospital for Joint Diseases, meiner engagierten Desinfektionsschwester, Cecilia Sarmiento, sowie Dr. David Present, einem guten Freund und einem meiner brillanten Schüler, die es fertigbrachten, daß die Arbeit am gleichen Ort in den vergangenen 20 Jahren spannend geblieben ist. Ich möchte zudem Elizabeth Greenspan und dem Redaktionsstab von Gower für ihre Professionalität danken. Meine Dankbarkeit gilt darüber hinaus Gary Welch für die fantastische Qualität seiner Illustrationen und der Fotoabteilung des Hospital for Joint Diseases. Schließlich stehe ich auch in der Schuld meiner Tochter Christine, für ihre zuverlässige Hilfe und ihr Verständnis bei der Zusammenstellung dieses Buches.

J. Serge Parisien, M.D., F.A.C.S.

Inhaltsverzeichnis

Teil I: **Das Knie 1**

1 Arthroskopische Meniskektomie 3
J. Serge Parisien

2 Meniskusreparatur 45
James Mulhollan

3 Arthroskopische Verfahren an Knochen und Gelenkknorpel des Kniegelenks 57
James F. Guhl, James W. Stone

4 Arthroskopische Verfahren an der Synovia und Gelenkkapsel 77
J. Serge Parisien

5 Endoskopische Techniken für die vordere Kreuzbandrekonstruktion des Knies 97
David S. Menche

6 Vordere Kreuzbandrekonstruktion unter Verwendung der Semitendineus- und Gracilissehnen 109
Mark I. Pitman

7 Rekonstruktion des vorderen Kreuzbands unter Verwendung von homologen Transplantaten der Fascia lata – Kombinierte extra- und intraartikuläre arthroskopische Technik 117
Eugene J. Chandler

8 Rekonstruktion des vorderen Kreuzbands unter Verwendung von frischgefrorenen Patellarsehnenallotransplantaten 131
Freddie H. Fu, Eric J. Olson

9 Arthroskopische Technik bei der vorderen Kreuzbandrekonstruktion unter Verwendung eines künstlichen Bandes 141
James A. Hill

10 Arthroskopisch gestützte Rekonstruktion des hinteren Kreuzbands unter Verwendung von Allograftsehnen 149
Mehrdad M. Malek, Gregory C. Fanelli

Teil II: **Die Schulter 161**

11 Arthroskopie der Schulter: Grundtechniken 163
J. Serge Parisien

12 Arthroskopische Kapselraffung bei vorderer Schulterinstabilität 177
Donald J. Rose

13 Arthroskopische kapsulolabrale Sanierung unter Zuhilfenahme von Nahtankern 187
Eugene M. Wolf

14 Arthroskopische Technik der Klammerung bei vorderer Schultergelenkluxation 199
Stuart I. Springer

15 Techniken der arthroskopischen Akromioplastik 209
James C. Esch

16 Arthroskopisches Débridement des Akromioklavikulargelenks und Resektion der distalen Klavikula 221
Evan L. Flatow, Louis U. Bigliani

Teil III: **Das Sprunggelenk 231**

17 Techniken zur Behandlung von Erkrankungen des Weichteilgewebes und osteochondralen Verletzungen 233
J. Serge Parisien

18 Arthroskopische Chirurgie bei chronischer Instabilität 251
J. Serge Parisien

19 Arthroskopische Arthrodese des Fußgelenks 257
James M. Glick, Serge J. Parisien

20 Arthroskopie des hinteren Subtalargelenks und der Großzehe 263
J. Serge Parisien

***Teil IV:* Der Ellenbogen 273**

21 Arthroskopische Chirurgie des Ellenbogengelenks 275
J. Serge Parisien

***Teil V:* Die Hüfte 289**

22 Arthroskopie der Hüfte: seitlicher Zugang 291
James M. Glick

23 Arthroskopie des Hüftgelenks am liegenden Patienten 301
J. Serge Parisien

***Teil VI:* Das Handgelenk, der Karpaltunnel und das temporomandibulare Gelenk 311**

24 Arthroskopische Chirurgie des Handgelenks 313
Edward S. Bittar

25 Endoskopische Techniken zur Freilegung des Karpaltunnels 331
James C. Y. Chow

26 Arthroskopie des Temporomandibulargelenks 341
Mohan Thomas

Sachverzeichnis 369

Autorenverzeichnis

LOUIS U. BIGLIANI, MD
Associate Professor of Clinical Orthopaedic Surgery
Chief, Shoulder Service
The New York Orthopaedic Hospital
Columbia-Presbyterian Medical Center
New York, New York

EDWARD S. BITTAR, MD, PHD
Associate Clinical Professor
Department of Orthopaedics
University of Florida
Gainesville, Florida

EUGENE J. CHANDLER, MD
Director, Arthroscopic Surgery Center
Scottsdale, Arizona

JAMES C. Y. CHOW, MD
Orthopaedic Research of Southern Illinois
Orthopaedic Clinic of Mt. Vernon
Mt. Vernon, Illinois
Clinical Assistant Professor
Southern Illinois University School of Medicine
Springfield, Illinois

JAMES C. ESCH, MD
Tri-City Medical Center and North Coast
Surgery Center
Oceanside, California
Clinical Instructor
Division of Orthopaedics and Rehabilitation
University of San Diego
San Diego, California

GREGORY C. FANELLI, MD
Sports Injury Clinic
Department of Orthopaedic Surgery
Geisinger Medical Center
Danville, Pennsylvania

EVAN L. FLATOW, MD
Assistant Professor of Orthopaedic Surgery
Shoulder Service
The New York Orthopaedic Hospital
Columbia-Presbyterian Medical Center
New York, New York

FREDDIE H. FU, MD
Blue Cross of Western Pennsylvania Professor
of Orthopaedic Surgery
Vice Chairman, Clinical Department
of Orthopaedic Surgery
University of Pittsburgh
Pittsburgh, Pennsylvania

JAMES M. GLICK, MD
Senior Attending Orthopaedic Surgeon
Mount Zion Hospital Campus
University of California
San Francisco, California
Associate Clinical Professor, Orthopaedic Surgery
University of California
San Francisco, California

JAMES F. GUHL, MD
Arthroscopy & Sports Medicine Center
of Southeastern Wisconsin
St. Francis Hospital Sports Performance Center
Clinical Instructor
Department of Orthopaedics
Medical College of Wisconsin
Milwaukee, Wisconsin

JAMES A. HILL, MD
Associate Professor of Clinical Orthopaedic Surgery
Northwestern University Medical School
Chicago, Illinois

MEHRDAD M. MALEK, MD
Director, Washington Orthopaedic and Knee Clinic
Associate Professor
Department of Orthopaedics
Howard University
Washington, DC

DAVID S. MENCHE, MD
Associate Director, Sports Medicine Center
Medical Director, Physical/Occupational Therapy
Hospital for Joint Diseases Orthopaedic Institute
New York, New York

JAMES S. MULHOLLAN, MD
Arkansas Knee Clinic
Little Rock, Arkansas

ERIC J. OLSON, MD
Staff Orthopaedic Surgeon
Walter Reed Army Medical Center
Washington, DC
Assistant Professor of Surgery
Uniformed Services University of the Health
Sciences
Bethesda, Maryland

J. SERGE PARISIEN, MD, FACS
Chief, Arthroscopic Surgery Service
Attending Physician, Sports Medicine Service
Hospital for Joint Diseases Orthopaedic Institute
Associate Professor of Clinical Orthopaedic Surgery
New York University Medical School
New York, New York
Founding Member, International Arthroscopy
Association

MARK I. PITMAN, MD
Director Sports Medicine Center
Hospital for Joint Diseases Orthopaedic Institute
New York, New York

DONALD J. ROSE, MD
Assistant Attending Orthopaedic Surgeon
Director, Harkness Center for Dance Injuries
Hospital for Joint Diseases Orthopaedic Institute
New York, New York

STUART I. SPRINGER, MD
Affiliated with the Hospital for Joint Diseases
Orthopaedic Institute
Chairman, International Arthroscopy Center
Hospital for Joint Diseases Orthopaedic Institute
New York, New York

JAMES W. STONE, MD
Arthroscopy & Sports Medicine Center
of Southeastern Wisconsin
St. Francis Hospital Sports Performance Center
Milwaukee, Wisconsin

MOHAN THOMAS, DDS, FACD, FICD
Chairman, Division of Oral/Maxillofacial Surgery
Director, Center for Corrective Jaw Surgery
and Temporomandibular Disorders
Hospital for Joint Diseases Orthopaedic Institute
Clinical Assistant Professor
Mt. Sinai School of Medicine
New York, New York

EUGENE M. WOLF, MD
Department of Orthopaedic Surgery
California Pacific Medical Center
San Francisco, California

Teil 1
Das Knie

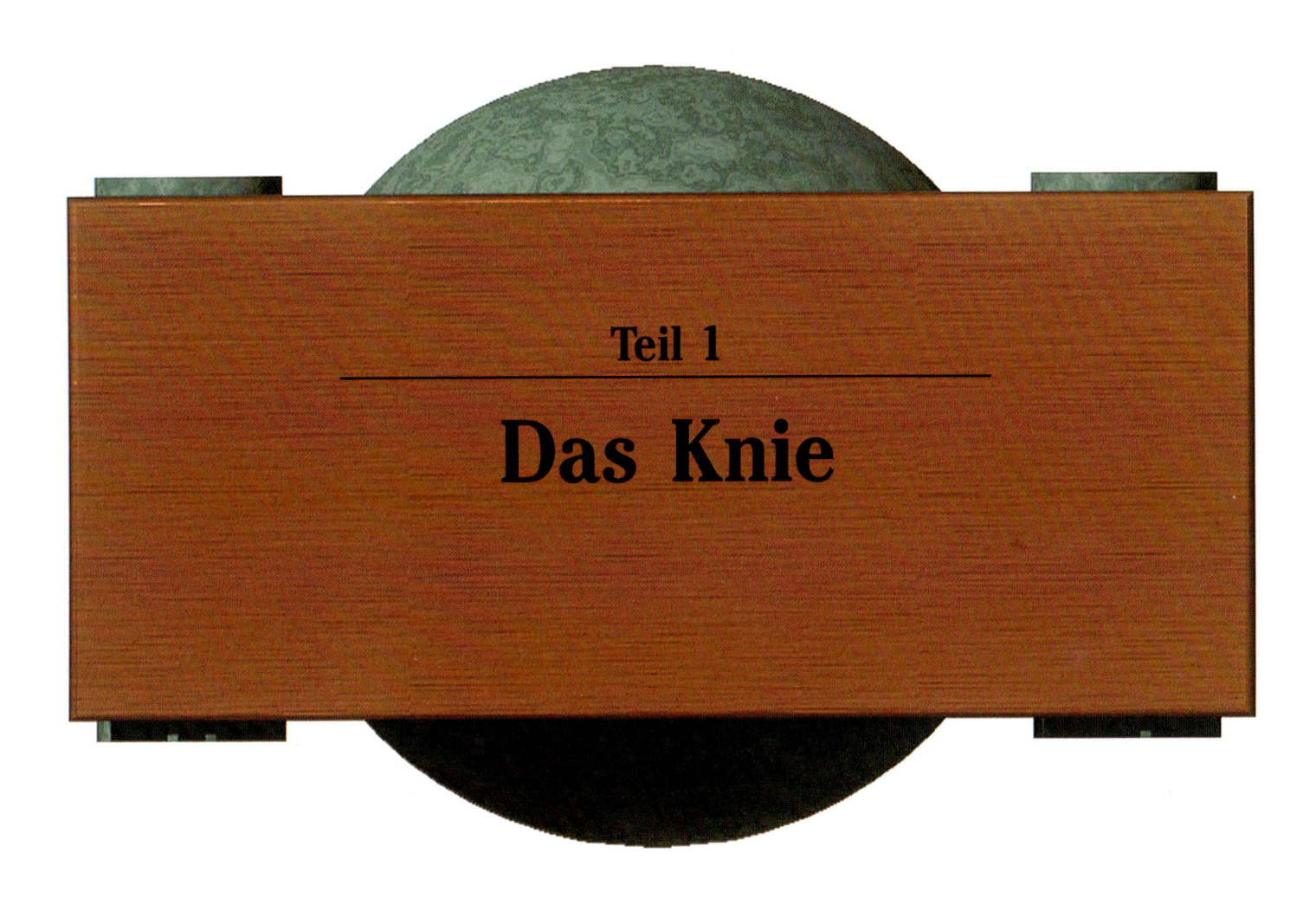

1

Arthroskopische Meniskektomie

J. Serge Parisien

Arthroskopische Meniskusinterventionen gehören zu den häufigsten Knieoperationen. Abhängig vom Alter des Patienten, der Lokalisation und der Art des Risses, sind die partielle Meniskektomie oder die Wiederherstellung des Meniskus indiziert. Die Menisci sind wichtige Strukturen des Knies: Zu ihren allseits bekannten Funktionen gehören die Belastungsverteilung, das Abfangen von Stößen, Schmierung, Ernährung und Gelenkstabilisierung [1–10]. Es zeigte sich auch, daß die Durchblutung des Meniskus bei jungen Menschen viel größer ist. Mediale und laterale Kniearterien bilden einen perimeniskalen kapillaren Plexus, der die periphere Begrenzung des Meniskus wie auch 10%–30% der Breite der lateralen Begrenzung versorgt, die popliteale Kante ausgenommen [11]. Wegen dieser reichen Gefäßvernetzung sprechen Risse des peripheren Meniskusbereichs in der Regel gut auf primäre, ja sogar verspätete Operationen an. In vielen Fällen bleibt jedoch wegen des Alters des Patienten, der Lokalisation und der Art des Risses die partielle Meniskektomie die einzige Möglichkeit für einen gerissenen symptomatischen Meniskus. Wie O'Connor [12], der amerikanische Pionier der arthroskopischen Meniskuschirurgie, hervorhebt, hängt das erfolgreiche Ergebnis von den folgenden Faktoren ab: akkurate Erkennung des Rißmusters, Herausschneiden des verletzten Meniskusfragments oder der Fragmente und sorgfältige Aufbereitung des verbleibenden Meniskusrands, nachdem dessen Stabilität geprüft wurde.

Instrumentierung

Der Eingriff findet in einer Ambulanz unter Vollnarkose statt. Bei kooperativen Patienten reicht auch eine Lokalanästhesie. Eine Einheit, die einen Bildschirmmonitor und ein Videoaufzeichnungsgerät enthält, wird gewöhnlich auf der gegenüberliegenden Seite des zu operierenden Beines plaziert (Abb. 1.1).

Die folgenden Instrumente sind für die partielle Meniskusresektion notwendig:
- Ein 4- oder 5-mm-Arthroskop mit einer Biegung von 25° oder 30°, das in eine von Hand gehaltene Videokamera paßt;
- eine Sonde;
- manuell geführte Instrumente wie Messer (Rosette, Retrograd, Meniskotom), Scheren, Stanzen verschiedener Größen und Winkel zur Probeexzision, drehbare 90°-Exzisionsstanzen, Faßzangen und elektrisches Gerät („Shaver" und Meniskotom) sowie ein magnetischer Apporteur.

Weiteres wichtiges Zubehör ist ein Beinhalter, um die für die maximale Darstellung der Menisci bedeutsame Varus- und Valgusbelastungen auf das Knie zu kontrollieren (Abb. 1.2).

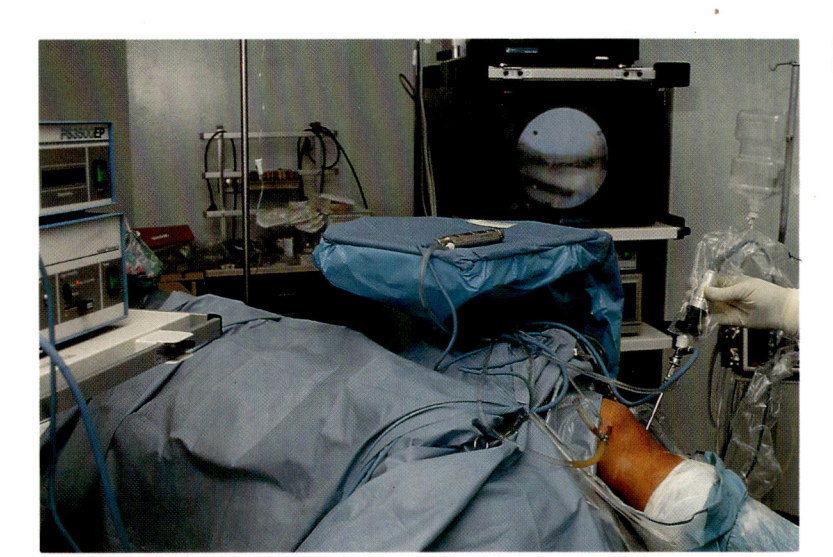

Über- oder unterhalb des Beinhalters wird stets eine Staubinde angelegt. Obgleich einige Arthroskopeure dessen Anwendung bei allen Meniskusoperationen befürworten, ist es während des Verfahrens kaum nötig, die Staumanschette mit Luft zu füllen, wenn eine Pumpe für den Druckausgleich der Spülflüssigkeit sorgt. Während das zu operierende Knie bei einer Neigung des Operationstisches von 90° gebeugt wird, bleibt die untere Extremität in der Hüfte leicht gebeugt, unter dem Oberschenkel gut gepolstert. Einige Chirurgen favorisieren den Gebrauch einer Lithotomiebeinstütze, um das nicht zu operierende Bein von dem zu operierenden Knie fernzuhalten.

Seit sich gezeigt hat, daß sie den Chondrozytenmetabolismus besser als physiologische Kochsalzlösung stützt, findet die Ringer-Laktat-Lösung als Flüssigmedium in einigen Zentren für arthroskopische Interventionen häufiger Anwendung.

Zugänge

Obgleich die meisten partiellen arthroskopischen Menisketomien über die anteromedialen und anterolateralen Zugänge durchgeführt werden

Abb. 1.1.
OP mit Fernsehkamera und Infusionspumpe

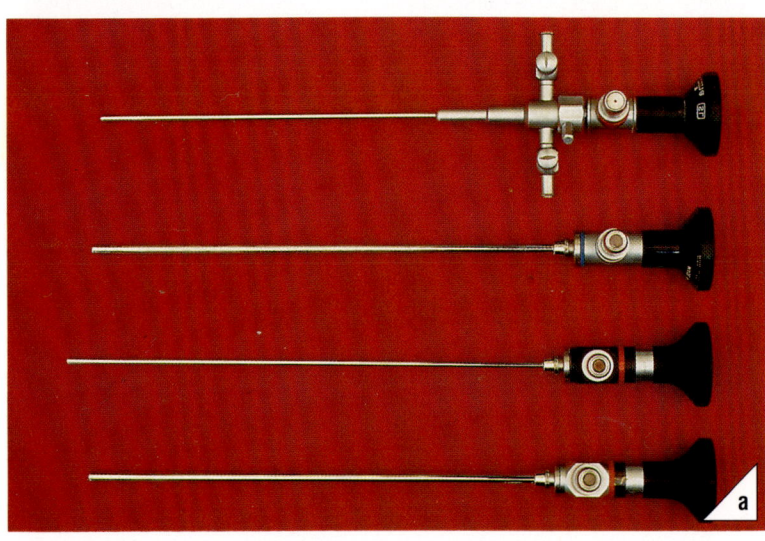

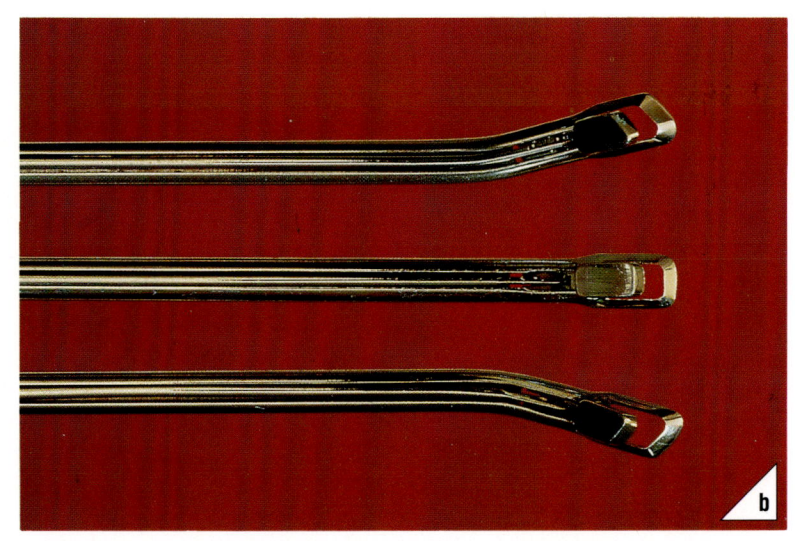

Abb. 1.2.
a Arthroskope verschiedener Größe und Winkelung, b Entenschnabelkörbchen (Acufex),

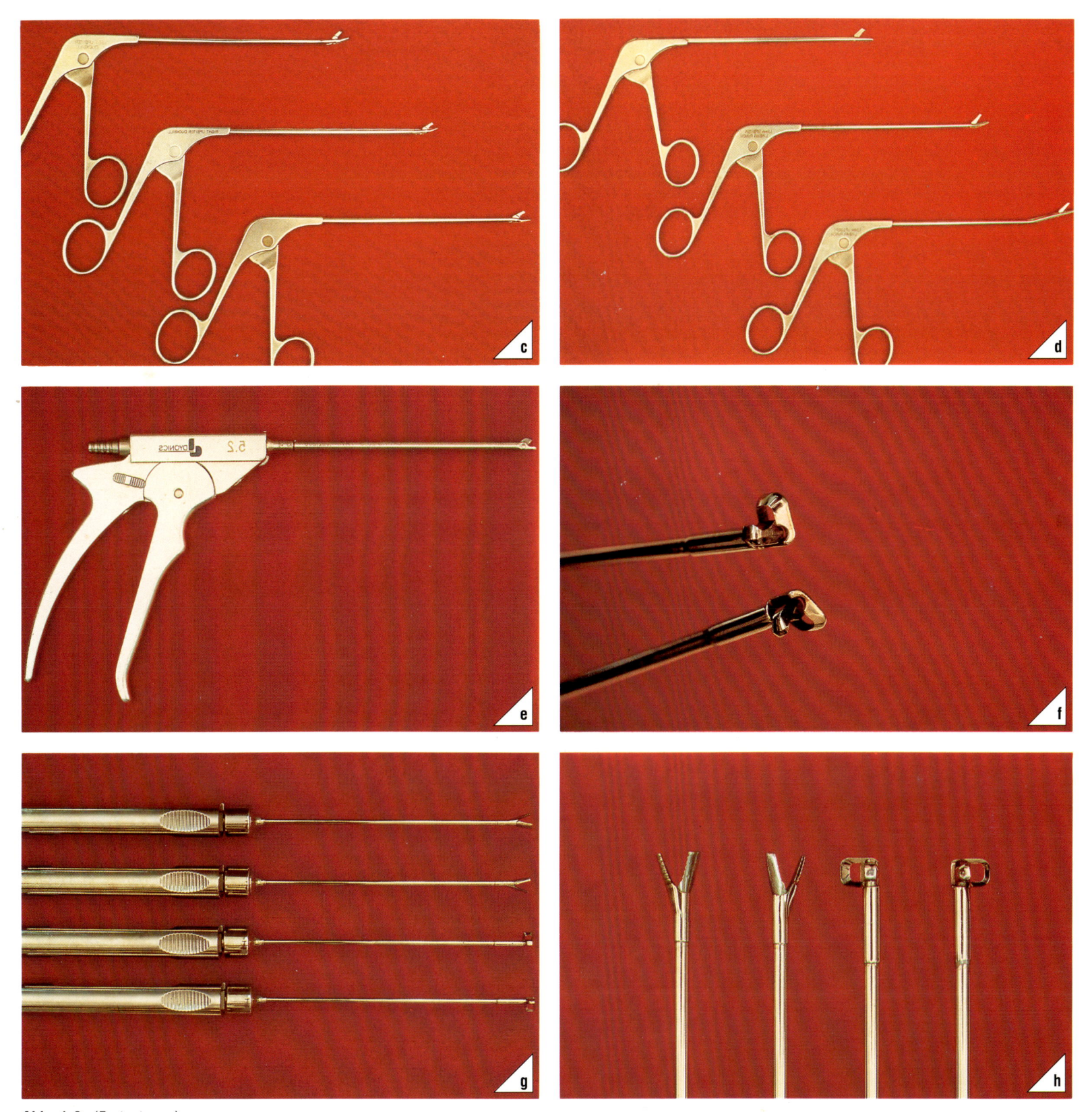

Abb. 1.2. (Fortsetzung)
c Korbzangen, d verschiedene Formen von Korbstanzen, e Sauglöffel (Dyonics), f Rotationslöffel, g Rotationslöffel und -scheren (Acufex), h Nahaufnahme der Rotationslöffel und -scheren,

können, ist es nötig, die anderen Zugänge zu kennen, da im Falle komplizierter Risse eine Kombination der Zugänge erforderlich werden kann (Abb. 1.3).

Zur detaillierten Untersuchung des Knies dient meist der anterolaterale Zugang. Er befindet sich 1 cm lateral der Patellasehne, unterhalb des Patellapols (der Patellaspitze).

Der anteromediale Zugang liegt medial der Patellasehne und oberhalb des Tibiaplateaus. Dieser Zugang bietet eine hervorragende Sicht auf die vordere Hälfte des äußeren Meniskus und den posteromedialen Teil des Knies. Der anteromediale Zugang wird am besten nach Einführung einer perkutanen spinalen Nadel unter Sicht vom anterolateralen Zugang her erreicht. Ein zusätzlicher anterolateraler Zugang weiter oben kann zur Sondierung und Instrumentierung des seitlichen Kompartments notwendig werden.

Der zentrale Zugang erfolgt durch eine Inzision der Mittellinie ca. 1 cm unterhalb der Patella. Damit ergibt sich eine gute Darstellung des hinteren Kompartments sowie des hinteren Kreuzbands.

Der posteromediale Zugang liegt hinter dem inneren Längsband, etwas oberhalb der Gelenklinie. Diese Zugangsstelle läßt sich über eine Kanüle definieren, wobei das Knie bei 90° gebeugt ist, während der

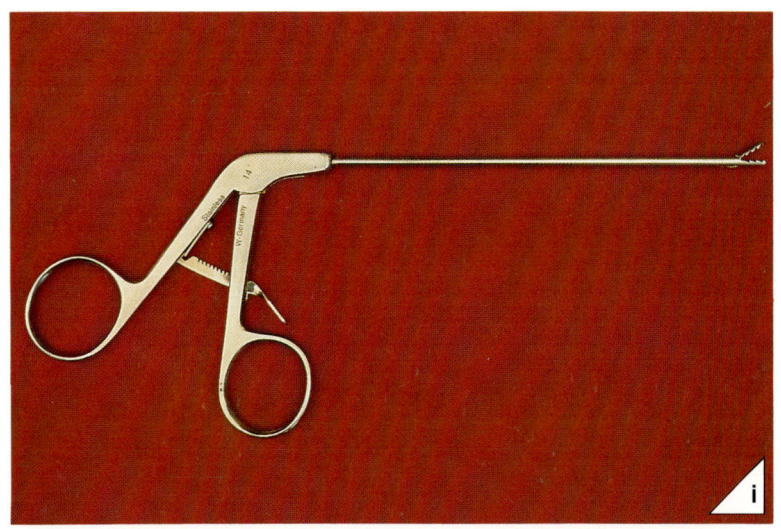

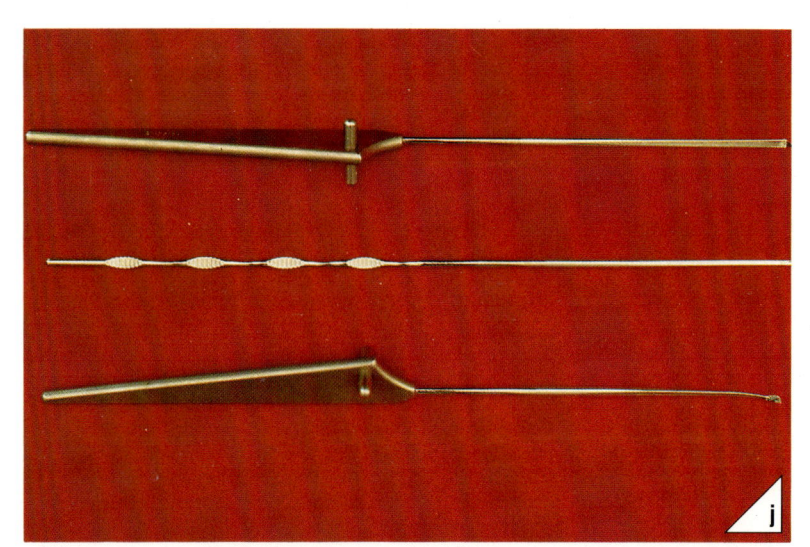

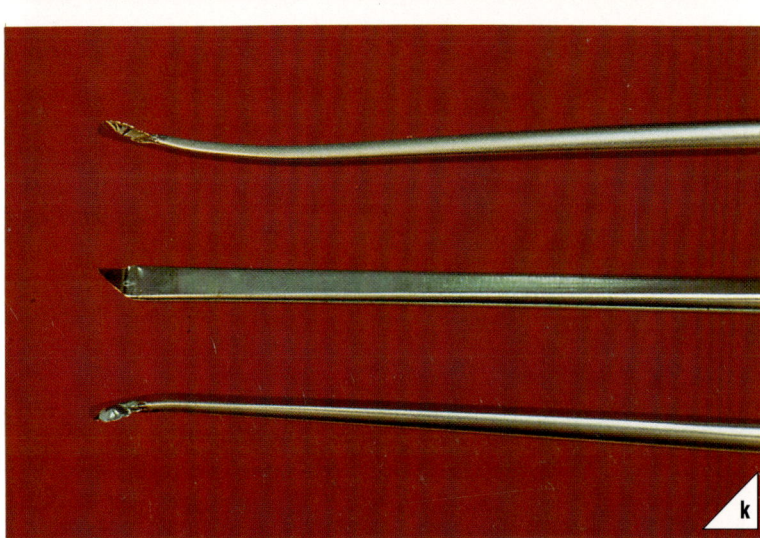

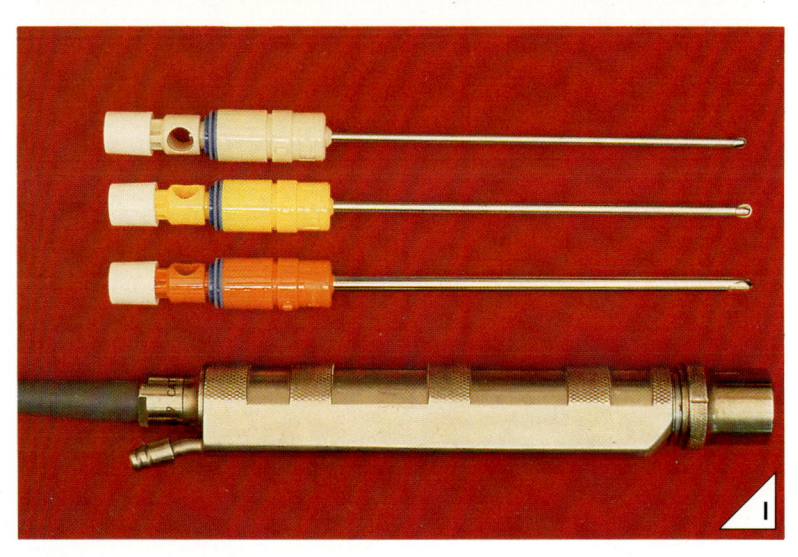

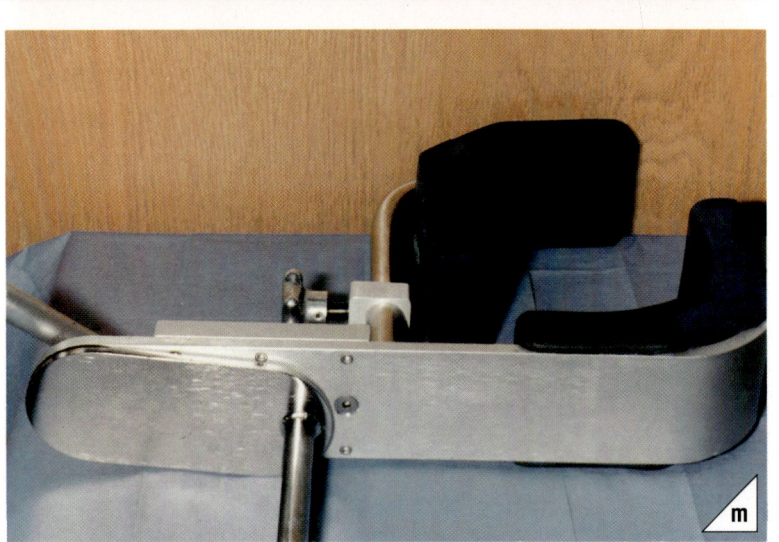

Abb. 1.2. (Fortsetzung)
i Faßzange, j verschiedene Messer, k Nahaufnahme der Messer, l Hochgeschwindigkeitsinstrumente, m Beinhalter

erweiterte posterolaterale Bereich des Knies durch den anterolateralen Zugang sichtbar gemacht wird.

Der posterolaterale Zugang liegt proximal des Fibulaköpfchens und vor der femoralen Bizepssehne.

Die suprapatellaren Operationswege liegen ungefähr 1 cm über dem oberen Pol der Patella.

Die mittpatellaren Operationswege werden am medialen und lateralen Rand der Patella in Höhe der Mittellinie erschlossen. Sie ermöglichen eine exzellente visuelle Darstellung der Meniskushinterhörner. Der Einsatz eines 70°-Arthroskops macht den hinteren Aspekt des Knies noch besser sichtbar.

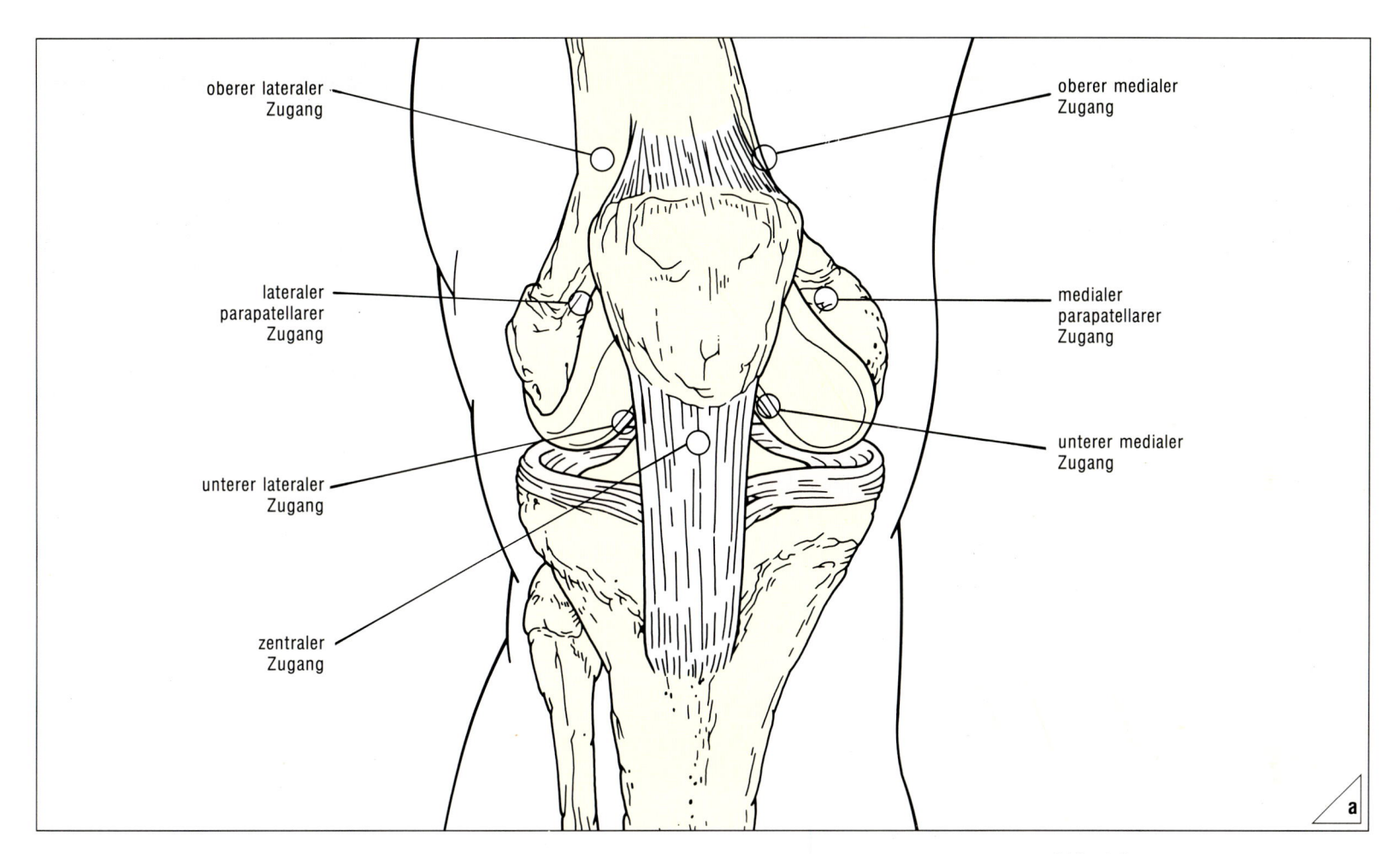

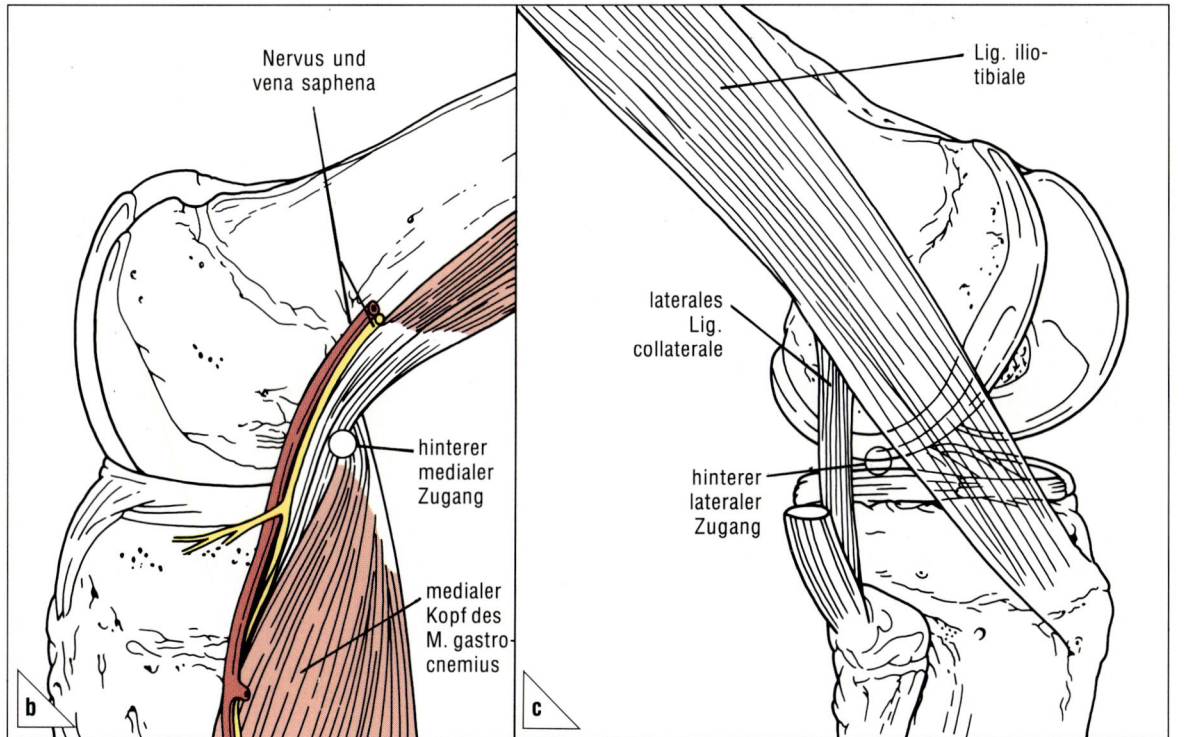

Abb. 1.3.
a anteriorer Zugang, b posteromedialer Zugang, c posterolateraler Zugang

Der Innenmeniskus

Der mediale Meniskus ist C-förmig konfiguriert, wobei die vordere Hälfte viel enger als die hintere ist. Der Innenmeniskus ist im Gegensatz zum Außenmeniskus fest mit der Gelenkkapsel entlang ihrer Peripherie verbunden (Abb. 1.4).

Rißmuster

Risse können längsvertikal, quervertikal (radikal), schräg bzw. horizontal verlaufen und traumatisch oder degenerativ bedingt sein. Sie werden als komplex beschrieben, wenn viele Komponenten im Verbund vorhanden sind (Abb. 1.5).

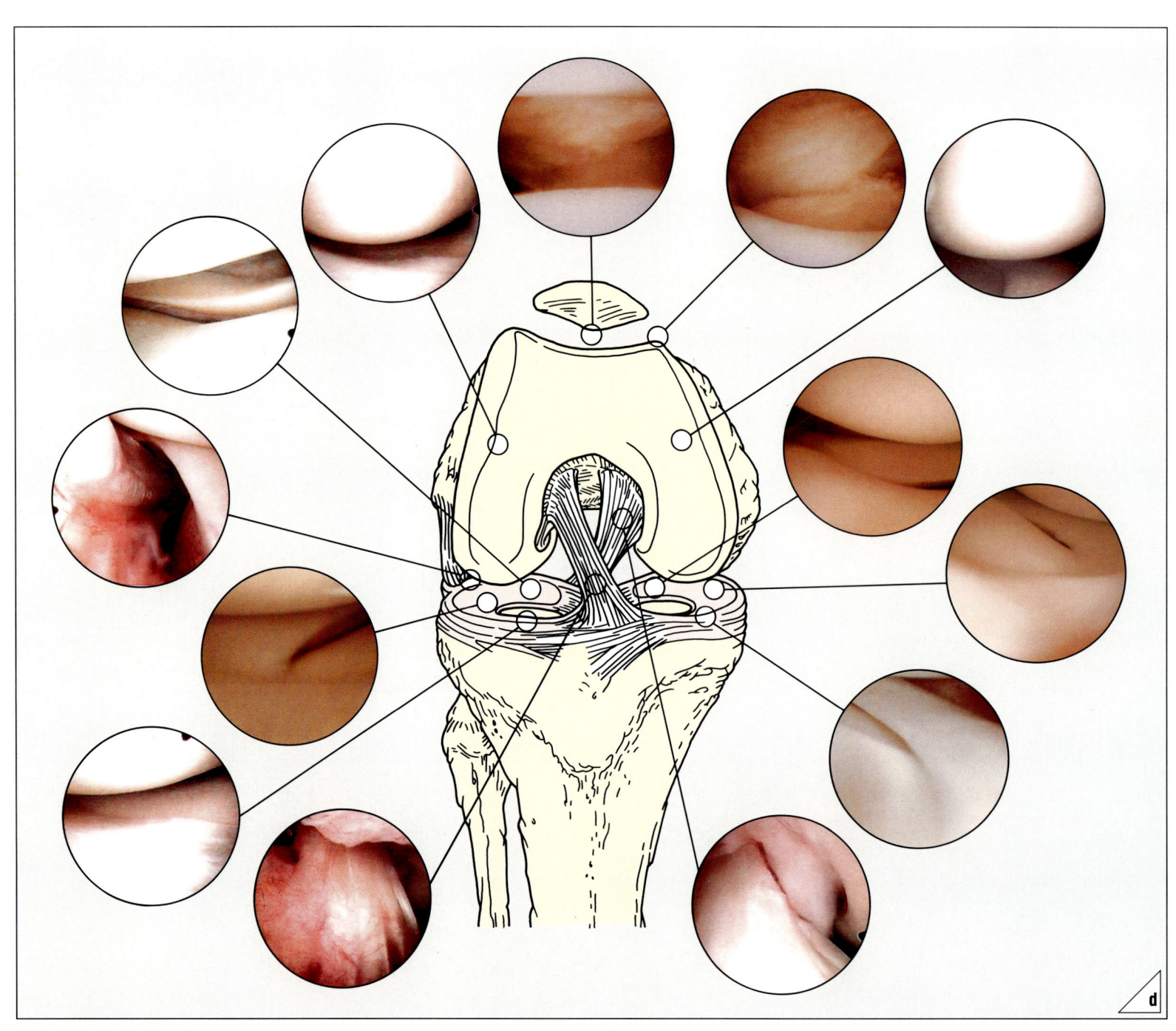

Abb. 1.3. (Fortsetzung)
d arthroskopische Darstellung verschiedener Regionen des normalen Knies

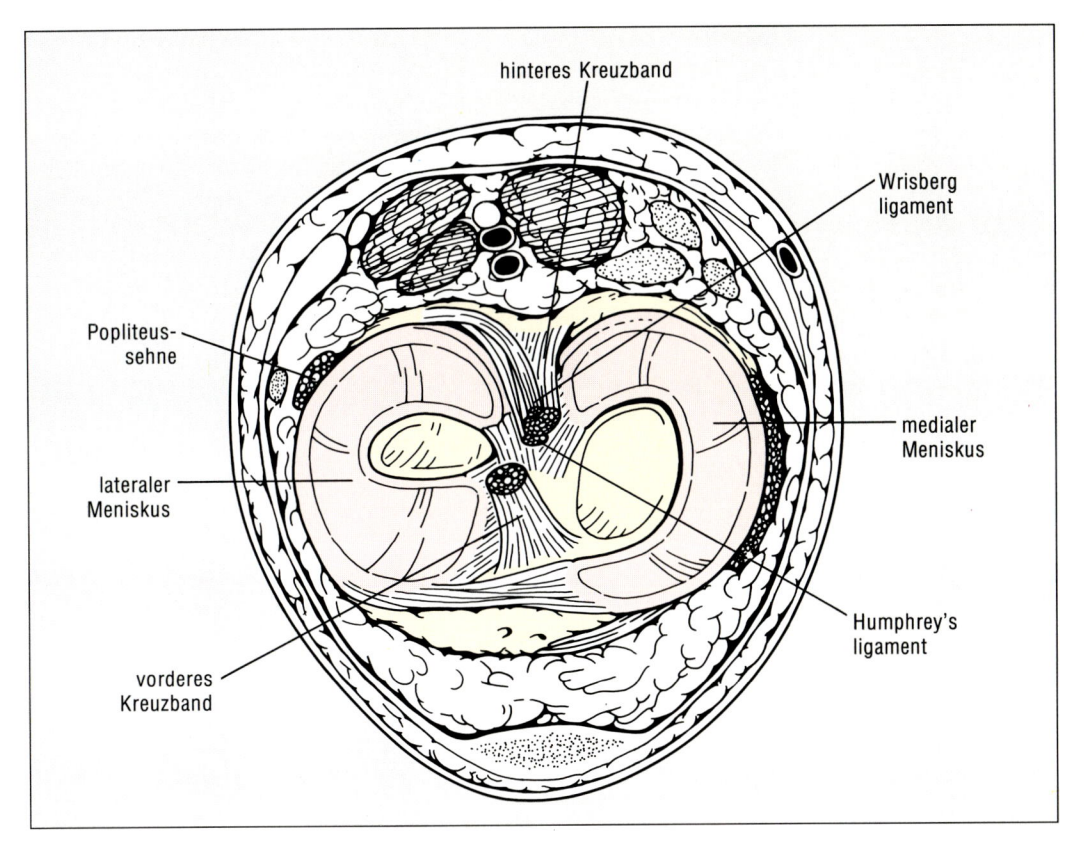

Abb. 1.4.
Querschnitt durchs Kniegelenk

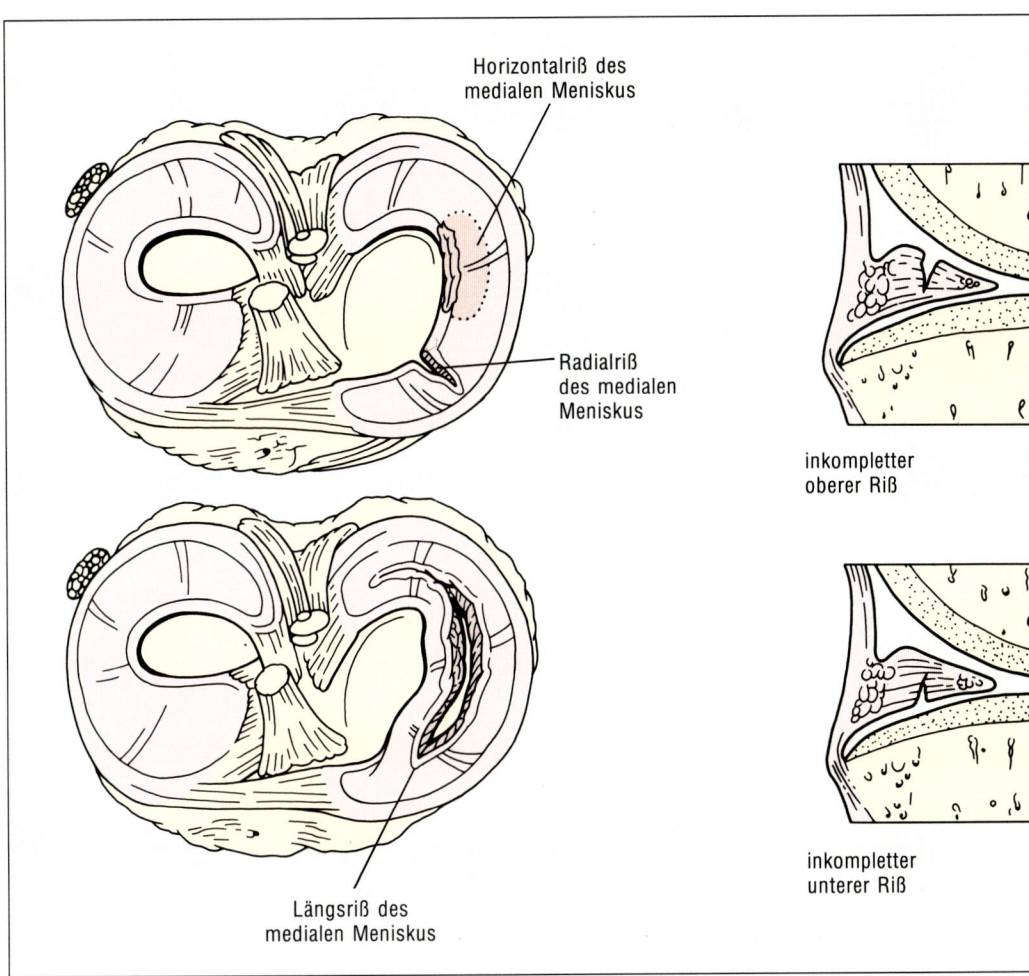

Abb. 1.5.
Verschiedene Rißtypen des medialen Meniskus

Arthroskopische Meniskektomie

Vertikaler Längsriß

Diese Risse treten in der Regel bei Instabilität des hinteren Kreuzbandes auf. Ein Riß kann die Hälfte, zwei Drittel oder sogar den vollen Umfang des medialen Meniskus betreffen; im letzten Fall spricht man vom klassischen Korbhenkelriß (Abb. 1.6).

Das bewegliche Fragment kann für intermittierende Gelenkblockaden verantwortlich sein, wenn es in den interkondylären Bereich abwandert. Es kann auch gelegentlich in der Fossa intercondylaris steckenbleiben, wodurch dann bei der Untersuchung die volle Streckung des Gelenks nicht möglich ist. Eine Teilung des beweglichen Fragments schafft 2 getrennte Meniskuslappen unterschiedlicher Länge, einen vorderen und einen hinteren. Der vertikale Riß kann kurz sein und im hinteren Teil des Knies liegen. Wenn die ganze Dicke des Meniskus betroffen ist, gilt er als vollständig; ist entweder die obere oder die untere Fläche beteiligt (Abb. 1.7), bezeichnet man ihn als unvollständig.

Manchmal erscheint der Meniskus bei der Inspektion normal und zeigt erst bei der Sondenuntersuchung einige Unregelmäßigkeiten. Die untersuchende Sonde gerät in eine Vertiefung der Meniskussubstanz und bewirkt möglicherweise eine Verschiebung des Meniskus in Richtung Gelenkmitte. Dies ist der klassische interstitielle oder intrasubstantielle Riß.

Radialer Riß

Im medialen Meniskus findet sich dieser Rißtyp in der Regel am Übergang vom mittleren zum hinteren Drittel des Meniskus oder am Hinterhorn. Er kann sich über die volle Breite des Meniskus bis in die peripheren Meniskusansatzstellen erstrecken, oder in einigen Fällen auch eine vertikale Komponente besitzen (Abb. 1.8).

Schräg- und Lappenrisse

Der Schrägriß befindet sich in der Regel am Übergang zwischen dem mittleren und hinteren Drittel des Meniskus. Es handelt sich dabei um einen vertikalen Riß, der an der freien Kante beginnt und entweder vorn oder hinten schräg in den Meniskuskörper hinein verläuft. Er variiert in Form und Größe und kann für die Lappenform des Risses des medialen Meniskus verantwortlich sein. Der Lappenriß kann auch horizontal verlaufen und von der oberen oder unteren Meniskusoberfläche ausgehen.

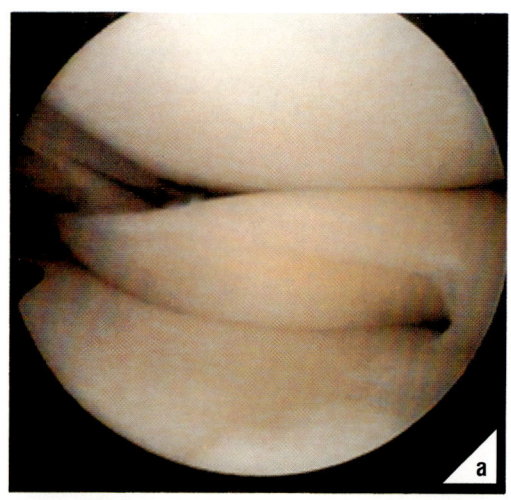

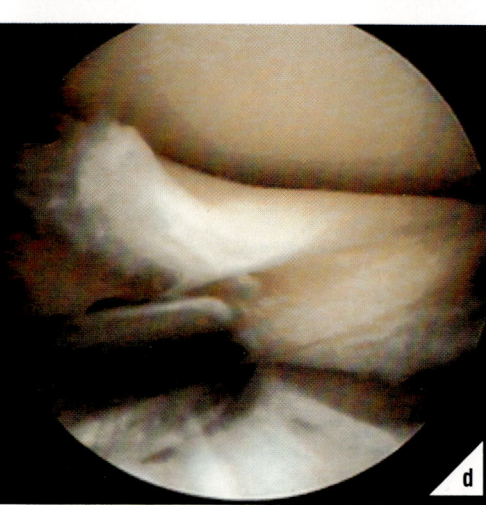

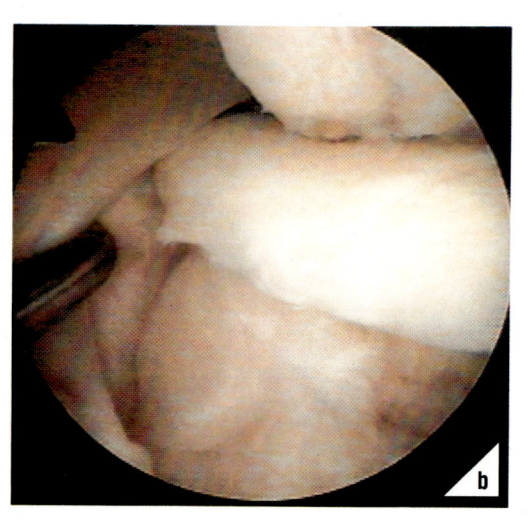

Abb. 1.6 a–d.
Arthroskopische Darstellung verschiedener Typen von Korbhenkelriß im medialen Meniskus, rechtes Knie. Versprengte Fragmente zeigen sich im interkondylären Bereich

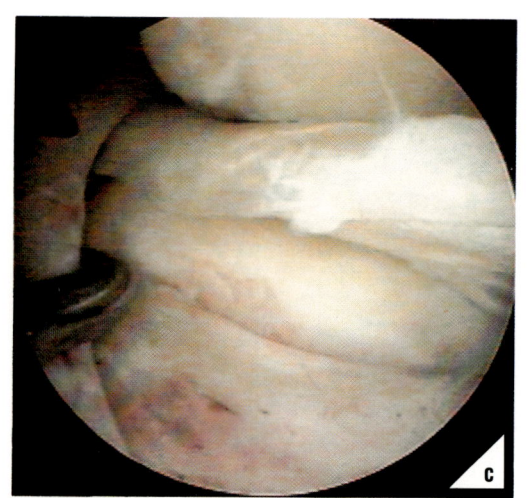

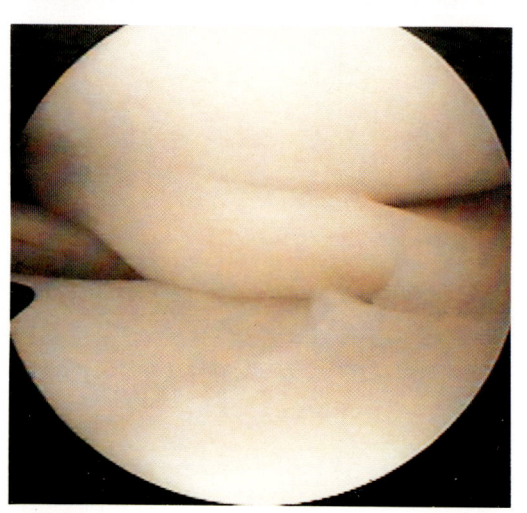

Abb. 1.7.
Vertikaler Riß des Vorderhorns des medialen Meniskus, rechtes Knie

Horizontaler Riß

Dieser Riß führt zu 2 Meniskusblättern, einem oberen und einem unteren Blatt unterschiedlicher Dicke und Konfiguration. Der Spalt kann sich komplett bis zum Kapselansatz erstrecken.

Degenerativer Riß

Diese Risse treten meist bei älteren Patienten auf und stellen eine Komponente eines degenerativen Gelenkprozesses dar. Der Meniskus ist in der Regel feinfaserig, es finden sich verschiedene Lappen. Es gibt auch chrondromalazische Bereiche des Gelenkknorpels von Tibiagelenkfläche oder Femurkondylen.

Operationstechnik

Vertikaler Längsriß (Korbhenkelriß)

Das Arthroskop wird zur detaillierten Untersuchung des Knies in den anterolateralen Zugang eingebracht. Mit einer Sonde kann man durch den anteromedialen Zugang Art und Ausmaß des Risses beurteilen.

Dieser anteromediale Zugang dient der Instrumentierung. Er wird entwickelt, indem eine Lumbalpunktionsnadel durch die Haut eingeführt wird, um die Stelle für den Hautschnitt auszuwählen. Wenn feststeht, daß der Korbhenkelriß exzidiert werden muß, reduziert man das dislozierte Fragment, um das Vorderhorn besser sichtbar zu machen und dessen Durchtrennung zu ermöglichen. Mit löffelförmigen Scheren wird die hintere Achse des mobilen Meniskusfragments abgetrennt; es sind nur wenige Ansatzfasern zu belassen. Der hintere Ansatz wird dann mit den gleichen Scheren in der Nähe der Rißachse durchschnitten, damit kein hinterer Lappen übrigbleibt, der die spätere Entfernung erschweren könnte. Der vordere Ansatz läßt sich auch mit einem gebogenen Rosettenskalpell durchtrennen. Wenn sich der Ansatz direkt am Vorderhorn des Meniskus befindet, erleichtert ein um 45° gewinkeltes Skalpell die Arbeit. Als Alternative führt man Scheren durch den anterolateralen Zugang ein, wobei das Arthroskop durch den anteromedialen Zugang geschwenkt wird. Faßzangen werden dann über den anteromedialen Weg eingebracht, um das Fragment genau an seinem vorderen Ende zu fassen und es auf diese Weise glatt vom Gelenk zu entfernen. Anschließend dient die Sonde der Überprüfung der verbleibenden Kante und der Fahndung nach weiteren vertikalen oder Spaltrissen. Korbzangen oder ein motorgetriebener Schaber werden eingesetzt, um den verbleibenden Rand auf sanfte Weise zu modellieren, wobei alle Unregelmäßigkeiten am freien Rand (Abb. 1.9) abgeschliffen werden. Läßt sich der dislozierte Korbhenkel nicht reparieren, bedarf es der Technik eines Dreierzugangs.

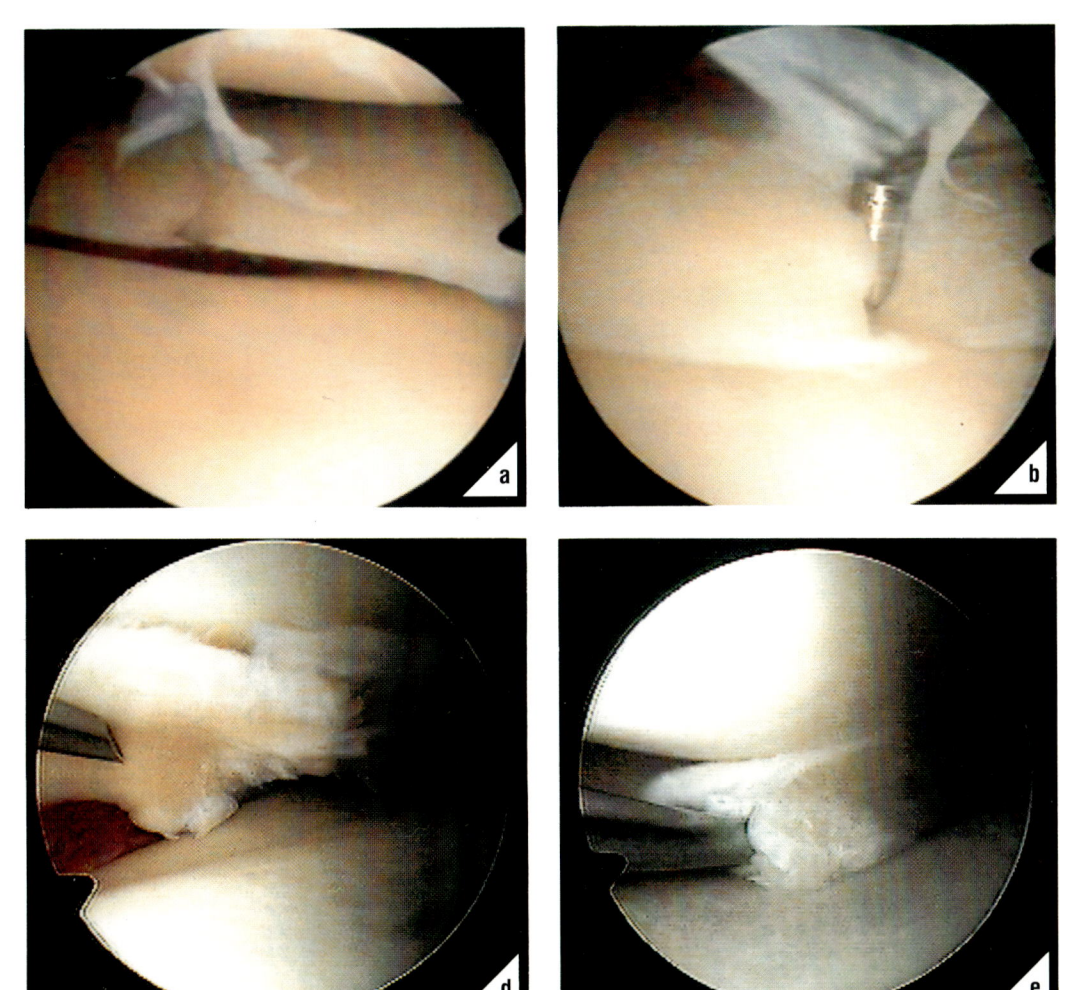

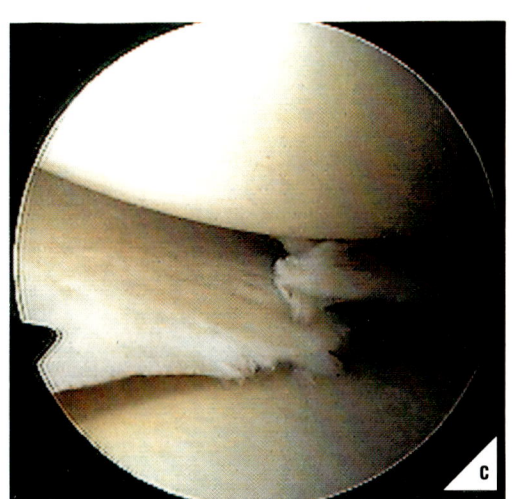

Abb. 1.8 a–e.
Verschiedene radiale Rißtypen im medialen Meniskus, linkes Knie

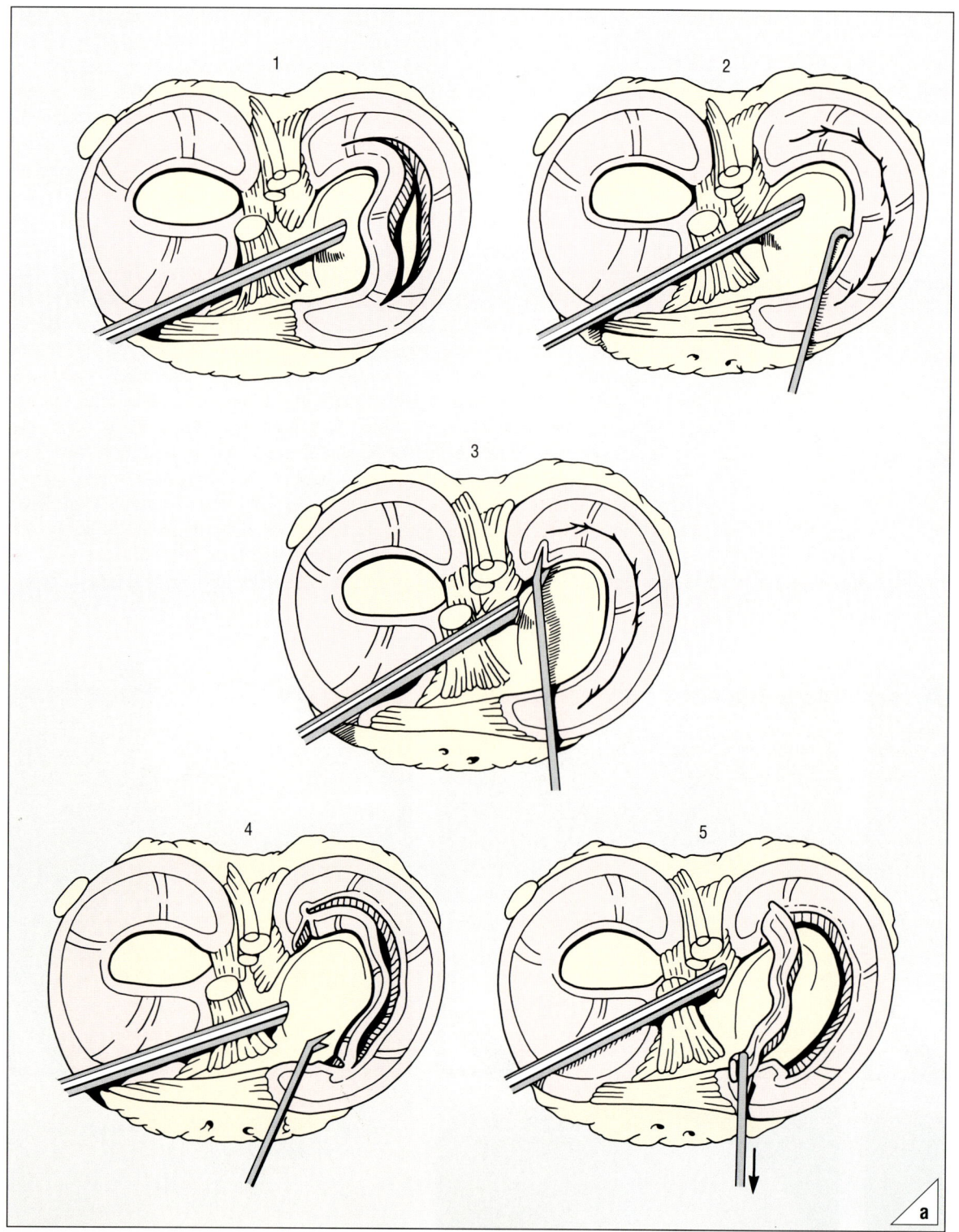

Abb. 1.9.
a Schematische Darstellung der Exzision eines Korbhenkelrisses am Innenmeniskus, linkes Knie. Der Eingriff erfolgt über 2 Zugänge. b–f Arthroskopische Einstellung der Exzisionsschritte bei einem Korbhenkelriß des medialen Meniskus, rechtes Knie

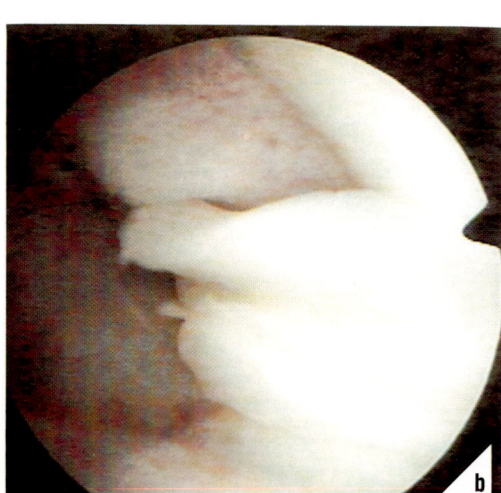

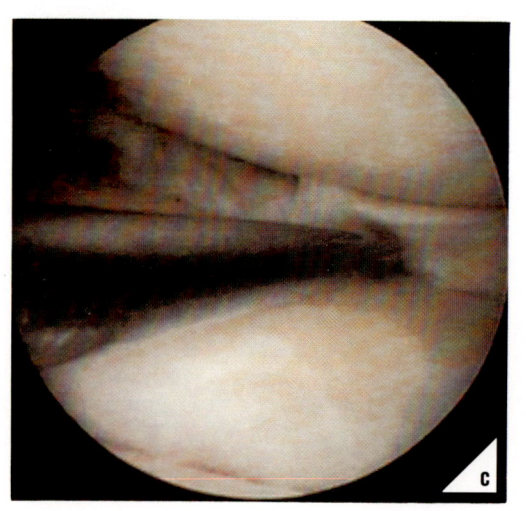

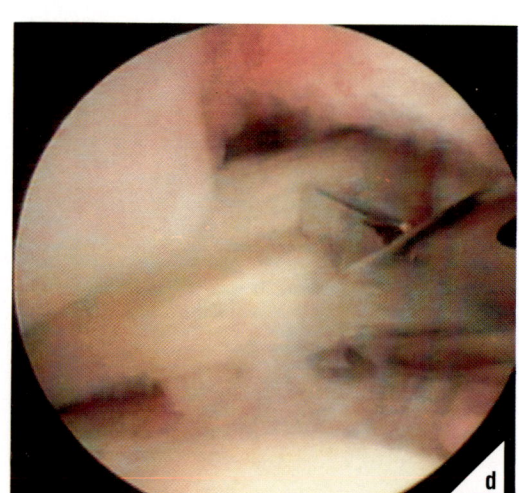

12 Das Knie

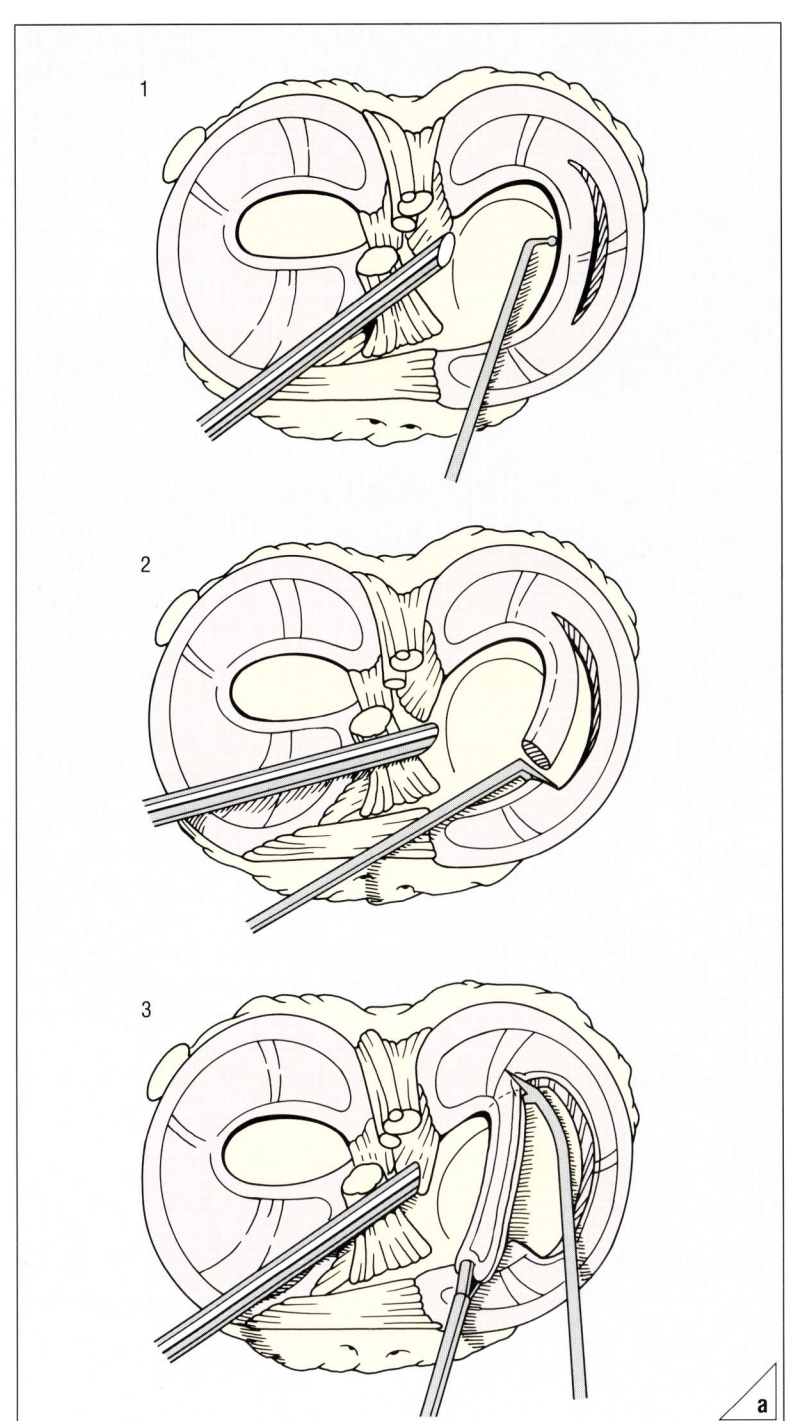

Abb. 1.9. (Fortsetzung)

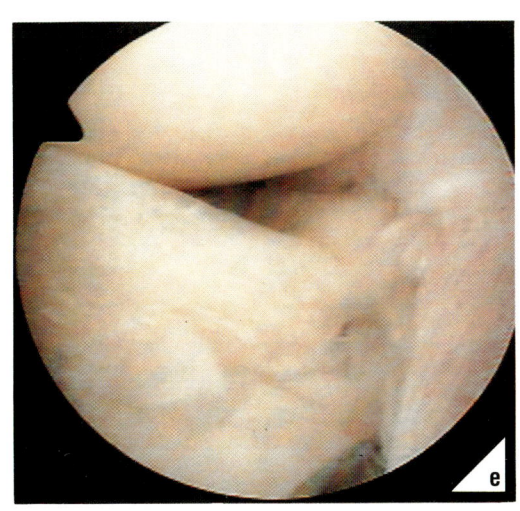

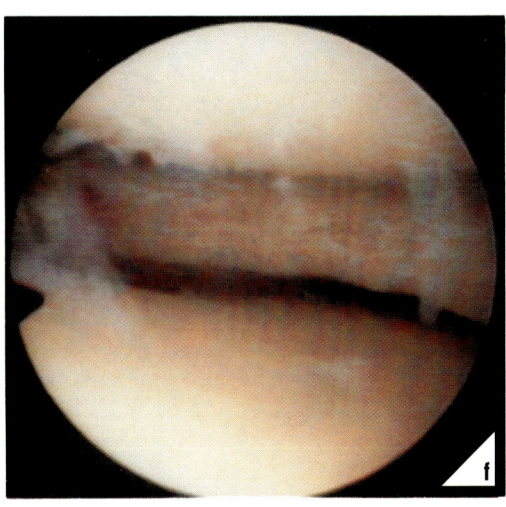

Abb. 1.10.
a Schematische und arthroskopische Darstellung, b–j Exzisionsschritte bei einem Korbhenkelriß des medialen Meniskus am rechten Knie. Der Eingriff erfolgt über 3 Zugänge

Arthroskopische Meniskektomie

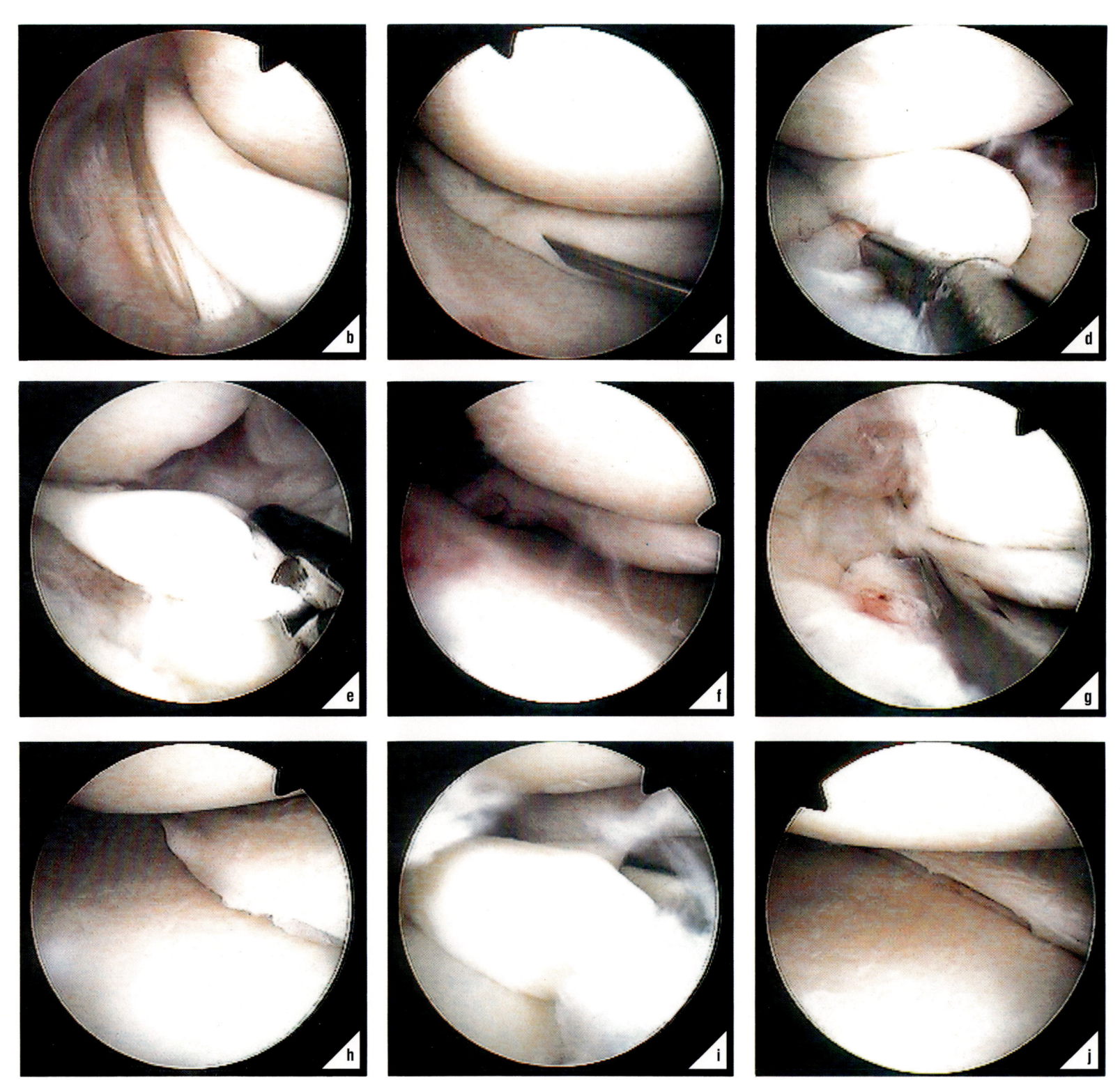

Abb. 1.10. (Fortsetzung)

Durch den anteromedialen Zugang werden Faßzangen eingeführt, um den durchtrennten vorderen Meniskusansatz zu greifen und ihn unter Spannung zu stellen. Nachdem mit einer Kanüle die präzise Lokalisierung bestätigt wurde, wird durch die Kniesehne oder in deren unmittelbarer Nähe ein dritter Zugang gelegt. Zur Durchtrennung des vorderen Ansatzes können jetzt ein Meniskotom oder Löffelzangen eingebracht werden (Abb. 1.10).

Kurze vertikale Risse treten gewöhnlich am Hinterhorn des medialen Meniskus auf. Ist ein solcher bei einem jungen Menschen im Gefäßbereich lokalisiert, sollte gemäß den in Kap. 2 dargelegten Techniken saniert werden. Erweist sich der Riß als irreparabel, ist das instabile bewegliche Fragment zu exzidieren. Der hintere Ansatz wird unter Belassung einer kleinen Meniskusbrücke durchtrennt, das Vorderhorn durchtrennen wir unter Anwendung der gleichen chirurgischen Instru-

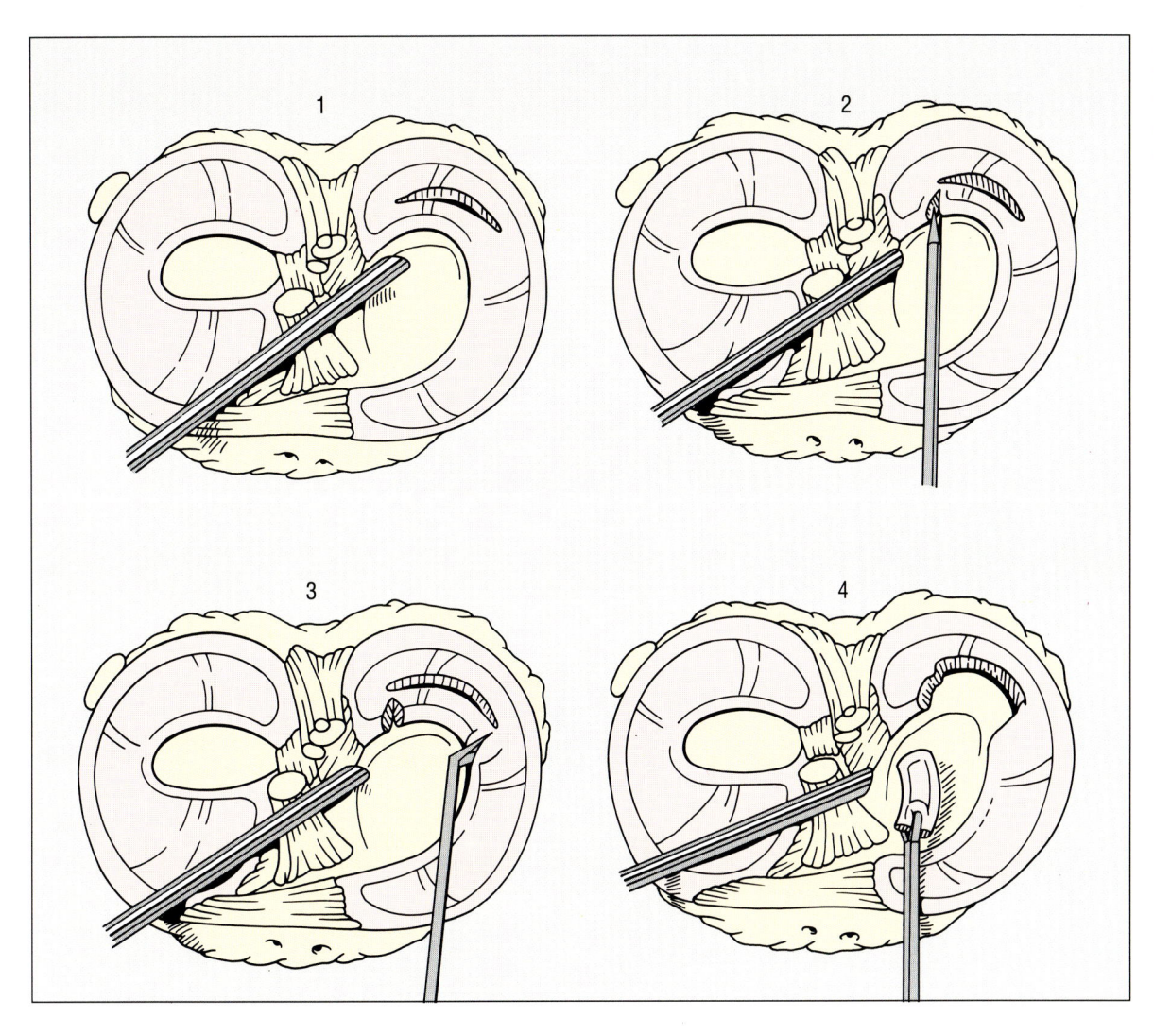

Abb. 1.11.
Schematische Darstellung der Exzision eines kurzen vertikalen Vorderhornrisses des medialen Meniskus, rechtes Knie

Arthroskopische Meniskektomie

mente; anschließend extrahiert man das Fragment. Sondierung und Glättung des verbliebenen Meniskusrands vervollständigen den Eingriff (Abb. 1.11).

Ein inkompletter vertikaler Riß, der größer als 1,5 cm ist und die obere oder untere Fläche betrifft, sollte entsprechend den Kriterien der Meniskussanierung reseziert oder erhalten werden. Ein symptomatischer interstitieller Riß läßt sich durch die Kombination eines retrograden Skalpells mit einer Löffelstanze resezieren (Abb. 1.12).

Radialer Riß

Es bedarf der sorgfältigen Sondierung dieses Rißtyps, um dessen wirkliche Ausdehnung in der Meniskussubstanz und seine Verknüpfung mit einer vertikal-longitudinalen Komponente zu ermessen. Kleine radiale Risse kommen im Innenmeniskus selten vor; sie lassen sich mit einem Korbmesser auf das normale Gewebe zurückschneiden. Größere radiale Risse betreffen vielfach die volle Breite des Meniskus und können mit

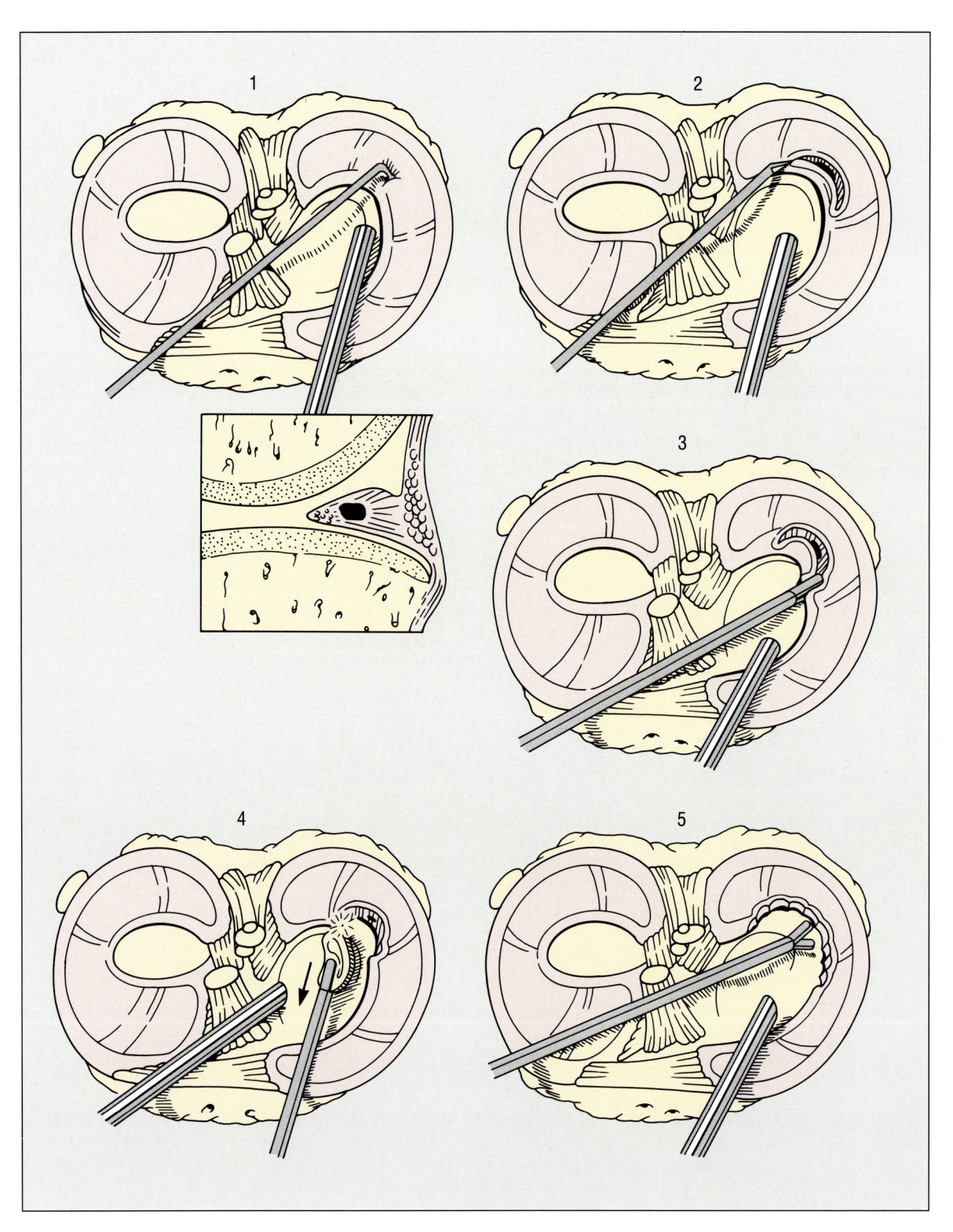

Abb. 1.12.
Schematische Darstellung der Exzision eines interstitiellen Risses des medialen Meniskus, rechtes Knie

Abb. 1.13.
a Schematische Darstellung der Exzision eines radialen Risses am Innenmeniskus des rechten Knies. b–g Exzision eines radialen Risses am Innenmeniskus, rechtes Knie, unter Zuhilfenahme einer Korbzange. Gleichzeitig wird eine Chondroplastik des medialen Femurkondylus mit einem Bananenmesser und einer Raspel durchgeführt

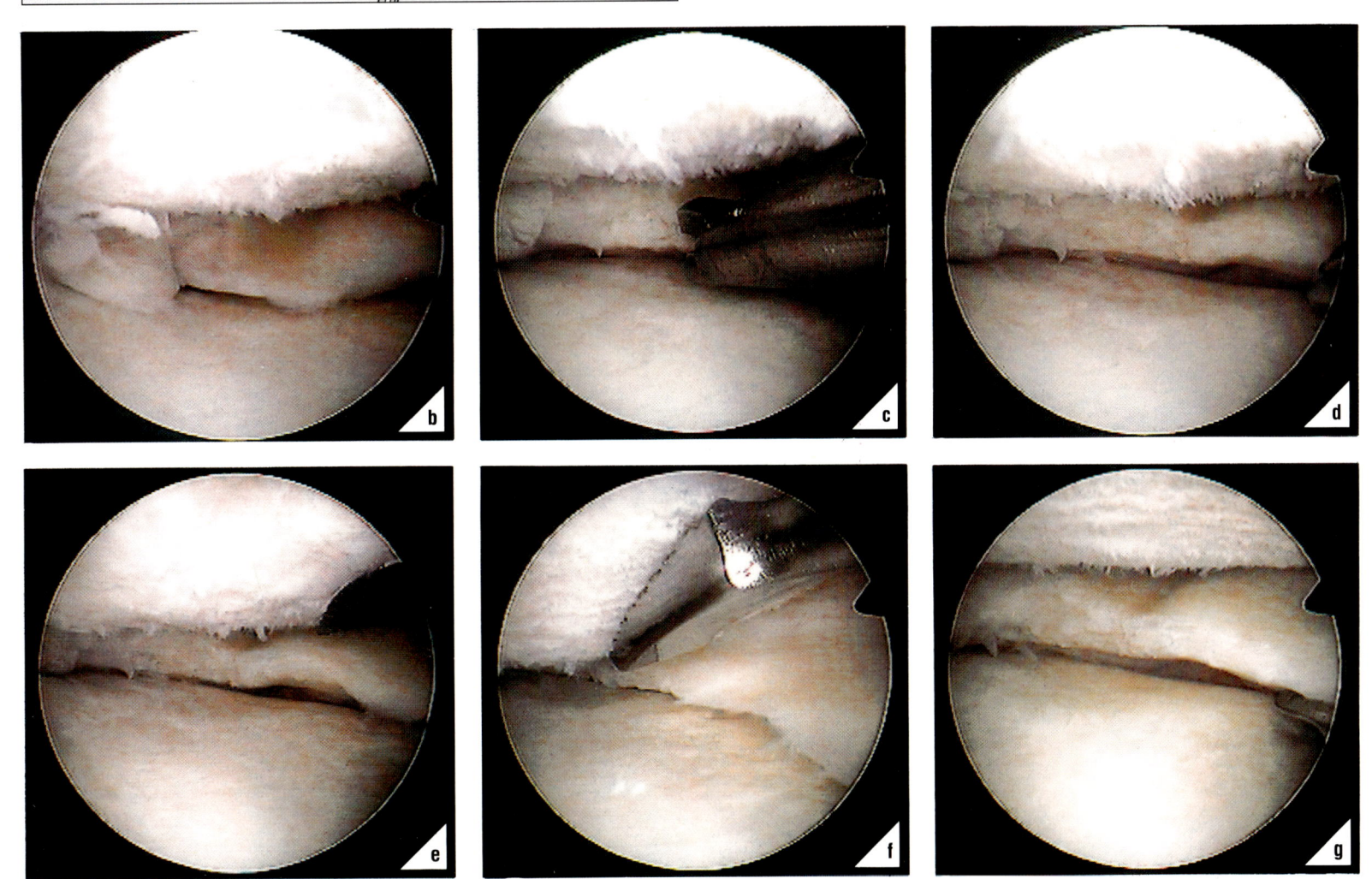

Arthroskopische Meniskektomie

einer Korbzange reseziert werden. Die angrenzenden Bezirke eines solchen Risses sollten ebenfalls reseziert werden, um den verbleibenden Meniskus gleichmäßig zu konturieren (Abb. 1.13).

Schräg- und Lappenrisse

Kleine Schrägrisse werden für gewöhnlich mit Korbzangen oder einem motorgetriebenen Instrument reseziert. Ein großer Schrägriß läßt sich in einem Stück entfernen. Mit einer perkutanen Kanüle kann das Meniskusfragment unter Zug fixiert werden, während arthroskopische Scheren die Basis amputieren. Der Rand sollte sondiert und vorsichtig mit einem Korb- oder Motorschneider bearbeitet werden.

Die Exzision eines kleinen Oberflächenlappenrisses kann mit Korbzange erfolgen. Ein großer Riß läßt sich absprengen, nachdem die Basis durch Scheren fast vollständig getrennt wurde, eine dünne Ansatzstelle am Meniskus soll erhalten bleiben. Der übrige Meniskusrand sollte son-

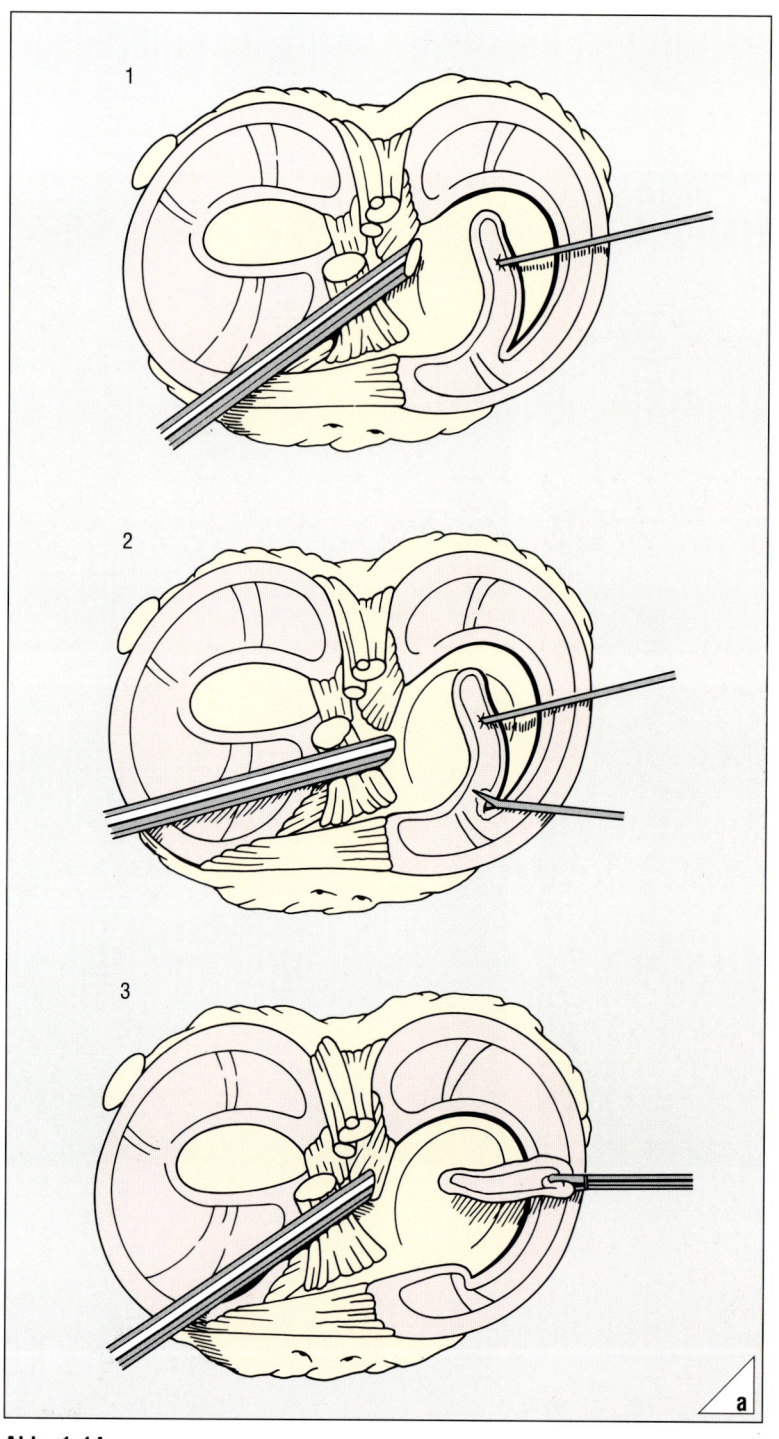

Abb. 1.14.
a Schematische Darstellung der Exzision eines Lappenrisses am Vorderhorn des Innenmeniskus des rechten Knies. Benutzt werden Handinstrumente.
b Exzision eines Lappenrisses am linken Knie mit einem motorgetriebenen Instrument. c–e arthroskopische Darstellung der Exzisionsschritte bei einem Lappenriß am Vorderhorn des Innenmeniskus, rechtes Knie. f Exzision eines Lappenrisses des Innenmeniskus im linken Knie mittels eines „Shavers"

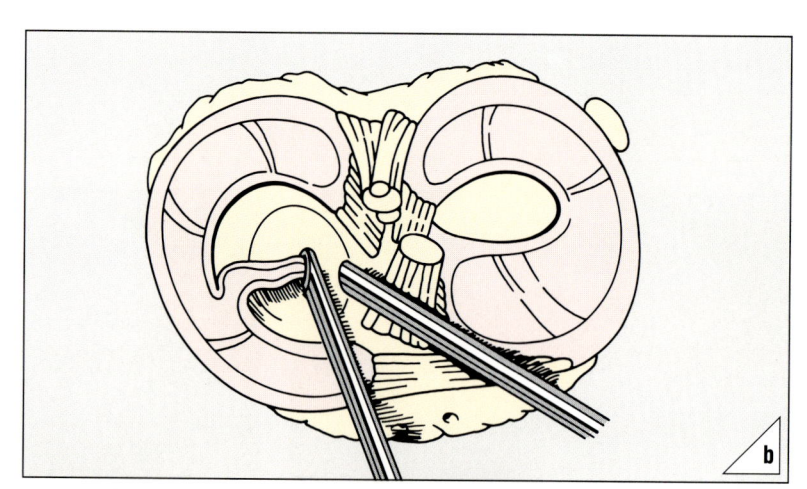

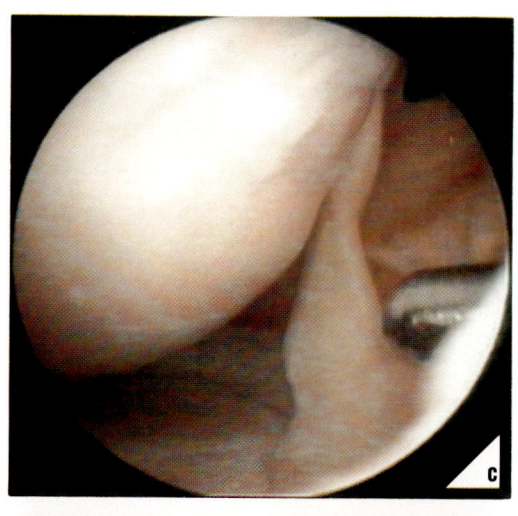

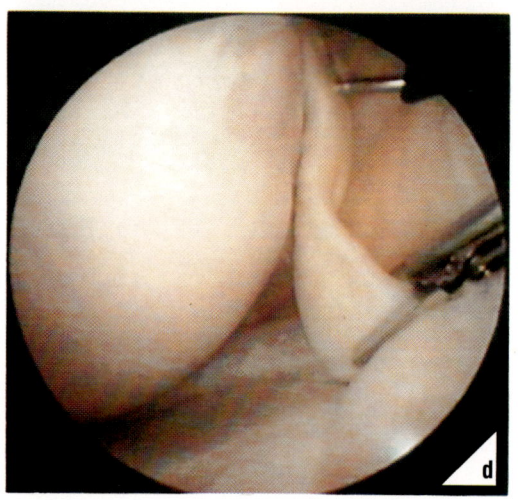

Abb. 1.14. (Fortsetzung)

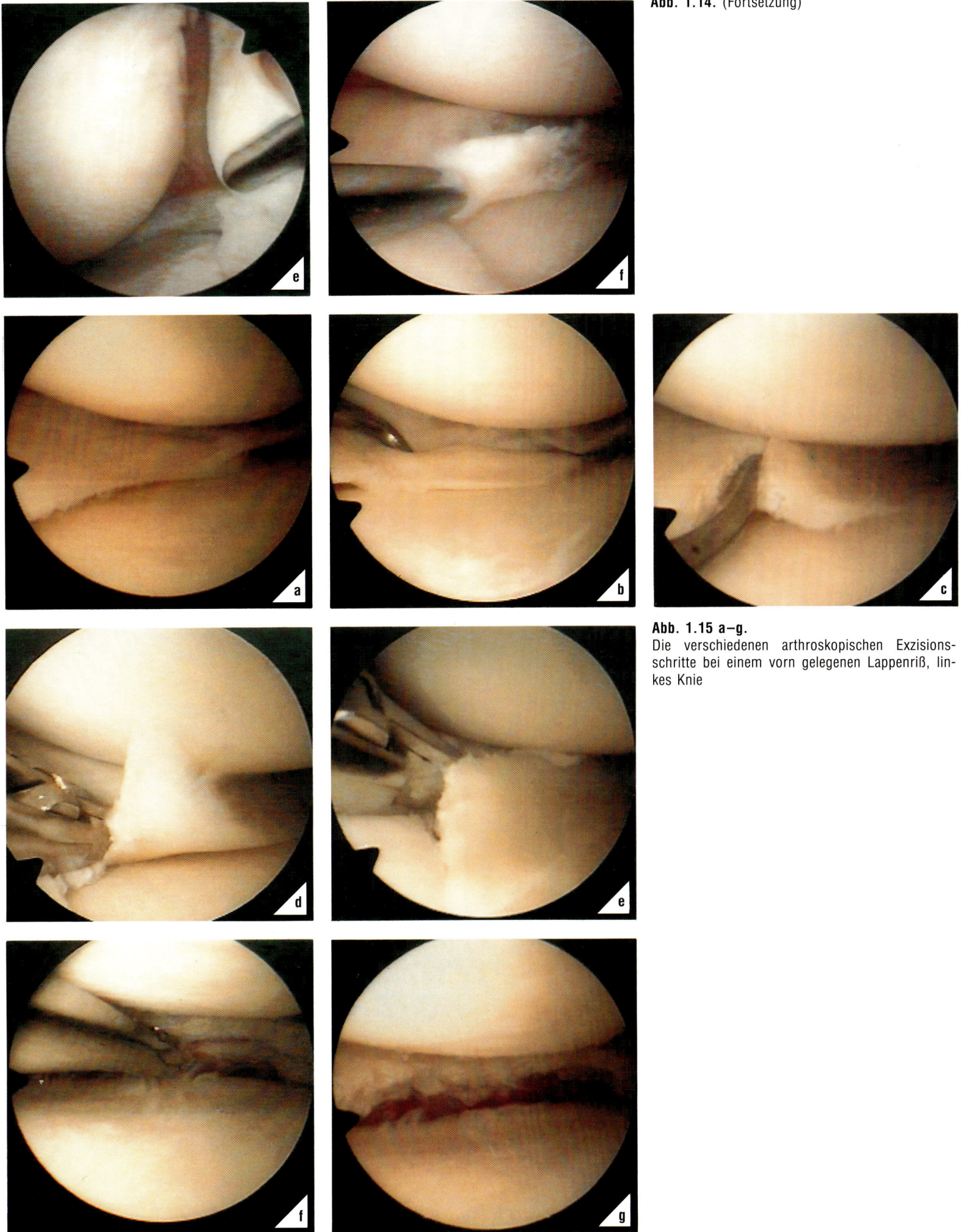

Abb. 1.15 a–g.
Die verschiedenen arthroskopischen Exzisionsschritte bei einem vorn gelegenen Lappenriß, linkes Knie

Arthroskopische Meniskektomie

Abb. 1.16.
a Schematische Darstellung und b–g arthroskopische Darstellung der verschiedenen Exzisionsschritte bei einem hinten gelegenen Lappenriß am Innenmeniskus, linkes Knie

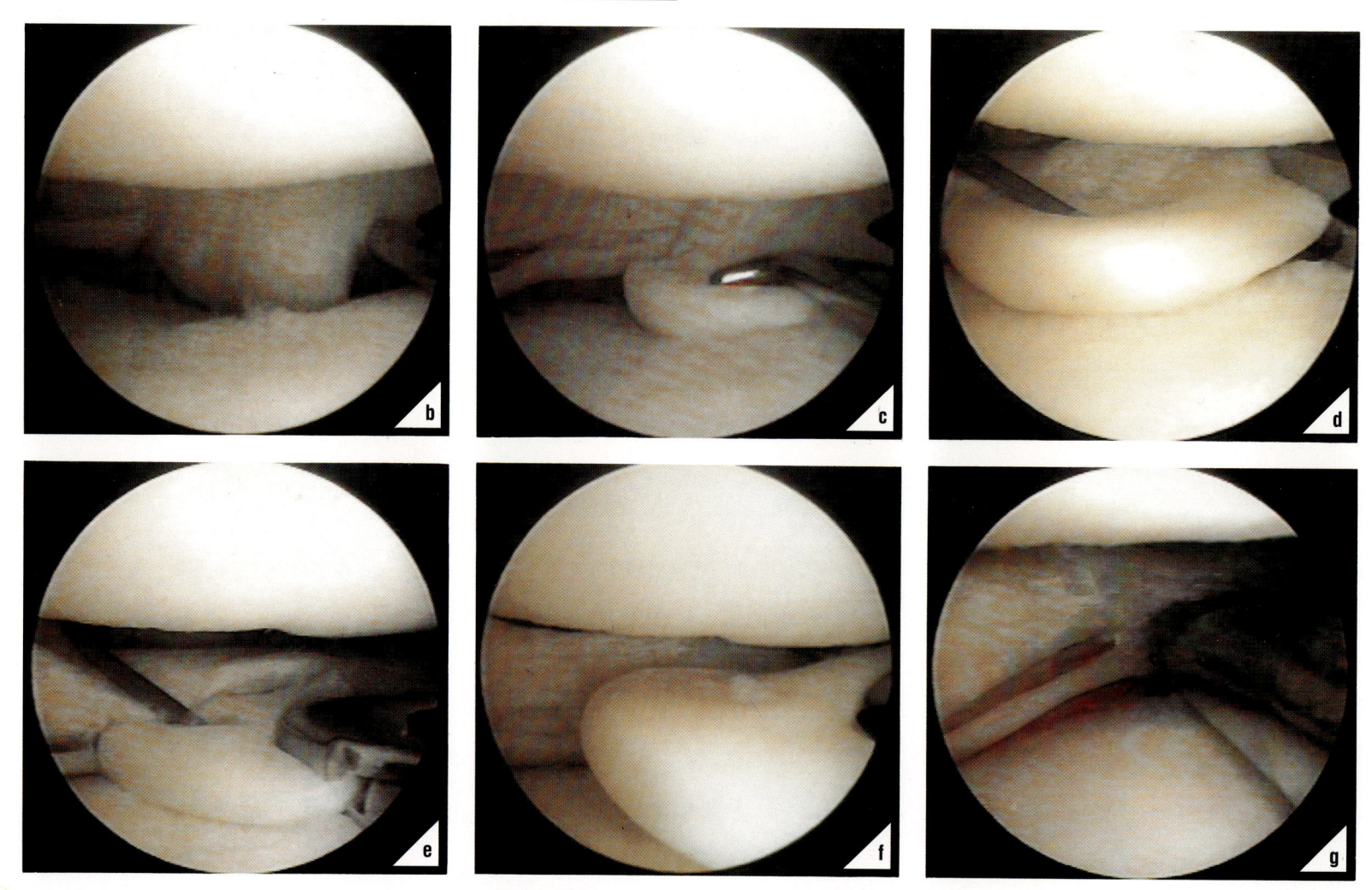

diert und konturiert werden. Den unteren Lappen kann man mit einer perkutanen Kanüle hochheben, um eine bessere Sicht auf die Basis zu erzielen. Die endgültige Glättung und Konturierung des Meniskus läßt sich über motorgetriebene Instrumente bewerkstelligen. Alle Meniskustrümmer sollten durch gründliche Spülung aus dem Gelenk herausgewaschen werden (Abb. 1.14, 1.15).

Lappen können auch unter den Meniskus geklappt sein. Der Verdacht besteht, wenn der Meniskus an einer Stelle eine runde Kante anstatt des normalerweise scharfkantigen freien Randes aufweist. Die Sondenuntersuchung ergibt dann in der Regel Meniskusfragmente unterschiedlicher Größe. Die vollständige Resektion läßt sich wie zuvor beschrieben durchführen (Abb. 1.16).

Horizontaler Riß

Dieser Riß stellt sich in Form von 2 Blättern dar, einem oberen und einem unteren. Wichtig ist, einen horizontalen Riß sorgfältig zu sondieren, um sein Ausmaß zu beurteilen und einen vertikalen Riß an der Peripherie eines der beiden Blätter auszuschließen. Wenn beide Blätter gleich dick sind, ist das instabilere zu exzidieren. Sind beide stabil, entfernt man vorzugsweise das untere. Ist das obere Blatt dicker, aber aufgrund des Risses an der Peripherie instabil, kann man das untere Blatt exzidieren und das obere sanieren. Es empfiehlt sich immer, die freie Kante des verbleibenden Blatts sorgsam zu präparieren, weil diese in der Regel degeneriert und bröckelig ist. Die arthroskopische Exzision eines horizontalen Risses kann erfolgen, indem man Instrumente wie etwa Korbzangen und Meniskusschneider kombiniert.

Der innere Saum des zu entfernenden Blatts wird zum Rand hin präpariert. Hat man einmal den gut durchbluteten peripheren Bereich erreicht, braucht man bei der Resektion nicht allzu aggressiv vorzugehen. Dieser mehr periphere Anteil des Risses heilt und gleicht sich im Laufe der Zeit aus. Spülung und Drainage des Gelenks komplettieren das Vorgehen, um lose Meniskusfragmente zu entfernen (Abb. 1.17, 1.18).

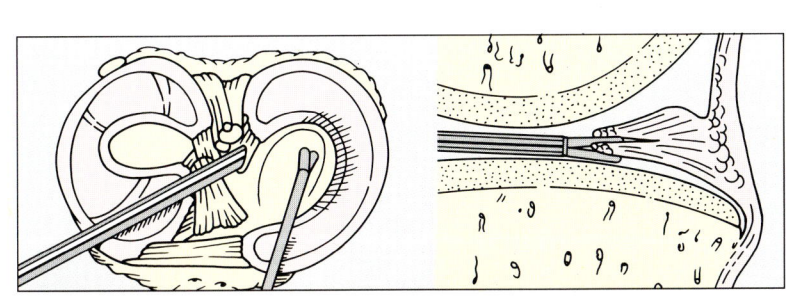

Abb. 1.17.
Schematische Darstellung der Exzision eines horizontalen Risses am Innenmeniskus des rechten Knies

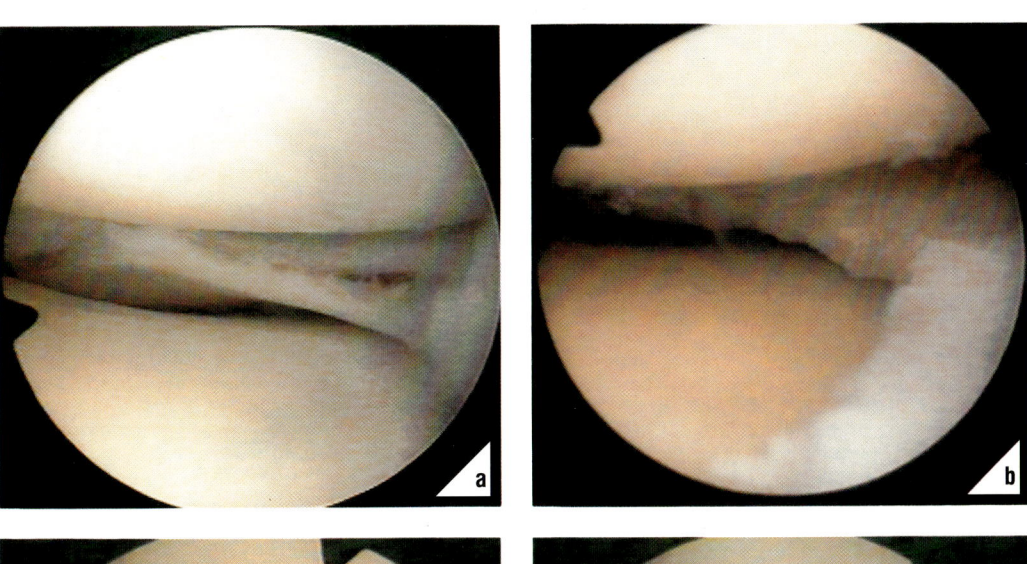

Abb. 1.18.
Arthroskopische Visualisierung eines horizontalen Risses am medialen Meniskus des rechten Knies
a vor der Exzision, b nach der Exzision

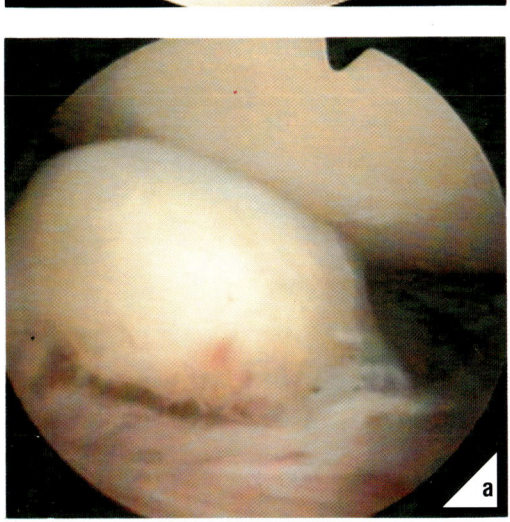

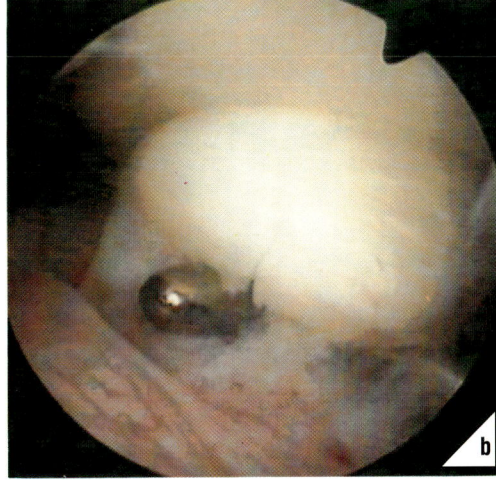

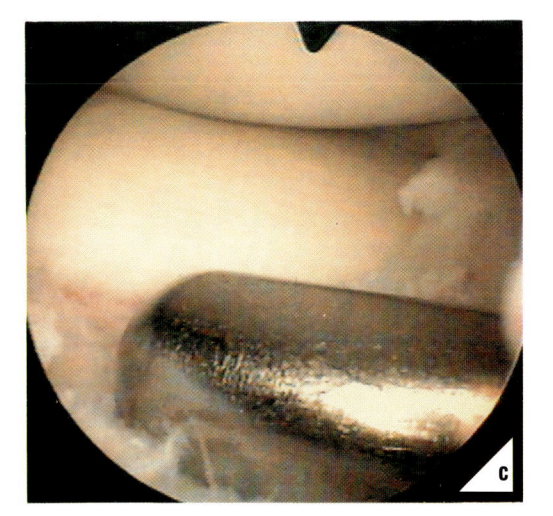

Abb. 1.19 a–c.
Arthroskopische Darstellung der Exzision eines Vorderhornlappenrisses am medialen Meniskus des rechten Knies

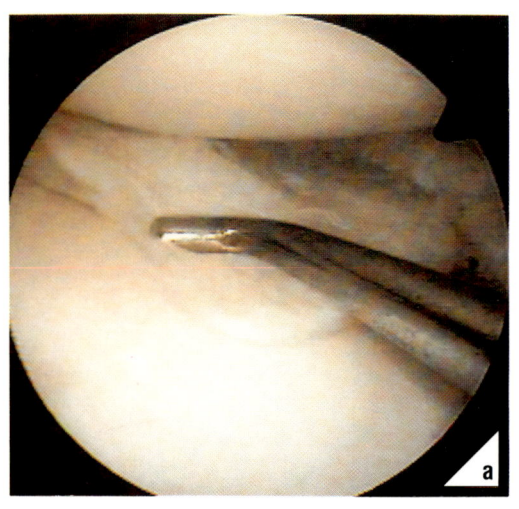

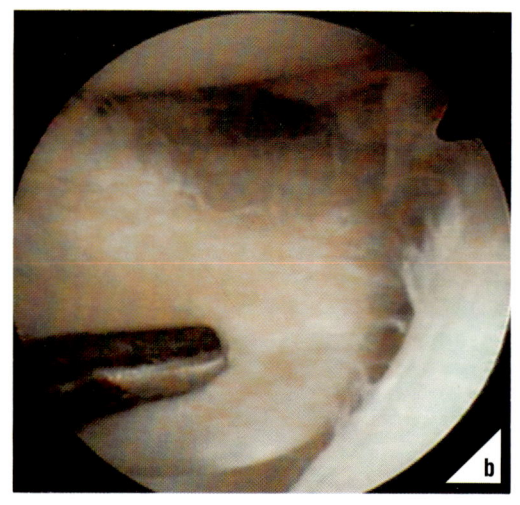

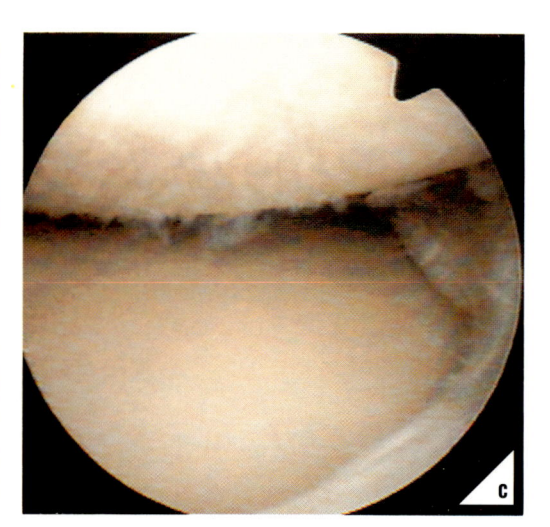

Abb. 1.20 a–c.
Von hinten ausgehender degenerativer Lappenriß am rechten Innenmeniskus, vor und nach der Exzision

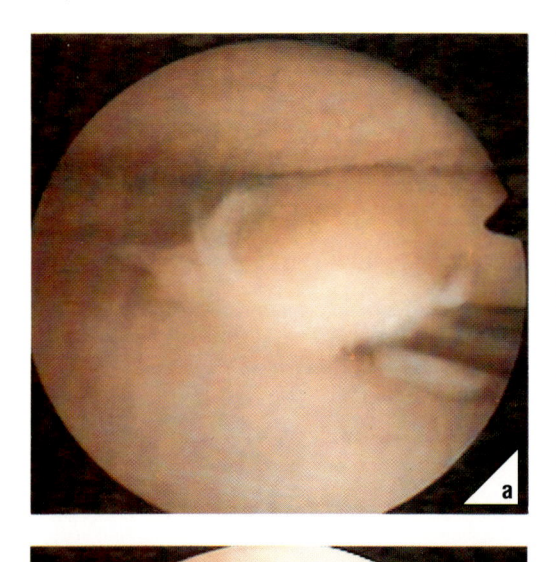

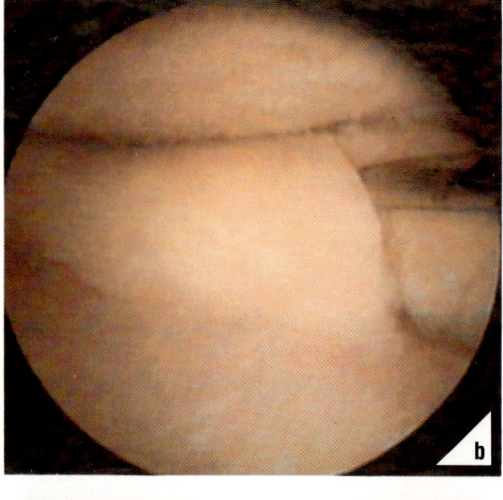

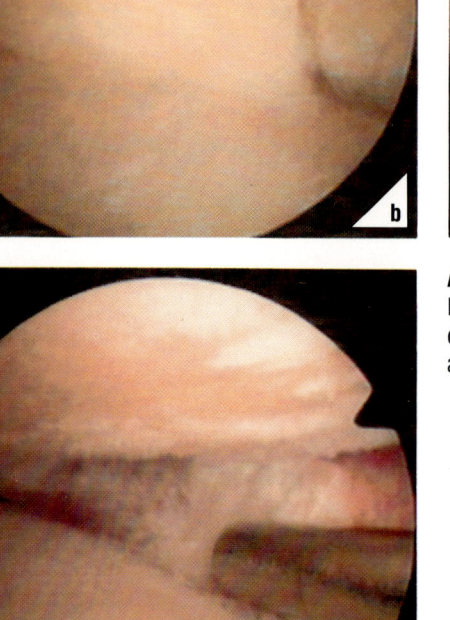

Abb. 1.21 a–e.
Exzisionsschritte bei einem von vorn ausgehenden degenerativen Lappenriß am medialen Meniskus am rechten Knie

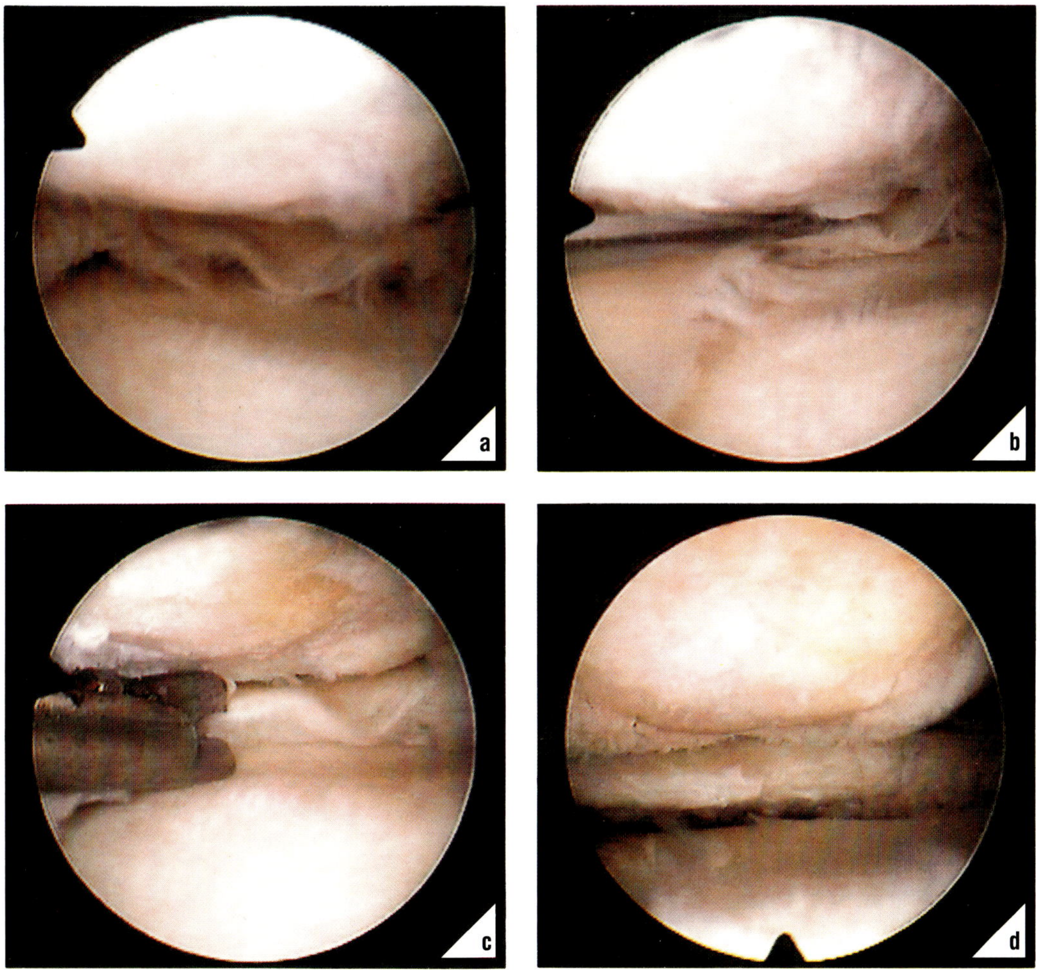

Abb. 1.22 a–d.
Exzisionsschritte bei einem degenerativen Riß des medialen Meniskus (linkes Knie) unter Einsatz einer Saugkorbstanze

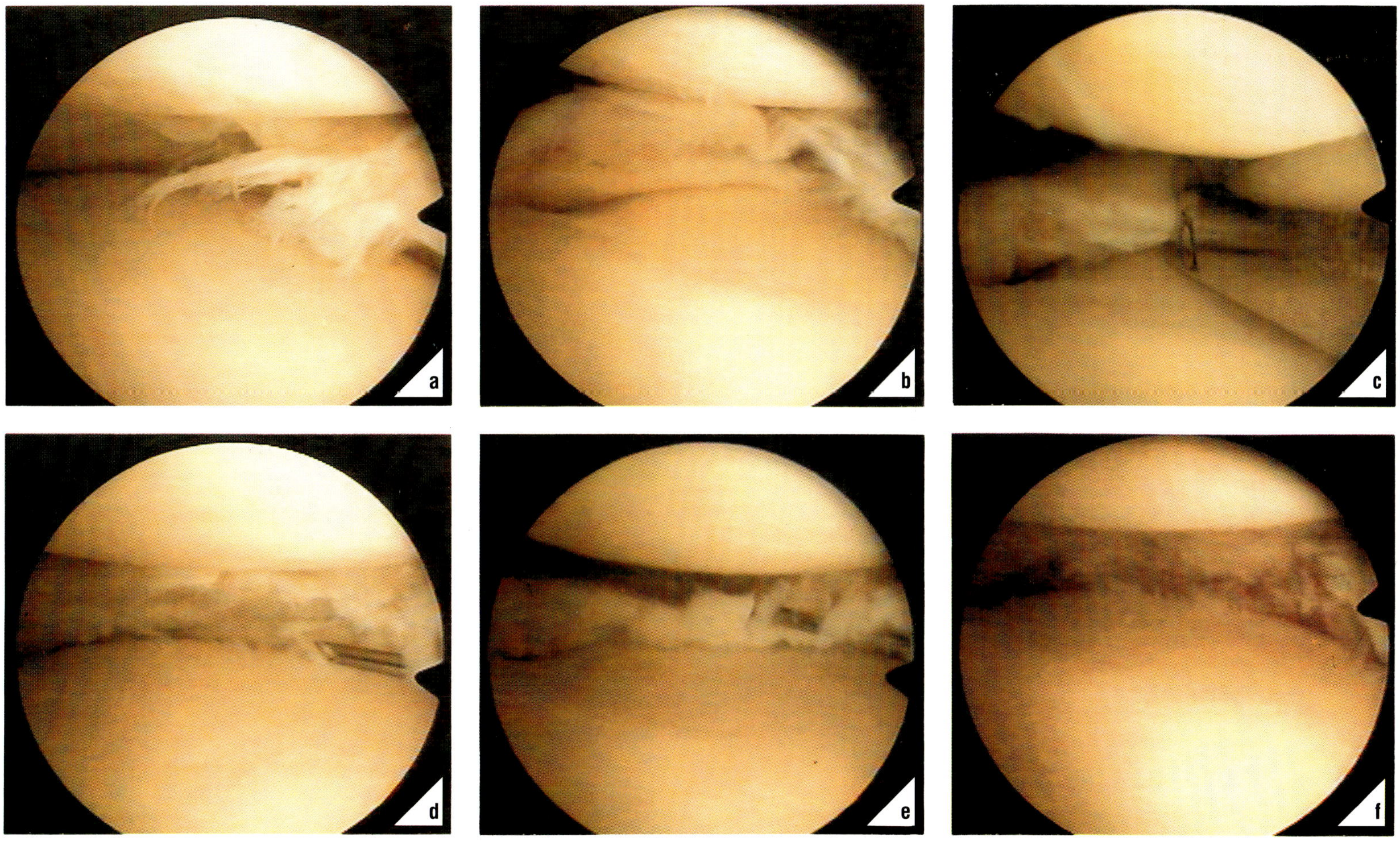

Abb. 1.23 a–f.
Exzisionsschritte bei einem degenerativen Riß im medialen Meniskus (rechtes Knie) unter Einsatz einer Saugkorbstanze. Bei den Schritten d und e wird eine Kanüle benutzt, um das obere Blatt zur Wundtoilette ins Blickfeld zu bekommen

Arthroskopische Meniskektomie

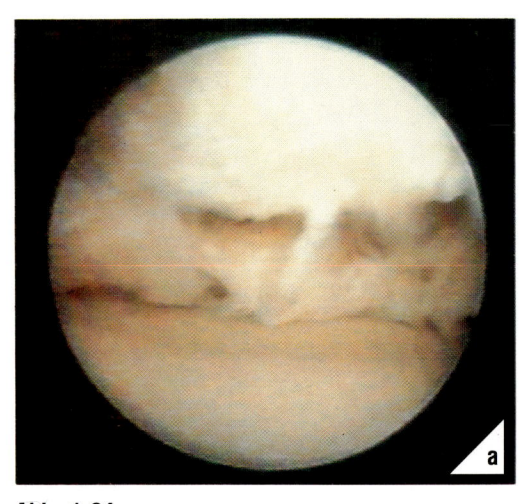

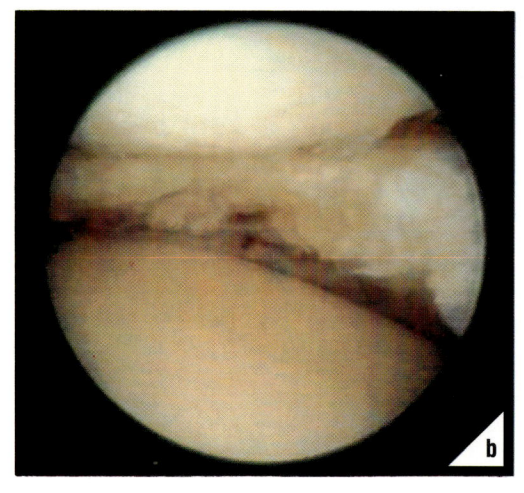

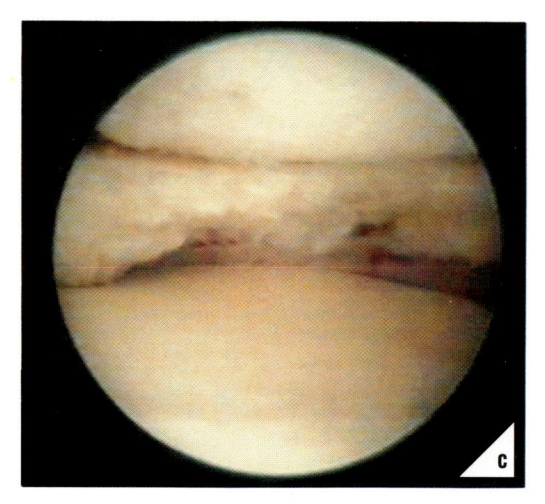

Abb. 1.24 a–c.
Degenerativer Riß im medialen Meniskus des rechten Knies vor und nach partieller medialer Meniskektomie und Chondroplastik des medialen Femurkondylus. Korbzangen und motorgetriebene Instrumente werden zur arthroskopischen Wundtoilette benutzt

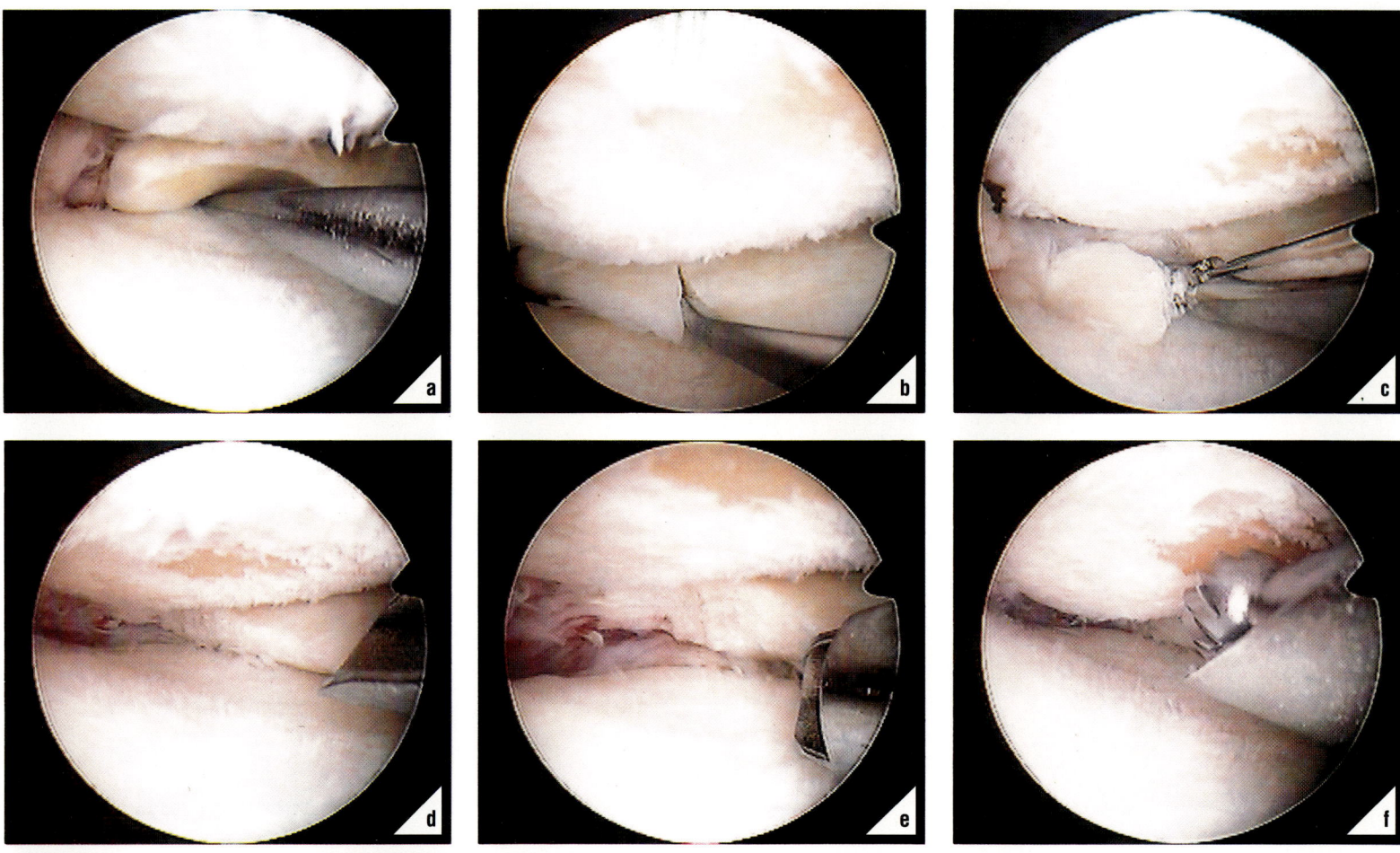

Abb. 1.25 a–g.
Schritte bei der partiellen medialen Meniskektomie und Abrasionsarthroplastik bei einem degenerativen komplexen Vorderhornriß des medialen Meniskus, rechtes Knie. Während des arthroskopischen Eingriffs wurden ein gebogenes Rosettenskalpell, eine Korbzange und eine Curette benutzt

24 Das Knie

Degenerative Risse

Ein degenerativer Meniskusriß kann isoliert auftreten, meist handelt es sich jedoch um komplexes Geschehen im degenerativ veränderten Knie eines älteren Patienten (Abb. 1.19–1.24). Bei einem isolierten degenerativen Riß ist ein arthroskopischer Eingriff hilfreich, wenn die Patienten mechanisch bedingte Symptome aufweisen. Sorgfältige Untersuchung und Beurteilung des Risses sind selbstverständlich; nur die größeren Lappen und instabilen Fragmente sollten exzidiert werden. Korbzangen können verwendet werden, obwohl motorgetriebene Fräsen bei dieser Form von degeneriertem Gewebe ganz effizient sind. Bei Vorliegen chondromalatischer Areale werden diese mit einem motorgetriebenen Schaber entfernt. Es bedarf keiner Abrasionsarthroplastik, um eine partielle Läsion zu behandeln; dieses Verfahren eignet sich jedoch für umschriebene Läsionen der vollen Knorpeldicke.

Nimmt man bei Patienten mit Arthrose eine partielle arthroskopische Meniskektomie vor, sollte das Gelenk-Débridement durch solche Verfahren wie Entfernen von Knochenspornen, partielle Synovektomie und Exzision lockerer Gelenkkapselfragmente vervollständigt werden. Es ist zu bedenken, daß selbst der degenerierte Meniskus noch nützlich ist und wichtige Funktionen besitzt, wenn er noch stabil ist. Nicht selten klagen die Patienten weiterhin über Symptome, nachdem sie sich wegen Meniskusdegeneration einer partiellen arthroskopischen Meniskektomie unterzogen haben.

Komplexe Risse

Verläuft der Meniskusriß in mehreren Ebenen, spricht man von einem komplexen Riß. Alle Rißkomponenten sollten systematisch behandelt werden (Abb. 1.25–1.27).

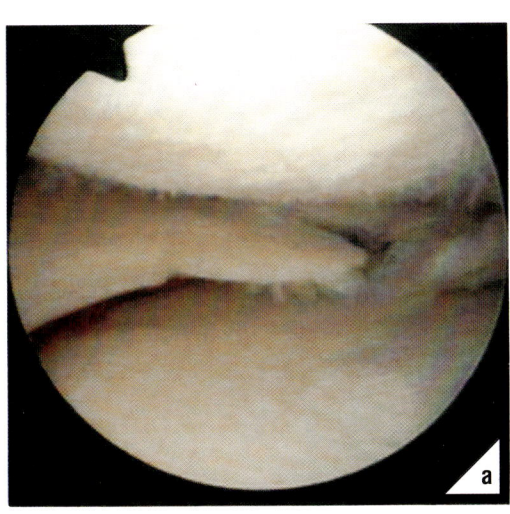

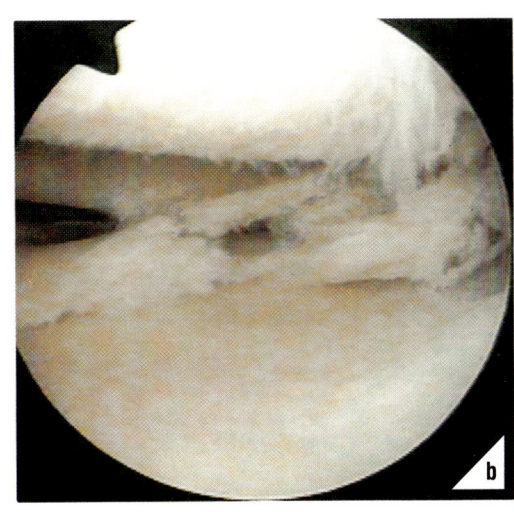

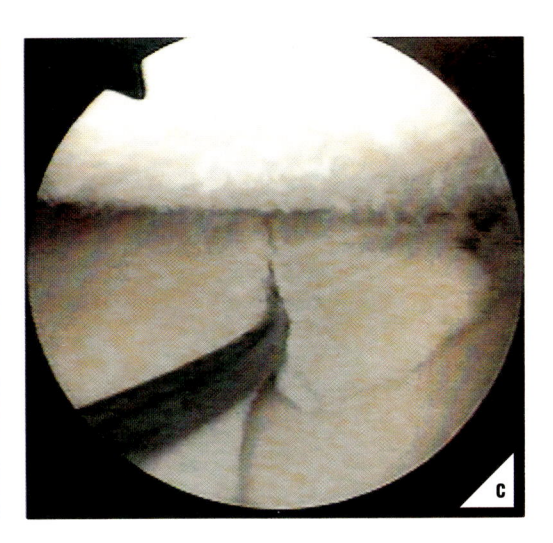

Abb. 1.26 a–c.
Einige Exzisionsschritte bei einem komplexen Riß am Innenmeniskus des linken Knies. Benutzt wurden ein gebogenes Rosettenskalpell und ein motorgetriebener „Shaver"

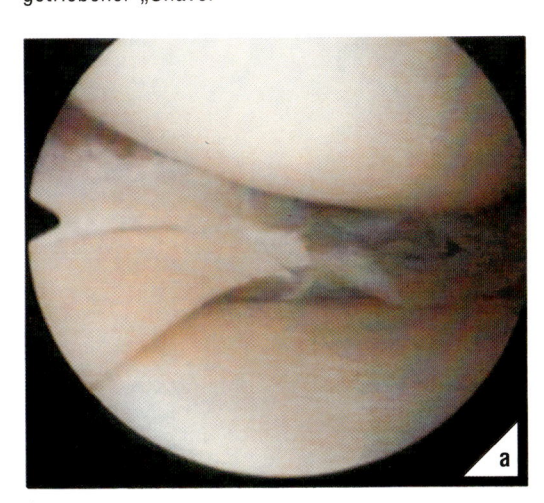

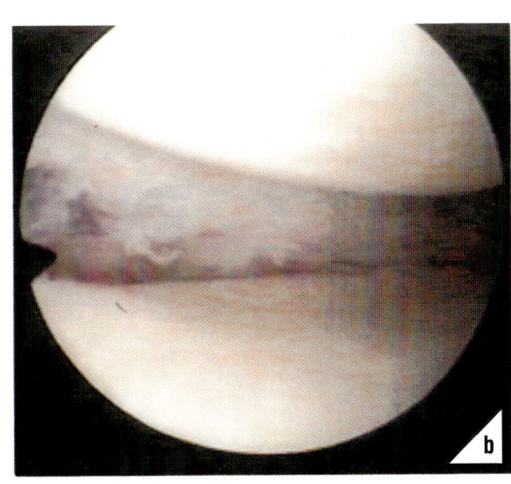

Abb. 1.27 a, b.
Komplexer Riß am medialen Meniskus des linken Knies vor und nach partieller medialer Meniskektomie unter Verwendung eines gebogenen Rosettenskalpells und eines motorgetriebenen „Shaver"

Soweit vorhanden, sind zuerst die Lappen, danach die größeren instabilen Fragmente zu resezieren. Eine subtotale Meniskektomie, die die Exzision des peripheren Randes des hinteren Meniskusanteils bei Erhaltung des Vorderhorns und eines Teils der Basis beinhaltet, ist zuweilen bei diesem Typ von Riß erforderlich.

Außenmeniskus

Ist eine arthroskopische Operation des Außenmeniskus vorgesehen, so sind einige anatomische Eigentümlichkeiten des seitlichen Kniekompartments zu berücksichtigen. Im Gegensatz zu seinem medialen Gegenstück erscheint der laterale Meniskus als geschlossener Ring, wobei die vorderen und hinteren Ansätze zwischen denen des medialen Meniskus liegen. Die Durchschnittsbreite von 12–13 mm ist größer als die des Innenmeniskus. Fasern des Vorderhorns sind mit dem medialen Femurkondylus verbunden und bilden die meniskofemoralen Humphrey- und Wrisberg-Ligamente. Sie befinden sich hinter und vor dem hinteren Kreuzband. Der Außenmeniskus ist locker mit der Gelenkkapsel verbunden und hat hinten eine einzige Verbindung zur Poplitealsehne (Abb. 1.28) [13–15].

Diese Sehne verläuft durch einen Schlitz in den peripheren Ansatz, der sich knapp vor der mittkoronalen Ebene des Meniskus befindet. Zwei weitere Ansätze, der obere und der untere Faszikel, die von den oberen bzw. unteren Flächen des lateralen Meniskus ausgehen, bilden Dach und Boden des politealen Tunnels. Dieser normale Schlitz im lateralen Teil des Außenmeniskus darf nicht mit einer peripheren Ablösung des Meniskus verwechselt werden. Der Grad der Faszikelintegrität beeinflußt die arthroskopische Behandlung eines Risses in diesem Bereich. Die laterale Gelenkfläche der Tibia liegt niedriger als die mediale und weist in der Mitte eine Kuppelform auf. Um also das Vorderhorn des lateralen Meniskus zu erreichen, sollte der Zugang nahe der Patellasehne und weit oberhalb des Meniskus gewählt werden.

Rißmuster

Außenmeniskusrupturen lassen sich als radiale (vertikal-transverse), vertikal-longitudinale, horizontale, degenerative und komplexe Risse klassifizieren (Abb. 1.29).

Lappenrisse können von jeder der 3 Ebenen (der oberen, mittleren und unteren) als auch von jedem der 3 Meniskussegmente (dem vorderen, mittleren und hinteren) ausgehen. Zystische Meniskusdegeneration und ein Scheibenmeniskus finden sich häufiger an der Außenseite des Knies.

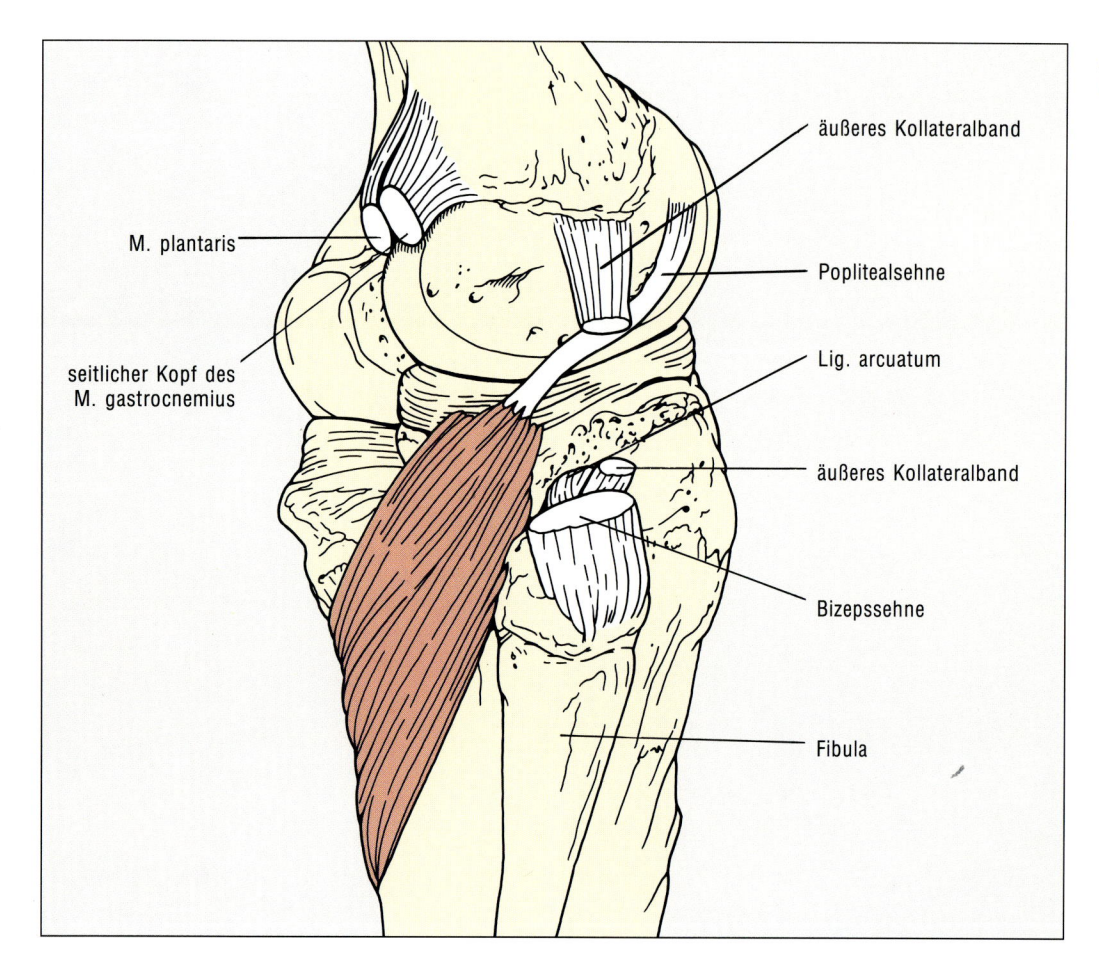

Abb. 1.28.
Posterolaterale Ansicht des linken Knies

Abb. 1.29.
a Schematische Darstellung verschiedener Risse des lateralen Meniskus. Arthroskopische Ansicht eines radialen Risses im seitlichen Meniskus des b rechten Knies und c linken Knies. Versprengte Fragmente eines Korbhenkelrisses im Außenmeniskus des d rechten Knies und e, f linken Knies

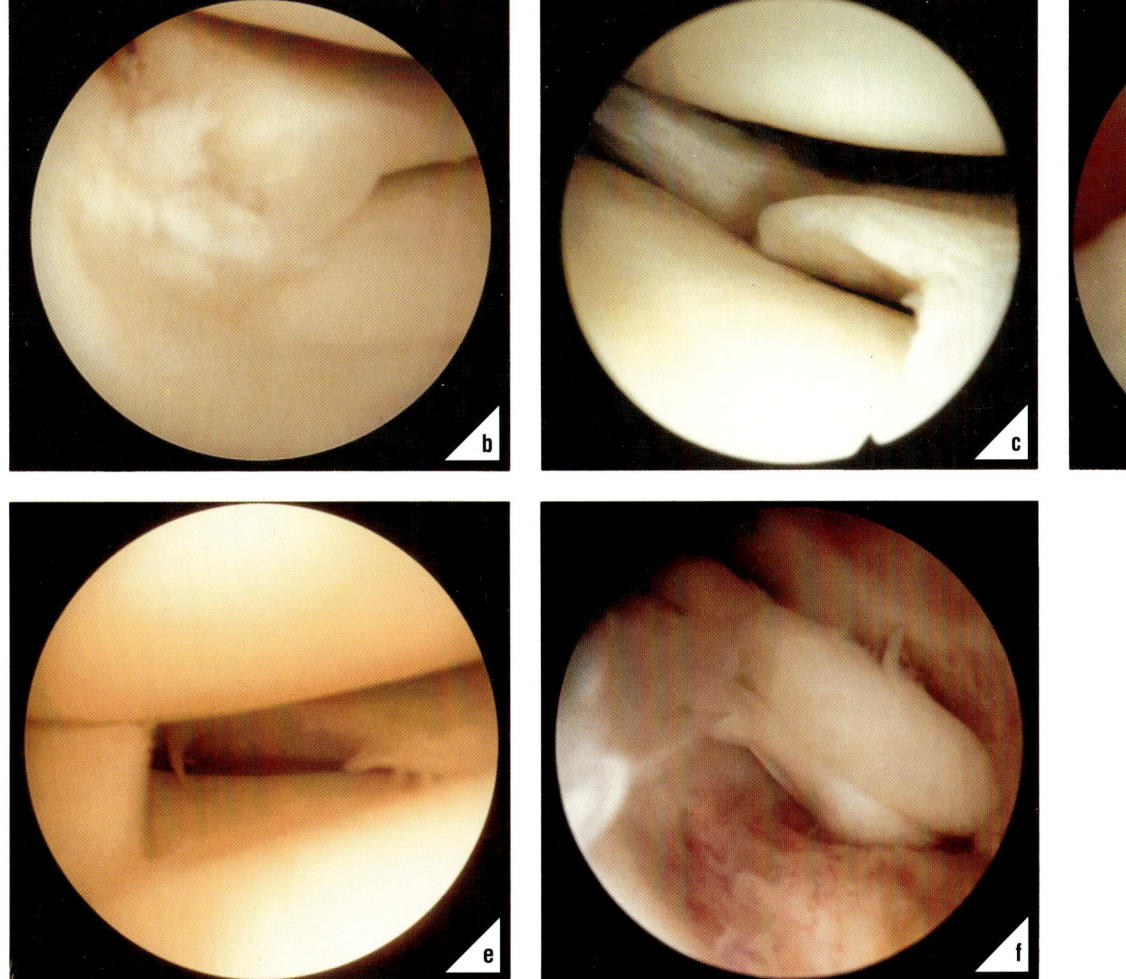

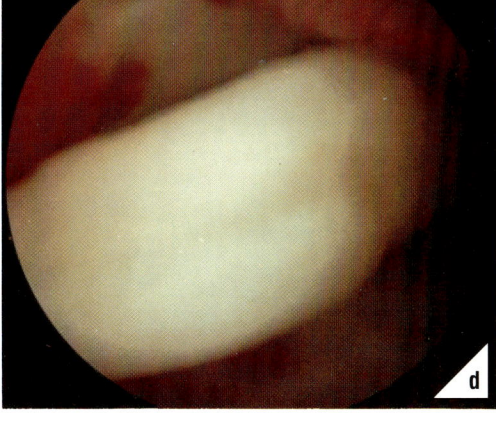

Arthroskopische Meniskektomie

Operationstechnik

Radialer Riß

Wenn der radiale Riß das mittlere Meniskussegment erfaßt hat, werden sämtliche Teile des Knies arthroskopisch untersucht. Zunächst wird das Arthroskop durch den anterolateralen Zugang eingeführt, wobei das Knie unter Varusbelastung steht. Der hintere Teil des Risses kann darauf mit einer 90° Rotationsstanze mit Maulteil entfernt werden. Der gerissene hintere Teil läßt sich vorzugsweise mit einer geraden Korbstanze resezieren. Ein Absauggerät kann ins Gelenk eingebracht werden, um alle losen Meniskusfragmente zu entfernen. Eine alternative Methode stellt der Einsatz von Saug-Korbzangen dar, falls diese verfügbar sind. Die abschließende Sondierung sollte die Stabilität des lateralen Meniskus vor dem poplitealen Tunnel prüfen (Abb. 1.30).

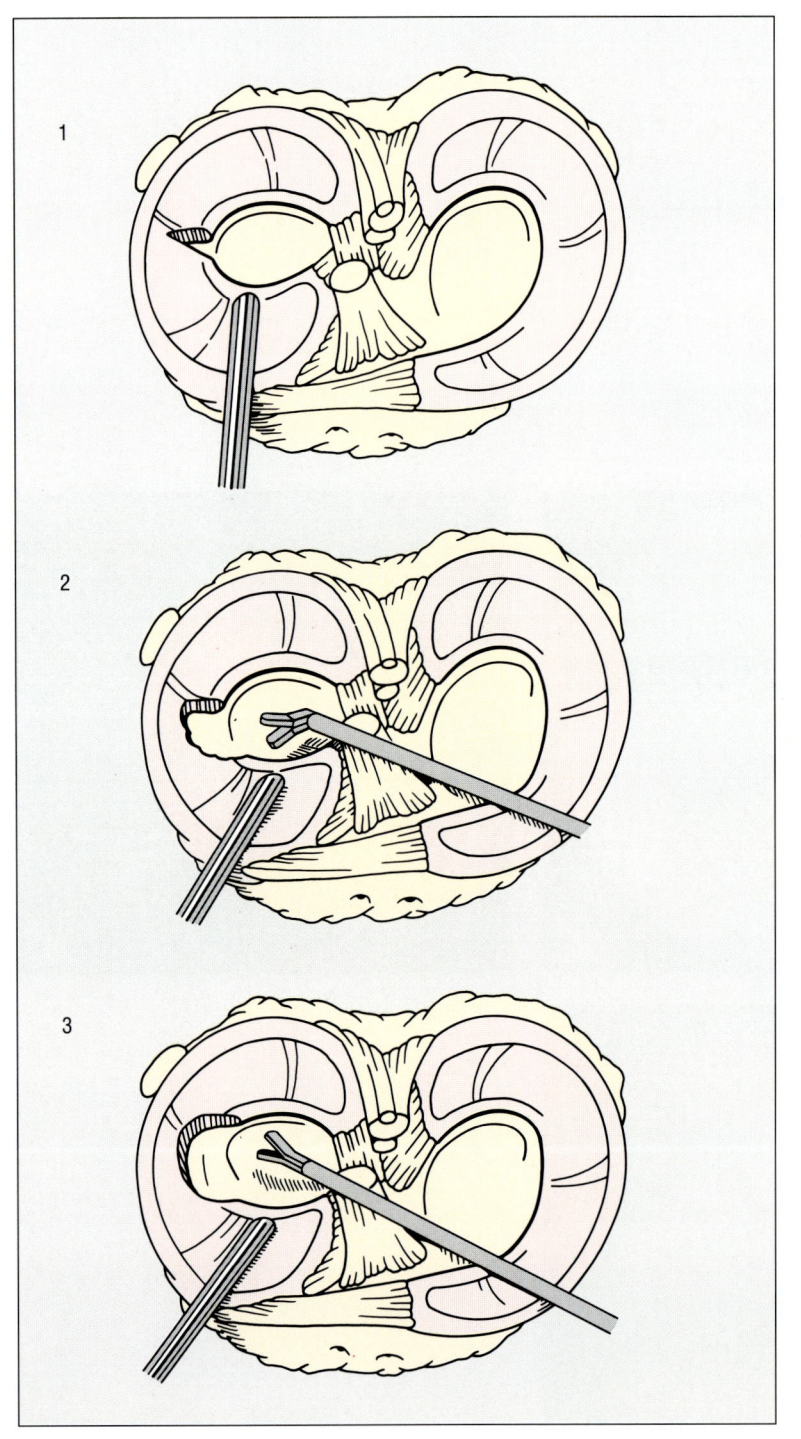

Vertikaler Längsriß

Der vertikale Längsriß, sei er nun kurz, lang oder korbhenkelförmig, läßt sich über 2 Zugänge angehen (Abb. 1.31, 1.33, 1.34, 1.35).

Die teilweise Durchtrennung des hinteren Rißansatzes erfolgt mit geraden Scheren; die vollständige Sektion des vorderen Ansatzes wird sodann mit gewinkelten Scheren vorgenommen und das bewegliche Meniskusfragment mit Faßzangen extrahiert.

Gelegentlich wird ein Dreifachzugang erforderlich, wenn ein dislozierter Korbhenkelriß nicht reduziert werden kann (Abb. 1.32).

Horizontaler Riß

Ist beim horizontalen Riß weniger als die halbe Breite des Meniskus betroffen, können die gerissenen Fragmente mittels Löffelzange freige-

Abb. 1.30.
Exzisionsschritte bei radialem Riß am Außenmeniskus, rechtes Knie

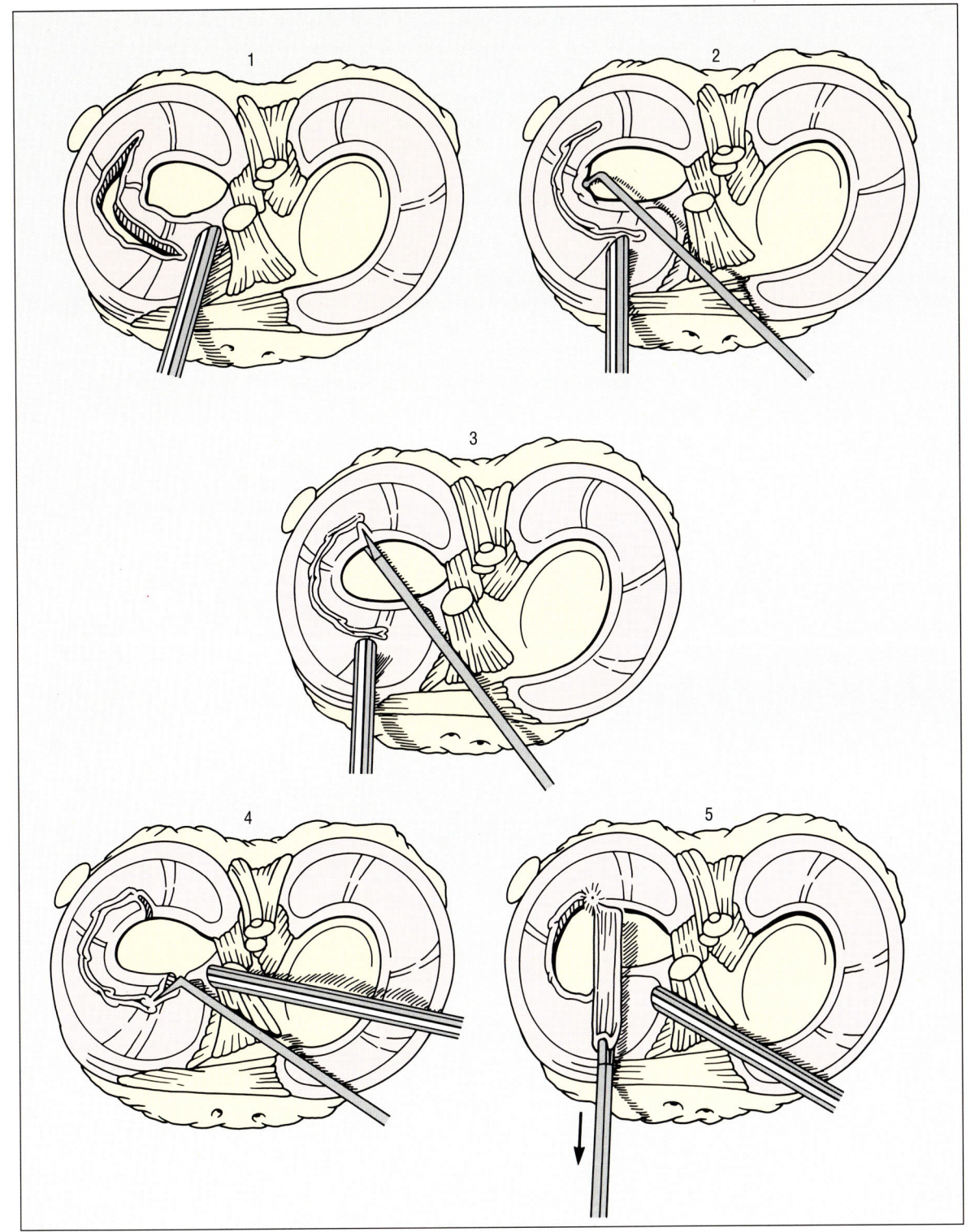

Abb. 1.31.
Exzisionsschritte bei Korbhenkelriß am Außenmeniskus, es wurden 2 Zugänge gelegt

Arthroskopische Meniskektomie

legt werden. Wenn mehr als die halbe Breite eines der Blätter beteiligt ist, sollte man vorzugsweise das obere erhalten, wenn es stabil ist. Weisen beide Blätter unter Beteiligung der Faszikel sekundäre Risse auf, bleibt unter Umständen nur die subtotale Meniskektomie.

Lappenriß

Die Basis des dorsal gelegenen langen Lappenrisses kann teilweise durchtrennt werden: Dabei beläßt man einige wenige Ansatzfasern, um die Freilegung mit der Faßzange zu erleichtern. Kleine Lappenrisse des Vorderhorns lassen sich einfach mit der Rotationskorbzange angehen. Ein langer Lappen läßt sich durch ein Faßinstrument oder eine Kanüle unter Spannung setzen, während man seine Basis mit einem Messer oder Rotationsscheren durchtrennt (Abb. 1.36, 1.37).

Ein Dreifachzugang kann hierbei nötig werden. Doppelte Schräglappenrisse des lateralen Meniskus lassen sich bei erhaltener Stabilität auf den normalen Meniskus zurückpräparieren. Liegen sie jedoch vor dem Poplitealtunnel, können sie ziemlich instabil sein, was dann eine großzügigere Exzision erforderlich macht.

Zystische Meniskusdegeneration

Meniskuszysten finden sich häufiger am Außenmeniskus, ihre Ätiologie ist noch umstritten [16]. In der Literatur sind Trauma-, Kongenital- und Degenerationstheorien vertreten. Solche Zysten liegen in der Regel im mittleren Anteil des Außenmeniskus und sind vor dem inneren Längsband zu tasten. Diese Zysten gehen im Gegensatz zu Smillies Auffassung nicht immer mit Meniskusrissen einher. Handelt es sich aber um einen

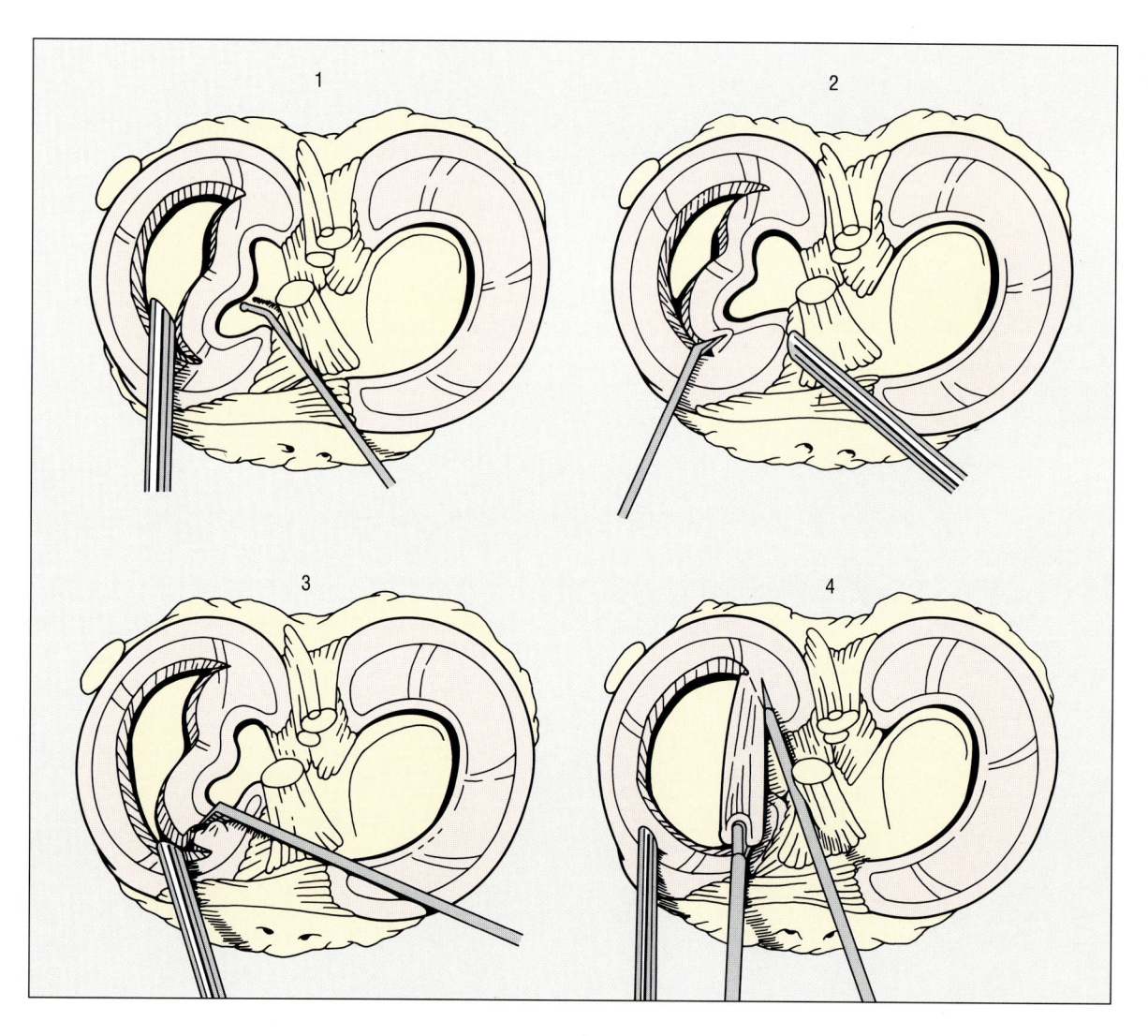

Abb. 1.32.
Exzisionsschritte bei Korbhenkelriß am Außenmeniskus mit Dreifachzugang

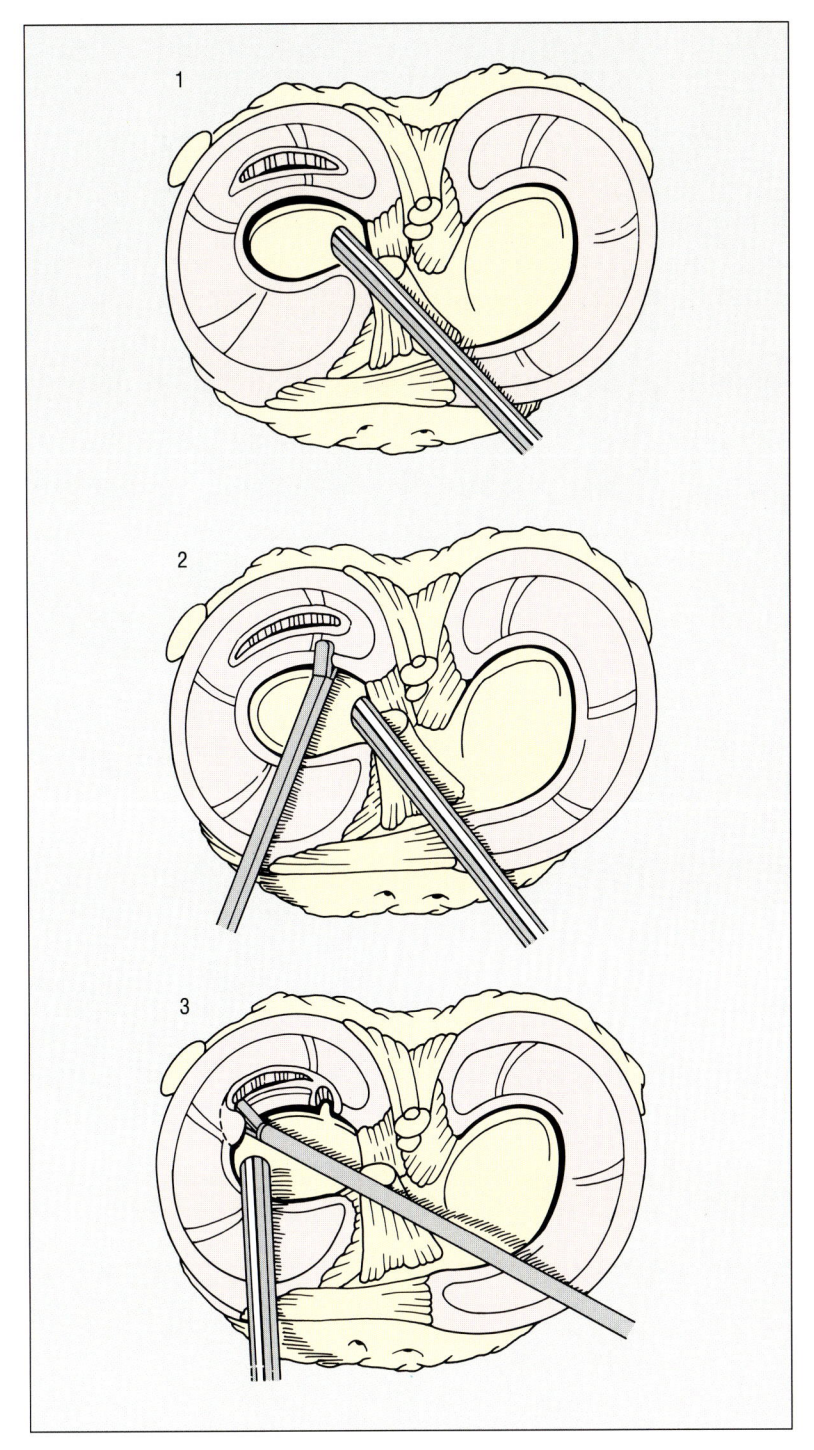

Abb. 1.33.
Schematische Illustration der verschiedenen Exzisionsschritte bei vertikalem Riß im Außenmeniskus mit zweifachem Zugang

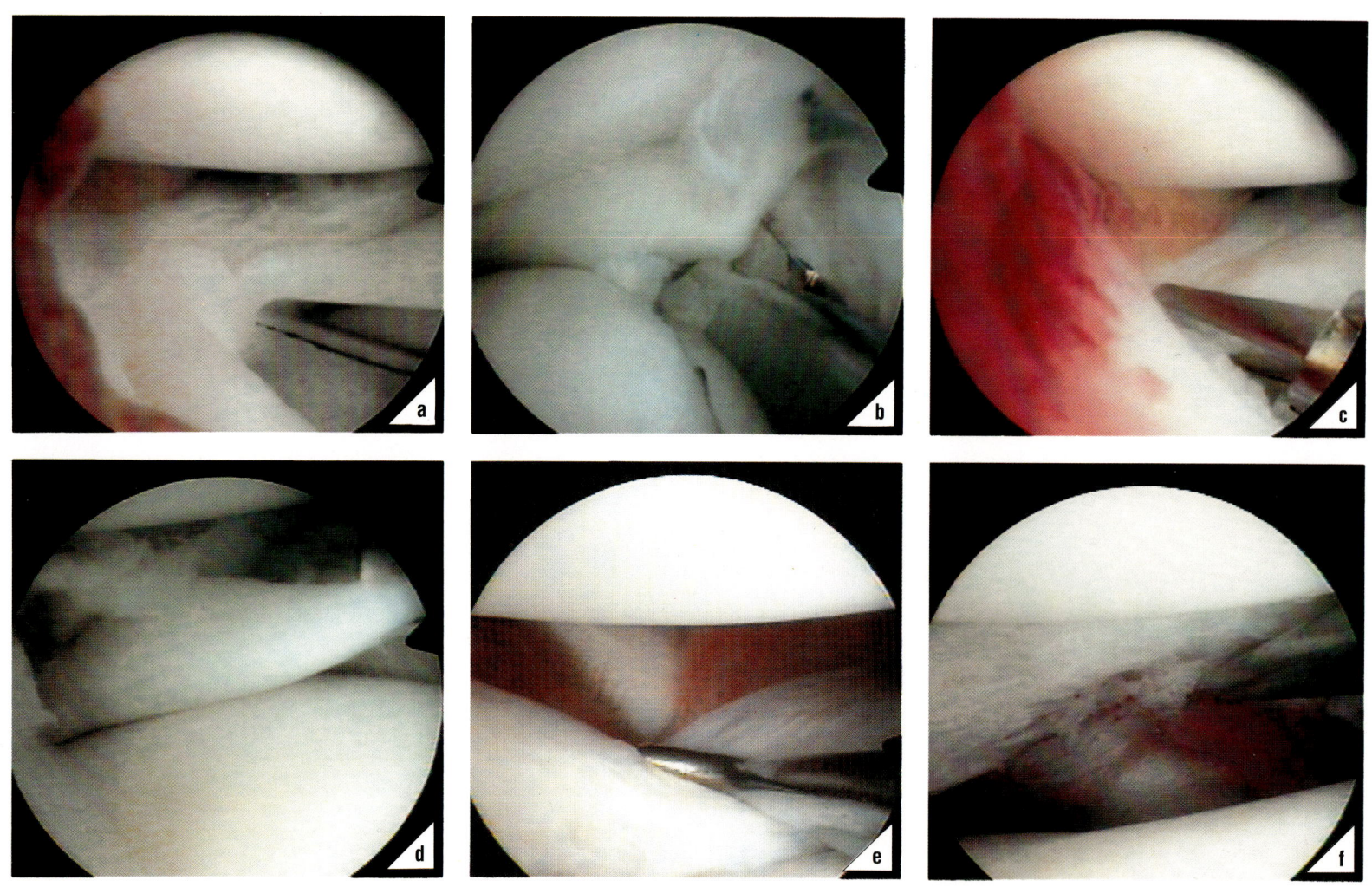

Abb. 1.34 a–f.
Arthroskopische Darstellung der Schritte beim Entfernen eines vertikalen Risses am Hinterhorn des Außenmeniskus, rechtes Knie

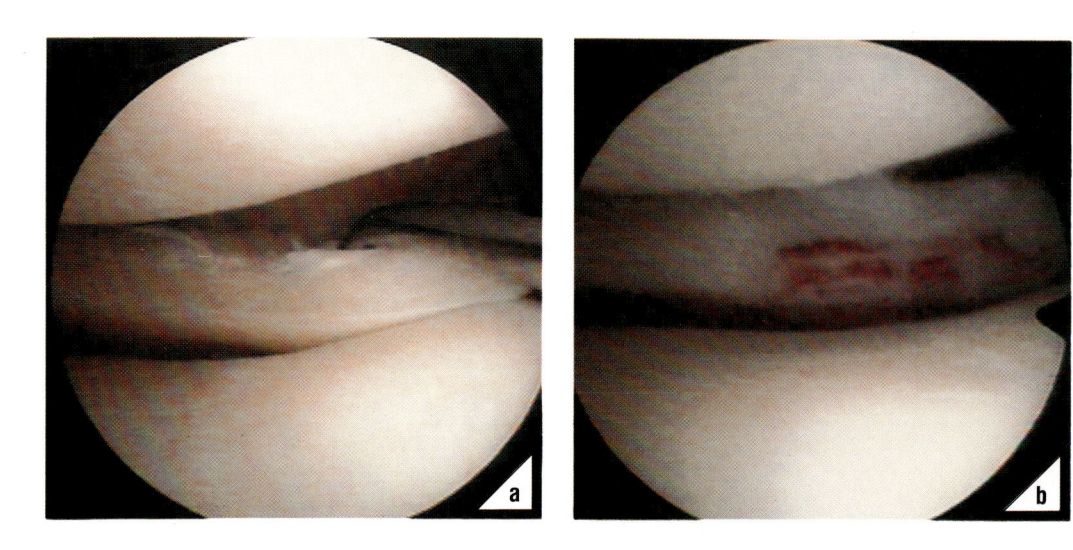

Abb. 1.35 a, b.
Kleiner vertikaler Riß am Hinterhorn des Außenmeniskus, rechtes Knie, vor und nach der Exzision

32 Das Knie

Riß, verläuft er meist schräg oder quer mit horizontalen Komponenten (Abb. 1.38). Die anerkannte Behandlung eines Patienten mit Beschwerden besteht in der Exzision des Meniskusrisses – so vorhanden – und der geschlossenen Dekompression der Zysten [16]. Wenn die Zyste nicht mit einem Riß in Verbindung steht, braucht man sie nur über einen kleinen Arthrotomieschnitt zu entfernen.

Operationstechnik

Wir verwenden ein gebogenes Skalpell oder einen Rotationslöffel, um das vordere Segment des Risses zu exzidieren, wobei das Arthroskop über den anterolateralen Zugang eingeführt wurde. Man benutzt dann einen geraden Löffel, um die hintere Partie des Risses zu entfernen.

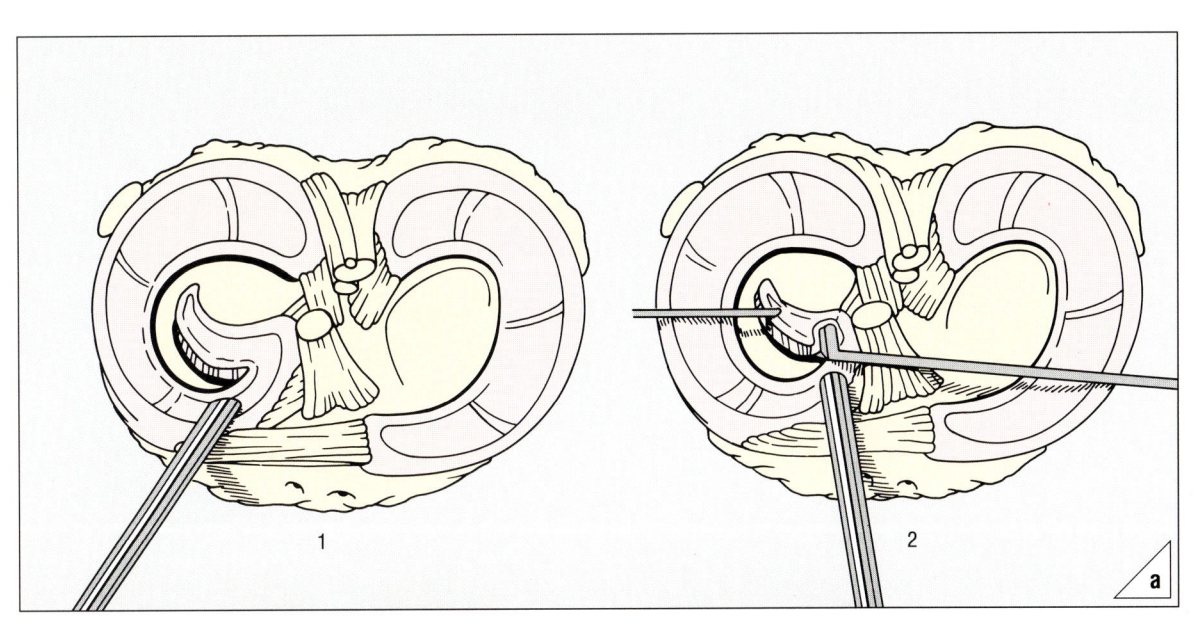

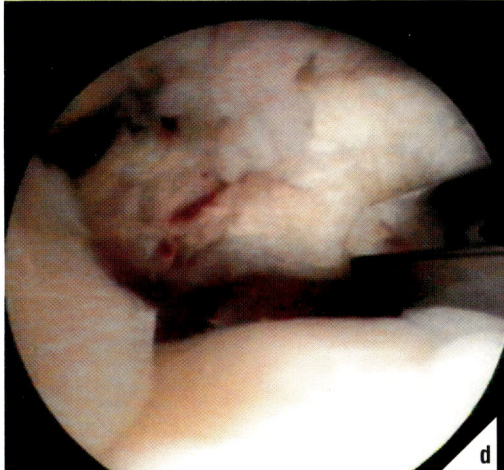

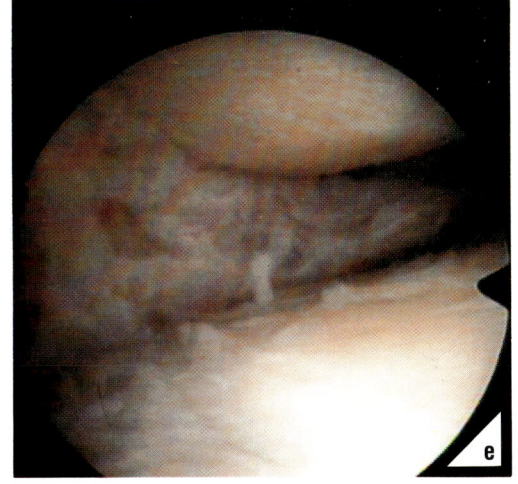

Abb. 1.36.
a Schematische Darstellung der Exzisionsschritte bei Lappenriß am Vorderhorn des Außenmeniskus. b–e Arthroskopische Darstellung der Exzision eines Lappenrisses am Vorderhorn des Außenmeniskus, rechtes Knie

Abb. 1.37.
a Schematische Darstellung der Exzisionsschritte bei eingeschlagenem Lappenriß am Vorderhorn des Außenmeniskus, linkes Knie. b–i Arthroskopische Darstellung einiger Exzisionsschritte bei eingeschlagenem Lappenriß am Außenmeniskus, linkes Knie

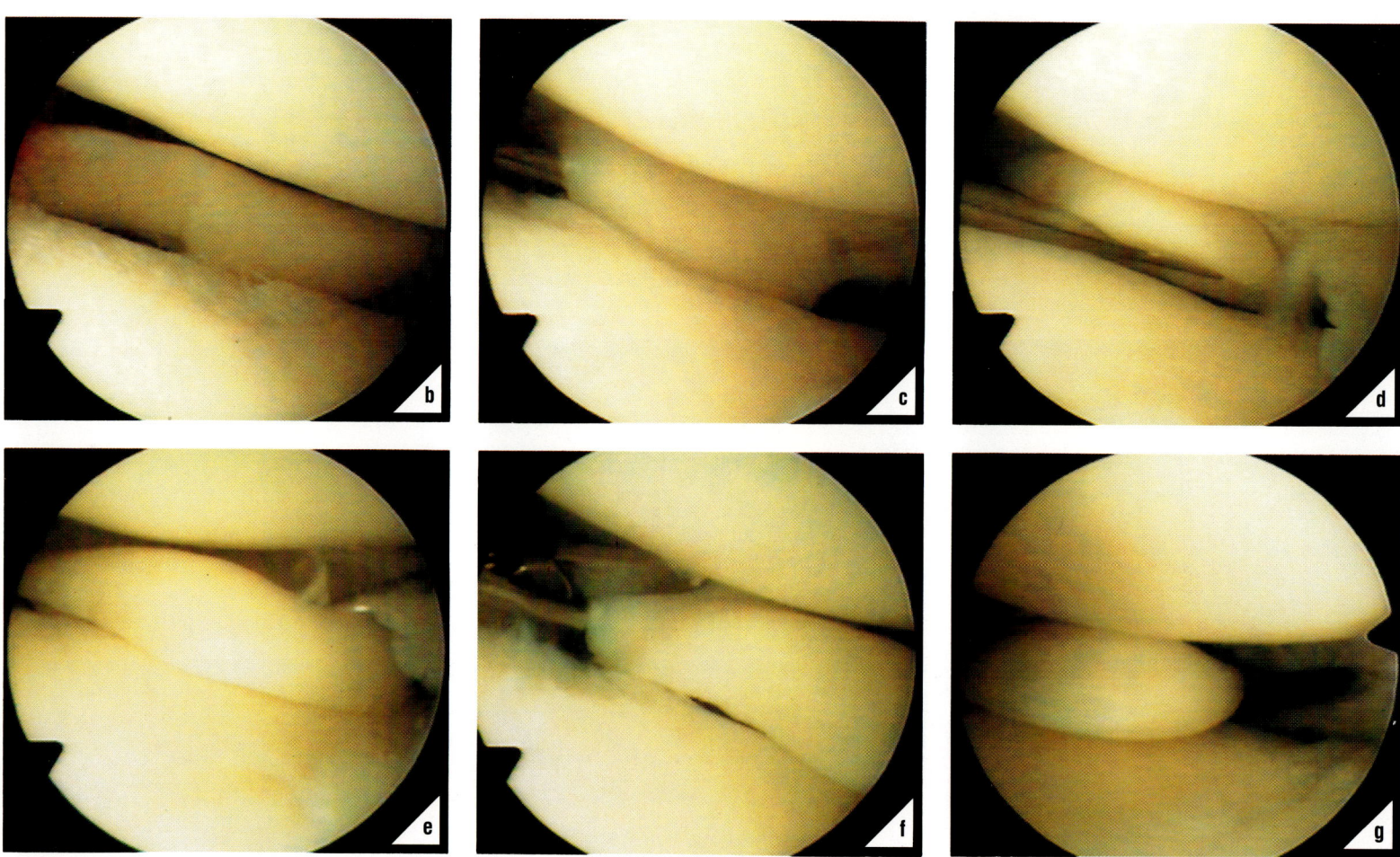

34　Das Knie

Durch die Zystenöffnung vom Knieinneren wird eine kleine motorgetriebene Fräse eingebracht, um die Beseitigung des Meniskusgewebes und des Zystenmaterials zu vervollständigen (Abb. 1.39). Eine von außen in die Zyste gelegte Kanüle dirigiert die präzise Einführung des Instruments in die Zyste (Abb. 1.40). Liegt ein peripherer Riß vor, läßt sich der degenerative Anteil des Meniskus herausschneiden. Es folgt dann die Wiederanheftung durch offene oder geschlossene Techniken.

Scheibenmenisken

Das Auftreten eines Scheibenmeniskus betrifft für gewöhnlich den Außenmeniskus. Vom arthroskopischen Standpunkt her gibt es 3 Formen: den kompletten, den inkompletten und den Wrisberg-Typ des diskoiden Meniskus (Abb. 1.41). Die komplette Meniskusscheibe bedeckt voll-

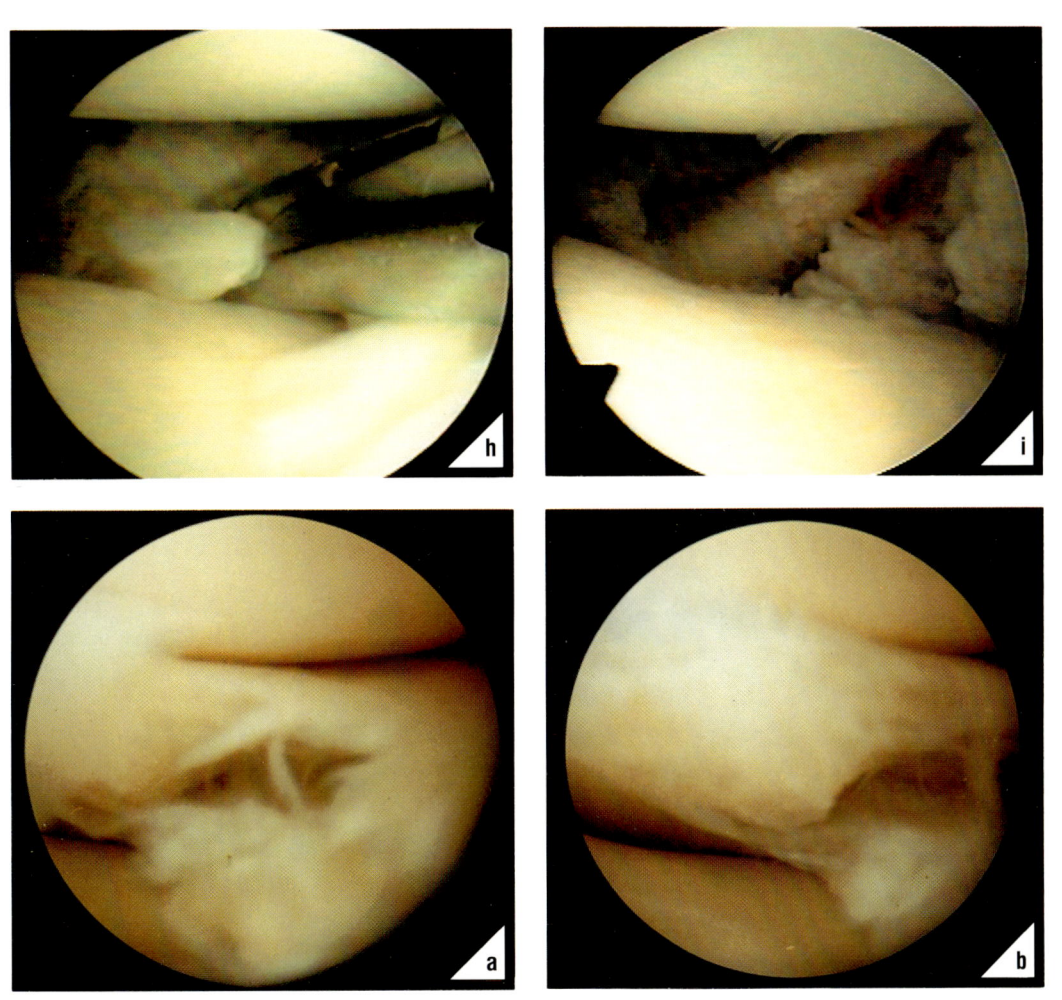

Abb. 1.37. (Fortsetzung)

Abb. 1.38 a, b.
Spaltungsriß in Verbindung mit einem zystischen Außenmeniskus, linkes Knie

Arthroskopische Meniskektomie

ständig die seitliche Tibiagelenkfläche und ist ohne Beugungs- und Streckanomalien des Gelenks stabil (Abb. 1.42 a). Beim inkompletten Typ liegen die Dinge etwas anders: Die Tibiagelenkfläche ist nicht völlig bedeckt und sehr stabil (Abb. 1.42 b, 1.42 c). Der Wrisberg-Typ, zuerst von Kaplan [18, 19] beschrieben, ist instabil, weil der Außenmeniskus wegen fehlender normaler Tibiaanheftung hinten nur durch das Wrisberg-Ligament befestigt ist (Abb. 1.42 d).

Operationstechnik

Risse beim unvollständigen Typ des Scheibenmeniskus sind leicht resezierbar. Die Technik ist nicht anders als beim gerissenen Außenmeniskus.

Wenn er gerissen ist, kann der komplette Typ schon eine Herausforderung für den Arthroskopeur bedeuten. Es kann sich um einen Längs-,

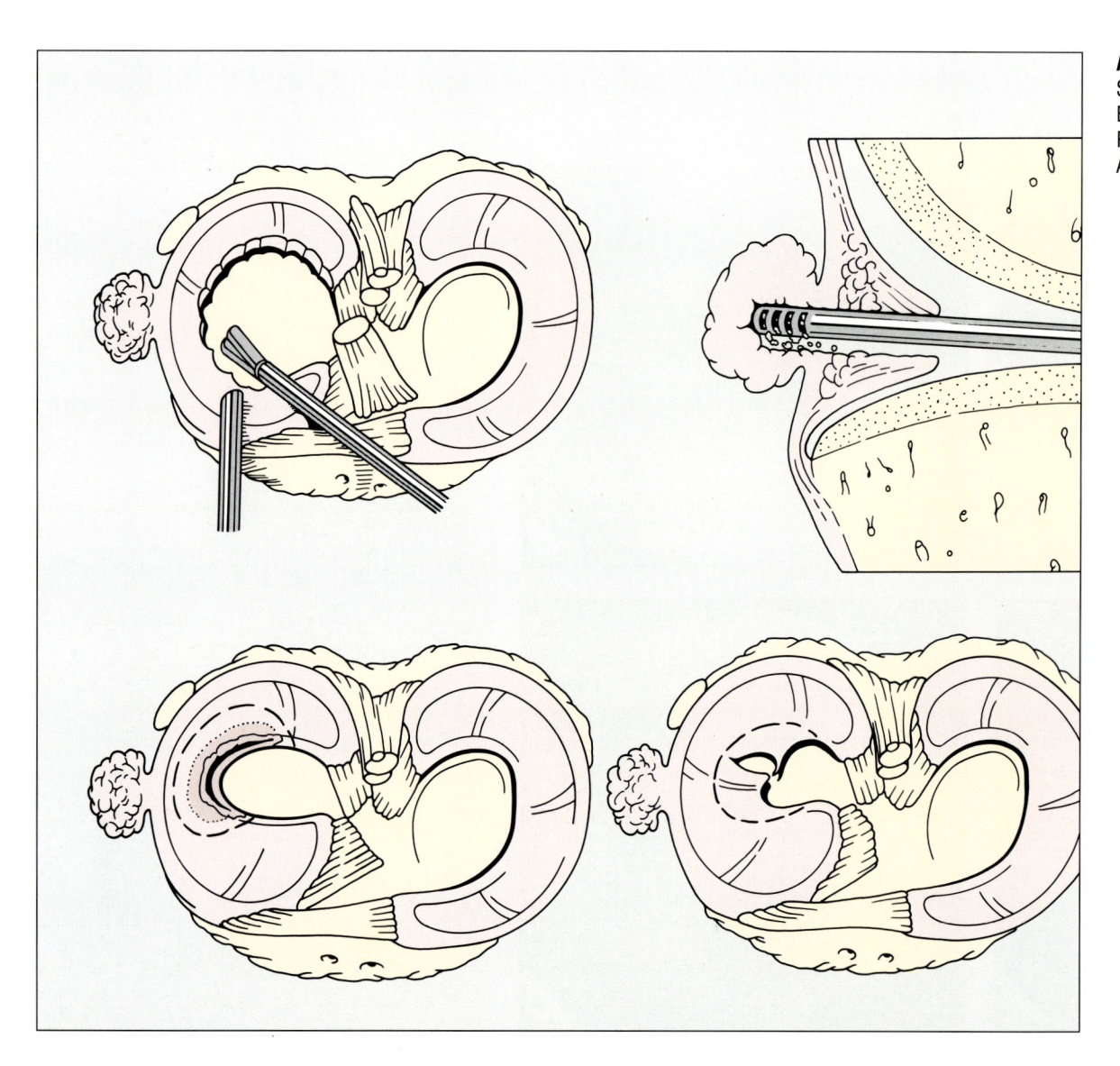

Abb. 1.39.
Schematische Darstellung einiger Exzisionsschritte bei verschiedenen Rissen, die mit einer Zyste am Außenmeniskus einhergehen

36 Das Knie

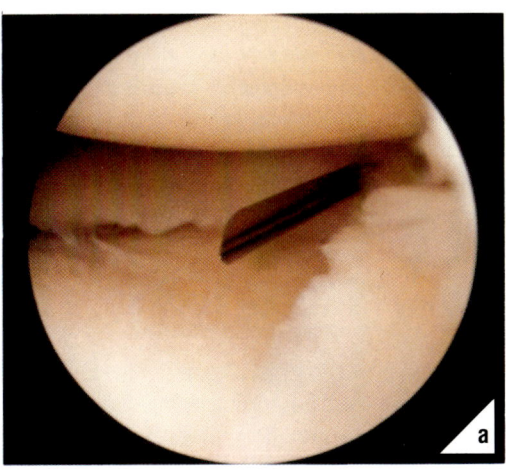

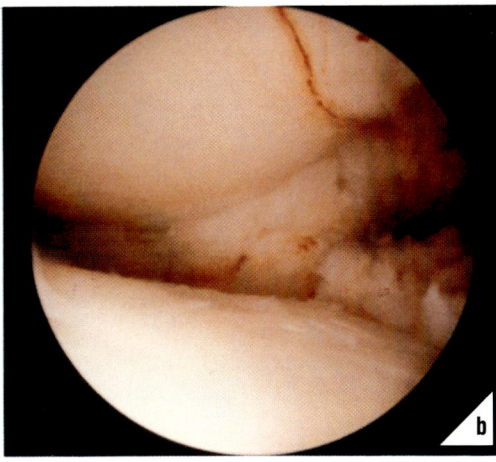

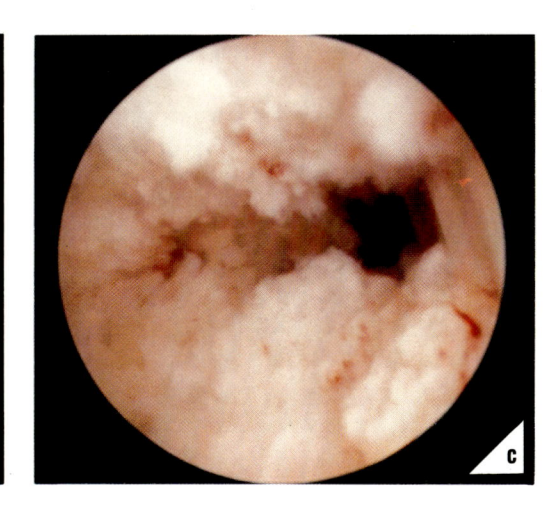

Abb. 1.40 a–c.
Arthroskopische Darstellung einer Zyste am Außenmeniskus, linkes Knie. Eine Kanüle wurde durch diesen Riß hindurchgeführt. Nach Exzision zeigt sich die Zystenspur

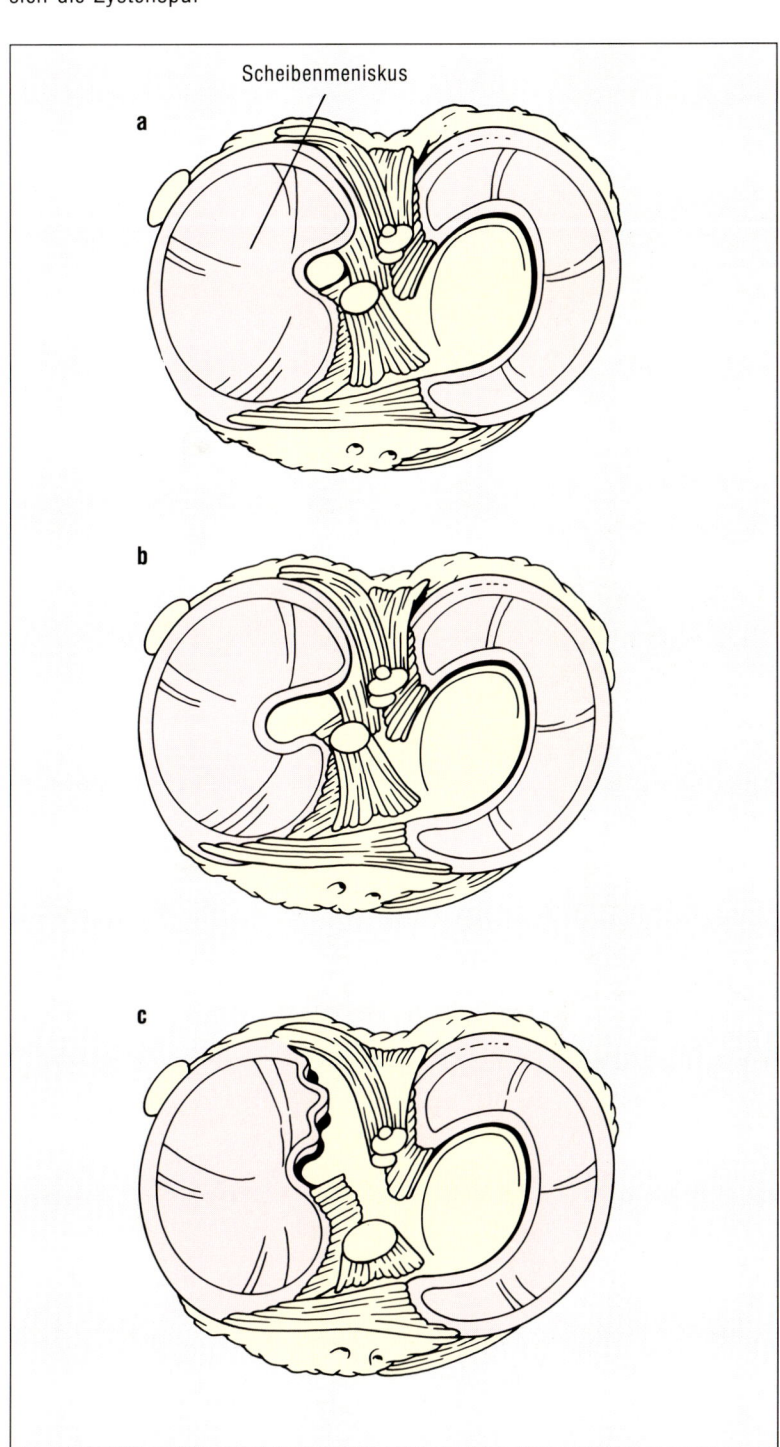

Abb. 1.41.
Die 3 Typen des diskoiden Außenmeniskus: a vollständiger Typ, b unvollständiger Typ, c Wrisberg-Typ

Arthroskopische Meniskektomie

Schräg- oder Querriß handeln, wobei auch Spaltrisse gegeben sein können, die nur durch besondere optische Sondierung zu entdecken sind. Bei einem in hinteren Teil gelegenen Längsriß wird das Arthroskop durch den seitlichen Zugang eingeführt, und Korbzangen oder Scheren trennen über den medialen Zugang die hintere Aufhängung vollständig ab. Mit gebogenen Scheren läßt sich daraufhin der Meniskus vorn ablösen. Während wir vorsichtig einen peripheren Meniskusrand belassen, setzen wir den vorderen Schnitt nach hinten fort, bis die Rißachse erreicht ist. Über in den anteromedialen Zugang eingeführte Faßzangen vervollständigen wir die Extraktion. Nach optischer Routinesondierung kann ein weiterer operativer Feinabgleich mit einem Löffel oder motorgetriebenen Instrument vorgenommen werden. Bei einer alternativen Exzisionsmethode wird das Sichtgerät durch den medialen Zugang eingebracht und ein um 45° oder 90° gewinkeltes Skalpell verwendet, um den vorderen Anteil des Scheibenmeniskus umzugestalten. Die restliche Exzision erfolgt mit einer Kombination von Instrumenten (Löffel und motorgetriebene Meniskusfräsen). Ein Quer- oder Schrägriß läßt sich mit Korbzangen und motorgetriebenen Instrumenten beheben. Ist bei einem sehr jungen Patienten der seitliche Scheibenmeniskus an der Peripherie gerissen, kann man eine Kombination von Partialresektion und Meniskusrekonstruktion vornehmen. Beim Wrisberg-Typ des diskoiden Meniskus bleibt unter Umständen die subtotale Meniskektomie wegen der Hypermobilität des Vorderhorns die einzige Möglichkeit (Abb. 1.43–1.48).

Postoperative Behandlung

Nach arthroskopischer Meniskektomie werden die Zugänge mit einer 3-0-Nylonnaht oder mit einer 5-0-, unter der Epidermis gelegenen Dexonnaht verschlossen. Ein Druckverband liegt auf dem Knie. Soweit es der Patient verträgt, ist eine volle Gewichtsbelastung mit Stock oder Krücken gestattet. Er wird ermutigt, das Bein gestreckt zu heben und sogleich

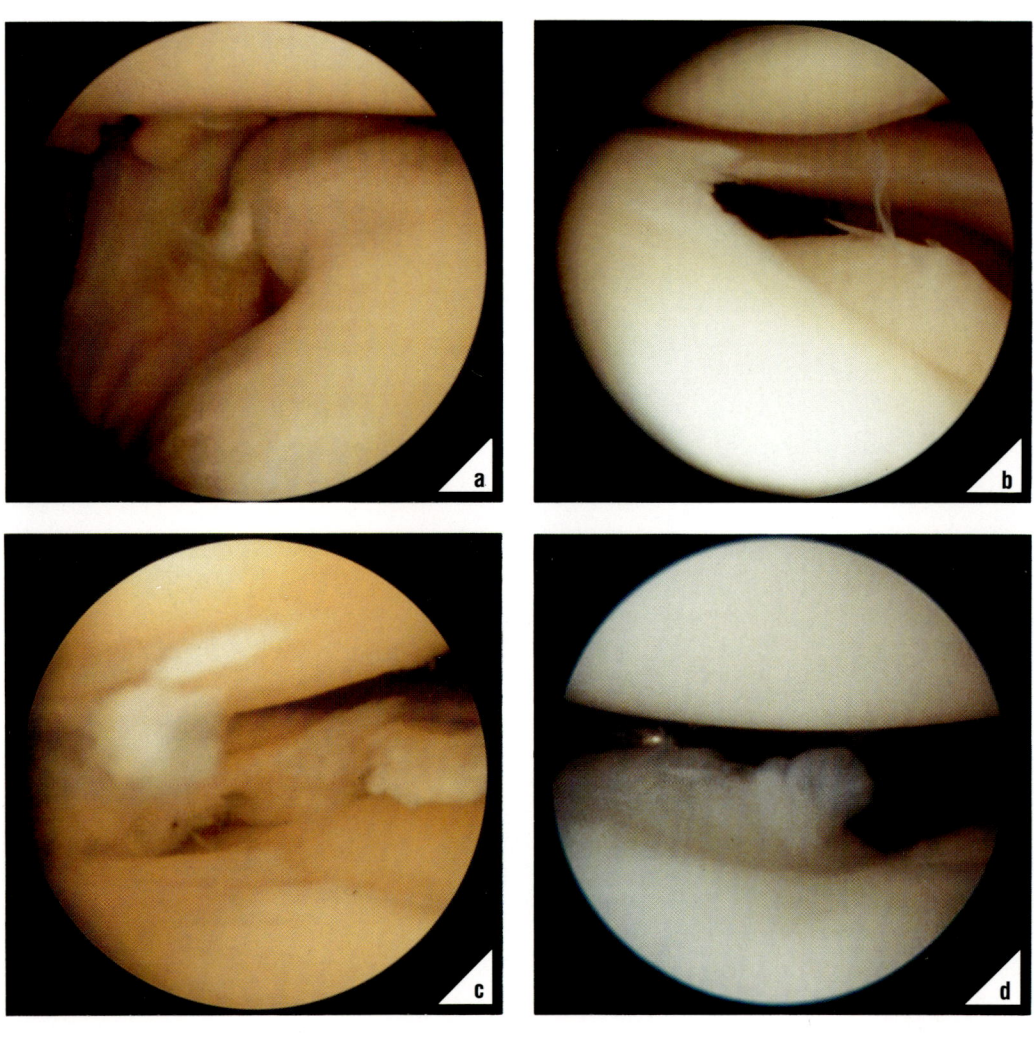

Abb. 1.42.
a Vollständiger diskoider Innenmeniskus, linkes Knie, b unvollständiger Scheibenmeniskus, rechtes Knie, c Riß eines unvollständigen diskoiden Außenmeniskus, linkes Knie, d Wrisberg-Typ eines diskoiden Außenmeniskus, linkes Knie. Die Sonde befindet sich hinten im Bereich der Ablösung

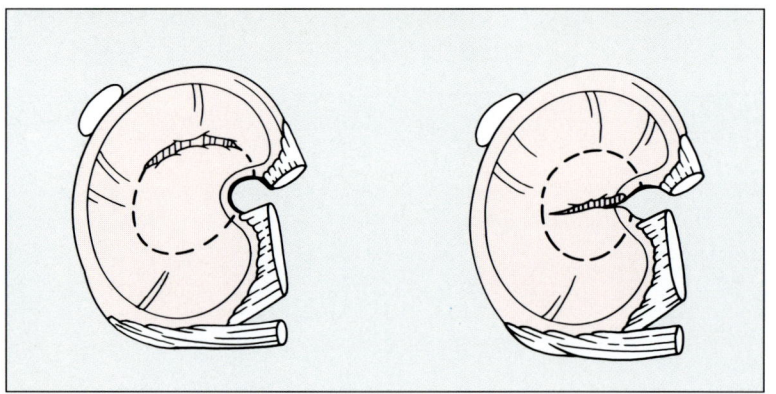

Abb. 1.43.
Die punktierten Linien der Darstellung zeigen die Exzisionsbereiche in der Behandlung eines gerissenen Scheibenmeniskus

mit isometrischen sowie aktiven Bewegungsübungen zu beginnen. Zwei oder drei Tage nach der Entlassung bedürfen die Wunden nur noch eines leichten Pflasterverbands.

Komplikationen und Risiken

Es ist wichtig, den Beinhalter nicht zu weit proximal vom Knie anzubringen, um abnorme Rotation der unteren Extremität zu verhindern. Andererseits kann die zu nahe Plazierung am Knie die Handhabung der chirurgischen Instrumente durch die oberen Zugänge beeinträchtigen. Anomale und unangemessene Valgus- wie Varusbelastung des Knies können Verletzungen der medialen oder seitlichen Kniestrukturen hervorrufen.

Im Gegensatz zum anterolateralen Zugang, der für gewöhnlich zu Beginn der arthroskopischen Untersuchung geschaffen wird, entwickeln wir den anteromedialen Zugang in der Regel unter direkter Sicht über eine Kanüle. Seine Lokalisation mag zwar für die Behandlung der posteromedialen Kniepartie sinnvoll sein, aber nicht für den hinteren Teil des

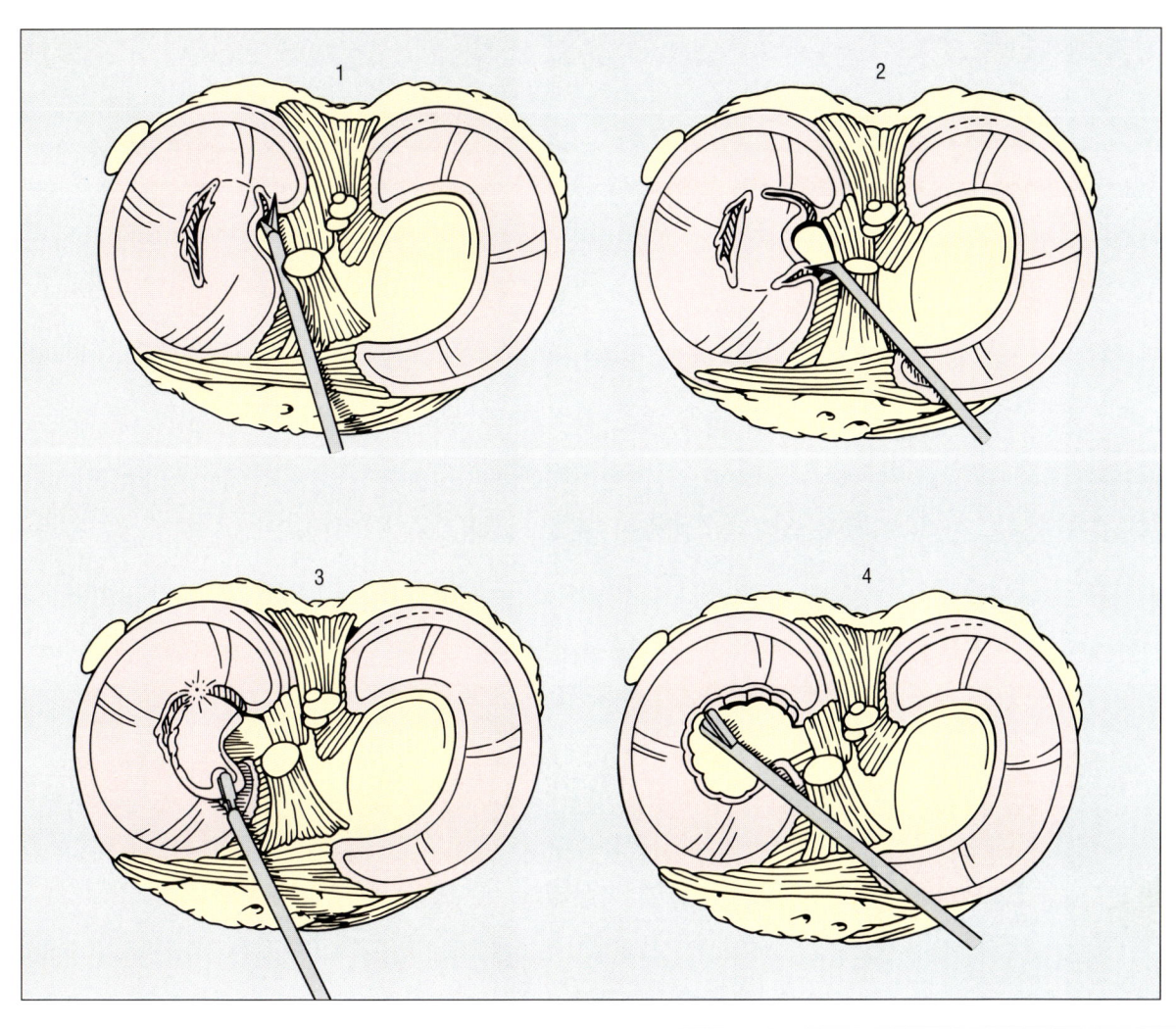

Abb. 1.44.
Schematische Darstellung der Exzisionsschritte bei einem gerissenen diskoiden Außenmeniskus

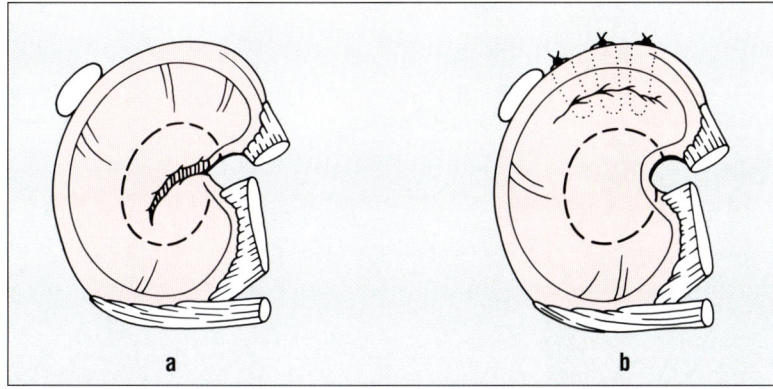

Abb. 1.45.
a Teilresektion eines gerissenen Scheibenmeniskus, b Kombination von Teilresektion und Sanierung

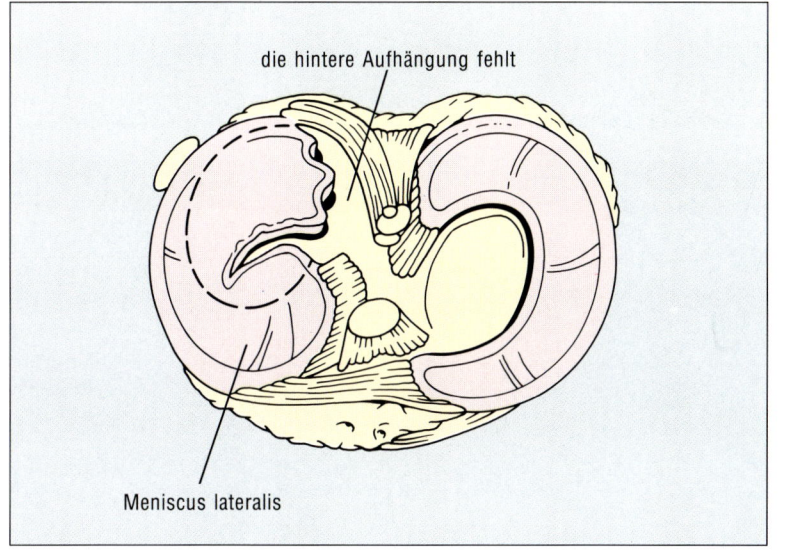

Abb. 1.46.
Schematische Darstellung einer subtotalen Meniskektomie bei einem instabilen gerissenen Scheibenmeniskus

Abb. 1.47 a–k.
Arthroskopische Darstellung der Exzisionsschritte bei einem kompletten Riß eines diskoiden Außenmeniskus, linkes Knie

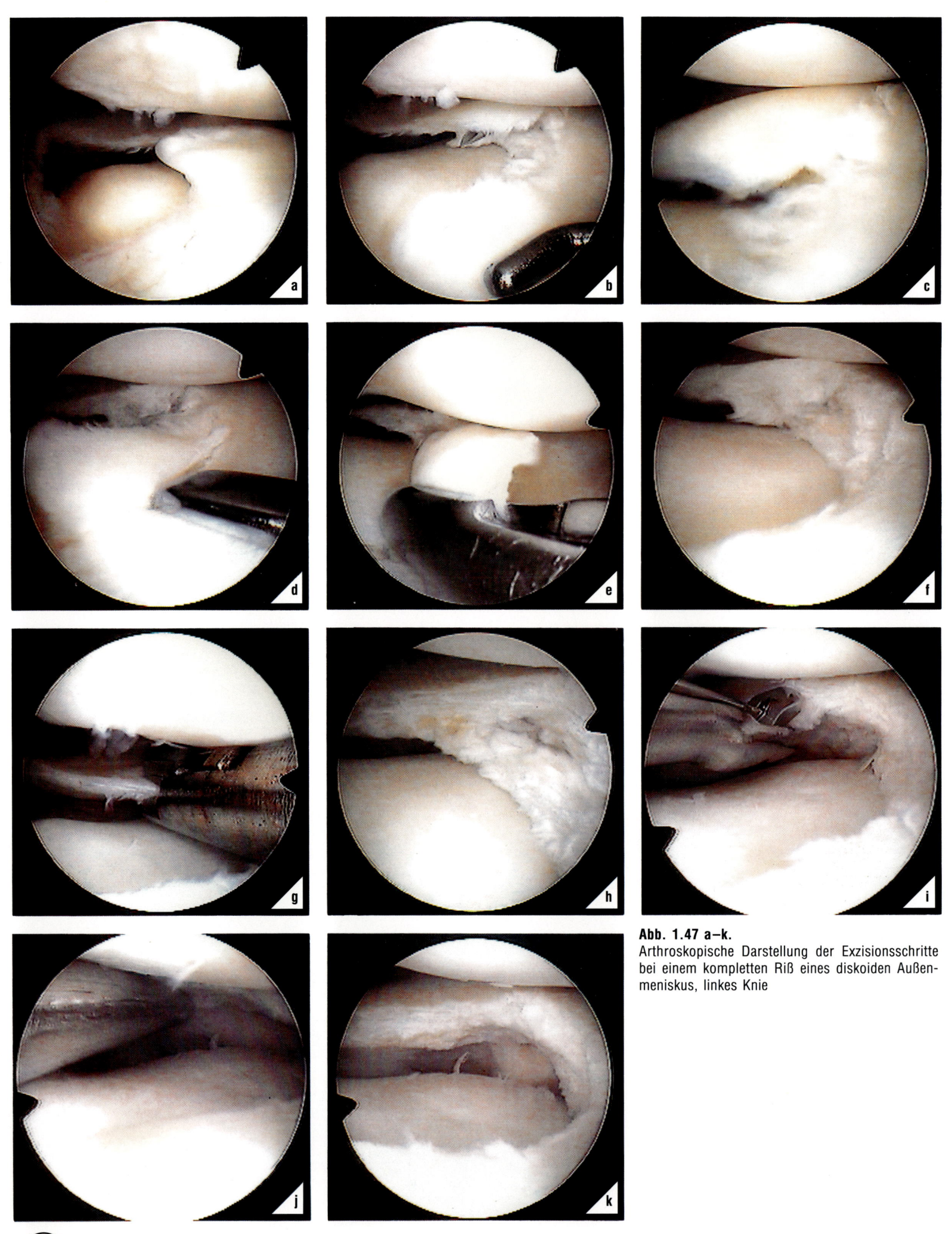

40 Das Knie

Außenmeniskus. Wenn die arthroskopische Inspektion nur eine Läsion des lateralen Meniskus zutage fördert, sollte die Kanüle eher proximal des Meniskusvorderhorns und näher an der Kniesehne plaziert werden, so daß sie den hinteren Teil des Außenmeniskus erreicht. Sind beide Menisken gerissen und ist nur die posteromediale Kniepartie durch den anteromedialen Zugang darstellbar, sollte zur Instrumentierung ein zusätzlicher medialer Zugang innerhalb des seitlichen Kompartments eröffnet werden.

Bei einem straffen Knie kann es schwierig sein, die posteromediale Partie ins Blickfeld zu bekommen. Das 70°-Arthroskop läßt sich, medial vom vorderen Kreuzband, durch die Fossa intercondylaris in das posteromediale Kompartment des Knies einführen. Der posteromediale Zugang kann, wie bereits beschrieben, auch für Instrumentierung und optische Darstellung genutzt werden. Wir entwickeln diesen Zugang direkt, wobei das Knie bei etwa 90° verbleibt, indem wir einen Schnitt hinter dem inneren Längsband setzen, und zwar in Höhe der Gelenklinie oder knapp darüber. Die Anlage des Zugangs erfolgt indirekt mit einer Kanüle, was wir über ein durch die Fossa intercondylaris gehendes 70°-Arthroskop von innen her sehen können. In vielen Fällen genügt manueller Druck auf die hintere Seite des vollgestreckten Knies, um das Hinterhorn einzusehen (Abb. 1.49). Eine in das Meniskushinterhorn eingesetzte Kanüle stabilisiert nicht nur den hinteren Anteil, sondern macht auch ein gerissenes instabiles Areal sichtbar, um es exzidieren oder beschneiden zu können.

Während der Exzision eines dislozierten Korbhenkelrisses des Meniskus und nach Reduktion des beweglichen Fragments, sollten, wenn der hintere Ansatz abgetrennt wird, nur einige wenige Aufhängungsfasern übrigbleiben, deren Abriß mit Faßzangen möglich ist. Wird der hintere Ansatz versehentlich ganz durchschnitten, kann man das bewegliche Fragment mit einer Kanüle stabilisieren. Wenn das Fettpolster die Darstellung der hinteren Ansatzstelle des Risses beeinträchtigt, nehme man einen motorgetriebenen Schaber, um die hypertrophischen synovialen Zotten zu entfernen. Eine aggressive Synovektomie ist in jedem Fall zu vermeiden, denn diese führt unweigerlich zu postoperativem Hämarthros.

Gestaltet sich die Durchtrennung des Innenmeniskusvorderhorns vom anteromedialen Zugang her als schwierig, ist ein Wechsel des Zugangs ratsam. Hat man das Sichtgerät erst einmal nach medial bewegt, sollte man die Sonde stets durch den anterolateralen Zugang einführen, um das Meniskusfragment ohne Stoßeinwirkung auf Tibia oder Femur auf direktem Wege anzugehen. Bei schwer zugänglicher Lage muß man unter Umständen einen weiteren Seitenzugang wählen, um das vordere Meniskussegment mit einem chirurgischen Instrument zu erreichen. In diesem Fall lege man eine perkutane Kanüle, bevor man den Hautschnitt macht.

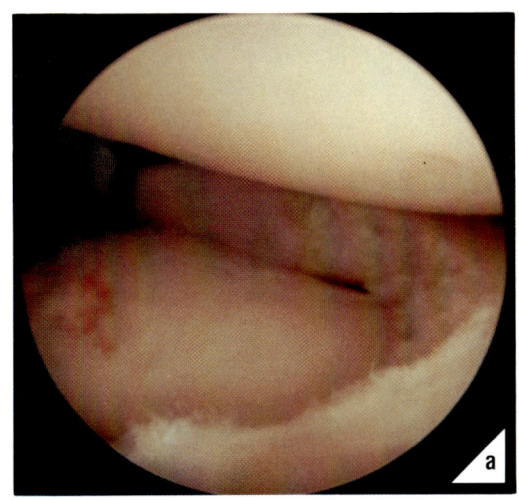

Abb. 1.48.
a Arthroskopische Darstellung eines resezierten diskoiden Außenmeniskus, linkes Knie. b Resektat für pathologische Untersuchung

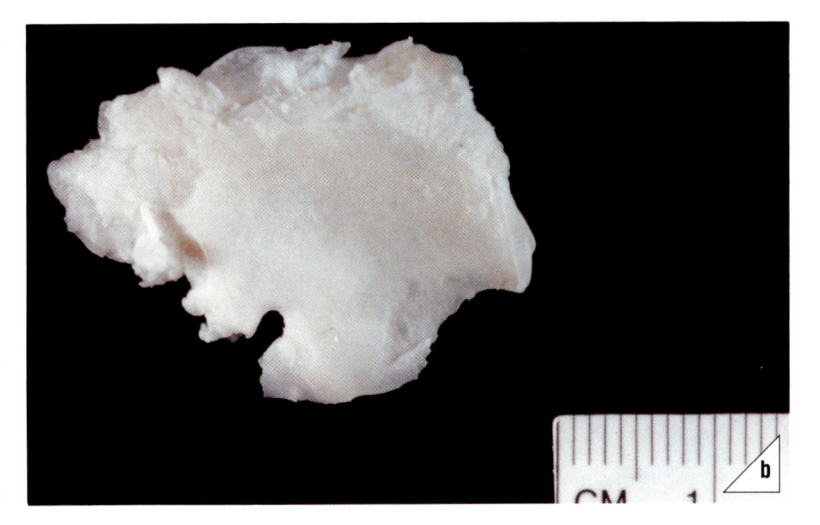

Zuweilen ist das dislozierte Fragment eines Korbhenkelrisses so instabil, daß wir es fixieren müssen, bevor wir die hinteren oder vorderen Ansatzstellen durchtrennen können. Dies läßt sich mittels des Kanülensystems zur Meniskusrekonstruktion über eine Naht durch das mittlere Segment des beweglichen Fragments bewerkstelligen. Dieses Vorgehen ermöglicht nicht nur die Meniskusreposition, sondern auch die nötige Anspannung, um die Ansatzstelle zu durchtrennen.

Ein entweder vorn oder hinten geführter Schnitt durch das dislozierte Fragment beläßt einen vorderen oder hinteren Meniskusstumpf, der aus einem straffen Knie nur schwer zu entfernen ist. In einer solchen Situation bediene man sich der hinteren Kanüle, um den Stumpf zu stabilisieren, während die En-bloc-Exstirpation mit Scheren oder das bröckchenweise Entfernen mit einem Löffel oder motorgetriebenen Instrument erfolgt. Über den gegenüberliegenden Zugang kann der Vorderhornstumpf mit einer Rotationskorbzange exidiert werden; ein motorgetriebener „Shaver" begradigt dann den Rand.

Eine medial eingebrachte Rotationskorbzange erleichtert die Exzision bei einem vorn im mittleren Drittel des Außenmeniskus gelegenen radialen Riß. Manchmal gebraucht man ein über den anterolateralen Zugang eingeführtes um 45° oder 90° gewinkeltes Skalpell. In diesem Falle bedarf es beträchtlichen Geschicks, um eine Schädigung des darunterliegenden Gelenkknorpels zu verhindern.

In der Behandlung eines großen Schrägrisses mit einem sequestrierten Lappen unter dem Meniskus sollte man sich vergewissern, daß dieser Lappen entfernt werden kann, bevor man einen Schnitt durch die gerundete Basis führt. Darauf reponiert man ihn unter den Meniskus, durchtrennt die Basis mit Meniskusscheren und reißt die wenigen übriggebliebenen intakten Fasern mit einer Faßzange aus.

Hinterhornrisse des Innenmeniskus gehen oft mit einer vorderen Kreuzbandschwäche des Knies einher. Bei der Behandlung dieses Rißtyps ist es wichtig, daß ein Assistent das Bein in Valgusstellung und Außenrotation hält, weil die Tibia dazu neigt, nach vorn zu subluxieren, während der Valgusstreß auf dem gestreckten Knie lastet; dies macht dann die optische Darstellung unmöglich (Abb. 1.50).

Wir sollten nie vergessen, daß die gute Einsehbarkeit des Operationsfelds bei jedem Meniskuseingriff von weitreichenden Bedeutung ist. Die optimale Darstellung erfordert nicht nur ein angemessenes optisches System, sondern auch die ausreichende Dehnung des Gelenks. Viele Arthroskopeure ziehen ein automatisches Pumpsystem der mit der Schwerkraft arbeitenden Methode der Flüssigkeitszufuhr vor, so daß sich der Einsatz einer Schlauchbinde erübrigt. Die ideale Pumpe vermag einen konstanten Druck auf die intraartikulären Gefäße auszuüben und die Flußrate nach Bedarf zu regulieren und ist außerdem mit einem Sicherheitsmechanismus zur Vermeidung eines zu hohen interartikulären Drucks ausgestattet.

Allergrößte Sorgfalt sollte aber darauf gerichtet sein, daß die Einstromkanüle sich innerhalb der Gelenkhöhle befindet, um auf diese Weise zu verhindern, daß Flüssigkeit in das umliegende Weichteilgewebe austritt.

Die arthroskopische Behandlung eines gerissenen diskoiden Außenmeniskus gestaltet sich wegen seiner vermehrten Dicke und Größe nicht ganz einfach. Obgleich in den meisten Fällen das Verfahren durch anteromediale und anterolaterale Zugänge möglich ist, kann sich ein zusätzlicher medialer Zugang durch das Lig. patellae als hilfreich erweisen, um eine Ansammlung der Instrumente zu vermeiden und die Sichtdarstellung zu ermöglichen, während die Dreiwinkeltechnik mit der Instrumentierung durch die 2 vorderen Zugänge bewerkstelligt wird.

Die Komplikationsraten bei medialen und lateralen Meniskektomien werden in einer Multicenter-Studie mit 1,8% beziehungsweise 1,6% angegeben [20]. Diese Komplikationen können allgemeiner Natur oder technisch bedingt sein [21]. Komplikationen wie Infektionen lassen sich durch geeignete Präventivmaßnahmen verhindern, etwa durch Antibiotikaprophylaxe bei Patienten mit erhöhtem Risiko, in Situationen, wo ein Wechsel der Op.-Technik stattgefunden hat, oder nach langwierigen Eingriffen.

Instrumentenbedingte Komplikationen sind vermeidbar, wenn man die mikrochirurgischen Arthroskopiegeräte vorsichtig handhabt und richtig hält, ohne zusätzlichen Druck auszuüben. Ein magnetischer Apporteur

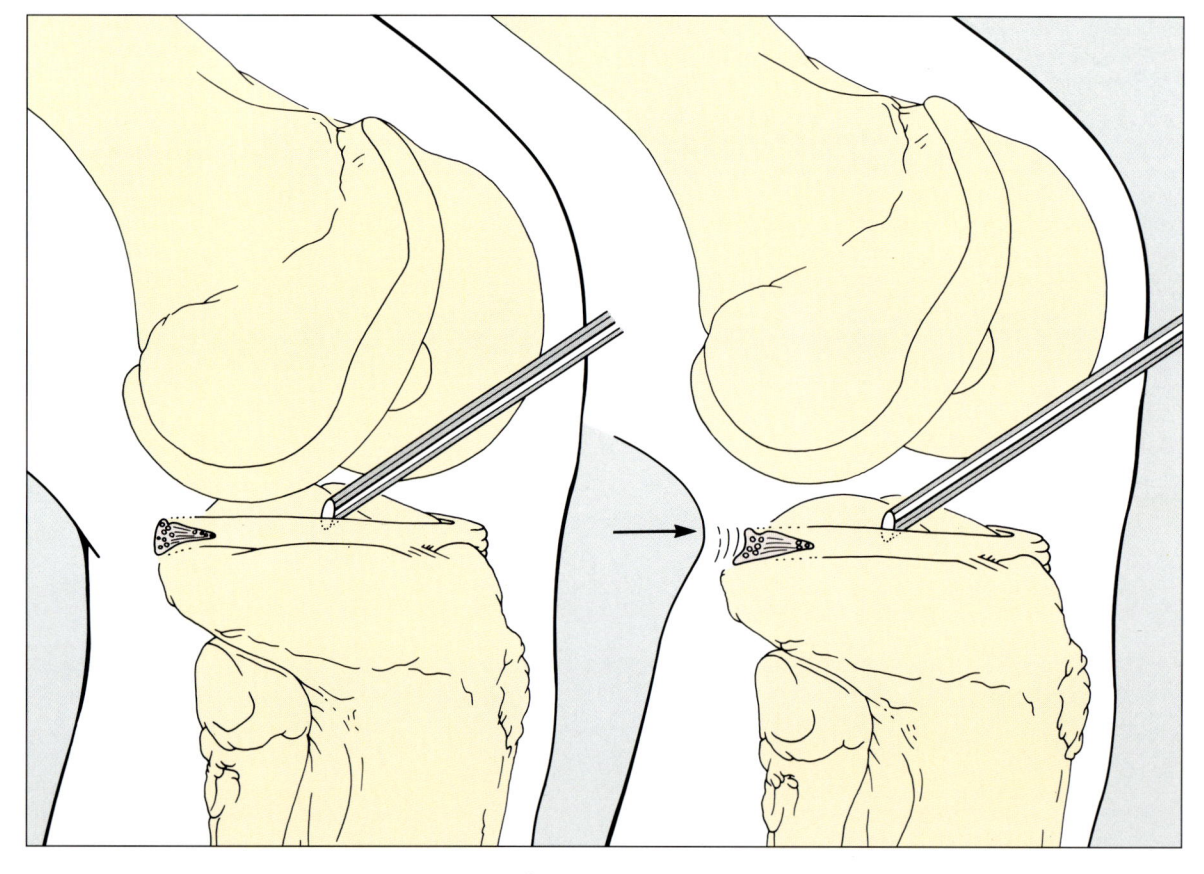

Abb. 1.49.
Manueller Druck, der auf den hinteren Teil des Knies ausgeübt wird, bringt das Hinterhorn ins Blickfeld

sollte stets bereitliegen, um abgebrochene Metallstücke aus dem Kniegelenk entfernen zu können.

Ein Hämarthros nach lateraler Meniskektomie läßt sich verhindern, wenn der arthroskopisch arbeitende Chirurg sich klarmacht, daß die A. genus inferior lateralis und Venen gefährdet sind, da sie sich am Rande des Außenmeniskus befinden.

Epinephrinlösung und Elektrokauterisierung sind von großem Nutzen, wenn es darum geht, Blutungen bei artheroskopischen Meniskusoperationen unter Kontrolle zu halten. Einige Ärzte verwenden ein paar Milliliter Bupivacain mit einer Epinephrinlösung von 1:200 000 an den Zugangsstellen. Andere wiederum injizieren eine geringe Menge der gleichen Lösung in die Blutungsbereiche, um so eine Hämostase zu erzielen. Unter direkter Sicht kann man auch Elektrokauter einsetzen, um blutende Gefäße zu koagulieren.

Eine Zugangsfistel läßt sich vermeiden, indem ein großer Kapselschnitt durch eine tiefe Kapselnaht verschlossen wird.

Eine potentielle Gefahr während des arthroskopischen Eingriffs stellt das Abwandern von Meniskusfragmente dar. Wenn man ein großes Meniskusfragment erfaßt hat, ist es wichtig, den Kapselschnitt mit einer Klammer zu weiten, um das Fragment leichter herausziehen zu können. Falls sich das Fragment während der Extraktion selbständig macht, folgt es normalerweise der Stromrichtung der Flüssigkeit, und wir können es in der Nähe der Ausstromkanüle in der suprapatellaren Tasche auffinden.

Sensorische Nerven wie der N. saphenus und sein infrapatellarer Ast sind bei posteromedialen und anteromedialen Zugängen gefährdet. Ein oberflächlicher Hautschnitt in Verbindung mit einem Obturator kann die Verletzungsgefahr für die Nerven sowie das Folgerisiko der Entwicklung eines Neuroms verringern. Benutzt man eine Stütze für das gesunde Bein, sollte diese gut gepolstert sein, um den N. peronaeus richtig zu schützen. Wie von Rosenberg et al. [22] gezeigt, gestattet diese Vorrichtung die posteromediale Darstellung des zu operierenden Knies, indem die Hüfte um 60° gebeugt und 45° abduziert wird und die Außenrotation 20° beträgt. Außerdem verhindert sie eine Überdehnung in der Hüfte und somit die mögliche Kompression und Zugwirkung auf den N. femoralis. Bei Hochrisikopatienten umwickeln wir auch die nicht zu operierende untere Extremität mit einer Binde, um einer Venenstauung vorzubeugen.

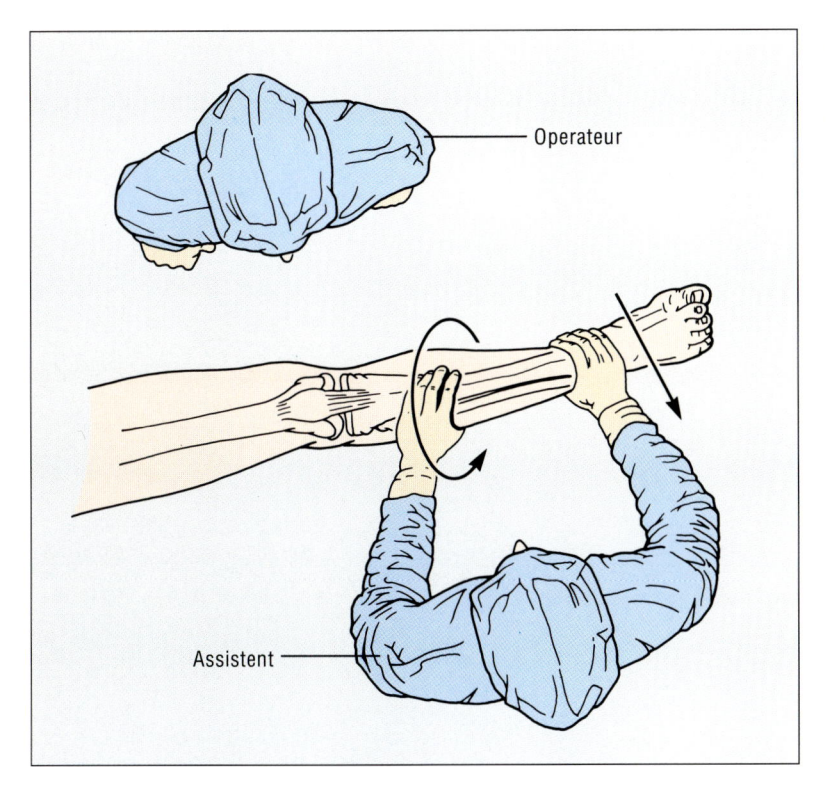

Abb. 1.50.
Schematische Darstellung eines Assistenten, der das zu operierende Bein in Valgusstellung und in Außenrotation hält, um eine vordere Subluxierung der Tibia zu verhindern

Literatur

1. Ahmed A, Burke DL. In vitro measurements of static pressure distribution in synovial joints, I: tibial surface of the knee. *J Biomech Eng*. 1983;105:216–225.
2. Baratz M, Fu F, Mengat R. Meniscal tears – the effect of meniscectomy and of repair in the intra-articular contact areas and stress in the human knee. *Am J Sports Med*. 1986;14:270–275.
3. Baratz M, Fu F, Rehak D, Rudert M. Peripheral tears of the meniscus – the effect of open versus arthroscopic repair on intra-articular contact stresses in the human knee. *Am J Sports Med*. 1988;16:1–6.
4. Dehaven K. The role of the meniscus. In: Ewing W, ed. *Articular Cartilage and Knee Joint Function*. New York, NY: Raven Press; 1990.
5. Levy IM, Torzilli P, Warren R. The effect of medial meniscectomy on anterior-posterior motion of the knee. *J Bone Joint Surg*. 1982:64:883–888.
6. Levy IM, Torzilli P, Gould J, Warren R. The effect of lateral meniscectomy on the motion of the knee. *J Bone Joint Surg*. 1989;71:401–406.
7. MacConaill M. The movements of the bones and joints: synovial fluid and its assistants. *J Bone Joint Surg*. 1950;32:244–252.
8. MacConaill M. The function of intra-articular cartilages, with special reference to the knee and inferior radio-ulnar joints. *J Anat*. 1932;66:210–227.
9. Salter R, Field P. The effects of continuous compression on living articular cartilage: an experimental investigation. *J Bone Joint Surg*. 1960;42:31–49.
10. Shoemaker S, Markoff K. The role of the meniscus in the anterior-posterior stability of the loaded anterior cruciatedeficient knee. *J Bone Joint Surg*. 1986;68A:71–79.
11. Arnoczky S, Warren R. Microvasculature of the human meniscus. *Am J Sports Med*. 1982;10:90–95.
12. O'Connor RL. *Arthroscopy*. Philadelphia, Pa: JB Lippincott; 1977.
13. Basmajian JV. Lovejoy JF Jr. Functions of the popliteus muscle in man. *J Bone Joint Surg*. 1971;53:557–562.
14. Cohn AK, Mains DB. Popliteal hiatus of the lateral meniscus. *Am J Sports Med*. 1979;7:221–226.
15. Last RJ. The popliteus muscle and the lateral meniscus. *J Bone Joint Surg*. 1950;32B:93.
16. Parisien JS. Arthroscopic treatment of cysts of the menisci – a preliminary report. *Clin Orthop Rel Res*. 1990;257:154–158.
17. Watanabe M. Arthroscopy of the knee joint. In: Helfet AJ. *Disorders of the Knee*. Philadelphia, Pa: JB Lippincott; 1974:145.
18. Kaplan EB. The embryology of the menisci of the knee joint. *Bull Hosp J Dis Orthop Inst*. 1955;16:111–124.
19. Kaplan EB. Discoid lateral meniscus of the knee joint: nature, mechanism and operative treatment *J Bone Joint Surg*. 1957;39A:77–87.
20. Small NC. Complications in arthroscopic surgery performed by experienced arthroscopists. *Arthroscopy*. 1988;4:215–221.
21. Sprague NF III. *Complications in Arthroscopic Surgery*. New York, NY: Raven Press; 1989.
22. Rosenberg TD, Paulos LE, et al. The well leg support. *Arthroscopy*. 1988;4:41–44.

2

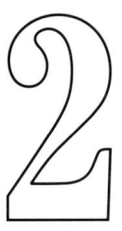

Meniskusreparatur

James S. Mulhollan

Die Meniskusreparatur ist im therapeutischen Arsenal des Kniearthroskopeurs ein wesentlicher Bestandteil. Obwohl es unterschiedliche Techniken gibt und die Indikationsstellung umstritten ist, sind viele Meniskusrisse reparabel. Die Meniskusreparatur ist bei der arthroskopischen Versorgung einer Instabilität des vorderen Kreuzbandes besonders hilfreich.

Methoden der Meniskusreparatur

Offene Naht

Die ersten erfolgreichen Meniskusreparaturen erfolgten durch direkte offene Naht [1, 2]. Diese wegen ihrer historischen Bedeutung beschriebene Methode (Abb. 2.1) eignet sich für Risse innerhalb des hinteren inneren oder hinteren seitlichen Kompartments. Diese Reparatur läßt sich heute durch arthroskopische Methoden bewerkstelligen (siehe unten). Um zu erkennen, ob Risse für eine offene Reparatur in Frage kommen, muß man das hintere Kompartment durch ein in den interkondylären Einschnitt geführtes 70° Teleskop direkt sichtbar machen. Ein hinten gelegener Riß wird ohne diese Untersuchung leicht übersehen. Risse in diesem Bereich finden sich am häufigsten bei Kreuzbandverletzungen.

Meniskusreparatur von innen nach außen

Die Meniskusreparatur von innen nach außen (Abb. 2.2) ist das gebräuchlichste aller Verfahren [4–6]. Der Meniskusriß wird hier normalerweise mit einem 30°-Arthroskop vom hinteren Kompartment her dargestellt.

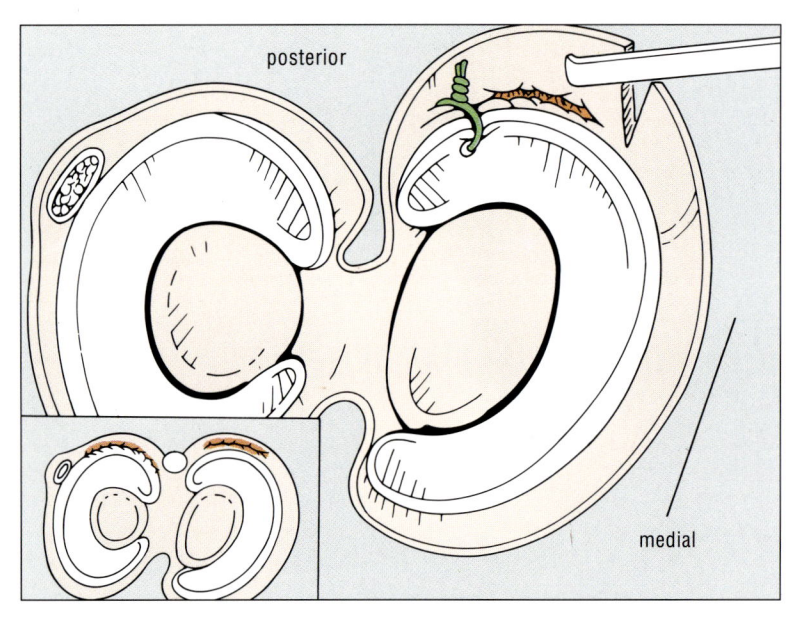

Abb. 2.1.
Offene Nahttechnik. Dies ist die klassische Methode der Meniskusreparatur. Sie eignet sich für Risse in den posteromedialen und posterolateralen Kompartments. Risse am meniskosynovialen Übergang oder solche, die weiter peripher liegen, sind auf diese Weise zugänglich. Die Popliteasehne verursacht lateral Probleme, doch offene Verfahren sind in diesem Bereich noch möglich

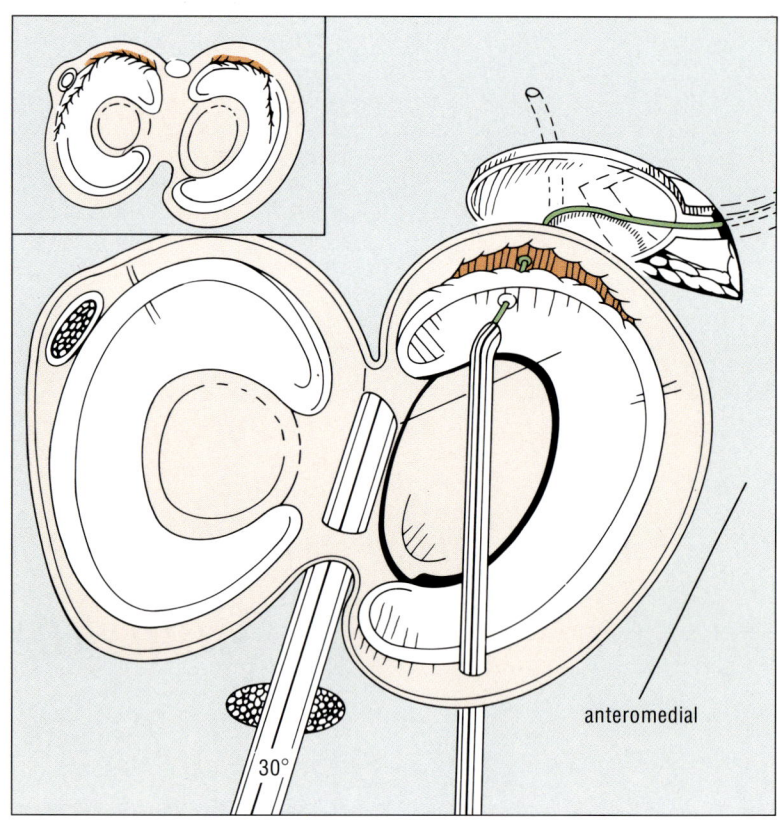

Abb. 2.2.
Von-innen-nach-außen-Technik. Dieses Verfahren zur Meniskussanierung ist unter allen verfügbaren Methoden am weitesten verbreitet. Es ist sowohl im hinteren wie mittleren Drittel des Meniskus anwendbar. Während die Kanülen durch den hinteren Meniskus hindurchgeführt werden, schlägt man einen zuvor plazierten Retraktor ein. Die Inzisionen im mittleren Drittel erfolgen mit der Nahtpassage

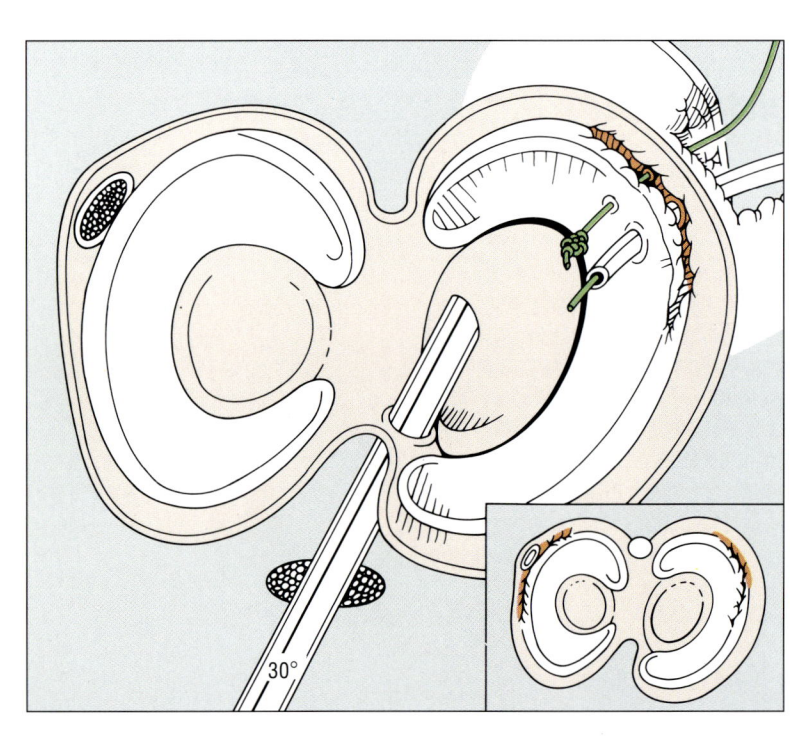

Abb. 2.3.
Von-außen-nach-innen-Technik. Dieses Verfahren ist innerhalb des mittleren Drittels am geeignetsten. Obgleich seine Befürworter es auch posterior anwenden, halte ich die Von-innen-nach-außen-Technik oder die rein intraartikuläre Methode bei hinteren Rissen für angebrachter

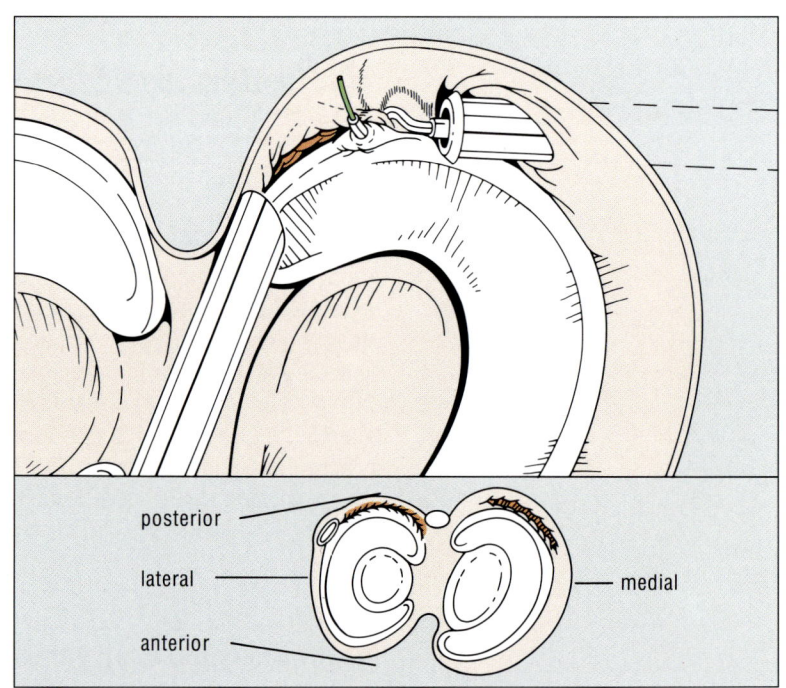

Abb. 2.4.
Rein intraartikuläre Technik. Ein hinterer Riß wird sichtbar, indem wir die Fossa intercondylaris passieren und ein 70°-Arthroskop verwenden (schwedische Methode). Die Kanüle, die der Einbringung der Nahtvorrichtung dient, wird posteromedial gelegt. Es ist möglich, Nähte über vaskularisierte Meniskusrisse zu führen und sie über eine einzige Punktionsinzision zu verknoten

46 Das Knie

Durch eine hinteren Zugang führen wir eine Kanüle ein und legen sie so, daß sich eine Nadel über den Riß hinweg in einen hinteren Schnitt hindurchführen läßt. Die hinten gelegenen Gefäße und Nerven schützen wir durch einen zuvor eingesetzten Sperrhaken. Die Meniskusreparatur von innen nach außen sollte in jedem OP durchgeführt werden. Sie bietet sich bei Rissen sowohl am meniskosynovialen Übergang wie auch innerhalb der Meniskussubstanz an und läßt sich erfolgreich bei Rissen im hinteren Drittel, aber auch im mittleren Drittel des Meniskus einsetzen.

Reparatur von außen nach innen

Der von außen nach innen verlaufende Wundverschluß (Abb. 2.3) ist recht leicht durchzuführen und eignet sich hervorragend bei Verletzungen des mittleren Drittels. Befürworter dieser Art der Sanierung wenden sie auch innerhalb des hinteren Drittels an. Meiner Ansicht nach ist es in diesem Bereich des Meniskus sicherer, einen hinteren Schnitt mit Sperrhaken nach der zuvor beschriebenen „Von-innen-nach-außen-Methode" zu setzen oder aber nach der nachstehend beschriebenen Methode vorzugehen.

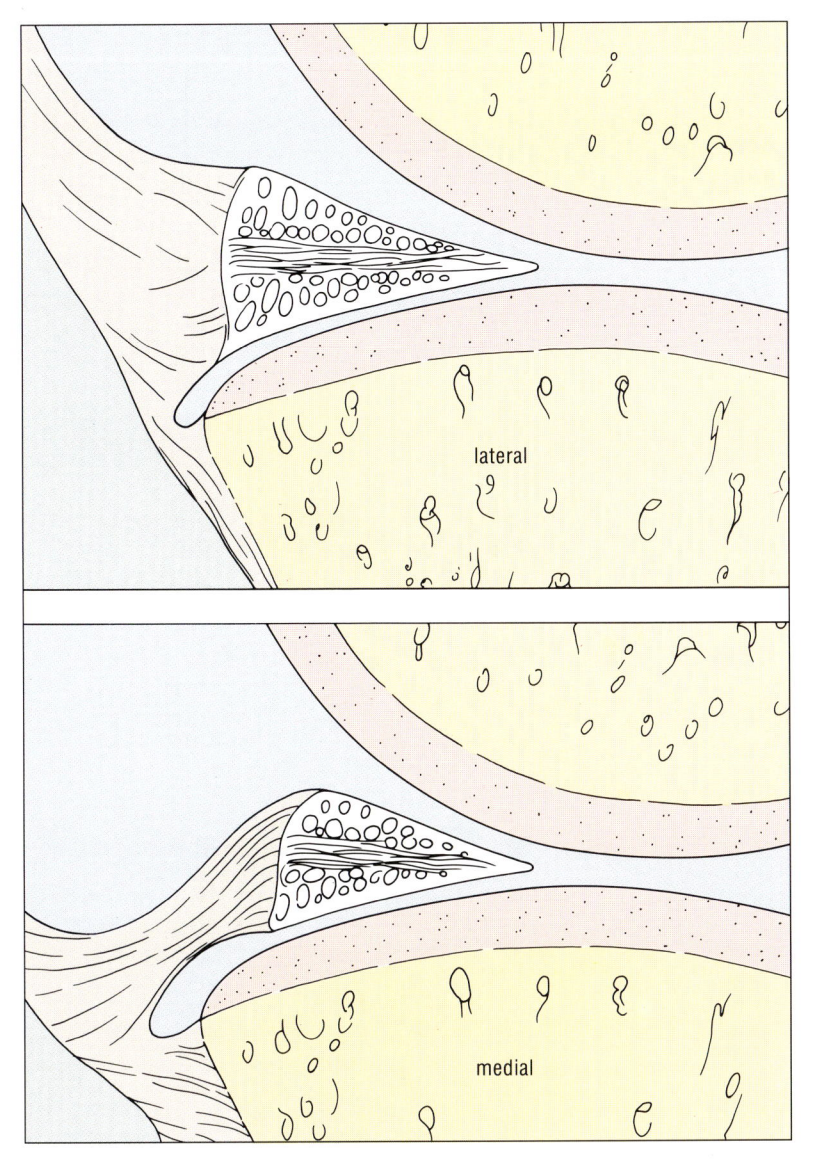

Vollständig-intraartikuläre Wiederherstellung

Die rein intraartikuläre Meniskusreparatur (Abb. 2.4) wird in der neueren Literatur beschrieben [8] und in meiner Praxis häufig durchgeführt. Diese Form der Wiederherstellung eignet sich für äußere Risse oder Risse am meniskosynovialen Übergang, besonders aber bei solchen innerhalb des hinteren medialen Kompartments. Sie hat exakt die gleiche Anwendungsmöglichkeit wie die offene Meniskusreparatur und hat diese Technik weitgehend ersetzt. Ihre Vorteile liegen im Punktionsschnitt, der Genauigkeit der Gewebeadaption und der Möglichkeit, ohne Staubinde zu arbeiten. Ohne die Notwendigkeit einer Immobilisierung läßt sich die Rekonstruktion des vorderen Kreuzbands simultan vornehmen und das Knie kann sogleich wieder bewegt werden.

Anatomie der Meniskusrisse

Zwischen dem Innen- und Außenmeniskus besteht ein signifikanter anatomischer Unterschied, vor allem im hinteren Drittel, wo sich die meisten Meniskusrisse finden (Abb. 2.5).

Abb. 2.5.
Der Innenmeniskus hängt posterior an einem dünnen Stiel. Risse in dieser Region besitzen oft eine deutlich sichtbare Vaskularisierung, heilen aber nicht ohne Naht. Seitlich ist die Meniskusaufhängung breiter und gefäßreich. Risse der seitlichen Meniskusaufhängung tendieren daher zu spontaner Heilung

Der Innenmeniskus

Der Meniskus ist innen durch einen dünnen Stiel befestigt. Risse an dieser Aufhängung treten häufig bei vorderer Kreuzbandinstabilität auf. Dieser Teil des Meniskuskomplexes läßt sich am besten durch ein 70°-Arthroskop darstellen, das durch den interkondylären Einschnitt eingeführt wurde [3]. Risse innerhalb der medialen Meniskusaufhängung heilen nicht spontan und müssen deshalb genäht werden.

Ein Riß am meniskosynovialen Übergang (am Stiel der inneren Meniskusaufhängung) ist in vielen Fällen deutlich vaskulärer Art (Abb. 2.6). Bei arthroskopischer Betrachtung ist die arterielle Durchblutung oft einseitig, manchmal auf beiden Seiten des Meniskusrisses sichtbar. Der in Abb. 2.7 gezeigte Meniskusriß eignet sich ideal für eine Meniskusreparatur. Diese Form der Verletzung findet sich beim vorderen Kreuzbandverlust. Wenn man die Wunde näht, kommt es fast immer zur Heilung. Weil die vordere Kreuzbandinstabilität durch den Verlust des Meniskus noch verschlimmert würde, ist dessen Reparatur von größter Wichtigkeit.

Der Außenmeniskus

Der Meniskus ist innen durch eine breite Basis befestigt. Risse am meniskosynovialen Übergang treten bei Kreuzbandverletzungen auf. Wegen der gefäßreichen lateralen Meniskusaufhängung heilen Risse in diesem Bereich vielfach spontan. Diese Risse lassen sich operativ von innen nach außen oder vollintraartikulär behandeln. Die offene Methode ist grundsätzlich möglich [1], aber wegen der Kniesehne schwierig. Meiner Ansicht nach sind Reparaturen vaskulärer Außenmeniskusrisse wegen der reichlichen Durchblutung (Spontanheilungen) selten nötig.

Indikationen zur Resektion und operativen Wiederherstellung

Bei zahlreichen Meniskusrissen besteht kaum Aussicht auf Heilung; sie werden deshalb reseziert. Vaskularisierte Meniskusrisse finden sich beim stabilen Knie selten. Abbildung 2.8 veranschaulicht einige häufige Rißmuster ohne Heilungspotential. Einen radialen Innenriß z. B. reseziert man besser, das gleiche gilt für Lappenrisse des Außenmeniskus. Die Anfälligkeit für Risse der Meniskussubstanz steigt mit dem Lebensalter. Die meisten Meniskusrisse bei stabilen Knien scheinen auf einem Abnutzungseffekt zu beruhen. Über die Empfehlung zur Resektion besteht in solchen Fällen ein weitgehender Konsens.

Bei etlichen Rissen läßt sich über die Wiederherstellung streiten; in einigen Fällen jedoch ist sie sicherlich angebracht. Der äußerste Anteil des Meniskus, obschon überwiegend gefäßlos, verfügt dennoch über eine bedeutsame Mikrozirkulation [9]. Dieser Bezirk eines signifikanten, doch begrenzten Gefäßreichtums kann sich über 20–30 % des Meniskusdurchmessers erstrecken. In ausgesuchten Fällen lassen sich große weiße Meniskusrisse erfolgreich nähen. Es gilt, eine Reihe von Faktoren zu berücksichtigen, bevor man Risse saniert, die an beiden Ecken weiß sind (Abb. 2.9). Dazu gehören neben dem Alter des Patienten das technische Geschick des Operateurs, Anpassungsprobleme, die Abbindungszeit, die Gefahr zusätzlicher Verletzungen, die Bereitschaft, postoperative Einschränkungen auf sich zu nehmen usw.

Der in Abb. 2.10 dargestellte Riß ist beispielhaft für eine Verletzung, die in einigen Fällen saniert, in anderen reseziert werden könnte.

Die häufigste Indikation einer Meniskusreparatur stellt der Verlust des vorderen Kreuzbands dar. Eine Dislokation des Femurs nach hinten

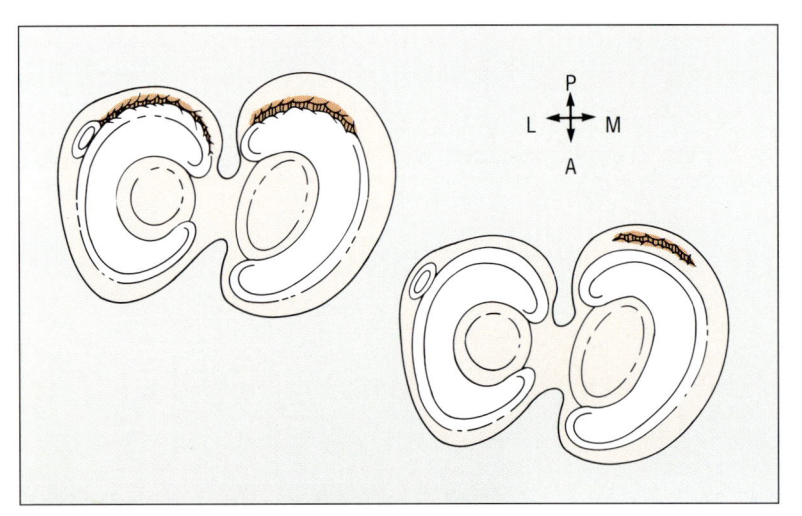

Abb. 2.6.
Die Risse sind in der Regel auf wenigstens einer Seite rot und heilen in aller Wahrscheinlichkeit durch einen fibrovaskulären Mechanismus, wenn man sie näht. Während seitlich meist eine Spontanheilung eintritt, heilt der posteromediale Meniskus kaum spontan

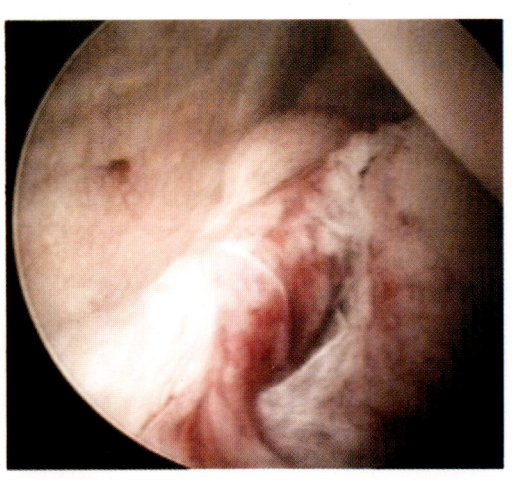

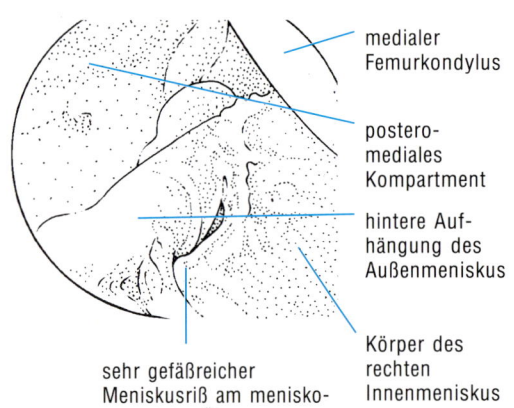

Abb. 2.7.
Mediale Meniskusläsion vom Ausrißtyp in der Nähe eines rechten vorderen Kreuzbands. Ohne operative Behandlung wird sie sich wahrscheinlich ausdehnen. Die Reparatur würde die Instabilität des Patienten verringern. Diese Sicht bietet sich über das 70°-Arthroskop, wenn es die Fossa intercondylaris passiert

während eines Kreuzbandrisses zieht die Kniegelenkkapsel vom Meniskus weg. Dieser Riß tritt innerhalb des Meniskuskörpers oder an dessen Aufhängung auf, und zwar durch eine oder mehrere Ebenen. Bei einer frischen Kreuzbandverletzung bleibt der Riß fast immer auf das hintere Meniskusdrittel beschränkt. Bis zu einem Drittel dieser Verletzungen sind sichtbar vaskulärer Natur und betreffen nur eine einzige Rißebene (Abb. 2.11). Es ist wichtig, diese Rißtypen zu sanieren, weil der Meniskus eine sekundäre bandförmige Stabilisierung darstellt. Eine Meniskektomie verschlimmert fraglos die Instabilität bei Kreuzbandverletzungen.

Unbehandelte Meniskusrisse erstrecken sich bei Kreuzbandverletzungen im Laufe der Zeit nach vorn. Zunehmende Meniskusinstabilität verursacht in der Regel Symptome, die zur Verschiebung in die Korbhenkel-

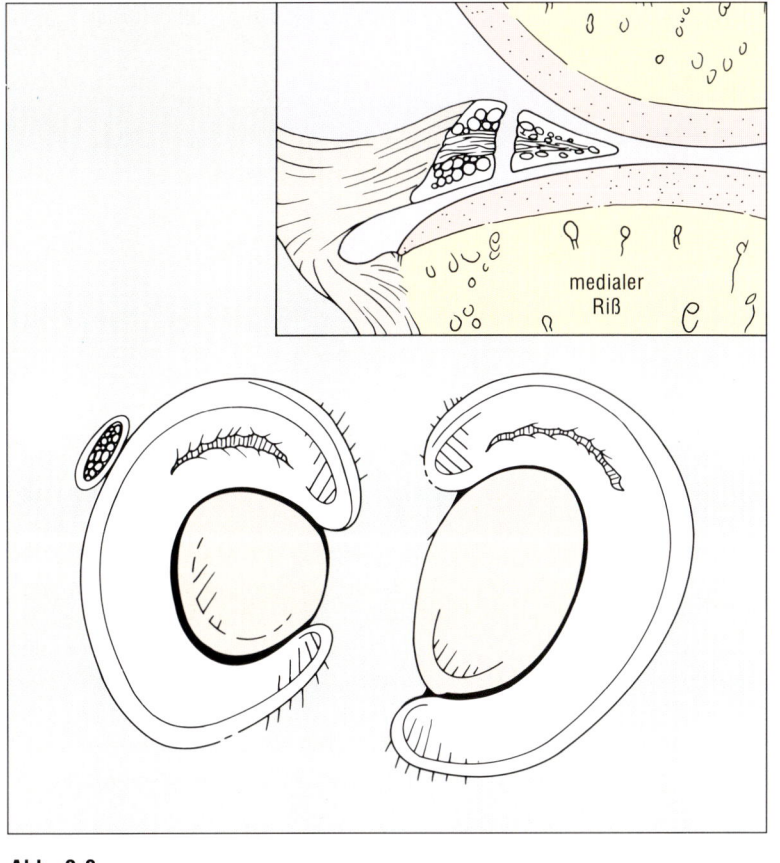

Abb. 2.9.
Bei Rissen innerhalb des weißen Teils des Meniskus ist die Gefäßversorgung fraglich, sie heilen mit geringerer Wahrscheinlichkeit. Faktoren, die nichts mit der Lokalisierung des Risses zu tun haben, sollten vielleicht ebenfalls bedacht werden, bevor man sich entscheidet, ob man eine Reparatur bei einer Verletzung dieses Typs vornimmt

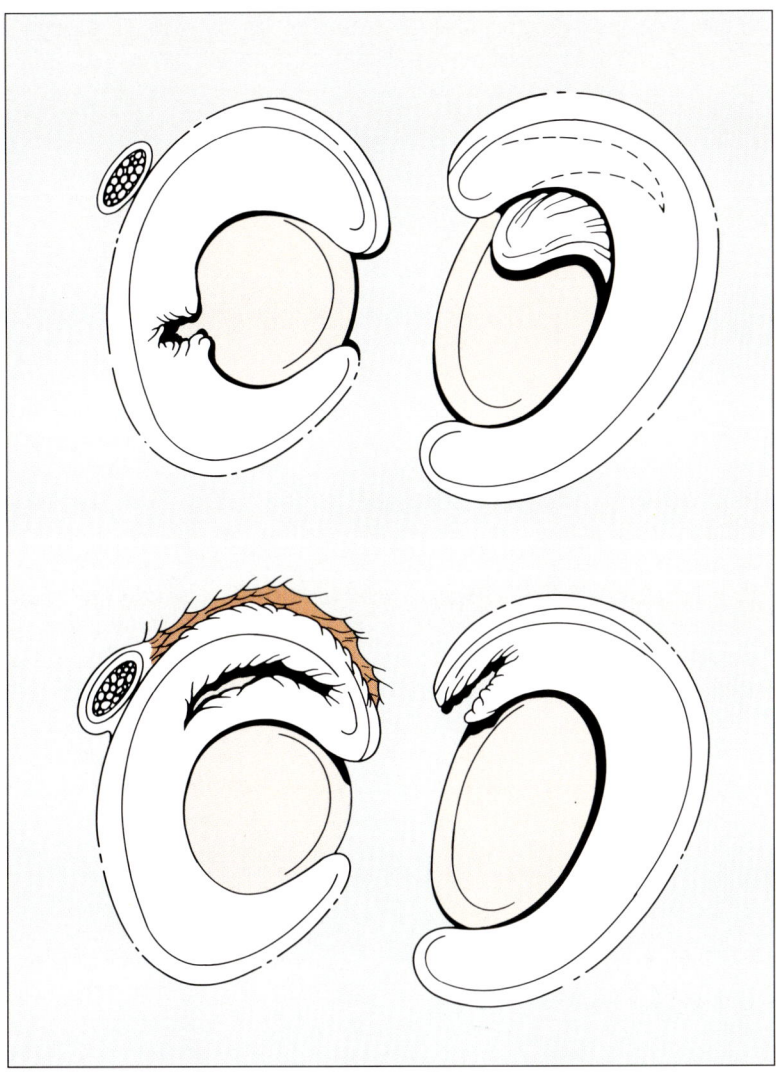

Abb. 2.8.
Irreparable Rißmuster. Radiale Risse des seitlichen Meniskus werden für gewöhnlich mit partieller Meniskektomie angemessen therapiert, dies gilt auch für Lappenrisse des Innenmeniskus. Im allgemeinen lassen sich Risse, die mit Degeneration einhergehen, besser durch Exzision als durch Reparatur behandeln

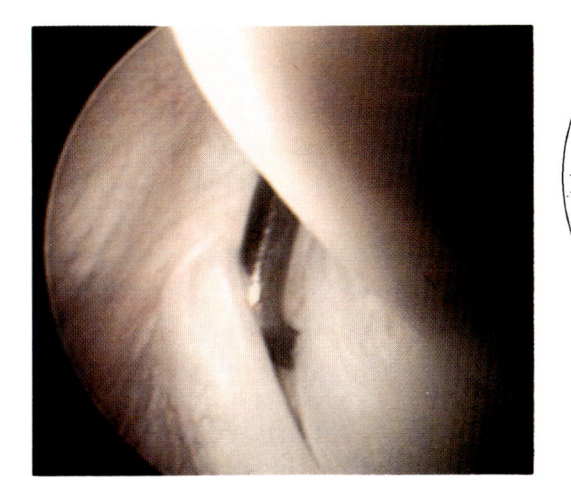

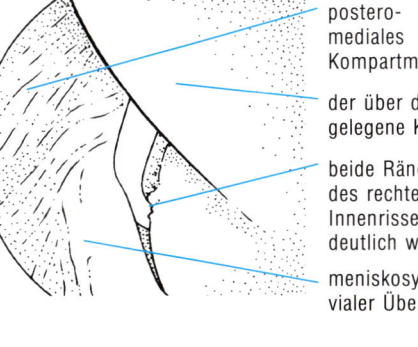

- posteromediales Kompartment
- der über dem Riß gelegene Kondylus
- beide Ränder des rechten Innenrisses sind deutlich weiß
- meniskosynovialer Übergang

Abb. 2.10.
Dieser mediale Meniskusriß liegt innerhalb des meniskosynovialen Übergangs, seine beiden Ränder sind weiß. Die Durchblutung am äußeren Rand dieses Risses ist gegeben, aber der Riß selbst unterbricht die Blutzufuhr zur anderen Seite. Bei dieser Darstellung tritt die Sonde durch eine posteromediale Punktion ein, das 70°-Arthroskop passiert die Fossa intercondylaris. Über die Reparaturwürdigkeit dieser Läsion kann man meiner Ansicht geteilter Meinung sein

Meniskusreparatur 49

position führen (Abb. 2.11). Die Ausdehnung eines Risses über das Seitenband hinweg in den vorderen Meniskus geht unausweichlich mit einem chronischen Kreuzbandsyndrom einher. Die Zeit, die zwischen einer Kreuzbandverletzung (und wahrscheinlichem Meniskusriß) und arthroskopischem Eingriff wegen Korbhenkelverlagerung verstreicht, beträgt nach meinen Erfahrungen durchschnittlich 3 Jahre. Bei der arthroskopischen Untersuchung chronischer Kreuzbandverletzungen zeigt sich, daß etwa 50 % der Risse im hinteren Drittel vorkommen, während sich die andere Hälfte nach vorn erstreckt. Ein Riß, der sich noch nicht nach vorn ausgedehnt hat, ist am leichtesten zu sanieren. Ein henkelförmig nach vorn verlaufender Riß läßt sich zwar noch reparieren, verlangt aber unter Umständen eine Kombination der beschriebenen Rekonstruktionstechniken. Oft erweist sich auch der Meniskus als zu stark geschädigt, um einen Sanierungsversuch zu rechtfertigen.

Technische Erwägungen

Anatomische Risiken

Im mittleren Bereich bietet der Sartoriusast des N. saphenus die risikoreichste Struktur [7]. Während einer medialen Meniskusreparatur wird das Knie in eine nahezu vollständige Streckhaltung gebracht. Dies drückt den Nerv nach vorn [7]. Führt man einen posteromedialen Schnitt bei gebeugtem Knie durch, legt man einen schützenden Spreizhaken nach vorn zum N. saphenus. Der Nerv wird hinter dem Spreizer gehalten und somit nicht eingeklemmt, wenn man Knoten macht. Wenn wir den Retraktor bei gebeugtem Knie nach vorn zum Nerv hin plazieren, läßt er sich bei gestrecktem Knie dehnen, um eine Kanüle von innen nach außen zu führen. Hier sollte besondere Sorgfalt walten. Manchmal kommt es zu Hypästhesien; eine gravierende Saphenusverletzung ist jedoch ziemlich unwahrscheinlich.

Bei dem von außen nach innen gerichteten Verfahren erfolgt die posteromediale Inzision hinter dem tastbaren Pes anserinus bei gestrecktem Knie [7], d. h. hinter dem Nerv. Die stumpfe Ablösung erfolgt bis in die Gelenkkapsel. Zwei Kanülen werden innerhalb des gleichen Dissektionsbereichs eingeführt. Wenn wir Knoten legen, bleibt dieser Nerv verschont, gleichgültig, ob die Einführung vor oder hinter dem Bereich erfolgt.

Wenn wir einen posteromedialen Schnitt vornehmen, dürfen wir die Ausschneidung nicht über die seitliche Mittellinie hinausführen. Die poplitealen Gefäße und der Ischiasnerv liegen lateral der Mittellinie und können durch die über den medialen Zugang eingebrachten Metallretraktoren verletzt werden. Die Kniekehlenstrukturen erscheinen nicht gefährdet, wenn man posteromedial punktiert, zumindest nicht, wenn die Punktion unter direkter Sicht über ein durch den interkondylären Einschnitt geführtes 70°-Arthroskop erfolgt. Es ist hilfreich, eine posteromediale Punktion unter Diaphanoskopie mit einem 70°-Arthroskop zu planen. Zunächst bringen wir eine Subkutankanüle unter Direktsicht in das Kompartment ein. Steht die Zugangsebene fest, wird ein Obturator eingeführt. Die poplitealen Gefäße sind bei diesem Vorgehen durch die Spitze des Arthroskops geschützt.

Posterolateral besteht eine Gefahr für den Peronäusnerv. Dieser ist mit der Bizepssehne eng verbunden, und, jener vorgelagert, befindet sich der wunde Punkt. Eine posterolaterale Punktion sollte bei gebeugtem Knie oberhalb der Bizepssehne erfolgen. Wenn wir das 70°-Arthroskop durch den interkondylären Einschnitt führen, können wir die geeignete Punktionsstelle ausleuchten. Bei einem posterolateralen Schnitt retrahieren wir den Bizeps und den Peronäusnerv und schützen ihn somit. Offensichtlich liegt das Verletzungsrisiko für den Peronäusnerv niedriger als medial für den Saphenusnerv, weil die gebeugte Kniehaltung bei der Instrumentierung von Außenrissen die Norm ist. Die mediale Sanierung findet viel häufiger statt als die laterale. Bei der Sanierung von Rissen des Außenmeniskus bereitet das Bündel von Poplitealarterie und Ischiasnerv, das genau hinter dem posterozentralen Ende des hinteren Teils des Innenmeniskus liegt, die größte Sorge.

Die Komplikationsrate, von der 21 erfahrene Arthroskopeure 1988 [11] bei insgesamt 310 Meniskusreparaturen berichteten, ist niedrig. Bei medialen Sanierungen von innen nach außen lag die Komplikationsrate bei 1,52 %; bei den Verfahren von außen nach innen betrug sie 1,89 %. Unter diesen Komplikationen gab es nur wenige neurovaskuläre Verletzungen.

Vergesellschaftete Probleme

In den meisten Fällen, die zur Meniskusreparatur anstehen, liegt auch eine Instabilität vor; die erfolgreiche Behandlung von Meniskusrissen schließt die Kreuzbandverletzung ein. Wird der Meniskus saniert, tritt dessen Heilung wahrscheinlich unabhängig von der speziellen Behandlung der assoziierten Bänderschlaffheit ein. Ein bleibender Erfolg der Meniskussanierung wird jedoch zweifellos durch eine Stabilisierung erzielt. Da die frühzeitige Bewegung bei den meisten modernen Verfahren zwingend ist, will die Notwendigkeit eines Einschnitts zur Durchführung der Sanierung für Fälle der Bandrekonstruktion wohl überlegt sein. Die Abbindungszeit ist ebenfalls zu bedenken. Zuweilen gibt es innerhalb eines realistischen Zeitraums zuviel zu tun. Wenn der für die Sanierung erforderliche Schnitt der Kniebewegung entgegensteht oder die Sanierung eine überdurchschnittliche Abbindungszeit nötig macht, sollte die Bandrekonstruktion als ein zweiter, getrennter Eingriff erfolgen.

Nach einer isoliert vorgenommenen Meniskusreparatur erscheint eine Immobilisierung von 4–6wöchiger Dauer sinnvoll. Gewichtsbelastung ist erlaubt. Ich rate postoperativ für 3–4 Monate von Hockstellungen und sportlichen Aktivitäten ab. Erfolgt die Meniskussanierung im Verbund mit einer Kreuzbandrekonstruktion, ist die ligamentöse Vorgehensweise der Nachbehandlung zugrunde zu legen.

Operationstechnik

In den meisten Fällen läßt sich der Meniskus nach einer der beschriebenen Methoden operieren. Fast jede chirurgisch behandelbare Verletzung kann man mittels der Technik von innen nach außen über einen Eckschnitt und Retraktor angehen. Meiner Meinung nach läßt sich ein Riß innerhalb der Aufhängung des posteromedialen Meniskus sauberer durch das rein intraartikuläre Verfahren sanieren, weil dieses die Angleichung der Rißenden ermöglicht. Die offene Methode verlangt nach Retraktion (und Distorsion), um die Darstellung zu gewährleisten. Die Wahl des Verfahrens hängt natürlich auch von der Erfahrung des Operateurs ab. Die von außen nach innen führende Technik ist beispielsweise für einige Chirurgen ein Kinderspiel, für andere nicht. Unabhängig von der gewählten Methode gibt es aber im Ergebnis keinen erkennbaren Unterschied.

Die offene Technik

Die offene Meniskusreparatur, wie ich sie ein Jahrzehnt lang praktiziert habe, erfordert eine stabile Kanüle von kleinem Umfang, die in das Nahtmaterial versenkt wird. Da glattes Nahtmaterial die Verknotung erleichtert, entschieden wir uns für Prolen (Polypropylen) (Ethicon), das sich bei einer möglichen Wiederholungsuntersuchung einfach lokalisieren ließ. Eine Reihe von Sperrhaken ist vor allem bei muskulösen oder adipösen Patienten erforderlich. Angesichts der Tiefe des posteromedialen Kompartments muß der Einschnitt über 5 cm lang sein.

Es ist sinnvoll, das hintere Kompartment vorher arthroskopisch auszumachen. Die Läsion wird über ein 70°-Arthroskop ins Blickfeld gesetzt, das Raumlicht gedämpft und unter Transillumination das Kompartment mit einer Kanüle punktiert. Das Kanülenloch ist zu sehen, wenn der Hautschnitt erfolgt. Wenn er die Gelenkkapsel erreicht, sollte der Operateur auf deren Fläche sezieren, so daß diese sich als eine Schicht bei nachfolgendem Wundverschluß anbietet. Es scheint am einfachsten zu sein, alle Nähte zu setzen und sie vor dem Anziehen zu markieren. Posteromediale Schnitte verursachen mäßige Beschwerden, die durch Immobilisierung zu lindern sind.

Bewegungseinschränkung vermag den Erfolg dieser Reparaturmethode zu steigern. Da die gegenwärtig angewandten Verfahren zur Kreuzbandrekonstruktion unmittelbar volle Bewegung erfordern, habe ich von der offenen Methode Abstand genommen. Die beiden Verfahren sollten nicht simultan eingesetzt werden.

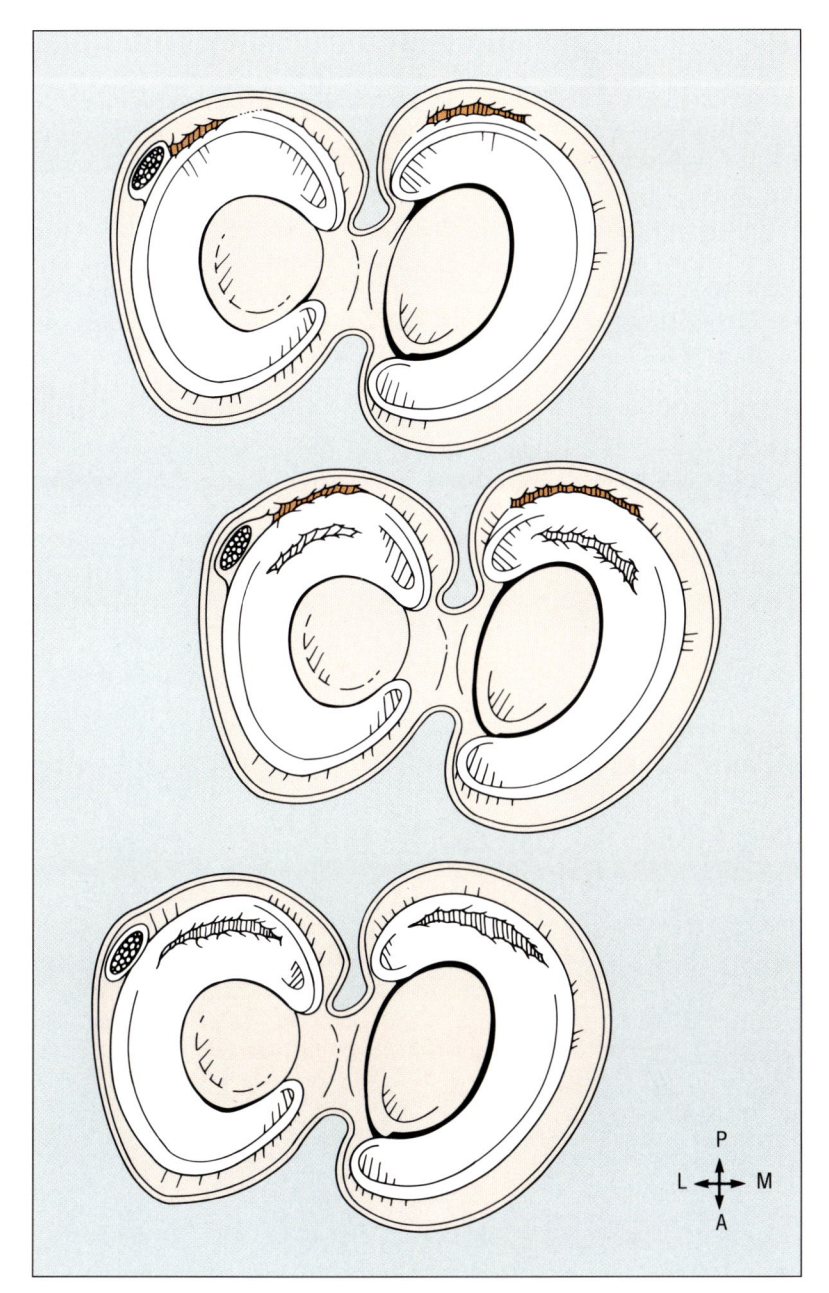

Die Technik von innen nach außen

Verschiedene Hersteller bieten Kanülen zur Meniskusreparatur an. Eine leicht gebogene Reparaturkanüle (zwischen 15° und 30°) und eine Einzelbohrung reichen bei fast allen Rissen aus. Die Kanülenbiegung gleicht die Konvexität des Femurkondylus aus und ermöglicht es, die Kanüle in Richtung auf den zuvor eingebrachten Sperrhaken zu führen. Zahlreiche Abwandlungen dieser Technik werden beschrieben. Die Feinheiten jedes einzelnen dieser Verfahren lassen sich am besten herausfinden, wenn man die Literatur liest, die der Hersteller dem Instrument beigegeben hat. Ich persönlich sehe bei vielen der Geräte keinen sonderlichen Vorteil.

Wählen wir hintere Zugänge, um den metallischen Wundhaken einzubringen, sollten wir stumpf bis hinunter zur Kapselebene abtrennen. Die stumpfe Abtrennung wird dann – unter ständiger Palpation des hinteren Meniskus am Gelenkspalt – mit der Fingerspitze noch tiefer getrieben. Verschiedene Hersteller bieten speziell für diese Art von Meniskusreparatur konstruierte Metallretraktoren an. Ein kleines Vaginalspekulum (halb so groß wie für Erwachsene üblich) kann ebenfalls benutzt werden [12]. Einige Chirurgen ziehen einen großen Küchenlöffel vor, der gemäß der

Abb. 2.11.
Häufig vorkommende Meniskusrisse, wie wir sie bei Patienten mit frischen vorderen Kreuzbandverletzungen finden. Man beachte, daß Risse im vaskularisierten Bereich sowohl beim Innen- wie Außenmeniskus vorkommen. Diese Meniskusrisse stellen eine Sekundärverletzung dar und sollten bei genügendem Gefäßreichtum repariert werden. Unbehandelt dehnen sich die Risse schließlich nach vorn aus und dislozieren

Krümmung der Reparaturkanüle gebogen wird. Ein weiteres nützliches Hilfsmittel beim Nadeleinstich stellt ein Fingerhut dar, was zumal in unserer Zeit der HIV-Gefährdung an Bedeutung gewonnen hat. Eine Knotierhilfe erleichtert das Anziehen der Naht in der Tiefe von kleinen Schnitten (s. unten). Handelt es sich um eine Meniskussanierung im mittleren Drittel, führen die Kanülen nicht über den hinteren Schnitt hinaus. Es ist hilfreich, die Kanüle durchzustoßen, bis die Haut tamponiert wird, die Kanüle dann zurückzuziehen und einen kurzen Einschnitt an der gewünschten Stelle vorzunehmen. Der Operateur sollte darauf eine stumpfe Abtrennung bis in die Kapsel hinein vornehmen und die Kanüle durch den sezierten Bereich treiben. Wird eine zweite Kanüle eingeführt, ist der Einschnitt so zu verlegen, daß der Austritt beider Kanülen nahe beieinander liegt. Der Schnitt muß groß genug sein, um mit den Fingern Knoten ziehen zu können; er darf kleiner sein, wenn wir eine Knotenhilfe benutzen. Die Naht wird am besten außerhalb der Kapsel geführt. Es ist davon abzuraten, von außen über einen Knopf zu knoten, da dies in nicht akzeptabler Weise die Sepsisrate erhöht.

Die Methode von außen nach innen

Diese OP-Technik hat sich als besonders nützlich in der Mitte eines Drittels beider Menisci erwiesen. Die Dämpfung des Raumlichts erleichtert die Durchführung dieser Sanierung. Das Arthroskop macht den Riß sichtbar, ein kleiner Einschnitt erfolgt auf dem transilluminierten Lichtpunkt. Es sollte eine stumpfe Abtrennung durchgeführt werden, um die Kapsel zu erreichen. Die beiden Kanülen sind innerhalb des gleichen Dissektionsbereichs dicht beieinander in die Kapsel einzubringen. Die Nähte können gleichzeitig über beide Kanülen geführt werden. Die Enden sollten über einen hinteren Zugang gezogen und in dicke Knoten geknüpft werden. Man zieht dann beide Nähte simultan an und vergewissert sich über die befriedigende Auflagerung der Rißflächen. Die erste Schlaufe ziehen wir mit einem losen Knoten fest, danach befestigen wir sie mit einem Knüpfgerät (Abb. 2.12). Der Knoten auf der Meniskusfläche ist schnell bedeckt und verursacht keine Abnutzung.

Morgan befürwortet den Einsatz dieser Methode bei Rissen, die in den hinteren Dritteln gelegen sind. Er punktiert kurz posteromedial hinter dem bei gestrecktem Knie tastbaren Pes. Dieser Zugang liegt hinter dem Saphenusnerv, weil er sich bei Kniestreckung nach vorn bewegt. Meiner Ansicht nach bieten bei Läsionen innerhalb des hinteren Drittels andere Sanierungstechniken mehr Sicherheit als die Methode von außen nach innen.

Die vollständig intraartikuläre Technik

Im Gegensatz zu anderen Verfahren verlangt diese Methode eine spezielle Instrumentierung. Ein kompletter Satz Instrumente ist im Handel noch nicht erhältlich, läßt sich aber beschaffen. Zu den nötigen Einzelteilen gehören:
- Eine Kanüle von angemessener Größe, um das nahttragende Gerät aufzunehmen. Eine Berandung an der führenden Kante (lippenförmig) hilft, sie im Kompartment zu halten.
- Nahtträger in spiralförmiger oder gewinkelter Form (Abb. 2.13). Die Grundform eines nahtführenden Geräts ist einfach eine Spiralkanüle, die das in ihr enthaltene Nahtmaterial über einen Riß führt [3].
- Das 70°-Arthroskop ist gewissermaßen ein Muß bei dieser Art von Sanierung. Der Riß wird über das durch den interkondylären Einschnitt eingebrachte Arthroskop dargestellt, der Eintritt der Instrumentenkanüle erfolgt von vorn [3].

Wir vernähen am einfachsten von außerhalb des Risses zum Meniskus und darüberliegenden Kondylus hin. Beginnen Sie nahe der Kanülenspitze und bewegen Sie sich auf das Arthroskop zu. Wenn ein Stich sitzt, rollen Sie genügend Nahtmaterial in das Kompartment ein, bevor die Nadel aus dem Riß entfernt wird. Sie müssen den Nahtträger aus der Kanüle ziehen, bevor Sie die Faßzange einführen, um das Nahtende zu

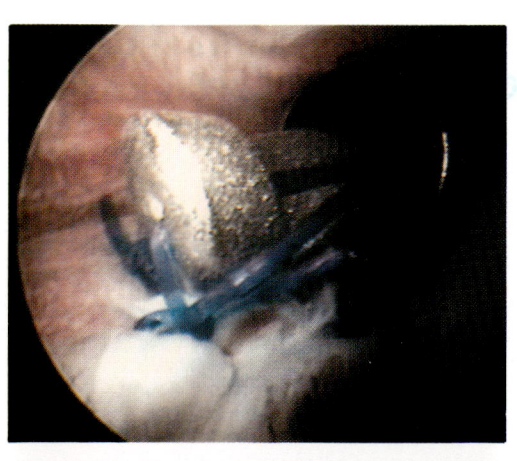

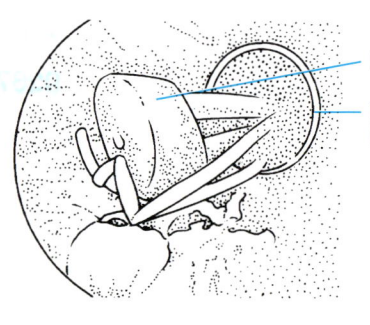

Abb. 2.12.
Vorrichtung zur Nahtverknotung innerhalb des posteromedialen Kompartments eines rechten Knies

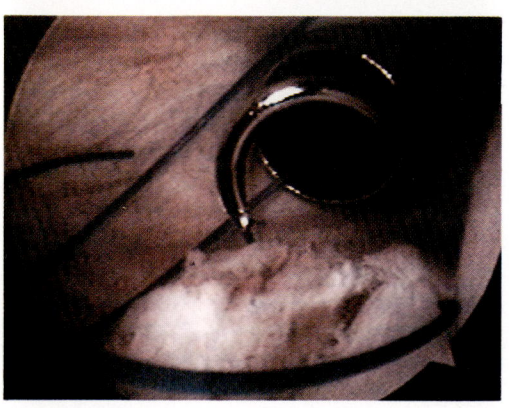

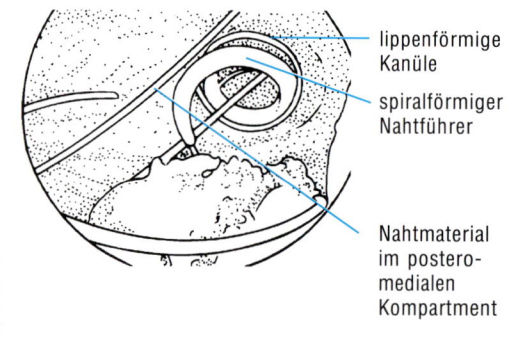

Abb. 2.13.
Rein intraartikuläre Meniskusreparatur bei einem rechten Knie. Der spiralförmige Nahtführer diente der Plazierung des Fadens und wird gerade herausgezogen. Man beachte, daß ein Großteil des Nahtmaterials im Kompartment aufgerollt war, um nicht aus dem Riß gezerrt zu werden, während der Nahtführer aus der Kanüle zurückgezogen wird

greifen. Ziehen Sie jeden Stich an, sobald Sie ihn gesetzt haben. Obwohl es dafür Knotenhilfen gibt, läßt sich das Schneiden der Fäden leicht mit einer geraden Korbzange bewerkstelligen.

Da der in der rein intraartikulären Meniskussanierung verwendete Punktionsschnitt weder eine Immobilisierung noch eine Staubinde erforderlich macht, ist er auch für die Bandrekonstruktion verwendbar.

Knotenknüpfhilfen

Eine Knüpfhilfe hatte der Autor im Jahre 1986 entwickelt (U.S. Patent Nr. 4.602.635, Mulhollan und Starr, Baxter). Gleichwertige Geräte gibt es inzwischen bei verschiedenen Herstellern.

Der wichtigste Schritt bei Knotgeräten ist der erste Stich, bei dem es sich um einen lockeren Knoten handelt. Ein einfacher Knoten wird um den zweiten Nahtstrang geschlungen und dann zum Riß hinuntergezogen. Die Spannung auf dem zweiten Nahtstrang hält die Spannung auf dem Knoten, bis dieser durch nachfolgende Schlingen fixiert ist (Abb. 2.14). Dies funktioniert ebensogut über eine Kanüle oder eine Punktion, weil das Knotgerät durch den Nahtstrang an die Stelle des Knotens dirigiert wird. Wenn die beiden Nahtstränge nicht durch dasselbe Loch einer Fasziaebene hindurchgehen, liegt der geknüpfte Knoten außerhalb der Kapsel. Dies ist vor allem bei Nahtbehandlungen des mittleren Meniskusdrittels sinnvoll (Abb. 2.15). Das Knotgerät vermag über einen sehr kurzen oberflächlichen Schnitt Nähte außerhalb der Kapsel zu legen. Damit dies nicht mißlingt, sollte die Bedienungsanleitung des Herstellers genau befolgt werden.

Ergebnisse

Nach Meniskusnähten wurden unterschiedliche Erfolgsquoten angegeben. Ich selbst habe zwischen 1980 und 1990 in 80 Fällen eine offene Sanierung des Innenmeniskus vorgenommen. Bislang wurden 5 dieser Fälle wegen eines neuerlichen Risses reoperiert. Rein intraartikuläre Meniskusreparaturen, 1989 erstmals durchgeführt, wurden 25mal vorgenommen. Zwei von diesen Patienten mußten sich wegen eines Rißrezidivs einer weiteren Operation unterziehen. Die Erfolgsrate bei diesen Läsionen beträgt demnach weit über 90%. Bei der Meniskussanierung innerhalb des meniskosynovialen Übergangs, also im weißen Teil des Meniskus,

Abb. 2.14.
Knotenknüpfvorrichtungen. Bei dem ersten handelt es sich um einen einfachen, um den zweiten Strang geschlungenen Knoten, der dann gestrafft und auf das Sichtniveau der Naht hinabgezogen wird. Die Spannung auf dem Strang hält den Knoten, bis er durch nachfolgende Knotenschlingen befestigt ist

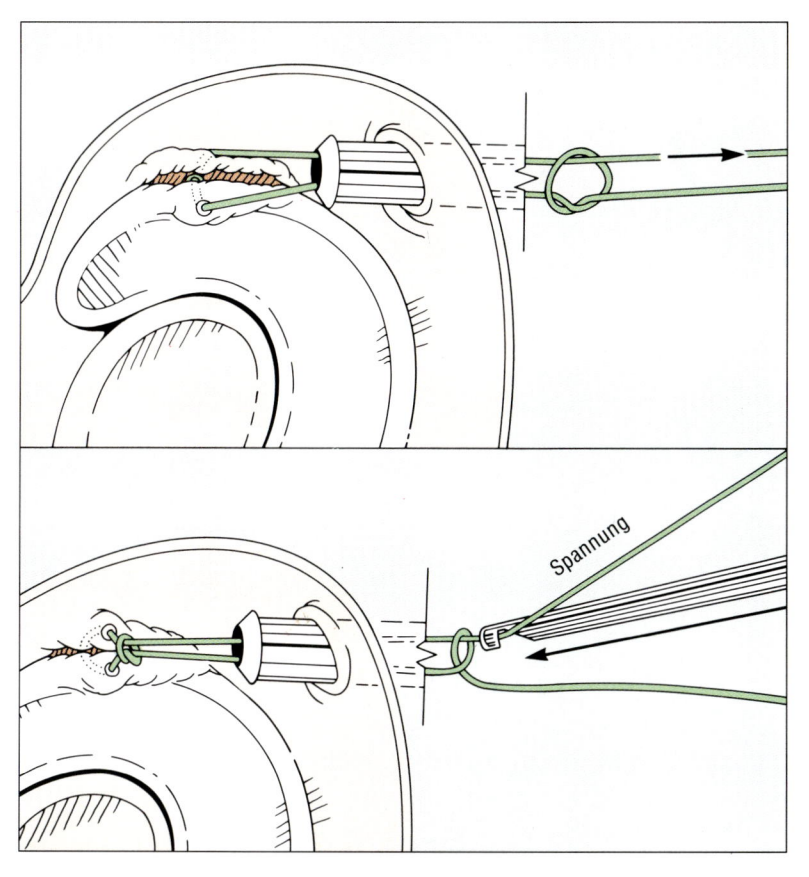

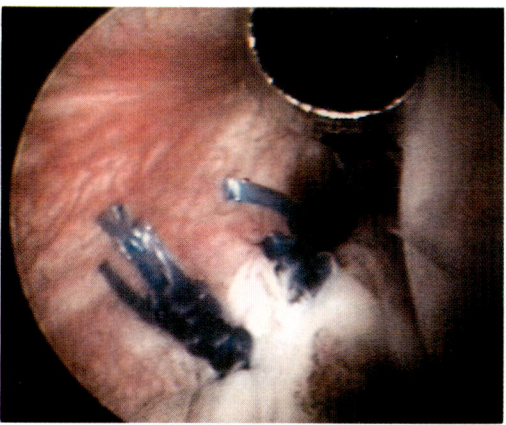

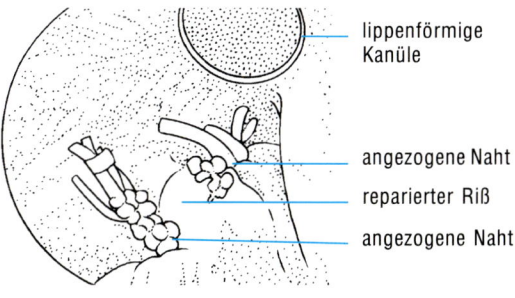

Abb. 2.15.
Typisches Bild einer Nahtlinie, wie sie bei der vollständig intraartikulären Meniskusoperation im medialen Meniskus eines rechten Knies gelegt wird

ist die Heilung weniger wahrscheinlich. Es ist bis heute nicht klar, wann auf diesen inneren Ebenen saniert werden sollte. Small berichtete im Jahre 1988 über 3927 von 21 erfahrenen arthroskopischen Operateuren durchgeführte Meniskusbehandlungen [11]. Die Meniskusreparatur war bei 8% gewählt worden. Die meisten Berichte über Meniskusrekonstruktionen fassen erkennbar vaskularisierte oder periphere Risse und Risse innerhalb der Meniskussubstanz zusammen. Es wird über einen weiten Einsatzbereich dieser Techniken berichtet, die beschriebenen Erfolgsraten sind jedoch bei allen widersprüchlich.

Die Kernspintomographie eines Meniskus kann noch ein Rißsignal aufweisen, wenn die Verletzung nach arthroskopischen und klinischen Kriterien als geheilt gilt [13]. Ein gerissener Meniskus muß nicht unbedingt Symptome zeigen. Unbehandelt kann ein Meniskusriß über Jahre hinweg immer länger werden, bis schließlich eine Verschiebung einsetzt. Es ist möglich, daß ein erfolglos operierter Meniskus über einen langen Zeitraum „stumm" bleibt. Manchmal läßt sich eine Arthroskopie zur Nachschau durchführen. Die perkutan vorgenommene Reparatur innerhalb einer Gefäßregion wurde nach 6 Monaten rearthroskopiert, wie in Abb. 2.16 dargestellt. Abbildung 2.17 zeigt den Fall eines Mißerfolgs. In derartigen Fällen entwickelt sich der neue Riß innerhalb der Ebene der ursprünglichen Meniskussanierung.

Schlußfolgerung

Alle arthroskopischen Kniechirurgen sollten die Möglichkeiten der Meniskusreparatur nutzen. Die Rechtfertigung für deren Anwendung steht nicht zur Debatte. Sie ist obligatorisch bei Patienten mit instabilem Knie. Uneinigkeit herrscht nur hinsichtlich der Reichweite der Anwendung. Die von innen nach außen führenden Techniken lassen sich bei nahezu jeder sanierungswürdigen Verletzung einsetzen. In etlichen Fällen erleichtert allerdings die neuere rein intraartikuläre Methode die Meniskusreparatur, weil sie mit einem Punktionsschnitt und ohne Staubinde auskommt.

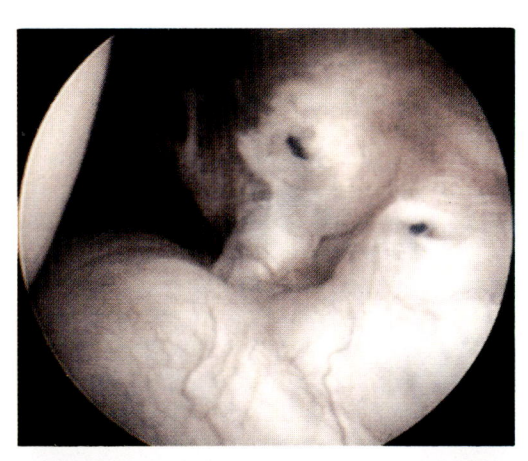

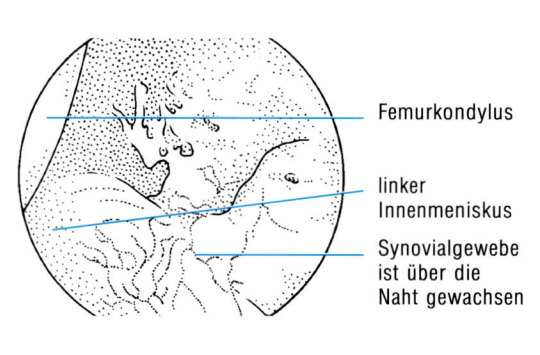

Abb. 2.16.
Dieser Innenmeniskus eines linken Knies wurde 6 Monate zuvor saniert. Man beachte, daß die Fänden von Synovialgewebe überwachsen und fast nicht mehr sichtbar sind

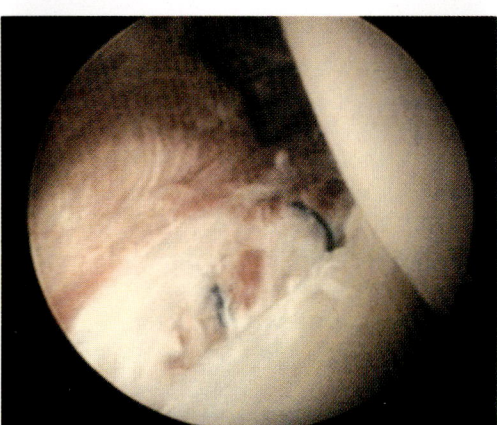

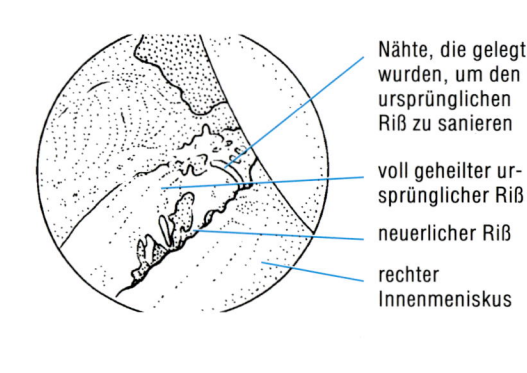

- Femurkondylus
- linker Innenmeniskus
- Synovialgewebe ist über die Naht gewachsen

Abb. 2.17.
Diese Sanierung des Innenmeniskus in einem rechten Knie versagte nach 2 Jahren. In diesem Fall kam es neben der Nahtlinie zu dem Riß. Bei allen Mißerfolgen erwies sich, daß der Riß an sich geheilt erschien

- Nähte, die gelegt wurden, um den ursprünglichen Riß zu sanieren
- voll geheilter ursprünglicher Riß
- neuerlicher Riß
- rechter Innenmeniskus

Literatur

1. DeHaven KE, et al. Technique and two to nine year results. *Am J Sports Med*. 1989;17:788–795.
2. Hamberg P, et al. Suture of new and old peripheral meniscus tears. *J Bone Joint Surg*. 1983;65A:193–197.
3. Mulhollan JS. The Swedish system. *Orthop Clin North Am*. 1982;13:349.
4. Stone RG, Miller GA. A technique of arthroscopic suture of torn menisci. *J Arthro Rel Surg*. 1985;4:226–232.
5. Hanks GA, et al. Repair of peripheral meniscal tears: open versus arthroscopic technique. *J Arthro Rel Surg*. 1991;7:72–77.
6. Rosenberg TD, et al. Arthroscopic meniscal repair evaluated with repeat arthroscopy. *J Arthro Rel Surg*. 1986;2:14–20.
7. Morgan CD, Casscells SW. Arthroscopic meniscus repair: a safe approach to the posterior horns. *J Arthro Rel Surg*. 1986;2:3–12.
8. Morgan CD. The "all-inside" meniscus repair. *J Arthro Rel Surg*. 1991;7:120–125.
9. Arnoczky SP, Warren RF. Microvasculature of the human meniscus. *Am J Sports Med*. 1982;10:90–95.
10. Stone RG, et al. Long-term assessment of arthroscopic meniscus repair: a two to six-year follow-up study. *J Arthro Rel Surg*. 1990;6:73–98.
11. Small NC. Complications in arthroscopic surgery performed by experienced surgeons. *J Arthro Rel Surg*. 1988;4:215–221.
12. Bach BR. A modified soft tissue retractor for meniscal repair. *J Arthro Rel Surg*. 1988;4:295–296.
13. Deutsch AL, et al. Peripheral meniscus tears: MR findings after conservative treatment or meniscal repair. *J Radiol*. 1990;176:485–488.

3

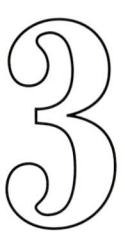

Arthroskopische Verfahren an Knochen und Gelenkknorpel des Kniegelenks

James W. Stone
James F. Guhl

Die chirurgischen Arthroskopietechniken haben die Kniechirurgie revolutioniert, indem sie Verfahren mit geringerem Operationstrauma und rascherer Rehabilitation als zuvor ermöglichten. In diesem Kapitel setzen wir uns mit den operativen Behandlungsmethoden von Knochen- und Gelenkknorpelanomalien des Kniegelenks auseinander. Wir konzentrieren uns dabei überwiegend auf technische Probleme, obgleich wir auch die historischen Aspekte des Verfahrens und die radiologische Beurteilung diskutieren.

Anordnung für die Kniearthroskopie

Wir bringen den Patienten in Rückenlage, wobei für die Standardarthroskopie eine Seitenstütze dazu dient, eine Valgusbelastung auszuüben (Abb. 3.1). Der Patient ist so auf dem Op.-Tisch zu lagern, daß eine Kniebeugung möglich ist, wenn das Fußende des Tisches gesenkt wird. Wenn wir das Knie in Viererstellung bringen, erleichtern wir uns die Varusbelastung, um das seitliche Kompartment sichtbar machen zu können. Ein Beinhalter wird nicht eingesetzt, weil er sowohl den Zugang zum distalen Abschnitt des Oberschenkels als auch die intraoperative Beweglichkeit der Extremität einschränkt. Auch kann er Komplikationen wie etwa Kompressionsschäden am Gefäß-Nerven-Bündel hervorrufen. Eine arthroskopische Flüssigkeitspumpe erleichtert das Verfahren, indem sie sowohl den Durchfluß als auch den Ausdehnungsdruck aufrechterhält. Während die Flüssigkeit durch die arthroskopische Kanüle einströmt, werden Trümmerfragmente aus dem Gesichtsfeld gespült. Ein positiver Druck mindert die Blutung, und wir brauchen kaum noch einen Stauschlauch. Bei Eingriffen am Knochen, wie sie etwa im Falle von Osteochondrosis dissecans oder bei Reposition und Fixierung von Frakturen erforderlich sind, verwenden wir einen strahlendurchlässigen Op.-Tisch zur intensiven intraoperativen bildgebenden Darstellung.

Bei den meisten Verfahren wird ein 30°-5-mm-Arthroskop verwendet; um den distalen Abschnitt sichtbar zu machen, sollte jedoch auch ein 70°-Arthroskop zur Verfügung stehen. Eine austauschbare Kanüle erlaubt es dem Operateur, die Zugänge zu wechseln, ohne wiederholt ins Gelenk einzudringen. Dies vermindert den Austritt von Flüssigkeit ins Weichteilgewebe. Die üblichen manuellen Instrumente Faßzangen, Korbzangen und Messer) sind, im Verbund mit einem elektrisch getriebenen „Shaver" und Abrasionssystem, die Stützen der apparativen Ausstattung. In letzter Zeit haben wir auch, vor allem bei Eingriffen an Gelenkknorpel und Menisci, den Holmium:YAG(Ho:YAG)-Laser eingesetzt, auf dessen besondere Anwendungsmöglichkeit wir noch eingehen werden.

Freie Gelenkkörper

Häufig kommt es nach einem Trauma zu freien Gelenkkörpern im Knie. Eine akute Luxation oder Subluxation der Patella oder des seitlichen Femurkondylus führen [1]. Ein chondraler oder osteochondraler Bruch kann auch infolge eines direkten Traumas auf die Gelenkoberfläche auftreten, welches durch eine Kraft von außen auf das Gelenk wirkt (Abb. 3.2). Im Laufe der Entwicklung einer degenerativen Gelenkerkrankung können freie Gelenkkörper entstehen, wenn ein Knochensporn vom Gelenkrand abspringt. Eine weitere Ursache freier Gelenkkörper ist die Osteochondrosis dissecans, die sich meist am medialen Femurkondylus findet, weniger oft am seitlichen [2].

Klinisch gesehen, hat der Patient oft das Gefühl, als ob etwas in seinem Gelenk herumschwimme oder aber sein Kniegelenk nachgebe. Die innere Gelenkstörung äußert sich meist durch Erguß und Schmerzen. Handelt es sich um einen osteochondralen freien Gelenkkörper, ist dieser in der Regel auf dem routinemäßigen Röntgenbild zu erkennen. Ein chondraler freier Gelenkkörper kann aber auf den Standardröntgenbildern durchaus unsichtbar bleiben und nur durch spezielle Verfahren wie Arthrographie oder Kernspintomographie entdeckt werden.

Operationstechnik

Das arthroskopische Verfahren ist bei freien Gelenkkörpern routinemäßig. Man führt das Arthroskop über den anterolateralen Zugang in das Gelenk ein und gewährleistet eine hinreichenden Ein- und Ausstrom der Flüssigkeit. Das Gelenk wird systematisch untersucht, der Ausgangspunkt ist der Recessus suprapatellaris. Es folgt die Untersuchung des patellofemoralen Gelenks, darauf die Begutachtung der Mittelrinne und des medialen Gelenks, ferner der Fossa intercondylaris, des seitlichen Gelenks, der seitlichen Rinne, der Kniesehne sowie des hinteren Gelenkabschnitts, und zwar über die Fossa intercondylaris.

Abb. 3.1.
Entsprechend vorbereiteter Patient vor arthroskopischer Operation. Ein seitlicher Pfosten statt eines Beinhalters dient der Ausübung von Valgusbelastung. Das Knie kann über die Seite des Tisches abgesenkt werden, oder das Fußende des Tisches wird gesenkt, so daß das Bein herunterhängen kann

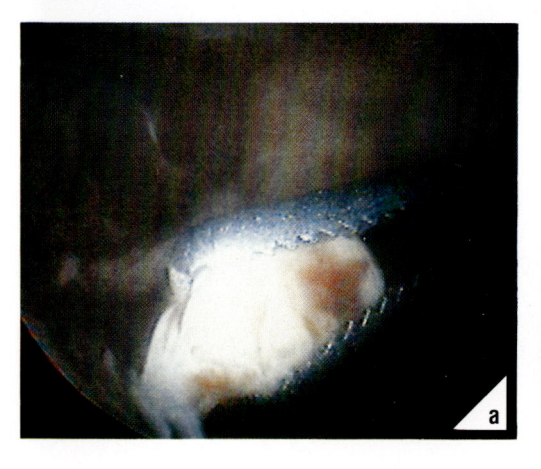

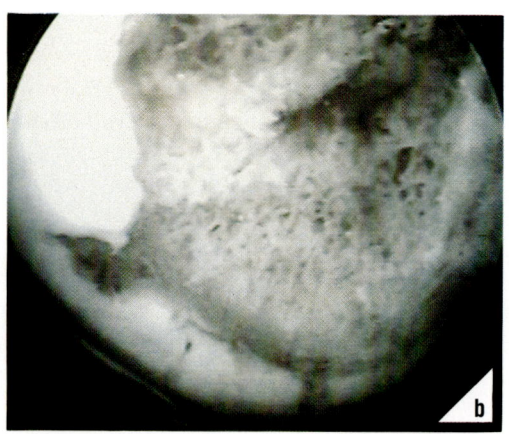

Abb. 3.2.
a Arthroskopische Sicht auf einen freien Gelenkkörper zwischen den Greifern einer Faßzange. Der Patient hat eine Patelladislozierung erlitten. b Der vollständige Überblick über das Kniegelenk enthüllt den Bereich des lateralen Femurkondylus, von wo aus der freie Gelenkkörper seinen Ausgang nahm

Findet sich während der Untersuchung an irgendeiner Stelle ein freier Gelenkkörper, sollte sich der Operateur eher auf dessen Entfernung konzentrieren als auf die weitere Gelenkinspektion. Falls der Flüssigkeitseinstrom durch das Arthroskop erfolgt, kann man diesen herabsetzen oder anhalten und auf diese Weise verhindern, daß der freie Gelenkkörper aus dem einsehbaren Bereich verschwindet. Der freie Gelenkkörper läßt sich mit einer Kanüle stabilisieren und dann mit einer Gelenkmauszange fassen. Ein zusätzlicher Zugang kann medial, lateral oder in der suprapatellaren Tasche gelegt werden. Findet sich der freie Gelenkkörper im hinteren Gelenkabschnitt, legt man einen posteromedialen oder noch häufiger eine posterolateralen Nebenzugang.

Nach Entfernen des freien Gelenkkörpers und weiterer Inspektion des Gelenks ist die Ursache des freien Gelenkkörpers zu lokalisieren und zu behandeln. Handelt es sich dabei um einen Knochensporn, sollten die restlichen Osteophyten mit Knochenzangen oder motorgetriebener Fräse zertrümmert werden. Handelt es sich bei dem freien Gelenkkörper um ein durch direktes oder indirektes Trauma entstandenes osteochondrales Fragment mit einem erheblichen Knochenstück, empfiehlt sich als Behandlung eher dessen innere Fixierung als seine Entfernung. Zur inneren Fixierung muß genügend Knochen vorhanden sein, der sich außerdem vollständig in den Defekt einfügt. Im Laufe der Zeit kommt es zu Deformationen sowohl der Ausgangsstelle wie auch des Fragments an sich, wodurch die innere Fixierung unmöglich wird. Läßt sich der freie Gelenkkörper reponieren und mit einem Kirschner-Draht halten, kann die innere Fixierung mit Schrauben oder zusätzlichen Drähten erfolgen. Für eine exakte innere Fixierung ist ggf. eine Arthrotomie erforderlich, besonders bei Verletzungen des hinteren Teils des seitlichen Femurkondylus oder der Unterfläche der Patella.

Osteochondrosis dissecans

Bei der Osteochondrosis dissecans handelt es sich um eine fokale Anomalie des Gelenkknorpels und des darunterliegenden subchondralen Knochens, die zur Absprengung eines Fragments oder dessen Ablösung sowie zur Bildung von freien Gelenkkörpern führen kann. Die Ätiologie ist unklar, aber direktes und indirektes Trauma oder eine primäre Ischämie eines Knochen- und Knorpelsegments sind die meistgenannten Ursachen. Befallen werden kann jedes Gelenk, am häufigsten sind jedoch Knie, Knöchel und Ellenbogen betroffen. Die Patienten, die sich meist im zweiten oder dritten Lebensjahrzehnt befinden, stellen sich zur Abklärung von Gelenkschwellung, Blockaden, Schmerzen oder einem Gefühl der Instabilität vor.

Die Leeraufnahmen zeigen in der Regel eine gut umschriebene Veränderung der Gelenkfläche, zuweilen mit einem klar erkennbaren Fragment des subchondralen Knochens (Abb. 3.3). Das Staging-System nach Berndt und Hardy zur Beurteilung der Osteochondrosis dissecans des Sprunggelenks, unterteilt diese Veränderungen in intakte, abgetrennte, abgelöste oder freie Gelenkkörper [3]. Leider entspricht die Vorhersage auf den Leeraufnahmen nicht präzise dem eigentlichen Typ der Verletzung, wie er sich bei der arthroskopischen Untersuchung darstellt. Auch Tomographie, Arthrotomographie und CT vermögen die relative Intaktheit der Gelenkoberfläche nicht verläßlich zu zeigen. Das Kernspintomogramm hält sein Versprechen als effizientes bildgebendes Verfahren für den Gelenkknorpel und gibt uns die beste nichtinvasive Beurteilungsmöglichkeit an die Hand, ob die Oberfläche intakt und nicht gebrochen ist oder ob das Fragment und der zugrundeliegende Knochen getrennt oder abgelöst sind (Abb. 3.4).

Operationstechnik

Nach Erhebung der Anamnese, Durchführung der körperlichen Untersuchung und der präoperativen radiologischen Begutachtung sollte die chirurgische Beurteilung arthroskopisch erfolgen. Ist die Verletzung schwer zu entdecken, läßt sie sich durch lichtfilternde Techniken, tangentielle Aufnahmen oder Instillation von Methylenblau umreißen. Wir müssen die Läsion sorgfältig sondieren, um die Unversehrtheit des Gelenkknorpels zu prüfen und festzustellen, ob der darunterliegende Knochen intakt oder gelockert ist.

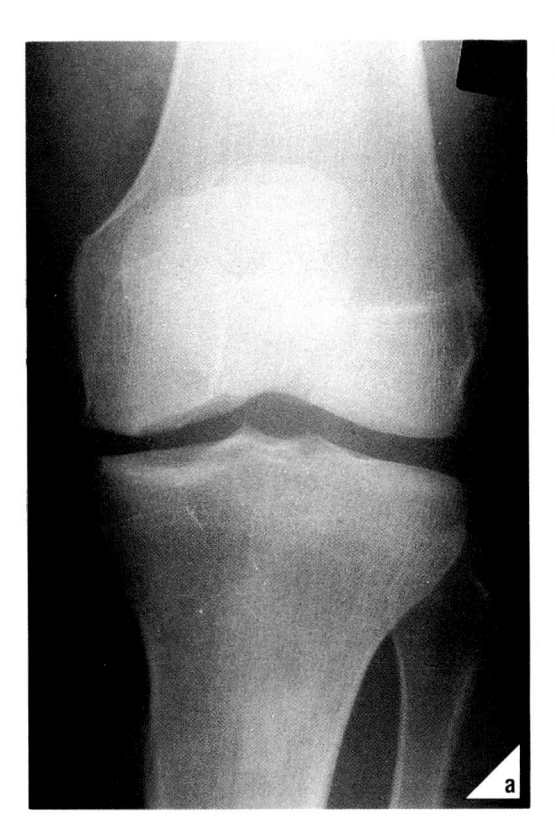

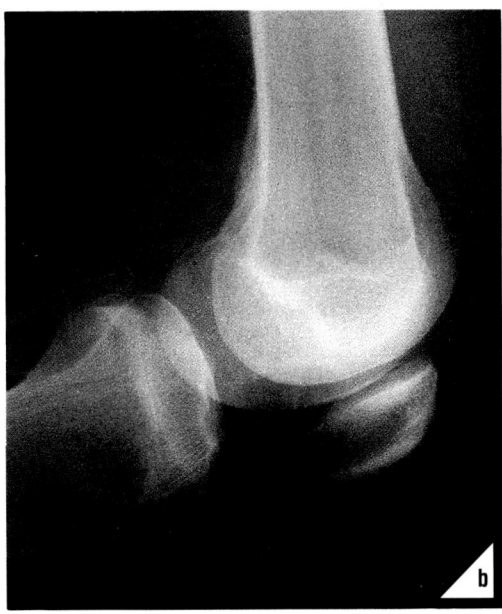

Abb. 3.3.
Anterosteriore und b seitliche Röntgenaufnahme eines 32jährigen Mannes mit Osteochondrosis dissecans im medialen Femurkondylus

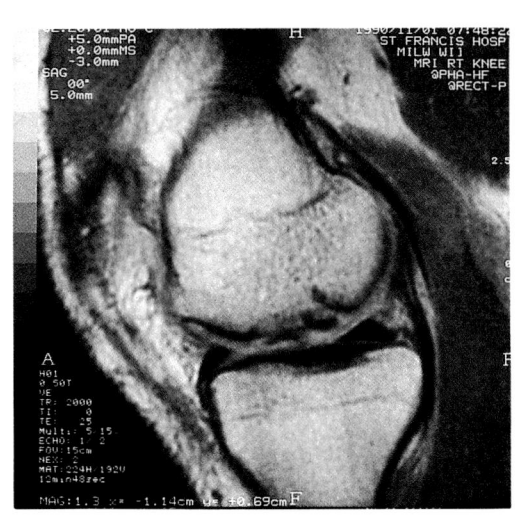

Abb. 3.4.
Sagittale Kernspinaufnahme des Patienten von Abb. 3.3. Man sieht eine dünne Läsion mit wenig anhängendem subchondralen Knochen

Osteochondrosis-dissecans-Läsionen lassen sich auf verschiedene Weise angehen. Ablösungen, vor allem solche mit wenig oder überhaupt keinem subchondralen Knochen, werden in der Regel ausgeräumt (Abb. 3.5). Liegt das Arthroskop im seitlichen parapatellaren Zugang, lassen sich die gängigeren Verletzungen des lateralen Anteils des medialen Femurkondylus mit einer Weichteilzange oder einem vergleichbaren Faßinstrument über den medialen parapatellaren Zugang angehen. Nach Beseitigung der Läsion sollte der Saum des Gelenkknorpels gesäubert werden, um den Knorpel mit Kanten, die lotrecht zum subchondralen Knochen stehen, zu stabilisieren. Die Behandlung des freigelegten subchondralen Knochens ist umstritten. Die meisten Experten raten zu Abrasio oder Bohrung der Fläche. Wir empfehlen für gewöhnlich die Anlage multipler Bohrlöcher unter Verwendung eines 16-mm-Kirschner-Drahts, der durch eine kleine Kanüle bis zu einer vorgegebenen Tiefe vorgetrieben wird, und zwar so, daß er sich weder biegt noch bricht.

Interne Fixierung

Man sollte versuchen, intakte oder abgelöste Läsionen zu retten. Wieder gilt, daß die eigentliche Technik solcher Rettungsverfahren umstritten ist. Die innere Fixierung ist eine Alternative. Bei der einfachsten Technik werden glatte Kirschner-Drähte unter arthroskopischer Kontrolle von distal nach proximal geführt (Abb. 3.6) [4]. Bei Erwachsenen sollte die Nadel aus der Methaphyse, bei Patienten, die die Skelettreife noch nicht

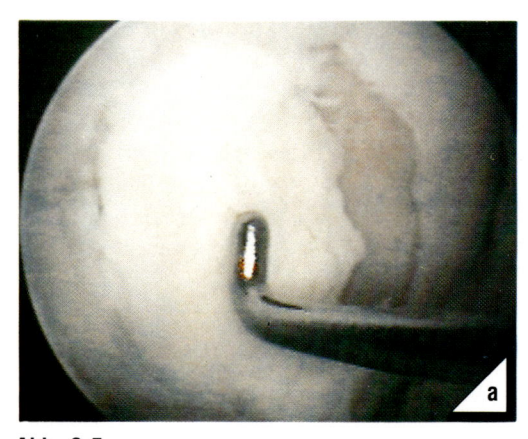

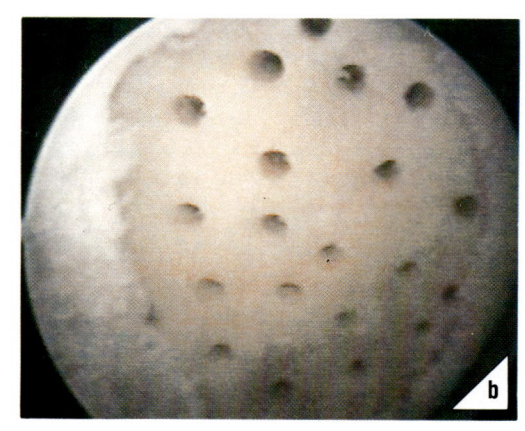

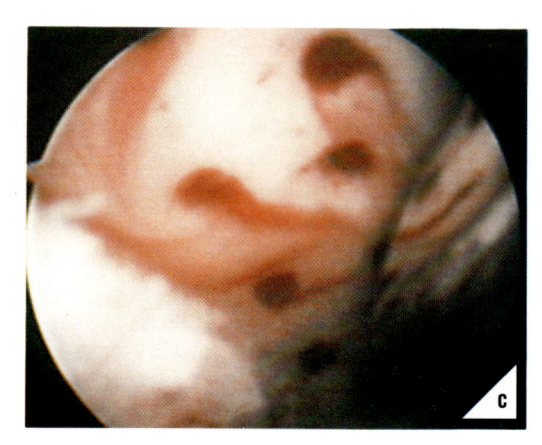

Abb. 3.5.
Intraoperatives arthroskopisches Bild des Patienten von Abb. 3.3 und 3.4. a Die Sonde palpiert das lose Fragment, das hauptsächlich aus Gelenkknorpel mit ganz geringem Knochenanteil besteht. b Nach Exzision der Läsion wurden mittels eines 16-mm-Kirschner-Drahts multiple Bohrlöcher im Knochenbett angelegt. c Während die Luft aus dem Tourniquet abgelassen wird, sieht man, wie Blut aus den Bohrlöchern austritt

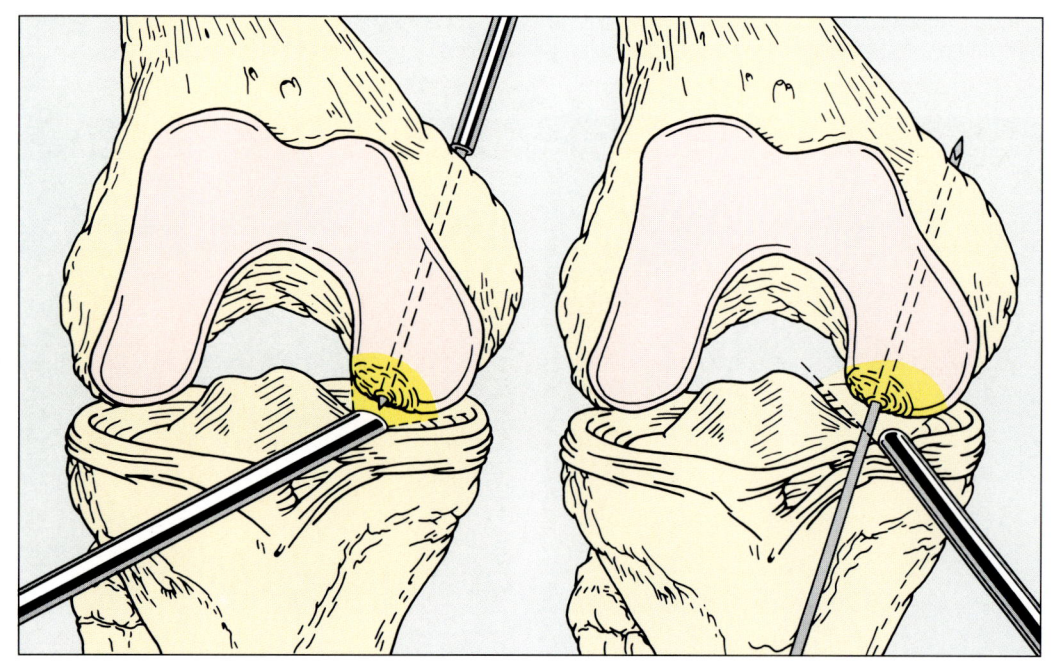

Abb. 3.6.
Innere arthroskopische Fixierung einer Osteochondrosis-dissecans-Läsion des medialen Femurkondylus unter Verwendung von Kirschner-Drähten. Das Arthroskop liegt im anteromedialen Zugang, ein Kirschner-Draht wird unter Direktsicht von distal nach proximal geführt. Er steckt in einer kleinen Kanüle, um ein Verbiegen zu verhindern. a Wir können einen zusätzlichen seitlichen parapatellaren oder transpatellaren Sehnenzugang benutzen, um einen rechten Winkel zur Läsion zu erhalten. Den Draht schieben wir durch den medialen Femurkondylus und aus der Haut heraus. b Der Bohrer wird am Kirschner-Draht befestigt, der dann retrograd unter arthroskopischer Sicht genau unterhalb der Gelenkfläche wieder herausgezogen wird

erreicht haben, zur Vermeidung von Verletzungen der Epiphysenplatte aus der Epiphyse heraustreten. Die Plazierung von vielen Nadeln sichert eine verbesserte Rotationsstabilität der Läsion. Die Nadeln werden so unter die Haut gelegt, daß man sie ambulant entfernen kann. Der Hauptvorteil dieser Technik besteht in ihrer Leichtigkeit; ihr größter Nachteil liegt darin, daß die Fixierungsvorrichtung keine Kompression auf die Läsion ausübt.

Fixierung mit strukturierten Schrauben

Die Entwicklung kanülierter gitterartiger Schrauben hat uns die innere Fixierung von Osteochondrosis-dissecans-Fragmenten erleichtert. Wir nehmen eine kleine Führungsnadel, um das Fragment temporär zu fixieren. Eine kanülierte Schraube läßt sich einfach einbringen, wenn wir die Führungsnadel erst einmal präzise positioniert haben. Es besteht kaum Gefahr, daß die innere Fixierungsschraube sich innerhalb des Gelenks lockert. Wenn die Läsion geheilt ist, erleichtern wir uns das Entfernen der Schraube, indem wir einen Draht in sie einsetzen, bevor wir sie herausziehen.

Nachdem wir entschieden haben, daß die Läsion für eine innere Fixierung in Frage kommt, dirigieren wir eine Führungsnadel unter arthroskopischer Kontrolle (Abb. 3.7) über das verletzte Areal. Oft sind zusätzliche Zugänge erforderlich, um den Zugangswinkel zu optimieren und das lotrechte Einsetzen der Schraube zu gewährleisten. Nach Einbringung des Führungsdrahts nutzen wir diesen, um eine Schraube geeigneter Länge vorwärtszuschieben. Einige Ärzte verwenden einen fragilen Führungsdraht von geringem Durchmesser und müssen dann aufpassen, daß sie den Draht nicht mit einer vordringenden Schraube durchtrennen, die nicht genau dem Verlauf des Drahts folgt. Der Schraubenkopf muß unterhalb der Gelenkknorpelfläche plan eingesenkt werden, um eine mögliche Verletzung der benachbarten Tibiagelenkfläche zu vermeiden. Obgleich eine gut versenkte Schraube in situ belassen werden könnte, empfehlen wir in der Regel, sie nach 12 Wochen zu entfernen.

Wir erlauben die Bewegungsaufnahme mit einer Schiene etwa 4–6 Wochen postoperativ, wenn eine gute Fixierung und Kompression gegeben sind. Wir gestatten aber keine Belastung des Beines über den Zehen-Boden-Kontakt hinaus, solange sich die Schrauben noch im Körper befinden. Zu den Vorteilen dieser Technik gegenüber der einfachen Kirschner-Draht-Fixierung zählen rigidere Fixierung des Fragments und wahrscheinlich besseres Heilungspotential. Die Nachteile beinhalten den Verlust von Gelenkknorpelfläche, bedingt durch die Größe des Schraubenkopfes, sowie die Notwendigkeit eines zweiten operativen Eingriffs, um das Metall wieder zu entfernen. Andererseits ist eine zweite Untersuchung hilfreich für die Beurteilung der Heilung; ferner können die Defekte, die die Schrauben hinterlassen, Kanäle für die Heilung im Bereich der Läsion darstellen.

Fixierung mit Herbert-Schrauben

Eine vorteilhafte Fixierungsalternative gegenüber den einfachen Kompressionsschrauben stellt die Herbert-Schraube dar [5]. Die Kompression der Knochenfragmente kommt zustande, wenn die Schraube auf der Grundlage der unterschiedlichen Höhen der Schraubenenden angezogen wird. Der Kopf verschwindet völlig unter dem Gelenkknorpel. Die Schrauben sollten vor Gewichtsbelastung entfernt werden; frühe Bewegungsübungen in vollem Radius können jedoch begonnen werden, solange die Schrauben noch im Knie stecken. Die Herbert-Schraube gibt es in der kanülierten und nichtkanülierten Version. Wir empfehlen den

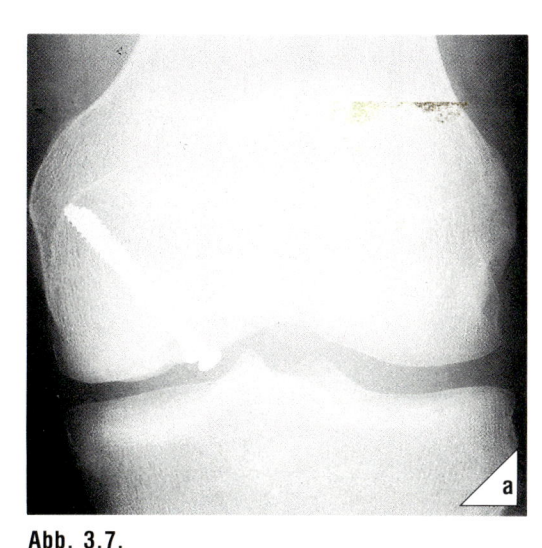

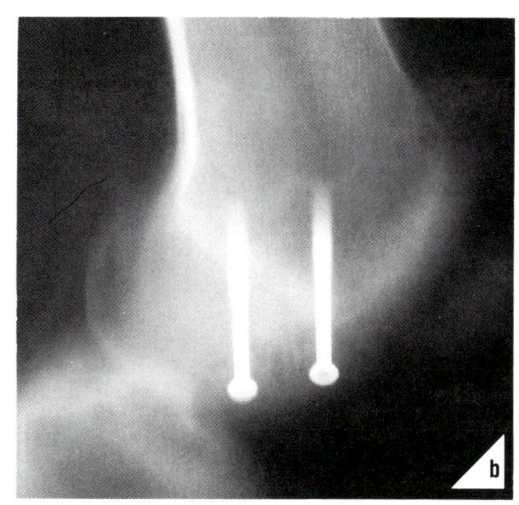

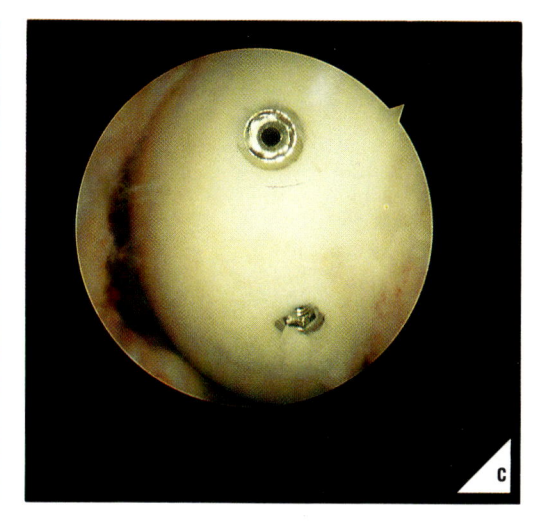

Abb. 3.7.
a Röntgenaufnahme (a.-p.) und b seitliches Tomogramm, die ein Osteochondrosis-dissecans-Fragment des medialen Femurkondylus zeigen, das mit 2 kanülierten strukturierten Schrauben fixiert ist. c Intraoperative arthroskopische Darstellung dieser beiden Schrauben, die unter der Gelenkfläche gegenüberliegend versenkt wurden

Einsatz des ersteren Typs, weil er Plazierung wie Entfernen über Führungsdraht erleichtert (Abb. 3.8). Die Fixierung mit Herbert-Schrauben erfolgt für die kanülierten, strukturierten Varianten wie oben beschrieben; nur muß die Bohrergröße für die distalen und proximalen Anteile des Lochs den beiden Enden der Schraube entsprechen.

Ein abgelöstes Fragment müssen wir vor der inneren Fixierung vorbereiten, um eine optimale Heilung zu erzielen. Wir versuchen, ein Knochen- oder Knorpelscharnier zu erhalten, damit der Großteil der Läsion angehoben werden kann, ohne ein loses Fragment zu schaffen. Der subchondrale Knochen auf der Oberfläche der Läsion wird vorsichtig kürettiert, um das lose fibröse Gewebe zu entfernen. Die Basis der Läsion räumen wir in ähnlicher Weise bis auf den blutenden spongiösen Knochen aus. Ist ein so signifikanter Defekt entstanden, daß der Ersatz der verletzten Partie eine Inkongruenz der Gelenkfläche zur Folge hätte, fügen wir vor Ersatz des Fragments und seiner nachfolgenden Fixierung ein Knochentransplantat in die Basis ein. Läsionen, die intakt oder abgelöst sind, bei denen aber fibröses Gewebe an den Rändern wuchert, weisen in der Regel große Mengen von fibrösem Gewebe unter dem Knochenfragment auf. Solche Läsionen sollten wie ein abgelöstes Fragment behandelt werden, mit Wundtoilette der Basis. Die arthroskopische Ausführung dieser Techniken kann sehr hohe Ansprüche stellen. Der Operateur sollte nicht zögern, eine Arthrotomie durchzuführen, auch wenn ein technisch geeigneteres Vorgehen genutzt werden könnte. Man sollte kein arthroskopisches Verfahren anwenden, wenn man über einen offenen Schnitt mit größerer Präzision arbeiten kann.

Knochentransplantation

Eine Alternative zur inneren Fixierung bei intakten Osteochondrosis-dissecans-Läsionen stellt die Knochentransplantation dar. Durch Verwendung von Knochenpfropfen erreicht man 2 Ziele: das der inneren Fixierung und das der Knochentransplantation. Kleine kortikale streichholzgroße Transplantate werden von der proximalen Tibia gewonnen und entweder arthroskopisch oder über einen kleinen Arthrotomieschnitt (Abb. 3.9) über die Läsion gebracht. Wie zuvor dargelegt, muß die Basis der Läsion richtig präpariert sein, um die Erfolgsaussichten des Verfahrens maximal zu verbessern. Alternativ können wir ein strukturiertes Knochentransplantat relativ leicht arthroskopisch von proximal nach distal führen (Abb. 3.10). Die Lokalisierung der intakten Läsion erfolgt arthroskopisch, und wir benutzen ein Führungsgerät zur Kreuzbandrekonstruktion, um einen Führungsdraht von der Femurmetaphyse in die Verletzung zu bringen. Dann wird über den Führungsdraht mit einer 7-mm-Fräse gebohrt, wobei wir vorsichtig vorgehen, um nicht den Gelenkknorpel zu verletzen. Ein Spongiosatransplantat wird vom Kamm des Os ilium entnommen und in den Tunnel eingebracht. Bildverstärker oder intraoperative Röntgenaufnahmen sind sinnvoll, um die präzise Plazierung von Führungsdraht und Fräse zu sichern. Wiederum gilt, daß bei Gewichtsbelastung in den ersten 6–12 Wochen Vorsicht geboten ist, obgleich mit kontrollierten Bewegungsübungen nach ungefähr 6 Wochen begonnen werden kann.

Akute chondrale und osteochondrale Frakturen

Akute osteochondrale Frakturen finden sich meistens bei Jugendlichen und jungen Erwachsenen, im Gegensatz zu rein chondralen Frakturen, die nahezu ausschließlich bei Erwachsenen vorkommen. Johnson-Nurse und Dandy vertreten die Ansicht, daß bei der jüngeren Altersgruppe der Gelenkknorpel so fest mit dem darunterliegenden Knochen verbunden sei, daß der subchondrale Knochen den schwächeren Bereich darstellte [6].

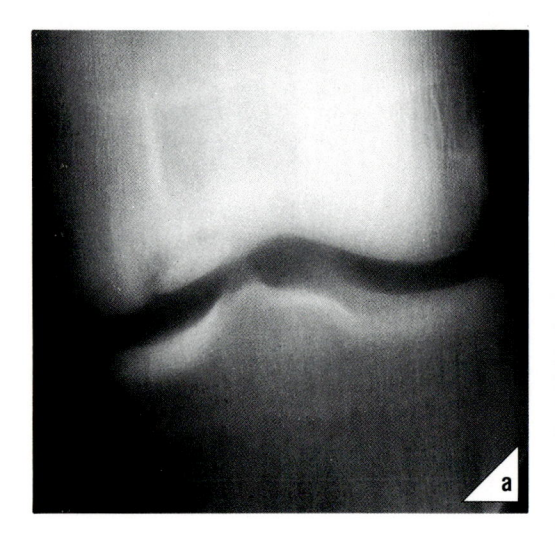

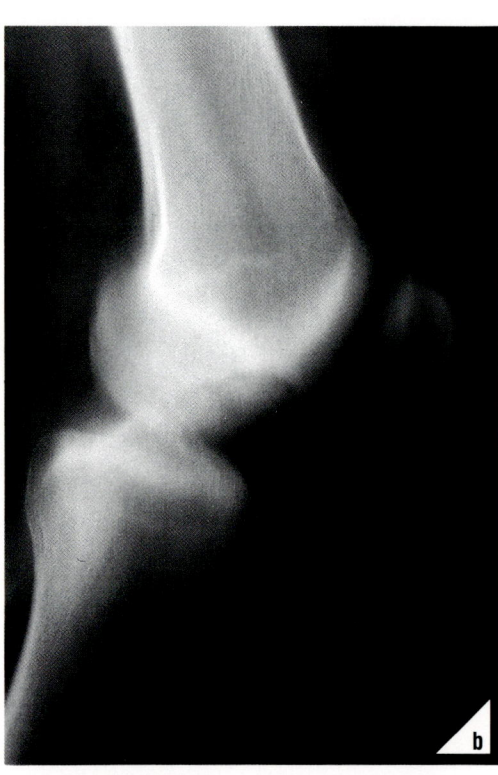

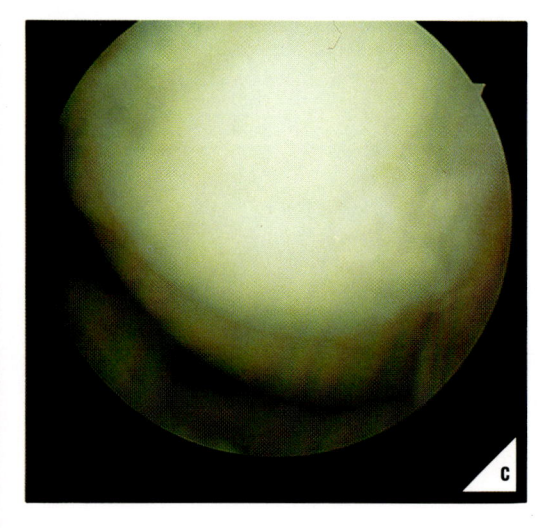

Abb. 3.8.
a Anteroposteriore und b laterale Tomogramme einer großen Osteochondrosis-dissecans-Läsion des medialen Femurkondylus. Die Verletzung besteht aus 2 großen Knochenfragmenten. c Die arthroskopische Darstellung zeigt eine intakte Gelenkfläche mit leichter Erhöhung des Fragments. Die Fixierung der Läsion erfolgte mit 2 kanülierten Herbert-Schrauben, jeweils eine in jedem größeren Knochenfragment. Multiple Bohrlöcher wurden auch an der Peripherie der Veränderung unter Verwendung eines 16-mm-Kirschner-Drahts angelegt

Dagegen kalzifiziert die Basalsschicht des Gelenkknorpels bei Erwachsenen, und es tritt eine Trennung zwischen kalzifizierten und nichtkalzifizierten Zonen ein. Diese Region gilt als das schwache Glied im Gelenkknorpel, was die relativ hohe Inzidenz chondraler Frakturen bei erwachsenen Patienten erklärt. Diese chondrale und osteochondralen Frakturen können sekundär auftreten bei patellarer Subluxation und Dislozierung, bei Torsionsverletzungen des Knies bei fehlender patellarer Subluxation, die Scherkräfte auf den Gelenkknorpel ausüben, oder infolge von direktem Gelenktrauma. Die Patienten beschreiben oft eine Torsionsverletzung, evtl. verbunden mit einem Gefühl des „Springens" im Gelenk. Ein Hämarthros entwickelt sich im allgemeinen bei osteochondralen Frakturen, doch nicht unbedingt im Gefolge rein chondraler Verletzungen. Der Patient klagt vielleicht über ein Gefühl der Blockierung oder des Nachgebens. Die körperliche Untersuchung ergibt in der Regel keinen Hinweis auf Bandschlaffheit bei Patienten mit isolierter osteochondraler oder chondraler Fraktur. Diese Verletzungen können jedoch mit Meniskusrissen und Bänderschäden einhergehen. Die radiologische Untersuchung sollte zumindest a.-p., seitliche Tunnel- und tangentiale Aufnahmen einschließen. Zusätzliche Schrägaufnahmen können für weitere Erkenntnisse sinnvoll sein.

Operationstechnik

Die Arthroskopie ermöglicht die präziseste Beurteilung des Ausmaßes und der Art einer osteochondralen oder chondralen Verletzung. Das Gelenk muß gründlich untersucht werden. Der anterolaterale parapetellare Zugang dient der initialen Beurteilung. Die suprapatellare Tasche, die Rückfläche der Patella und die Femurfurche werden zuerst untersucht, wobei sich das Knie in voller Streckung befindet. Daraufhin nehmen wir die mediale Rinne unter Sicht, beugen das Knie, um das mediale Kompartment zu prüfen. Wir begutachten nun die Fossa intercondylaris, dann das seitliche Kompartment bei einer Kniestellung in Viererposition. Die seitliche Rinne und den Recessus popliteus untersuchen wir bei gestrecktem Knie. Schließlich kommen die posteromedialen und lateralen Kompartments über die Interkondylärgrube an die Reihe. Ein 70°- oder 90°-Arthroskop kann bei hinterer Inspektion nützlich sein. Die genaue Beurteilung eines verletzten Bereichs kann die Beobachtung über mehrere Zugänge erforderlich machen, einschließlich des anteromedialen und anterolateralen sowie des seitlichen suprapatellaren Zugangs, um die Rückfläche der Kniescheibe zu beurteilen, ferner über die posteromedialen oder posterolateralen Zugänge für den hinteren Teil des Gelenks.

Im Falle osteochondraler Frakturen hängt die Entscheidung, das lose Fragment zu reponieren ab vom Umfang der Läsion, dem Vorhandensein multipler Fragmente, der Zeit, die nach Verletzungseintritt verstrichen ist, der Qualität des Knochens, der am Gelenkfragment hängt, und der Möglichkeit arthroskopischer Zugänglichkeit für die innere Fixierung. Bei Akutverletzung mit einem großen Einzelfragment auf der gewichttragenden Fläche des medialen oder lateralen Femurkondylus sollte reponiert werden. In Fällen mit multiplen Fragmenten oder einem hängenden Knochenteil, der zur inneren Fixierung nicht ausreicht, sollten die Frag-

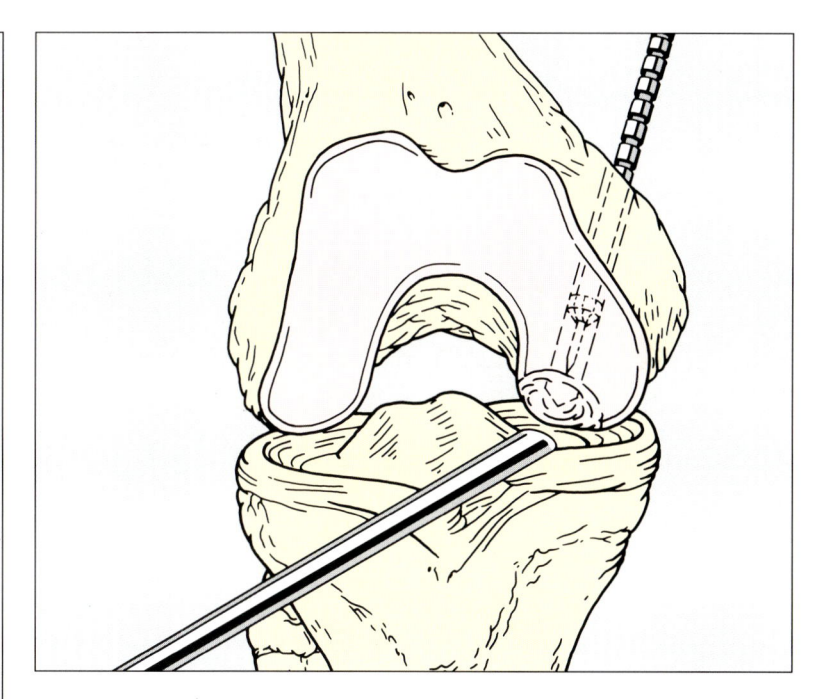

Abb. 3.9.
Verfahren zur streichholzartigen Knochenspantransplantation bei Osteochondrosis dissecans. Man kann dabei arthroskopisch oder durch Arthrotomie vorgehen. Kleine kortikospongiöse Knochenspanstreifen werden von der proximalen Tibia gewonnen und in streichholzgroße Stücke geformt. Sie werden über eine kleine Kanüle und zuvor gebohrte Löcher in die Läsion eingebracht

Abb. 3.10.
Arthroskopisch gestütztes Verfahren zur Spongiosatransplantation bei Osteochondrosis dissecans. Die vordere Kreuzbandführung gestattet die Einführung einer Nadel vom Femurkondylus her in die Mitte der Läsion. Die kanülierte Fräse (5–6 mm) dient nun der Anlage eines Kanals durch die Läsion, wobei man vorsichtig sein muß, um die Gelenkfläche nicht zu durchbohren. Das Knochentransplantat wird dann in den Kanal eingebracht

mente entfernt werden. Große Fragmente in unzugänglichen Bereichen wie der Rückfläche der Patella oder dem hinteren Anteil des seitlichen Femurkondylus sind, wenn nötig, per Arthrotomie intern zu fixieren. Die innere Fixierung läßt sich auf jede der beschriebenen Arten bewerkstelligen, mit Kirschner-Drähten, kanülierten strukturierten Schrauben oder Herbert-Schrauben.

Läsionen des Gelenkknorpels

Es existiert eine Vielzahl von Systemen zur Klassifizierung von Gelenkknorpelverletzungen. Noyes und Stabler geben einen prägnanten Überblick über diese Klassifizierungen und schlagen ein umfassendes selbstentworfenes System vor (Tabelle 3.1) [7]. Dieses beinhaltet eine Beurteilung des Aussehens der Gelenkknorpelfläche, der Tiefe der Läsion sowie deren Größe und Lokalisierung. In jüngerer Zeit hat Tippet ein 8-Stufen-System zur Klassifizierung von Gelenkknorpeldefekten zusammengestellt (Tabelle 3.2) [8].

Liegt eine Erweichung des Gelenkknorpels ohne Lappen oder Fissuren vor, ist die konservative Behandlung das vernünftigste Vorgehen. Man sollte diese Läsionen nicht ausräumen und somit eine großflächige iatrogene Verletzung schaffen. Fissuren, die bei der Sondierung den Eindruck erwecken, daß sie sich bis hinunter auf den subchondralen Knochen erstrecken, können unter Verwendung eines Kirschner-Drahts vorsichtig angebohrt werden, damit das zur Stabilisierung der Läsion notwendige fibröse Gewebe einwachsen kann. Bei größeren Verletzungen können Gelenkknorpellappen mit Delamination des Gelenkknorpels auftreten. Die instabilen Knorpellappen gehören ausgeräumt; den verbleibenden intakten Knorpel an der Basis sollte man jedoch in Ruhe lassen. Wenn sich ein Gelenkknorpeldefekt bis auf den subchondralen Knochen erstreckt, empfiehlt sich ein Débridement der instabilen Gewebelappen bis auf einen stabilen Gelenkknorpelsaum, dessen Kanten Verbindung zur Knochenoberfläche haben. Die Behandlung des sich daraus ergebenden Defekts ist umstritten. Einige Autoren machen den Vorschlag, multiple Bohrlöcher unter Verwendung eines Kirschner-Drahts anzulegen, während andere zur Abrasio des subchondralen Knochens raten. Nach jeder dieser Behandlungen empfehlen wir, für 6 Wochen von Gewichtsbelastung abzusehen und frühzeitig mit Bewegungsübungen zu beginnen.

Eine neuere Studie an Kaninchen befaßte sich mit der Gelenkknorpelsanierung nach einer chondropatellaren Abtragung von 3 mm oder nach subchondraler Abrasio [9]. Nach 12 Wochen fanden sich in der Gruppe, bei der man Knorpel abgetragen hatte, keine Zeichen von Geweberegeneration, wohl aber Degeneration des verbliebenen darunterliegenden Knorpels. Im Gegensatz dazu heilten Defekte der vollen

Tabelle 3.1. Klassifizierung von Gelenkknorpelläsionen nach Noyes und Stabler

Gelenkflächenbeschreibung	Grad der Involvierung	Durchmesser (mm)	Lokalisierung	Grad der Kniebeugung

Intakte Knorpelfläche	a) Definitive Erweichung mit etwas Restelastizität
	b) Extensive Erweichung mit Verlust der Elastizität (Deformation)
		< 10
		≤ 15
		≤ 20
		≤ 25
		> 25
			Patella
			a) Proximales 1/3
			    Mitte 1/3
			    Distales 1/3
			b) Einzelne Facette
			    Mittlere Facette
			    Laterale Facette
				Grad der Kniebeugung, wo die Läsion gewichtstragenden Kontakt hat (z. B. 20°–45°)

Gelenkfläche beschädigt Sprünge, Fissuren Auffaserung oder Fragmentierung	a) < 1/2 der Dicke b) ≥ 1/2 der Dicke		Trochlea Medialer Femurkondylus a) Anteriores 1/3 b) Mittleres 1/3 c) Posteriores 1/3	
Knochen liegt frei	a) Knochenfläche intakt b) Kavernenbildung in der Knochenfläche		Seitlicher Femurkondylus a) Anteriores 1/3 b) Mittleres 1/3 c) Posteriores 1/3	
			Medialer Tibiakondylus a) Anteriores 1/3 b) Mittleres 1/3 c) Posteriores 1/3	
			Lateraler Tibiakondylus a) Anteriores 1/3 b) Mittleres 1/3 c) Posteriores 1/3	

Gedruckt mit Genehmigung von Noyes FR, Stabler CL, 1989

Knorpeldicke, die durch subchondrale Abrasio behandelt worden waren, mit Regeneration eines „hyalinähnlichen" Knorpels; kontinuierliche passive Bewegung schien die Heilung zu intensivieren. Diese Studie umfaßte allerdings nur Läsionen einer bestimmten Größe und einen Nachbeobachtungszeitraum von maximal 12 Wochen, so daß die Dauerhaftigkeit des heilenden Gewebes nicht beurteilt werden konnte. Diese Studie legt – zusammen mit früheren Untersuchungen von Salter – nahe, daß kontinuierliche passive Bewegung die Heilung von die gesamte Gelenkknorpelschicht umfassenden Defekten zu begünstigen vermag.

Laserbehandlung chondraler Defekte

Verstärkt hat die Lasertechnologie in den letzten Jahren Eingang in die arthroskopische Chirurgie gefunden. Es stehen einige Typen von Lasersystemen zur Verfügung, jeweils mit Vor- und Nachteilen. Die detaillierte Diskussion der Laserphysiologie würde den Rahmen dieses Kapitels sprengen. Einige Anmerkungen zur Lasertechnik und zu ihrem Nutzen für arthroskopische Knieoperationen sind jedoch an dieser Stelle angebracht.

Es wird seitens nichtmedizinischer Gesellschaftsgruppen, vor allem der verkaufsorientierten Hersteller, erheblicher Druck ausgeübt, neue Technologien wie den Laser einzuführen. Druck machen aber auch Mediziner, die auf dem neuesten Stand der Technik mit anderen Orthopäden konkurrieren wollen. Bevor man sich allerdings auf diese neue Technologie stürzt, bedarf es noch stärkerer Grundlagenforschung, um die langfristige Wirkung auf den Knochen, den Gelenkknorpel und den Meniskusknorpel zu sehen und zu beurteilen, inwieweit sich die Ergebnisse nach dem Einsatz dieser Technik gegenüber herkömmlicher mechanischer Instrumentierung verbessern.

Der Kohlendioxid(CO_2)-Laser war der erste in der Arthroskopie verwendete Laser; er benötigt aber leider ein Gasmedium. Zudem ist ein Gelenkarm für die Zuleitung nötig, und er bringt potentielle Komplikationen im freien Leitstrahlmodus seiner Anwendung. Zu den Lasern, die mit einem Flüssigkeitsmedium arbeiten, gehören der Ho:YAG, der Neodynium:YAG (Nd: YAG), der KTP und Excimer-Laser. Der arthroskopische Nd:YAG-Laser besitzt eine Spezialspitze, die sich durch Laserenergie erhitzt. Er benötigt im Gegensatz zum freien Laserstrahl den Kontakt, ähnlich dem Prinzip des Elektrokauters. Durch diese Konfiguration ist er nicht in der Lage, Gewebe abzutragen und nennenswert auf den Gelenkknorpel zu wirken. Die begrenzten Einsatzmöglichkeiten dieses Lasers in unserer Praxis lasssen uns annehmen, daß er, wenn überhaupt, nur wenige Vorteile gegenüber der Standardinstrumentierung zu bieten vermag.

Der Ho:YAG-Laser arbeitet in einer Wellenlänge von 2,1 μm, einer Position zwischen der des Nd:YAG- und des CO_2-Lasers. Die Laserenergie wird über ein fiberoptisches Kabel transportiert, das sich in einem Metallgriff mit geringem Durchmesser befindet, der erheblich stabiler als andere Geräte ist. Er wird im kontaktnahen oder Kontaktmodus eingesetzt, die Justierung der dem Gewebe zugeführten Energiemenge erfolgt durch Defokussierung des Strahls, indem man die Entfernung zum Gewebe verändert. Ein weiterer Vorteil liegt in seiner Fähigkeit, Gefäße während des Abtragens und Entfernens zu photokoagulieren. Frühe, nicht veröffentliche Berichte von Dillingham legen nahe, daß dieser Laser sich gut für das Débridement von Gelenkknorpelläsionen eignet [10]. Er besitzt Vorteile gegenüber herkömmlichen Instrumenten wie „Shavers". Der Strahl ist ziemlich präzise, das propriozeptive Feedback ist hervorragend, so daß bei der Wundexcision keine Verletzungsgefahr für benachbarte Areale nichtbetroffenen Knochens und Knorpels besteht. Da dieser Laser über eine geringe Absorptionsweite verfügt,

---

Tabelle 3.2. Klassifizierung der Knorpelläsionen

Grad I	Erweichung des hyalinen Gelenkknorpels ohne Unterbrechung der Gelenkflächenschichten
Grad II	Lineare Fissuren der Gelenkfläche von wechselnder Tiefe und Anzahl
Grad III	Fissuren, die mit multipler Faszikelbildung auf der Knorpelfläche einhergehen
Grad IV	Aufgefaserte Knorpelläsion, die in der Tiefe der Gelenkfläche unabhängig von der Größe des befallenen Areals zwischen 20 % und 50 % variiert
Grad V	Fortgeschrittene Ausfaserung mit Tiefen von 50–90 % des Flächenareals
Grad VI	Defekt bis zum subchondralen Knochen, der einen Bereich von 1 cm oder weniger ausmacht, nachdem die benachbarten subchondralen Lappen auf eine stabile Knorpel-Knochen-Schnittstelle herabpräpariert sind; betroffen ist aber nur eine Gelenkfläche
Grad VII	Defekt der vollen Knorpeldicke > 1 cm, der nach Débridement nur eine Gelenkfläche betrifft
Grad VIII	Elfenbeinartige Knochenläsionen auf benachbarten Knorpelflächen von unterschiedlichen Größen

Übernommen mit Genehmigung von Tippet JW, 1991

bleibt nur ein minimaler Thermoeffekt auf das umgebende Gewebe. Der ausgefaserte Knorpel scheint unter der Wirkung des Lasers zu „schmelzen", die Ränder der Läsion können vollkommen geglättet werden. Unsere eigenen Erfahrungen stützen die Befunde von Dilligham. Es gibt jedoch weder Langzeit-Follow-up-Untersuchungen beim Menschen noch Tierstudien, um die Vorteile gegenüber der Standardinstrumentation endgültig zu belegen.

Degenerative Gelenkerkrankung

Die Rolle der Arthroskopie in der Behandlung degenerativer Gelenkerkrankungen ist umstritten. Die konservative Behandlung stützt sich auf modifizierte Aktivitäten, Gewichtsreduktion, Gewichtsentlastung durch einen Stock, Schuhpolsterung und den wohlüberlegten Einsatz von Kortikosteroidinjektionen. Obgleich letztere vielfach zu einer bedeutsamen symptomatischen Besserung führen, ist ihr Erfolg nur vorübergehend, und ihre möglichen Nebenwirkungen auf den Stoffwechsel des übrigen Knorpelgewebes lassen sie wenig attraktiv erscheinen.

Offenes Débridement

Zu den operative Alternativen zählen das offene Débridement, wie von Magnuson empfohlen, die tibiale oder femorale Osteotomie, Hemiarthroplastik und totale Gelenksarthroplastik [11]. Die Arthroskopie hat uns die zusätzliche Chance an die Hand gegeben, auf minimal-invasive Weise die Lavage, deas Débridement gerissener Menisken und drückender Osteophyten sowie die Synovektomie, Bohrungen und Abrasionen vorzunehmen. Jacksons Behandlungsmethode der degenerativen Arthritis schließt die Exzision freier Gelenkknorpelfragmente und die Resektion degenerativer Meniskusrisse ein [12]. Osteophyten, die auf das Weichteilgewebe drücken, werden reseziert. Die Gelenkspülung erlaubt das Entfernen von freien Gelenkknorpelfragmenten wie auch von Reizsubstanzen wie degenerativen Enzymen. Jackson gibt zu, daß dieses Verfahren ein abwartendes ist und daß die Patienten es annehmen, um invasivere Methoden noch aufschieben zu können. Seine Studie an Patienten mit degenerativer Arthritis, die sich einem Débridement unterzogen, zeigt bei 80–85 % eine signifikante Besserung ihrer Symptome. Der Erfolg schien geringer, wenn eine Knochen-an-Knochen-Gelenkverbindung vorlag.

Abrasionsarthroplastik

Johnson vertrat die These, daß die Abrasionsarthroplastik die Heilung von Gelenkknorpel bei Patienten mit einer „sklerotischen Läsion" [13] stimuliert. Bei diesem Verletzungstyp findet sich ein völliger Verlust von Gelenkknorpel über dem subchondralen Knochen. Johnson entdeckte, daß intrakortikale Blutgefäße durch einfache Abrasio von 1–2 mm der Oberfläche des subchondralen Knochens freigelegt werden konnten [14]. Eine zweite arthroskopische Untersuchung wies verschmelzendes Heilgewebe nach, wenn sich die Abrasio über den ganzen Kondylus erstreckte. Zur postoperativen Behandlung gehörte gewichtsentlastendes Gehen für 8 Wochen. Das von Johnson beschriebene Abrasionsverfahren schließt im einzelnen die assoziierte Synovektomie ein, das Entfernen freier Gelenkkörper, das Meniskusdébridement, die Chondroplastik sowie die eigentliche Abrasio. Bereiche intakten Gelenkknorpels, seien sie auch nur hauchdünn, werden nicht bis auf den Knochen exzidiert. Johnson abradiert nur die sklerotische Läsion und verwendet einen motorgetriebenen Bohrer, um nur die oberflächlichen 1–2 mm des subchondralen Knochens abzutragen. Die Wundtoilette erfolgt nicht bis auf den spongiösen Knochen. Johnson meint, daß der anfängliche fibrokartilaginäre Belag postoperativ schließlich verstärkte Ebenen des Typ-II-Kollagens entwickelt, daß für den hyalinen Knorpel charakteristisch ist. Tippet schlägt die Anlage von multiplen, 3–4 mm tiefen Bohrlöchern im Femurkondylus vor, wobei er einen 2-mm-Bohrer benutzt [15].

Die Tibiafläche wird bis auf die Ebene des spongiösen Knochens abgetragen. Es folgt eine Tibiaosteotomie, um eine Varusstellung zu korrigieren (überkorrigiert um 3°). Auch Johnson plädiert für die Osteotomie bei degenerativer Veränderung eines Kompartments mit signifikanter Varuswinkelung [13].

Einige Forscher vertreten die Ansicht, daß die Optimierung der Gelenkbelastung durch Osteotomie allein im Laufe der Jahre die Regeneration des Knorpels bewirken kann [16, 17]. Coventry hebt hervor, daß eine Überkorrektur des Winkels erfolgen muß, um die Belastung auf dem betroffenen Kondylus zu verringern und diese auf die nicht betroffene Seite zu übertragen, damit es überhaupt zur Regeneration des Knorpelgewebes kommen kann.

Frakturen der Tibiagelenkfläche

Intraartikuläre Frakturen der proximalen Tibia wurden von Hohl nach dem Grad der Impression, der Vergesellschaftung mit Splitterfragmenten und der bikondylären Beteiligung klassifiziert (Abb. 3.11) [18]. Die Ziele der operativen Behandlung solcher Frakturen beinhalten die Reposition dislozierter Fragmente, Stabilisierung der Fraktur, um frühzeitige Bewegungsfähigkeit zu gewährleisten, sowie die Versorgung einer assoziierten Band- oder Meniskusverletzung. Obgleich nicht oder nur geringfügig dislozierte Frakturen in der Regel ohne Operation heilen, besteht Einhelligkeit in der Meinung, daß Frakturen mit signifikanter Impression oder Dislozierung der offenen Reponierung und inneren Fixierung zu unterziehen sind, um die anatomische Lage der Fragmente wiederherzustellen. Die offene Behandlung dieser Frakturen geht allerdings mit signifikanter operativer Morbidität und potentiellen postoperativen Komplikationen einher. Um die Bruchstelle darzustellen, ist viel Weichteilgewebe von der proximalen Tibia zu entfernen. Der Meniskus muß von der Gelenkfläche abgehoben und am Ende der Prozedur sorgfältig wieder angeheftet werden [19]. Es können postoperative Komplikationen wie tiefe Venenthrombose, Lungenembolie, eingeschränkte Kniebeweglichkeit, Versagen der Fixierung mit Dislozierung oder Zusammenbruch von Frakturfragmenten und Infektionen eintreten. Einige Untersucher meinen, daß die arthroskopische Beurteilung und die arthroskopiegestützte innere Fixierung bei manchen Frakturen sinnvoll seien und bei geringerer operativer Morbidität eine ähnlich gute Reposition und Fixierung erzielten [20, 21].

Die Erstuntersuchung von Patienten mit Fraktur der Tibiagelenkfläche schließt die klinische Befundung des Knies mit ein, um die Angleichung zu prüfen und begleitende ligamentäre oder intraartikuläre Verletzungen festzustellen. Die Untersuchung einer zusätzlich vorhandenen Läsion kann sich bei einem akut verletzten Patienten als schwierig erweisen und wird oft behindert durch Schmerzen, Abwehrspannung und Hämarthros; die Knochenverletzung beeinträchtigt die Beurteilung der Bänder. Der neurovaskuläre Status muß vollständig abgeklärt sein. Röntgenuntersuchungen beginnen mit den routinemäßigen a.-p., seitlichen und tangentialen Aufnahmen der Patella. Die Winkelung der Röntgenröhre um ca. 10° posterior für die a.-p. Aufnahme kann die Fraktur besser ins Bild rücken [22]. Das Ausmaß der Dislozierung und Impression kann bei den a.-p. Routineaufnahmen nicht deutlich zutage treten, so daß laterale

Typ I
minimale Dislozierung

Typ II
lokale Kompression

Typ III
gespaltene Kompression

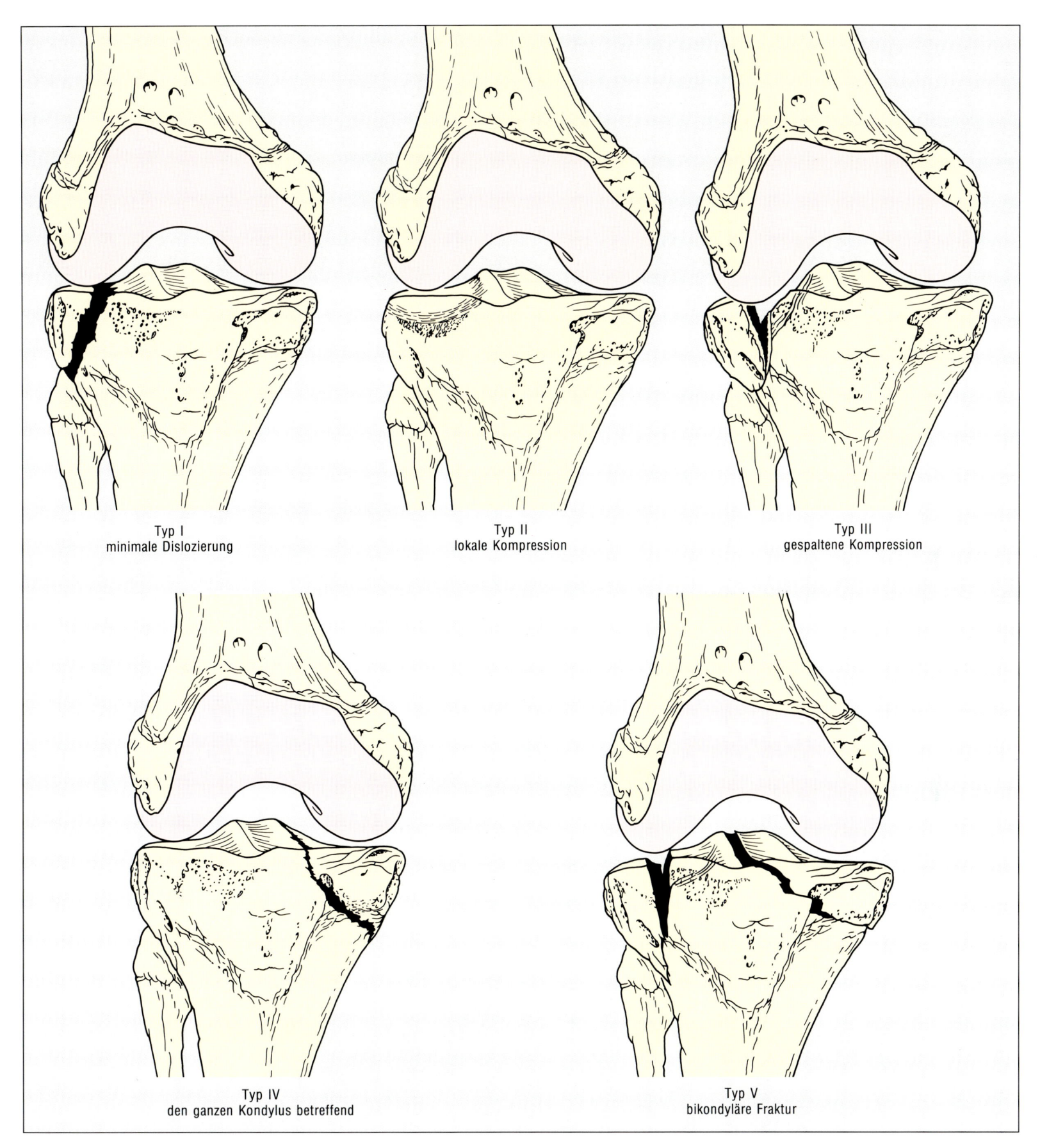

Typ IV
den ganzen Kondylus betreffend

Typ V
bikondyläre Fraktur

Abb. 3.11.
Klassifizierung der Frakturen der Tibiagelenkfläche nach Hohl

Schichtaufnahmen oder CT dann hilfreich sind. Computertomogramme erhalten wir in der Regel durch axiale Schnitte, die parallel zur Gelenkfläche laufen, wodurch der Grad ihrer Impression nicht klar erkennbar ist. Neue Techniken der dreidimensionalen Rekonstruktion können den Effekt dieser Untersuchung verbessern.

Nach Durchführung der präoperativen radiologischen Untersuchungen muß der Chirurg sich zunächst entscheiden, ob er die Fraktur operativ oder nichtoperativ angeht und welche Rolle die Arthroskopie evtl. im Therapieplan innehaben soll. Die Arthroskopie kann uns helfen, begleitende Weichteilgewebsschäden einschließlich Bänder- und Meniskusverletzungen zu beurteilen. Gewisse Frakturen sind der arthroskopischen Reposition und inneren Fixierung gut zugänglich, insbesondere Splitterbrüche oder Splitter-Impressions-Frakturen. Eine signifikante Knochensplitterung mit Verlust der seitlichen Stützung erfordert eine Plattenverankerung, um eine ausreichende Stabilität der Fraktur zu gewährleisten und macht die offene Reponierung und innere Fixierung erforderlich. Man sollte kein weniger geeignetes arthroskopisches Verfahren anwenden anstelle des offenen Pocedere, das eine größere Präzision hinsichtlich der Reposition und Stabilität bedeutet.

Operationstechnik

Der Patient befindet sich in Rückenlage auf dem Op.-Tisch, mit einer Staubinde um den Oberschenkel Eine röntgenstrahlendurchlässige Tafel dient als Bildverstärker. Wir nehmen lieber eine seitliche Hüftstütze als einen unseren Bewegungsspielraum einengenden Beinhalter. Diese Stütze gestattet optimale intraoperative Mobilität der Extremität, wenn es um die Manipulation und Positionierung der Vorrichtungen zu inneren Fixierung geht.

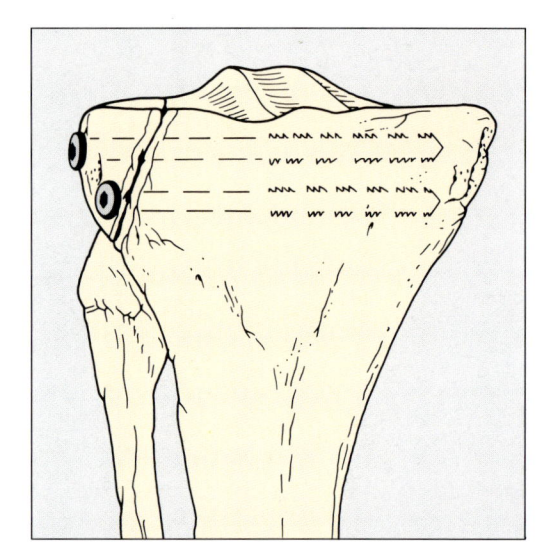

Abb. 3.12.
Fixierung einer Fraktur vom Typ I mit 2 diagonal gesetzten strukturierten Schrauben

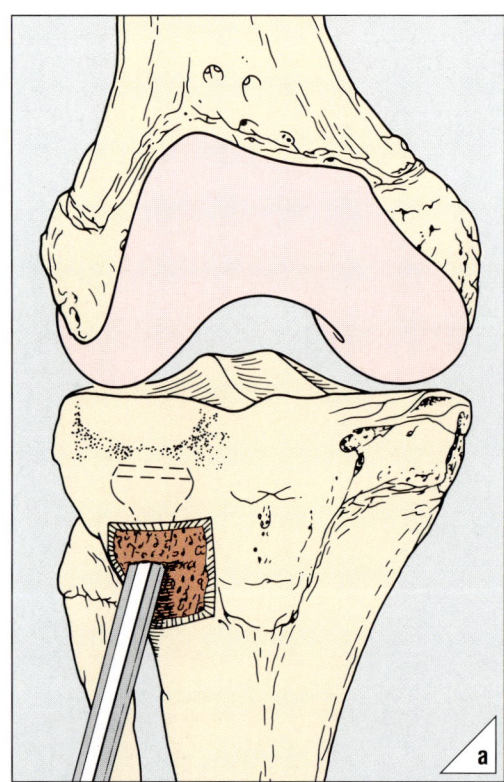

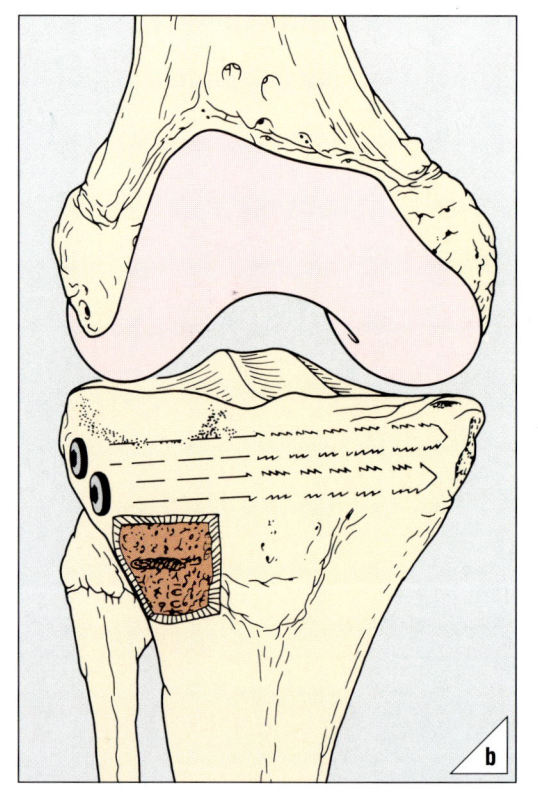

Abb. 3.13.
a Fixierung einer Fraktur vom Typ II, nachdem die eingedrückte Tibiagelenkfläche angehoben und der Knochen transplantiert wurde. b Die Fraktur wird mit strukturierten Schrauben fixiert

Wir empfehlen die arthroskopische Flüssigkeitspumpe für hohen Durchfluß, Niederdruckspülung und Ausräumung des Hämarthros. Die komplette Untersuchung des Knies widmet sich auch den Innen- und Außenmenisken sowie den Kreuzbändern. Das Frakturkompartment läßt sich für gewöhnlich aufgrund der Impression der Gelenkfläche und der damit verbundenen Vergrößerung des Kompartments leicht einsehen. Die Fraktur selbst wird über eine arthroskopische Sonde untersucht. Der Bildverstärker kann uns helfen, den Grad der Gelenkknorpelimpression und die Notwendigkeit einer Anhebung einzuschätzen. Die Bruchstelle muß mit der Sonde oder einer kleinen Curette von Gerinnseln und Trümmern befreit werden. Frakturen vom Hohl-Typ I (minimal disloziert) lassen sich mit strukturierten Knochenschrauben reponieren und fixieren, nachdem die Frakturstelle gesäubert wurde (Abb. 3.12). Kanülierte Schrauben können unter intraoperativer röntgenologischer Bestätigung der anatomischen Angleichung auf die einfachste Weise eine Fraktur stabilisieren. Die Führungsnadeln werden über die Frakturstelle gelegt, die Fluoroskopie bestätigt die richtige Position. Es gibt sich selbst automatisch einbohrende Schrauben, die auf direkteste Weise die innere Fixierung bewerkstelligen. Bei schlechter Knochenqualität kann die Schraube die gegenüberliegende Kortikalis miterfassen.

Frakturen vom Hohl-Typ II (lokale Impression) muß man nach oben verlagern, um die Gelenkfläche anatomisch wieder nivellieren. Das nach oben gehobene Segment bedarf meist der Stützung durch ein Knochentransplantat. Dieses Manöver läßt sich durch die Anlage eines kleinen kortikalen Fensters in der Tibiametaphyse und Einbringen eines kleinen Knochenstopfens, um die eingedrückten Fragmente anzuheben, durchführen. Das Verfahren wird durch die direkte arthroskopische Darstellung der Gelenkfläche überwacht, die adäquate Reponierung wird röntgenologisch geprüft. Das Knochentransplantat zur Stützung der Tibiagelenkfläche und zur Auffüllung des Defekts gewinnen wir aus dem Kamm des Os ilium. In einigen Fällen mit intakter kortikaler Stützung bei zentraler Impression der Gelenkfläche ist die innere Fixierung evtl. nicht nötig. Eine Verstärkung der Stützung bei Impression läßt sich noch mit Steinmann-Nadeln oder -Schrauben erzielen, die wir genau unterhalb der subchondralen Platte einführen (Abb. 3.13). Frakturen vom Hohl-Typ III stellen eine echte Herausforderung dar, lassen sich aber in ähnlicher Weise fixieren. Nachdem wir die Frakturstelle von Blutkoageln und Trümmern befreit haben, verlagern wir die eingedrückten Fragmente nach oben und erreichen eine provisorische Reposition mit Kompression der Gelenkfläche und Einbringung der Führungsnadeln. Es kann vorkommen, daß der Meniskus innerhalb der Fraktur eingeklemmt ist; in einem solchen Fall müssen wir ihn entfernen, bevor wir zur Reponierung schreiten können. Nach Wiederherstellung der anatomischen Nivellierung stützen wir das eingedrückte Fragment durch ein Knochentransplantat; die Fixierung erfolgt über interfragmentäre Schrauben, wie oben beschrieben. Liegt ein peripherer Meniskusriß vor, sollte die arthroskopische Sanierung nach Fixierung der Fraktur stattfinden (Abb. 3.14, 3.15).

Obgleich Hohl-Frakturen vom Typ IV (völlige kondyläre Impression) beide Gelenkflächen betreffen können, finden sie sich häufiger auf der Innenseite, wobei die Bruchlinie in der Nähe des interkondylären Höckers in das Gelenk eintritt. Wenn wir die arthroskopische interfragmentäre Kompressionsschraubenfixierung wählen, muß das Konstrukt stark genug sein, um den Scherkräften zu widerstehen, die eine postoperative Dislozierung bewirken könnten (Abb. 3.16). Wenn dies auf arthroskopischem Wege nicht möglich ist, sollte die offene Fixierung oder Stützplattenverankerung angestrebt werden (Abb. 3.17). Hohl-Frakturen vom Typ V lassen sich am besten durch offene Reponierung und innere Fixierung behandeln (Abb. 3.18). Die arthroskopische Untersuchung kann für die Beurteilung von Begleitverletzungen nützlich sein.

Wenn wir die richtige Fixierung erreicht haben, kann der Patient frühzeitig postoperativ mit Bewegungsübungen anfangen. Wir empfehlen jedoch mit der vollen Gewichtsbelastung bis 12 Wochen nach der Fixierung eines Bruchs, der mit einer signifikanten Impression einherging, zu warten. Wenn die Fixierung zu schwach erscheint, um postoperative Bewegungen zuzulassen, bleibt der Patient für 4–6 Wochen immobil, bis eine frühe Heilung eingesetzt hat und einfache Bewegungsübungen ungefährlich sind. Wiederum gilt; daß ein offenes Verfahren vorzuziehen

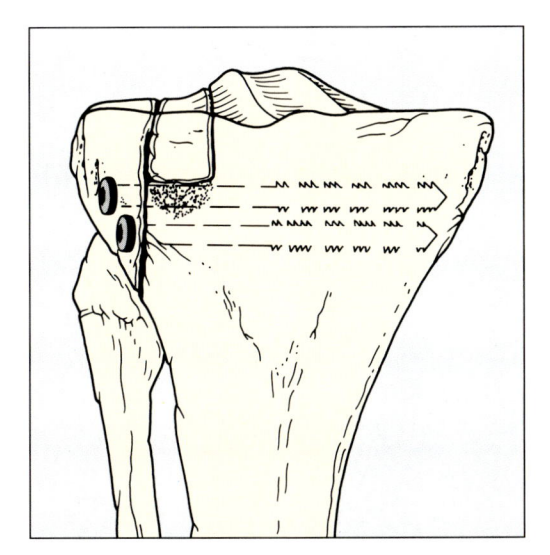

Abb. 3.14.
Ein gespaltener Impressionsbruch vom Typ III ist angehoben, der Knochen transplantiert; Fixierung erfolgte mit strukturierten Schrauben

ist, wenn dies eine verbesserte Fixierung verspricht mit der Möglichkeit, frühzeitig nach der Operation mit Bewegungen zu beginnen.

Ischämische Nekrose des Femurkondylus

Alback et al. waren die ersten, die die idiopathische Nekrose des Femurkondylus beschrieben [25]; sie umrissen die klassische röntgenologische Ausprägung der Läsion und deren charakteristische Darstellung im Knochenszintigramm. Dieser Defekt kommt häufiger im medialen Femurkondylus vor, wird aber auch im seitlichen beobachtet. Meist findet er sich bei Frauen über 60 und steht nicht in Verbindung mit einem Trauma oder einer anderen vorbestehenden Erkrankung. Der Schmerz ist in der Regel auf der Seite der Läsion lokalisiert und verschlimmert sich typischerweise in der Nacht. Druckschmerz besteht über dem beteiligten Kondylus und kann von einem Erguß, einer Synovitis und Gelenkentzündung verursacht sein.

Zu den anderen, nichtidiopathischen Ursachen der Osteonekrose des Femurkondylus gehören die Kortikosteroidapplikation, Alkoholabusus, Caissonkrankheit, Sichelzellenanämie, Gaucher-Syndrom, Nierentransplantation und Trauma [25].

Röntgenaufnahmen können bei einer kleinen Läsion im Frühstadium des Krankheitsverlaufs (Stadium I) noch normal ausfallen. Im Stadium II findet sich eine Abflachung der Normalkontur des Femurkondylus (Abb. 3.19 a). Im radiologischen Stadium II der Erkrankung zeigt sich der charakteristische Bereich von Röntgenstrahlendurchlässigkeit über dem betroffenen Kondylus auf den anteroposterioren wie auch den seitlichen Aufnahmen mit Knochensklerose an der Basis der Läsion (Abb. 3.19). Bei Osteonekrose im Stadium IV finden wir vermehrte Sklerose um den Defekt herum (Abb. 3.20), und bei der Erkrankung im Stadium V zeigt sich eine Gelenkspaltverschmälerung mit Ausbildung von Knochensporn und weiterem Kollaps [25].

Das Knochenszintigramm gilt als das sensibelste und preisgünstigste Verfahren zum kontinuierlichen Nachweis der Läsion bei vermehrter

Abb. 3.15.
Anteroposteriore (a) und seitliche (b) Röntgenaufnahmen einer 43jährigen Frau, die einen gespaltenen Impressionsbruch der seitlichen Tibiagelenkfläche erlitten hatte, als sie beim Skilanglauf stürzte. Schichtaufnahmen bestätigten einen signifikanten Impressionsgrad des Gelenkfragments mit minimaler Dislozierung des abgespaltenen Fragments. Anteroposteriore (c) und seitliche (d) postoperative Röntgenaufnahmen nach Anhebung des heruntergedrückten Fragments, Transplantierung vom Kamm des Os ilium und innerer Fixierung mit einer einzelnen strukturierten Schraube. Gelenkbewegungen wurden sofort postoperativ durchgeführt; doch war der Patientin 12 Wochen lang keine Gewichtsbelastung erlaubt

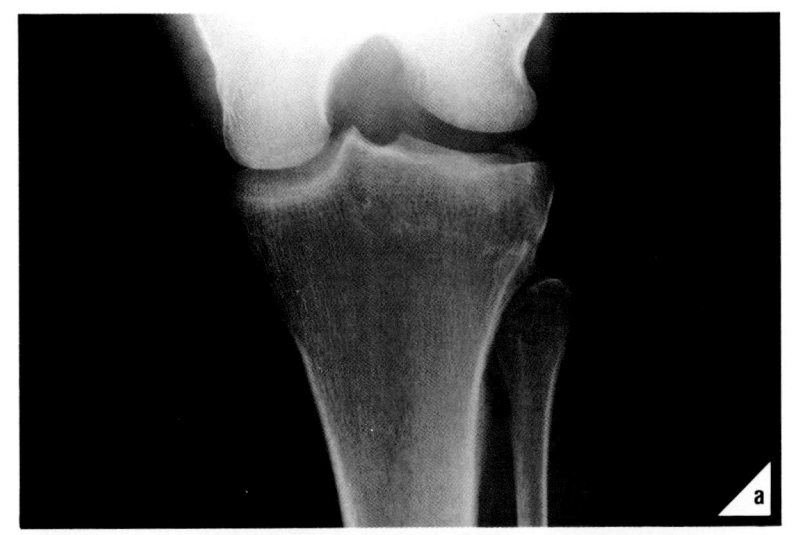

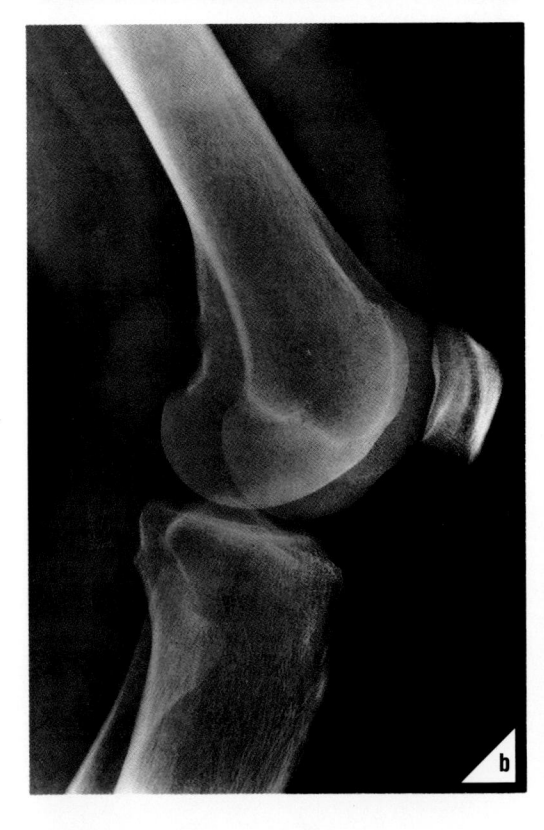

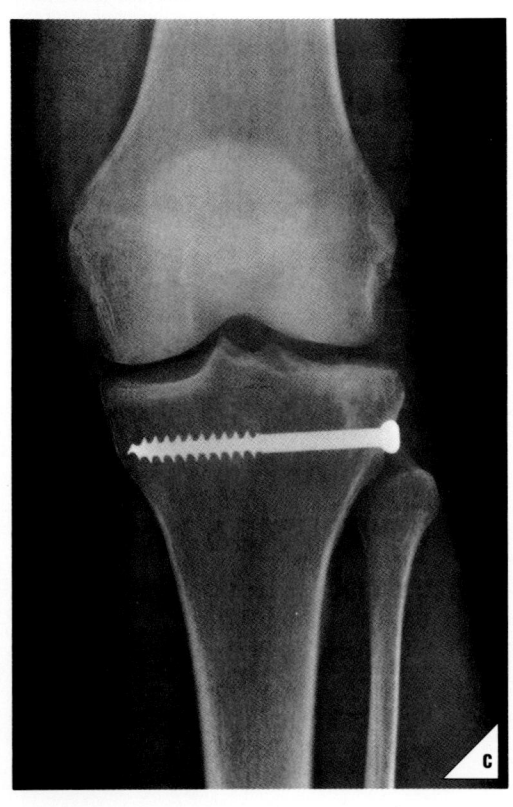

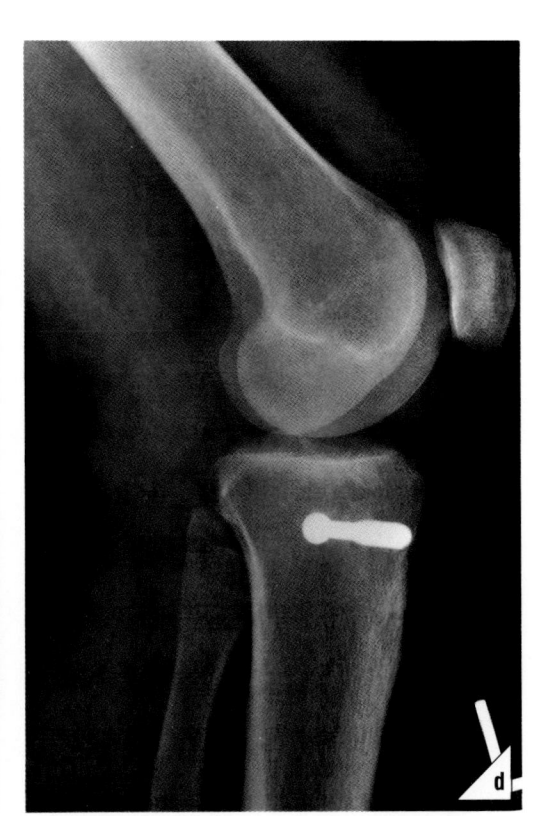

Kontrastmittelaufnahme im befallenen Kondylus. Das Kernspintomogramm zeigt gleichfalls pathologische Areale in den T1- und T2-gewichteten Aufnahmen [25].

Die Prognose für Patienten mit idiopathischer Osteonekrose hängt davon ab, wie weit der Femurkondylus betroffen ist. Läsionen, die mehr als 40–50 % der Breite des befallenen Kondylus erfaßt haben oder eine Fläche von mehr als 3,5–5 cm^2 bedecken, haben eine schlechte Prognose und werden mit größter Wahrscheinlichkeit zur Gelenkdestruktion führen [26–29].

Die Behandlung der Osteonekrose des Femurkondylus ist umstritten; kontrollierte klinische Studien haben es nicht vermocht, die Rolle der arthroskopischen Intervention klar zu umreißen. Im allgemeinen sollten Patienten mit kleinen Läsionen im frühen Krankheitsstadium konservativ behandelt werden, mit eingeschränkter Aktivität, verminderter Gewichtsbelastung und antiinflammatorischer Medikation. Es kann einige Monate nach Diagnose des Defekts schwierig sein, dessen tatsächliche Größe zu bestimmen. Kleine Läsionen, wie oben definiert, bedürfen oft keiner weiteren Intervention, um die Symptome zu beseitigen. Große Läsionen machen in der Regel angesichts anhaltender Schmerzen und fortschreitender degenerativer Veränderungen eine Behandlung erforderlich. Koshino et al. führten arthroskopische Untersuchungen an 8 Knien mit idiopathischer femoraler Osteonekrose durch und korrelierten ihre

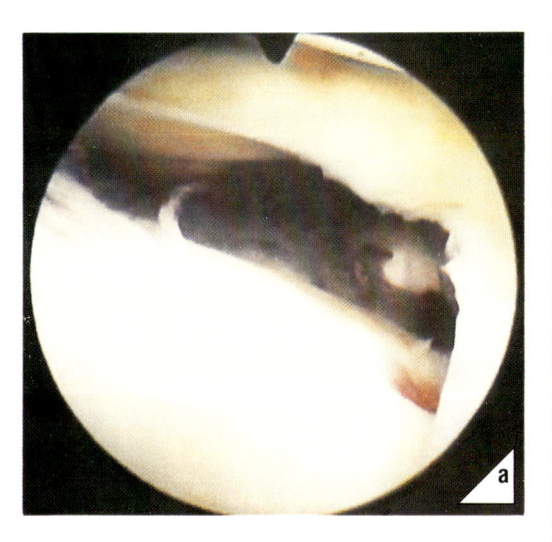

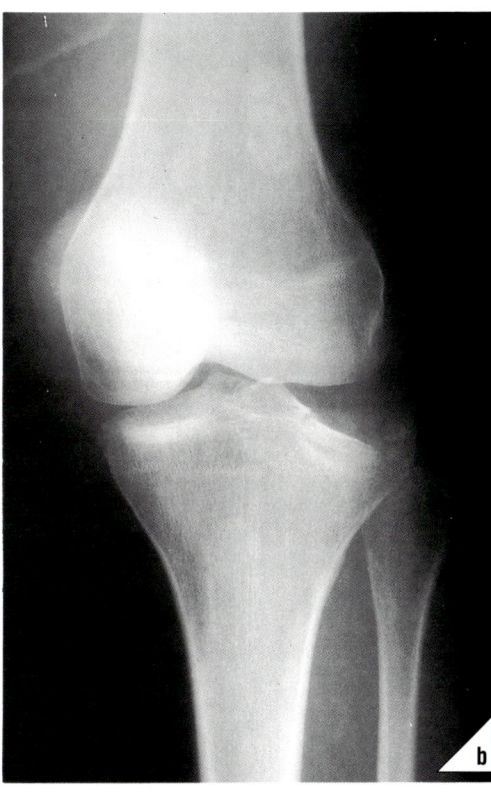

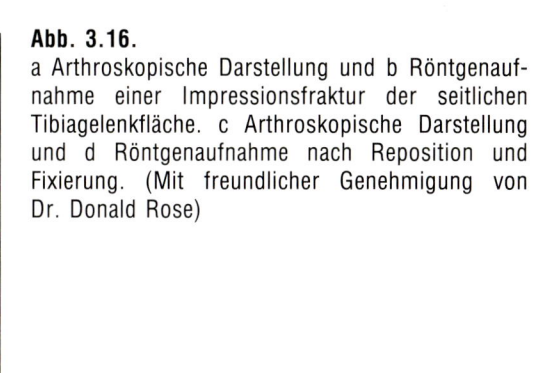

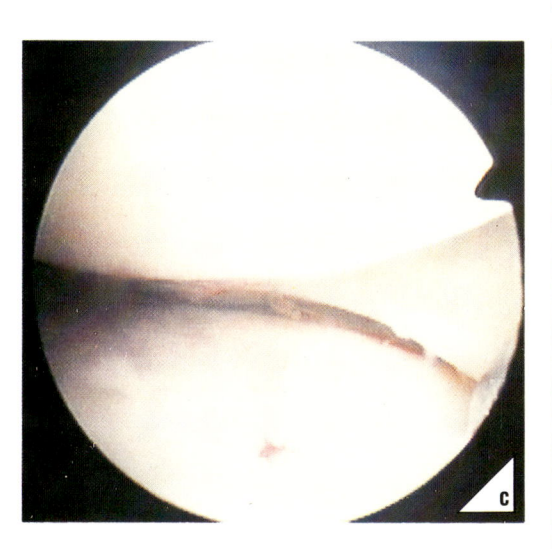

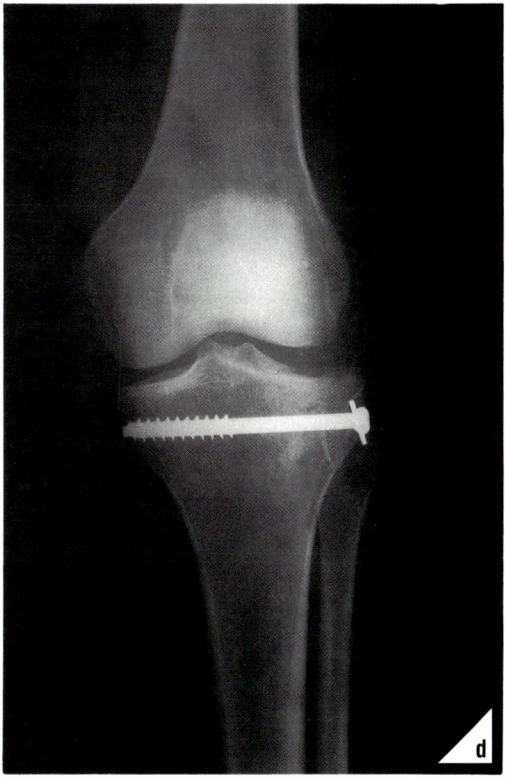

Abb. 3.16.
a Arthroskopische Darstellung und b Röntgenaufnahme einer Impressionsfraktur der seitlichen Tibiagelenkfläche. c Arthroskopische Darstellung und d Röntgenaufnahme nach Reposition und Fixierung. (Mit freundlicher Genehmigung von Dr. Donald Rose)

arthroskopischen Befunde mit denen einer Arthromtomie, die sie an 7 Knien vornahmen [29]. Sie schlugen vor, zur Abklärung des Zustands der Gelenkfläche eine Arthroskopie zu machen, bevor man den Patienten anderen Verfahren wir offener Bohrung, Knochentranplantation oder Osteotomie unterziehe.

Mit der Entwicklung raffinierterer arthroskopischer Operationstechniken haben andere Autoren Débridementmethoden bei der idiopathischen Osteonekrose angewandt. Miller et al. berichteten von 5 Patienten mit diesem Krankheitsbild, bei denen eine arthroskopische Untersuchung mit Débridement und Abrasio an der Basis der Läsion durchgeführt wurde [28]. Die Wundtoilette schloß die Entfernung aller freien Gelenkkörper und die Abrasio an der Basis ein, bis der blutende Knochen zu sehen war. Die Patienten blieben 6 Wochen lang ohne Gewichtsbelastung, die aber 8 Wochen nach der Operation im vollen Ausmaß erfolgte. Im Durchschnitt hatten bei 4–5 Patienten 31 Monate postoperativ die Schmerzen nachgelassen oder aufgehört. Längerfristige Ergebnisse ließen sich aus dieser Studie nicht entnehmen.

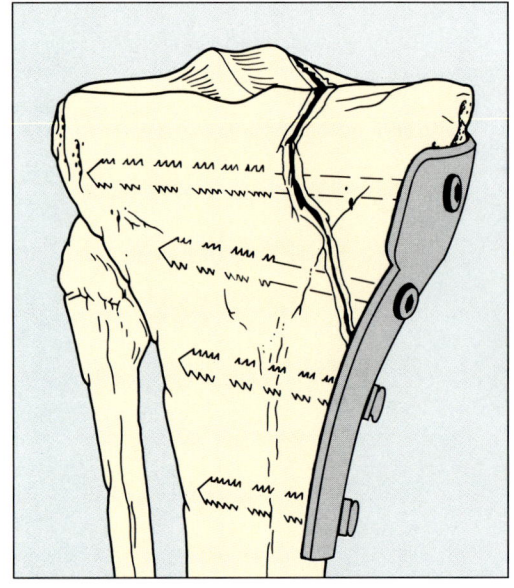

Abb. 3.17.
Ein kompletter Typ-IV-Kondylusbruch wird nach offener Reponierung mit einer medialen Stützplatte und strukturierten Schrauben fixiert

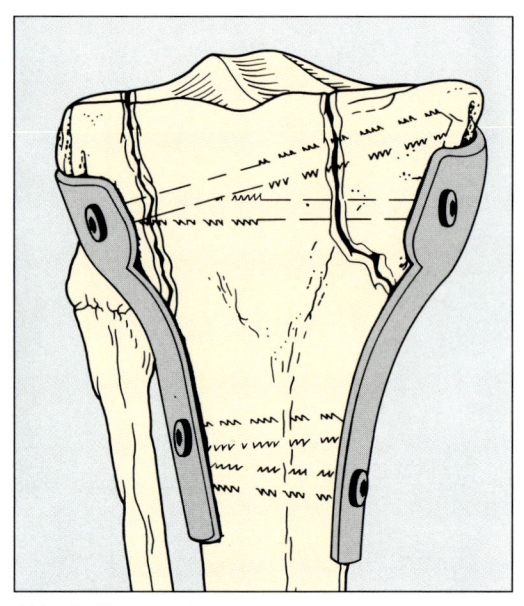

Abb. 3.18.
Eine Fraktur des Typs V wird nach offener Reponierung beidseits mit Stützplatten geschützt

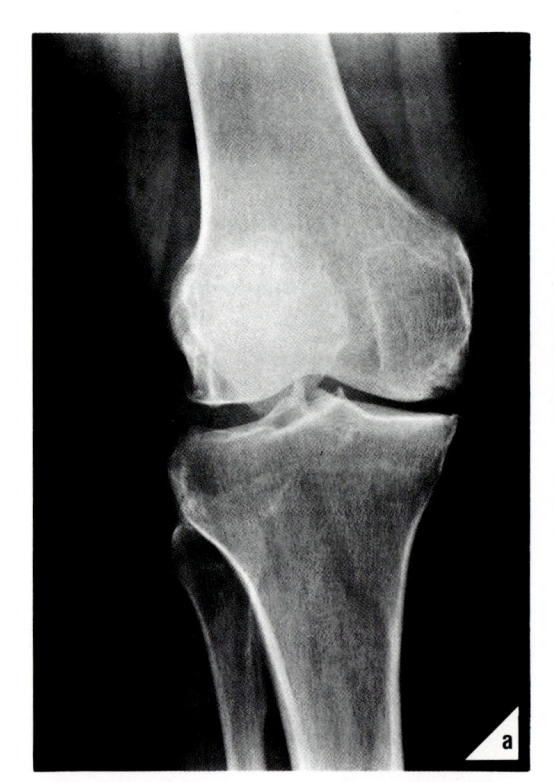

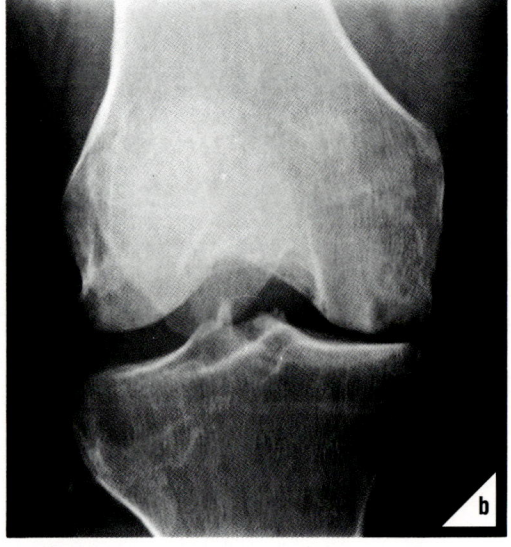

Abb. 3.19.
Osteonekrose des medialen Femurkondylus a im Stadium II und b Stadium III

Wiedel beschrieb die Ergebnisse arthroskopischer Behandlung bei kortikosteroidinduzierter Osteonekrose des Femurkondylus an 10 Knien, die auf konservative Maßnahmen nicht angesprochen hatten [30].

Die Behandlung beinhaltete das Débridement loser Gelenkknorpellappen, das Entfernen freier Gelenkkörper (Abb. 3.21) und die Exzision gerissener Meniskusfragmente mit Abrasio von Oberflächendefekten in voller Dicke. Gewichtsbelastung war postoperativ erlaubt, soweit die Patienten sie vertrugen. Das Verfahren schien im Verhältnis zum inneren Dérangement bei einer durchschnittlichen Nachbeobachtung über 14 Monate die Symptome gut zu erleichtern. Die Ergebnisse für die Behandlung steroidinduzierter Osteonekrose sollten aber nicht auf die idiopathische Osteonekrose übertragen werden, da unterschiedliche pathophysiologische Mechanismen zu Entwicklung und Progression der Erkrankung und ihrem Ansprechen auf die Therapie beitragen können.

Wir stimmen mit der Meinung überein, daß Patienten mit idiopathischer Osteonekrose des Femurkondylus initial, wie oben dargelegt, auf konservative Weise therapiert werden sollten. Ein Knochen-Scan oder eine Kernspintomographie helfen, die Diagnose zu bestätigen; weitere geeignete Untersuchungen dienen dem Ausschluß anderer Ursachen für die Osteonekrose. Serielle Röntgenaufnahmen sollten angefertigt werden, um den Verlauf der Läsion zu verfolgen und ihre endgültige Größe

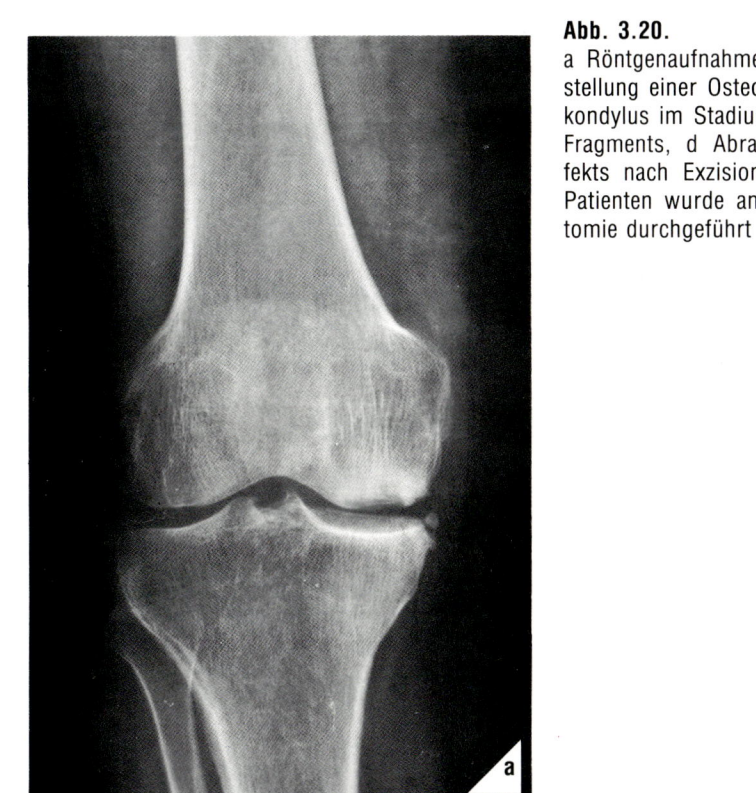

Abb. 3.20.
a Röntgenaufnahme und b arthroskopische Darstellung einer Osteonekrose des medialen Femurkondylus im Stadium IV. c Sondierung des losen Fragments, d Abrasio des osteochondralen Defekts nach Exzision des Fragments. Bei diesem Patienten wurde anschließend eine tibiale Osteotomie durchgeführt

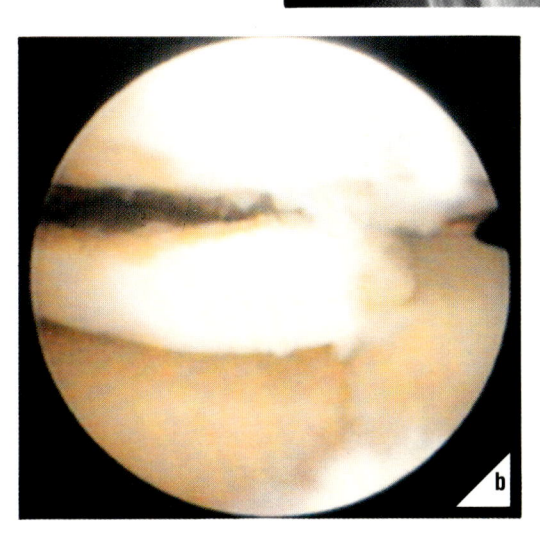

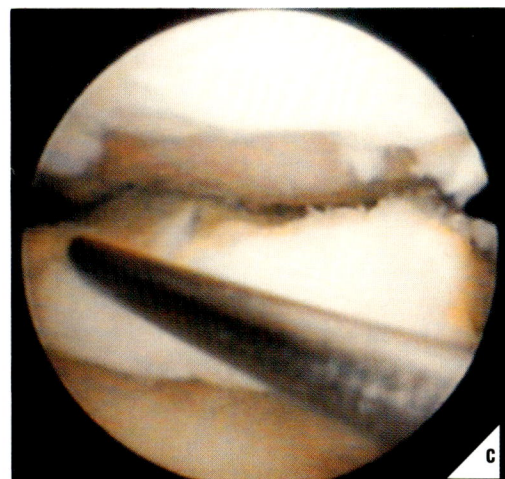

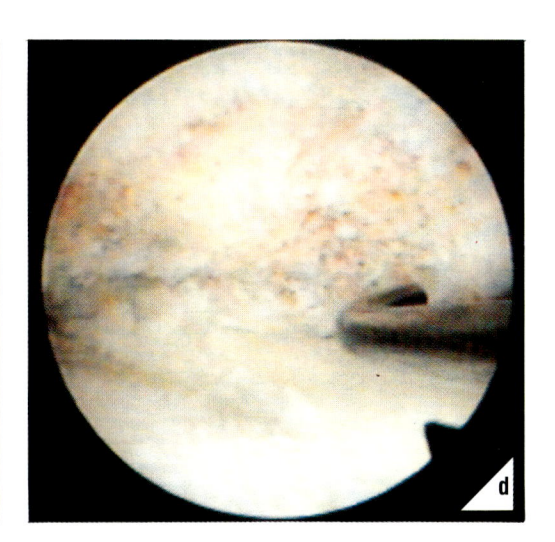

zu bestimmen, die am besten Aufschluß über die Entstehungsgeschichte dieser Erkrankung gibt.

Operationstechnik

Patienten mit trotz konservativer Behandlung anhaltenden Symptomen, die kleine Läsionen und körperliche Zeichen inneren Dérangements aufweisen, sind die besten Kandidaten für eine arthroskopische Intervention. Dazu empfiehlt sich eine routinemäßige arthroskopische Einrichtung mit entweder einem Beinhalter oder einem Pfosten für die Applikation von intraoperativer Valgusbelastung sowie einer arthroskopischen Flüssigkeitspumpe. Die vollständige Untersuchung des Kniegelenks, ausgehend von der suprapatellaren Tasche, sollte besonders auch die Gelenkfläche der Patella, die Femurfurche, die mediale Rinne, das mediale Gelenk, die Fossa intercondylaris, das seitliche Gelenk, die seitliche Rinne und das hintere Gelenk einbeziehen. Das Ausmaß der Femurkondylusbeteiligung ist sorgfältig zu sondieren, Bereiche mit losem, flockigem Gelenkknorpel sollten auf stabile Kanten reseziert werden. Dieses Vorgehen ist mit Korbzangen, Curetten, motorgetriebenen „Shavers" oder mit dem Laser möglich. Der Ho:YAG-Laser gestattet das präzise Débridement des Gelenkknorpels und die Konturierung der Ränder. Die Basis der Läsion sollten wir sorgfältig sondieren, um alle losen Teile des subchondralen Knochens zu entfernen. Diesen abradieren wir vorsichtig, bis eine getüpfelte Blutung arthroskopisch sichtbar wird, wenn wir den Flüssigkeitsdruck reduzieren. Zu guter Letzt sollten Meniskusrisse bis auf einen stabilen Rand reseziert und freie Gelenkkörper entfernt werden. Postoperativ raten wir den Patienten bis zu 6 Wochen nach der Operation zu nichtgewichttragendem Gehen mit Krücken oder einem Gehapparat und nachfolgend langsamer Steigerung der Gewichtsbelastung. Es ist zu erwägen, Patienten mit großen Defekten, die radiologische Veränderungen im fortgeschrittenen Stadium sowie Gelenkkollaps und Ausbildung von Knochenspornen aufweisen, für eine tibiale Osteotomie (ggf. in Verbindung mit arthroskopischem Débridement), Gelenkarthroplastik eines Kompartments oder totale Gelenkarthroplastik (Abb. 3.22, 3.23) vorzusehen.

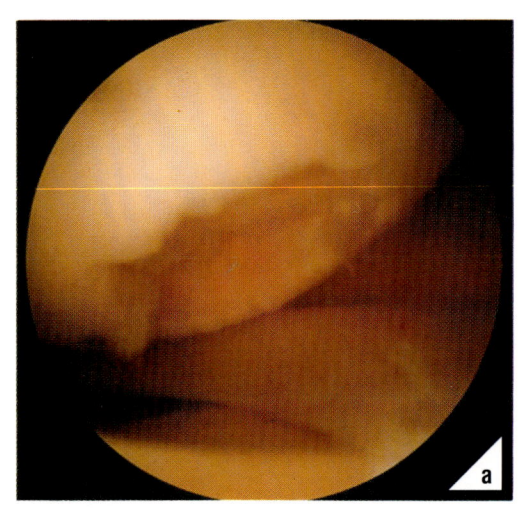

Abb. 3.21.
a Osteonekrose des medialen Femurkondylus, rechtes Knie. b Im Gelenk fanden sich lose Fragmente

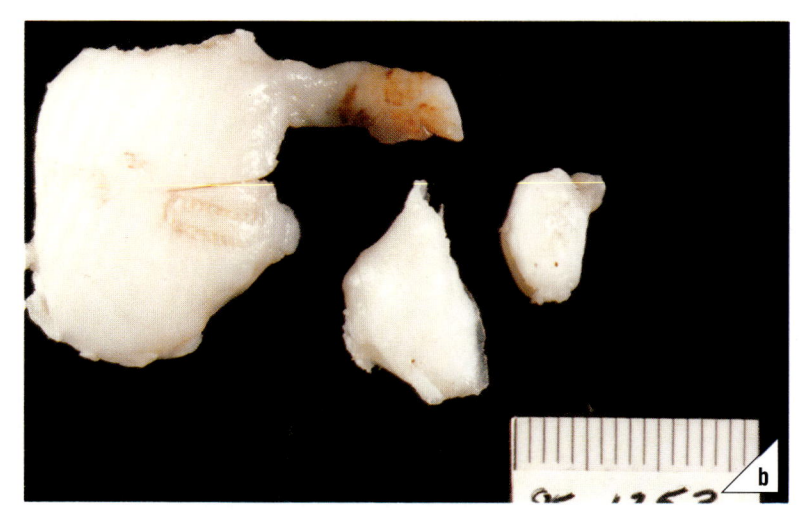

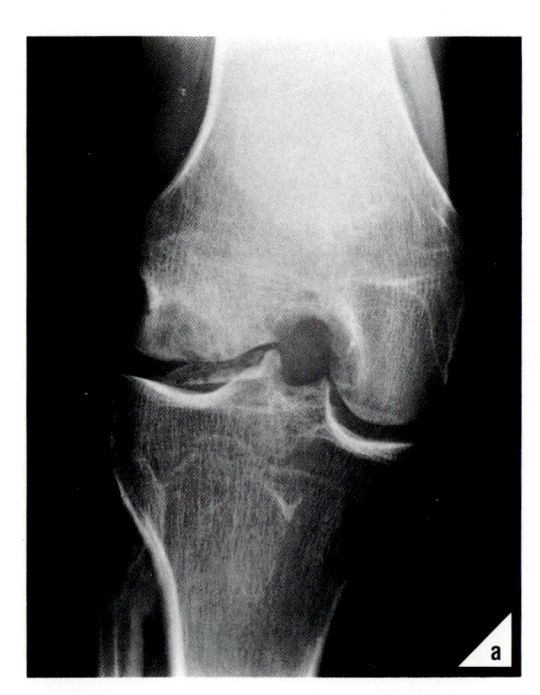

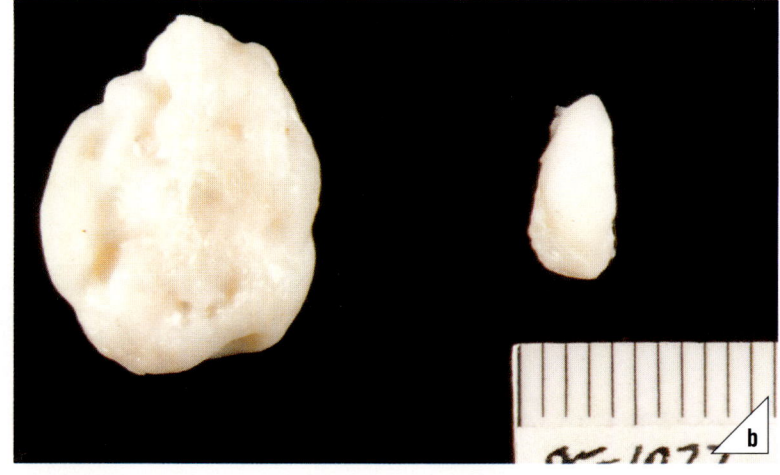

Abb. 3.22.
a Röntgenaufnahme einer alten osteochondrotischen Verletzung des seitlichen Femurkondylus. Der Patient war nach Entfernen der losen Fragmente beschwerdefrei. b Lose, arthroskopisch entfernte Fragmente

Komplikationen

Wie bei den offenen Operationsmethoden lassen sich auch Komplikationen in der arthroskopischen Chirurgie direkt auf das eigentliche Vorgehen oder indirekt auf einen damit zusammenhängenden Aspekt beziehen, wie etwa Narkosezwischenfälle. Wir diskutieren die Komplikationen, die direkt mit dem Verfahren in Verbindung stehen.

Bei dem Versuch, freie Gelenkkörper zu entfernen, sind manche u. U. schwer zu lokalisieren. Der Operateur muß die Untersuchung gut organisiert gestalten. Kleine freie Gelenkkörper können sich unter dem äußeren oder inneren Meniskus oder posterolateral im poplitealen Hiatus verstecken. Die hintere Untersuchung über einen posteromedialen oder posterolateralen Zugang kann nötig werden, wenn ein freier Gelenkkörper tief im hinteren Gelenk steckt. Selbst nach der Entdeckung eines einzelnen freien Gelenkkörpers bedarf es der weiteren Untersuchung, um sicherzugehen, daß keine weiteren vorhanden sind. Man sollte eine Zugang legen, der geeignet ist, einen großen freien Gelenkkörper durchzulassen, um zu verhindern, daß dieser im Weichteilgewebe verlorengeht, was dann einen noch umfangreicheren Einschnitt erforderlich machen würde.

Osteochondrosis-dissecans-Läsionen sind nicht immer leicht zu orten; die betreffenden Bereiche können über Bohrung, Knochentransplantat oder innere Fixierung angegangen werden. Wenn Fragen auftauchen, sollte man stets intraoperativ röntgen und sich über die richtige Plazierung der Vorrichtungen zur inneren Fixierung vergewissern. Wenn wir einen Kirschner-Draht zur Fixierung verwenden, heißt es, aufzupassen, daß wir ihn nicht verbiegen, was sein Entfernen schwierig gestaltet und das Risiko des Zerbrechens birgt. Bei Patienten, die die Skelettreife noch nicht erreicht haben, sollte die Fixierung nicht über die Epiphyse geführt werden, weil deren Verletzung Wachstumsanomalien nach sich ziehen könnte.

Benutzen wir Schrauben zur Fixierung, müssen deren Köpfe gegenüberliegend eingesenkt werden. Bevor wir mit Gelenkbewegungen beginnen, sollten wir röntgen, um uns zu vergewissern, daß die Schrauben nicht wieder herausgetreten sind und damit eine Schädigung der benachbarten Gelenkflächen hervorrufen. Beim Entfernen können Schrauben, Spülgeräte oder kleine Kirschner-Drähte, die sich im Gelenk gelockert haben, schwierig zu lokalisieren und zu extrahieren sein. Wenn wir Knochenpropfen aus Tibia oder Femur gewinnen, sollte die Extremität geschützt werden, um eine Fraktur zu verhindern. Therapieversagen

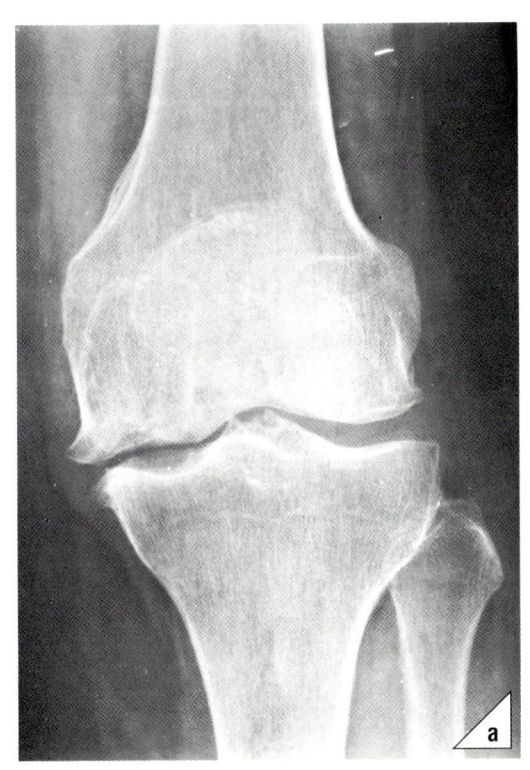

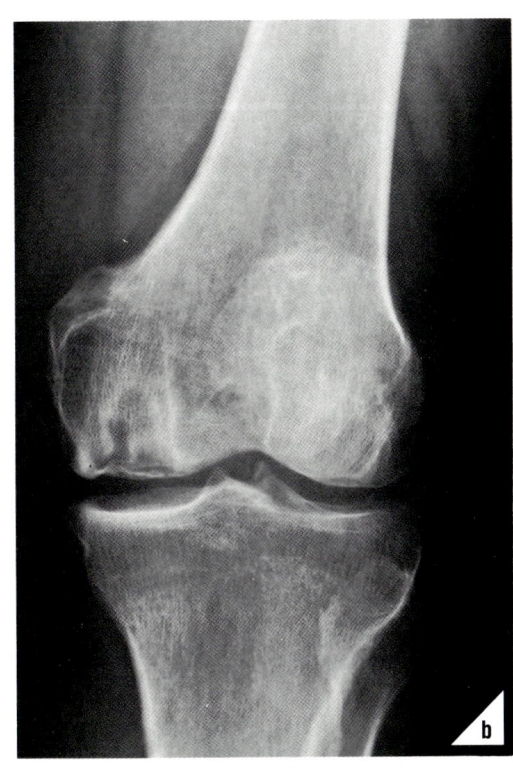

Abb. 3.23.
a, b Zwei Beispiele einer Osteonekrose des medialen Femurkondylus im Stadium V. Beide Patienten erhielten einen Gelenkersatz, um volle Schmerzfreiheit zu erzielen. c Resektat des osteonekrotischen Femurkondylus, das die Gelenkfläche zeigt. d Resektat, das einen Bereich subchondraler Knochennekrose zeigt

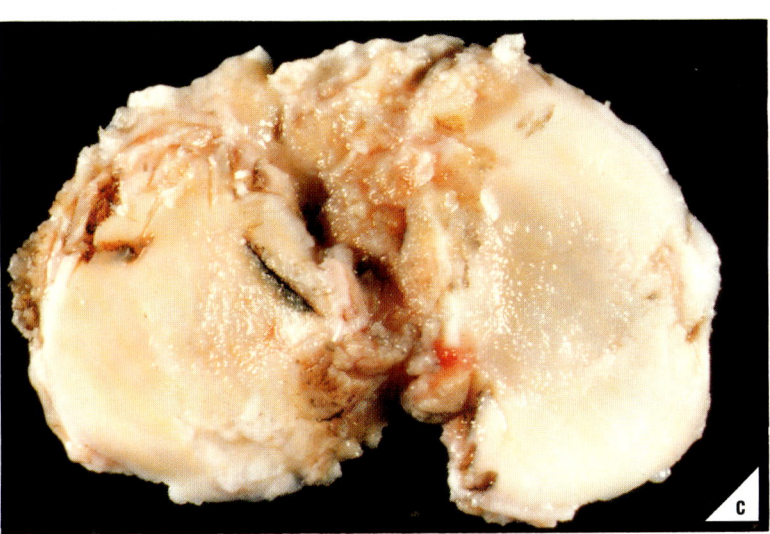

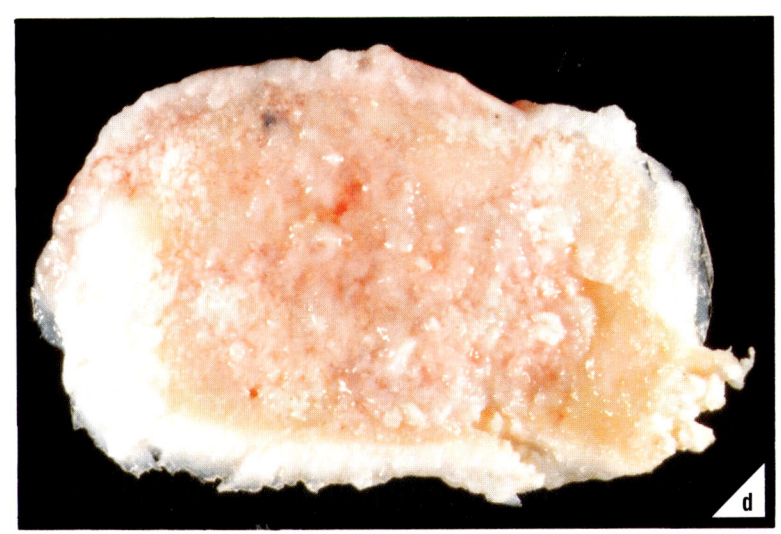

kann eintreten nach Ersatz der abgelösten Osteochondrosis-dissecans-Fragmente oder bei akuten osteochondralen Frakturen durch Verlust der Fixierung, Nichthaften und Bildung von freien Gelenkkörpern. Wenn dies der Fall ist, gilt es, das Fragment und die innere Fixierungsvorrichtung zu entfernen.

Als Hauptkomplikation bei der Behandlung osteochondraler Verletzungen und degenerativer Gelenkerkrankungen betrachten wir das Fehlen einer symptomatischen Besserung. Wenn wir Patienten mit degenerativer Gelenkerkrankung präoperativ beraten, müssen wir sie darauf aufmerksam machen, daß das vorgesehene Verfahren evtl. nur partielle, temporäre Erleichterung bieten wird und daß es vielleicht anderer operativer Eingriffe wie des Gelenkersatzes oder der Osteotomie bedarf.

Literatur

1. Dainer RD, Barrack RL, Buckley SL, Alexander AH. Arthroscopic treatment of acute patellar dislocations. *Arthroscopy*. 1988;4:267–271.
2. Guhl JF. Arthroscopic treatment of osteochondritis dissecans of the knee. *Clin Orthop*. 1982;67:66–74.
3. Berndt AL, Harty M. Transchondral fracture of the talus. *J Bone Joint Surg*. 1959;41:988–1022.
4. Guhl JF, Johnson RP, Stone JW. The impact of arthroscopy on osteochondritis dissecans. In: McGinty J. *Operative Arthroscopy*. New York, NY: Raven Press; 1991:297–317.
5. Thomson NL: Osteochondritis dissecans and osteochondral fragments managed by Herbert compression screw fixation. *Clin Orthop*. 1987;224:71–78.
6. Johnson-Nurse C, Dandy DJ. Fracture-separation of articular cartilage in the adult knee. *J Bone Joint Surg*. 1985;67B:42–43.
7. Noyes FR, Stabler CL. A system for grading articular cartilage lesions at arthroscopy. *Am J Sports Med*. 1989;17:505–573.
8. Tippett JW. In: McGinty, ed. *J Operative Arthroscopy*. New York, NY: Raven Press; 1991:325–338.
9. Kim HKW, Moran ME, Salter RB. The potential for regeneration of articular cartilage in defects created by chondral shaving and subchondral abrasion. *J Bone Joint Surg*. 1991;73A:1301–1314.
10. Dillingham M. Personal communication, 1991.
11. Magnusen RB. Joint debridement: surgical treatment of degenerative arthritis. *Surg Gynecol Obstet*. 1941;73:1–9.
12. Jackson RW. Arthroscopic treatment of degenerative arthritis. In: McGinty J, ed. *Operative Arthroscopy*. New York, NY: Raven Press; 1991:319–323.
13. Johnson LL. Arthroscopic abrasion arthroplasty. In: McGinty J. ed. *Operative Arthroscopy*. New York, NY: Raven Press; 1991:341–359.
14. Johnson LL. Arthroscopic abrasion arthroplasty historical and pathologic perspective: present status. *Arthroscopy* 1986;2:54–69.
15. Tippett JW. Articuliar cartilage drilling and osteotomy in arthritis of the knee. In: McGinty J, ed. *Operative Arthroscopy*. New York, NY: Raven Press; 1991:325–338.
16. Coventry MB. In: Ewing JW, ed. *Articular Cartilage and Knee Joint Function, Basic Science and Arthroscopy*. New York, NY: Raven Press; 1990:311–317.
17. Fujisawa Y, Masuhara K, Shiomi S: The effect of high tibial osteotomy on osteoarthritis of the knee: an arthroscopic study of 54 knee joints. *Orthop Clin North Am*. 1979;10:585–608.
18. Hohl M. Tibial condylar fractures. *J Bone Joint Surg*. 1967;49A:1456–1467.
19. Perry CR, Evans LG, Rice S, Fogarty J, Burdge RE. A new surgical approach to fractures of the lateral tibial plateau. *J Bone Joint Surg*. 1984;66A:1236–1240.
20. Jennings, JE. Arthroscopic management of tibial plateau fractures. *Arthroscopy*. 1985;1:160–168.
21. Caspari RB, Hutton PMJ, Whipple TL, Meyers JF. The role of arthroscopy in the management of tibial plateau fractures. *Arthroscopy*. 1985;1:76–82.
22. Moore TM, Harvey JP Jr. Roentgenographic measurement of the tibial plateau depression due to fracture. *J Bone Joint Surg*. 1974;56A:155–160.
23. Elstrom J, Pankovich AM, Sasoon H, Rodriguez J. The use of tomography in the assessment of fractures of the tibial plateau. *J Bone Joint Surg*. 1976;58A:551–555.
24. Alback S, Bauer GCH, Bohne WH. Spontaneous osteonecrosis of the knee. *Arthritis Rheum*. 1968;11:705–733.
25. Lotke PA, Ecker ML. Osteonecrosis of the knee: current concepts review. *J Bone Joint Surg*. 1988;70A:470–473.
26. Muheim G, Bohne WH. Prognosis in spontaneous osteonecrosis of the knee: investigation by radionuclide scintimetry and radiography. *J Bone Joint Surg*. 1970;52B:605–612.
27. Lotke PA, Abend JA, Ecker ML. The treatment of osteonecrosis of the medial femoral condyle. *Clin Orthop*. 1982;172:109–116.
28. Miller GK, Maylahn DJ, Drennan DB. The treatment of idiopathic osteonecrosis of the medial femoral condyle with arthroscopic debridement. *Arthroscopy*. 1986;2:21–29.
29. Koshino T, Okamoto R, Takamura K, Tsuchiya K. Arthroscopy in spontaneous osteonecrosis of the knee. *Orthop Clin North Am*. 1979;10:609–618.
30. Wiedel JD. Arthroscopy in steroid-induced osteonecrosis of the knee. *Arthroscopy*. 1985;1:68–72.

4

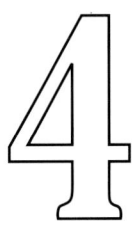

Arthroskopische Verfahren an der Gelenkmembran und Gelenkkapsel

J. Serge Parisien

Pathologische Zustände in Verbindung mit Plicae des Kniegelenks

Bei einer Inzidenz, die zwischen 20% und 60% schwankt, werden 3 Arten von Plicae [1–3] beschrieben und nach ihrer Lokalisation innerhalb des Knies benannt (Abb. 4.1).

Die Plica synovialis suprapatellaris liegt im suprapatellaren Raum. Diese Falte variiert in Form, Größe und Dicke. Eine ungewöhnlich große, verdickte suprapatellare Plica kann klinisch bedeutsam sein. Ist sie vollständig, so vermag sie das Gelenk in zwei getrennte Kompartments zu teilen. Die Synovialflüssigkeit kann sich deshalb oberhalb der Plica sammeln und eine schmerzhafte suprapatellare Schwellung verursachen.

Die mittlere Falte (der mediale Sockel) befindet sich entlang der inneren Wand des Kniegelenks und fügt sich in den Bereich des infrapatellaren Polsters ein (Abb. 4.2). Während 4 Strukturen medizinisch auffallender Falten in Abhängigkeit von ihrer Größe, Breite und Fensterung beschrieben wurden [4], handelte es sich dabei meist um dünne, anpassungsfähige, asymptomatische Synovialfalten. Die pathologischen Veränderungen kamen sekundär infolge eines Traumas, starker körperlicher Anstrengung oder eines entzündlichen Prozesses zustande. Die Plica wird zu einem verdickten fibrotischen Band, das bei entsprechender Größe entweder auf den medialen Femurkondylus drücken oder Schmerzen verursachen kann, weil es an seinem an Nervenenden reichen synovialen Ansatz einschnürend wirkt.

Abb. 4.1.
Die 3 regelhaften Plicea des Kniegelenks

- Patella
- suprapatellare Plica
- mediopatellare Plica
- infrapatellare Plica

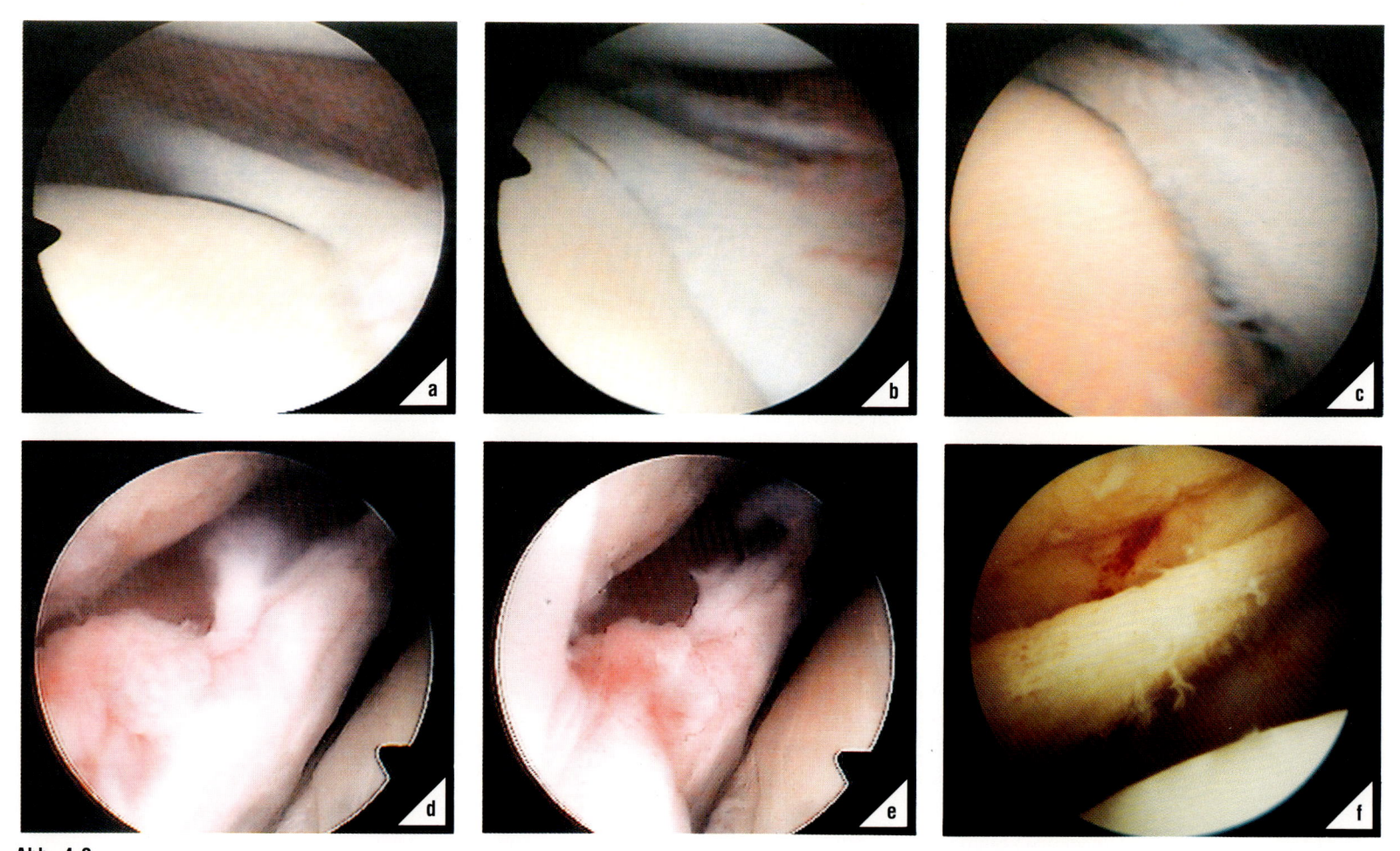

Abb. 4.2.
a Medialer Sockel des rechten Knies. b Medialer Sockel mit Fensterung. c Fibrotischer medialer Sockel. d, e Verdickte fibrotische mediale Plica des linken Knies. f Weiteres Beispiel eines dicken symptomatischen medialen Sockels mit Chondromalazie der Patella

78 Das Knie

Der typische Patient mit Plica-Syndrom ist der junge Sportler, der über intermittierenden, dumpfen Schmerz im oberen Kniebereich über dem Femurkondylus klagt. Die Untersuchung ergibt lokalisierten Druckschmerz am medialen Femurkondylus mit einem tast- oder hörbaren Schnappen, wenn das Knie zwischen 45° und 60° gebeugt wird. Arthroskopisch lassen sich eine lokal begrenzte Chondromalazie am medialen Femurkondylus und an der Patella sowie eine unelastische, fibrotische Plica feststellen.

Die infrapatellare Falte, auch als Ligamentum mucosum bezeichnet, ist die häufigste der Synovialfalten des Kniegelenks. Ihr oberer Teil nimmt seinen Ausgang vom hinteren Anteil der Fossa intercondylaris, und ihr distaler Ansatz liegt im infrapatellaren Fettpolster. Zuweilen kann sie als vollständiges Septum die Handhabung des Arthroskops und der chirurgischen Instrumente im Gelenk beeinträchtigen.

Operationstechnik

Eine pathologische suprapatellare Plica läßt sich über einen anteromedialen Zugang exidieren, wobei das Arthroskop durch den anterolateralen Zugang geführt wird.

Auch die Ausräumung einer medialen Falte ist leicht über diese beiden Zugänge möglich (Abb. 4.3). Der anterolaterale Zugang dient der artheroskopischen Untersuchung, ein superolateraler Zugang der Resektion des proximalen Anteils der Plica unter Verwendung einer Korbzange, einer Saugstanze oder eines motorgetriebenen „Shaver". In der Folge wechseln wir die Zugänge, wobei nun das Arthroskop durch den superolateralen Zugang [5] eintritt; das chirurgische Instrument – vorzugsweise einen „Shaver" – bringen wir durch den anterolateralen

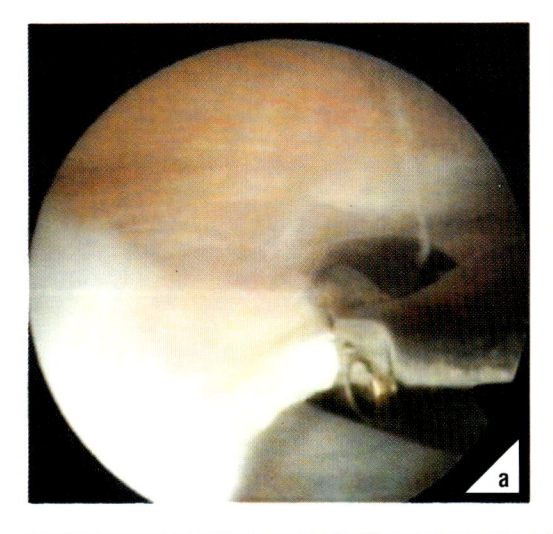

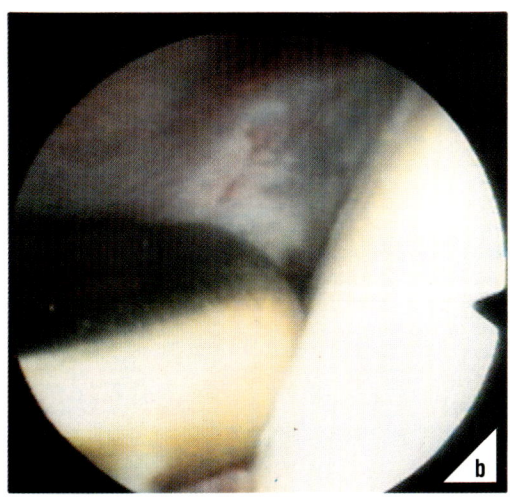

Abb. 4.3.
a Eine Korbzange exzidiert vom superolateralen Zugang her einen dicken medialen Sockel am linken Knie. b Der „Shaver" vervollständigt die Exzision über den inferolateralen Zugang. c Schematische Darstellung der Einzelschritte bei Exzision eines medialen Sockels

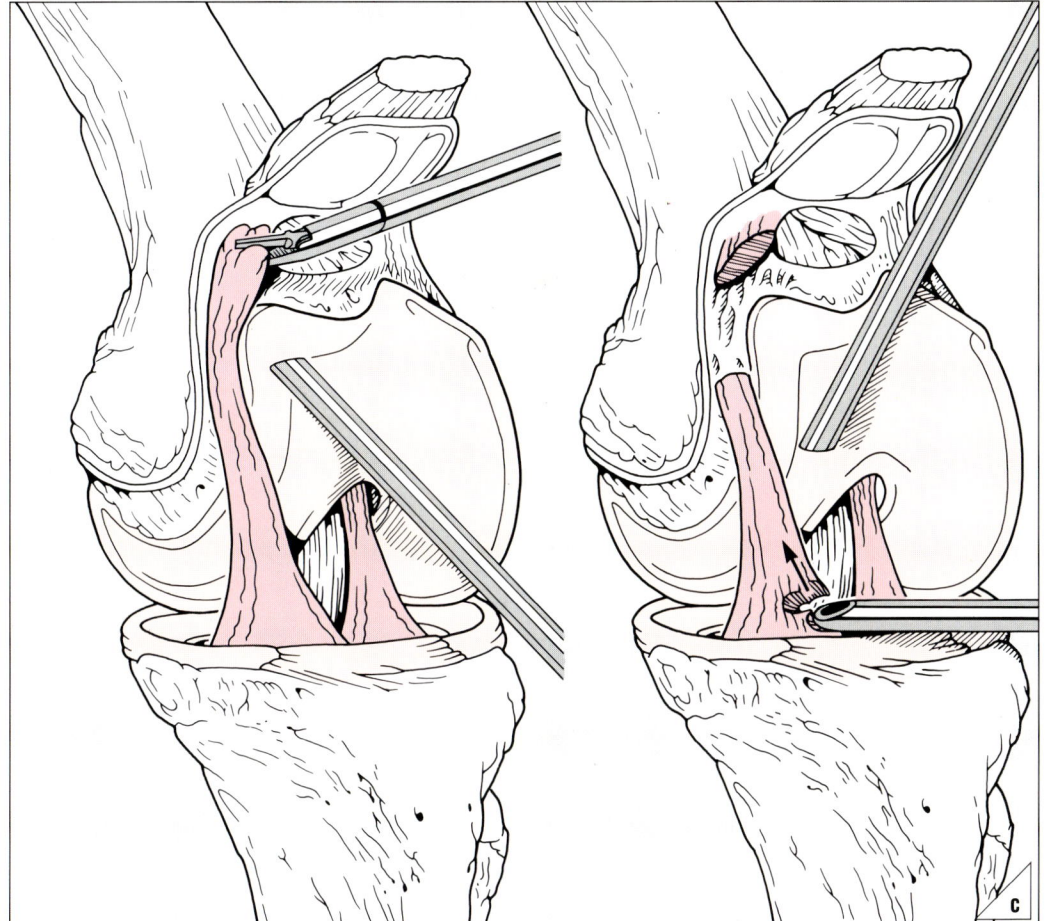

Zugang ein. Dann entfernen wir den verbleibenden distalen Anteil der Plica, der im infrapatellaren Polster sitzt (Abb. 4.4).

Wenn wir eine infrapatellare Plica oder ein Ligamentum mucosum resezieren müssen, können wir für dieses Vorgehen die chirurgischen Instrumente durch den anteromedialen Zugang einführen (Abb. 4.5).

Lokal begrenzte Läsionen des Synoviums

Lokal begrenzte Synovialläsionen, [6, 7] wie die örtlich begrenzte Form der pigmentierten villonodulären Synovitis, das synoviale Hämangiom und Ganglien, lassen sich auf arthroskopischem Wege entfernen (Abb. 4.6).

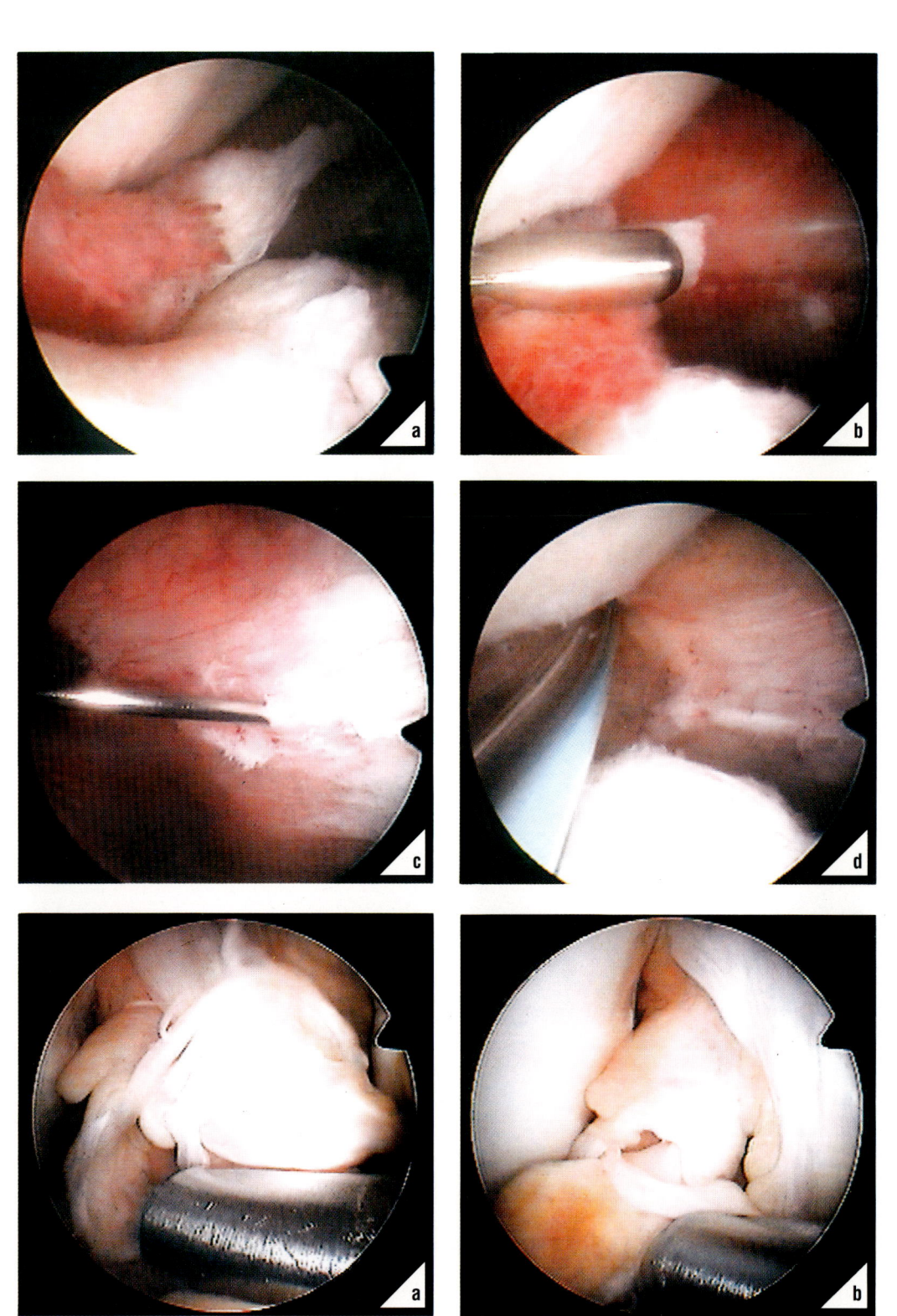

Abb. 4.4. a–d.
Exzisionsschritte bei Entfernen des distalen Anteils eines medialen Sockels. Chondromalazische Veränderungen des Femurkondylus sind unten erkennbar

Abb. 4.5 a, b.
Exzision eines Ligamentum mucosum, um einen Riß des vorderen Kreuzbands freizulegen

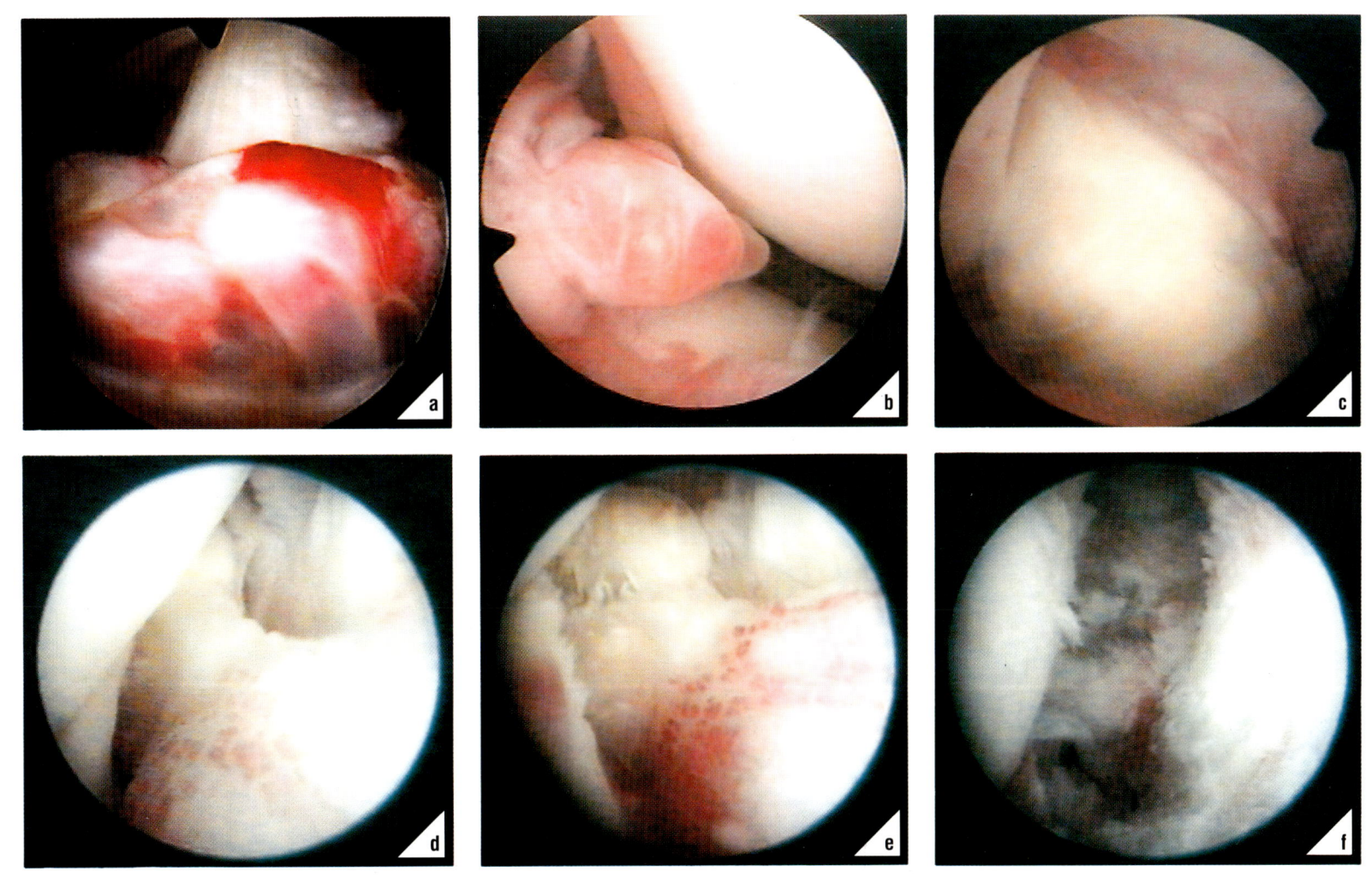

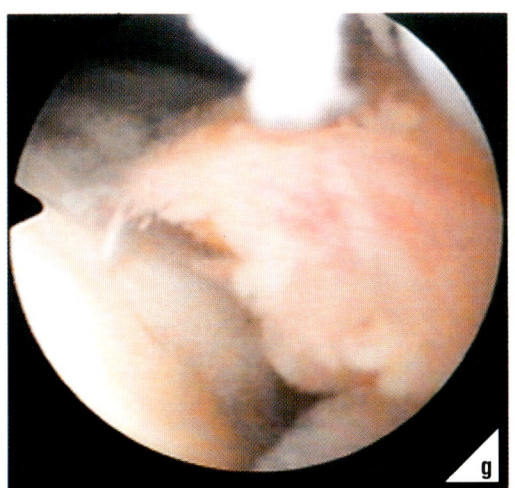

Abb. 4.6.
a Lokalisierte, pigmentierte villonoduläre Synovitis am tibialen Ansatz des vorderen Kreuzbands. b Lokalisierte, pigmentierte villonoduläre Synovitis, an den medialen Femurkondylus eines rechten Knies angrenzend. c Ganglionzyste im Bereich des vorderen Kreuzbands. d–f Ungewöhnliche Lokalisierung einer örtlich begrenzten, pigmentierten villonodulären Synovitis im poplitealen Tunnel eines linken Knies vor und nach arthroskopischer Exzision. g Hypertrophische Masse aggregierter synovialer Zotten, die Druck im patellofemoralen Gelenk ausüben. Chondromalazische Veränderungen der Trochlea sind links im Bild zu sehen

Die lokal begrenzte Form der pigmentierten villonodulären Synovitis (PVNS) findet sich gelegentlich in einer großen arthroskopischen Praxis. Sie tritt im Knie auf. Da sie so selten ist, wird sie kaum jemals vor der Operation diagnostiziert. Der Patient stellt sich für gewöhnlich mit Symptomen wie Blockierung, Nachgeben des Knies und Schwellung vor, was eine innere Störung des Knies vortäuscht. Über Schmerzen klagt er meist weniger.

Operationstechnik

Wir benötigen 2 arthroskopische Zugänge, um die gestielte oder aufsitzende synoviale Läsion zu entfernen (Abb. 4.7). Mit einer Schere machen wir an der Basis der Läsion eine Inzision, lassen aber eine kleine Aufhängung stehen, um mit einer Faßzange den Herd komplett herauszuziehen. Mit einem motorgetriebenen „Shaver" führen wir eine partielle Synovektomie des angrenzenden Bereichs der Synovialis durch. Die arthroskopische Resektion hat sich bei den wenigen dokumentierten Studienreihen als überwiegend erfolgreich erwiesen, es gab keine Rezidive.

Generalisierte Läsionen der Synovialmembran

Unter den generalisierten Läsionen der Membrana synovialis, die der arthroskopischen Chirurgie zugänglich sind, stellen entzündliche Störun-

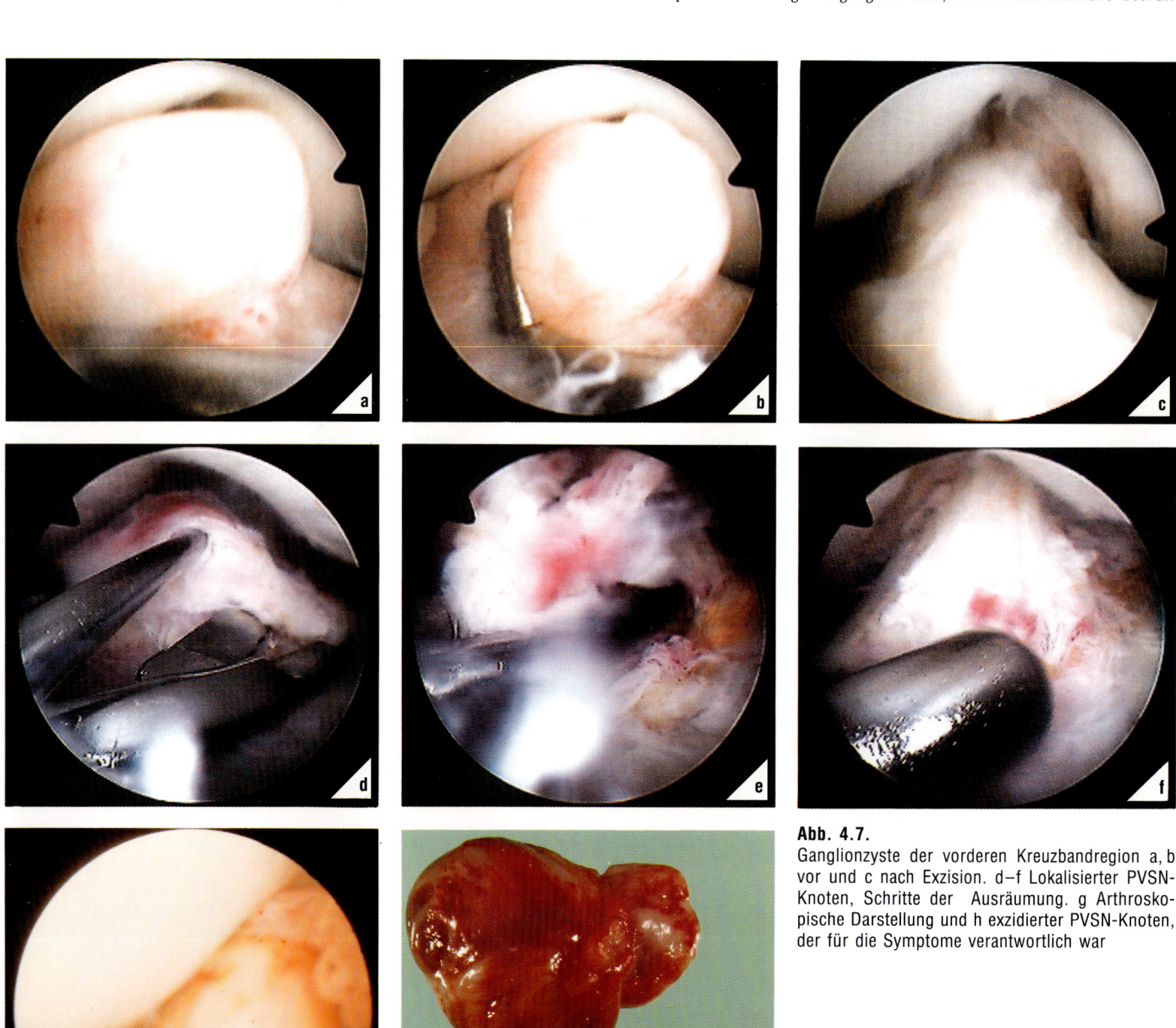

Abb. 4.7.
Ganglionzyste der vorderen Kreuzbandregion a, b vor und c nach Exzision. d–f Lokalisierter PVSN-Knoten, Schritte der Ausräumung. g Arthroskopische Darstellung und h exzidierter PVSN-Knoten, der für die Symptome verantwortlich war

gen wie die rheumatoide Arthritis, die synoviale Chondromatose und die generalisierte PVNS (Abb. 4.8) die häufigsten Formen dar.

Bei der *rheumatoiden Arthritis* handelt es sich um die verbreitetste Form der entzündlichen Arthritis [8]. Obgleich dieser Befund anfänglich oft konservativ behandelt werden kann, ist die Synovektomie indiziert, wenn der Patient trotz mindestens 6monatiger internistischer Behandlung auf diese nicht anspricht. In einigen medizinischen Zentren der USA wird inzwischen mit befriedigenden Ergebnissen die chemische oder Radioisotopensynovektomie angewendet [9, 10]. Neuere Publikationen betonen, daß eine vorherige chirurgische Synovektomie das Ergebnis verbessert [11].

Zunächst wurde die Synovektomie über lange Arthrotomieschnitte vorgenommen, wobei es wegen der Bewegungseinschränkung des betroffenen Gelenks meist zu verstärkter Morbidität kam. Mit dem Durchbruch der Arthroskopie [12] und der Verfügbarkeit raffinierter motorgetriebener Hochgeschwindigkeitsinstrumente war das Verfahren für den Patienten mit geringerer Morbidität und offensichtlichen Vorteilen verbunden, etwa einer vollständigeren Exzision des hinteren Gelenkanteils unter Verschonung des Meniskusgewebes. Da hierbei im Gegensatz zum traditionellen offenen Verfahren die Mechanik des M. quadrizeps nicht verletzt wird, erübrigt sich die Gelenkmanipulation in der Regel.

Die *synoviale Osteochondromatose* ist eine monoartikuläre Erkrankung mit charakteristischer Ausbildung von multiplen freien Gelenkkörpern infolge einer metaplastischen Transformation des subintimalen Bindegewebes der Gelenkmembran. Milgram [13] beschreibt 3 Phasen diese Prozesses: 1) eine aktive intrasynoviale Phase ohne Entstehung von freien Gelenkkörpern; 2) eine Übergangsphase, die sowohl durch aktive synoviale Erkrankung wie durch Ausbildung freier Gelenkkörper markiert

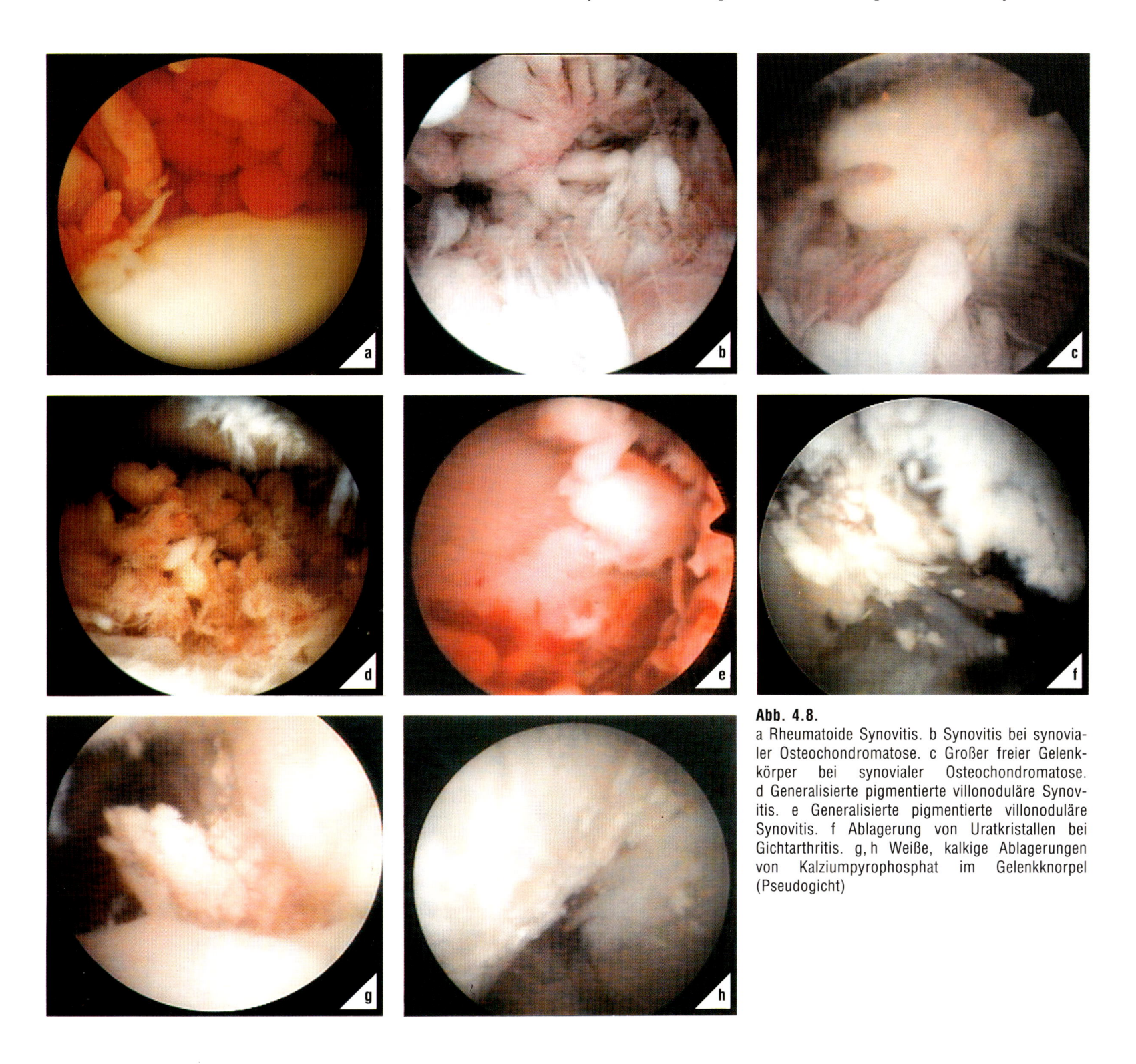

Abb. 4.8.

a Rheumatoide Synovitis. b Synovitis bei synovialer Osteochondromatose. c Großer freier Gelenkkörper bei synovialer Osteochondromatose. d Generalisierte pigmentierte villonoduläre Synovitis. e Generalisierte pigmentierte villonoduläre Synovitis. f Ablagerung von Uratkristallen bei Gichtarthritis. g, h Weiße, kalkige Ablagerungen von Kalziumpyrophosphat im Gelenkknorpel (Pseudogicht)

ist, und 3) eine „ausgebrannte" Phase, in der keine synoviale Aktivität mehr vorhanden und das Gelenk mit multiplen osteochondralen Körpern angefüllt ist. Im Stadium 1 kann bei vermehrter synovialer Aktivität die arthroskopische Synovektomie indiziert sein. Ihr Wert ist im Stadium 2 umstritten und im Stadium 3, wenn keine synoviale Aktivität mehr besteht, nicht gerechtfertigt. Kleine freie Gelenkkörper lassen sich über eine große Trokarkanüle leicht ausspülen. Größere müssen mit Faßzangen entfernt werden (Abb. 4.9) [14].

Die *generalisierte Form der PVNS* befällt zumeist das Knie und verursacht eine diffuse synoviale Verdickung des Gelenks. Obschon eine Synovektomie auf arthroskopischem Wege möglich ist, hat die hohe Rezidivrate einige Untersucher zugunsten der chemischen oder radioisotopischen schen Synovektomie oder gar der Radiotherapie stimmen lassen [11, 15]. Das Verfahren mit 6 Zugängen, das wir später in diesem Kapitel beschreiben, dient dem arthroskopischen Vorgehen. Die Synovektomie ist bei *hämophiler Arthropathie* empfohlen worden, um rezidivierende Gelenkblutungen zu verhindern und vielleicht die Progression der Arthropathie aufzuhalten. In jüngerer Zeit hat man die arthroskopische Synovektomie bei Blutern durchgeführt und festgestellt, daß sich die postoperative Morbidität und Rehabilitationszeit verringern. Wiedel [16] wandte die arthroskopische Synovektomie bei 5 hämophilen Patienten an, um rezidivierende Hämorrhagien zu stoppen und das hypertrophische Synovialgewebe zu exzidieren. Er erlebte keinerlei Komplikationen, und alle Patienten gewannen ihre präoperative Beweglichkeit zurück.

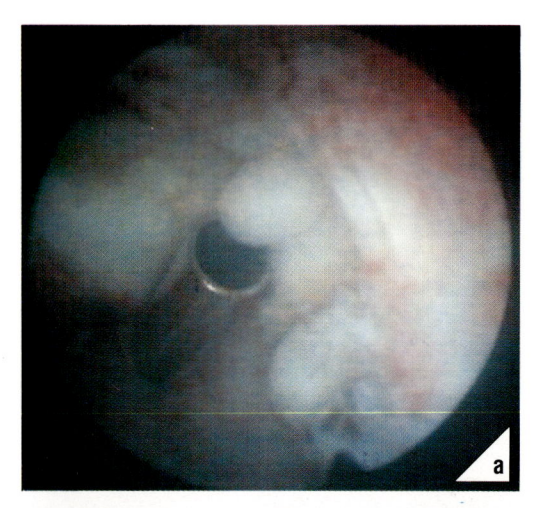

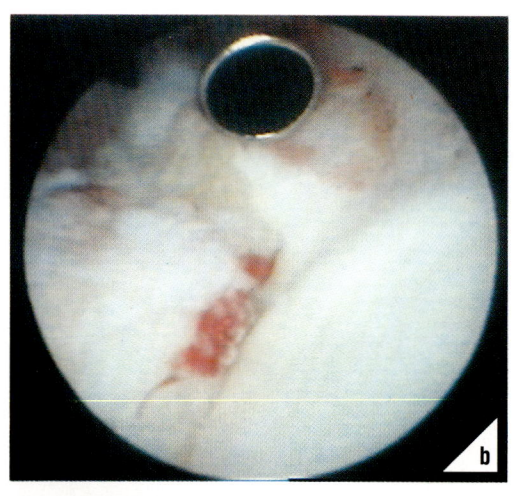

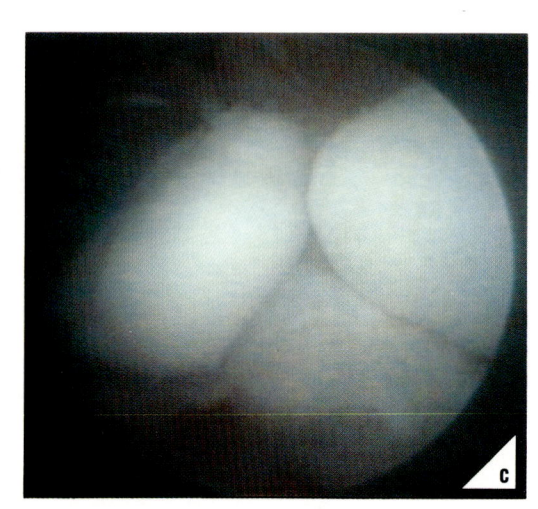

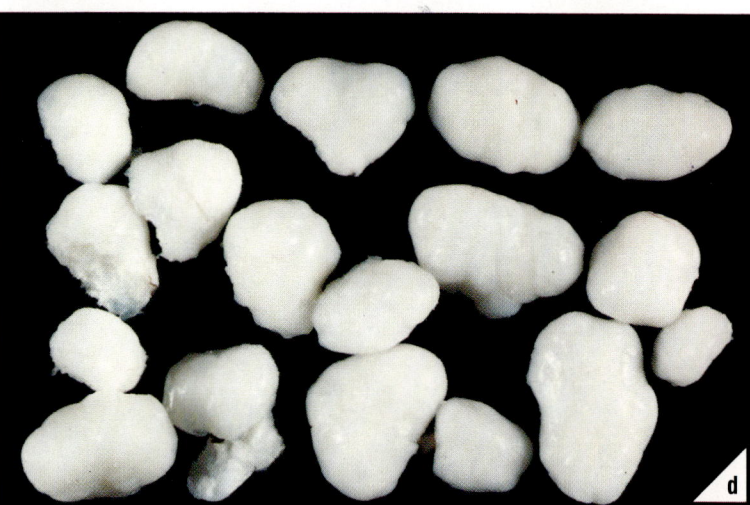

Abb. 4.9.
a, b Kleine freie Gelenkkörper können bei synovialer Osteochondromatose über eine große Kanüle aus dem Gelenk herausgespült werden. c Große freie Gelenkkörper lassen sich nur mit einer Faßzange entfernen. d Ausgeräumte freie Gelenkkörper

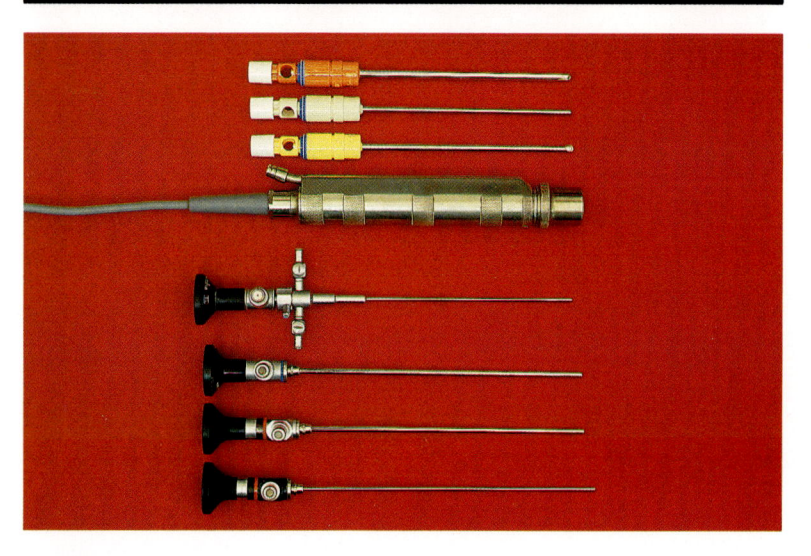

Abb. 4.10.
Synoviaresektor und 4-mm 25°- und 70°-Arthroskope

Operationstechnik

Eine Staubinde empfiehlt sich bei allen Patienten. Der Eingriff kann unter Vollnarkose oder Epiduralanästhesie erfolgen. Wir benötigen ein Elektroshaver-System mit einem Vollradiusresektor von 5,5 mm und 3,2 mm. Sowohl das 4-mm 25°- wie auch das 70°-Arthroskop ist geeignet (Abb. 4.10). Der Einsatz einer Pumpe erleichtert die Prozedur, ein Schwerkraftsystem tut es aber auch. Bei der Resektion heißt es systematisch vorzugehen, um die kranke Synovialis von den verschiedenen Kompartments des Gelenks abzulösen. Eine fast vollständige Synovektomie des Knies erfordert mindestens 6 Zugänge, 4 vorn und 2 hinten (Abb. 4.11).

Um ein erfolgreiches Ergebnis zu erzielen, muß die Synovialis systematisch exzidiert werden (Abb. 4.12). Durch den anterolateralen Zugang führen wir das 4-mm 25°-Arthroskop in die suprapatellare Tasche ein. Dann bringen wir den motorgetriebenen „Shaver" durch den anterolate-

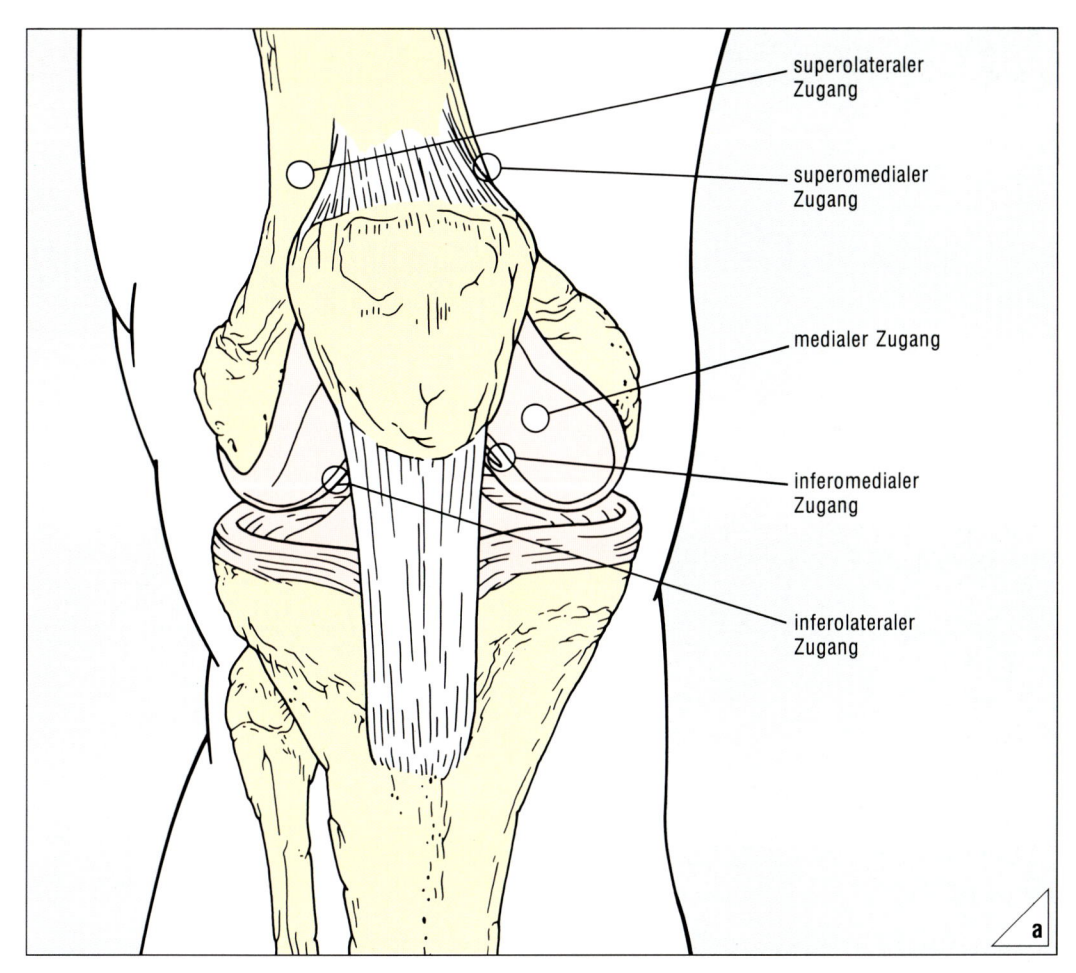

Abb. 4.11.
a, b Die für die arthroskopische Synovektomie gelegten Zugänge

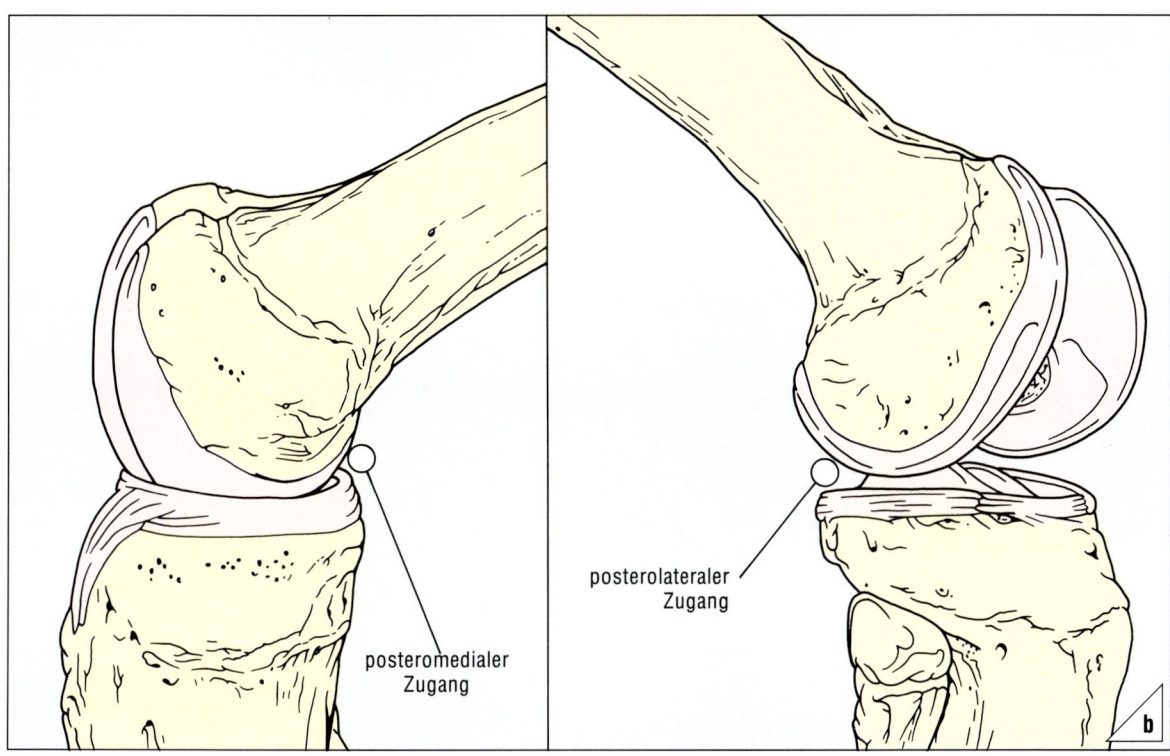

Arthroskopische Verfahren an Knochen und Gelenkknorpel des Kniegelenks

ralen Zugang, um das Synovium vom lateralen Anteil der Tasche und vom oberen Anteil der seitlichen Rinne zu lösen. Das chirurgische Instrument wechseln wir dann vom superolateralen in den superomedialen Zugang, um die Synovektomie im superomedialen Anteil der Tasche wie auch im oberen Teil der medialen Rinne durchführen zu können. Die Synovektomie im unteren Kniegelenk erfolgt über die beiden anteroinferioren Zugänge. Um eine bessere Darstellung der Kompartments zu erhalten und das erkrankte Gewebe somit optimal zu exzidieren, können wir das Arthroskop und den „Shaver" austauschen. So wird beispielsweise die Exzision der Synovialis aus den unteren Anteilen oder der medialen Rinne durch Sichtbarmachung über den superolateralen oder superomedialen Zugang erleichtert, während der „Shaver" auf derselben Seite des Knies durch den gegenüberliegenden anteroinferioren Zugang eingebracht wird.

Wir brauchen eine kleinere Synovektomieklinge zum Débridement des unteren Anteils der Menisken und des hinteren Anteils der Femurfurche in der Nähe der Kreuzbänder. Nun nehmen wir die posteromediale Ecke des Knies unter Sicht, indem wir ein 70°-Arthroskop durch den anterolateralen Zugang in das posteromediale Kompartment einschieben. Bei um 90° gebeugtem Knie entwickeln wir den posteromedialen Zugang mit Hilfe einer Spinalkanüle, die wir 1 cm hinter dem Femurkondylus einführen, um den motorgetriebenen „Shaver" einzubringen. In gleicher Weise verfahren wir in der posterolateralen Ecke des Gelenks, um die Synovek-

tomie zu vervollständigen. Um es zusammenzufassen: Wenn die Exzision systematisch an einem rechten Knie erfolgt, wird der motorgetriebene „Shaver" im Uhrzeigersinn eingesetzt, bei einem linken Knie geschieht dies in gegenläufiger Bewegung.

Postoperativ belassen wir einen Saugdrain im Kniegelenk und legen einen Kompressionsverband über der unteren Extremität an. Volle Gewichtsbelastung findet noch am Tag der Operation wieder statt. Quadrizepsübungen wie auch Kniebeugungsübungen sind sofort zu empfehlen. Mit dieser Technik vermeiden wir die Risiken und Komplikationen der offenen chirurgischen Synovektomie und erreichen die Hauptziele des arthroskopischen Verfahrens – die Erhaltung der Beweglichkeit bei minimaler Morbidität und kurzer Krankenhausverweildauer für den Patienten.

Arthrofibrose

Die arthroskopische Operationstechnik gilt als ein bewährtes Verfahren in der Behandlung der Arthrofibrose (Abb. 4.13). Das Unter-Sicht-Entfernen von Adhäsionen unter vorsichtiger Manipulation, gefolgt von einem aggressiven Rehabilitationsprogramm, hat in den wenigen publizierten Stu-

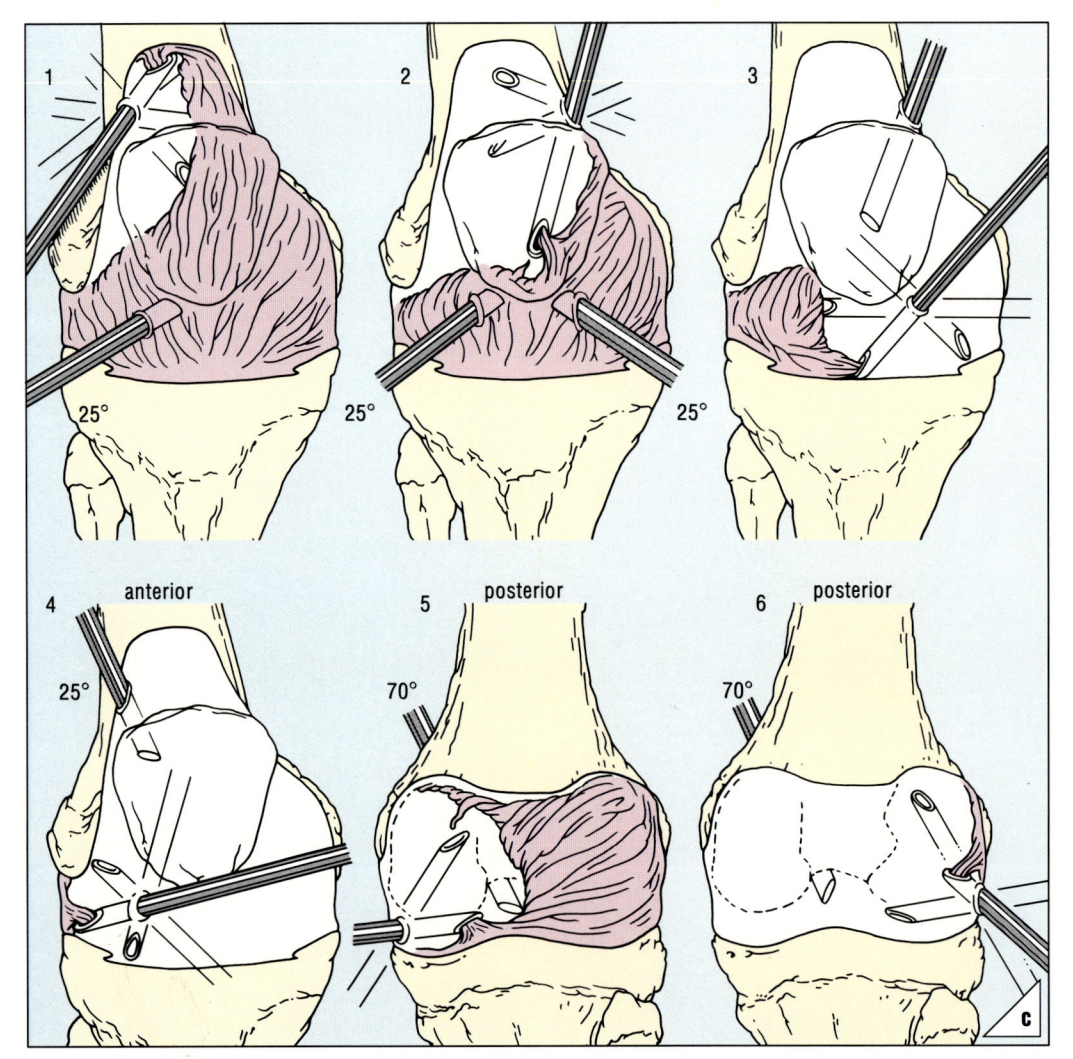

Abb. 4.11. (Fortsetzung)
c Schritte bei der vollständigen Synovektomie

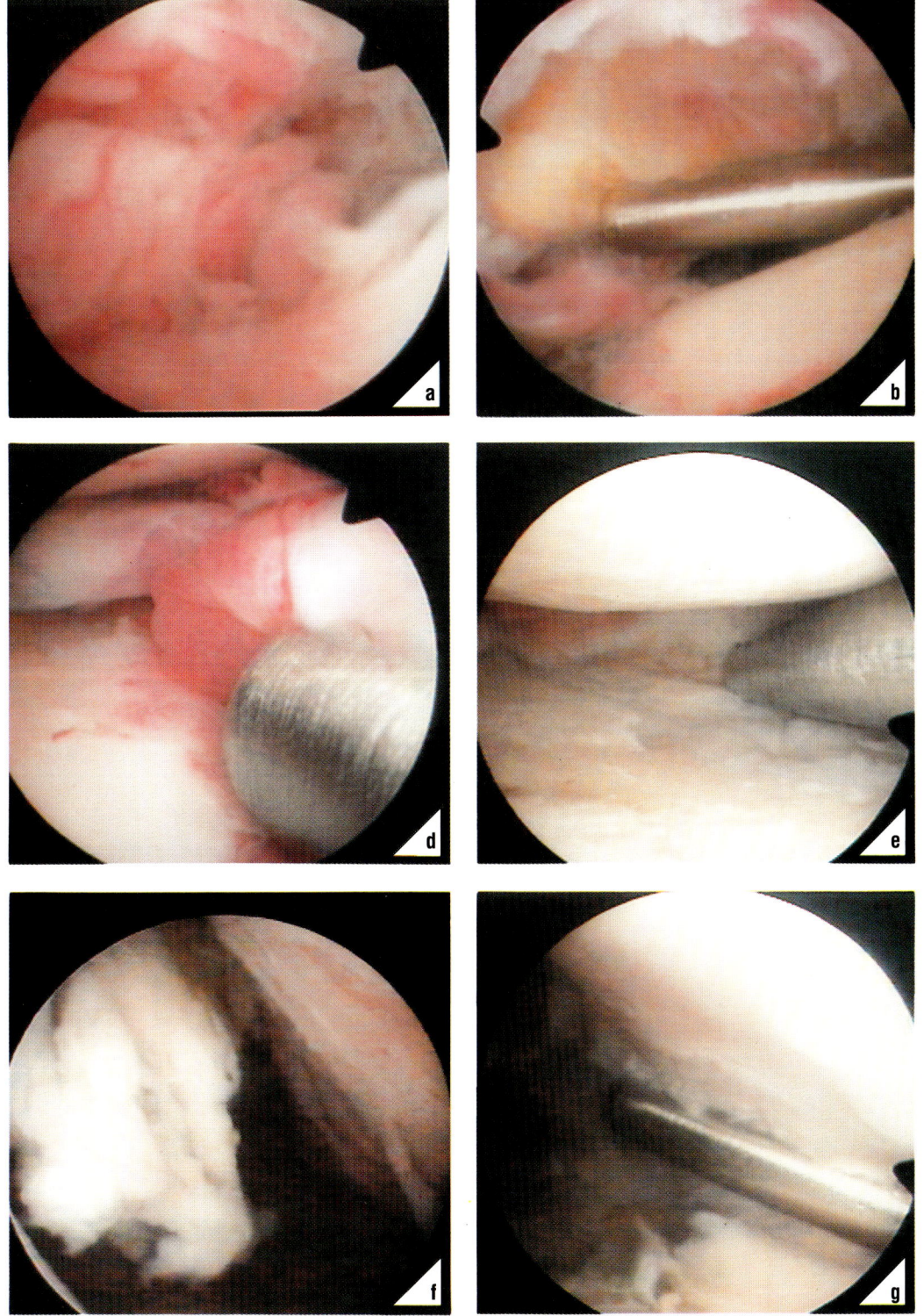

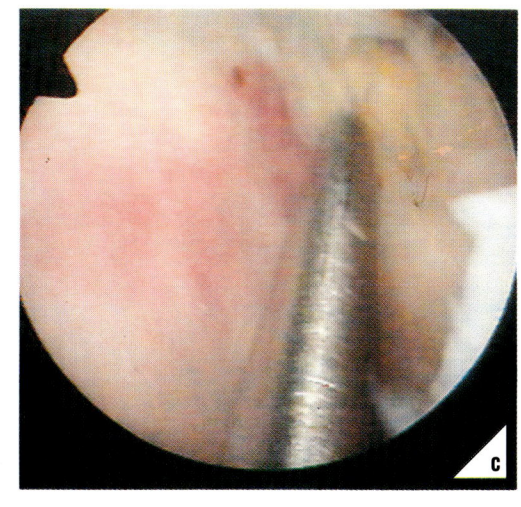

Abb. 4.12 a–g.
Exzisionsschritte, ausgehend vom suprapatellaren Bereich, der medialen Rinne, dem medialen und lateralen Kompartment

Arthroskopische Verfahren an Knochen und Gelenkknorpel des Kniegelenks

dienserien gute bis hervorragende Ergebnisse gezeitigt, darunter deutliche Verbesserung des Bewegungsspielraums [17, 18].

Die schlimmen Komplikationen der traditionellen gewaltsamen geschlossenen Manipulation wie wahllose Risse von intraartikulärem Gewebe, übermäßige patellofemorale Kompression, Ruptur der Patellarsehne oder gar Fraktur des Femurschafts lassen sich hierdurch vermeiden.

Operationstechnik

Vor dem arthroskopischen Eingriff, der unter Vollnarkose, spinaler oder epiduraler Anästhesie erfolgt, untersuchen wir das Knie hinsichtlich des Bewegungsradius und der Beweglichkeit der Patella. Eingeschränkte Streckung und Beugung des Gelenks mit verminderter Patellabeweglichkeit lassen auf ein infrapatellares Kontraktursyndrom schließen, wie Paulos [19] es zuerst beschrieben hat. Wir führen einen großen Trokar superomedial in das Kniegelenk ein und lösen einige Adhäsionen in der suprapatellaren Tasche mit einem stumpfen Obturator. Danach legen wir eine Einstromkanüle in die suprapatellare Tasche und bringen über den anterolateralen Zugang einen weiteren stumpfen Obturator in das Gelenk ein, um noch mehr Adäsionen zu lösen, es folgt das 4-mm-25°-Arthroskop. Wir entwickeln einen dritten superolateralen Zugang, um eine 5-mm-Hakenschere einzubringen. Adhäsive Stränge werden durchtrennt und dann mit einer 360°-Schneide aus dem Hochgeschwindigkeits-Arthroplastik-Set reseziert.

Das systematische Entfernen aller intraartikulären Adhäsionen wird von der suprapatellaren Tasche, beiden Rinnen, der Fossa intercondyla-

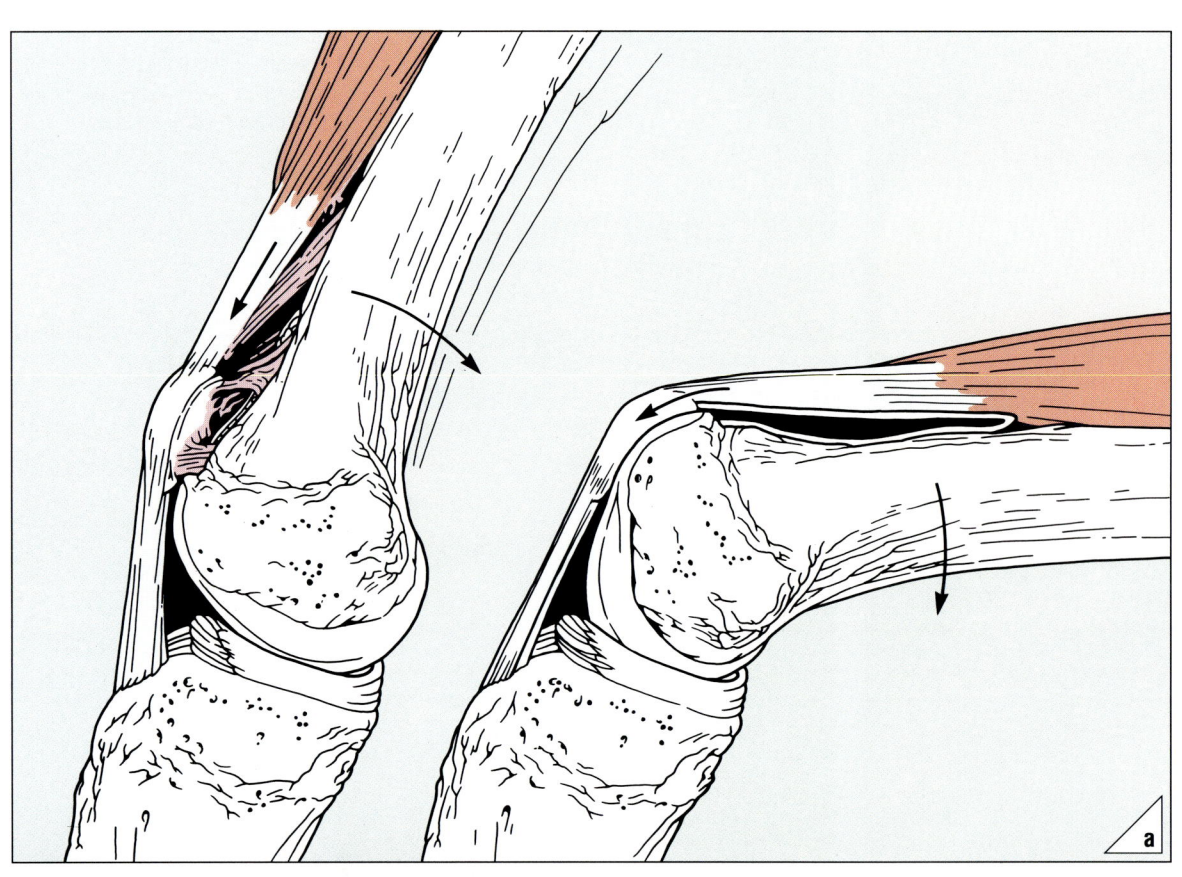

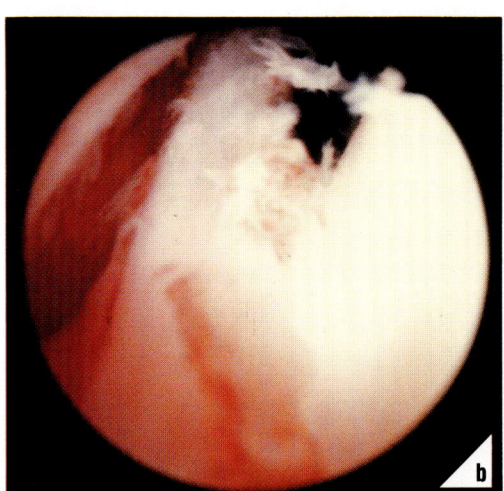

Abb. 4.13.
a Schematische Darstellung einer Arthrofibrose im suprapatellaren Bereich vor und nach Exzision. b Arthroskopische Darstellung einer Arthrofibrose im suprapatellaren Bereich

ris und dem Bereich des Fettpolsters aus vorgenommen (Abb. 4.14). Eine laterale Entlastung erreichen wir mittels Elektrokauter. Nun benutzen wir in der suprapatellaren Tasche einen kleinen Dissektor von einem der unteren Zugänge her, um den Quadrizepsmuskel vom vorderen Anteil des Femurs zu lösen. Dieser Teil des Verfahrens erfordert besonders sanfte Kniemanipulation. Eine vordere Bogenplastik (Notch-Plastik) kann bei Patienten mit vorderer Kreuzbanrekonstruktion erforderlich werden, wenn bei voller Streckung ein Anstoßen des Transplantats eintritt. Eine partielle Resektion der vorderen Fasern des Transplantats oder eine komplette Resektion werden unter Umständen nötig, wenn der Beugungsbereich durch Manipulation nicht zu verbessern ist. Wir bringen vor Wundverschluß ein Hämovac-Gerät in das Gelenk ein. Dann verschließen wir die Zugänge mit Nylonnähten und legen einen Kompressionsverband an. Unmittelbar darauf, während sich der Patient im Aufwachzimmer befindet, leiten wir passive Bewegung mit der entsprechenden CPM-Apparatur für kontinuierliche passive Bewegung in die Wege.

Am Tag nach der Operation entfernen wir Drain und Kompressionsverband. Der Patient beginnt mit Quadrizepsanspannung und Hebeübungen bei gestrecktem Bein; dazu kommt ein aktiv gestütztes Bewegungstraining unter krankengymnastischer Anleitung. Am dritten oder vierten postoperativen Tag wird der Patient mit einem CPM-Gerät entlassen. Unter engmaschiger krankengymnastischer Überwachung wird ein intensives ambulantes Rehabilitationsprogramm arrangiert. Wir entfernen die Fäden nach einer Woche oder 10 Tagen, und der Patient darf so viel herumlaufen, wie er es verträgt. Wenn die physikalische Therapie nur langsam Fortschritte macht, sollte der Arzt nicht zögern, das Knie unter Vollnarkose zu bewegen. In Fällen langanhaltender, bewegungseinschränkender Arthrofibrose kann der Einsatz eines Dynasplint erforderlich werden.

Pyarthros

Obgleich die Drainage durch wiederholte Feinnadelaspiration, kombiniert mit angemessener antimikrobieller Therapie, bislang die herkömmliche Form der Behandlung eines akuten Pyarthros gewesen ist, wird in vielen

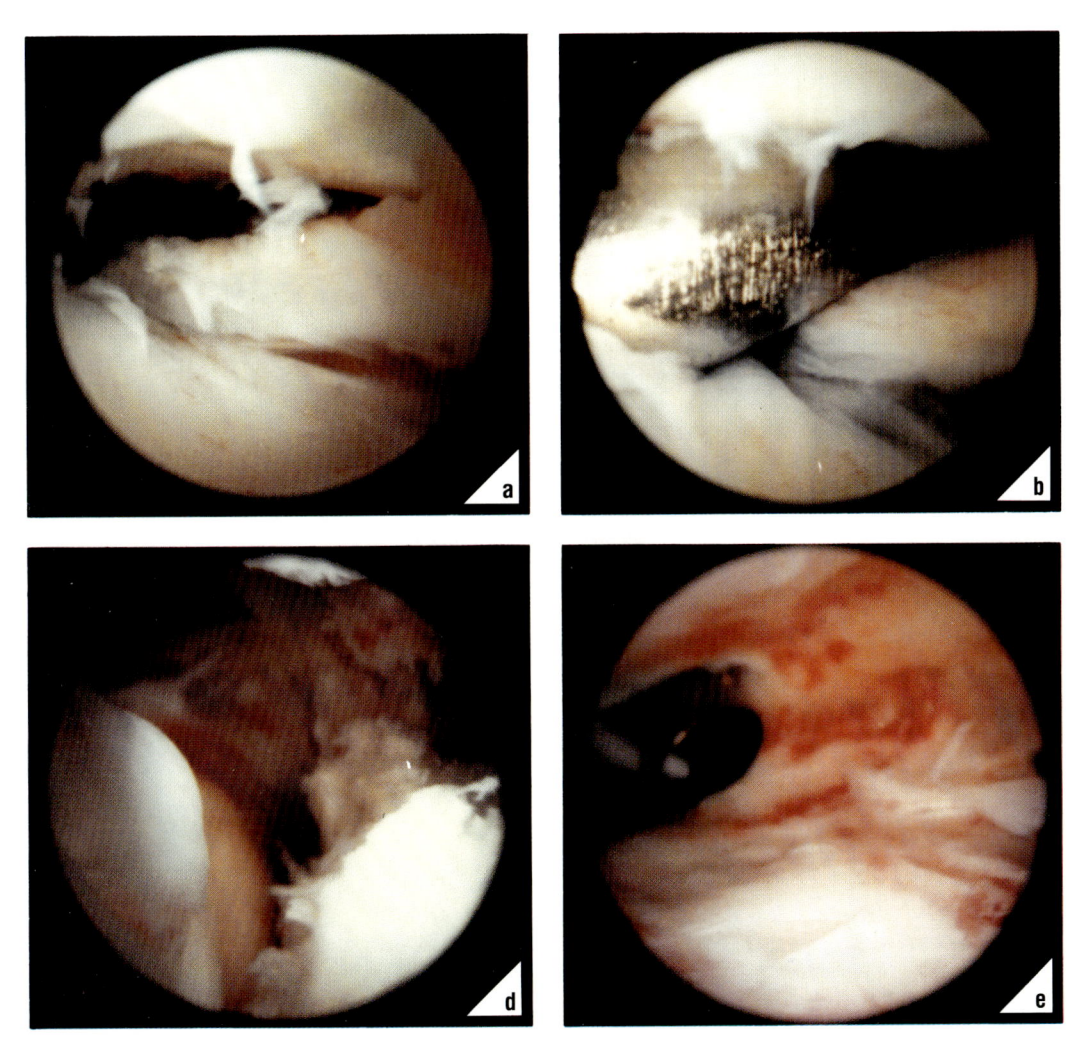

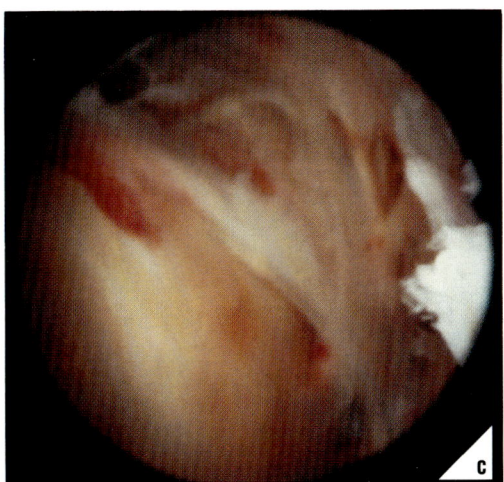

Abb. 4.14 a–e.
Schritte bei der Ausräumung von Adhäsionen

Fällen früher oder später zur operativen Drainage geraten, wenn fibrinöses Material vorhanden ist, das die richtige Nadelaspiration verhindert. Seit dem Durchbruch der Arthroskopie ist die Arthrotomie mit ihrem Risiko der signifikanten Bewegungseinschränkung nicht länger zu empfehlen [20–22]. Die arthroskopischen Techniken erlauben nicht nur das Débridement der fibrinösen Trümmer, der nekrotischen Synovialis und der gefächerten Taschen von Adhäsionen, sondern auch die Applikation eines kontinuierlichen Drainsystems (Abb. 4.15, 4.16).

Operationstechnik

Der Patient befindet sich in Allgemeinnarkose. Wir legen eine große Einstromkanüle durch den medialen suprapatellaren Zugang ein und führen die arthroskopische Untersuchung durch. Weist das Gelenk keine Zeichen von fibrinösen Trümmern oder Fächerungen auf, spülen wir es mit normaler Kochsalzlösung und setzen einen Drainkatheter durch den inferomedialen Zugang ein (Abb. 4.17). Liegen fibrinhaltige Trümmer und eine nekrotische Synovialis vor, benutzen wir den motorgetriebenen „Shaver", um die beteiligten Kompartments auszuräumen. *Die Synovektomie ist nicht nötig.* Über Katheter in den medialen und seitlichen Rinnen erfolgen kontinuierliche Irrigation und Drainage. Steriles Vorgehen und Vorsichtsmaßnahmen sind erforderlich, wenn wir Einstrom- und Ausstromsonden ins Gelenk einbringen, damit das Knie nicht auf diesem Wege mit einem Mikroorganismus kontaminiert wird. Geeignete Antibiotika werden intravenös verabfolgt. Der Spülflüssigkeit brauchen wir keine Antibiotika beizufügen, da frühere Studien eindeutig bewiesen haben, daß sich angemessene Antibiotikakonzentrationen bei Gelenkschwellung durch parenterale Gabe erreichen lassen. Die definitive Auswahl des Präparats und die Dauer der antibiotischen Behandlung überlassen wir am besten dem Konsiliarius für Infektionskrankheiten. Kontinuierliche passive Bewegung setzt noch am gleichen Tag oder einen Tag nach der Operation ein, ebenso die aktive Bewegungstherapie unter fachmännischer Überwachung. Die Drains entfernen wir nach 48 h. Viele

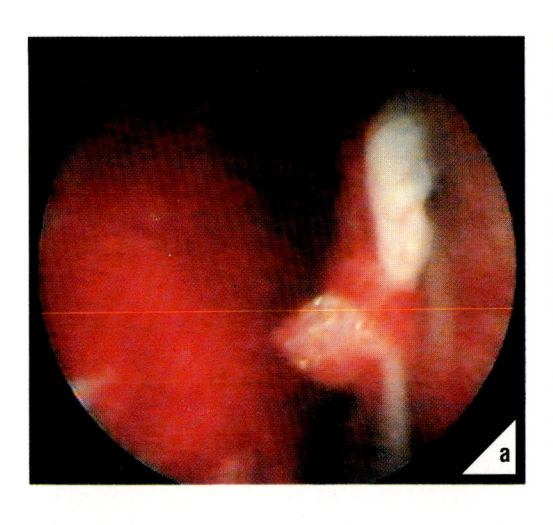

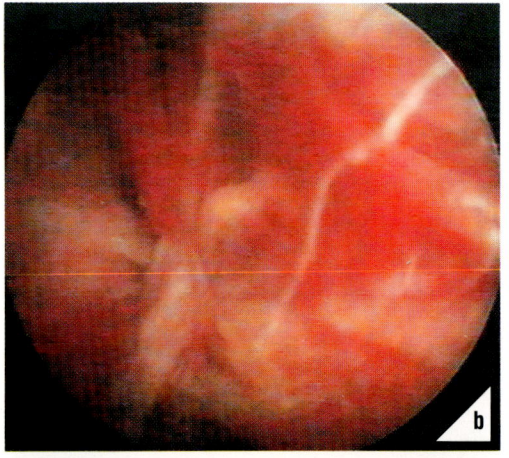

Abb. 4.15 a, b.
Synovitis bei Pyarthros des Knies

Abb. 4.16 a, b.
Nekrotische Synovialis bei Pyarhtros des Knies

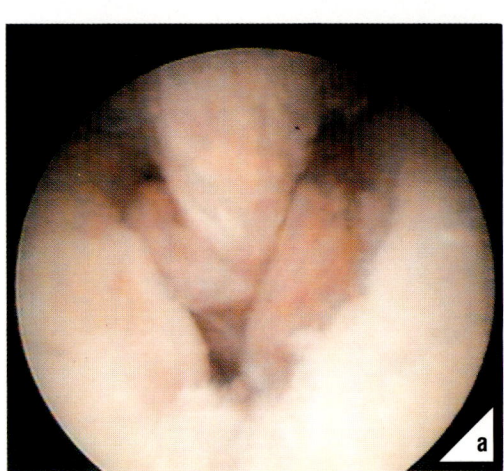

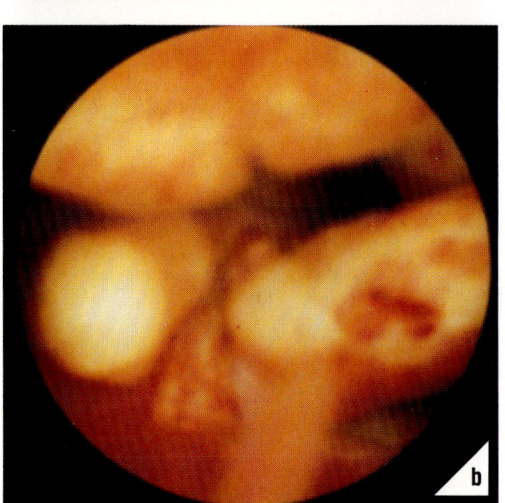

Abb. 4.17.
Katheter in der seitlichen Rinne nach Gelenk-Débridement bei Pyarthros des rechten Knies

Ärzte empfehlen, mit der Gewichtsbelastung mindestens 6 Wochen zu warten.

Komplikationen und Risiken der Synovektomie

Die arthroskopische Synovektomie verlangt wenigstens 6 Zugänge, um das Débridement lege artis zu gestalten. Ein 70°-Arthroskop und kleine motorgetriebene Instrumente ergänzen das reguläre 25°-Arthroskop und einen großen 5-mm-Synovialresektor. Synoviale Einwachsungen und Pannusbildungen unter den Menisci und um die Kreuzbänder herum müssen sorgsam mit einer kleinen Shaver-Klinge reseziert werden. Die Resektion sollte systematisch erfolgen, die Technik erfordert häufige Repositionierung des Arthroskops und der Elektroinstrumente über die verschiedenen Zugänge. Wenn das durch die Fossa intercondylaris eingebrachte 70°-Arthroskop uns keinen guten Einblick in die hinteren Kompartments gewährt, müssen wir evtl. einen zweiten posteromedialen Zugang eröffnen. Während des Débridements des hinteren Kompartments ist es unerläßlich, ständig die Spitze des chirurgischen Instruments zu beobachten, um zu verhindern, daß diese in die hintere Kapsel eindringt.

Entlastung des seitlichen Retinaculums

Die Entlastung des seitlichen Retinaculums ist indiziert bei massivem lateralen Überdruck und bei ausgesuchten Fällen patellarer Fehlstellung, bei denen kein abnormer Q-Winkel oder medialer Kapseldefekt vorliegt. Das Verfahren läßt sich auf verschiedene Weise durchführen. Nach gründlicher arthroskopischer Untersuchung mit Débridement des chondromalazischen Gelenkknorpels der Patella, falls indiziert, können wir ein Smillie-Meniskektomiemesser oder ein retrogrades Messer vom anterolateralen Zugang her einführen, wobei sich das Arthroskop im anteromedialen Zugang befindet (Abb. 4.18). Die Kapsel inzidieren wir nahe dem Rand der Patella, um die Blutung gering zu halten. Der Einschnitt erfolgt ungefähr 2 cm über der Patella, um den Ansatz der Vastus-lateralis-Sehne zu durchtrennen. Einige Ärzte nehmen statt dessen ein Elektrokautermesser, um die Kapsel freizulegen (Abb. 4.19) [23].

Geeignet ist auch eine andere, von Metcalf [23] bekannt gemachte arthroskopische Technik, bei der Metzenbaum-Scheren durch den anterolateralen Zugang eingeführt werden. Bevor wir die Kapsel inzidieren, legen wir eine Schicht von Unterhautgewebe bis zur oberen Kante der Patella frei. Ein zweiter, weiter proximal gesetzter Hautschnitt ermöglicht es uns, die Unterhautgewebeschicht über die Patella zu heben,

Abb. 4.18.
a Schematische Darstellung einer seitlichen Entlastung des Retinaculums des rechten Knies. b, c Seitliches Retinaculum des linken Knies, mit dem Arthroskop durch die subkutane Gewebeschicht gesehen. d Nach Inzision wird der seitliche Anteil des Femurkondylus sichtbar

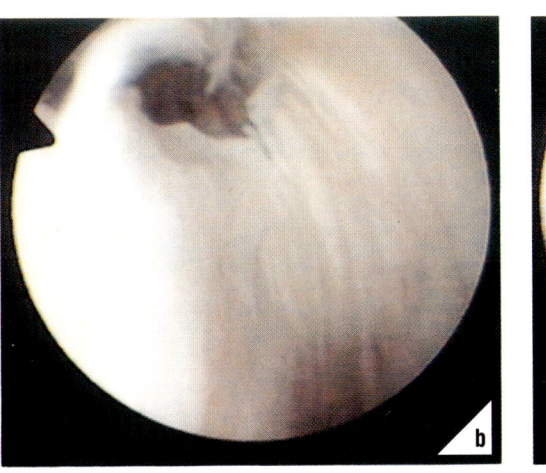

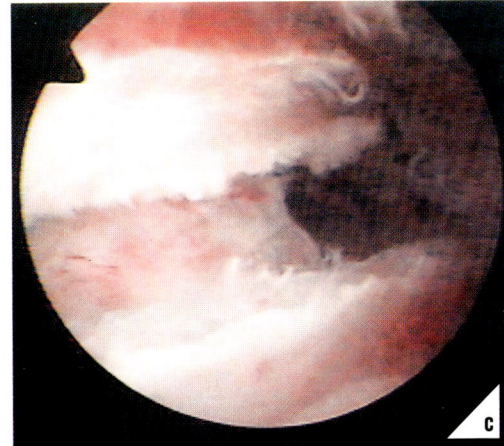

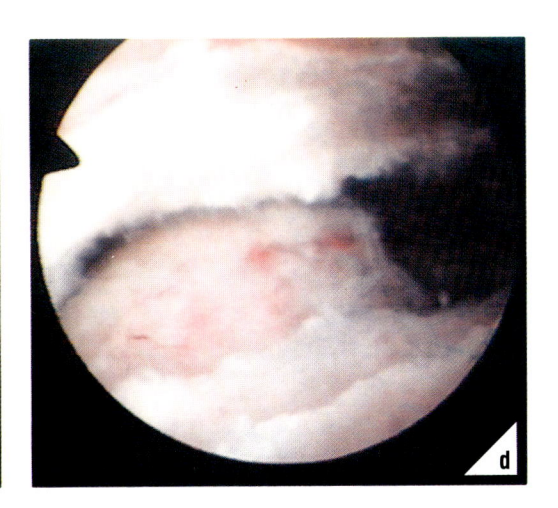

sollte dies nötig sein. Dann verwenden wir die Metzenbaum-Scheren, um die Kapsel so weit proximal, wie es geht, zu durchtrennen. Es können auch arthroskopische Korbscheren verwendet werden, um die Dissektion nach proximal zu vervollständigen.

Unabhängig davon, welche Technik wir anwenden, infiltrieren wir den seitlichen Anteil der Kapsel mit einer 0,5%igen Bupivacain-Lösung, die Epinephrin enthält, um die Möglichkeit von Blutungen und postoperativen Schmerzen gering zu halten. Mit Elektrokauter können wir die Kniegefäße unter direkter Sicht kauterisieren, um Blutungen unter Kontrolle zu bringen. Zur Prüfung der Effizienz sollte die Luft aus dem Tourniquet, falls es während der Entlastung aufgeblasen war, zum Zeitpunkt der Kauterisierung abgelassen werden.

Postoperativ legen wir einen Kompressionsverband an und halten die Extremität für 2–3 Tage im Zustand der Immobilität. Mit isometrischen Übungen kann der Patient am gleichen Tag beginnen und auch das Bein gewichtmäßig belasten, soweit er es mit Krücken verträgt.

Mediale Kapselraffung

Wenn der mediale Anteil der Kapsel durch Subluxation oder gar Dislozierung beeinträchtigt ist, kann man arthroskopisch eine Korrektur vornehmen, vorausgesetzt, der Q-Winkel ist normal. Während das Arthroskop seitliche liegt, führen wir 3 oder 4 gebogene große Nadeln von hinten durch die Haut der Medialseite des Knies ein, die dann vorn medial der Patella austreten. Unter den Nadeln und innen im Gelenk verwenden wir ein retrogrades Messer, um die Kapsel bis hinunter auf das Unterhautgewebe freizulegen. Ein motorgetriebener Synovialshaver dient der Schaffung einer Öffnung in der medialen Kapsel, indem wir die Ecken der Inzision ausschneiden. Dann sorgen wir für die seitliche Entlastung, indem wir, wir oben beschrieben, das Arthroskop zum medialen Anteil des Knies schwenken. Während die Nadeln noch dort bleiben, wo sie sind, inzidieren wir leicht die hinteren Punktionsbereiche entlang den Hautfalten mit einer Klinge Nr. 11, um später am Ende des Eingriffs die Knoten besser versenken zu können. Die Nadeln, die die resorbierbaren Nähte tragen, werden durch die vordere Nadelpunktion subkutan eingeführt und posterior durch die hintere, vergrößerte Hautpunktionsstelle hinausgeführt. Das Gelenk wird entlastet, und wir ziehen die Nähte im posteromedialen Anteil des Knies an und versenken die Knoten unter die Haut (Abb. 4.20, 4.21). Postoperativ erhält der Patient für 1 oder 2 Wochen eine Knieschiene ohne Gelenke und wird am gleichen Tag mit Krücken entlassen. Nach dieser Phase der Immobilisierung halten wir ihn an, aktiv assistierte Bewegungsübungen bis zu 45° Beugung durchzuführen. Nach 6 Wochen ersetzen wir diese Schiene durch eine Schiene mit Patellaführung, die die volle Kniestreckung zuläßt, und beginnen mit einem intensiven Rehabilitationsprogramm. Bis zur völligen Wiederherstellung können 5–6 Wochen vergehen.

Komplikationen und Risiken der lateralen Entlastung und des medialen Kapselraffens

Die laterale arthroskopische Entlastung stellt kein harmloses Unterfangen dar, sondern bedarf der sorgsamen Patientenselektion, der pein-

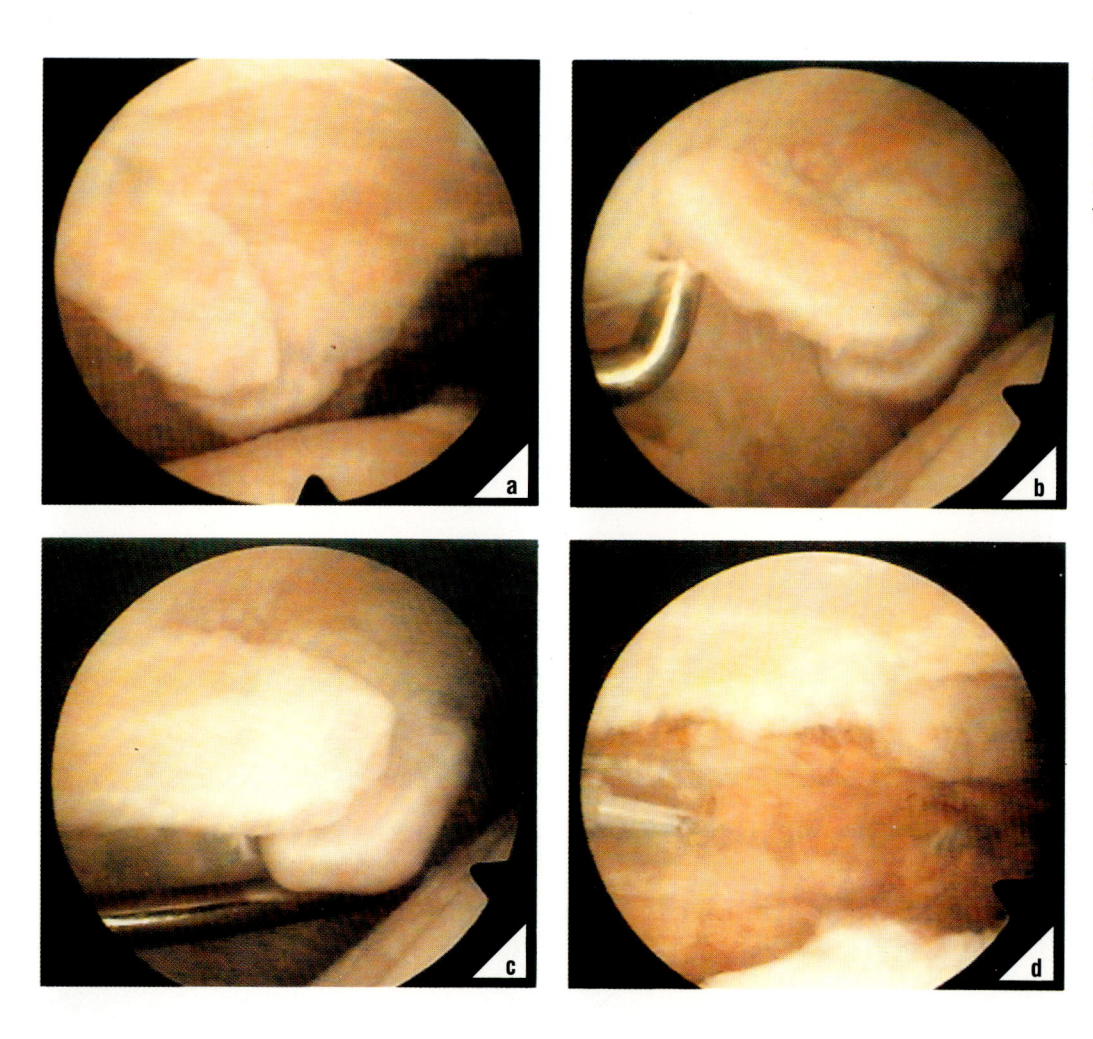

Abb. 4.19 a–d.
Patellofemorale Arthritis eines rechten Knies. Exzisionsschritte beim Entfernen von osteochondralem Material am lateralen Anteil der Patella bei seitlicher Entlastung. Die Kapsel wird durch Kauterisierung freigelegt

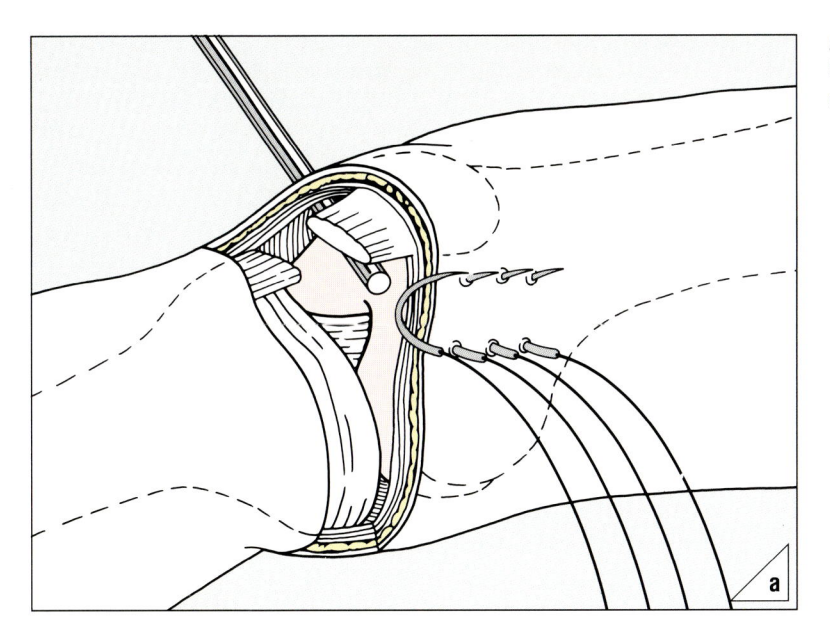

Abb. 4.20 a–e.
Schematische Darstellung der verschiedenen Schritte bei medialer Raffung der Kapsel am rechten Knie

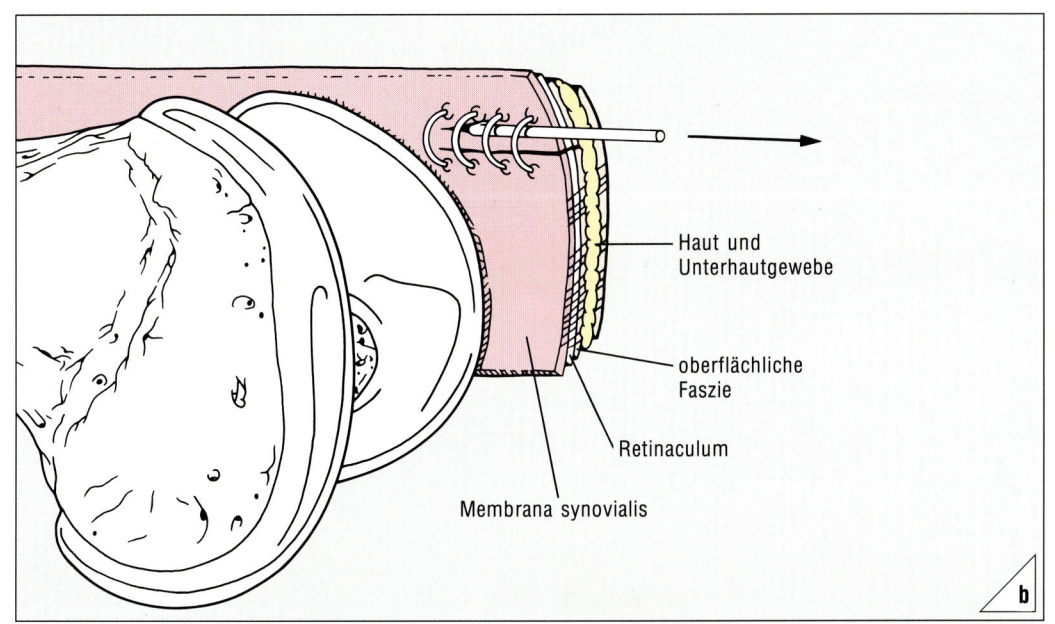

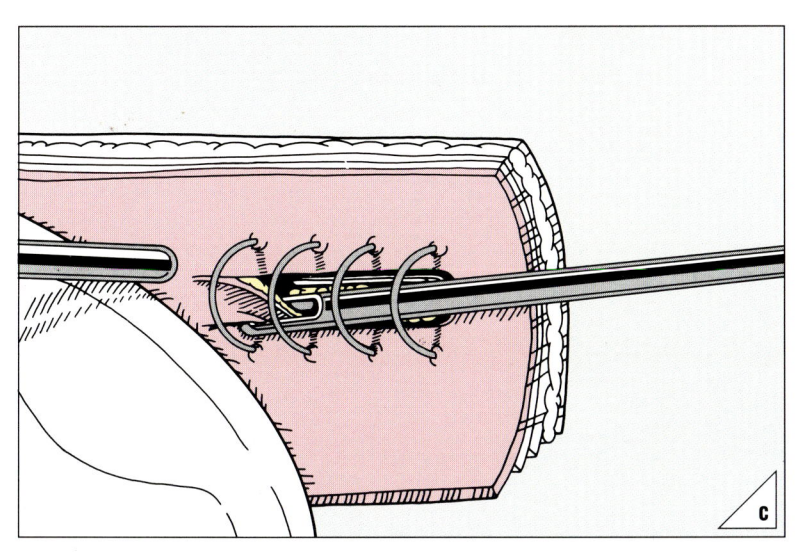

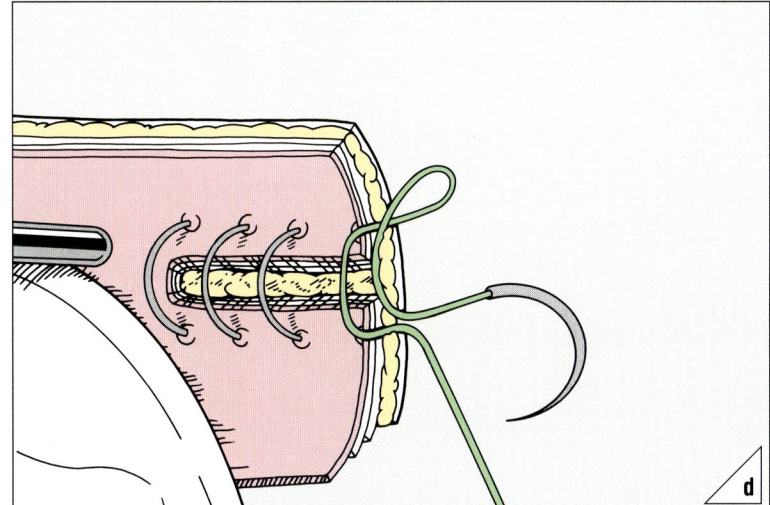

- Haut und Unterhautgewebe
- oberflächliche Faszie
- Retinaculum
- Membrana synovialis

Arthroskopische Verfahren an Knochen und Gelenkknorpel des Kniegelenks

lichen Beachtung der technischen Einzelheiten als Voraussetzung für ein gutes Gelingen. Die ideale Indikationsstellung bietet der Patient mit straffer seitlicher Kapsel, mit oder ohne chondromalazische Veränderungen der Patella. Die laterale Entlastung sollte nicht systematisch erfolgen, wann immer eine Chondroplastik aufgrund von Chondromalazie vorgenommen wird. Die extensive Entlastung des M. vastus lateralis ist ebenso zu vermeiden wie eine Lazeration der Bizepssehne. Indem wir den Kapselschnitt näher an die Patella legen, reduzieren wir die Blutung. Haben wir ein Tourniquet benutzt, sollten wir es freigeben, um Blutungen mit dem Elektrokauter zu kontrollieren. Der Einsatz eines Saugdrains bleibt anheimgestellt, er kann eine gute Hämostase nicht ersetzen. Zu den gravierenden Komplikationen dieses Eingriffs zählen Quadrizepsinsuffizienz mit medialer Subluxation der Patella als Folge der aggressiven Entlastung des Vastus lateralis und schwerer Hämarthros mit nachfolgender Arthrofibrose. Um eine Amputation des Nahtmaterials während des medialen Kapselraffens zu vermeiden, schneiden wir die Haut um die Nadelpunktionen ein, wobei die Nadeln noch in situ verbleiben, anstatt dies während der subkutanen Versenkung der Knoten zu tun.

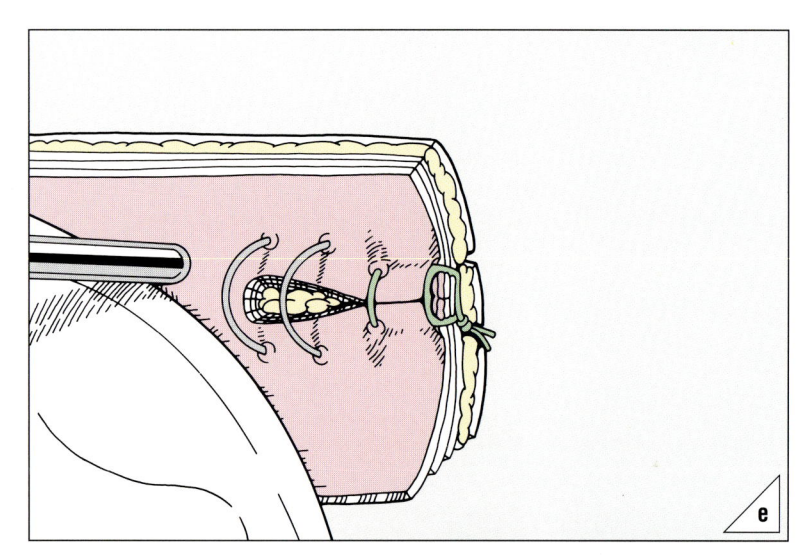

Abb. 4.20. e (Fortsetzung)

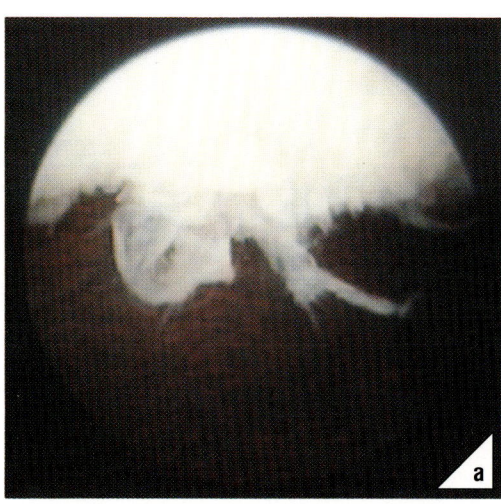

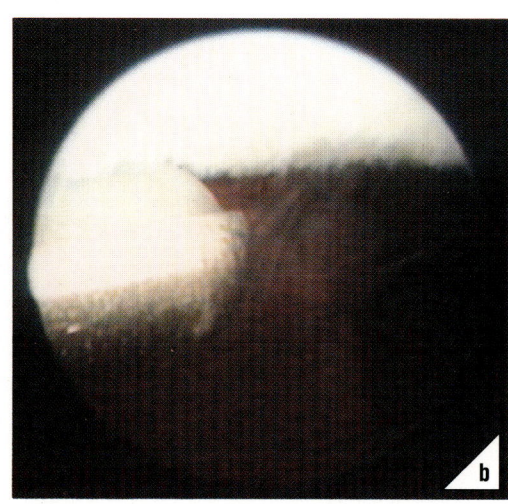

Abb. 4.21.
Arthroskopische Darstellung der einzelnen Schritte bei Chondroplastik, medialer Raffung und seitlicher Entlastung bei Chondromalazie der Patella mit seitlicher Subluxation des linken Knies. a, b Chondroplastik der Patella mit motorgetriebenem „Shaver".

Abb. 4.21. (Fortsetzung)
c Seitliche Subluxation. d–i Schritte bei medialer Kapselraffung. j, k Seitliche Entlastung des Retinaculums

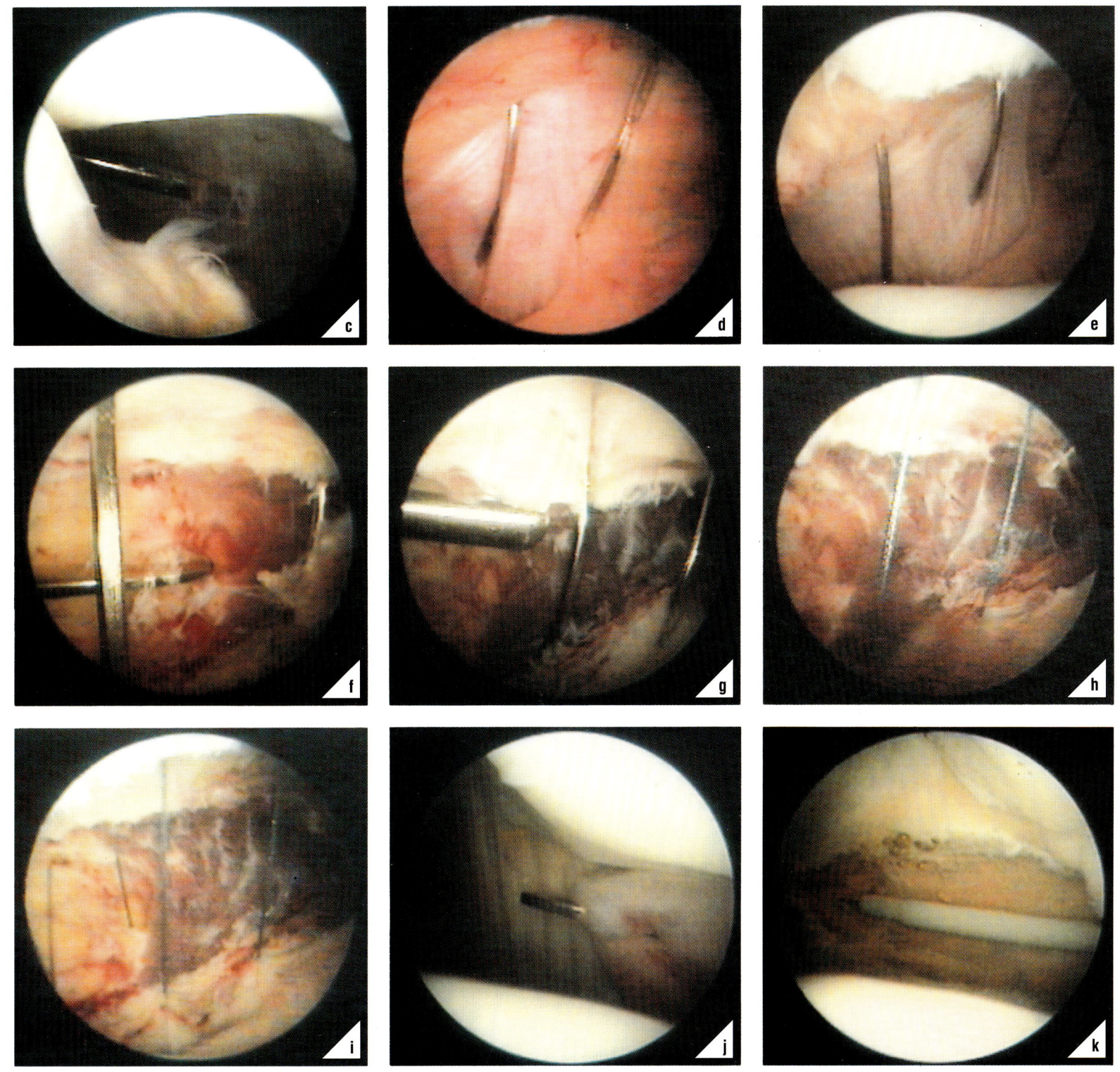

Literatur

1. Jackson RW, et al. The pathologic medial shelf. *Orthop Clin North Am*. 1982;13:307.
2. Patel D. Arthroscopy of the plica – synovial folds and their significance. *Am J Sports Med*. 1978;6:217–225.
3. Pipkin G. Knee injuries: the role of the suprapatellar plica and suprapatellar bursa in simulating internal derangement. *Clin Orthop*. 1971;74:161.
4. Ilino S. Normal arthroscopic findings in the knee joint in adult cadavers. *J Jpn Orthop Assoc*. 1939;14:467.
5. Brief LP, Laico JP. The superolateral approach: a better view of the medial patellar plica. *Arthroscopy*. 1987;3:170–172.
6. Meislin R, Parisien JS. Arthroscopic excision of synovial hemangioma of the knee. *Arthroscopy*. 1990;6:64–67.
7. Moskovich R, Parisien JS. Localized pigmented villonodular synovitis of the knee: arthroscopic treatment. *Clin Orthop Rel Res*. 1991;271:218–224.
8. Kelley W, Harris ED, Ruddy S, Sledge CB, eds. *Textbook of Rheumatology*. Philadelphia, Pa: WB Saunders Co., 1989.
9. Guaydier-Souquieres C, et al. Knee arthroscopy after yttrium or osmic acid injection. *Arthroscopy*. 1989;5:70–75.
10. Sledge CB, Zuckermann JD et al. Synovectomy of the rheumatoid knee using intra-articular injection of dysprosium 165, ferric hydroxide macroaggregates. *J Bone Joint Surg*. 1987;69(A):970–975.
11. Tsahakis PJ, et al. The role of radiation synovectomy in the treatment of pigmented villonodular synovitis of the knee. *Orthop Transactions*. 1991;15:701.
12. Ogilvie-Harris DJ, Basinski A. Arthroscopic synovectomy of the knee for rheumatoid arthritis. *Arthroscopy*. 1991;7:91–97.
13. Milgram JW. Synovial osteochondromatosis: a histopathologic study of thirty-one cases. *J Bone Joint Surg*. 1977;59(A):792.
14. Dorfmann H, et al. Arthroscopic treatment of synovial chondromatosis of the knee. *Arthroscopy*. 1989;5:48–51.
15. Ogilvie-Harris DJ, McLean J, Zarnett ME. Pigmented villonodular synovitis of the knee: the results of total arthroscopic synovectomy, partial arthroscopic synovectomy, and arthroscopic local excision. *J Bone Joint Surg*. 1992;74(A):119–123.
16. Wiedel JD. Arthroscopic synovectomy for chronic hemophilic synovitis of the knee. *Arthroscopy*. 1985;1:205–209.
17. Parisien JS. Role of arthroscopy in the treatment of postoperative fibroarthrosis of the knee joint. *Clin Orthop Rel Res*. 1988;229:185–192.
18. Sprague NF III, O'Connor RL, Fox JM. Treatment of postoperative knee fibroarthrosis. *Clin Orthop Rel Res*. 1982;166:165.
19. Paulos LE, Rosenberg TD, et al. Infrapatellar contracture syndrome, an unrecognized cause of knee stiffness with patella entrapment and patella infera. *Am J Sports Med*. 1981;15:331–341.
20. Ivey M, Clark R. Arthroscopic debridement of the knee for septic arthritis. *Clin Orthop Rel Res*. 1985;199:201.
21. Jackson RW. Arthroscopic treatment of the septic knee. *Arthroscopy*. 1985;1:194.
22. Parisien JS, Shaffer B. Arthroscopic management of pyarthrosis. *Clin Orthop Rel Res*. 1992;275:243–247.
23. Fox J, Sherman O, Pevsner D. Patello-femoral problems and malalignment. In: McGinty J, ed, *Arthroscopic Surgery Update: Techniques in Orthopedics*. Baltimore. Md: University Park Press; 1985:31–57.
24. Metcalf R. An arthroscopic method for lateral release of the subluxating or dislocating patella. *Clin Orthop Rel Res*. 1982;167:9–18.

5

Endoskopische Technik für die vordere Kreuzbandrekonstruktion des Knies

David S. Menche

Der arthroskopischen Intervention sollte die Beurteilung der gesamten Bandinstabilität durch eine Untersuchung unter Narkose vorausgehen. Bestätigt sich die Diagnose der vorderen Kreuzbandinstabilität, wird man es vorziehen, vor dem arthroskopischen Eingriff das Knochen-Patellarsehnen-Knochen-Transplantat zu gewinnen. Natürlich ist eine initiale Arthroskopie durchzuführen, wenn hinsichtlich der Diagnose irgendein Zweifel besteht.

Vorbereitung des patellaren Knochen-Sehnen-Knochen-Transplantats

Wir machen über der Mitte der Patellarsehne einen Hautlängsschnitt (Abb. 5.1a) und führen diese Inzision durch das Unterhautgewebe fort, um das Paratenonium darzustellen. Das Paratenonium wird auf einer Linie mit der Hautinzision eingeschnitten und innerer und äußerer Rand der Kniesehne freigelegt (Abb. 5.1b).

Nachdem wir die volle Breite der Kniesehne ermittelt haben, wird ein 10 mm großes Knochen-Kniesehne-Knochen-Transplantat mittels Methylenblaufärbung abgegrenzt (Abb. 5.2a, b). Wir indentifizieren die Knochen-Sehnen-Übergänge und umreißen Knochenblocks von 25 mm Länge und 10 mm Breite mit einem Messer. Bei der Markierung des

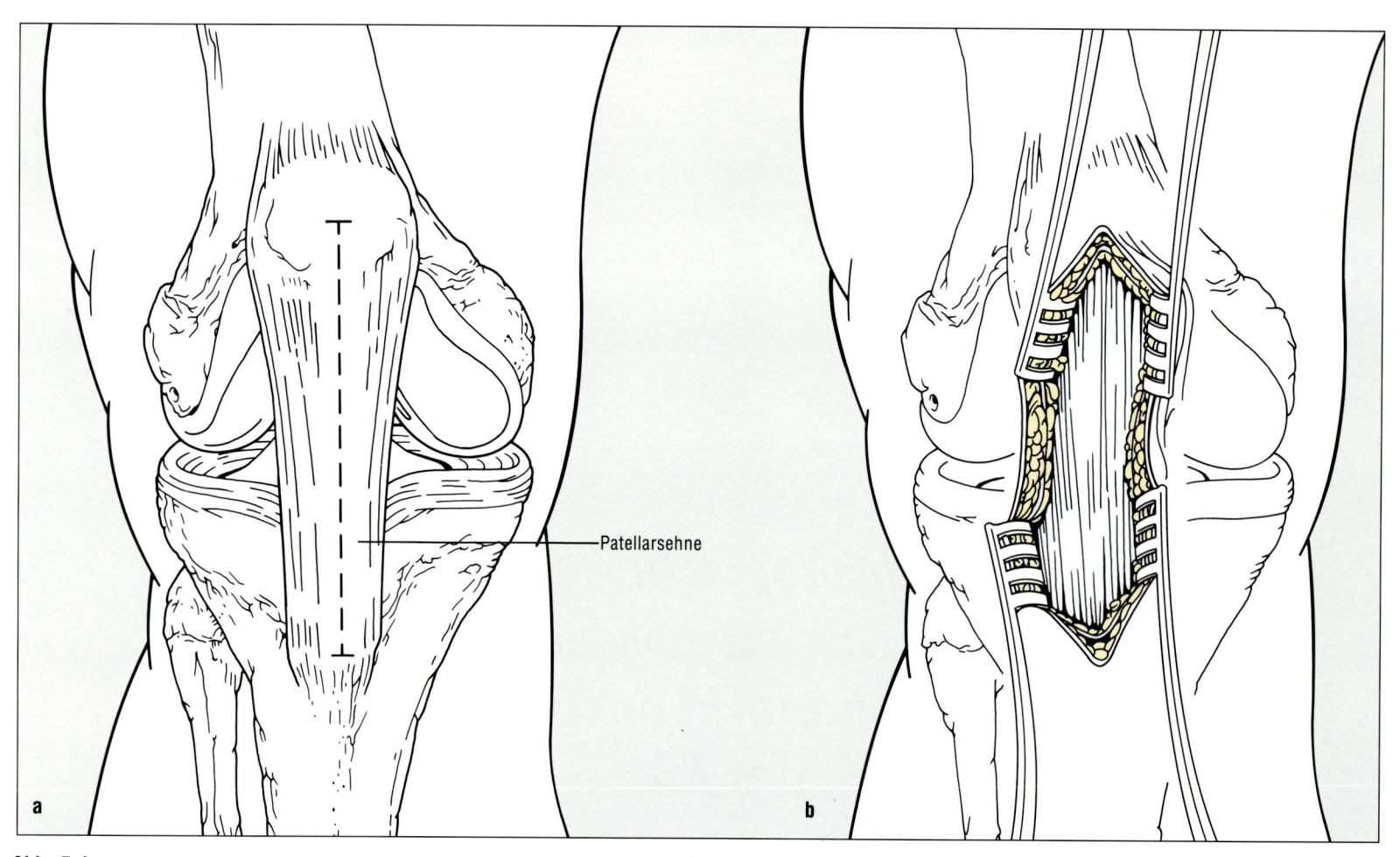

Abb. 5.1.
a Hautinzision. Ein Einschnitt wird in der Mitte über der Patellarsehne gemacht und erstreckt sich von der Patella bis auf die Höhe des Tibiahöckers. b Freilegung der Patellarsehne. Selbsthaltende Wundspreizer, die das Paratenonium zurückziehen, liegen in der Wunde, damit wir die volle Breite der Patellarsehne feststellen können

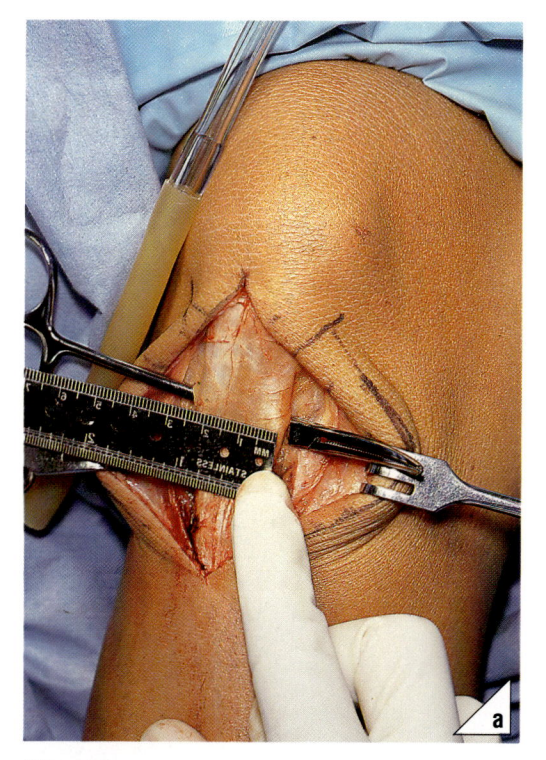

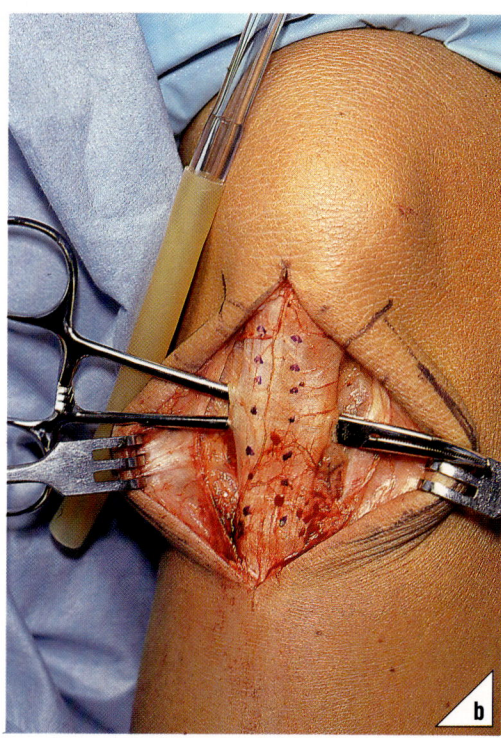

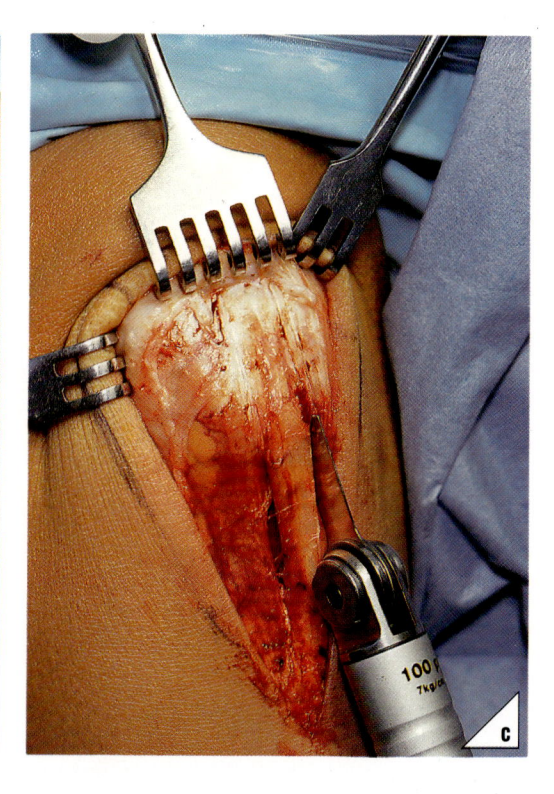

Abb. 5.2.
a, b Vermessung des Knochen-Sehnen-Transplantats. Wir benutzen Methylenblaufärbung, um ein 10 mm großes Knochen-Sehnen-Knochen-Autotransplantat zu umreißen. c Gewinnung des Patellaknochenblocks. Wir nehmen Längsschnitte vor, indem wir die kleine sagittale Säge am Knochen-Sehnen-Übergang ansetzen und die Schneide proximal bis zur Quermarke vorstoßen

Sehnentransplantats müssen am medialen und lateralen Rand wenigstens 10 mm der Sehne verbleiben, um einem Patellarsehnenriß vorzubeugen. Längsschnitte werden durch die volle Dicke der Kniesehne hindurchgeführt, bevor wir die Knochenblocks herauspräparieren.

Wenn wir die Knochenblocks von der Patella lösen, nehmen wir die Längsschnitte vor, indem wir die kleine sagittale Säge am Knochen-Sehnen-Übergang plazieren und die Klinge proximal vorschieben, bis wir die Quermarkierung erreichen (Abb. 5.2 c). Es folgt der Querschnitt bis in eine Tiefe von 4–5 mm. Wir schaffen einen dreieckigen Knochenblock, indem wir die Säge in einem Winkel von 45° in die Längsschnitte einführen und mit der Säge auf die Mittellinie des Transplantats zielen. Dies bedarf sorgsamen Vorgehens, um nicht in die Gelenkfläche einzudringen. Mit einem gebogenen 2,54-cm-Osteotom vervollständigen wir die Osteotomie (Abb. 5.3). Frakturen der Knochenblocks werden vermieden, wenn man sorgfältig darauf achtet, das Tranplantat nicht zu drehen. Den Block vom Tibiaknochen gewinnen wir mit der kleinen sagittalen Säge in Höhe des Tibiatuberkels und benutzen ein gebogenes Osteotom, um den Tibiaknochenblock herauszuholen. Wir entfernen die Knochenblocks und vergewissern uns, daß wir die volle Dicke der Patellarsehnenfasern erhalten und das Fettpolster belassen, wo und wie es ist. Ein Eindringen ins Fettpolster führt zu unerwünschter Extravasation. Am Knochen-Sehnen-Übergang ist eine sorgfältige Dissektion nötig, um eine Verletzung dieses Bereichs zu vermeiden.

Der Knochenblock wird auf einem separaten Tisch unter Entfernen des nicht zugehörigen Gewebes präpariert, um ihn bei der Transplantateinführung deutlich zu erkennen. Die Knochenblocks sollten in einem 10-mm-Gerät in beide Richtungen bequem zu verschieben sein, für den Fall, daß das Transplantat entfernt werden muß. Der für das Femur bestimmte Knochenblock wird von dem größeren Tibiaknochenblock abpräpariert. Ungefähr 4 mm von seinem distalen Ende entfernt bohren wir ein 2 mm großes a.-p. Loch in diesen Knochen und legen einen Mersilen-Faden Nr. 1 durch das Loch, verknoten ihn aber nicht. Der Knochen-Patellarsehnen-Übergang wird zur Identifizierung während der Passage des Transplantats mit Methylenblau markiert.

Der aus der Patella gewonnene, für die Tibia vorgesehene Knochenblock wird präpariert, indem wir in gleichem Abstand 3 a.-p. Löcher in

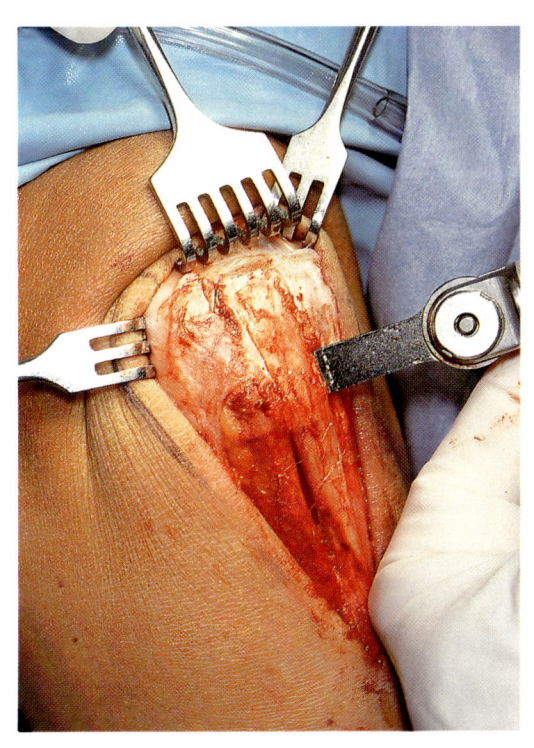

Abb. 5.3.
Vervollständigung der Osteotomie. Die kleine sagittale Säge wird in einem Winkel von 45° in Richtung Mittellinie des Transplantats geführt

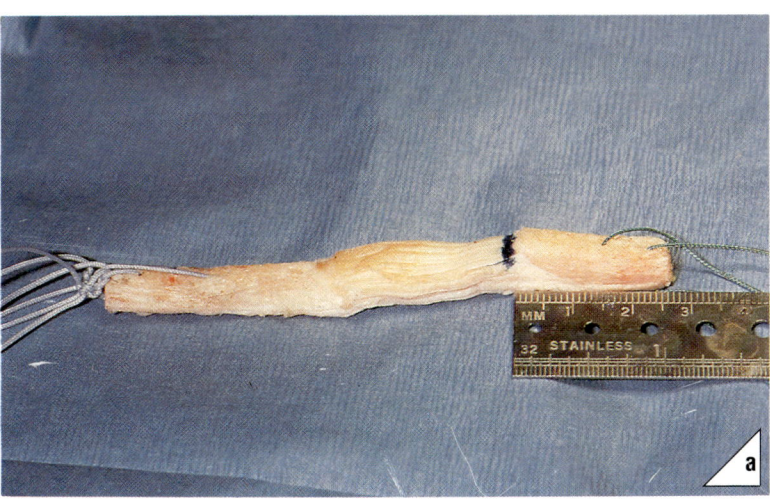

Abb. 5.4.
a Präpariertes Transplantat. b Es sollte bequem durch ein 10-mm-Gerät passen. Der aus der Patella stammende Block wird distal verwendet. Wir bohren 3 anteroposteriore Löcher von 2 mm Durchmesser, führen eine Nr.-5-Tycron-Naht durch jedes Bohrloch und knüpfen sie „over the top". Wir bohren ein anteroposteriores Loch durch den Tibiaknochenblock und legen eine Mersilen-Naht Nr. 1, die aber nicht geknotet wird. Mit Methylenblau markieren wir die Knochen-Sehnen-Übergänge

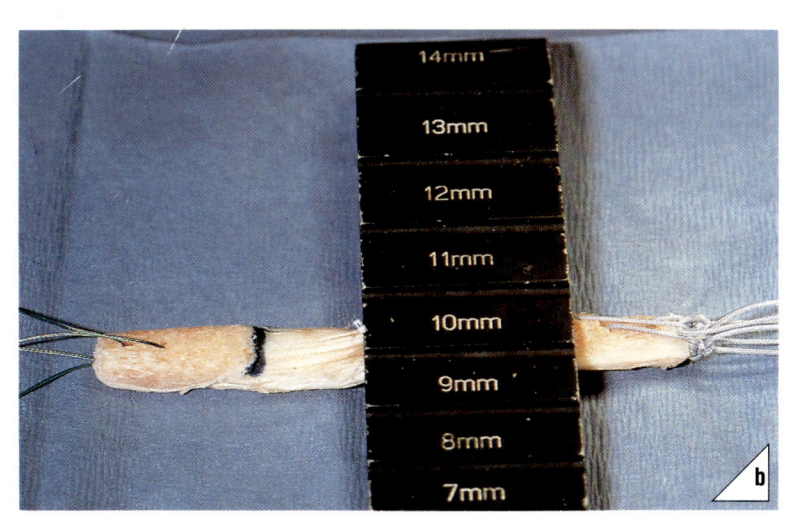

den Knochenblock bohren. Wir legen einen Tycron-Faden Nr. 5 durch jedes Bohrloch und knoten diesen über dem Ende des Knochenstücks. Wiederum nehmen wir Methylenblau, um den Knochen-Sehnen-Übergang zu markieren (Abb. 5.4). Mit einem Spanner der Fa. 3M wird das Transplantat vor dem Einsetzen ins Knie vorbelastet (Abb. 5.5).

Operationstechnik

Die superomedialen und anterolateralen Zugänge entstehen unter Anwendung von Standardtechniken. Wir führen eine diagnostische Arthroskopie durch, um assoziierte Schäden zu entdecken. Die anteromediale Zugangsstelle wird festgelegt, indem man eine geeichte 18-Gauge-Nadel direkt über dem Vorderhorn des Innenmeniskus plaziert (Abb. 5.6). Sollte eine Meniskusreparatur erforderlich sein, werden die Fäden hindurchgeführt, aber erst am Ende des Eingriffs geknotet.

Der Einsatz der endoskopischen Technik bedarf einer signifikanten Notch-Plastik (Bogenplastik), um den physiologischen Femurpunkt hinreichend darzustellen (Abb. 5.7). Hand- und Elektrogeräte sind in Kombination nötig, um eine für dieses Verfahren akzeptable Kerbe zu schaffen. Anfangs verwenden wir einen 5,5-mm-Synovialresektor, um den restlichen Anteil auf der Tibia bis zum Knochen herunter zu entfernen (Abb. 5.8). Dies verbessert die Sichtbarmachung des Tibiatunnels und läßt das Transplantat leichter passieren. Darüber hinaus werden Weichteilgewebstrümmer beseitigt, die eine Zyklopenläsion verursachen könnten, die bekanntermaßen postoperativ zu einer Arthrofibrose beiträgt. Als nächstes ist das gesamte Weichteilgewebe entlang der medialen Partie des seitlichen Femurkondylus zu entfernen, wobei uns eine halbmondförmige Feile die Arbeit erleichtert (Abb. 5.9). Mittels eines arthroskopischen Bohrers schaffen wir dann eine vertikale Wand, wobei wir alle Kanten entfernen, bis der Gelenkknorpel des hinteren Anteils des seitlichen Femurkondylus deutlich sichtbar wird (Abb. 5.10). Während wir posterior den Bogen präparieren, wird das hintere Kreuzband erkennbar, und die Instrumentierung sollte zwischen dem hinteren

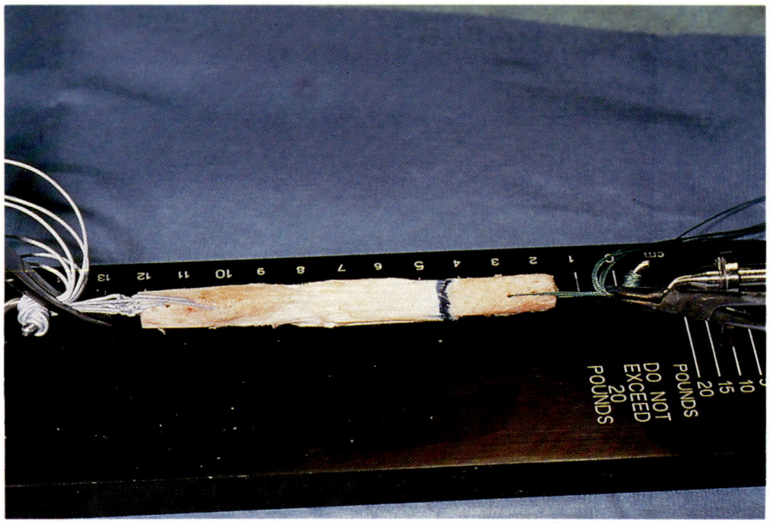

Abb. 5.5.
3M-Spannungsvorrichtung. Nach Präparierung kommt das Knochen-Sehnen-Knochen-Transplantat auf die 3M-Spannungsvorrichtung, um eine Verspannung des Transplantats zu erzielen

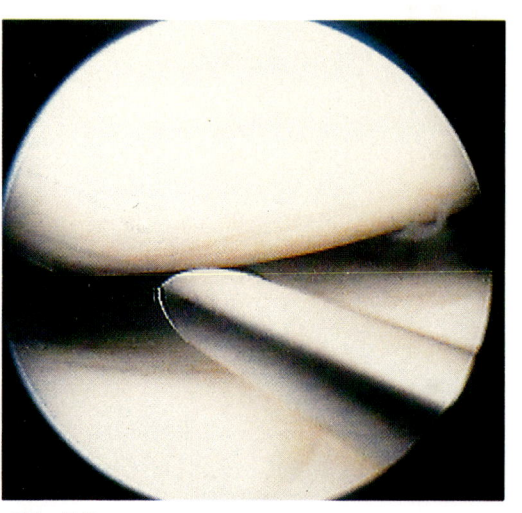

Abb. 5.6.
Anteromedialer Zugang. Dieser wird bestimmt, indem wir eine 18-Gauge-Kanüle über das Vorderhorn des Innenmeniskus führen. Die Anlage dieses Zugangs ermöglicht einen besseren Zugang zur Fossa intercondylaris

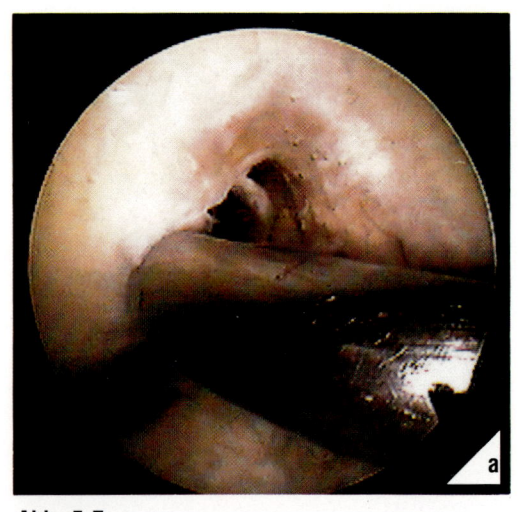

Abb. 5.7.
Vordere Notch-Plastik. Diese arthroskopische Sichtbarmachung (a) und schematische Darstellung (b) zeigen die durchzuführende Notch-Plastik im Umriß. Der Umfang der Notch-Plastik variiert, abhängig von der Chronizität des Falls und individuellen anatomischen Unterschieden

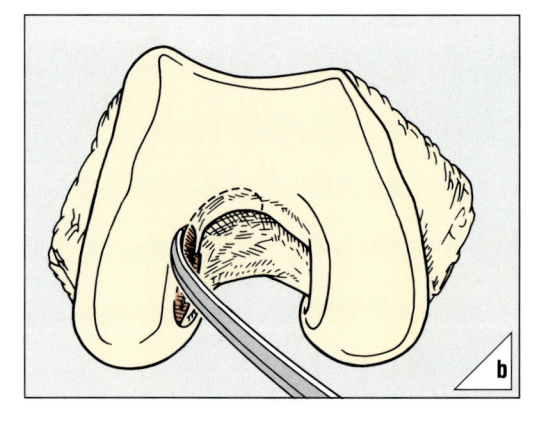

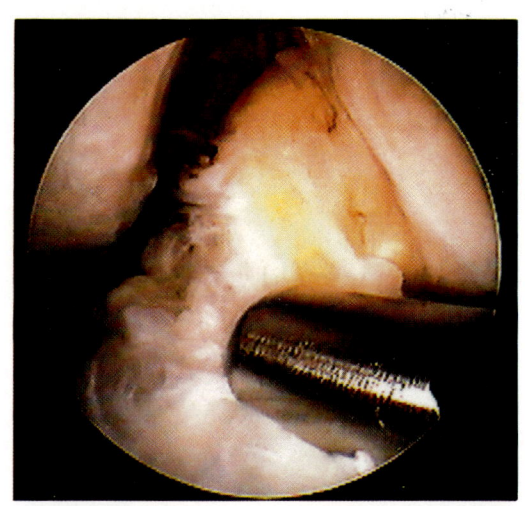

Abb. 5.8.
Synovialer Tibiastumpf. Wir benutzen einen 5,5-mm-Synovialresektor, um den Tibiastumpf bis auf den Knochen zu resezieren

Kreuzband und der Seitenwand liegen. Der wichtigste Aspekt bei einer Bogenplastik/Dachplastik ist, daß sowohl seitlich wie oberhalb genügend Raum verbleibt, um ein Anstoßen zu vermeiden. Bei der Ausführung dieser Notch-Plastik wird das Knie von einer relativ gestreckten in eine über 90° gebeugte Stellung verlagert. Nach Beendigung der Bogenplastik sollten sowohl die hervorragende optische Darstellung der „Over-the-top"-Position wie auch darüberliegender Spielraum für das Tranplantat erreicht sein (Abb. 5.11).

Nun wählen wir den physiologischen (anatomischen) Punkt auf der Femurseite. Das vollständige Entfernen des femoralen vorderen Kreuzbandstumpfes und die Einsicht auf den Gelenkknorpel am seitlichen Femurkondylus sind entscheidend für die Wahl der richtigen Stelle. Bei weiterer Beugung des Knies läßt sich der anatomische Punkt leichter darstellen (Abb. 5.12). Zur Markierung dieses Punkts kann man einen 5,5-mm-Bohrer oder eine entsprechende Curette verwenden. Dazu sollte das Knie um 90° gebeugt werden. Wir setzen den Bohrer in der 9-Uhr-Stellung am rech-

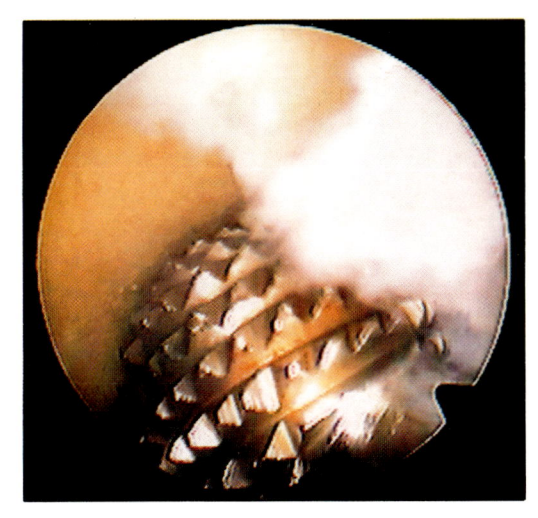

Abb. 5.9.
Halbmondförmige Raspel. Diese ist sehr nützlich zum Entfernen von Weichteilgewebe und Knochenkanten entlang dem medialen Anteil des seitlichen Femurkondylus

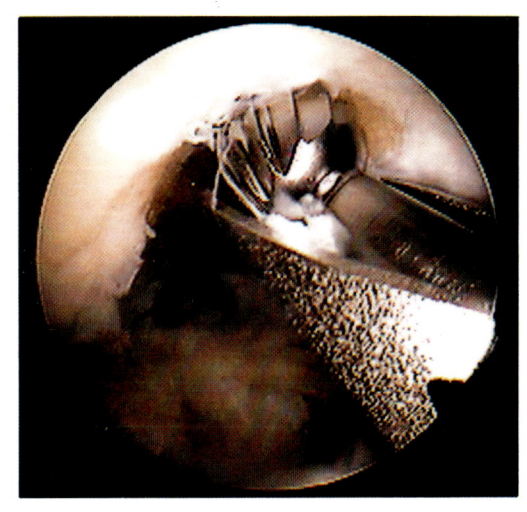

Abb. 5.10.
Anwendung des arthroskopischen Bohrers. Dieser läßt sich auch in umgekehrter Richtung nutzen, da dies dem Operateur bessere Kontrolle ermöglicht. Alle Kanten sollten entfernt werden, bis eine vertikale Wand entsteht und der hintere Anteil des seitlichen Femurkondylus leicht zu identifizieren ist

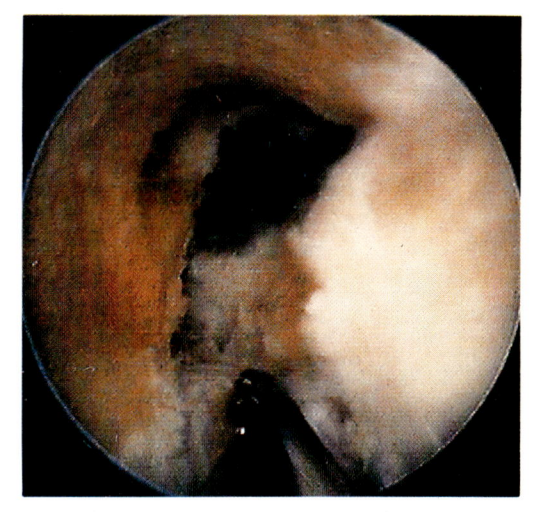

Abb. 5.11.
Vollständige Bogenplastik. Diese gilt dann als komplett, wenn die vertikale Wand geschaffen und eine hervorragende Sichtbarmachung erzielt ist

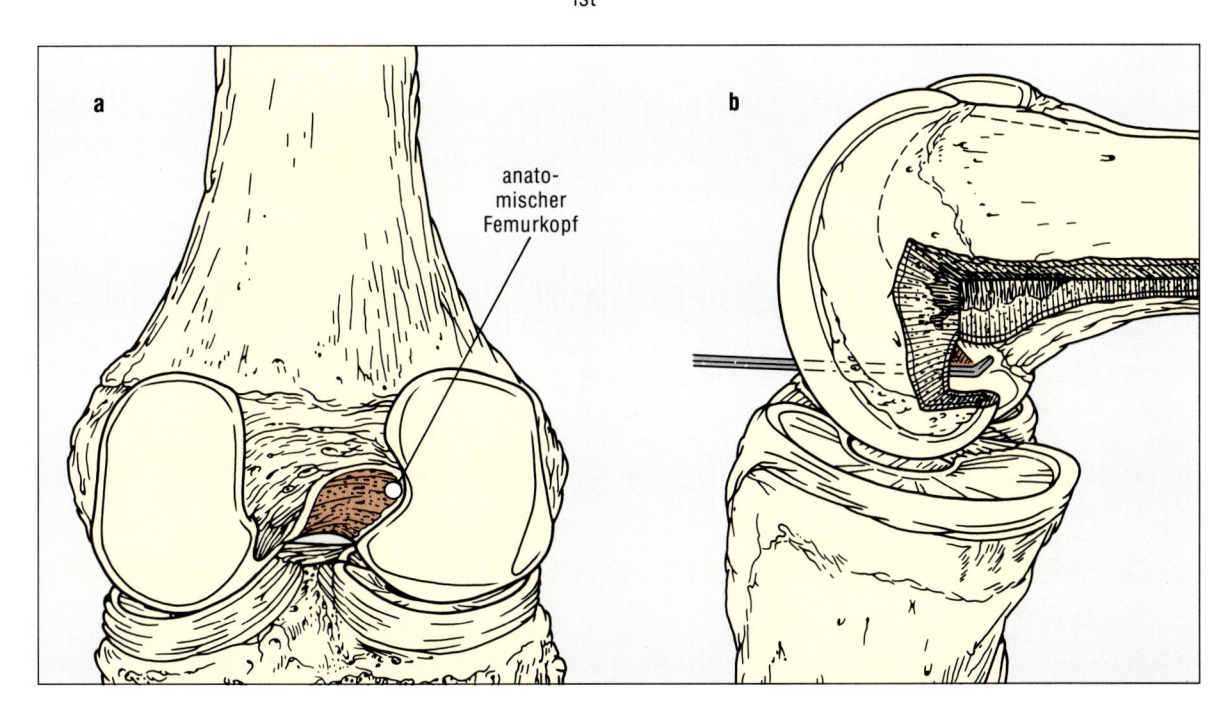

Abb. 5.12.
a Anatomischer Femurpunkt. Der anatomische Femurpunkt in dieser Zeichnung befindet sich hoch über der Fossa intercondylaris, nahe der Over-the-top-Position. b Blick auf den anatomischen Femurpunkt nach Präparierung.

ten oder in der 3-Uhr-Stellung am linken Knie an, bringen ihn um eine Bohrerbreite nach vorn, dann um eine Bohrerbreite nach oben, damit er an die Übergangsstelle von Wand und Dach der Kerbe zu liegen kommt. Da der Chirurg ein 10 mm großes Loch bohrt, sind 5 mm Sicherheitsabstand vom hinteren Rand des Femurkondylus notwendig, um ein Eindringen in die hintere Kortikalis zu vermeiden. Der Punkt wird dann bestätigt, indem wir uns mit einer durch den anteromedialen Zugang geführten Sonde der anatomisch richtigen Stelle vergewissern (Abb. 5.14).

Daraufhin identifizieren wir den anatomischen Tibiapunkt mittels eines endoskopischen Acufex-Zielgeräts. Wir führen dieses durch den anteromedialen Zugang und bestimmen die Lage der Einstichstelle in die proximale Tibia. Bei diesem endoskopischen Verfahren muß man sichergehen, daß die Eintrittsstelle der Tibianadel sich in Höhe des Tibiahöckers und nicht proximal davon befindet. Wenn wir nach Einführung des Zielgeräts einen proximal des Tibiahöckers gelegenen Punkt erreichen, sollten wir einen Nebenzugang genau medial der Patellarsehne und distal zum ursprünglichen anteromedialen Zugang legen. Dieser ermöglicht eine Positionierung des Zielgeräts weiter distal und in Höhe des Tibiahöckers. Alternativ lassen sich bei Verwendung des neuen Acufex-Zielgeräts innerhalb des Einstellbereichs Justierungen vornehmen, wobei die Stelle des ursprünglichen anteromedialen Zugangs erhalten bleibt. Die Spitze des Zielgeräts wird zentral in den anatomischen Tibiapunkt gesetzt, und zwar genau vor das hintere Kreuzband. Der Vorteil dieses hinteren Punkts liegt darin, daß somit eine unerwünschte Einwirkung in der postoperativen Phase vermieden wird, während die anatomische Lage erhalten bleibt. Neuere Studien belegen, daß bei Wahl dieses hinteren Punkts der postoperative Bewegungsradius zunimmt. Eine Führungsnadel wird dann durch das Zielgerät in die proximale Tibia gebohrt. Unter arthroskopischer Sicht durchdringt die Nadel das Gelenk (Abb. 5.15).

Eine Curette mit geschlossenem Ende wird über die Nadel gestülpt, um zu verhindern, daß diese unabsichtlich ins hintere Kreuzband eindringt. Nachfolgend bringen wir eine 10-mm-Fräse über die Nadel ein. Wir verwenden eine Kombination von Hand- und Elektroinstrumenten, um die Trümmer um den Tibiatunnel herum zu entfernen (Abb. 5.16). Bei um etwa 30° gebeugtem Knie gelangt die 10-mm-Fräse in den Tibiatunnel und wird bis zu dem vorherbestimmten Punkt auf dem Femur vorgeschoben (Abb. 5.17).

Sobald die Aufbohrung beginnt, wird das Knie hyperflektiert und die Fräse bis zu einer Endtiefe von 30 mm geführt. Sind wir mit dem Bohren fertig, entfernen wir die Trümmer mit einem Gelenkresektor und höhlen das Femurloch sorgfältig aus.

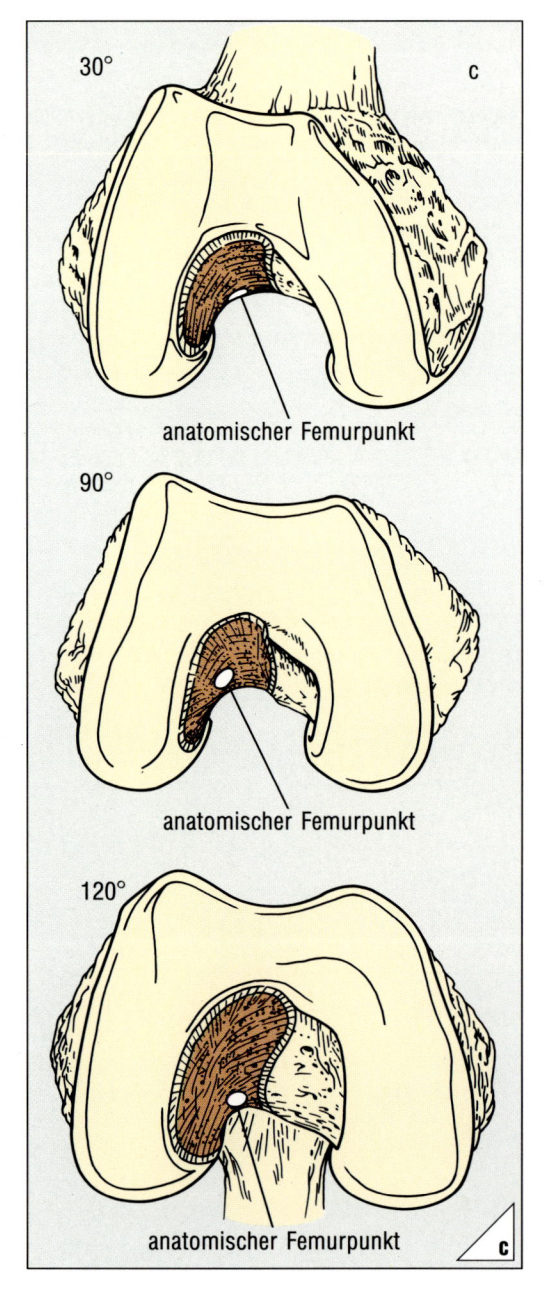

Abb. 5.12. (Fortsetzung)
c Bei vermehrter Kniebeugung kommt der anatomische Punkt direkter in Sicht

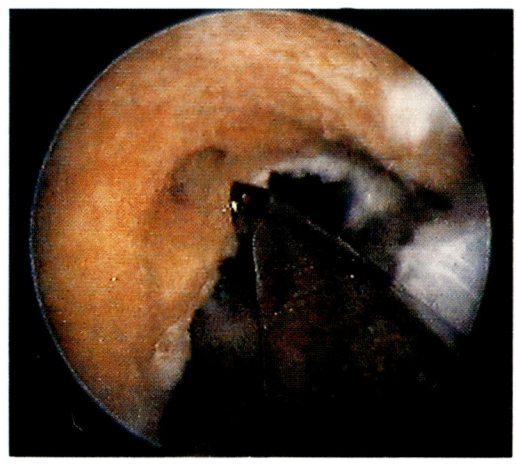

Abb. 5.13.
Markierung des anatomischen Femurpunkts. Nachdem wir diesen ausgewählt haben, nehmen wir einen Bohrer oder eine Curette, um diesen Bereich zur späteren weiteren Verwendung zu markieren

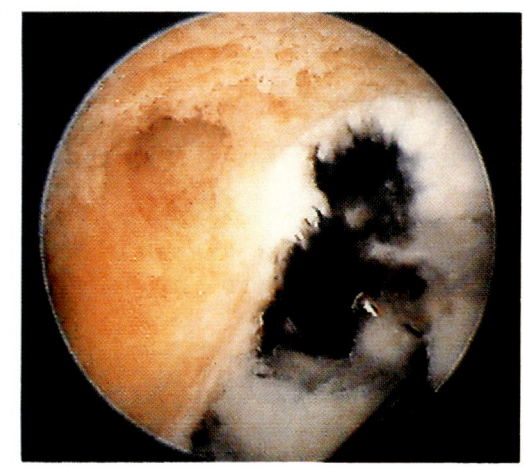

Abb. 5.14.
Bestätigung des anatomischen Punkts. Das Arthroskop wird durch den anteromedialen Zugang eingeführt, um die vorgesehene Stelle zu bestätigen

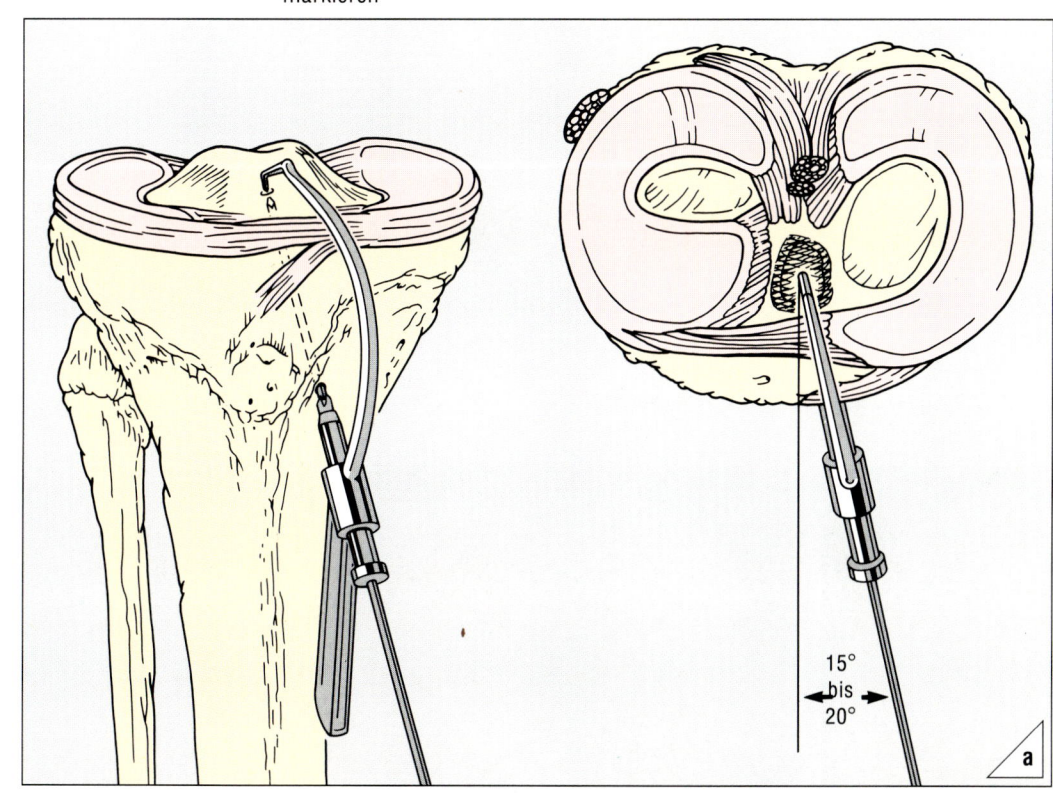

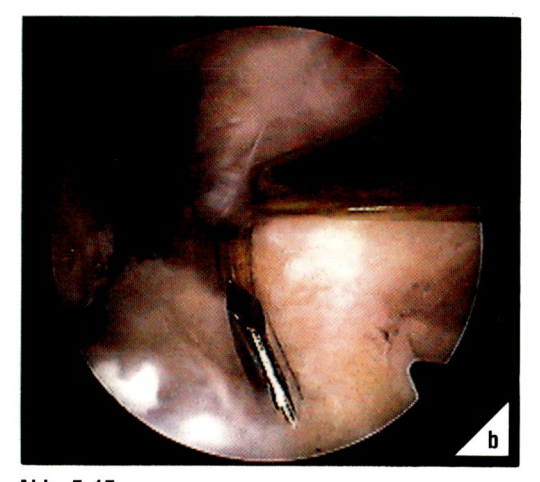

Abb. 5.15.
Tibiapunkt. Die schematische Darstellung (a) und arthroskopische Sicht (b) zeigen, daß der Tibiapunkt mit dem Eintritt des Führungssystems in Höhe des Tibiahöckers festgelegt wird, um eine angemessene Knochenbrücke zu erhalten. Die Plazierung erfolgt ungefähr 15°–20° von der Mittellinie entfernt. Der Punkt liegt zentral in anatomischer Lage, genau vorn vor dem hinteren Kreuzband

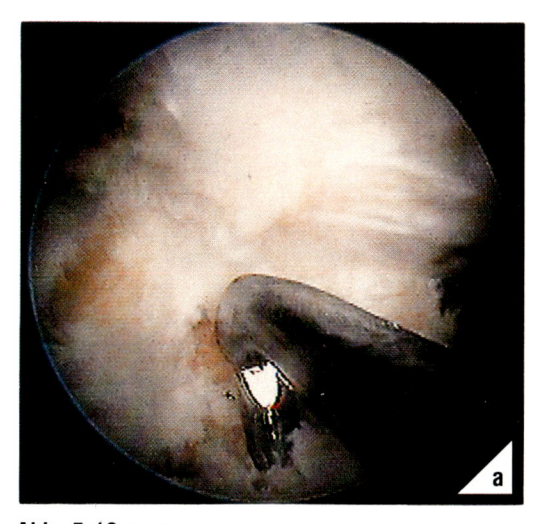

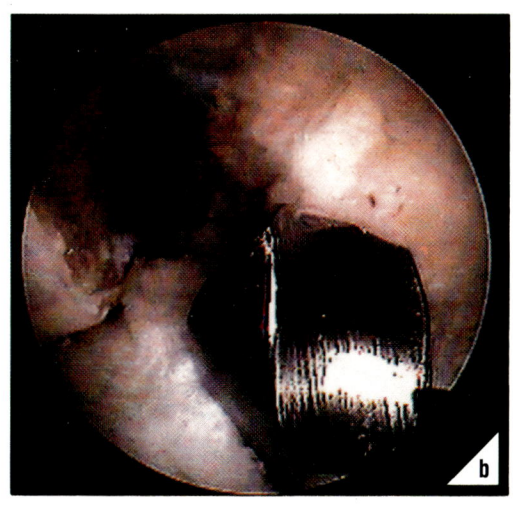

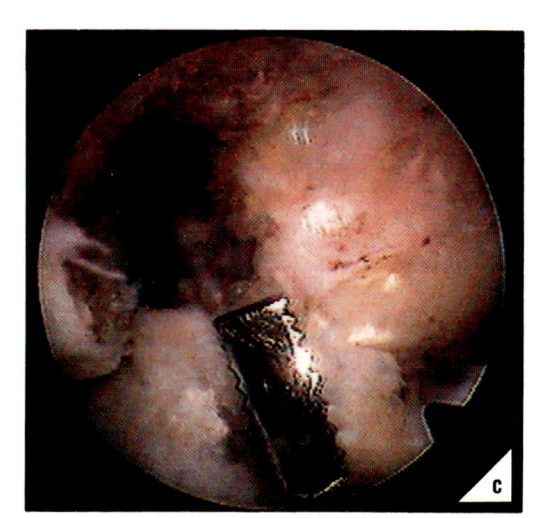

Abb. 5.16 a–c.
Anlage des Tibiatunnels. a Eine Curette mit geschlossenem Ende wird über die Führungsnadel gestülpt, um ein unbeabsichtigtes Eindringen zu verhindern.
b Der Tibiatunnel wird ausgebohrt und c sorgfältig geglättet

Während das Arthroskop durch den Tibiatunnel wandert, ermöglicht es die volle Darstellung des Femurlochs (Abb. 5.19) und dokumentiert, daß es zu keiner hinteren Verletzung gekommen ist. Eine hintere Perforation wird durch Hyperflexion des Knies während der Bohrung vermieden. Zudem läßt sich so der Tibiatunnel inspizieren, um sicherzustellen, daß keine Penetrationsverletzung der vorderen Tibiawand stattgefunden hat (Abb. 5.20).

Nach der Bohrung des Femurlochs bei hyperflektiertem Knie muß diese Stellung beibehalten werden, bis die Femurfixierung erfolgt. Das Arthroskop wird nunmehr in den anterolateralen Zugang zurückgeführt. Wir bringen eine Beeth-Nadel durch den Tibiatunnel in das Femurloch ein und bohren diese superolateral aus dem Oberschenkel. Den durch den Femurknochenblock gelegten Mersilen-Faden Nr. 1 führen wir durch das Öhr der Beeth-Nadel. Wir entfernen die Beeth-Nadel von Hand und ziehen den Mersilen-Faden durch die Haut heraus (Abb. 5.21). Durch einfachen Zug an dem Mersilen-Faden gleitet der Knochenblock dann durch den Tibiatunnel. Eine ins Kniegelenk eingebrachte Sonde erleichtert die atraumatische Passage des Transplantats in das Femurloch. Unter kontinuierlichem Zug an dem Faden wandert der Knochenblock in das Femurloch, wobei der spongiöse Teil des Knochens nach vorn zeigt (Abb. 5.22 a). Wenn sich das Knochenstück nur schwer ins Femurloch lenken läßt, sollten wir die Kniebeugung überprüfen. Ein

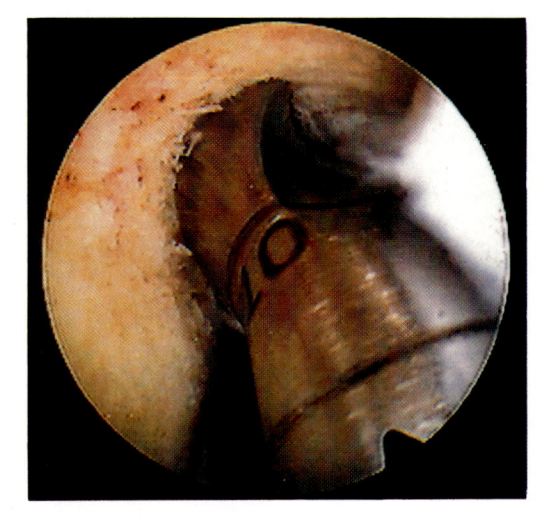

Abb. 5.17.
Einbringung der Ahle. Eine 10-mm-Ahle wird in den zuvor markierten anatomischen Punkt eingeführt, wobei sich das Knie anfänglich in einer Beugestellung von ca. 30° befindet

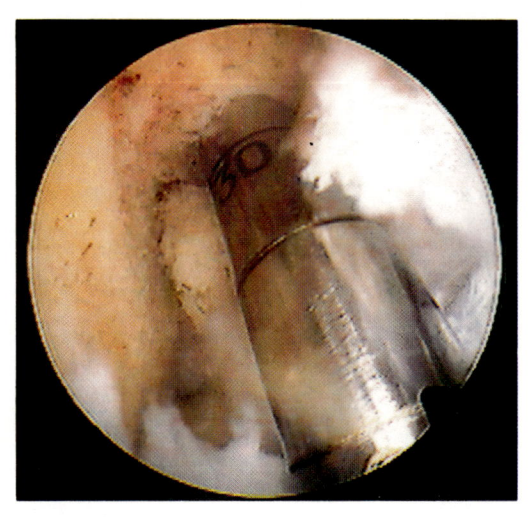

Abb. 5.18.
Bohrung des Femurlochs. Das Knie ist hyperflektiert (über 90°), die Ahle wird auf ihre Endtiefe von 30 mm geführt

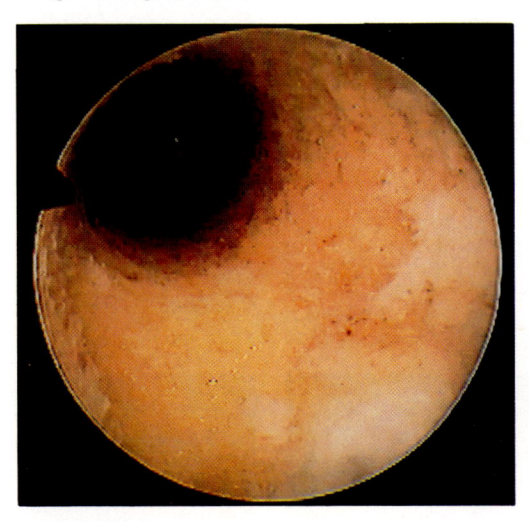

Abb. 5.19.
Visuelle Darstellung des Femurlochs. Das Arthroskop wird durch den Tibiatunnel geführt, um das Femurloch ins Blickfeld zu bekommen und um zu dokumentieren, daß keine hintere Penetration stattgefunden hat

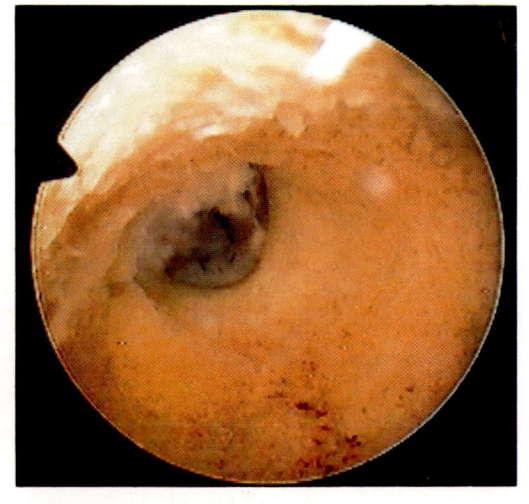

Abb. 5.20.
Darstellung des Tibiatunnels. In ähnlicher Weise machen wir den Tibiatunnel voll sichtbar, um uns zu vergewissern, daß die vordere Tibiawand nicht irgendwo verletzt wurde

vorsichtig genutzter Stößel kann an dieser Stelle des Vorgehens hilfreich sein.

Der Femurknochenblock wird in das Femurloch geleitet, bis sich der Knochen-Sehnen-Übergang auf einer Ebene mit dem Locheingang befindet (Abb. 5.22 b). Wir führen eine geeichte 18-Gauge-Nadel durch den anterolateralen Zugang, um die endoskopische parallele Anbringung der Interferenzschraube zu gewährleisten (Abb. 5.23 a). Es bedarf ggf. dazu einer weiteren Beugung des Knies. Alternativ kann die Schaffung eines neben der Patellarsehne und distal zum ursprünglichen Zugang liegenden Nebenzugangs erforderlich werden, um diese Parallellage zu erreichen. Das läßt sich durch eine einfache Erweiterung des bestehenden Zugangs bewerkstelligen (Abb. 5.23 b, c). Hat sich die Parallelposition bestätigt, nehmen wir einen AO-Schraubenzieher, um eine Interferenzkerbe am oberen Teil des Femurlochs anzulegen (Abb. 5.24). Eine Interferenzschraube von 25 mm Länge und mit einem Durchmesser von 7 mm wird in die Interferenzkerbe gesetzt und mit einem Schlegel eingerammt. Die Interferenzschraube drehen wir unter direkter Sicht mit einem Schraubenzieher weiter ein. Die Spannung des Transplantats

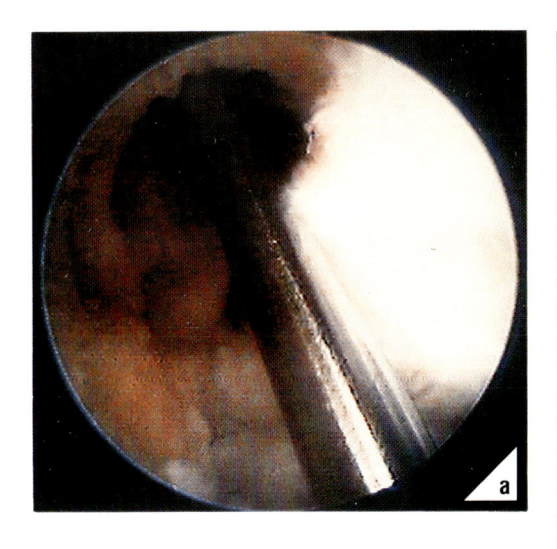

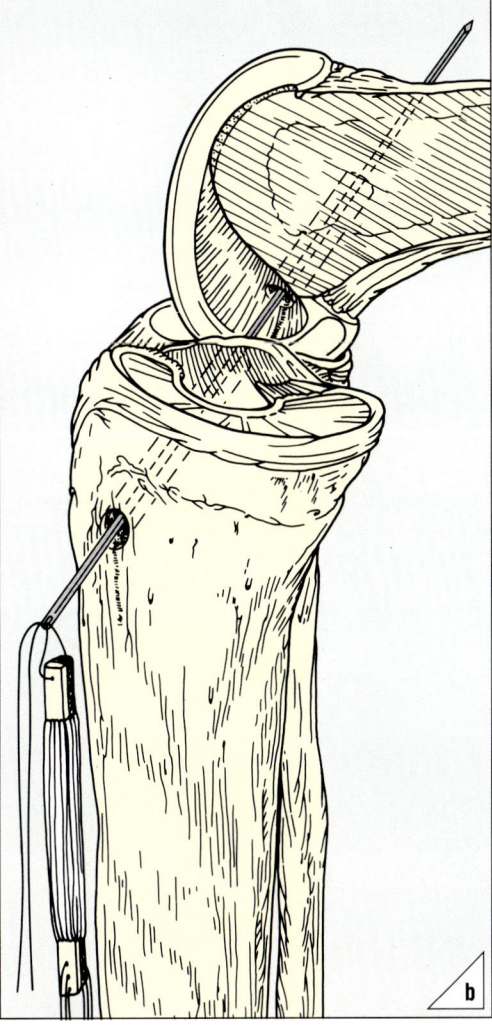

Abb. 5.21 a, b.
Beeth-Nadel. a Bei hyperflektiertem Knie wird die Beeth-Nadel durch den Tibiatunnel geführt, dann ins Femurloch und superolateral aus der Haut herausgebohrt. b Eine am Femurknochenblock befestigte Nr.-1-Mersilen-Naht wird durch das Öhr der Beeth-Nadel gezogen; die Nadel entfernen wir danach manuell. [Mit freundlicher Genehmigung aus Rosenberg TD (1991) Endoskopische Technik zur vorderen Kreuzbandrekonstruktion mit dem Pro-Trac Tibiaführungsgerät. Mansfield, Ma: Acufex Microsurgical, Inc., Abb. 12]

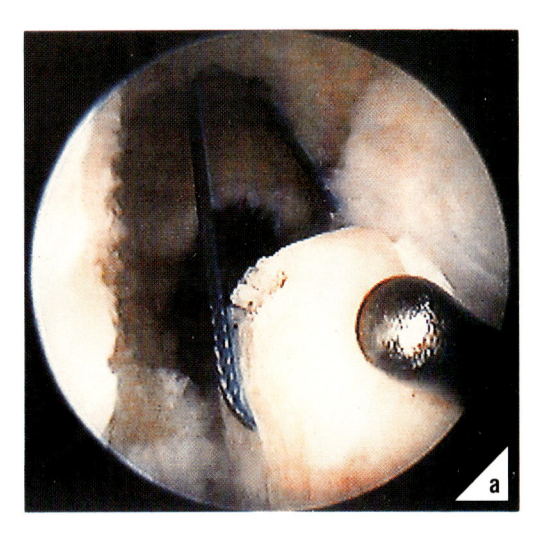

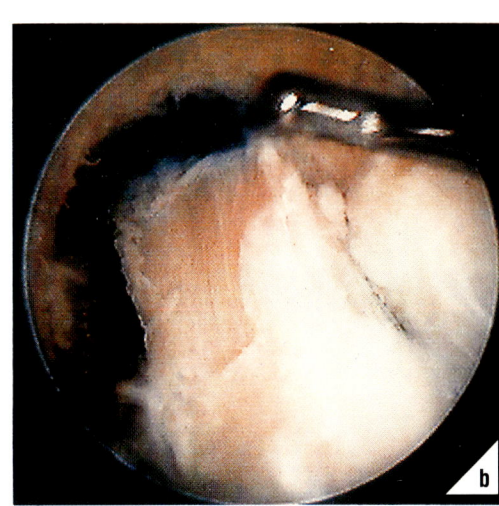

Abb. 5.22 a, b.
Passage des Transplantats. a Die Sonde erleichtert die Passage des Transplantats durch den Tibiatunnel. Es ist unabdingbar, den Femurknochenblock mit dem strukturierten Anteil vorn zu plazieren, um die für die präzise endoskopische Schraubenfixierung nötige Untersichtnahme zu ermöglichen. b Der Femurknochenblock wird vorangetrieben, bis sich der mit Methylenblau markierte Knochen-Sehnen-Übergang am Eintrittspunkt des Lochs befindet

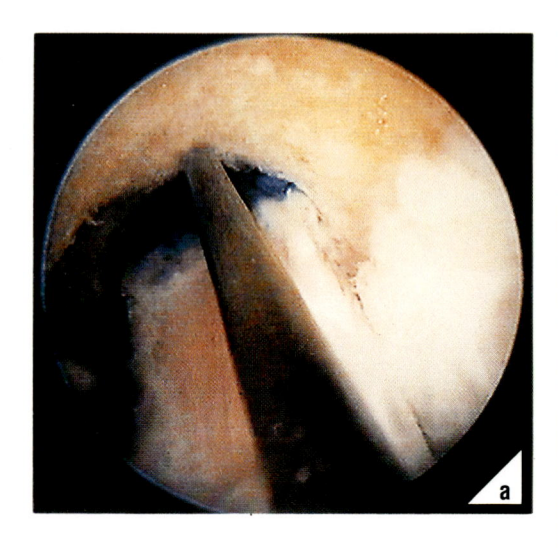

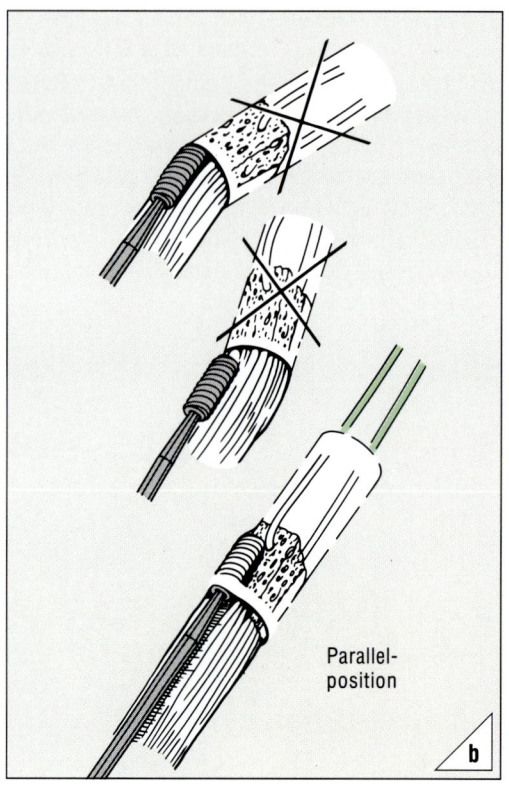

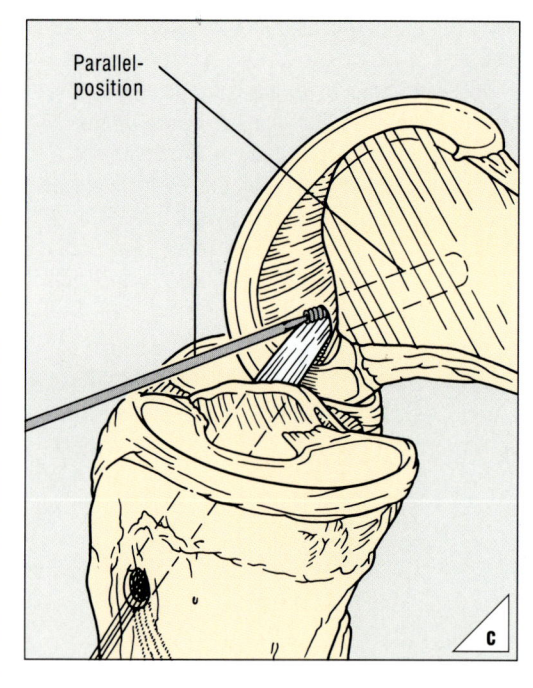

Abb. 5.23 a–c.
Parallelplazierung der Interferenzschraube. a Eine geeichte 18-Gauge-Nadel wird durch den anteromedialen Zugang geführt, um sicherzustellen, daß die Interferenzschraube parallel zum Knochenblock geführt wird. b Um eine optimale Fixierung am Femurknochenblock zu bewerkstelligen und eine Schädigung der Transplantatfasern zu vermeiden, ist die Parallelfixierung von größter Bedeutung. c Um die Parallelplazierung zu sichern, ist eine verstärkte Kniebeugung evtl. notwendig

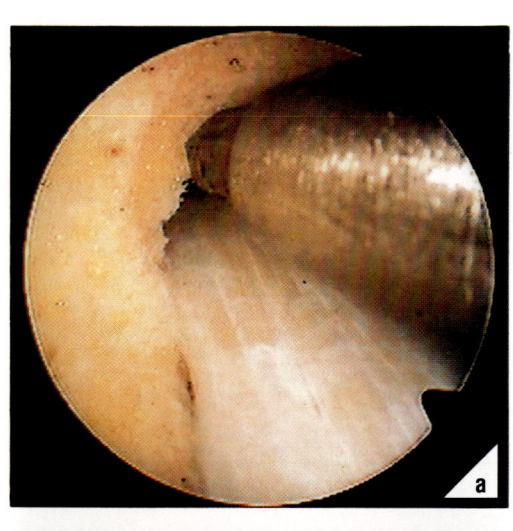

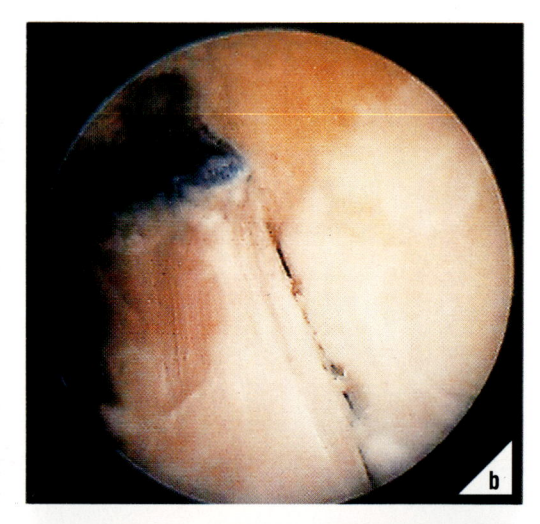

Abb. 5.24 a,b.
Anlage der Interferenzkerbe. Sie wird mittels eines AO-Schraubenziehers angelegt

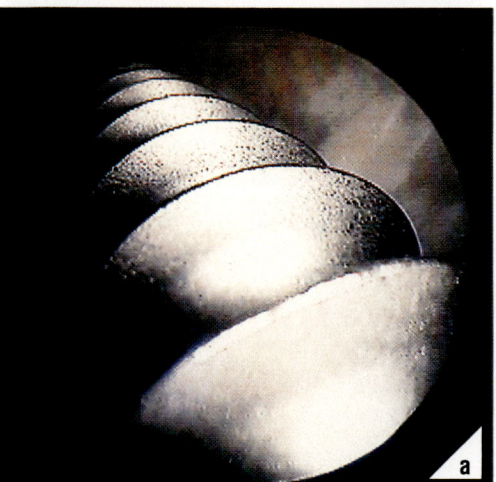

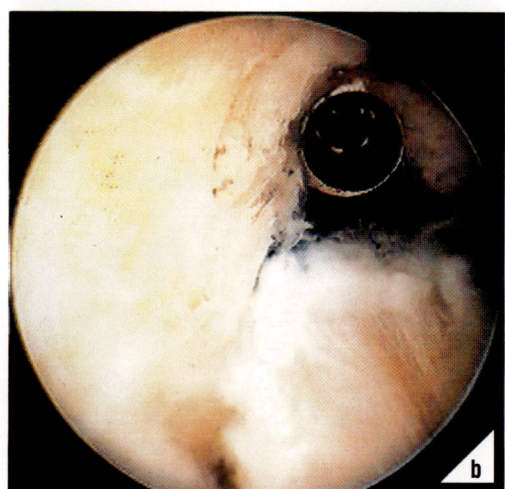

Abb. 5.25 a,b.
Endgültige Fixierung. a Die Interferenzschraube wird durch die Interferenzkerbe geführt und leicht angezogen. b Unter direkter Sicht wird die Schraube nun im Bereich des mit Methylenblau markierten Knochen-Sehnen-Übergangs eingedreht, wobei wir darauf achten, die Transplantatfasern nicht zu beschädigen

Das Knie

sollte sowohl proximal wie distal erhalten bleiben, um dessen etwaige Rotation oder Weiterwanderung zu verhindern. Um diese Komplikation zu vermeiden, sollte der Knochenblock bequem in das Femurloch passen. Bei Verwendung eines Kanülenschraubenziehers müssen wir den Führungsdraht entfernen, sobald die Schraube an Ort und Stelle sitzt, um der Knickung oder dem möglichen Abbrechen des Drahts vorzubeugen. Die Schraube sollte schließlich so weit vorgetrieben werden, bis sie sich auf einer Höhe mit der Methylenblaumarkierung des Knochen-Sehnen-Übergangs befindet (Abb. 5.25).

Die Vorbelastung des Ligaments erfolgt dann, indem wir das Knie in vollem Bewegungsradius beugen und strecken, während auf dem Transplantat Spannung lastet. Das Transplantat kann mit alternativen Techniken an die Tibia fixiert werden. Bei etwa der Hälfte aller Fälle verläßt der Tibiaknochenblock den Tibiatunnel; hier läßt sich die Fixierung durch Anheften anwenden. Diese Fixierung ist verstärkbar, wenn man Tycron-Fäden um die Ösen legt. Falls ein Knochenblock nicht aus dem Tunnel herauskommt, kann eine AO-Schraube gesetzt werden, um die Tycron-Fäden Nr. 5 zu sichern; eine Interferenzschraube tut es aber auch. Während der Tibiafixierung sollte das Transplantat bei voller Kniestreckung gespannt bleiben. Nach Fixierung des Transplantats stellen wir das vordere Kreuzband unter arthroskopischer Sicht dar, um zu beobachten, ob eine angemessene Spannung bei vollem Bewegungsspielraum ohne eine seitliche oder oberhalb gelegene Beeinträchtigung gegeben ist. Die Meniskusreparaturnähte können jetzt verknotet werden. Der Patellardefekt wird vor seiner Schließung mit einer Knochenplastik versehen. Die Patellarsehne und das Paratenonium werden mit einer Nr.-0- bzw. einer 2–0-Vicryl-Naht und das Unterhautgewebe und die Haut im Routineverfahren verschlossen.

Initiale postoperative Behandlung

Der Patient kann mit kontinuierlicher Passivbewegung (automatische Bewegungsschiene), frühen aktiven Bewegungsübungen und Gewichtsbelastung mit Krücken beginnen, soweit er das toleriert. Die Bledsoe-Stütze ist bei 0° geschlossen und wird getragen, wenn der Patient herumläuft.

6

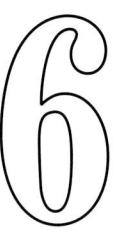

Vordere Kreuzbandrekonstruktion unter Verwendung der Semitendinosus- und Gracilissehnen

Mark I. Pitman

Für die Rekonstruktion des vorderen Kreuzbands werden verschiedene körpereigene Gewebe transplantiert, darunter die in der Regel als Knochen-Sehne-Knochen-Präparat verwendete Patellarsehne, das iliotibiale Gelenkband und die medialen Kniesehnen (entweder die Semitendinosussehne allein oder in Verbindung mit der Gracilissehne).

Es zeigte sich, daß die Stärke der Semitendinosussehne gut 70 % des normalen vorderen Kreuzbands ausmacht, die der Gracilissehne hingegen 49 % [1]. Ihre kombinierte Stärke beläuft sich vermutlich auf 115 % der Stärke des normalen vorderen Kreuzbands.

Vorbereitung des Transplantats

Der Chirurg wählt das in Frage kommende Gewebe aus. Der Einsatz von nicht aus der Patellarsehne stammendem Gewebe ist dann indiziert, wenn der Mechanismus der Patellarsehne nicht optimal ist. Dies träfe für Patienten mit abnormer Patellarmechanik zu, auch bei einer Anamnese patellarer Subluxation oder rezidivierender Dislokation, bei abnormem Q-Winkel oder residualem M. Osgood Schlatter mit deutlichem Tibiahöcker oder Knöchelchen innerhalb des Patellarsehnenansatzes, bei patellofemoraler Arthrose oder Schmerzen im vorderen Kniegelenk. Die Semitendinosus- und Gracilissehnen stellen eine geeignete und leicht zugängliche Quelle körpereigenen Gewebes dar, deren Verwendung keine sonderliche meßbare Abnahme der Stärke der Kniebeugung oder Innenrotation zur Folge hat [2].

Wir haben diese zusammengesetzte Gracilis- und Semitendinosusplastik mit der Kennedy-Bandaufbauapparatur (3M) durchgeführt [3]. Bei dieser Bandaufbauapparatur handelt es sich um ein flaches, 6 oder 8 mm breites Polypropylen-Band mit einer Länge von 6–25 mm bei einer Stärke von 1,5 mm. Diese Apparatur dient dazu, die Stabilität des biologischen Transplantats zu steigern und die Belastung des biologischen Gewebes während der Schwächeperiode der frühen Heilphase mitzutragen. Sie hat sich als biodynamisch stark und immun gegenüber Abbau herausgestellt und besitzt zudem hervorragende mechanische Eigenschaften. Die Vorrichtung wird direkt und nur an einem Ende im Knochen verankert, wodurch sie die Belastung auf das Autotransplantat nicht völlig eliminiert. Theoretisch wird dadurch das Transplantat bis zur Hypertrophie stimuliert und während seiner Reife gekräftigt. Bei diesem Prozeß verlagert sich die Belastung allmählich von der Bandaufbauapparatur auf das Gewebe. Schätzungsweise trägt die Apparatur zum Zeitpunkt der Operation ca. 45% der Belastung, diese nimmt während der frühen Heilphase zu und dann im Laufe der intermediären und späten Heilung wieder ab, und das insoweit, als das Autotransplantat hypertrophiert [4–6].

Unsere Technik besteht darin, das Semitendinosus- und das Gracilistransplantat freizulegen, herauszuschneiden und so einzubringen, daß wir sie am tibialen Ende belassen und den muskulotendinösen Übergang gewinnen. Die Bandaufbauapparatur wird sandwichartig zwischen die beiden Sehnen plaziert und 1 cm vom Tibiaende entfernt daran angenäht. Das zusammengesetzte Transplantat wird mit 2 scharfen Klammern an der seitlichen Femurkortikalis befestigt.

Operationstechnik

Präoperativ sollten beide Knie vor und nach dem Wirkungseintritt der Narkose untersucht werden, um die vorhandene Schlaffheit festzustellen. Dazu gehören natürlich auch die klinischen Standarduntersuchungen hinsichtlich Instabilität, patellarer Stabilität sowie die instrumentierte Arthrometrie. Es ist wichtig, die Testergebnisse für einen späteren Zugriff im Op.-Bericht festzuhalten.

Arthroskopie und Instrumentierung erfolgen über die üblichen anterolateralen und anteromedialen Zugänge. Wir beginnen mit der diagnostischen Arthroskopie, ausgehend von der suprapatellaren Tasche, und suchen im femoropatellaren Gelenk nach Spurabweichungen und chondralen Anomalien. Hauptsächlich die mediale Synovialwand sollte auf Plicae untersucht werden. Dabei sind sowohl die medialen wie lateralen Kompartments auf pathologische Gelenk- und Meniskusveränderungen zu untersuchen, was eine Sondierung mit einem 70°-Arthroskop durch die Fossa intercondylaris erforderlich machen kann. Diese Untersuchung läßt

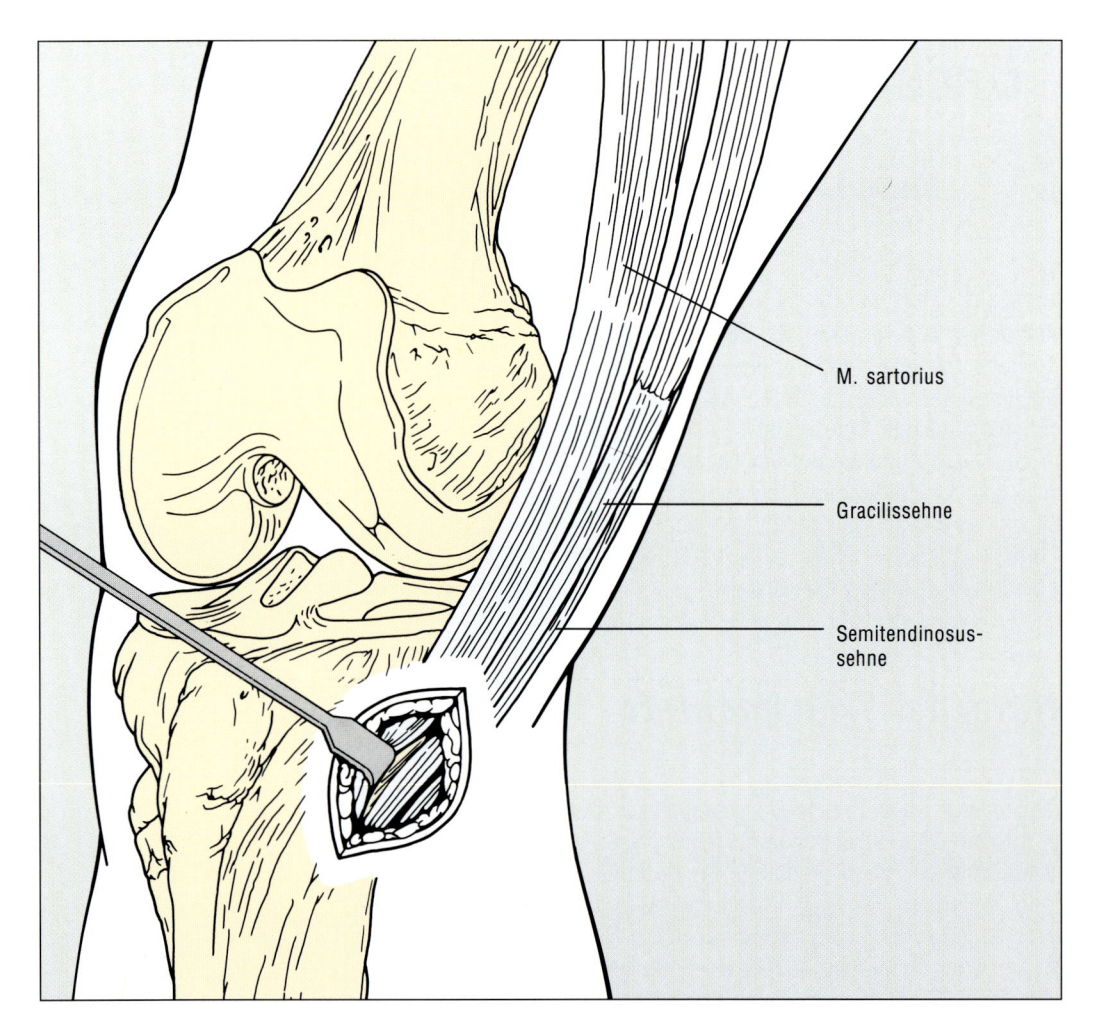

Abb. 6.1.
Darstellung der Semitendinosus- und Gracilissehne durch einen Schrägschnitt über der oberen medialen Tibiametaphyse, der sich durch den Sartoriusmuskel erstreckt

sich bis zur Durchführung der Notch-Plastik aufschieben, was die vordere Darstellung unter Sicht erleichtert.

Die Fossa intercondylaris wie die Kreuzbänder sollten in bezug auf Ausmaß und Lokalisierung des Risses untersucht werden (besonders bei chronischen Fällen), um den Umfang der möglicherweise eingetretenen Verengung des interkondylären Einschnitts zu bestimmen.

Zur Behebung anderer pathologischer Befunde sollten geeignete intraartikuläre Verfahren zum Einsatz kommen, etwa die Resektion oder Reparatur von Meniskusschäden. Notch-Débridement oder Notch-Plastik werden routinemäßig lateral und oberhalb ausgeführt, um den Femurtunnel freizulegen, dessen Lokalisierung zu bestimmen und Druck auf das Transplantat zu verhindern.

Das Transplantat läßt sich vor oder nach der arthroskopischen Vorbereitung herauspräparieren. Die Sehnen werden durch einen Hautschrägschnitt über der oberen Tibiametaphyse erreicht. Das Knie befindet sich dabei in „Viererstellung". Die Semitendinosussehne ist oft am posteromedialen Rand der oberen Tibiametaphyse zu tasten, normalerweise in Höhe des Tibiaturberkels oder genau darunter. Die Sehnen sind nicht immer leicht zu identifizieren; sie können mit einem Schrägschnitt durch die Faszie des Schneidermuskels (M. sartorius) dargestellt werden. Dieser Schnitt läßt sich proximal oder distal verlängern (Abb. 6.1). Die Semitendinosus- und Gracilissehnen liegen häufig auf der tiefen Fläche der Sartoriusfaszie und können durch die Faszie getastet oder durch Zurückziehen der Faszie sichtbar gemacht werden. Wir definieren und isolieren sie sodann und ziehen daran mit einem Penrose-Drain. Die Gracilisehne ist die kleinere und proximaler gelegene von beiden. Die größere Semitendinosussehne findet sich weiter distal.

Die tibialen Ansätze des Pes anserinus sind variabel und müssen identifiziert werden, bevor wir die Sehnen freilegen. Vielfach existieren zahlreiche Faszienbänder vor allem zwischen der Faszie der Mm. semitendinosus und gastrocnemius. Zudem finden wir oft multiple Ansatzbänder an der Tibiametaphyse sowohl der Semitendinosus- wie auch der Gracilissehne. Diese abartigen Bänder sind zu diagnostizieren, zu isolieren und quer zu durchtrennen (Abb. 6.2).

Die sorgfältige digitale Untersuchung kann bestätigen, daß alle von der Norm abweichenden, störenden Bänder, die möglicherweise die Passage des Sehnenstrippers beeinträchtigt haben, bis zu wenigstens 6 cm nach proximal freigelegt werden müssen. Danach führen wir einen Sehnenstripper mit offenem Schlitz einzeln um jede Sehne herum. Der Stripper sollte im 90°-Winkel zur Sehne gehalten werden, während wir die Sehne in den Schlitz einführen und nun den Stripper genau entlang dem Verlauf der Sehne rotieren lassen. Auf jede Sehne wird durch den zuvor eingebrachten Penrose-Drain separat Zug ausgeübt oder noch besser mit dem Zeigefinger der gegenüberliegenden Hand die Sehne in Ansatznähe umgriffen. Indem wir sie nach distal ziehen, setzen wir die Sehne unter Spannung. Der Stripper umfährt die Sehne proximal langsam und sanft, üblicherweise bei leichter Pronations- und Supinationsbewegung des Handgelenks (Abb. 6.3). Wenn die Sehne richtig freigelegt wurde, gelangt der Stripper mühelos bis zum muskulotendinösen Übergang. Während der Stripper sich proximal befindet und distal Spannung auf die Sehne ausgeübt wird, durchtrennen wir diese am muskulotendinösen Übergang und geben sie in den Einschnitt ein.

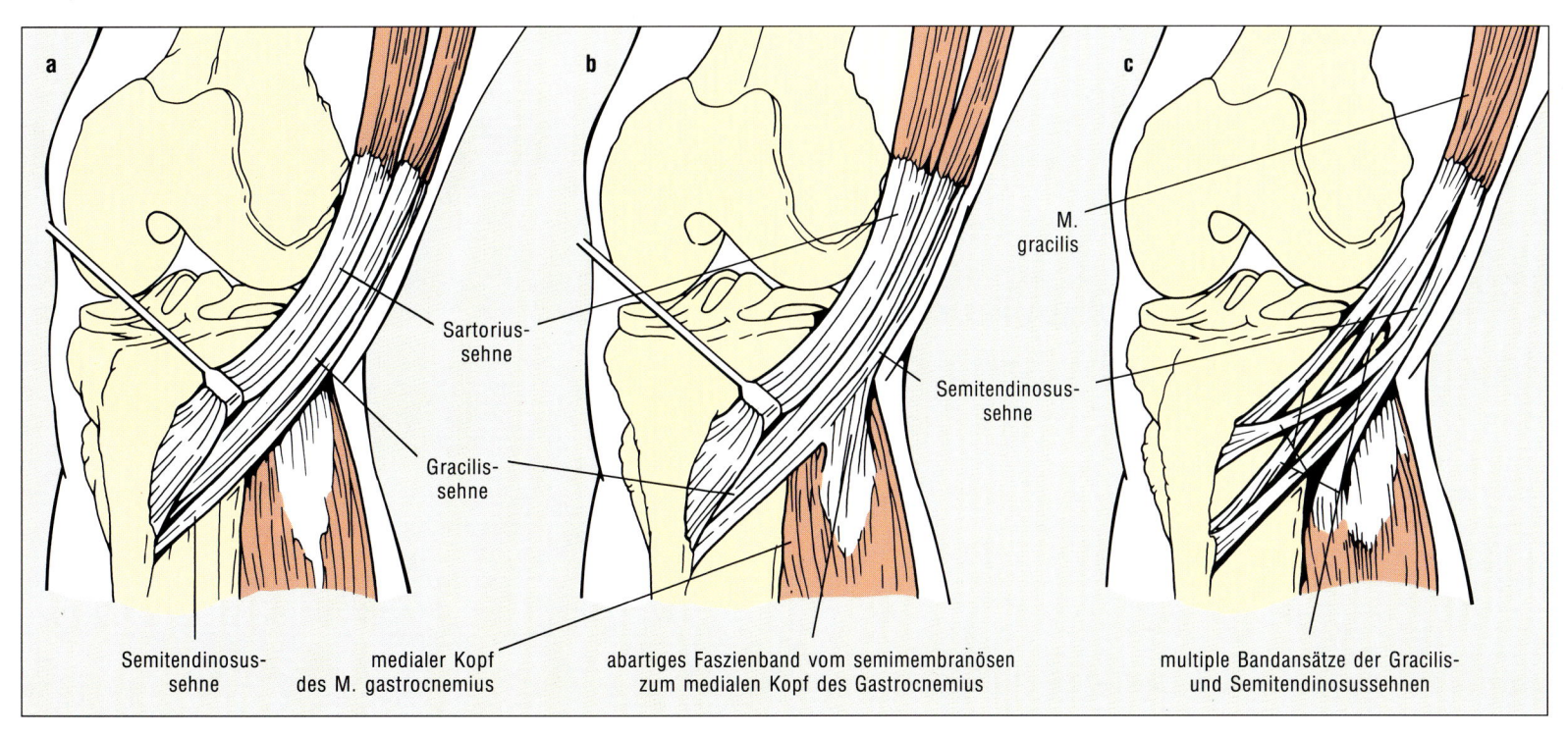

Abb. 6.2.
a Normaler Ansatz des Pes anserinus. b Abartiges Faszienband, welches die Semitendinosussehne mit der Faszie des M. gastrocnemius verbindet. c Multiple Ansatzbänder von Semitendinosus- wie Gracilissehne zur Tibiametaphyse

Den schwierigsten Teil dieses Verfahrens stellt die richtige Sektion der Sehnenansätze und ihrer faszialen Bänder dar. Wenn diese nicht korrekt vorgenommen wird, kann es geschehen, daß der Sehnenstripper die Sehne quer an der Stelle des Faszienbands durchschneidet und nun zu unserem Kummer eine nur 5–6 cm lange Sehne freigibt. Penibles Arbeiten und sorgfältige Abtrennung verhindern dies. Wenn jedoch eine der Sehnen (meist die Gracilissehne) zu kurz gerät, muß die andere Sehne u. U. über die Bandaufbauapparatur auf doppelte Länge gestreckt und doppelt übereinander genäht werden; es läßt sich aber auch eine Einzelsehne verwenden.

Wenn wir die Sehnen erhalten und den Muskel vom muskulotendinösen Übergang reseziert haben, befestigen wir die Bandaufbauapparatur (Abb. 6.4). Um das Gerät sandwichartig zwischen die Sehnen zu bekommen, legen wir am freien Ende der einen Sehne eine Spannungsnaht, die wir verknoten und durch die Bandaufbauapparatur zur zweiten Sehne führen und am Ende wiederum verknoten. Führen wir Nähte durch die Bandaufbauapparatur, dürfen diese nicht durch das hitzeversiegelte Ende laufen, das sich etwa 1 cm distal an beiden Abschlüssen des Geräts befindet. Eine Punktion des versiegelten Endes würde dieses aufräufeln.

Je nach Sehnendicke wählen wir ein entweder 6 oder 8 mm breites Gerät. Es muß stabil genug sein, um durch das Kniegelenk zur seitlichen Kortikalis gelangen zu können, um dann gedoppelt in der Art eines Gürtelverschlusses angeheftet zu werden. Für kleine Patienten schlagen wir ein 16-cm-Gerät vor, für größere in der Regel ein 18-cm-Gerät. Um die Länge zu bestimmen, die zur Befestigung der Transplantate an der lateralen Kortikalis nötig ist, messen wir ein flexibles Sehnenstück ab, das intraartikulär durch das Tibialoch und aus dem Femurloch geführt wird.

Die Apparatur ist so zu plazieren, daß das Tibiaende und dessen Anheftung an das Transplantat 1 cm vom knöchernen Ansatz des Transplantats entfernt beginnen. Spannung auf das Transplantat und die Apparatur erfolgt durch Zug mit den in die 2 Schlaufen der Naht am freien Ende des Transplantats gelegten Fingern – einen an jeder Seite des Transplantats (Abb. 6.4 b). Alternativ lassen sich Bulldogge-Gefäßklemmen verwenden, um das Gerät sandwichartig zwischen den Transplantaten zu halten. Dies erleichtert zwar das Nähen, gestaltet aber die Ausübung der richtigen Spannung etwas schwieriger.

Die Apparatur wird vom tibialen zum freien Ende zwischen die Transplantate genäht. Die ersten 4 oder 5 der nichtresorbierbaren Einzelnähte sollten nicht mehr als 1 cm voneinander entfernt liegen. Wir legen 2 Nahtreihen, an jeder Rand des „Sandwichs" ein. Jede Naht führt durch die Gracilissehne, die Apparatur und dann die Semitendinosussehne. Die Aufhängung sollte stabil sein, und es sind 5 Nähte zu legen.

Es liegt im Ermessen des Chirurgen, im intraartikulären Anteil der Sehne eine kontinuierliche Naht mit resorbierbarem oder nichtresorbierbarem Material zu setzen. Die Stiche sollten wiederum nicht mehr als 1 cm voneinander entfernt sein. Die kontinuierliche Naht ist bis zum freien Ende der Sehnen zu führen und genau vor dem Beginn des hitzeversiegelten Teils der Bandaufbauapparatur zu verknoten, um eine Punktion dieses Bereichs zu verhindern.

Oft ist es einfacher, das Transplantat vor der Durchführung des intraartikulären Eingriffs zu gewinnen, weil es sonst durch ein Flüssigkeitsleck zu einem subkutanen Ödem kommen kann, was dann die Transplantatgewinnung erschwert. Vor der Gestaltung des gegenüberliegenden Transplantatendes sollten der intraartikuläre Eingriff und die Notch-Plastik erfolgen und die Tibia- und Femurlöcher gebohrt werden. Auf diese Weise läßt sich die erforderliche Länge der Bandaufbauapparatur durch die Sehnenführung messen.

Zur Präparierung des Tibiatunnels wird ein Elevatorium benutzt, um den verbleibenden Ansatz des Pes anserinus anzuheben und die mediale Metaphyse in Höhe des Tibiakörpers freizulegen.

Die intraartikuläre Präparation gleicht den anderen Transplantattypen für die Rekonstruktion. Eine Tibiabohrsonde wird über den anteromedialen Zugang eingeführt, die richtige Stelle für den intraartikulären Ausgang des Tibiatunnels ausgewählt und ein Führungsdraht eingebracht. Vor der Einbohrung des Führungsdrahts legen wir die Größe des Tunnels fest, indem wir das zusammengesetzte Transplantat durch einen Größenmesser leiten. Ein 8-mm-Tunnel ist in der Regel ausreichend für die Passage des Transplantats (bei kleineren Transplantaten reichen auch 7 mm). Um eine Beschädigung oder Zerstörung durch den Bohrer zu verhindern, sind die Transplantate während der Einbringung des Führungsdrahts und der Bohrer mit einem Elevatorium zu schützen. Nachdem wir den Führungsdraht in eine geeignete Position gebracht haben – ich persönlich bevorzuge den Mittelpunkt des Stumpfes der vorderen Kreuzbandfasern – verwenden wir einen über eine Kanüle geführten Bohrer, um den Tibiatunnel anzulegen.

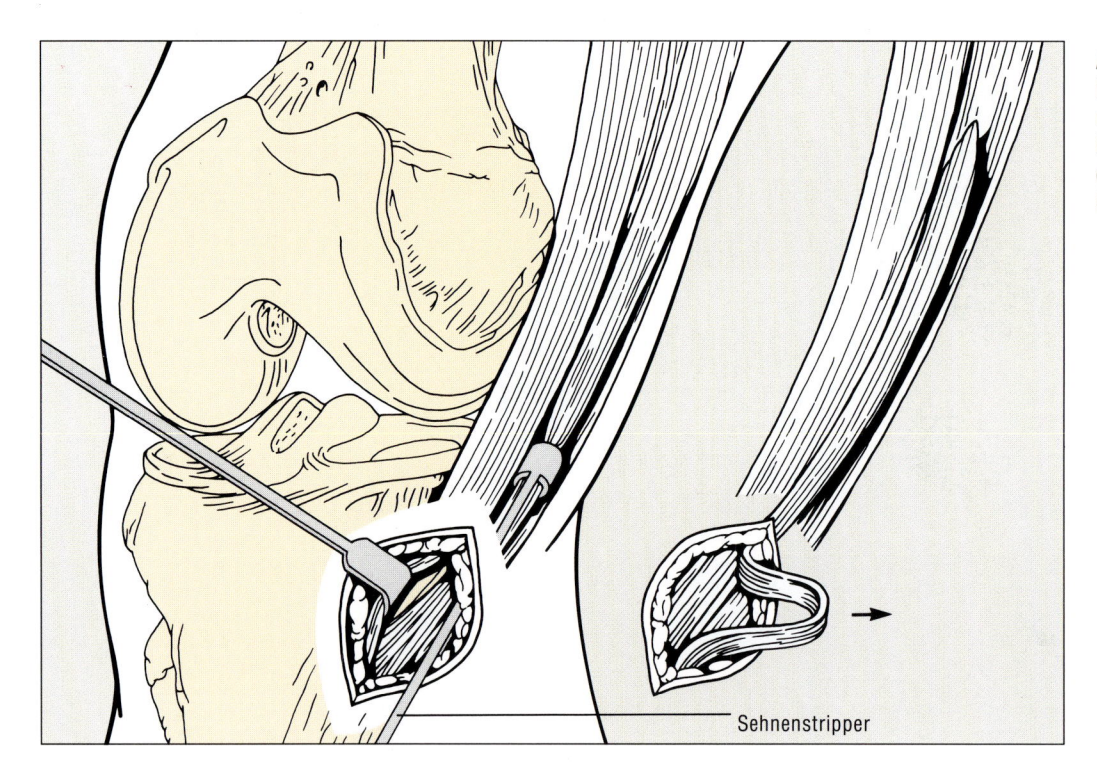

Abb. 6.3.
Ein Sehnenstripper wird einzeln um die Gracilis- und Semitendinosussehne geführt. Die Sehnen bleiben an ihrem tibialen Ende befestigt und werden durch festen Druck auf den Stripper am muskulotendinösen Übergang abgetrennt

Wir verstopfen das Tibialoch, um dem Austreten von intraartikulärer Flüssigkeit vorzubeugen. Darauf wählen wir den Tibiapunkt und bringen den femoralen Führungsdraht (die Femurführung) durch den gleichen anteromedialen Zugang ein. Ein seitlicher Hautschnitt, dessen distales Ende im tastbaren Teil des lateralen Femurkondylus liegt, wird proximal durch die Haut und das subkutane Gewebe über eine Strecke von etwa 3 oder 4 cm weitergeführt. Dabei spalten wir die Fascia lata längs. Der M. vastus lateralis kann nach vorn gezogen und die seitliche Femurkortikalis subperiostal dargestellt werden.

Die Femurführung wird nun an der seitlichen Femurkortikalis befestigt, indem wir von der seitlichen Kortikalis zum zuvor festgelegten Punkt an der lateralen Seite der Fossa intercondylaris bohren. Dann nehmen wir einen Bohrer passender Größe, um über dem Führungsdraht nachzubohren. Eine flexible, intraartikulär durch das Tibialoch eingebrachte und aus dem Femurloch herauskommende Führung hilft uns, die richtige Länge für die Bandaufbauapparatur zu bestimmen. Sie sollte mindestens 2 cm länger sein als der Abstand der medialen Tibiakortikalis von der lateralen Femurkortikalis.

Wir fügen nun das zusammengesetzte Transplantat in das „Fingerfallennetzwerk" ein. Eine kleine Klammer wird durch das Netzwerk an der Gummiführung befestigt. Das zusammengesetzte Transplantat ziehen wir soweit wie möglich an die Gummiführung. Man kann das Transplantat mit 2 Achternähten anheften, die durch das Transplantat und um das Netz herum laufen. Wir sind gut beraten, wenn wir eine zusätzliche Naht etwa 2 cm proximal von dessen hinterem Ende durch die flexible Führung legen, um das Netzwerk innerhalb der Führung zu befestigen, denn eine starke Spannung auf die Führung kann sie sonst vom Netz wegziehen.

Es ist wichtig, den knöchernen Tunnel von Einbringung des Transplantats gut abzuraspeln und zu glätten, vor allem die hinteren und seitlichen Kanten des Gelenkendes des Tibiatunnels sowie die vorderen und hinteren Kanten des Femurtunnels. Darauf bringen wir unter arthroskopischer Kontrolle die Führung durch das Tibialoch ein, führen sie intraartikulär weiter und aus dem Femurloch heraus (Abb. 6.5). Falls es dabei Schwierigkeiten gibt, können wir intraartikulär eine Sonde einlegen, um die Führung an die richtige Stelle zu dirigieren. Die Führung tritt dann aus dem Femurloch heraus oder kann zusammen mit dem Transplantat erfaßt und aus dem Femurtunnel herausgezogen werden.

Die Nähte, die die Führung am Transplantat halten, werden quer durchtrennt, und die Führung kann entfernt werden. Wir setzen eine Kocher-Klemme längs um das zusammengesetzte Transplantat, damit Spannung auf der langen Achse des Femurs lastet. Mit einem Tensiometer lassen sich rund 9 kg Längstraktion auf das Transplantat ausüben. Vor der Fixierung sollte das Transplantat unter Spannung durch volle Beugung und Streckung des Knies angepaßt werden. Dadurch vermeiden wir die Dehnung im Transplantat, so daß die Spannung erhalten bleibt.

Während in der Längsachse des Femurs Spannung auf dem Transplantat lastet und bei einer Kniebeugung von ca. 150° hinterer Druck auf den Tibiahöcker ausgeübt wird, befestigen wir das zusammengesetzte Transplantat an der seitlichen Femurkortikalis (Abb. 6.6a). Ich ziehe es vor,

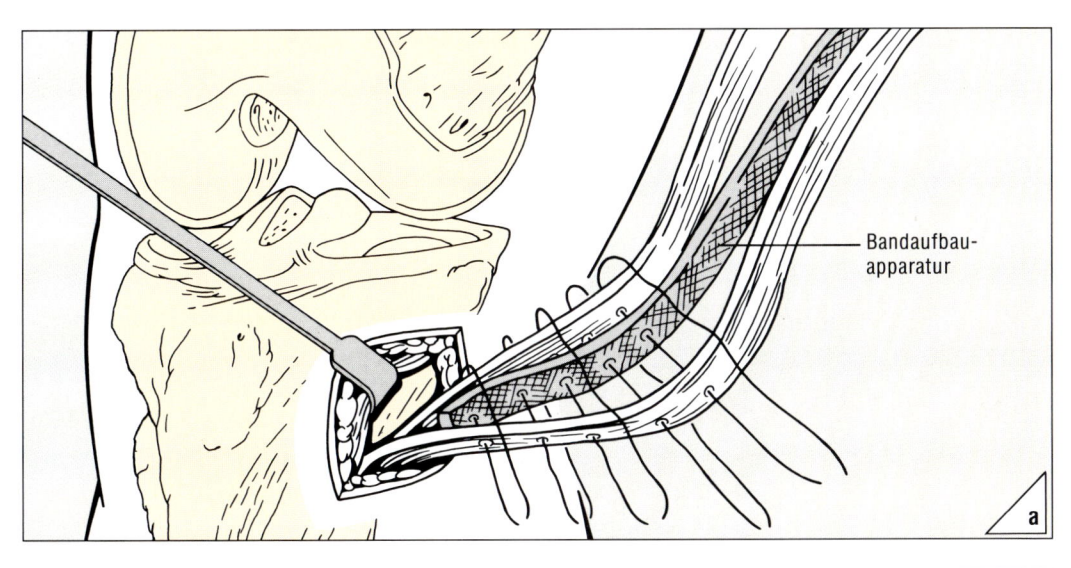

Abb. 6.4 a, b.
Die Bandaufbauapparatur wird zwischen die beiden Sehnen genäht. a Die Anfangsnähte sind unterbrochen. Die intraartikulären Nähte können kontinuierlich verlaufen. b Die Spannungsnaht erleichtert die Angleichung der Spannung von Sehnen und Apparatur

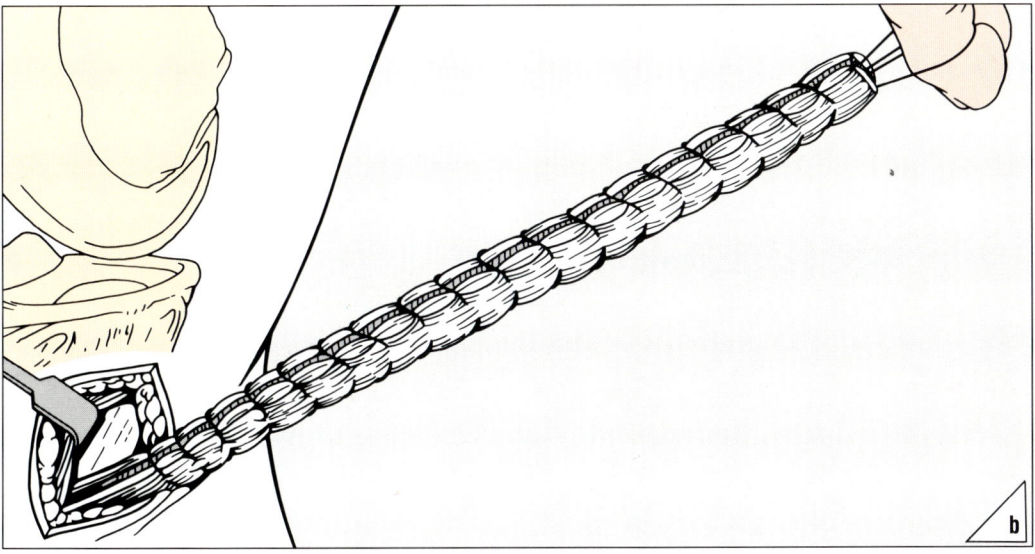

2 mit Widerhaken versehene Drahtösen in der Art eines Gürtelverschlusses zu verwenden (Abb. 6.6 b). Die erste Öse wird eingesetzt, während Spannung auf dem zusammengesetzten Transplantat lastet. Nach Lösen der Spannung wird das Transplantat über der ersten Öse gedoppelt, und wir setzen eine zweite Öse genau distal zur ersten ein (Abb. 6.7).

Nun richten wir das Knie ein und führen geeignete Stabilitätsprüfungen durch. Bei dieser Prozedur kann durch den Einsatz einer arthroskopischen Irrigationspumpe auf ein Tourniquet verzichtet werden. Die Transplantate lassen sich ebenfalls ohne Tourniquet gewinnen. Wir schließen die Wunden und legen einen Hemovac-Saugdrain durch den anteromedialen Zugang ins Gelenk ein und verbinden. Wiederum kann man auf ein Arthrometer zurückgreifen und die Ergebnisse aufzeichnen.

Postoperative Behandlung

Ein CPM-Gerät (zur kontunierlichen passiven Bewegung) wird in den Operationssaal gebracht, anfangs von 0° auf 60° gestellt und während der 48–72 h, die der Patient stationär behandelt wird, auf 90° gesteigert. Sobald er es aushalten kann, läuft der Patient auf Krücken. Bei diesem gut fixierten zusammengesetzten Transplantat, das durch die Bandaufbauapparatur verstärkt ist, sind frühzeitige Bewegung und baldige kraftvolle Rehabilitation möglich.

Komplikationen und Risiken

Bei diesem Verfahren liegen das Hauptrisiko und die Schwierigkeiten in der Gewinnung des Transplantats. Man muß sich über die Unterschiede der Befestigung der Sehnen des Pes anserinus an ihren Ansätzen im klaren sein. Außerdem ist das Vorhandensein von Faszienbändern zu bedenken, die zu einer vorzeitigen Durchtrennung der freigelegten Sehne führen können. Das Transplantat kann auf diese Weise zu kurz geraten, also nicht die erforderliche Länge gewährleisten.

Klinische Multicenter-Studien zur Beurteilung durch die Food and Drug Administration haben bei über 600 Fällen eine Komplikationsrate von 1,7 % festgestellt. In 8 Fällen (1,3 %) mußte dadurch die Bandaufbauapparatur entfernt werden; bei 2 Patienten bedingt durch Bruch des Geräts (wahrscheinlich wegen einer Abrasio nach unvollständiger Notch-Plastik), bei 3 Patienten durch mißlungene Fixierung, in einem Fall durch Schlaffheit des Transplantats sowie je einmal durch eine Infektion und einen Erguß. In 4,45 % der Fälle wurde zudem manipulatives Eingreifen erforderlich. Dieses dürfte immer weniger erforderlich werden, je mehr eine energische und frühe Rehabilitation zu rascherer und vollständiger Gelenkbeweglichkeit führt.

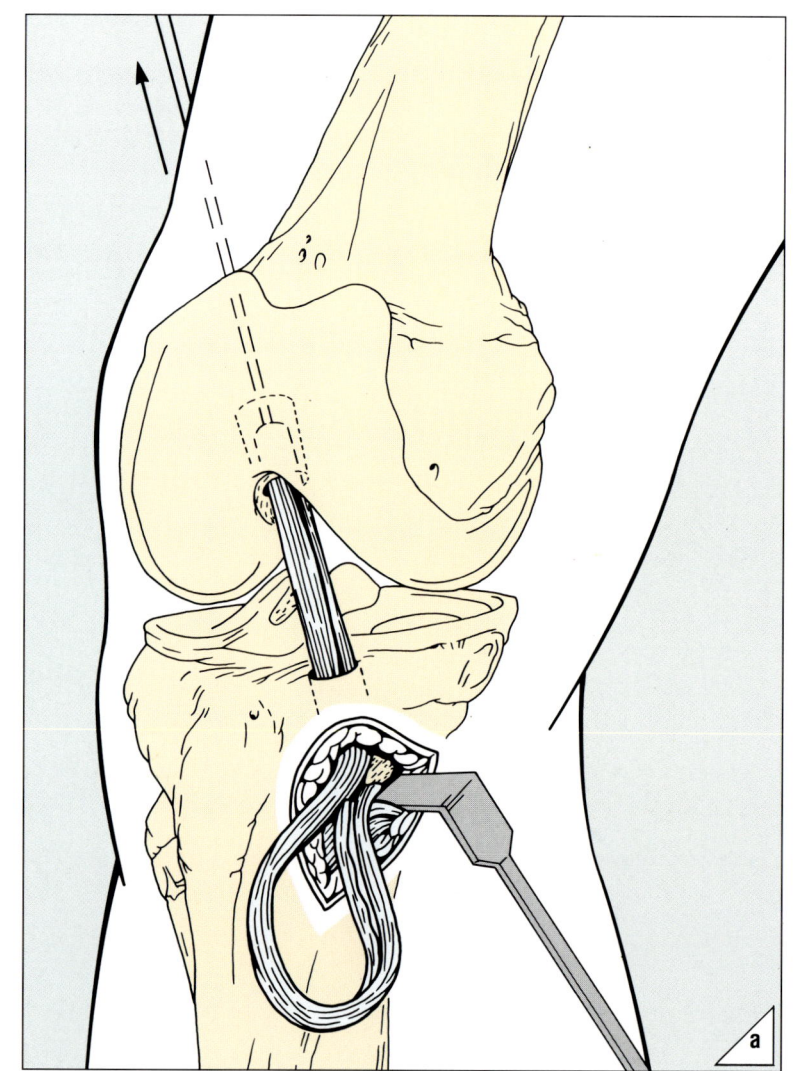

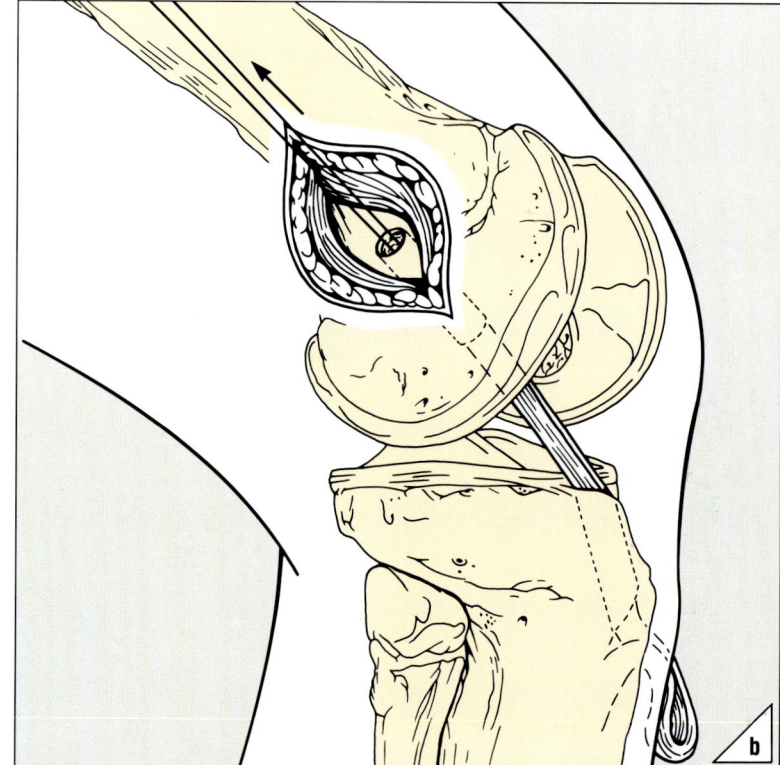

Abb. 6.5.
Transplantat und Bandaufbauapparatur werden vom Tibiabohrloch intraartikulär zum entsprechenden Femurloch (a) und aus der lateralen Femurkortikalis herausgeführt (b)

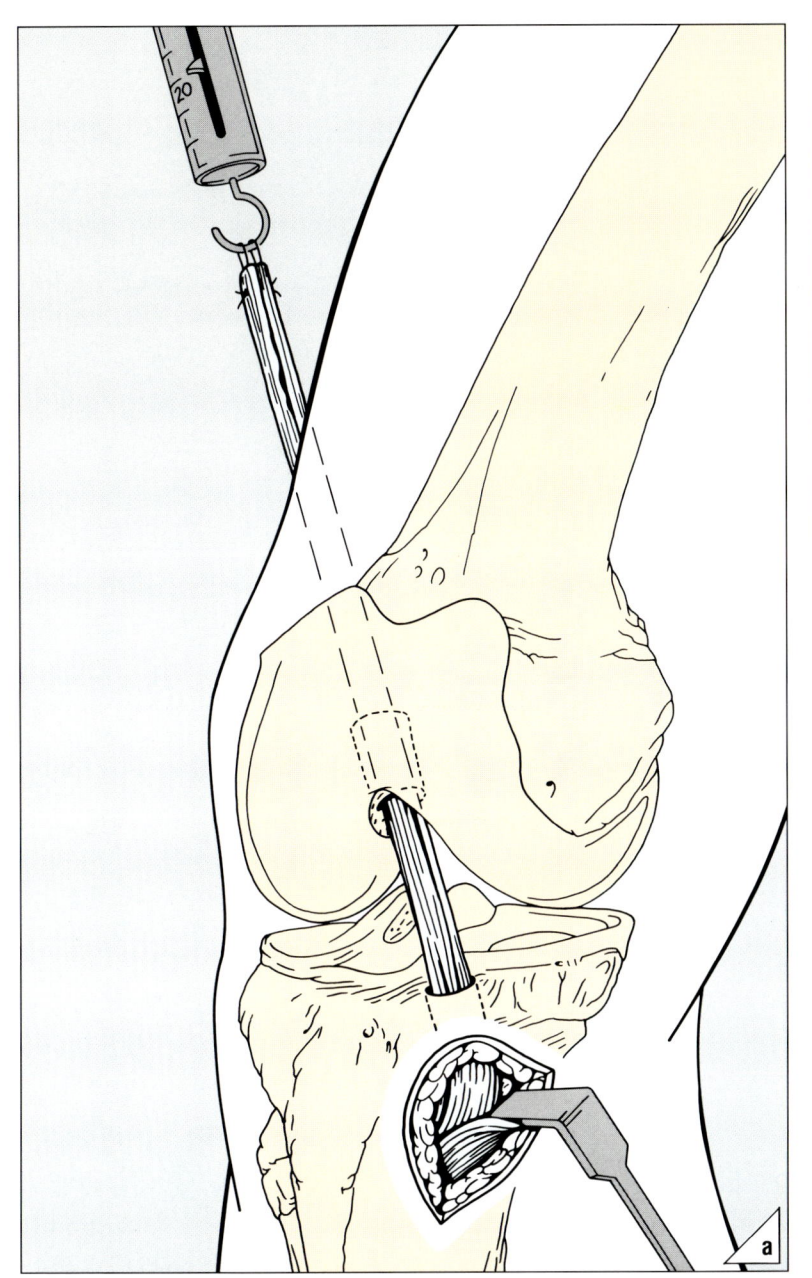

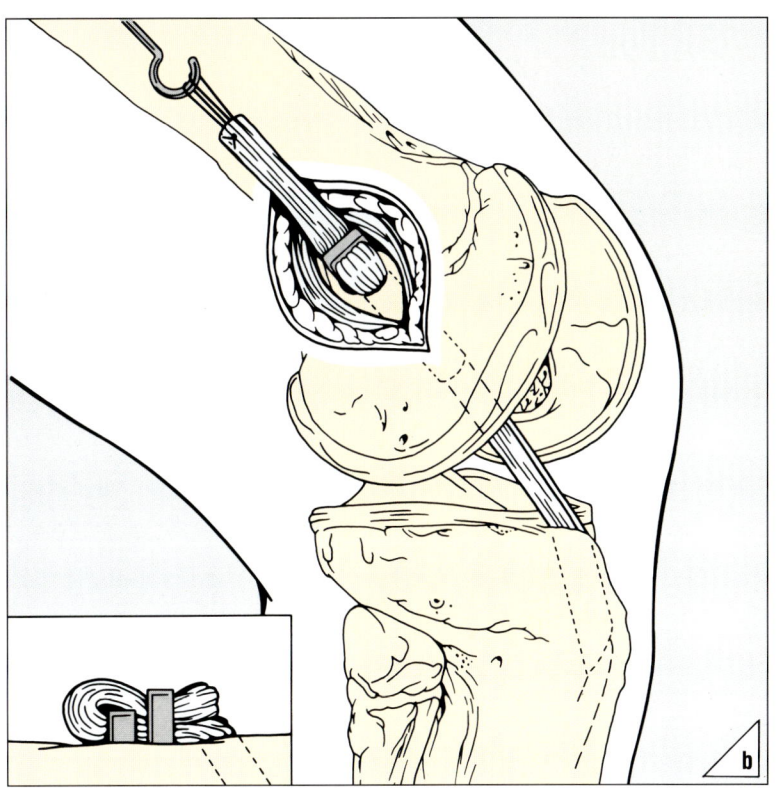

Abb. 6.6.
Das zusammengesetzte Transplantat wird in Richtung der langen Achse des Femurs (a) unter Spannung gesetzt, während es durch mit Widerhaken versehene Ösen an der lateralen Femurkortikalis befestigt wird (b)

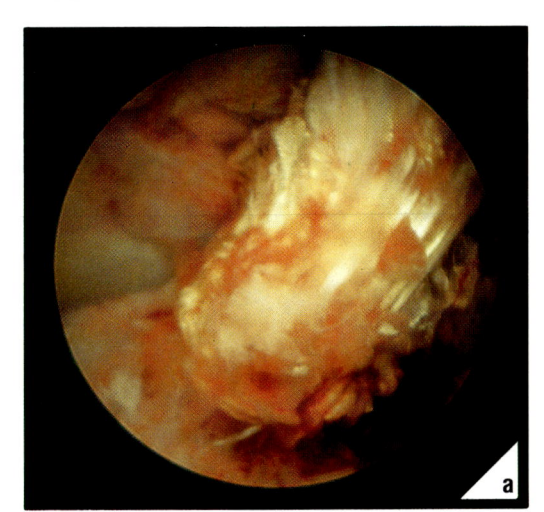

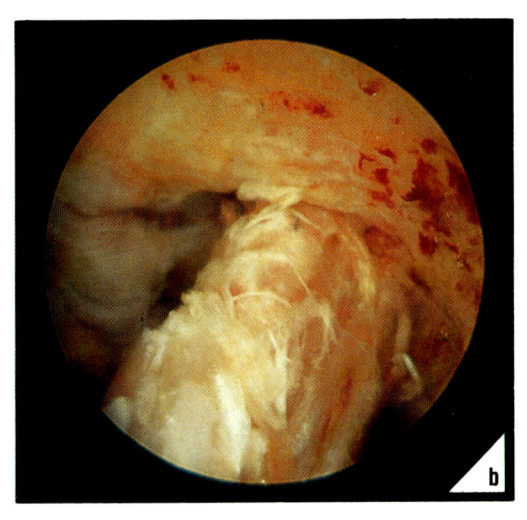

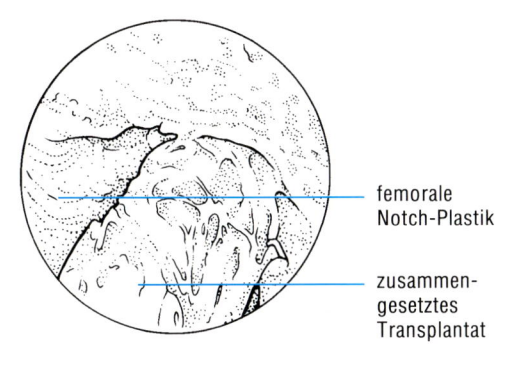

femorale Notch-Plastik

zusammengesetztes Transplantat

Abb. 6.7.
a Arthroskopische Sicht des zusammengesetzten Transplantats an seiner Austrittsstelle aus dem Tibiatunnel. b Arthroskopische Sicht des Transplantats bei seinem Eintritt in den Femurtunnel. Man beachte die femorale Notch-Plastik

Literatur

1. Noyes F, et al. Biomechanical analysis of human ligament grafts used in knee ligament repair and reconstruction. *J Bone Joint Surg*. 1984;66A:344–352.
2. Lipscomb AB, Anderson AF. Tears of the anterior cruciate ligament in adolescence. *J Bone Joint Surg*. 1986;68A:19–28.
3. Kennedy J, Roth J, Mendenhal H, Sanford J. Presidential address: intra-articular replacement in the anterior cruciate ligament efficient knee. *Am J Sports Med*. 1980;8:1–8.
4. Lewis JL, Lew ND, Hanley P, et al. Variability and load sharing in ACL repairs. *Trans Orthop Res*. 1988;13:127.
5. Hanley P, Lew ND, Lewis J. Load sharing and graft forces in anterior cruciate ligament reconstruction with the ligament augmentation device. *Am J Sports Med*. 17:414–489.
6. McPherson GK, et al. Experimental, mechanical and histologic evaluation of the Kennedy ligament augmentation device. *Clin Orthop*. 1985;196:186–195.

7

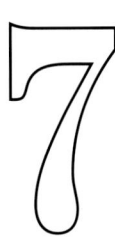

Rekonstruktion des vorderen Kreuzbandes unter Verwendung von homologen Transplantaten der Fascia lata – Kombinierte extra- und intraartikuläre arthroskopische Technik

Eugene J. Chandler

Die Behandlung des symptomatischen Knies mit vorderer Kreuzbandschädigung stellt eine orthopädische Herausforderung dar. Viele chirurgische Interventionen wurden dazu entwickelt. Die Ersatzmaterialen schließen Fremdtransplantat, Allograft (Allotransplantat), Synthetikum und Autotransplantat ein. Die derzeit gebräuchlichen Autotransplantate stammen von den Semitendinosus-, Gracilis- und Patellarsehnen sowie der Fascia lata. Im frühen 20. Jahrhundert beschrieb Hey Groves eine operative Technik zur Rekonstruktion des vorderen Kreuzbandes mit einem ca. 5,5 cm messenden Streifen aus dem iliotibialen Band. Dieses Transplantat wurde am lateralen Tibiahöcker (Gerdy-Höcker) belassen und durch die knöchernen Femur- und Tibiatunnel geführt [1,2]. In den 70er Jahren beschrieb MacIntosh eine vordere Kreuzbandrekonstruktion des Knies, wobei er einen 4-cm-Streifen vom iliotibialen Band unter das seitliche Kollateralband und dann über die Spitze des lateralen Femurkondylus durch das Gelenk und durch einen

Tibiatunnel hindurchführte, wo er das Transplantat mit einer Drahtöse am Knochen fixierte. Er bezeichnete dieses Verfahren als „seitlichen" Ersatz über der Spitze („Lateral Subsitute Over the Top", LSOT) [3]. Im Jahre 1985 berichteten Bertoia und Mitarbeiter über hervorragende und gute Ergebnisse bei 31 von 34 Patienten (91 %), an denen sie die MacIntosh LSOT-Operation vorgenommen hatten [4]. Seit Beginn der 80er Jahre habe auch ich begonnen, nach dem MacIntosh LSOT-Verfahren zu operieren und ähnlich befriedigende Resultate erzielt. Allmählich wurden die Prinzipien der MacIntosh-LSOT-Operation in eine arthroskopische Technik inkorporiert.

Die arthroskopische Rekonstruktion des vorderen Kreuzbands wird zunehmend zur Standardbehandlung. Die Arthroskopie verbessert die visuelle Darstellung des Kniegelenks und somit die Präzision des chirurgischen Eingriffs. Die exaktere isometrische Einsetzung des Transplantats verdoppelt die normale Funktion des vorderen Kreuzbands.

Indikationen zur Operation

Indikationen für die vordere Kreuzbandrekonstruktion des Knies sind starke vordere/seitliche Rotationsinstabilität (d. h. positiver lateraler Pivot-shift-Test [5], Schmerzen, Behinderung wie auch das Nichtansprechen auf konservative, nichtinvasive Behandlung.

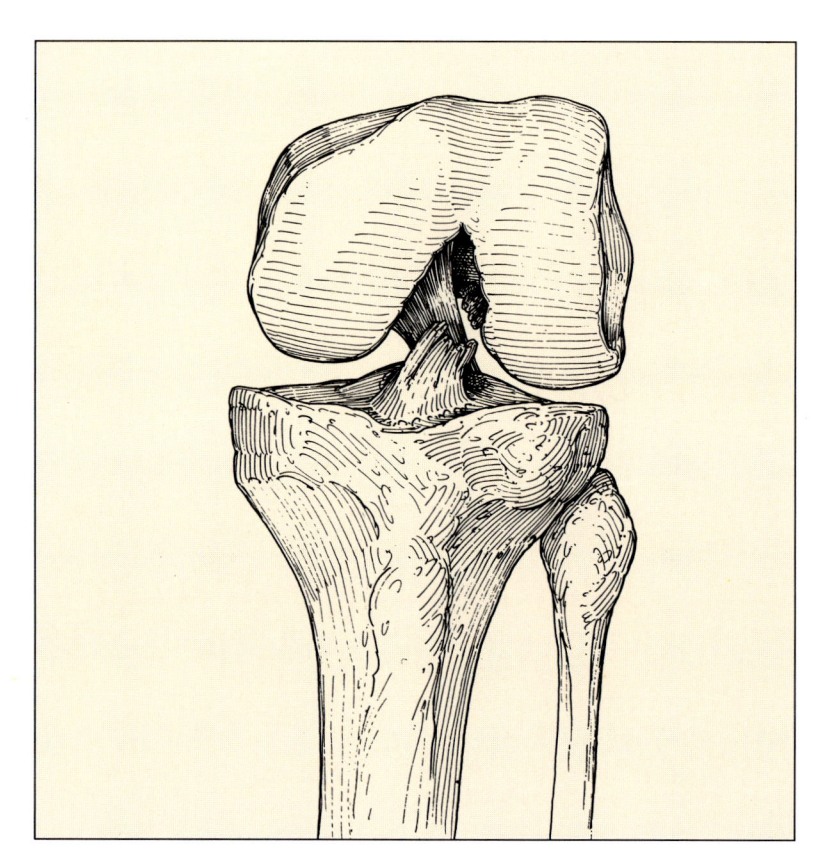

Die präoperative Beurteilung des Patienten beinhaltet eine sorgfältige Anamneseerhebung und körperliche Untersuchung. Belastungstests des Knies erfolgen mit einem KT1000-Knieband-Arthrometer (MEDmetric) [6,7]. Leeraufnahmen werden in 6 Ebenen gemacht: a.-p., seitlich, Tunnel, Merchant-Aufnahme, axiale Darstellung der Patella und a.-p. Aufnahmen beider Knie in Aufrechtstellung. Schrägaufnahmen eignen sich, wenn kurz zuvor ein Trauma stattgefunden hat. Die Kernspintomographie ist für die Operationsplanung hilfreich. Routinemäßige Laboruntersuchungen werden 24–48 h vor und nach der Operation durchgeführt.

Operationstechnik

Der Patient befindet sich in Rückenlage auf dem Op.-Tisch. Der Anästhesist beginnt mit der Vollnarkose. Das Knie wird untersucht, der Befund von Beweglichkeit und Bandlaxität aufgezeichnet. Wir lagern das Knie hoch und erreichen Blutleere mit einer elastischen 15-cm-Binde. Ein gutgepolstertes pneumatisches Tourniquet wird oben am Oberschenkel bis 350 mm Hg aufgeblasen. Das Bein kommt in einen Beinhalter, der mit einem undurchlässigen U-förmigen Tuch versiegelt ist. Das Fußende des Op.-Tischs wird gesenkt, das gesunde Bein mit einer elastischen Binde von 15 cm Breite umwickelt und auf eine Schaumgummischiene gelegt. Wir reiben Knie, Bein und Fuß 8 min lang mit einer Povidon-Jod-

Abb. 7.1.
Chronisch gerissenes vorderes Kreuzband mit Übergreifen eines Osteophyten in die Fossa intercondylaris

Seifen-Lösung ein und streichen dann dreimal eine 10%ige Povidon-Jod-Lösung darüber. Das Knie wird frei mit undurchlässigen Arthroskopietüchern drapiert.

Diagnostische Arthroskopie

Die Arthroskopie wird über den hohen infralateralen Zugang mit einem 4-mm-30°-Weitwinkel-Arthroskop unter Videokontrolle in einem Kochsalzmedium durchgeführt. Die Kochsalzinfusion läuft entsprechend der Schwerkraft durch eine 5-mm-Kanüle im superomedialen Zugang. Sondiert wird über einen inframedialen Zugang. Wir verfolgen die Patellakontur durch den superomedialen Zugang. Im Falle signifikanter seitlicher Subluxation der Patella sorgen wir am Ende des Verfahrens für eine laterale Entlastung. Der intraartikuläre Schaden wird präzise diagnostiziert.

Operative Arthroskopie

Der pathologische intraartikuläre Befund wird durch arthroskopische Operationstechnik korrigiert. Wir räumen die Ligamentschleimhaut und das Fettpolster aus, um die Darstellung unter Sicht zu erzielen. Die Überbleibsel des vorderen Kreuzbands werden vollständig von Femur und Tibia exzidiert, um den isometrischen anatomischen Ursprung und Ansatz des vorderen Kreuzbands zu bestimmen.

Notch-Plastik

Eine Notch-Plastik wird mit elektrisch betriebenen Instrumenten ausgeführt. Die Notch-Plastik ist zur richtigen Darstellung des anatomischen isometrischen Ursprungs des vorderen Kreuzbands erforderlich, um genügend Raum für die Instrumente zu schaffen und bei Kniebewegung ausreichenden Spielraum für das Transplantat zu haben (Abb. 7.1, 7.2).

Wir machen eine Mulde am anatomischen isometrischen Ansatzpunkt des vorderen Kreuzbands in der Fossa intercondylaris (Abb. 7.3) [9–13]. Diese Mulde ist der Zielpunkt für die Sonde des Führungssystems für das vordere Kreuzband.

Gewinnung des Fascia-lata-Transplantats

Wir präparieren ein homologes Fascia-lata-Transplantat, das am Gerdy-Höcker befestigt bleibt. Dazu machen wir einen 10 cm langen Hautlängsschnitt mitten über dem seitlichen Femurepikondylus. Die Hautränder schlagen wir nach Präparieren mit der Schere zurück. Die Haut wird bis zur Mitte des Oberschenkels unterminiert und ein Fascia-lata-Transplan-

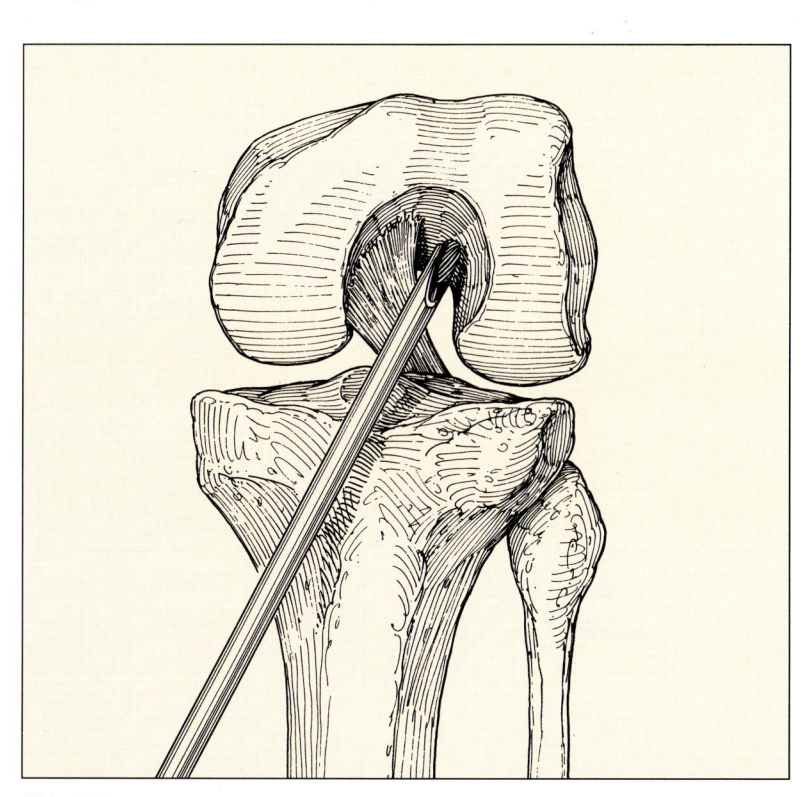

Abb. 7.2.
Débridement von Weichteilgewebe und Notch-Plastik

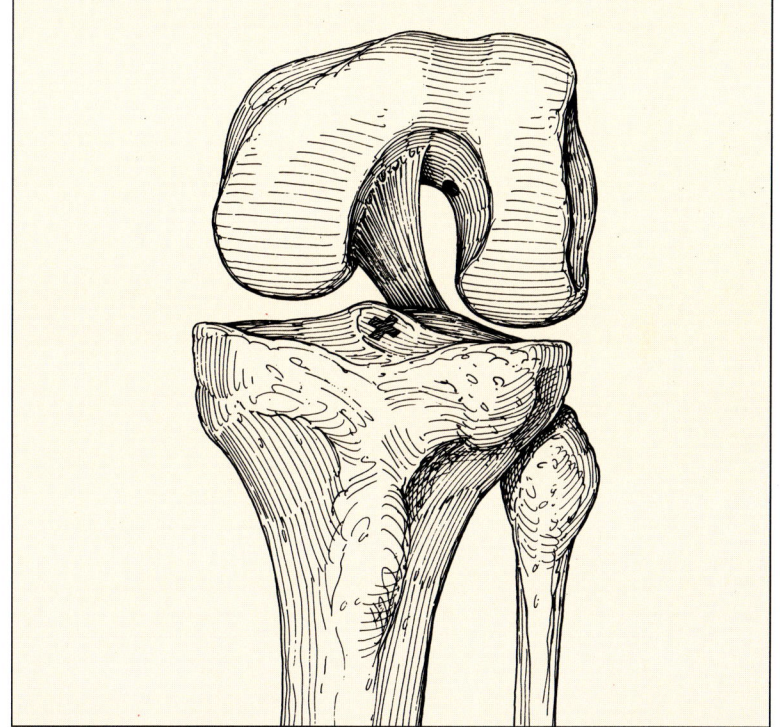

Abb. 7.3.
Ein Grübchen markiert den anatomischen isometrischen Austrittspunkt des anteromedialen Bündels des vorderen Kreuzbands in der Fossa intercondylaris. Das Grübchen wird am oberen und hinteren Rand des seitlichen Femurkondylus markiert

tat scharf herausgetrennt. Der vordere Schnitt erfolgt genau hinter der Seitenkante der Patella. Den hinteren Schnitt setzen wir in 5 cm Abstand von dem vorderen, parallel zu den Fasern des iliotibialen Bandes. Mit der Schere lösen wir das Transplantat von dem darunterliegenden M. vastus lateralis. Ein Finger wird unter das Transplantat gelegt, und bei angemessener Retraktion der Hautränder präparieren wir das Transplantat proximal, um ab dem Gerdy-Höcker ein 22 cm langes Transplantat zu erhalten. Der umgebende Beinhalter wird nun gelöst, um die Gewinnung dieses Transplantats zu erleichtern. Das Ende des Transplantats wird mit Gallenblasenscheren aus der Allgemeinchirurgie abgetrennt und das Transplantat aus der Wunde gezogen (Abb. 7.4). Wir befestigen eine Kocher-Klemme an seinem Ende und präparieren es weiter nach distal bis zum Gerdy-Höcker. Es ist distal viel dicker als proximal. Um dies auszugleichen und ein Transplantat von gleichem Durchmesser zu

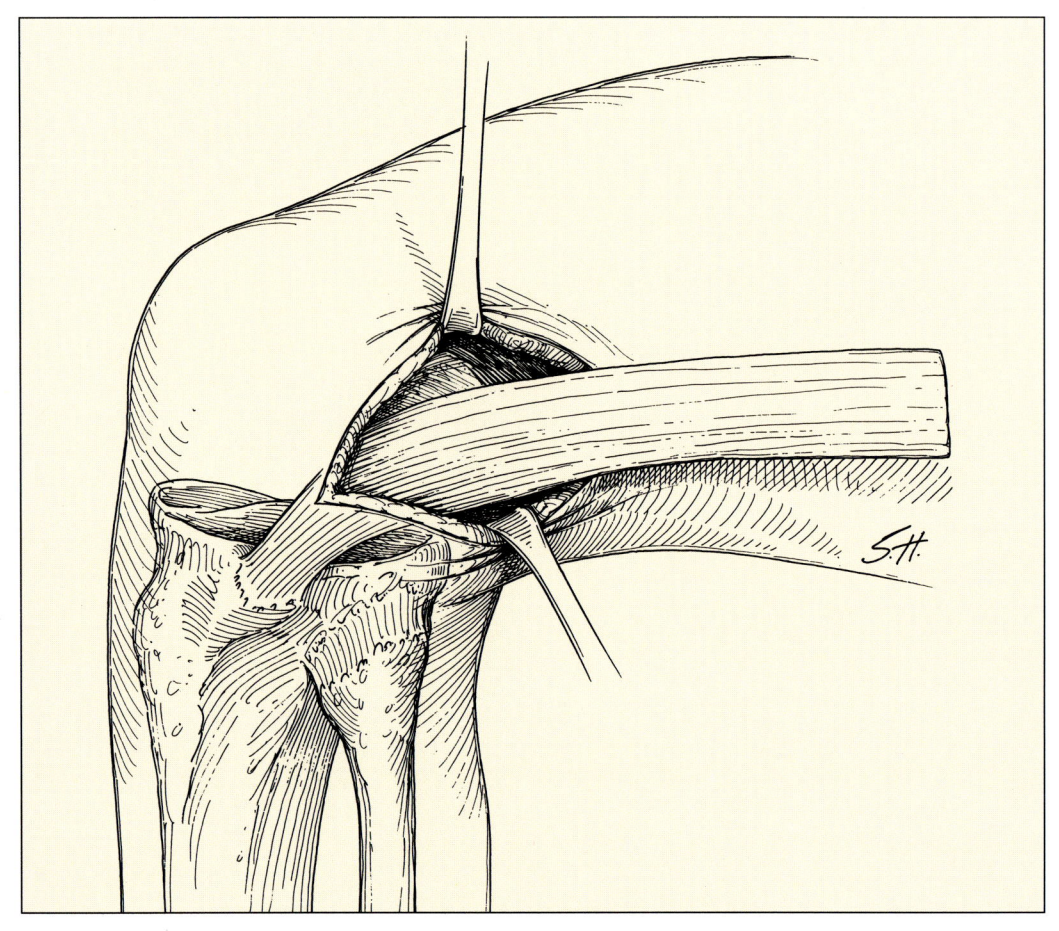

Abb. 7.4.
Gewinnung des Transplantats von der Fascia lata – 5 x 22 cm verbleiben am Gerdy-Höcker befestigt

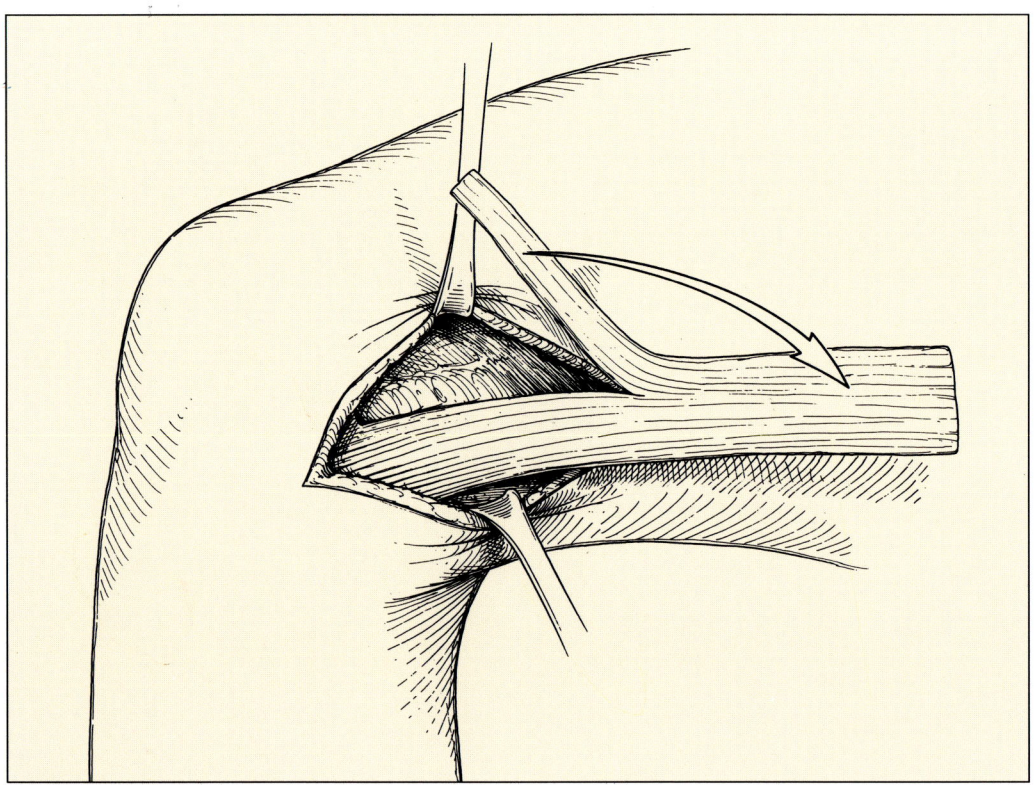

Abb. 7.5.
Der Lappen wird gewendet, um den dünneren proximalen Anteil des Transplantats zu vergrößern

erlangen, spalten wir vorn distal einen 1 cm breiten Fascia-lata-Streifen vom Transplantat ab (Abb. 7.5). Dieser Lappen wird nun auf den proximalen Teil des Transplantats zurückgeschlagen und durch eine doppelt verlaufende Tycron-Naht Nr. 5 (Davis & Geck/American Cyanamid) mit ihm verbunden. Diese Naht stärkt nicht nur das Transplantat, sondern komprimiert es auch und dient als Führungselement, um es durch die knöchernen Femur- und Tibitunnel zu ziehen (Abb. 7.6, 7.7).

Das Transplantat wird dann durch ein außenliegendes Gerät zur Bestimmung des Durchmessers auf die richtige Größe gebracht, um die geeigneten Bohrspitzen für die femoralen und tibialen Löcher auszuwählen. Beim durchschnittlichen Patienten beträgt die Transplantatgröße im Durchmesser etwa 10 mm. Reicht der außerhalb liegende Durchmesser nicht aus, kann man das Transplantat mit synthetischem Material augmentieren (Kennedy LAD, 3M, Orthopaedic Products) [14], was ich allerdings nicht nötig fand.

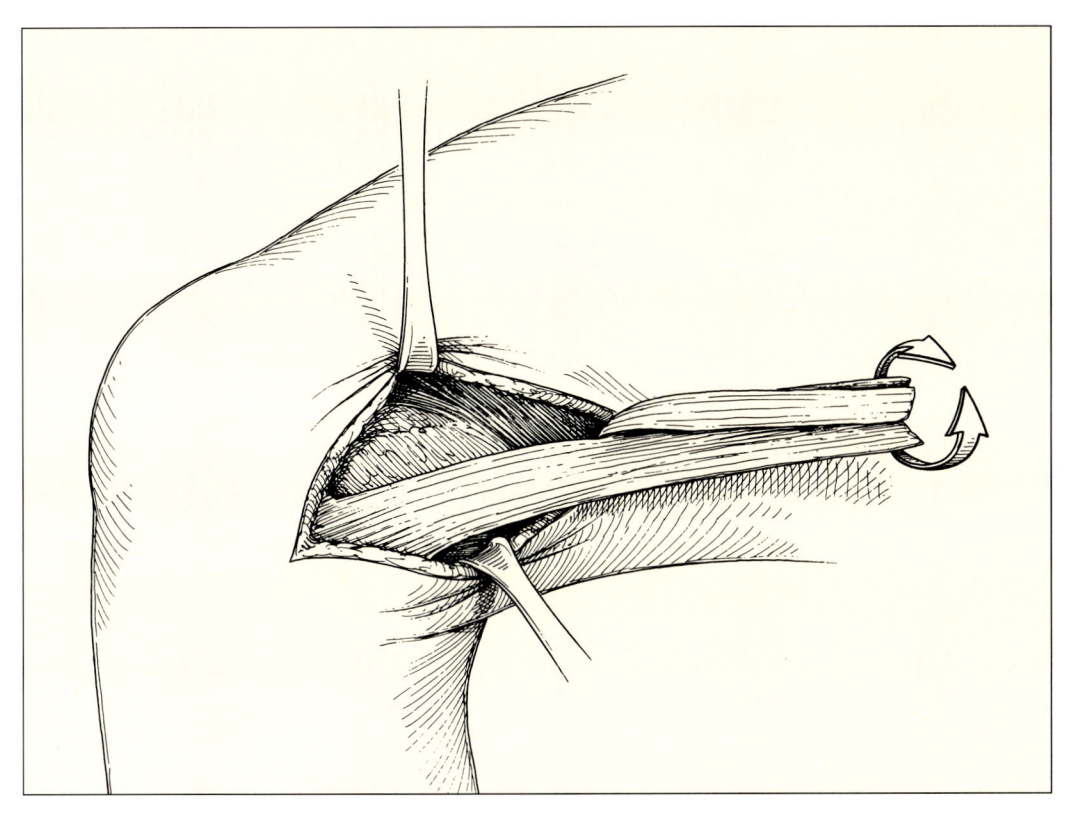

Abb. 7.6.
Einführen des Transplantats

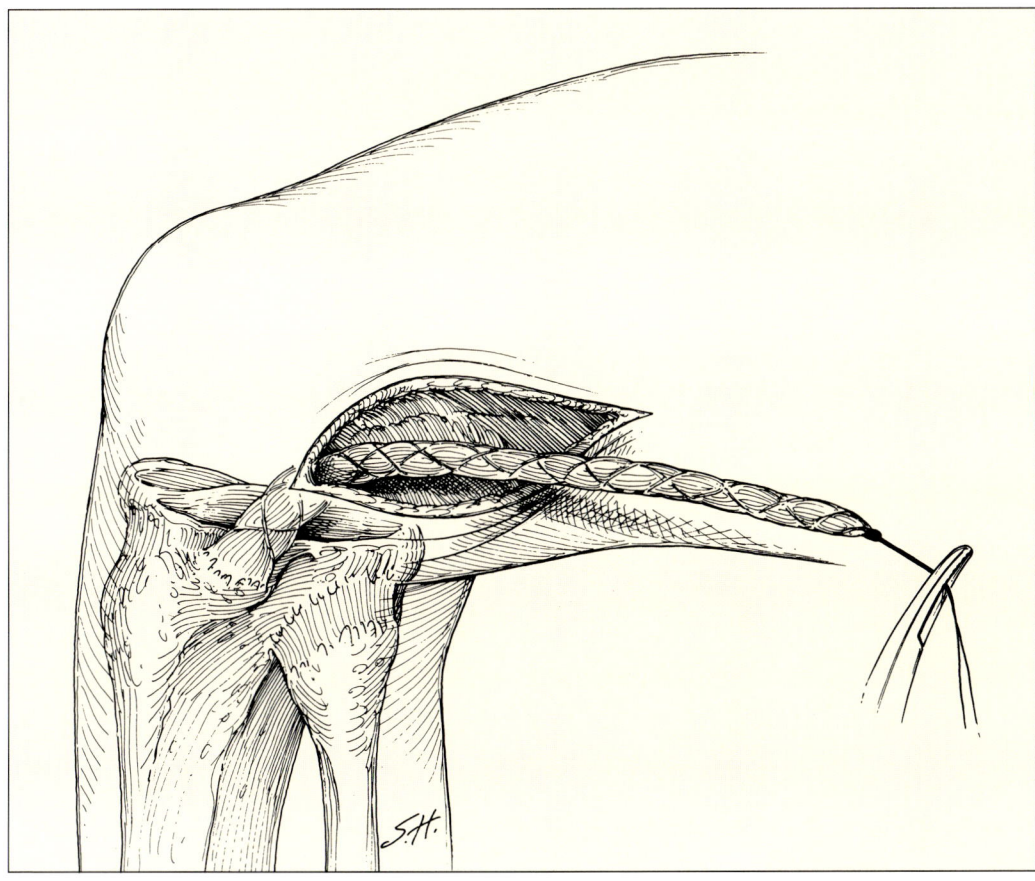

Abb. 7.7.
Das Transplantat wird kompakt gemacht und mit einer doppelt laufenden Nr.-5-Tycron-Naht verstärkt

Untertunnelung des seitlichen Kollateralbands

Wir legen einen Tunnel unter dem seitlichen Kollateralband an, damit das Transplantat unter diesem Band hindurchgeführt werden kann. Dies stellt den kürzesten Weg dar und verhindert, daß das Transplantat bei Beugung und Streckung des Knies über den lateralen Epikondylus hinausschnappt (s. Abb. 7.13, 7.14).

Extraartikuläre Isometrie

Wir finden den extraartikulären isometrischen Punkt auf dem Femur vom Gerdy-Höcker aus, indem wir einen Kirschner-Draht von 7,5/80 cm in den Gerdy-Höcker einführen und mit einem extraartikulären Isometriemesser ausmessen, wobei das Knie erst voll gestreckt und dann um 90° gebeugt ist. Dieser Punkt liegt 1 cm proximal vom lateralen Femurepikondylus und auf einer Linie mit dem hinteren Anteil des Femurs [15]. Um den Knochen freizulegen, schlagen wir einen periostalen Lappen zurück, legen hier einen weiteren Kirschner-Draht und überprüfen die Präzision der Plazierung mit dem extraartikulären Isometriemesser (Abb. 7.8). Erweist sich die Lokalisierung der Femurnadel als isometrisch, überbohren wir den Kirschner-Draht mit einer kanülierten 8-mm-Bohrspitze. Das Loch wird 6–8 mm tief und dient als Probeloch für die Zylinderhülse des Führungssystems für das vordere Kreuzband. Die Kirschner-Drähte werden entfernt.

Femurtunnel

Der Femurtunnel wird mit einem Chandler-Führungssystem für das vordere Kreuzband geschaffen. Wir führen das Arthroskop durch den inframedialen Zugang ein. Die Spitze des vorderen Kreuzbandführungsstabs wird durch den transpatellaren Zugang eingebracht und in die Vertiefung dirigiert, die den Ansatz des vorderen Kreuzbands an der Fossa intercondylaris markiert [9–13]. Während wir den Zeiger des vorderen Kreuzbandführungssystems in der Mulde halten, führen wir die Zylinderhülse in das Probeloch am seitlichen Femurkondylus und verklammern das Führungssystem sicher. Alle 3 Räder des Führungssystems müssen ganz straff gezogen sein, um seine Präzision zu gewährleisten. Die Führungsnadel wird nun durch die Zylinderhülse gebohrt, bis sie auf den Zeiger des Führungssystems innerhalb des Gelenks stößt. Das läßt sich durch Vibrieren des Führungssystems und auch ein paar Tröpfchen Öl feststellen, während die Nadel sich der Spitze des Führungssystemzeigers nähert, wie auf dem Fernsehmonitor zu sehen (Abb. 7.9). Wir entfernen daraufhin das Führungssystem. Die exakte Lage der Führungsnadel wird arthroskopisch mit einem Haken bestätigt. Mit einer Bohrspitze von passender Größe, die dem Außendurchmesser des Transplantats entspricht, überbohren wir dann die Führungsnadel. Die Innen- und Außenlöcher werden mit einer retrograden bzw. prograden Fräse glatt geraspelt. Das Loch stopfen wir zu, um die Spülflüssigkeit zu bewahren.

Tibiatunnel

Zwei Zentimeter medial vom Tibiahöcker setzen wir einen 3 cm langen Hautlängsschnitt. Wir inzidieren die Knochenhaut und schlagen sie zurück. Dann bohren wir am Übergang von Diaphyse und Metaphyse der Tibia 2 cm distal vom Tibiahöcker und 3 cm unterhalb der Gelenklinie ein Probeloch von 8 mm. Dieses entsteht, indem wir zunächst lotrecht zum Knochen bohren und allmählich die Richtung auf den vorderen Tibiahöcker hin ändern. Das Arthroskop wird durch den infralateralen Zugang eingeführt. Wir bringen einen motorgetriebenen 360°-Resektor durch den inframedialen Zugang ein und entfernen das restliche Kreuzbandgewebe von der Tibia.

Der Zeiger des Führungssystems für das vordere Kreuzband wird jetzt durch den inframedialen Zugang eingeführt und an die Stelle des physiologischen isometrischen Ursprungs des anteromedialen Bündels des vorderen Kreuzbands auf der Tibia gelenkt [9–13]. Wir leiten die Zylinderhülse des Führungssystems durch das Probeloch auf der Tibia, sichern das Führungssystem mit Klammern und ziehen alle 3 Räder fest an.

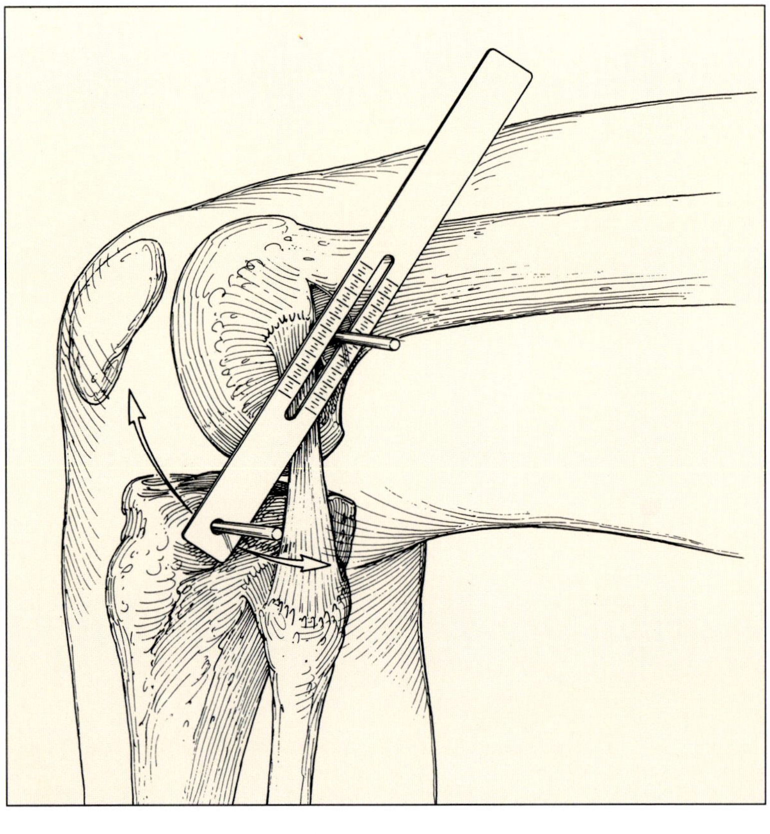

Abb. 7.8.
Zwei Kirschner-Drähte und ein mit einem Schlitz versehenes Lineal dienen, ausgehend vom Gerdy-Höcker, der Auffindung des isometrischen Punkts auf dem Femur

Dann setzen wir die Führungsnadel in die Zylinderhülse und bohren sie ein, bis ihre Spitze auf den Zeiger des Führungssystems innerhalb des Gelenks stößt. Dies läßt sich durch Vibration des Führungssystems oder die Wahrnehmung von Öltröpfchen auf dem Videomonitor feststellen (Abb. 7.10). Das Führungssystem wird entfernt und die exakte Position der Führungsnadel mit dem Hakentest arthroskopisch bestätigt. Wir überbohren die Führungsnadel mit einer kanülierten Bohrspitze von einer für das Transplantat geeigneten Größe. Während der Bohreinsatz in das Gelenk eindringt, entsteht häufig ein Knochenlappen an einem Gewebescharnier. Falls ein solcher Knochenlappen vorliegt, muß man ihn entfernen, weil er die Streckung des Knies blockieren könnte. Das Innenloch wird mit einem motorgetriebenen Synovialresektor von Weichteilgewebe gesäubert. Die Kanten des Innenlochs werden mit einer elektrischen retrograden Fräse abgeraspelt.

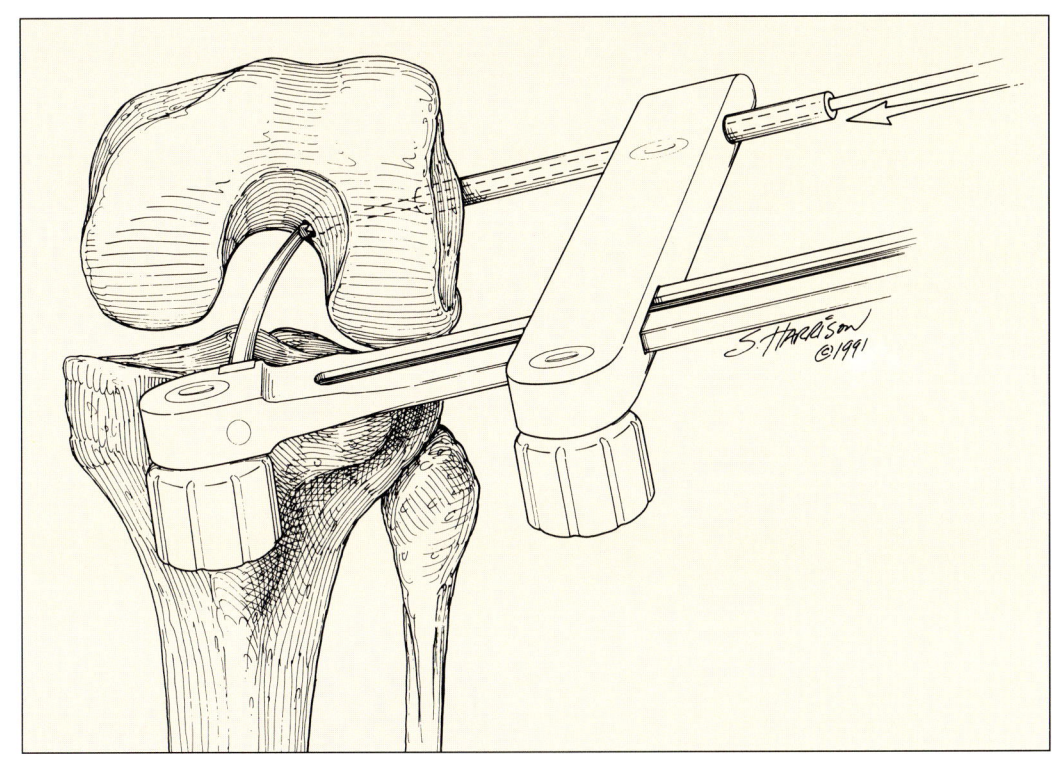

Abb. 7.9.
Die Führungsnadel wird mit dem Chandler-Führungssystem vom außerhalb gelegenen isometrischen Punkt auf dem Femur in Richtung des anatomischen isometrischen Austrittspunkts des vorderen Kreuzbands eingestochen

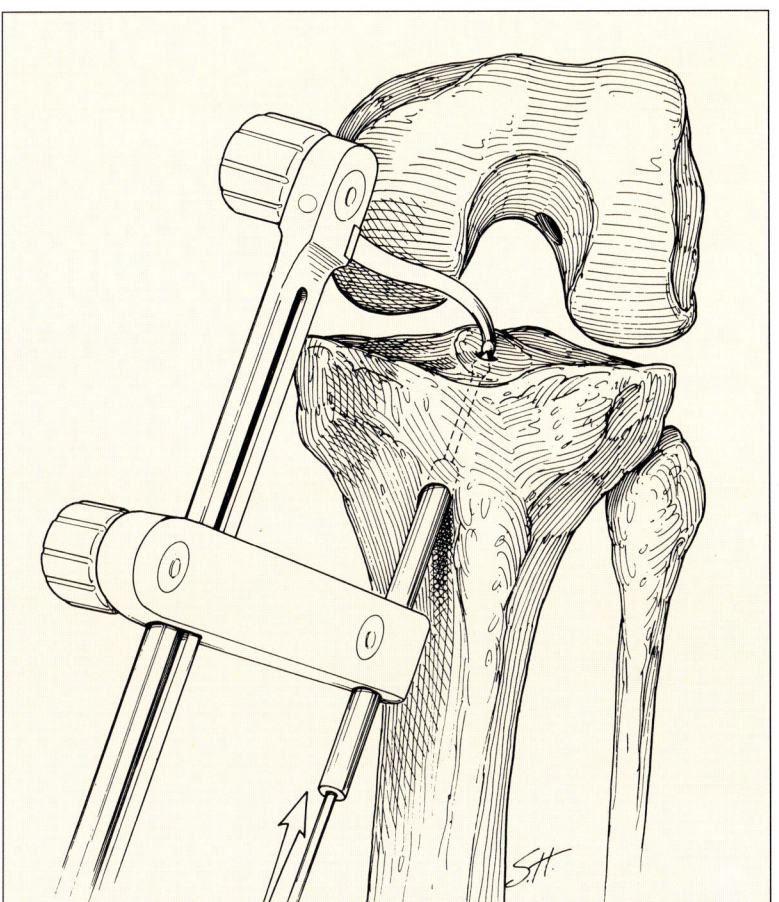

Abb. 7.10.
Die Führungsnadel wird mit einem Chandler-Führungssystem vom Pilotloch, das sich am diaphyseal-metaphysealem Übergang der Tibia befindet, zum anteromedialen Ansatz des Kreuzbands auf der Tibia gebohrt

Rekonstruktion des vorderen Kreuzbandes unter Verwendung von homologen Transplantaten der Fascia lata

Intraartikuläre Isometrie

Wir bestimmen die intraartikuläre Isometrie mit einer Naht und einem unter Federdruck stehenden Belastungsmesser (Acufex) [10]. Eine geflochtene Nr.-2-Polyesternaht wird unter arthroskopischer Kontrolle durch Femurtunnel, Gelenk und Tibiatunnel geführt. Dann schieben wir den aus dem Femurloch austretenden Faden durch einen Zylinder mit justierbarem Hals und schlingen ihn um einen Knopf, der als Halt fungiert. Es folgen Kniemanipulationen in einem Bewegungsradius von 0°–120°. Der auf dem Belastungsmesser auftauchende Wert sollte unter 1 mm liegen. Der Tibiatunnel läßt sich posterior oder lateral mit einer elektrischen Raspel oder einer Fräse bearbeiten, um die Isometrie der Innenlöcher innerhalb des 1-mm-Bereichs zu korrigieren (Abb. 7.11).

Ausräumen der Knochentunnel

Die Knochentunnel säubern und glätten wir mit einer runden flexiblen Raspel (Gore). Das Öhr auf der Raspel wird an den Führungsfaden im Gelenk geknüpft, und dann wird die Raspel durch die Knochentunnel gezogen (Abb. 7.12), und zwar mit einer leichten, aber festen und kontinuierlichen Bewegung nach unten.

Durchgang des Transplantats

Das Transplantat wird unter dem seitlichen Kollateralband hindurchgeführt und festgezogen. Darauf verbinden wir die Naht im Gelenk mit der Führungsnaht des Transplantats. Wir transportieren das Transplantat nun durch den Femurtunnel und ziehen es gleichzeitig mit der Führungsnaht durch das Gelenk und den Tibiatunnel. Am Ende des Transplantats, wo es den Tibiatunnel verläßt, befestigen wir eine Kocher-Klemme (Abb. 7.13).

Ausüben von Spannung auf das Transplantat

Das Transplantat wird mittels einer Winde unter Spannung gesetzt. Wir beugen das Knie um 90° und führen Außenrotationsbewegungen der Tibia durch, um sicherzustellen, daß die Tibia vollständig auf das Femur gebracht wurde. Die Kocher-Klemme am Ende des Transplantats dient als Winde, um Spannung auf das Transplantat auszuüben. Es ist sehr wichtig, darauf zu achten, daß die Spannung durch beide Knochentunnel und unter dem seitlichen Kollateralband bis hin zum Gerdy-Höcker auf das Transplantat übertragen wird. Das läßt sich am besten prüfen, indem wir das Transplantat am Gerdy-Höcker palpieren, und wenn die Spannung nachläßt wird erneut mit der Winde Zug ausgeübt (Abb. 7.14).

Fixierung des Transplantats

Wir befestigen das Transplantat mit 3 mit Widerhaken versehenen Knochenklammern am Knochen (Richards). Nachdem das Transplantat richtig unter Spannung gesetzt und die Tibia auf das Femur gebracht worden ist, fixieren wir 1/3 des Transplantats mit widerhakigen rostfreien Stahlklemmen im seitlichen Femurkondylus, indem wir das vordere Drittel des Transplantats mit einer Zinke der Klemme durchbohren und dann die Klemme in einem 45°-Winkel zur langen Achse des Femurs in den Knochen einkeilen (s. Abb. 7.14. Der extraartikuläre Teil des Transplantats korrigiert den seitlichen Pivot-shift-Test. Wir bringen nun das Knie

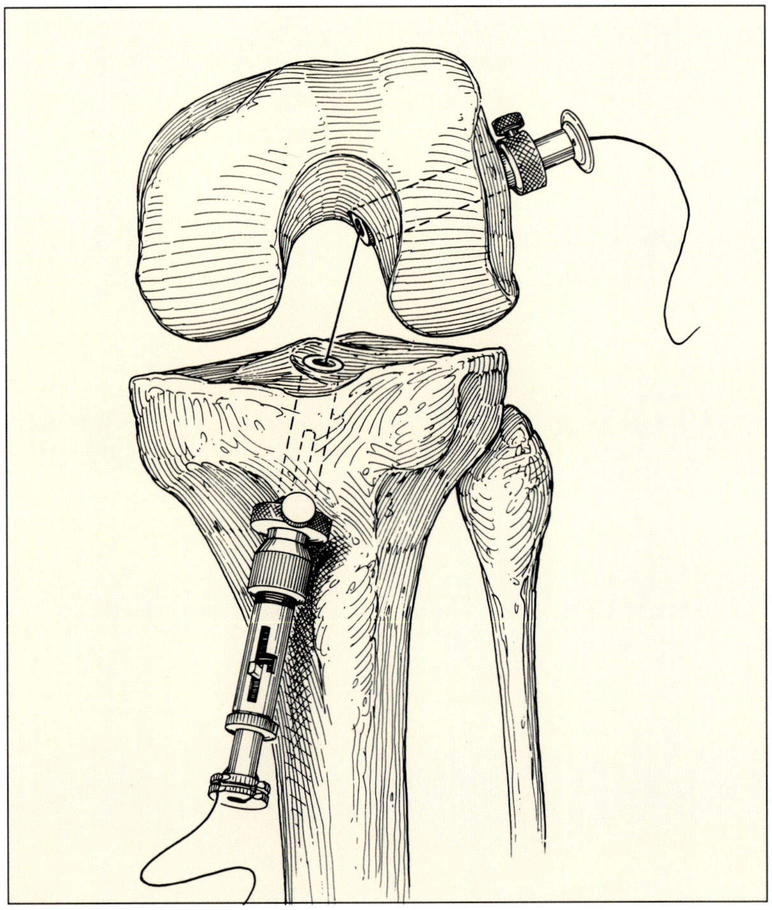

Abb. 7.11.
Die Isometrie der inneren Löcher wird mit einer Naht, 2 Schutzhüllen und einer geeichten, mit einer Federung versehenen Spritze geprüft

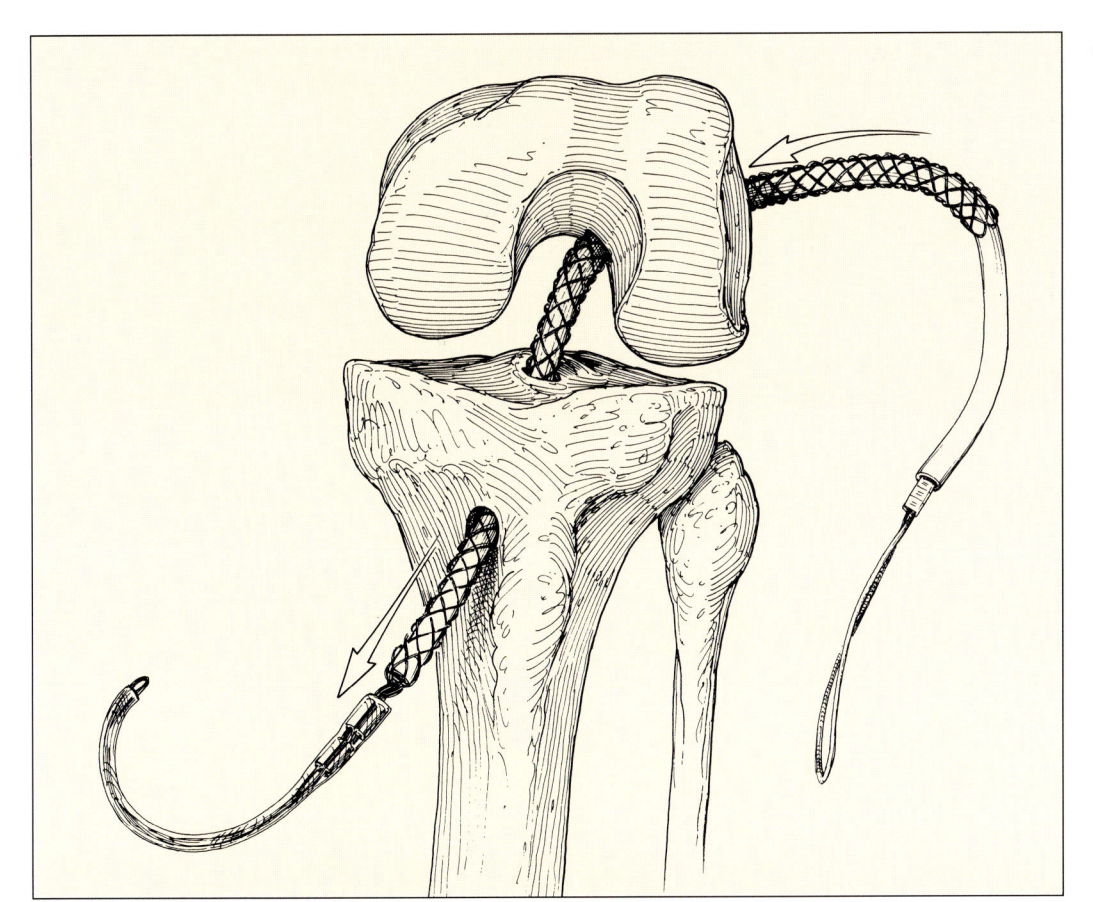

Abb. 7.12.
Die knöchernen Tunnel werden ausgeräumt und mit einer runden, flexiblen Raspel geglättet

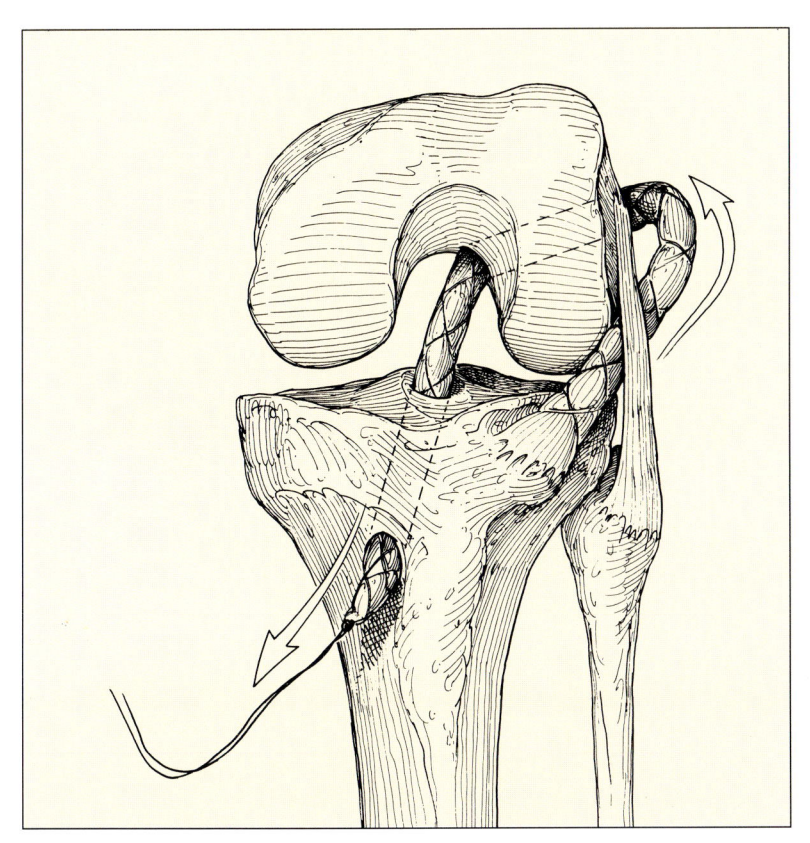

Abb. 7.13.
Das Transplantat wird unter dem seitlichen Kollateralband und dann mit dem Nahtträger durch das Gelenk hindurchgeführt

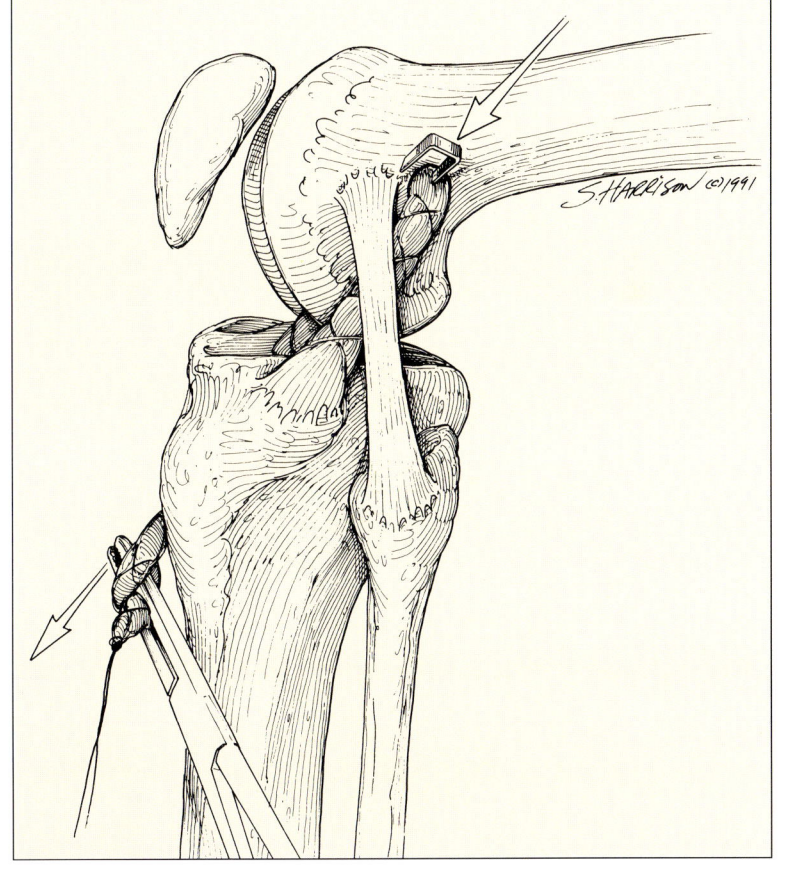

Abb. 7.14.
Eine Winde dient dazu, Spannung auf das Transplantat auszuüben. Ein Drittel des extraartikulären Transplantats wird bei Außenrotation der Tibia mit einer Klammer im 90°-Winkel gebeugten Knie fixiert

Rekonstruktion des vorderen Kreuzbandes unter Verwendung von homologen Transplantaten der Fascia lata

in eine Beugestellung von 20° und die Tibia in Außenrotationsstellung. Das Transplantat wird fest unter Spannung gesetzt und mit einer Klemme im Tibiatunnel fixiert. Wir ziehen das Transplantat proximal über die erste Klammer. Mit einer zweiten Klammer durchstechen wir dann das Transplantat und verankern seine beiden Teile im Knochen des Tibiatunnels. So kommt eine „D"-Ringschnalle zustande, die das Transplantat sicher am Knochen befestigt (Abb. 7.15). Je stärker das Transplantat die Klammern in den Tunnel zieht, desto straffer wird die Fixierung; dies gleicht dem Prinzip des Schlipsknotens. Durch den intraartikulären Anteil des Transplantats wird der Lachman-Test korrigiert. Das Transplantat wird unter Direktsicht untersucht, wir prüfen auf richtige Lage, fehlende Kolbenwirkung und angemessenen Spielraum in der Fossa intercondylaris, indem wir das Knie innerhalb eines Bereichs von 0°–120° bewegen. Die Fixierung des Transplantats und die Kniestabilität überprüfen wir mit dem Lachman-Test und dem kraftvoll durchgeführten vorderen Schubladentest.

Wiederausrichtung der Patella

Zu einer lateralen Subluxation oder Dislozierung der Patella kann es aufgrund der ursprünglichen Verletzung oder durch angeborene Anomalien kommen. Steht zu Beginn des Verfahrens die arthroskopisch gesicherte Diagnose einer lateralen Subluxation fest, kann die Wiederausrichtung der Patella indiziert sein. Diese erfolgt durch Vervollständigung der seitlichen Entlastung, indem die Ansatzstelle der Sehne des M. vastus lateralis durchtrennt wird. Wenn möglich, verlegen wir die Vastus-lateralis-Sehne auf die Quadrizepssehne und befestigen sie mit geflochtenen Nr.-2-Polyesternähten, um die Kraft des M. vastus lateralis zu bewahren (Abb. 7.16). Die laterale Kniearterie wird identifiziert und tunlichst erhalten.

Wundverschluß

Wir geben die Staubinde frei und erzielen Blutstillung mit dem Elektrokauter. Soweit wie möglich stellen wir die Fascia lata wieder her. Ihr vorderer Anteil wird mit geflochtenen Nr.-2-Polyesternähten ans Periost des seitlichen Femurkondylus angeheftet (Abb. 7.17). Diese Reparatur stärkt die posterolaterale Kante des Knies und verhindert posterolaterale Rotationsinstabilität. Das Knie ist voll gestreckt, um sicherzugehen, daß diese Nähte sich nicht lösen, reißen oder sich lockern. Wenn dies geschieht, werden sie unter korrekter Spannung erneut gelegt. Wir schließen die Wunden schichtweise mit Nähten. Ein Saugkatheter-Drain mittlerer Größe wird in die seitliche Wunde gelegt und durch eine getrennte Hautinzision herausgeführt. Einen weiteren Saugkatheter-Drain legen wir durch den superopmedialen Zugang in das Gelenk ein. Wir machen einen sperrigen Kompressionsverband mit extra dicker Polsterung über der seitlichen Hüfte – der Spenderstelle des homologen Transplantats.

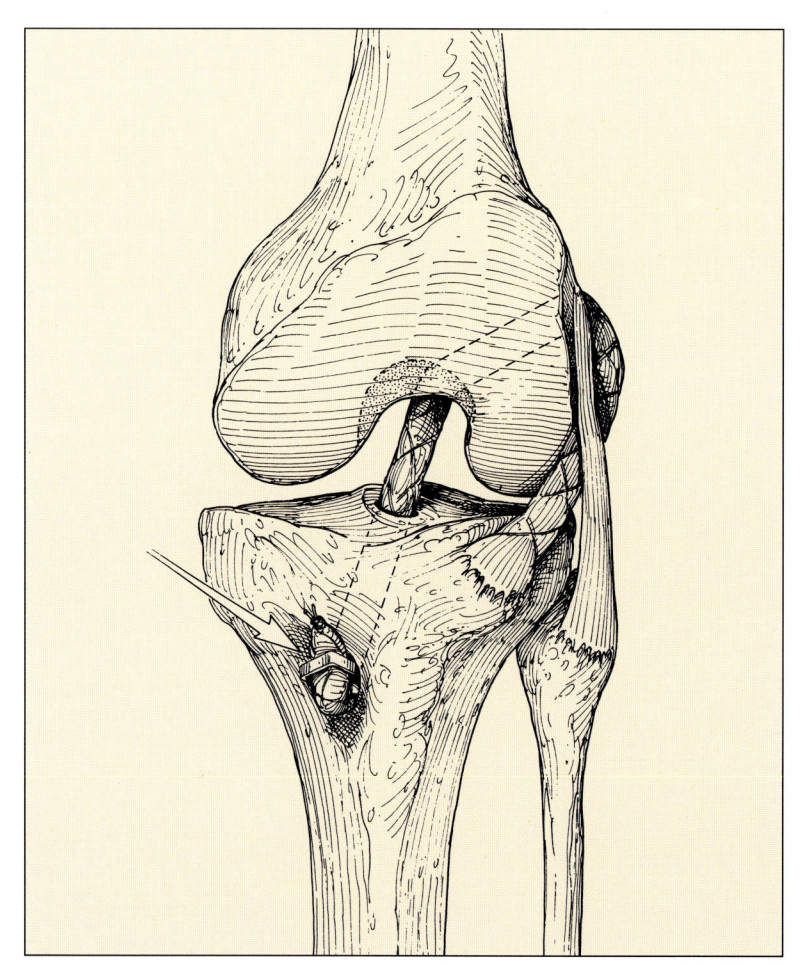

Abb. 7.15.
Das Transplantat wird mit einer Doppelklammer an der Tibia befestigt. Man wendet die „D"-Ringverschlußtechnik an, das Knie befindet sich dabei in einer Beugestellung von 20°

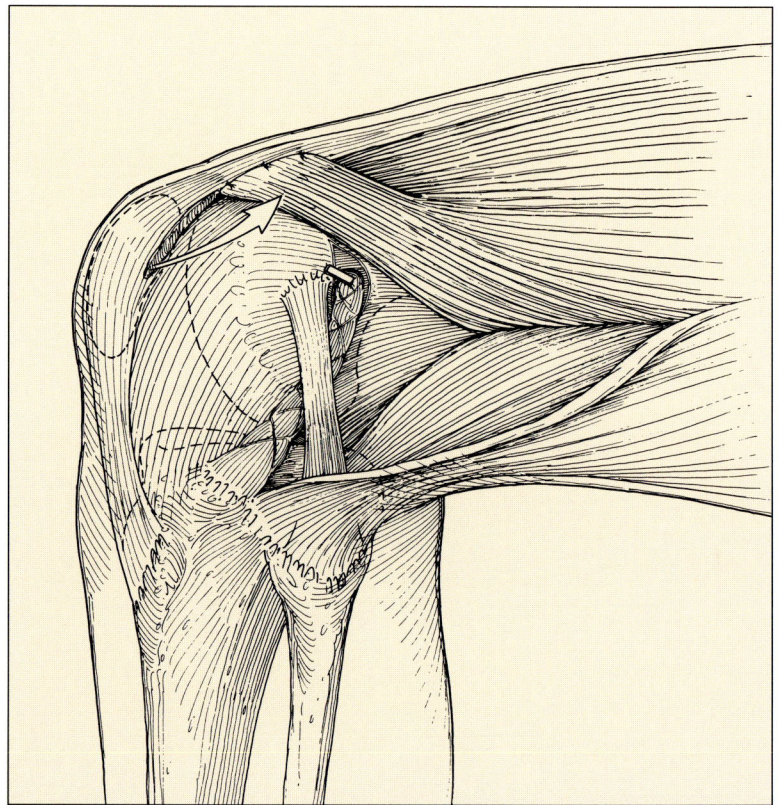

Abb. 7.16.
Die Sehne des M. vastus lateralis wird freigelegt und von der Patella zur Quadrizepssehne geführt, um die seitliche patellare Subluxation zu korrigieren

Postoperative Behandlung

Nach der Operation wird der Patient auf die Aufwachstation gebracht, wo das operierte Bein in ein CPM-Gerät kommt. Die vom Anästhesisten kurz vor dem Eingriff begonnene Antibiotikaprophylaxe (Cefazolin) wird intravenös über 24–48 h fortgesetzt. Der CPM-Apparat wird zwischen 0° und 60° eingestellt und die Beugung zweimal täglich um 10° bis auf 110° gesteigert, wie der Patient es verträgt. Das Entfernen des Wund-Drains erfolgt nach 24–48 h.

Am ersten Tag nach der Operation beginnen wir mit der Krankengymnastik. Der Patient erhält Anleitungen zum Knierehabilitations-Übungsprogramm und zum Herumlaufen mit Krücken unter voller Gewichtsbelastung, soweit er sie toleriert. Die meisten Patienten brauchen weder Gips noch Stützen. Risikopatienten erhalten eine abnehmbare feste Schiene, um das Laufen zu erleichtern und die volle Streckung zu erhalten. Patienten mit einem gerissenen medialen Kollateralband werden mit einer abnehmbaren doppelschubigen Kniescharnierschiene (nach Bledsoe) mit Sperrung bei 0° und 90° ausgestattet. Der Patient wird instruiert, aktive und passive Kniebeuge- und Streckbewegungen wie auch schwerkraftgestützte passive Übungen zur Kniestreckung und -beugung durchzuführen. Bei den schwerkraftgestützten Kniestreckübungen liegt der Patient auf dem Tisch, seine Knie und Beine hängen über dem Ende. Die Fersenhöhen werden geprüft; erweisen sie sich als ungleich, läßt sich durch passive Manipulation und/oder Gewichtsbelastung an den Knöcheln die volle Kniestreckung erzielen und erhalten. Bei den schwerkraftgestützten Kniebeugungsübungen befindet sich der Patient in Rückenlage, er greift beide Oberschenkel mit den Händen und zieht die Knie bis zur Brust. Knöchelgewichte sind einsetzbar, um die Flexion bis mindestens 120° zu gewährleisten. Am zweiten oder dritten Tag nach der Operation wird der Patient aus dem Krankenhaus entlassen.

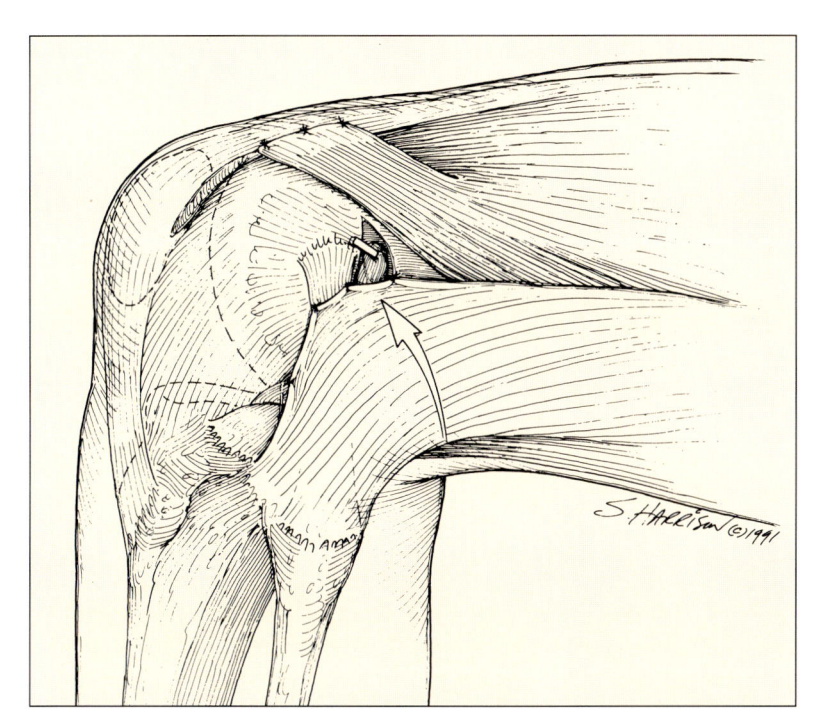

Abb. 7.17.
Reparatur der hinteren Fascia lata durch Fixierung am Periost des seitlichen Femurkondylus

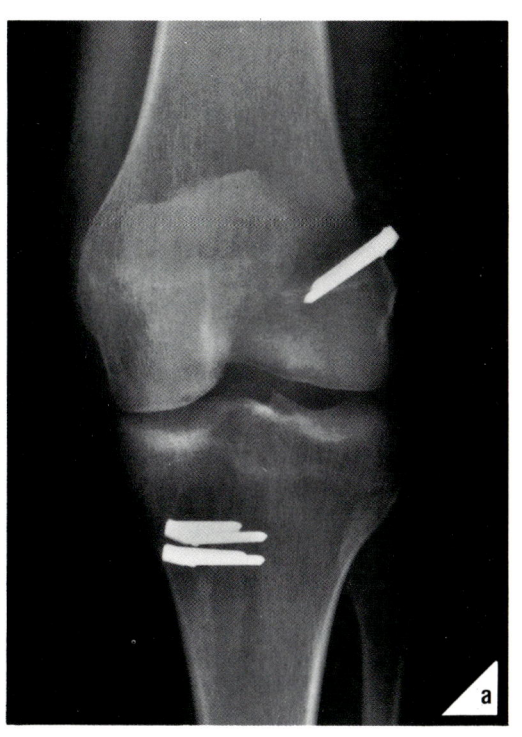

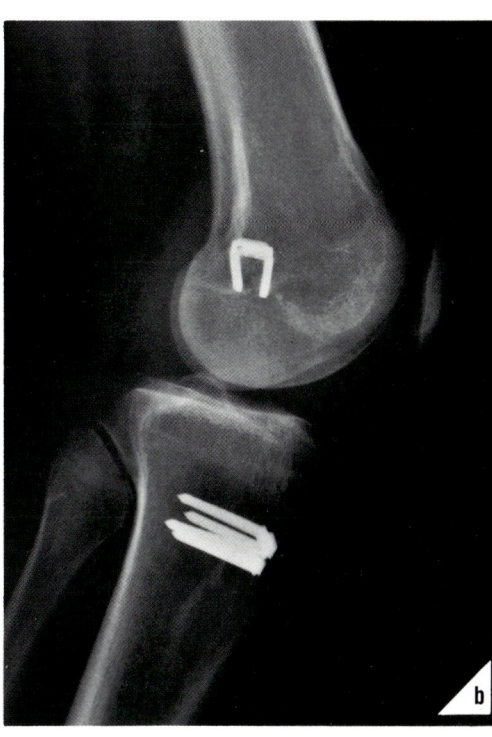

Abb. 7.18.
Postoperative a.-p. (a) und seitliche (b) Röntgenaufnahmen des linken Knies zeigen die Knochentunnel in der proximalen Tibia und im distalen Femur sowie eine Klammer seitlich im lateralen Femurkondylus und 2 Klammern anteromedial in der proximalen Tibia in idealer Position

In der Praxis erscheint er am vierten bis siebten Tag postoperativ zur Wundversorgung. Seitliche und a.-p. Röntgenaufnahmen dienen der Überprüfung von Knochentunnel und Knochenklemmen (Abb. 7.18). Ein umfangreicher Kompressionsverband mit Extrapolsterung über der Stelle, von der das Transplantat gewonnen wurde, verbleibt für 7–10 Tage. Beträgt der aktive Bewegungsspielraum weniger als 5° – 90° oder ist der Patient außerstande, die volle passive Streckung aufrechtzuerhalten, wird 3–5mal in der Woche für ambulante Krankengymnastik gesorgt. Krücken werden erst überflüssig, wenn der Patient normal zu gehen vermag – in der Regel nach 1–3 Wochen.

Wir sehen die Patienten in zunächst wöchentlichen, dann monatlichen Abständen, um ihre Fortschritte zu kontrollieren. Sie werden wiederholt über ihr häusliches Trainingsprogramm belehrt. Die meisten Patienten schaffen es, ihr Knie innerhalb von 3–6 Monaten zu rehabilitieren. Die volle Knierehabilitation beinhaltet einen vollen schmerzfreien Bewegungsradius, gute Stabilität, keine Hüftatrophie und wenigstens 85 % Kraft und Stärke bei isokinetischer Muskelprüfung (Cybex/Lumex). Wenn die Patienten diesen Grad der Rehabilitation erreicht haben, dürfen sie wieder nahezu allen Aktivitäten einschließlich des Freizeitsports nachgehen. Kollisionssportarten sollten ein Jahr lang unterlassen werden.

Patienten mit besonderem Interesse an Hochleistungsaktivitäten oder Wettkampfsport sollten sich für weitere Kräftigung, Konditionierung und weiteres Training an einen staatlich geprüften Sporttrainer wenden. Patienten, die vorhaben, sich wieder in Kollisionsportarten zu betätigen, sollten einen maßgefertigten Knieschützer (Orthotech) tragen. Wir bestellen die Patienten unbefristet alle 6–12 Monate für periodische medizinische Begutachtung und KT1000-Tests ein.

Komplikationen und Risiken

Einige der Komplikationen, die bei diesem Operationsverfahren auftreten können, sind:
- schlechte Gewebequalität,
- nichtisometrische Plazierung der Knochentunnel,
- technische Probleme bei der Transplantatfixierung,
- kosmetische Fehlbildungen,
- Unfälle (Stürze und Ausrutschen).

Schlechte Gewebequalität findet sich oft bei Patienten mit hypermobilen Gelenken und hyperelastischem Gewebe. Das iliotibiale Band kann unterentwickelt sein oder die Fascia lata sehr dünn. In diesen Fällen ist man u. U. gut beraten, auf eine andere Transplantatquelle zurückzugreifen oder das Fascia-lata-Autotransplantat zu verstärken. Letzteres ist möglich mit homologen Semitendinosus- oder Gracilissehnen oder synthetischem Material wie Polypropylen-Kordeln oder Dacron. Das gewählte Material dient als Kern des in Tunnel eingesetzten zusammengesetzten Transplantats.

Das häufigste intraoperative Problem ist die nichtisometrische Anbringung des Transplantats auf dem Femur. Dieser Fehler läßt sich durch adäquate Notch-Plastik vermeiden. Man muß dazu die Fossa intercondylaris bis zum Ende des Gelenks sichtbar machen können. Sie sollten das „schwarze Loch" wahrnehmen und die „Over-the-top-Position" auf dem lateralen Femurkondylus bei der Hakenprobe fühlen können, um sich zu vergewissern, daß Sie den Ansatz des vorderen medialen Bündels des vorderen Kreuzbands sehen. Wenn diese Stelle exakt bestätigt worden ist, nehmen wir mit einem Elektrobohrer eine Einkerbung des Knochens vor, und zwar in 1-Uhr-Stellung am linken Knie und in 11-Uhr-Stellung am rechten Knie. Diese Mulde dient als visuelle Orientierung zur einfachen arthroskopischen Identifizierung, wenn wir den Zeiger des femoralen Führungssystems einbringen. Wird der Femurtunnel zu weit nach vorn gelegt, sollte eine Knochenplastik gemacht und erneut gebohrt werden. Läßt sich der Femurtunnel nicht an der richtigen Stelle anlegen, kann man das Transplantat in einem Rettungsverfahren über die Spitze des lateralen Femurkondylus umleiten. Die nichtisometrische Anlage des Femurtunnels ist vermeidbar, indem man die Führungsnadel leicht vor und medial zum isometrischen Zentrum des vorderen Kreuzbands einbringt (d. h. an der Stelle des vorderen medialen Bündels). Ist das Tibialoch nicht isometrisch, können wir es nach posterior oder lateral justieren, indem wir es mit einer elektrischen Fräse oder einer Raspel in ovale Form modellieren. Umgekehrt müssen wir das Loch mit einer Knochenplastik versorgen und neu anbohren, um die Isometrie zu korrigieren, wenn es zu weit nach hinten oder seitlich geraten ist.

Schwierigkeiten bei der Transplantatfixierung lassen sich umgehen, wenn wir die Besonderheiten der Op.-Technik genauestens beachten. Wenn wir das Transplantat an das Femur anheften, wird nur 1/3 des Transplantats von der Klemme bedeckt. Die Anheftung des gesamten Transplantats birgt das Risiko, daß das Transplantat in 2 Hälften auseinanderbricht, wenn man die Klemme zu fest einkeilt. Eine Lockerung der Klemme ist vermeidbar, wenn wir spezielle, mit Widerhaken versehene Knochenbandklemmen verwenden und diese in einem 45°-Winkel zur langen Achse des Femurs einsetzen. Die Fixierung des Transplantats an die Tibia mit Doppelklemmen in der Schnallentechnik stellt kein Problem dar. Es ist noch nicht vorgekommen, daß Tibiaklemmen heraustraten oder die Transplantatfixierung nicht hielt. Bei dünnen Patienten läßt sich die Protuberanz der Klemmen verringern, wenn man das Austrittsloch mit einer Fräse glättet und beide Klemmen in das verlängerte Tibiaausgangsloch zurücksetzt.

Wundhämatomen kann man vorbeugen, indem man das Tourniquet nach Transplantatfixierung freigibt und Blutstillung durch Elektrokauterisierung vor dem Wundverschluß herbeiführt. Kosmetische unerwünschte Ergebnisse lassen sich minimieren durch 1) exakte Plazierung der Hautinzisionen, so daß diese nicht erweitert werden müssen, und 2) richtiges Zurückziehen der Hautenden, um die Freilegung zu erleichtern, sowie sorgsamsten Wundverschluß, um einer Narbenbildung und dem Herausquellen des M. vastus lateralis entgegenzuwirken.

Ein dickes Polster wird an der seitlichen Hüfte über die Transplantatentnahmestelle gelegt und ist Teil des Kompressionsverbands. Dieses Polster verbleibt dort 7–10 Tage, um zu verhindern, daß sich der Vastus lateralis auswulstet. Die Patienten sind hinsichtlich der kosmetischen Residuen vorzuwarnen, damit sie hinterher nicht überrascht reagieren. Die schwerwiegendsten Komplikationen nach dieser Operation entstehen aufgrund von Rutsch- und Sturzunfällen. Die Patienten müssen auf die Risiken aufmerksam gemacht werden, die das Laufen mit Krücken mit sich bringt. Sie sollten feste Schuhe tragen und sich weder draußen noch drinnen auf nassem, rutschigen und instabilen Boden bewegen. Duschen, Badewannen und Schwimmbäder sind gefährliche Orte. Die Patienten sollten unebenes Gelände und ungepflasterten Grund meiden. Eine prophylaktische Schiene kann für den weniger agilen oder Hochrisikopatienten hilfreich sein.

Es kam zu keinen funktionalen Einbußen an der lateralen Seite des Knies nach Verwendung des Tibiabands für diese Operation.

Literatur

1. Hey Groves EW. Operation for repair of the crucial ligaments. *Lancet*. 1917;2:674.
2. Hey Groves EW. The crucial ligaments of the knee joint: their function, rupture, and the operative treatment of same. *Br J Surg*. 1920;7:505–515.
3. MacIntosh DL, Darby TA. Lateral substitution reconstruction. In the proceedings of the Canadian Orthopaedic Association. *J Bone Joint Surg*. 1976;58B:142.
4. Bertoia JT, Urovitz EP, Richards RR, Gross AE. Anterior cruciate reconstruction using the MacIntosh lateral-substitution over-the-top repair. *J Bone Joint Surg*. 1985;67A:1183–1188.
5. Galway HR, MacIntosh DL. The lateral pivot shift: a symptom and sign of anterior cruciate ligament insufficiency. *Clin Ortho Related Res*. 1980;147:45–50.
6. Bach JR, Bach BR, Warren RF, Flynn WM, Kroll M, Wickiewicz TL. Arthrometric evaluation of knees that have a torn anterior cruciate ligament. *J Bone Joint Surg*. 1990;72A:1299–1306.
7. Daniel DM, Malcom LL, Losse G, Stone ML, Sachs R, Burks R. Instrumented measurement of anterior laxity of the knee. *J Bone Joint Surg*. 1985;67A:720–726.
8. Merchant A, Mercer RL, Jacobsen RH, Kool CR. Roentgenographic analysis of patellofemoral congruence. *J Bone Joint Surg*. 1974;56A:1391–1396.
9. Clancy WG Jr, Ray JM. Anterior cruciate ligament autografts. In: Jackson DW, Drez D Jr, eds. *The Anterior Cruciate Deficient Knee. New Concepts In Ligament Repair*. St. Louis, Mo: CV Mosby; 1987:193–210.
10. Graf B. Isometric placement of substitutes for the anterior cruciate ligament. In: Jackson DW, Drez D Jr, eds. *The Anterior Cruciate Deficient Knee. New Concepts In Ligament Repair*. St. Louis, Mo: CV Mosby; 1987:102–113.
11. Norwood LA, Cross MJ. Anterior cruciate ligament functional anatomy of its bundles in rotatory stabilities. *Am J Sports Med*. 1979;7:23.
12. Sapega AA, Moyer RA, Schneck C, Komalahiranya N. Testing for isometry during reconstruction of the anterior cruciate ligament. *J Bone Joint Surg*. 1990;72A:259–267.
13. Sidles JA, Larson RV, Garbini JL, Downey DJ, Matsen RA III. Ligament length relationships in the moving knee. *J Orthop Res*. 1988;6:593–610.
14. Roth JH, Kennedy JC, Lockstadt H, McCallum CL, Cunning LA. Polypropylene braid augmented and nonaugmented intraarticular anterior cruciate ligament reconstruction. *Am J Sports Med*. 1985;13:321–336.
15. Krackow KA, Brooks RL. Optimization of the knee ligament position for lateral extraarticular reconstruction. *Am J Sports Med*. 1983;11:293–302.

8

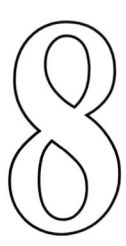

Rekonstruktion des vorderen Kreuzbands unter Verwendung von frischgefrorenen Patellarsehnenallotransplantaten

Freddie H. Fu
Eric J. Olson

Verglichen mit der homologen Rekonstruktion, bietet die Allotransplantatrekonstruktion des Knies eine Reihe Vorteile in der Behandlung der symptomatischen vorderen Kreuzbandinstabilität: Der Einsatz von Allotransplantaten bedeutet, daß man kein homologes Gewebe opfern muß; Allotransplantatgewebe steht zur Verfügung, wenn die Autotransplantation versagt hat, Allotransplantatrekonstruktion erfordert einen kleineren Einschnitt als die homolge Rekonstruktion, und durch Verschonen der Patellarsehne und der Extensormechanismen führt die Rekonstruktion durch Allotransplantat zu geringerer Morbilität des Extensormechanismus [1–3].

Ein weiterer Vorteil der Allotransplantatrekonstruktion wurde in unserem Zentrum entdeckt. Ein den Quadrizeps aussparendes Verfahren, bekannt als die „One-shot-Technik" (Auf-einen-Streich-Technik), erlaubt die Rekonstruktion des gesamten vorderen Kreuzbands durch einen einzigen 2–3 cm langen Tibiaschnitt. Auf der distalen seitlichen Hüfte erfolgt keine Inzision. Indem man einen separaten Zugang am distalen lateralen Quadrizeps vermeidet, reduziert man die Operationszeit. Zudem berichteten 4 Patienten, bei denen ein Knie auf die traditionelle Weise mit hinterem Zugang rekonstruiert wurde und das andere mit der quadrizepsschonenden Methode, daß das dem „One-shot-Verfahren" unterzogene Knie sich nach 2 Monaten „normal" anfühlte, im Vergleich zum anderen Knie, das dazu 4 Monate benötigte.

Gewinnung der Allotranplantate

Patienten, die sich einer vorderen Kreuzbandrekonstruktion mit Allotransplantaten unterziehen, müssen zuvor voll über die relativen Risiken und den Nutzen dieses Verfahrens aufgeklärt werden. Die mögliche Übertragung des HIV-Virus und anderer Infektionen ist zu diskutieren, damit sich die Patienten mit ihrer Entscheidung pro Autotransplantat oder Allotransplantat wohlfühlen.

Die Chirurgen müssen Vorsicht walten lassen bei der Entscheidung, woher sie ihre Allotransplantate beziehen. Gewebebanken, die den Vorschriften der AATB (American Association of Tissue Banks) [4] entsprechen, garantieren eine höhere Qualität der Transplantate als „hauseigene" Banken. AAT-Banken prüfen potentielle Spender sorgfältig, um das Risiko zu minimieren, daß Gewebe eines Spenders innerhalb der „Fensterperiode" gewonnen wird, also der Zeit zwischen einer HIV-Exposition und der erwiesenen Infektion nach Antikörper- oder Antigentestung. Derzeitige Antigentests werden nach ca. 2 Wochen positiv. Die Antikörpertests der dritten Generation reduzieren dieses Fenster auf weniger als 2 Wochen. In unserem Zentrum meiden wir den Einsatz von mit Äthylenoxid sterilisierten Allotransplantaten aus verschiedenen Gründen. Zunächst einmal berichteten Jackson et al. sowie Roberts et al. über die Bildung von Zysten um die Knochentunnel herum, in die mit Äthylenoxid behandelte Allotransplantate eingebracht wurden. Andere Forscher beschrieben Ergüsse, eine „apfelmusartige Reaktion", und Transplantatablösung nach Rekonstruktion mit Äthylenoxid-Allotransplantaten [7], Darüber hinaus demonstrierte Silvaggio in unserem Labor, daß Verschleißpartikel von mit Äthylenoxid behandelten Allotransplantaten signifikant geringere Interleukin-l-Spiegel aus Synovialzellen zur Folge haben als Verschleißpartikel von frisch gefrorenen Allotransplantaten [8]. Diese Daten bestätigen die Vermutung, daß Äthylenoxid eine Entzündung der Synoviauskleidung des Kniegelenks auszulösen vermag. Die entzündete Synovialis produziert Zytokine, die eine Entartung des Transplantats und nachfolgende Zystenbildung in dem Knochen hervorrufen, die die Knochenanker des Allotransplantats umgibt.

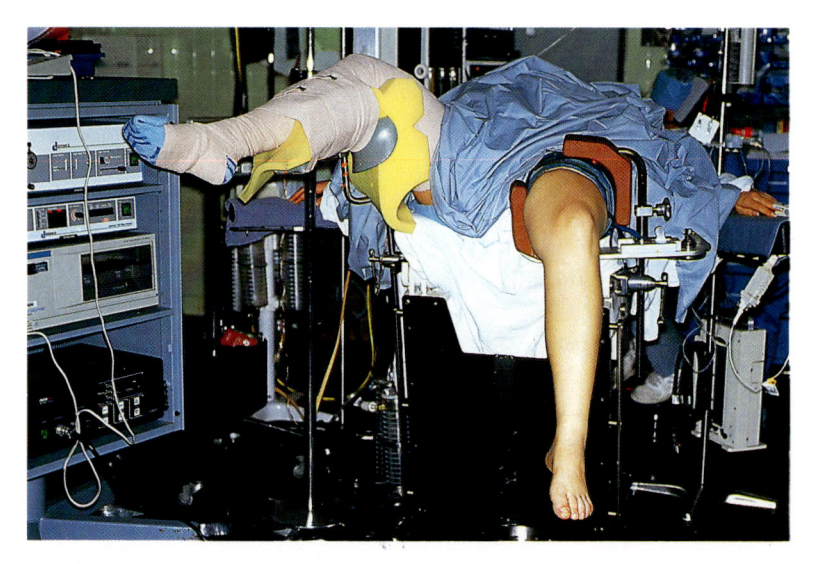

Gefrorenen Allotransplantaten ist gegenüber Frischtransplantaten aus etlichen Gründen der Vorzug zu geben. Das Gefrieren setzt die Immunogenität [9] herab, indem es die Lyse von „Leukozytenpassagieren" [10] bewirkt, welche die zellulären Hauptträger der Allotransplantatimmunogenität darstellen. Darüber hinaus ist es nötig, die Transplantate tief zu gefrieren, um genug Zeit für die Durchführung der Screening-Tests auf Unbedenklichkeit des Transplantats zur Verfügung zu haben.

Man kann die Transplantate auch bestrahlen, um das Risiko viraler Übertragung zu mindern. Dosierungen von 15–25 kGy sind zum Einsatz gekommen; einige Untersucher sind indes der Ansicht, daß diese nicht die Gefahr einer HIV-Infektion ausschalten [11, 12].

Zudem gibt es etliche Nachteile bei der Bestrahlung der Allotransplantate des vorderen Kreuzbands. Einige Studien haben gezeigt, daß das Kollagenkräuselungsmuster sich ändert und daß die Kollagenbrückenbindung verschwindet, nachdem die Allotransplantate einer Strahlung ausgesetzt waren [13, 14]. Diese Veränderungen können die biomechanischen Eigenschaften des Transplantats verändern [15, 16]. Die Gewebebank, von der wir derzeit die Allotransplantate beziehen, pflegt das Gewebe aufgrund der jüngsten Berichte über HIV-Übertragung nach Allotransplantateinsatz mit 15–20 kGy zu bestrahlen.

Operationstechnik

Nach befriedigender Vollnarkose wird der Patient in Rückenlage auf den Op.-Tisch gelegt. Das gesunde Bein kommt in einen ausgepolsterten, erhöhten Beinhalter, wobei Hüfte und Knie um 90° gebeugt und mit einer As-Bandage gesichert sind. Hochlagerung und Abduktion des gesunden Beins minimieren die intraoperative Blutansammlung in diesem Bein und erleichtern den Zugang zu dem zu operierenden Bein. Das zu operierende Bein wird in einen Beinhalter plaziert und ein Tourniquet darinnen so angebracht, daß ca. 20 cm des distalen Oberschenkels unterhalb des unteren Endes des Tourniquets und Beinhalters freiliegen. Die infraglutäale Falte wird so plaziert, daß sie sich gerade über der Kante des Op.-Tisches befindet. Wir erreichen Blutleere des Beins mittels einer Esmarch-Binde und blasen das Tourniquet zwischen 250 und 300 mm Hg auf (Abb. 8.1).

Abb. 8.1.
Patient auf dem Op.-Tisch mit dem gesunden Bein in einem erhöhten Beinhalter und dem zu operierenden Bein in einem mit Tourniquet versehenen Beinhalter

Anlage der Zugänge

Wir legen einen oberen medialen Einflußzugang posterior zum M. vastus obliquus, doch anterior zum intramuskulären Septum. Der Durchmesser muß stimmen, um einen guten Einstrom zu ermöglichen. Ein seitlicher parapatellarer Sichtzugang in unmittelbarer Nachbarschaft der Patellarsehne dient der visuellen Darstellung. Ein medialer parapatellarer Operationszugang wird an der weichen Stelle genau neben der Sehne eröffnet. Die Anlage des Zugangs an der weichen Stelle genau neben der Sehne eröffnet. Die Anlage des Zugangs an dieser Stelle statt mehr in medialer Richtung ermöglicht während der Präparation der Fossa intercondylaris eine besseren Zugang zur medialen Wand posterior des seitlichen Femurkondylus (Abb. 8.2).

Ausräumung von Weichteilgewebstrümmern

Nach Einführen des Arthroskops lenken wir unsere Aufmerksamkeit sogleich auf die Ausräumung von überschüssigem Weichteilgewebe im vorderen Anteil des Knies. Dessen bedarf es, um unbeeinträchtigte Sicht auf die Fossa intercondylaris zu erhalten. Sie gestattet die rasche Meniskusdiagnostik und reduziert die für die Orientierung und Positionierung der Instrumente im Knie erforderliche Zeit auf ein Minimum. Darüber hinaus ist diese Weichteilgewebeausräumung letztlich für die Anlage und Rekonstruktion des vorderen Kreuzbandtunnels unerläßlich. Eine langsame Schneidgeschwindigkeit mit dem 5,5-mm-360°-Resektor (der z.B. 800–1000 Umdrehungen/min schafft), ist für diesen Teil des Verfahrens angebracht.

Meniskusverfahren

Wir befassen und zunächst mit jedem möglichen pathologischen Meniskusbefund, führen – wenn nötig – eine Meniskektomie durch oder die Meniskusreparatur, wenn Heilung zu erhoffen ist. Wenn wir den Meniskus reparieren, setzen wir Nähte, ziehen die Knoten aber erst zu, wenn die vordere Kreuzbandrekonstruktionsfixierung sich an Ort und Stelle befindet. Damit verhindern wir eine unerwünschte intraoperative Scherkraft und minimieren das Risiko, die Meniskusreparatur zu unterbrechen, während wir die Rekonstruktion des vorderen Kreuzbands zu Ende führen.

Notch-Plastik

Die gerissenen vorderen Kreuzbandfasern werden vollständig entfernt. Eine große Korbzange oder Faßzange in Drehbewegung beschleunigt den

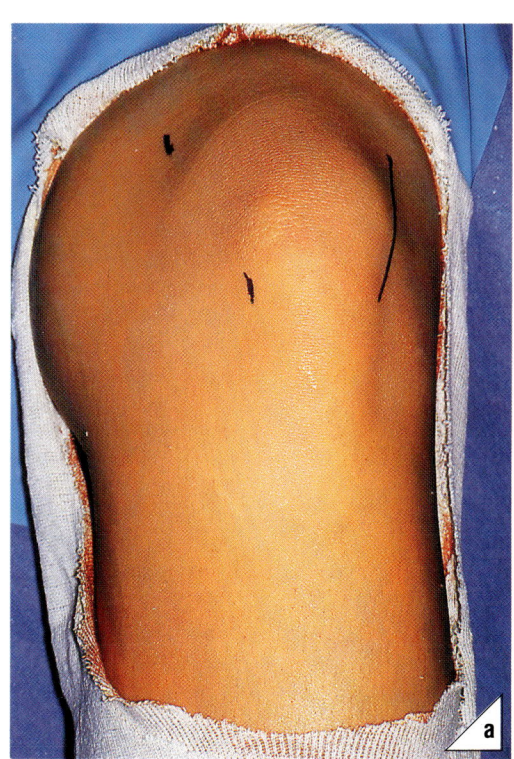

Abb. 8.2 a, b.
Durch die arthroskopischen Zugänge des Knies eingeführte Instrumente: Sichtzugang, Operationszugang und Einstromzugang

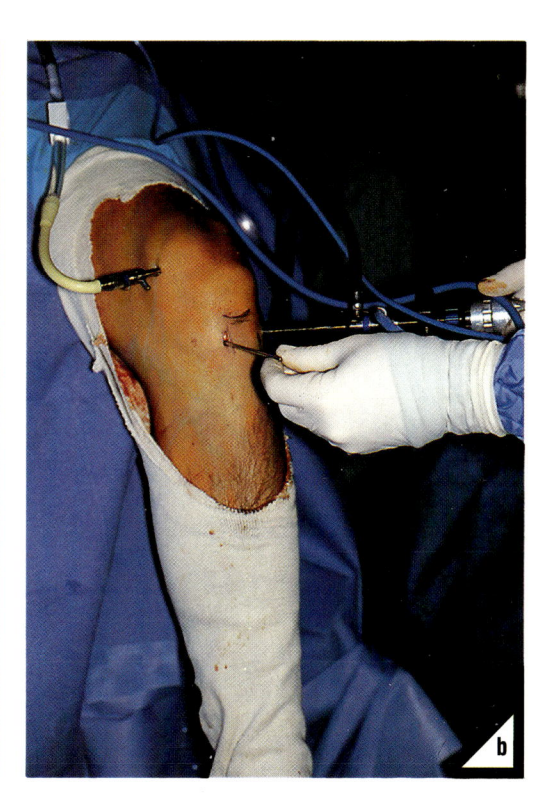

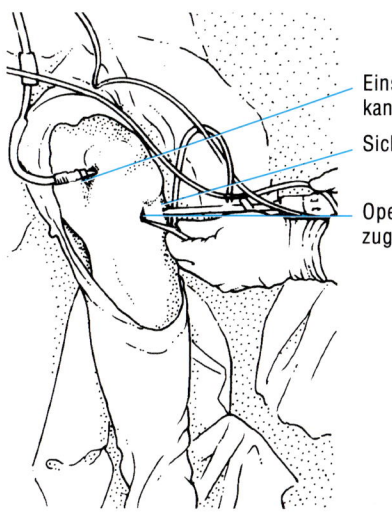

Prozeß der Wundtoilette (Abb. 8.3). Zuweilen erweist sich ein kleiner belassener Gewebestumpf im Tibiaansatz bei der Anlage des Tibiatunnels als hilfreich. Wir entfernen in der Regel 3–4 mm Knochen von der medialen Wand des seitlichen Femurkondylus. Wenn man noch dabei ist, sich mit diesem Verfahren vertraut zu machen, kann es nützlich sein, den zur Entfernung vorgesehenen Knochenteil mit einem arthroskopischen Osteotom zu markieren. Mit zunehmender Erfahrung läßt sich dieser Knochenanteil durch direkte Inspektion der Fossa intercondylaris gleich ausmachen. Für die Durchführung einer erfolgreichen Notch-Plastik sind einige Tips von Vorteil:

- Es ist erstens wichtig, mehr Knochen vorn zu entfernen und praktisch keinen hinten in der Fossa intercondylaris. Dieses „Trompetenverfahren" der Knochenresektion verhindert exzessive Seitenverlagerung des femoralen Austrittspunkts des vorderen Kreuzbands und entfernt den Knochen anterior und superior, wo typischerweise eine Stoßwirkung auftritt.
- Zweitens ist es irgendwann im Laufe der Notch-Plastik wichtig, das Knie über 90° hinaus zu beugen, um einen besseren Zugang zum unteren hinteren Anteil der medialen Wand des seitlichen Femurkondylus zu erzielen. Versehentlich kann ein Knochenwulst in dieser Region verbleiben, wenn das Knie nicht richtig gebeugt ist. Da dieser Knochenwulst gegen die Tibiagelenkfläche lehnt, vermeiden einige Operateure dessen Resektion aus Furcht, den tibialen Gelenkknorpel zu verletzen. Wenn dieser Wulst jedoch verbleibt, vermag er eine Sägewirkung auf die vordere Kreuzbandrekonstruktion auszuüben und bei extremer Kniebeugung ein Versagen des Transplantats herbeizuführen.
- Drittens haben wir entdeckt, daß der Knochen mit einem 5,5-mm-360°-Resektor bei Maximalgeschwindigkeit oder mit einem Bohrer entfernt werden kann. Wir fanden heraus, daß eine stärkere Kontrolle möglich ist und ein Ausmeißeln von spongiösem Knochen am seitlichen Femurkondylus verhindert wird (Abb. 8.4), wenn wir den Bohrer nach anfänglicher Knochenabtragung nach hinten laufen lassen.

Anlage des Tibiatunnels

Ziel der Anlage des Tibiatunnels ist es, einen Tunnel zu schaffen, der Zugang zum Ausgangspunkt des Femurtunnels gestattet und ein Transplantat von befriedigender Isometrizität liefert. Kein vorderes Kreuzbandrekonstrukt – Alloplastik oder Autoplastik – ist wirklich „isometrisch". Bei äußerster Streckung sollte ein Transplantat sich nicht um mehr als 3 mm dehnen, um das Rekonstrukt in dem Bewegungsrahmen unter angemessener Spannung zu halten, in dem das Pivot-Shift-Zeichen für gewöhnlich auftritt – was bei 15°–20° Beugung der Fall ist. Ein Transplantat, das bei endständiger Streckung lax wird, ist nicht akzeptabel. Das Transplantat sollte zudem so positioniert sein, daß eine Einwirkung auf die umgebenden Strukturen und deren Gefährdung minimiert wird.

Wir haben in einer anatomischen Studie an Leichen herausgefunden, daß sich ein gleichbleibend guter Ausgangspunkt für den Tibiatunnel erreichen läßt, wenn wir die Entfernung zwischen der Spitze des Tibiahöckers und dem medialen Teil der Tibia messen und dann einen Punkt auf halber Strecke dazwischen wählen. Bei einem Patienten von durchschnittlicher Größe liegt dieser Punkt 3–4 cm medial der Apex des Tibiahöckers (Abb. 8.5). Wir benutzen ein Tibiaführungsgerät von Acufex oder Concept, bringen seinen intraartikulären Anteil durch den medialen parapatellaren Zugang ein, so daß die Spitze sich im mittleren Abschnitt

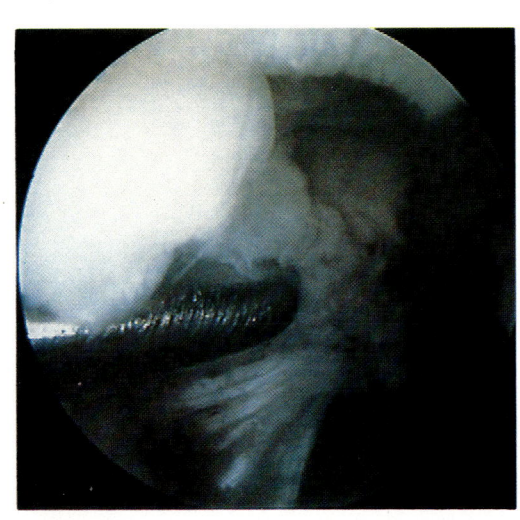

Abb. 8.3.
Intraartikuläre Darstellung einer Faßzange oder großen Korbzange zur Ausräumung des Stumpfes eines gerissenen vorderen Kreuzbands

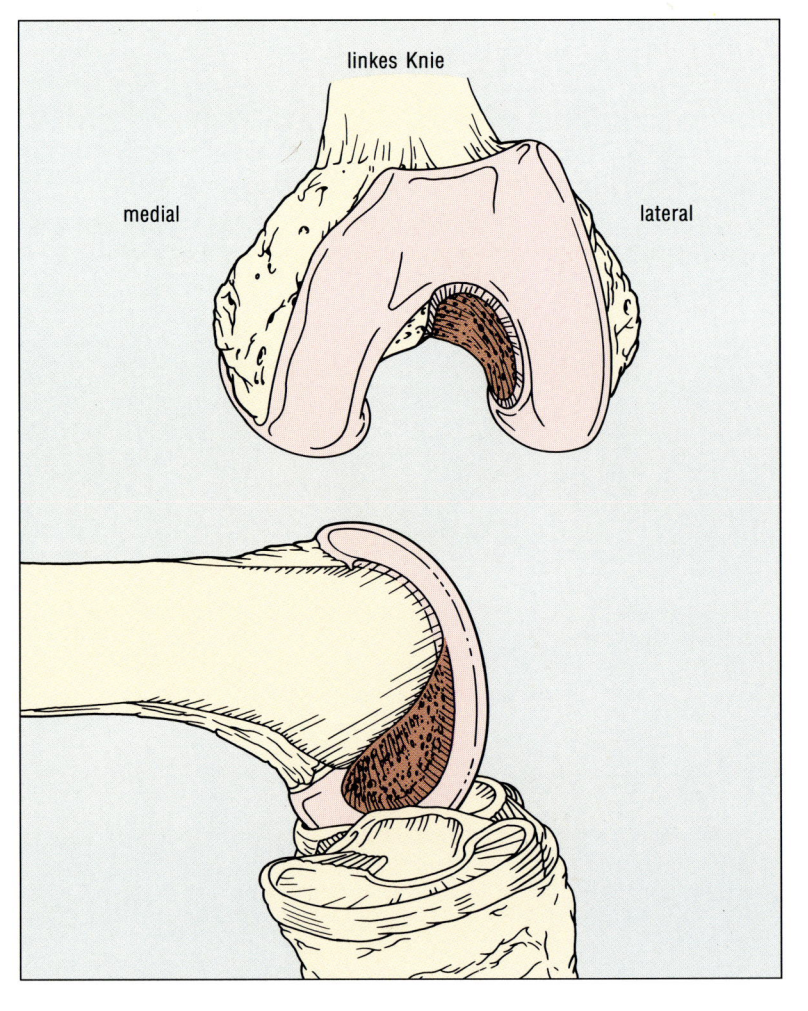

Abb. 8.4.
Fossa intercondylaris nach beendeter Notch-Plastik – Vorderansicht (oben) und Seitenansicht (unten, dargestellt nach Entfernen der medialen Femurhälfte). 3–4 mm Knochen wurden aus dem vorderen Anteil der medialen Wand des seitlichen Femurkondylus entfernt und die Notch-Plastik angespitzt, um weniger Knochen posterior wegnehmen zu müssen

des tibialen vorderen Kreuzbandstumpfes befindet. Eine Streckung des Knies zu diesem Zeitpunkt ermöglicht es, zu zeigen, daß die Spitze des Tibiazielgeräts innerhalb des vorderen Anteils der Fossa intercondylaris „gefangen" ist.

Der Operateur sollte den äußeren Teil des Tibiaführungsgeräts gegen die proximale mediale Tibia an den zuvor bestimmten Ausgangspunkt legen. Liegt der extraartikuläre Ausgangspunkt zu weit seitlich, d.h. zu nahe am Tibiahöcker, wird der hier entstehende Tibiatunnel etliche Probleme aufwerfen. Ein durch einen seitlichen Tunnel eingeführter Kirschner-Draht hat die Tendenz, die mediale Wand des seitlichen Femurkondylus abzuspalten und auf den vorderen Anteil der Fossa intercondylaris zu fallen. Durch die Ausschabung einer Ausbuchtung in der Femurwand läßt sich der Kirschner-Draht einfangen.

Ein über dem Kirschner-Draht gebohrter Femurtunnel, der zu stark parallel zur medialen Wand des seitlichen Femurkondylus liegt, bewirkt einen zu flachen Winkel zwischen dem seitlichen Anteil der Fossa intercondylaris und dem Allotransplantat, was das Rekonstrukt für unerwünschte Einwirkungen prädisponiert.

Wenn der Ausgangspunkt des Tibiatunnels zu nahe am Tibiahöcker liegt, läuft der durch den Tibiatunnel gebohrte Femurtunnel zu stark parallel zum Femur. Wenn eine Beeth-Nadel, wie man sie verwendet, um das Allotransplantat ins Knie zu ziehen, durch solch einen Tunnel geführt wird, tendiert die Nadel dazu, zu weit proximal am seitlichen Oberschenkel auszutreten. Es kann daher schwierig werden, die Nadel distal des Tourniquets und des Beinhalters wiederzufinden.

Legt man jedoch den Tibiatunnel zu weit medial an, wird das Transplantat von der seitlichen Kante des medialen Femurkondylus beeinträchtigt und der richtige Zugang zum hinteren Anteil der Fossa intercondylaris erschwert.

Der Ausgangspunkt des Vorgehens von proximal nach distal wird durch das tibiale Tunnelführungsgerät bestimmt. Wenn wir dessen Spitze gegen die Tibiagelenkfläche führen, bleibt der externe Teil des Zielgeräts gegen die anteromediale Tibia plaziert. Das Tibiazielgerät mißt die Tunnellänge aus. Diese sollte 35–45 mm lang sein, um die Interferenzschraubenfixierung des Allotransplantats zu erlauben. Das Versetzen des Ausgangspunkts nach distal trägt dazu bei, einen zu kurzen und flachen Tunnel zu verhindern. Ein zufriedenstellender Tunnel entseht zumeist dann, wenn der Chirurg den Tunnel in Höhe des Tibiahöckers ansetzt und ihn in einem 45°-Winkel bohrt, wie aus der seitlichen Projektion ersichtlich (Abb. 8.6).

Wir setzen einen 2–3 cm langen Schnitt genau proximal des auf der Haut markierten Ausgangspunkts. Der tibiale Führungsbohrer wird stabil auf die Knochenhaut aufgesetzt und seine Lage überprüft. Wir dirigieren einen Kirschner-Draht durch das tibiale Zielgerät, bis er auf der Tibiagelenkfläche austritt. Wiederum überprüfen wir die Position. Kniestreckung gestattet es dem Operateur, die korrekte Position des Tibiaansatzes des vorderen Kreuzbandrekonstrukts innerhalb der vorderen Fossa intercondylaris zu verifizieren. Ist das Ergebnis unbefriedigend, enfernen wir den Führungsdraht und bohren ihn erneut ein, bis wir eine akzeptable Position erzielen. Dann legen wir den Tibiatunnel an, indem wir den Kirschner-Draht mit einem kanülierten 10-mm-Bohrer überbohren. Dabei gilt es, Vorsicht walten zu lassen, um nicht durchzubrechen, wenn man die Tibiagelenkfläche durchdringt. Nachlässige Bohrung kann zu einer unbeabsichtigten Verletzung des hinteren Kreuzbands führen.

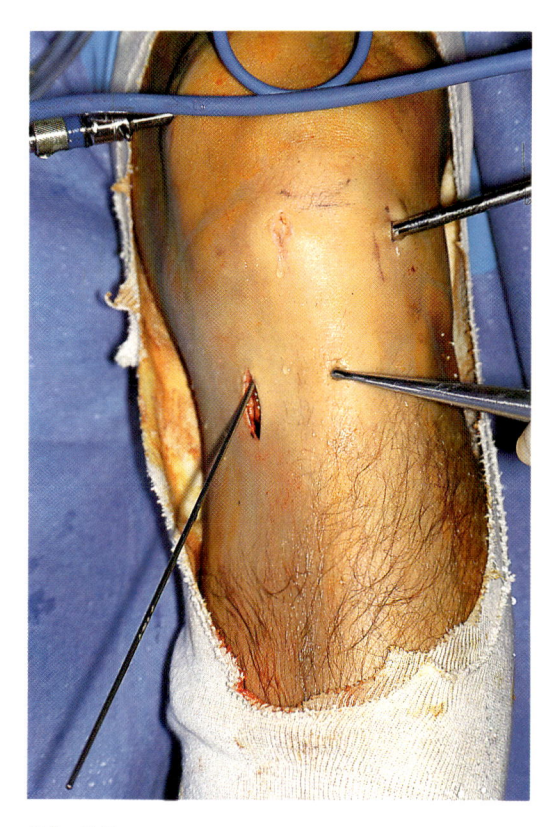

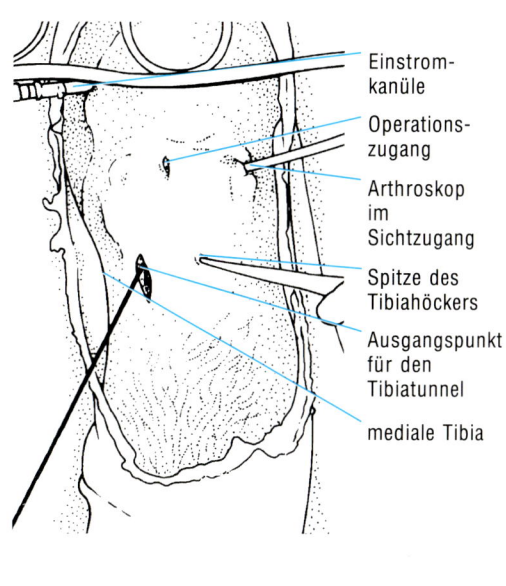

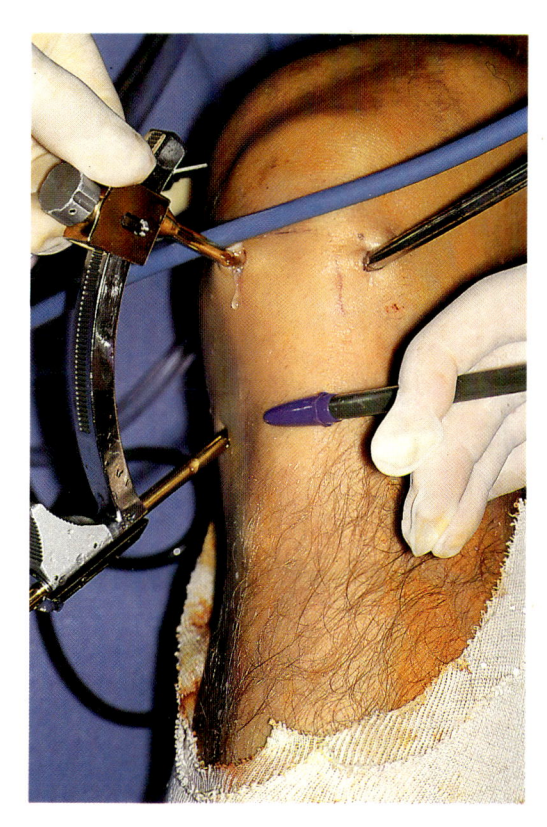

Abb. 8.5.
Einschnitt für den Ausgangspunkt des Tibiatunnels, ca. 3 mm medial des medialen Anteils des Tibiahöckers (d.h. auf halber Strecke zwischen der Spitze des Tibiahöckers und dem am weitesten medial gelegenen Teil der Tibia)

Abb. 8.6.
Das Tibiatunnelzielgerät auf der Tibia zeigt die Tunnellänge (35–45 mm) und den Tunnelwinkel (45°) an, das gesicherte Gerät befindet sich an der vorgesehenen Inzisionsstelle

Ausfräsung des Tibiatunnels

Die Raspeln und der 360°-Resektor glätten und fräsen die Kanten des Tibiatunnels ab, vor allem posterior und lateratl der Tibiagelenkfläche. Der Führungsdraht für den Femurtunnel kann den hinteren medialen Teil des seitlichen Femurkondylus leichter erreichen, wenn der Operateur Knochen von den hinteren und seitlichen Anteilen des Tibiatunnels entfernt. Dies minimiert auch das Risko eines Transplantatversagens aufgrund von Scheuern an einer scharfen Knochenkante.

Wahl des Ausgangspunkts für den Femurtunnel

Der operative Erfolg steigt und fällt mit der Wahl des geeigneten Ausgangspunkts für den Femurtunnel. Durch richtige Plazierung läßt sich der Femurtunnel durch den Tibiatunnel bohren, was uns der Notwendigkeit entnebt, eine distale seitliche Hüftinzision vorzunehmen. Der Femurtunnel sollte nicht zu weit posterior angelegt werden, weil dies eine hintere „Sprengungsfraktur" des lateralen Femurkondylus zur Folge haben könnte. Dies wird verhindert durch Interferenzschraubenfixierung des femoralen Knochenblocks. Um die Bestimmung des Ausgangspunkts für den Femurtunnel zu erleichtern, unterteilen wir in Gedanken die femorale Fossa intercondylaris wie ein Uhrzifferblatt. Neun und drei Uhr entsprechen den linken und rechten Ecken der Fossa intercondylaris, 12 Uhr liegt hingegen am Dach. Zur Rekonstruktion des rechten Knies nehmen wir die 2-Uhr-Stellung. Die Studien von Hefzy und anderen [17] haben gezeigt, daß die relativ isometrische Region des Femurkondylus weiter vorn liegt, wenn man sich vom Dach der Fossa intercondylaris nach unten bewegt. Die Wahl eines Ausgangspunkts in diesen Bereichen verringert demnach das Risiko einer Sprengfraktur und ist auch kinematisch geschickter. Nach der Bestimmung des medialen seitlichen Ausgangspunkts wird der anteroposteriore Ausgangspunkt gewählt.

Es ist wichtig, die hintere Kante des Femurkondylus von Weichteilgewebe zu säubern, damit der Operateur sicher sein kann, daß die hintere Kortikalis innerhalb der Fossa intercondylaris richtig in Sicht kommt. Wenn diese hintere Kante des Femurkondylus gut dargestellt worden ist, wählen wir einen Punkt 5–10 mm vor der Kante als Ausgangspunkt des Femurtunnels.

Wir markieren den Ausgangspunkt mit einer Curette, die wir durch den medialen parapatellaren Zugang einführen. Die Ausformung einer Höhle in der medialen Wand des seitlichen Femurkondylus erleichtert das Einbringen des Femurtunnelführungsdrahts. Wenn wir keine Einbuchtung vornehmen, kann der Führungsdraht über den Kondylus hinausschaben und nach hinten gleiten oder sich in einer Position verfangen, die der Chirurg nicht ausgewählt hat (Abb. 8.7).

Der Operateur muß sich vergewissern, daß das Knie um 90° gebeugt ist, bevor er den Femurtunnelführungsdraht durch den Tibiatunnel einbringt und zum seitlichen Femurkondylus hinaufdirigiert. Streckung des Knies, um den Führungsdraht leichter auf einen hinteren Punkt des Femurs zu leiten, erhöht die Gefahr einer femoralen Sprengfraktur. Anstatt das Knie zu beugen, um den Führungsdraht nach posterior zu bekommen, sollte mehr Knochen vom hinteren Anteil des Tibiatunnels, wo dieser durch die Tibiagelenkfläche austritt, reseziert werden.

Nachdem die Spitze des Führungsdrahts den Tibiatunnel passiert und den seitlichen Femurkondylus erreicht hat, wird sie 1–2 cm in das Femur eingeschlagen. An diesem Punkt darf das Knie nicht gebeugt oder gestreckt werden, weil das den Führungsdraht verbiegen würde. Ein endoskopischer Bohrer von 10 mm wird nun über den Führungsdraht

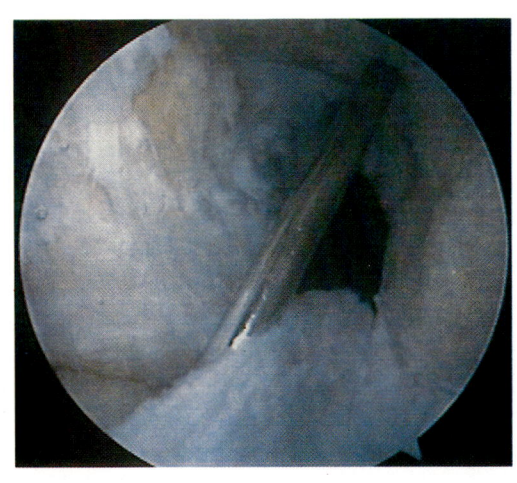

Abb. 8.7.
Kirschner-Draht in der kürettierten Höhle entlang der medialen Wand des seitlichen Femurkondylus. Man beachte den richtig gewählten Ausgangspunkt für den Femurtunnel

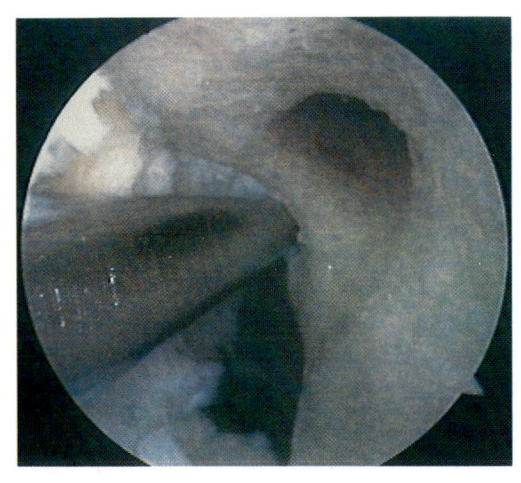

Abb. 8.8.
Gut ausgefräster Femurtunnel, der das Risiko von Transplantatabschürfung und Transplantatversagen minimiert

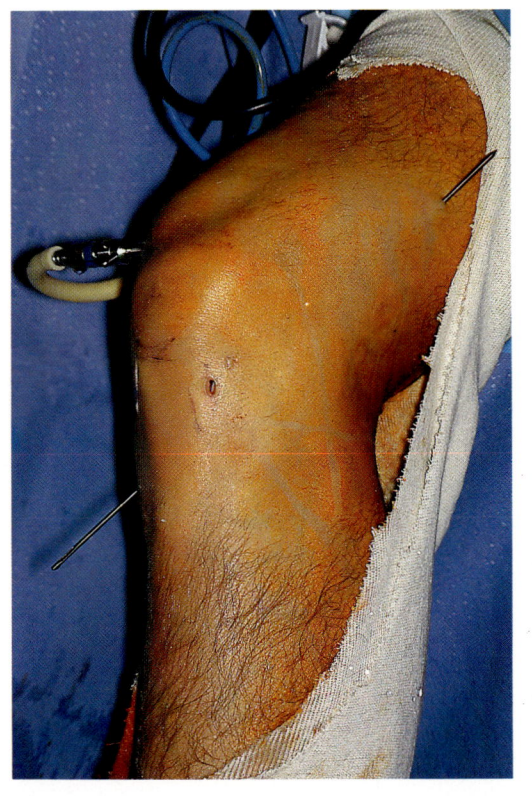

Abb. 8.9.
Beeth-Nadel in richtiger Position durch das Knie hindurchgeführt, bereit, den Allograftfaden im Nadelöhr aufzunehmen. Man beachte, wo die Beeth-Nadel aus dem seitlichen Oberschenkel austritt

gesetzt und von Hand durch den Tibiatunnel vorwärtsgeschoben (wobei man Vorsicht walten lassen muß, um nicht das hintere Kreuzband zu beschädigen) und dann gegen die mediale Wand des seitlichen Femurkondylus gerückt. Ein Elektrobohrer bringt den endoskopischen Bohrer in den lateralen Femurkondylus bis zu einer Tiefe von ungefähr 35 mm. Nach unseren Befunden liegt die seitliche Kortikalis des lateralen Femurkondylus für gewöhnlich 40–45 mm vom Ausgangspunkt des Femurtunnels. Das Durchdringen der Kortikalis mit dem endoskopischen Bohrer birgt das Risiko, die obere seitliche Kniearterie zu verletzen, besonders wenn der gewählte femorale Ausgangspunkt zu weit hinten liegt.

Nach Entfernen des endoskopischen Bohrers und des Kirschner-Drahts sollte der Operateur einen intakten Knochenzylinder im seitlichen Femurkondylus erblicken, ohne Beschädigung des Knochens entlang dem hinteren Tunnelanteil. Die vordere Kante des Tunnels sollte mit den Raspeln und dem 360°-Resektor geglättet werden (Abb. 8.8). Die Raspeln und der 360°-Resektor lassen sich dann dazu verwenden, eine Kerbe in die vordere Kante des Tunnels zu fräsen, um die spätere Einbringung der Interferenzschraubenfixierung zu erleichtern. Die Femurkortikalis perforieren wir mit einem langen 6-mm-Bohrer, den wir durch den Tibia- und Femurtunnel führen. Diese Perforation sorgt für eine einfachere Passage der Beeth-Nadel (eines langen Kirschner-Drahts mit einem Öhr an einem Ende) und der Nahtknoten, die das Allotransplantat ins Knie ziehen. Die Beeth-Nadel wird von der Tibia her durch das Knie und den Femurtunnel geführt, bis ihre Spitze durch die Haut des distalen seitlichen Oberschenkels dringt. Das Öhr der Beeth-Nadel soll gerade außerhalb des Tibiatunnels zugänglich bleiben (Abb. 8.9).

Präparation des Allotransplantats

Das aufgetaute Allotransplantat ist in 2 Kochsalzbädern zu spülen, die nicht über 40° C erhitzt werden, weil dies das Kollagen des Allortansplantats denaturieren könnte. Man sollte dafür eine Kochsalzlösung von 37°–38° C verwenden. Fühlt sich die Kochsalzlösung zu warm zum Baden an, darf man das Allotransplantat nicht hineingeben. Wir untersuchen das Allotransplantat, um den Bereich zu bestimmen, wo der Knochen-Sehnen-Ansatz am besten erhalten ist. Dann bearbeiten wir das Transplantat mit oszillierenden Sägen und Zangen, so daß es mit Leichtigkeit in ein 10-mm-Führungsgerät paßt (Abb. 8.10, 8.11). Der Faseransatz an den Knochenblocks muß optimal erhalten sein. Bei der Formung des Allotransplantats muß der Operateur die Notwendigkeit einer leichten Passage des Transplantats gegen die Notwendigkeit abwägen, den Tunnel mit dem Knochenblock voll auszufüllen, denn der gute Sitz der Knochenstopfen erleichtert die Verbindung zwischen dem Allotransplantat und dem umgebenden Knochenzylinder. Unsere Knochenstopfen sind in der Regel 25 mm lang. Jeder Knochenblock wird mit einem Handbohrer perforiert, dann führen wir eine Tycron-Naht Nr. 5 hindurch. Die führende Kante des femoralen Knochenblocks wird geschoßartig geformt, um die Passage durch das Knie zu erleichtern.

Passage des Transplantats durch das Knie

Die femorale Knochenblocknaht wird an der Beeth-Nadel befestigt, die wir durch das Knie führen, wobei wir den Tycron-Faden am distalen seitlichen Oberschenkel herausziehen. Der Operateur sollte sich vergewissern, daß der Knoten durch die Haut austritt, bevor das Allotransplantat in das Knie vorgeschoben wird. Diese Vorsichtsmaßnahme wirkt möglichem Auflösen des Nahtknotens entgegen, während das Allotransplantat ins Knie gezogen wird. Wir erleichtern dessen Passage, indem wir den Tycron-Faden mit einer Kocher-Klemme fassen.

Nach Einzug des Transplantats in das Knie sollten wir den femoralen Knochenblock so legen, daß die Transplantatfasern nach hinten gelangen. Umgekehrt sollte der Teil des Knochenblocks ohne Faseranhängung nach vorn zu liegen kommen. Dies minimiert das Risiko einer Beschädigung der Transplantatfasern, während wir die Interferenzschrau-

Abb. 8.10.
Knochen-Patellarsehnen-Knochen-Allotransplantat vor Gestaltung und Präparation. Es ist äußerst wichtig, die Sehnen-Knochen-Aufhängungen während der Präparierung des Transplantats zu erhalten

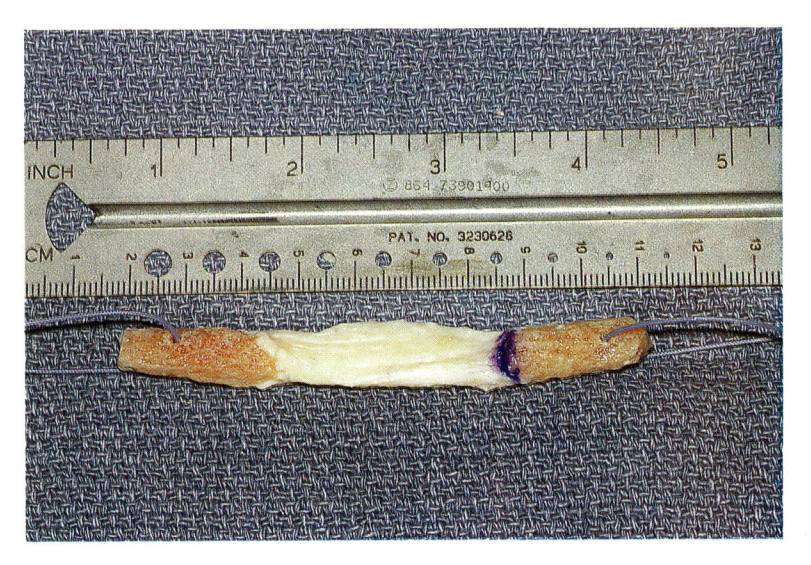

Abb. 8.11.
Knochen-Patellarsehnen-Knochen-Allotransplantat nach Gestaltung, um es durch einen Tunnel von 10 mm dirigieren zu können. Man beachte die Nahtführung im Knochenblock

ben anbringen. Wenn wir das Transplantat ins Knie gezogen haben, bringen wir einen flexiblen Führungsdraht für die Interferenzschrauben durch den medialen parapatellaren Zugang ein. Diesen flexiblen Draht positionieren wir zwischen Femurblock und dem ihn umgebenden Femurtunnel, wobei die Spitze des flexiblen Führungsdrahts zwischen den Knochenstopfen und den Femurtunnel kommt (Abb. 8.12). Dann können wir sie in diesem Zwischenraum emporziehen, indem wir den femoralen Knochenstopfen voll in den Femurtunnel einsetzen (Abb. 8.13). Dies erleichtert das Einführen der Interferenzschraube parallel zum Knochenblock. Das Knie sollte dann voll gebeugt sein. Wir führen eine Kirowsaca- oder andere Interferenzschraube über den flexiblen Führungsdraht ein und drehen sie im Zwischenraum zwischen Knochenblock und umgebendem Tunnel fest (Abb. 8.14.). Dann entfernen wir den Führungsdraht und den femoralen Tycron-Faden.

Fixierung des tibialen Knochenblocks

Den Tibiaknochenblock ziehen wir nach distal, wobei das Knie etwa 20mal durch Beugung und Streckung bewegt wird. Die Änderung der Transplantatlänge bei endständiger Streckung ist vom Operateur aufzuzeichnen; sie sollte weniger als 3 mm betragen. Wenn 20 mm des Knochenblocks oder mehr innerhalb des Tibiatunnels verbleiben, befestigen wir den Knochenblock mit einer Interferenzschraube. Wir beugen das Knie und belasten den Tibiaknochenblock mit ca. 9 kg Spannung. Zwischen den tibialen Knochenblock und die umgebende Tibia kommt eine Interferenzschraube, wobei wir aufpassen müssen, daß wir die Nähte nicht mit der Schraube durchschneiden, was eine unangemessene Transplantatspannung bewirken würde.

Wenn jedoch weniger als 15–20 mm des Knochens im Tibiatunnel bleiben, läßt sich eine befriedigende Interferenzschraubenfixierung nicht erzielen. Statt dessen verlängert man die Tibiainzision nach distal um einige Zentimeter. Die tibiale Knochenhaut wird um 2–3 cm direkt distal vom Tibiatunnel angehoben. Wir schaffen eine Mulde von 10 mm in der Tibia unmittelbar distal des Tunnels. Das Transplantat wird unter Spannung gesetzt und mit 1 oder 2 Richard-Knochenklammern in der Mulde fixiert (Abb. 8.15). Wir entfernen die Nähte von tibialen Knochenblock und schließen die Wunden auf gewohnte Weise.

Schlußfolgerung

Die quadrizepsschonende Rekonstruktion des vorderen Kreuzbands mit einem frisch eingefrorenen Patellarsehnenallotransplantat stellt eine attraktive Alternative zur traditionellen Rekonstruktion des zentralen Drittels des vorderen Kreuzbands dar. Sie bietet den Patienten ein besseres kosmetisches Ergebnis, vermeidet iatrogene Verletzungen des patellaren Extensormechanismus und verhindert direkte Schädigung der Quadrizepsmuskulatur.

In unserem Zentrum haben wir in den vergangenen 6 Jahren rund 450 vordere Kreuzbandrekonstruktionen mit Allotransplantaten durchgeführt. Fälle von Abstoßungen oder unerwünschten klinischen Reaktionen auf das Fremdgewebe kamen nicht vor. Das in diesem Kapitel beschriebene Verfahren stellt zwar technisch hohe Anforderungen, besonders in bezug auf die Plazierung des Tibiatunnels, den es optimal „auf einen Streich" zu schaffen gilt, gibt den Chirurgen aber andererseits eine erstrebenswerte Möglichkeit zur Rekonstruktion des vorderen Kreuzbands bei symptomatischem instabilen Knie.

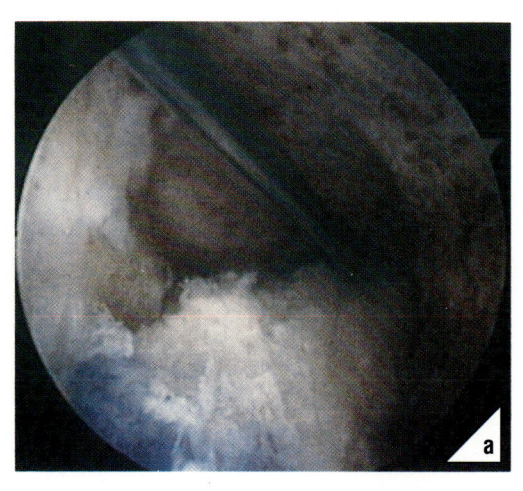

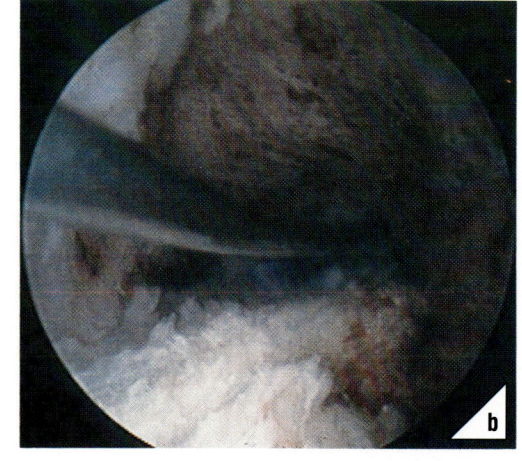

Abb. 8.12.
a Grenzfläche von Femurknochenblock/Femurtunnel. Der femorale Knochenstopfen ist ein wenig „wuchernd", und der flexible Draht liegt am Übergang zwischen Tunnel und Knochenstopfen. b Der Knochenstopfen wird in den Femurtunnel gezogen und der flexible Draht in die Lücke zwischen Knochenstopfen und Femurtunnel, was die Plazierung der Interferenzschraube parallel zum femoralen Knochenblock erleichtert

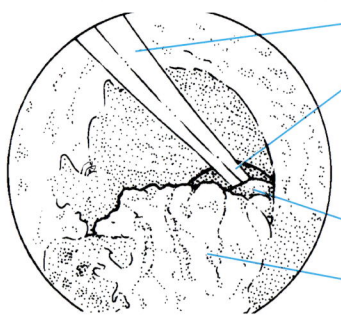

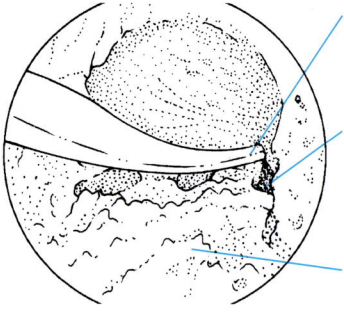

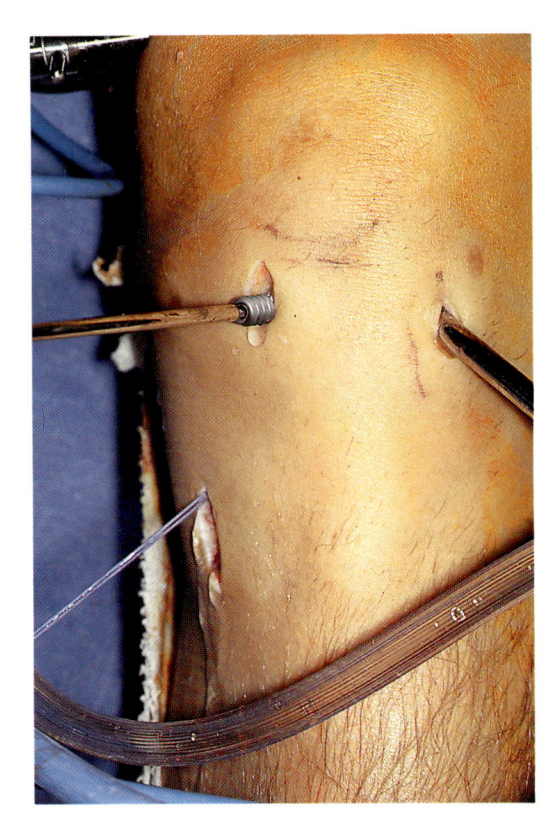

Abb. 8.13.
Die Interferenzschraube wird über den flexiblen Führungsdraht ins Knie eingebracht

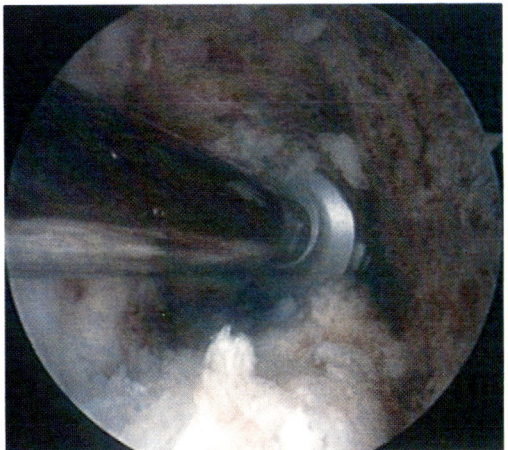

Abb. 8.14.
Die Interferenzschraube wird zwischen Femurknochenblock und Femurtunnel eingeführt

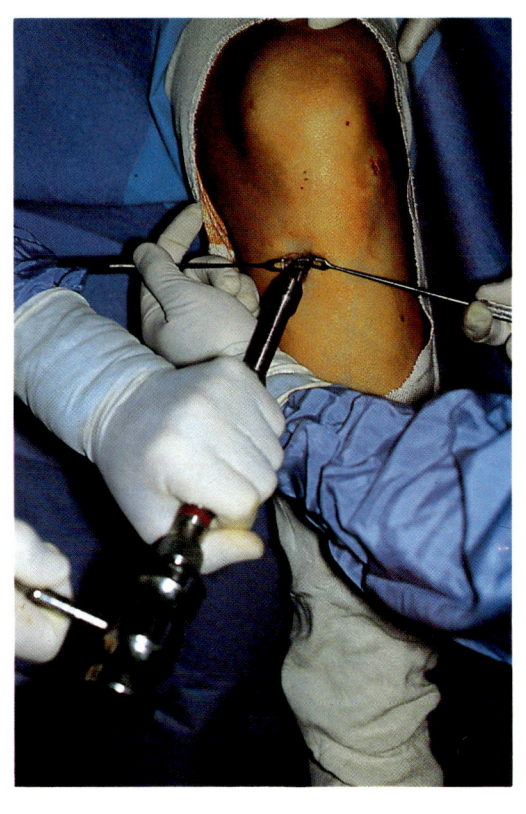

Abb. 8.15.
Fixierung des Tibiaknochenblocks mit 2 Richard-Klammern

Literatur

1. Bonamo JJ, Krinick RM, Sporn A. Rupture of the patellar ligament after use of its central third for anterior cruciate reconstruction. Report of two cases. *J Bone Joint Surg*. 1984;66A:1294–1297.
2. DeLee JC, Craviotto DF. Rupture of the quadriceps tendon after central third patellar tendon anterior cruciate ligament reconstruction. *Am J Sports Med*. 1991;19:415–416.
3. McCarroll JR. Fracture of the patella during a golf swing following a reconstruction of the anterior cruciate ligament. A case report. *Am J Sports Med*. 1983;11:26–27.
4. American Association of Tissue Banks. *Standards for Tissue Banking*. Arlington, Va: American Association of Tissue Banks; 1984.
5. Jackson DW, Windler GE, Simon TM. Intraarticular reaction associated with the use of freeze-dried, ethylene oxide sterilized bone-patellar tendon-bone allografts in the reconstruction of the anterior cruciate ligament. *Am J Sports Med*. 1990;18:1–11.
6. Roberts TS, Drez D, McCarthy W, Paine R. Anterior cruciate ligament reconstruction using freeze-dried, ethylene oxide sterilized, bone-patellar tendon allografts, two year results in thirty-six patients. *Am J Sports Med*. 1991;19:35–41.
7. Paulos LE, Rosenberg TD, Gurley WD. Anterior cruciate ligament allografts. In: Friedman MJ, Ferkel RD, eds. *Prosthetic Ligament Reconstruction of the Knee*. Philadelphia, Pa: WB Saunders Co; 1988:186–192.
8. Silvaggio VJ, Fu FH, Georgescu HI, Evans CH. The induction of IL-1 by freeze dried ethylene oxide treated bone-patellar tendon-bone allograft wear particles: an *in vitro* study. *Trans Orth Res Soc*. 1991;16:207.
9. Bos GD, Goldberg VM, Gordon NH, et al. The long-term fate of fresh and frozen orthotopic bone allografts in genetically defined rats. *Clin Orthop*. 1985;197:245–254.
10. Czitrom AA, Axelrod T, Fernandes B. Antigen presenting cells and bone allotransplantation. *Clin Orthop*. 1985;197:27–31.
11. Conway B, Tomford WW, Hirsch MS, Schooley RT, Mankin HJ. Effects of gamma irradiation of HIV-1 in a bone allograft model. *Trans Orth Re Soc*. 1990;15:225.
12. Withrow SJ, Oulton SA, Suto TL, et al. Evaluation of the antiretroviral effect of various methods of sterilizing/preserving corticocancellous bone. *Trans Orth Res Soc*. 1990;15:226.
13. Haut RC, Powlison AC. Order of irradiation and lyophilization on the strength of patellar tendon allografts. *Trans Orth Res Soc*. 1989;14:514.
14. Haut RC, Powlison AC. The effects of test environment and cyclic stretching on the failure properties of human patellar tendons. *J Orthop Res Soc*. 1990;8:532–540.
15. Gibbons MJ, Butler DL, Grood ED, et al. Dose dependent effects of gamma radiation on the material properties of frozen bone-patellar tendon-bone. *Trans Orth Res Soc*. 1989;14:513.
16. France EP, Paulos LE, Rosenberg TD, Harner CD. The biomechanics of anterior cruciate allografts. In: Friedman MJ, Ferkel RD, eds. *Prosthetic Ligament Reconstruction of the Knee*. Philadelphia, Pa: WB Saunders Co; 1988:180–185.
17. Hefzy MS, Grood ES, Noyes FR. Factors affecting the region of most isometric femoral attachments, II: the anterior cruciate ligament. *Am J Sports Med*. 1989;17:208–216.

9

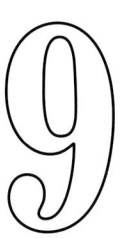

Arthroskopische Technik bei der vorderen Kreuzbandrekonstruktion unter Verwendung eines künstlichen Bandes

James A. Hill

Viele Kreuzbandrekonstruktionen mit prothetischem Material sind ausprobiert worden. Die Gore-Tex-Prothese ist als permanentes Implantat zur Korrektur der vorderen Kreuzbandinstabilität konzipiert. Im Jahre 1986 hat die amerikanische Food & Drug Administration (FDA) ihrer kommerziellen Nutzung bei Patienten mit vorangegangener erfolgloser intraartikulärer Rekonstruktion zugestimmt. Diese geflochtene Prothese besteht aus gedehntem Polytetrafluoräthylen (PTFE) und ist aus einer einzelnen kontinuierlichen PTFE-Faser konstruiert, die in Bündeln angeordnet ist. Sie hat eine geflochtene Öse an jedem Ende, um die interne Fixierung mit einer Schraube zu gewährleisten (Abb. 9.1). Die Gore-Tex-Prothese läßt sich auf arthroskopischem Weg einpflanzen.

Operationstechnik

Am Anfang steht die gründliche Untersuchung des Gelenks, um zusätzliche intraartikuläre pathologische Veränderungen (z. B. Beschädigung der Gelenkfläche) zu dokumentieren und Verletzungen wie Meniskusrisse und freie Gelenkkörper zu behandeln. Nach sorgfältiger Prüfung des Gelenks richten wir unsere Aufmerksamkeit auf die Fossa intercondylaris, wo wir mit einem großen Shaver die Synovialis und einen Teil des Fettpolsters ausräumen, um die visuelle Darstellung zu erleichtern. Mit einem großen Bohrer resezieren wir dann den seitlichen und oberen Anteil der Fossa intercondylaris, um eine Stoß- oder Druckwirkung auf die Prothese zu verhindern (Abb. 9.2).

Nach Durchführung der Notch-Plastik legen wir einen Längsschnitt von 5 cm medial der Patellarsehne, der 3 cm unter der medialen Tibiagelenkfläche beginnt. Dann wird ein Kirschner-Draht von 2,4 mm 2–3 cm distal vom Tibiasaum und 1 cm medial der Patellarsehne eingebohrt. Unter arthroskopischer Sicht sollte dieser Draht in der Mitte des normalen vorderen Kreuzbandansatzes auf der Tibiagelenkfläche austreten (Abb. 9.3). Ein Führungsbohrer kann die exakte Plazierung erleichtern. Um uns der richtigen Lage des Kirschner-Drahts doppelt zu vergewissern, sollten wir den Draht direkt auf den hinteren Teil der Fossa intercondylaris richten, genau medial des seitlichen Femurkondylus, wobei das Knie voll gestreckt bleibt (Abb. 9.4). Der Kirschner-Draht wird nun mit einer kanülierten 7,9-mm-Bohrspitze überbohrt (Abb. 9.5). Während des Bohrens decken wir die Spitze der intraartikulären Führungsnadel mit einer kleinen Curette ab, um zu verhindern, daß die Führungsnadel unbeabsichtigt durch das Gelenk treibt und die Gelenkfläche oder den Bereich der hinteren Kapsel punktiert. Die Kante des Tibiabohrlochs glätten und fräsen wir mit einer Feile, einer Raspel oder einem Bohrer (Abb. 9.6). Dies ist von größter Wichtigkeit, weil die Prothese zu Schaden kommt und versagt, wenn sie über scharfe Knochenkanten geführt wird.

Nun wenden wir uns dem Femur zu, wo wir eine laterale suprapatellare Inzision von 7 cm vornehmen, um das Femur proximal des seitlichen Femurepikondylus darzustellen. Die Fascia lata schneiden wir parallel zum Verlauf ihrer Fasern ein. Dem lateralen Femurschaft und dem poplitealen Raum nähern wir uns über stumpfe Abtrennung. Wir verwenden einen Kirschner-Draht von 2,4 mm, um den Femurtunnel anzulegen, ausgehend von der seitlichen Gelenkfläche des vorderen Femurs und

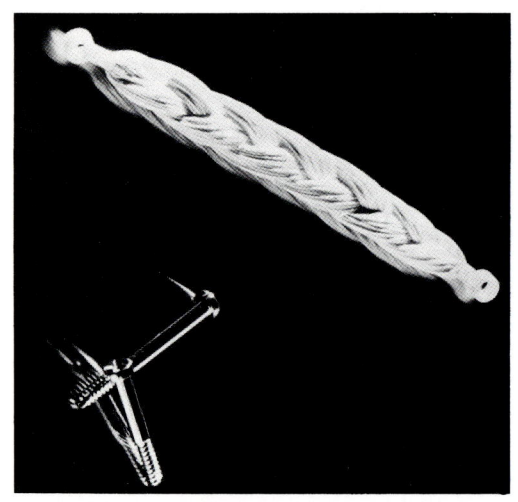

Abb. 9.1.
Gore-Tex-Band-Prothese

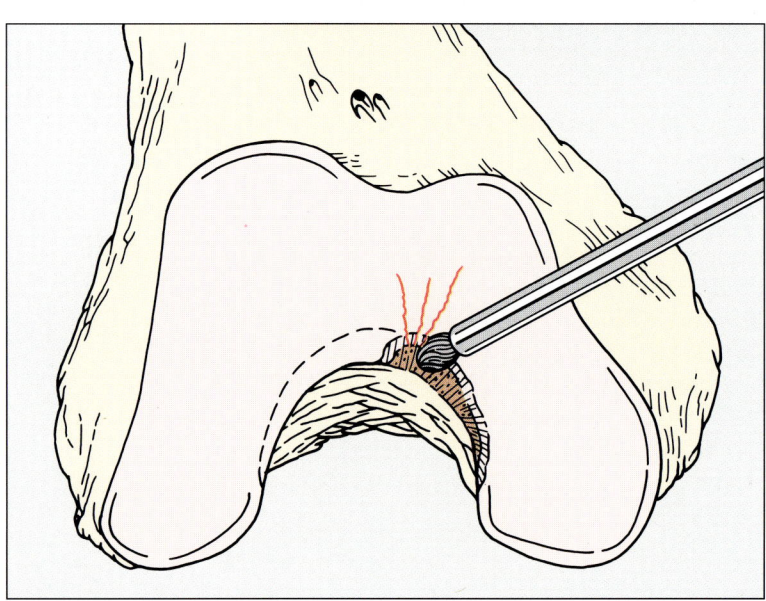

Abb. 9.2.
Intrakondyläre Notch-Plastik der oberen und seitlichen Anteile, um Druckeinwirkung zu verhindern

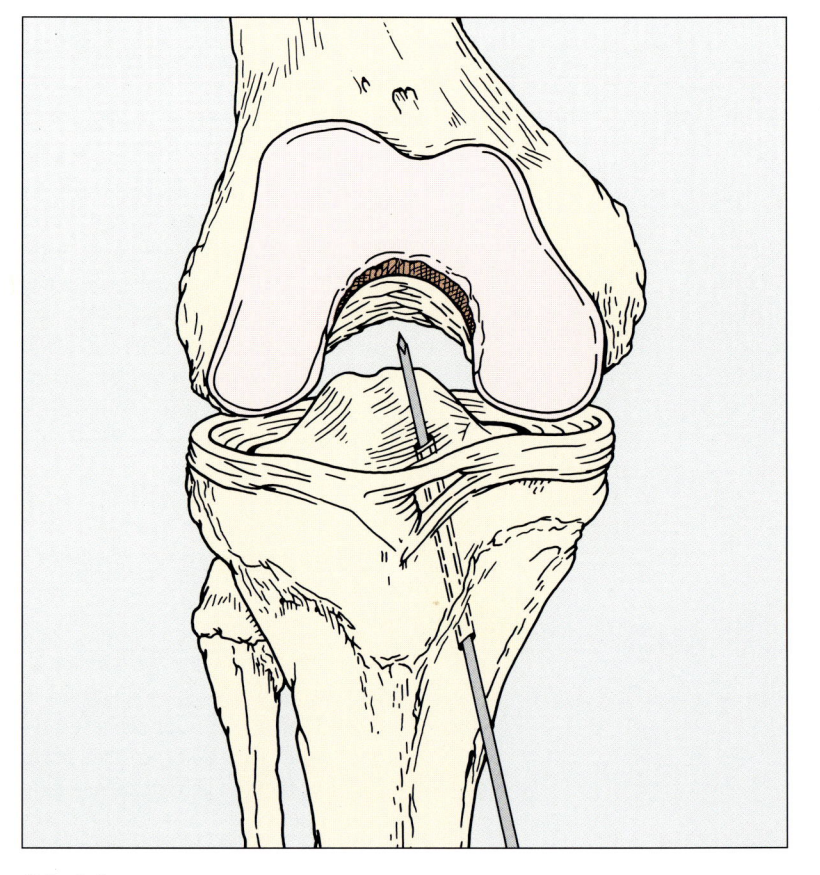

Abb. 9.3.
Tibialer Kirschner-Draht

ungefähr 4–5 cm proximal des lateralen Epikondylus. Wir winkeln den Kirschner-Draht nach hinten, nach distal und medial, bis er auf der Oberfläche des distalen Femurs austritt. Die Austrittsstelle sollte extrakapsulär liegen, ca. 1–2 cm proximal des Kapselansatzes am intrakondylären Saum und etwa 1 cm seitlich der Mittellinie der Fossa intercondylaris (Abb. 9.7). Man muß aufpassen, daß sich wegen der großen Nähe neurovaskulärer Strukturen kein Weichteilgewebe in der Nähe des Austrittslochs befindet. Ein Bohrzielgerät kann die richtige Plazierung erleichtern. Der Tunnel muß distal, posterior, medial und inferior gebohrt werden, um eine Querverschiebung von der seitlichen Femuroberfläche zur Poplitealgrube zu verhindern. Eine solche Verschiebung des Femurtunnels setzt die Prothese unter stärkere Belastung und

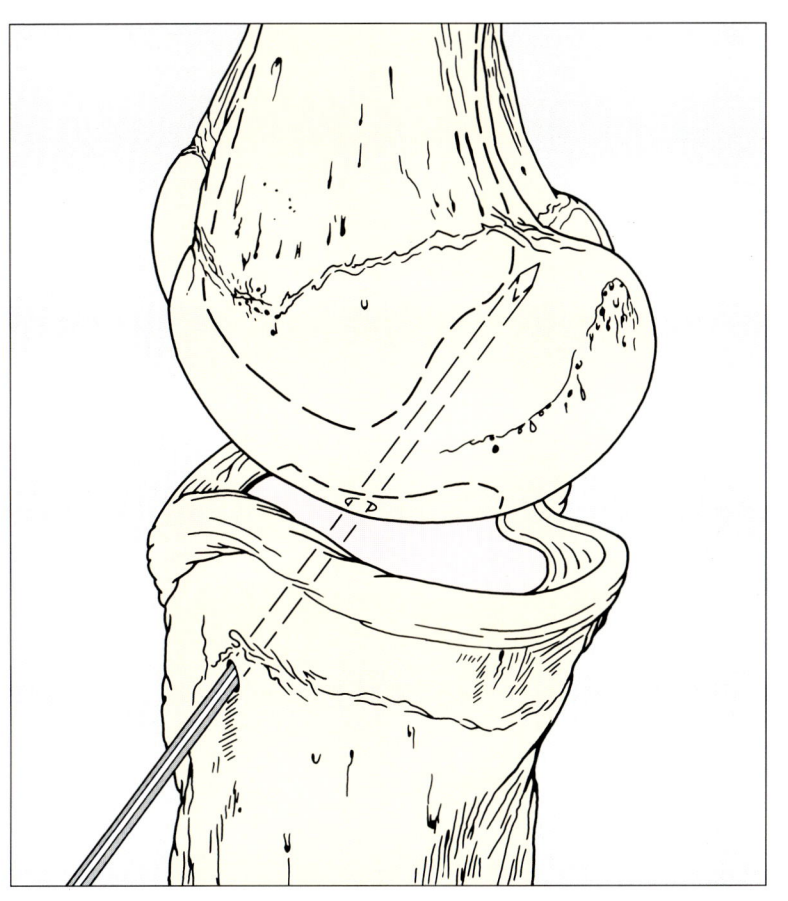

Abb. 9.4.
Richtige Plazierung der tibialen Führungsnadel

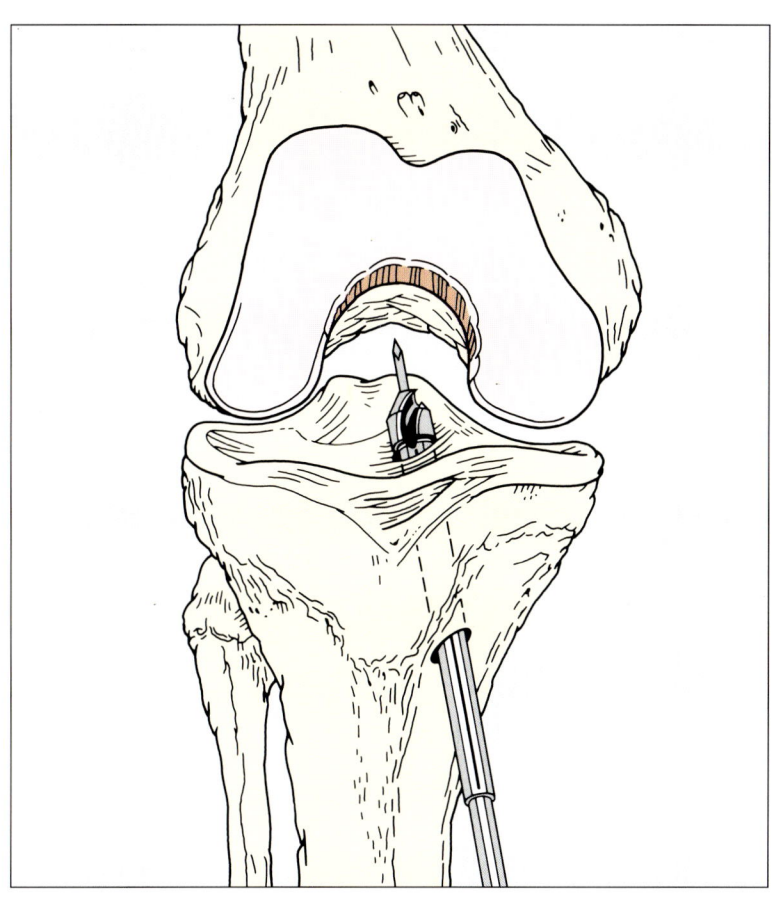

Abb. 9.5.
Überbohrung der tibialen Führungsnadel

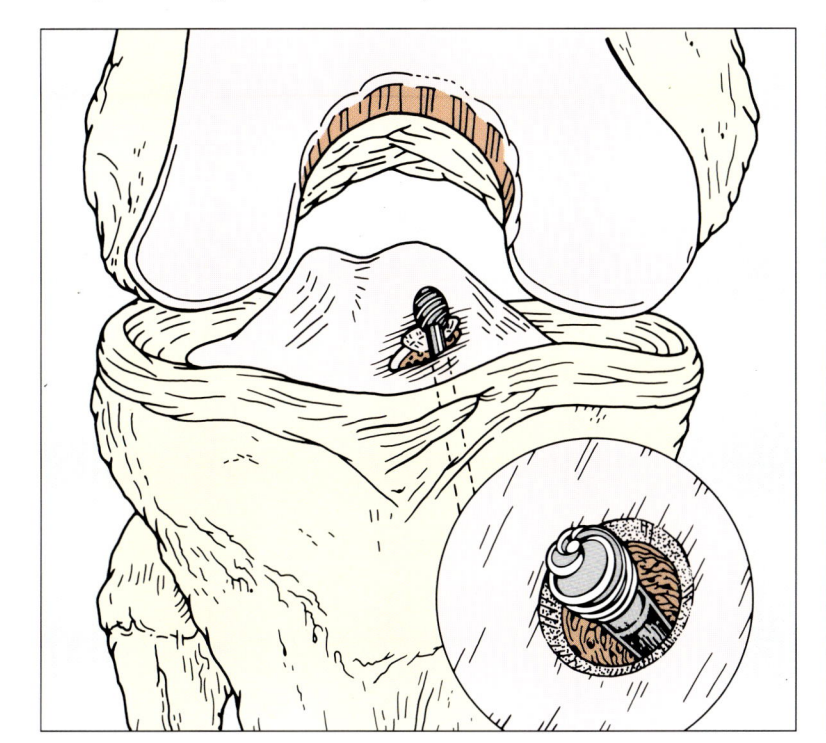

Abb. 9.6.
Glätten und Ausfräsen des Tibiaknochentunnels

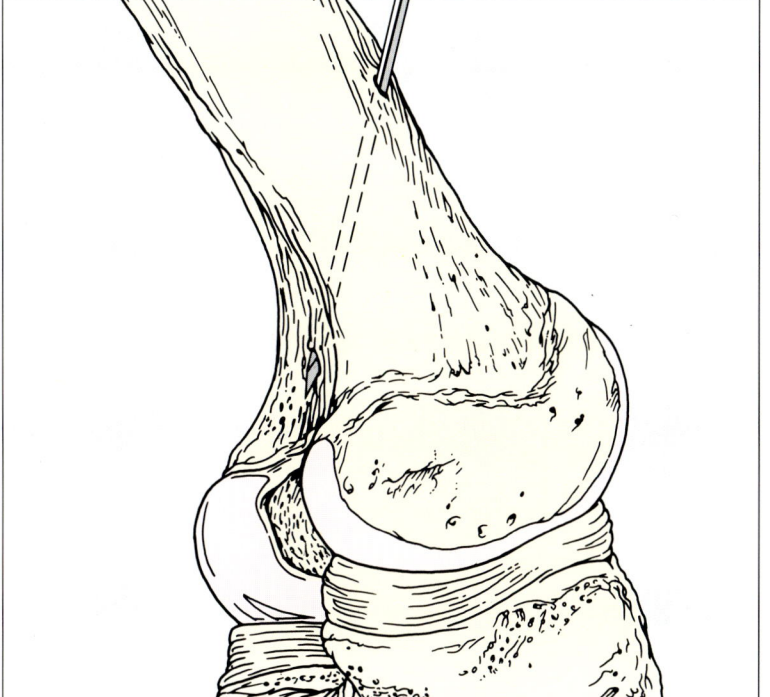

Abb. 9.7.
Femoraler Kirschner-Draht

könnte ihr Versagen bewirken. Darauf überbohren wir den Kirschner-Draht mit einer kanülierten 7,9-mm-Bohrspitze (Abb. 9.8) und glätten und riffeln das Femurbohrloch mit einer Feile, einer Raspel oder einem Bohrer (Abb. 9.9).

Nach der Präparierung der Knochentunnel falten wir 10 cm einer Nabelbinde auf die Hälfte und markieren sie mit einem chirurgischen Markierungsstift bei 16, 18, 20, 22 und 24 cm (Abb. 9.10). Eine lange, gebogene Ahle wird durch einen vorderen Zugang eingebracht, so daß sie posterior durch die Fossa intercondylaris geht, die Gelenkkapsel hinten perforiert und seitlich der poplitealen Gelenkfläche austritt (Abb. 9.11). Die Gelenkkapsel ist an ihrem femoralen Ansatz zu perforieren, genau unterhalb des hinteren Ausgangs des Femurknochentunnels. Unter der Prothese sollte kein Weichteilgewebe liegen, weil dies später zu Laxität führen könnte. Das schlaufige Ende der Nabelbinde wird nun durch den Femurknochentunnel geführt und das Band mit Hilfe der gebogenen Ahle ins Gelenk eingebracht. Ist es erst einmal im Gelenk, benutzen wir eine Faßzange, um es durch den Tibiaknochentunnel zu ziehen. Die Markierungen auf der Nabelbinde dienen dann der Bestimmung der richtigen Prothesenlänge. Das markierte Ende wird ungefähr 2 cm distal der Kante des Ausgangslochs auf dem medialen Tibiakamm

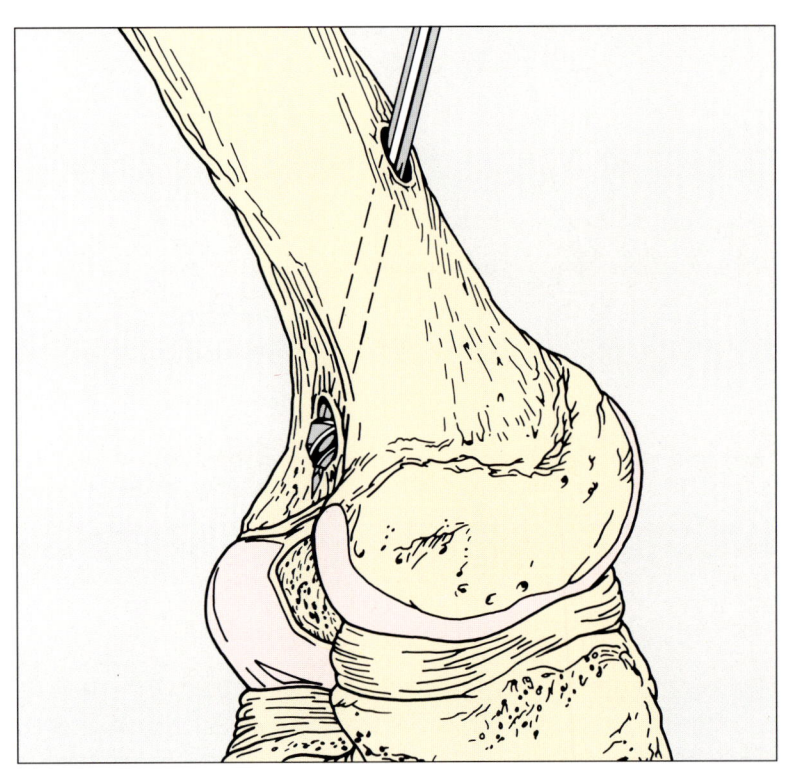

Abb. 9.8.
Überbohrung der femoralen Führungsnadel mit einer kanülierten Bohrspitze

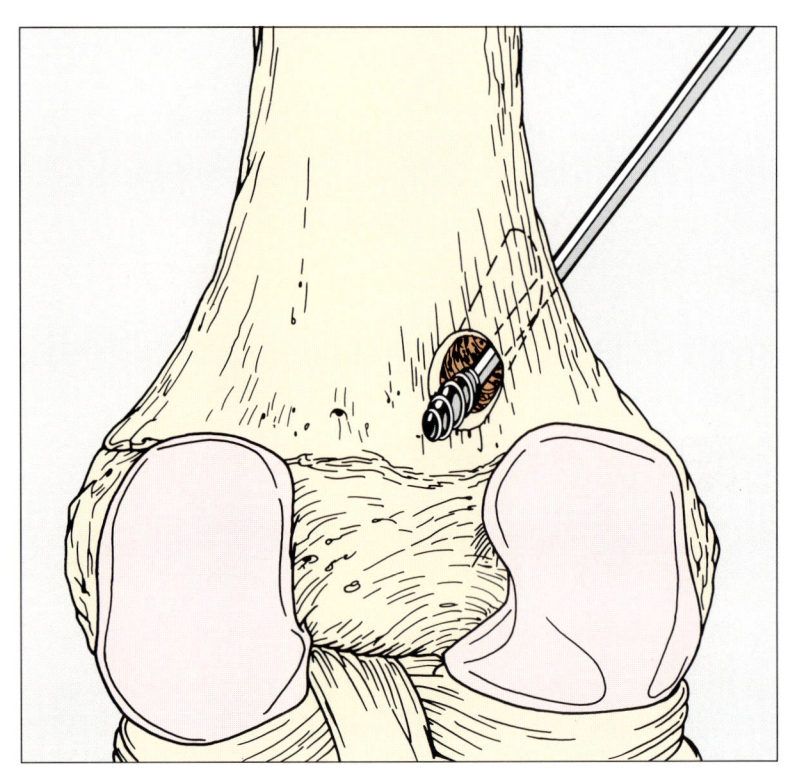

Abb. 9.9.
Ausriffeln und Glätten des Femurknochentunnels

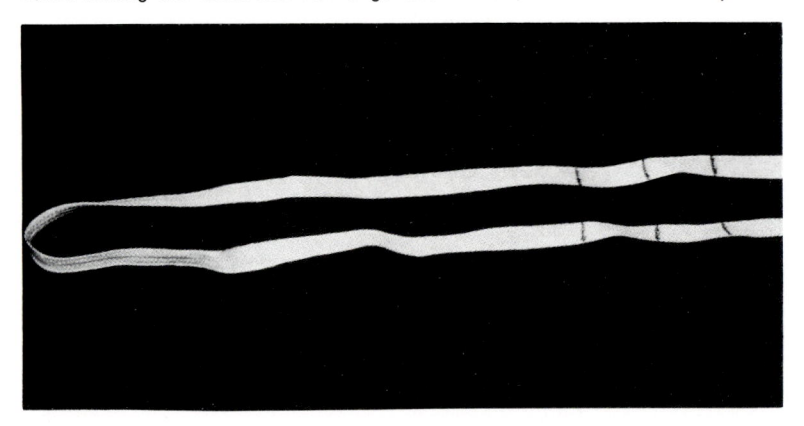

Abb. 9.10.
Nabelbinde mit Markierungen bei 16, 18, 20, 22 und 24 cm

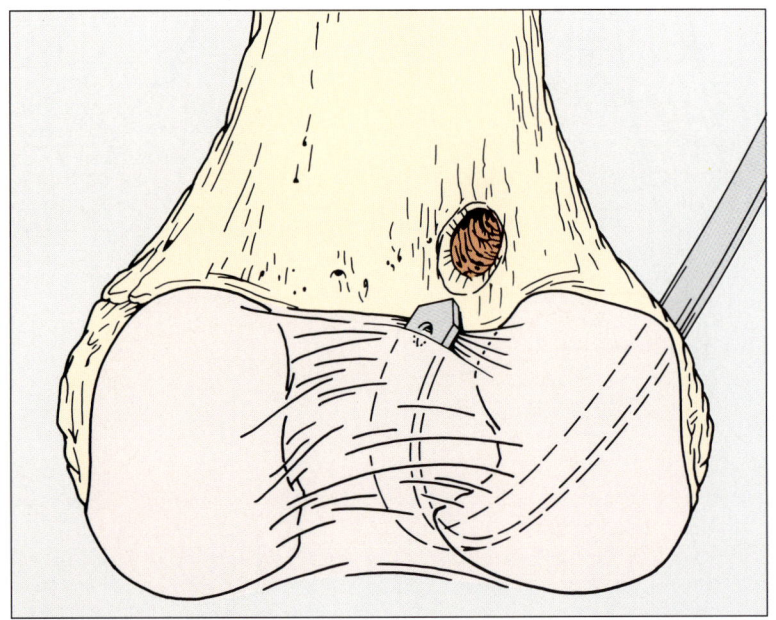

Abb. 9.11.
Gebogene Ahle, die die hintere Gelenkkapsel perforiert

Das Knie

positioniert. Das andere Ende ziehen wir stramm. Nun wählen wir eine Markierung (16, 18, 20 oder 24 cm), die sich, mindestens 2 cm oder mehr von der proximalen Kante des Austrittslochs entfernt, auf der seitlichen Femurkortikalis befindet. So gewährleisten wir die angemessene Prothesenlänge. Es empfiehlt sich immer, eine Prothese zu wählen, deren Länge den Messungswert über- statt unterschreitet. Die Schlaufe der Nabelbinde wird durch die Öse der Prothese geführt und die gesamte Prothese durch die Schlaufe bugsiert und so daran befestigt (Abb. 9.12). Auf dem Band lassen wir nun eine leichte Spannung lasten, während wir die Prothese vorsichtig in die richtige Stellung befördern (Abb. 9.13). Um dies zu erleichtern, ziehen wir sie phasenweise voran. Zunächst passiert die Prothese das Tibialoch, den Gelenkraum, die hintere Gelenkkapsel, dann tritt sie seitlich in den poplitealen Raum ein. An dieser Stelle lassen wir sie einige Male vor- und zurückgleiten, um uns zu vergewissern, daß sie sich nicht irgendwo verhakt oder verfangen hat. Darauf dirigieren wir sie ins Femurloch und ziehen sie in ihre endgültige Stellung (Abb. 9.14). Ist die Prothese erst einmal in der Endstellung, muß man sie wiederum etliche Male vor- und zurückgleiten lassen, um sicherzustellen, daß das System nicht zuviel Laxität aufweist. Nun justieren wir die Prothese so, daß jeweils ein Stück Band von gleicher Länge aus jedem Knochentunnel heraushängt und jede Öse wenigstens 2 cm von der Kante des Knochentunnels entfernt liegt. Das femorale Ende der Prothese wird zuerst befestigt. Wir verwenden eine Stanze, um die Bohrstelle auf dem Femur zu markieren und bohren das Schraubenloch mit einer Bohrspitze von 3,2 mm (Abb. 9.15). Die Bohrspitze sollte die gegenüberliegende Kortikalis vollständig durchdringen. Ein Tiefenmesser bestimmt die Tiefe des Bohrlochs; wir fügen noch 3 mm hinzu, um die Dicke der Öse Rechnung zu tragen. Das Schraubenloch wird jetzt mit

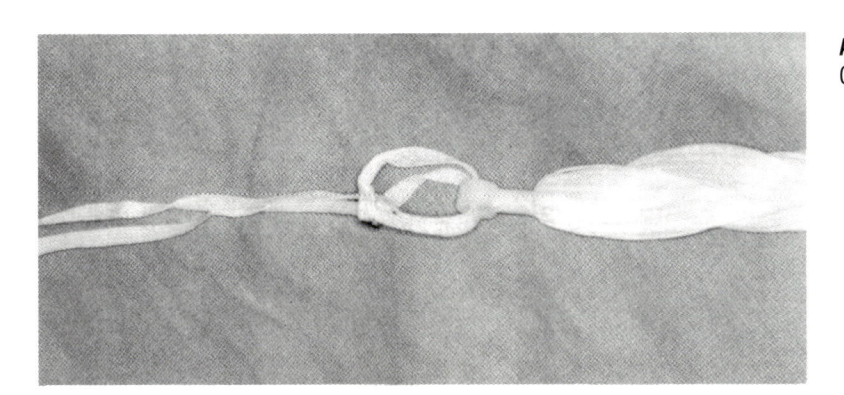

Abb. 9.12.
Gore-Tex-Ligament mit durch die Schleife gezogene Nabelbinde

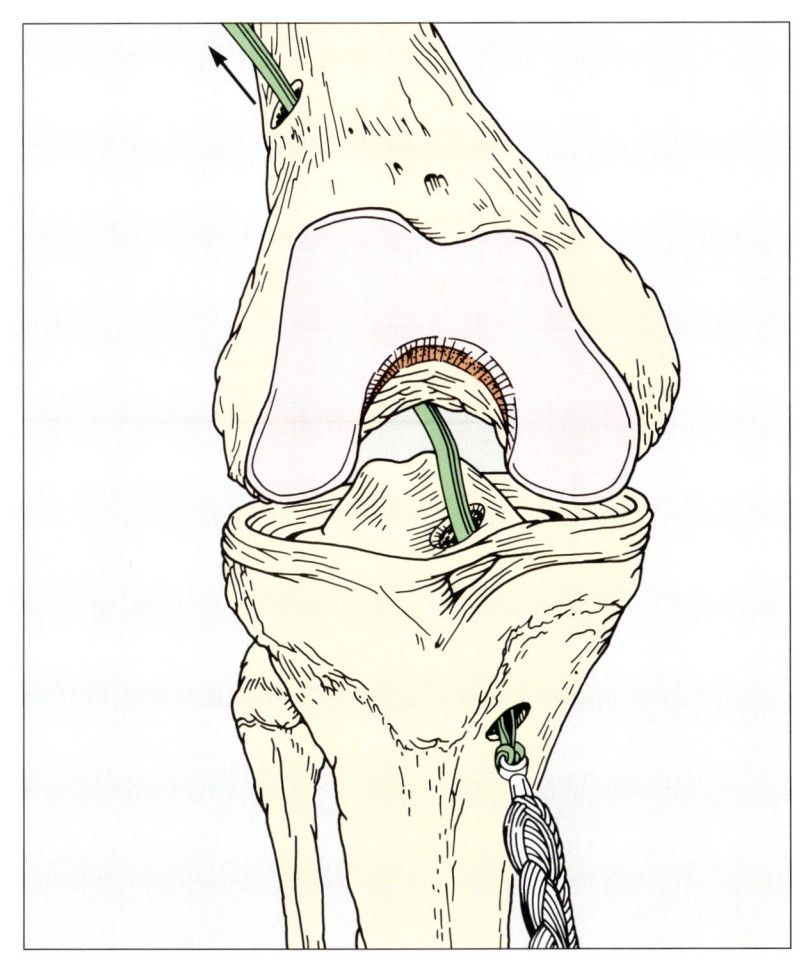

Abb. 9.13.
Gore-Tex-Ligament, in die richtige Position gezogen

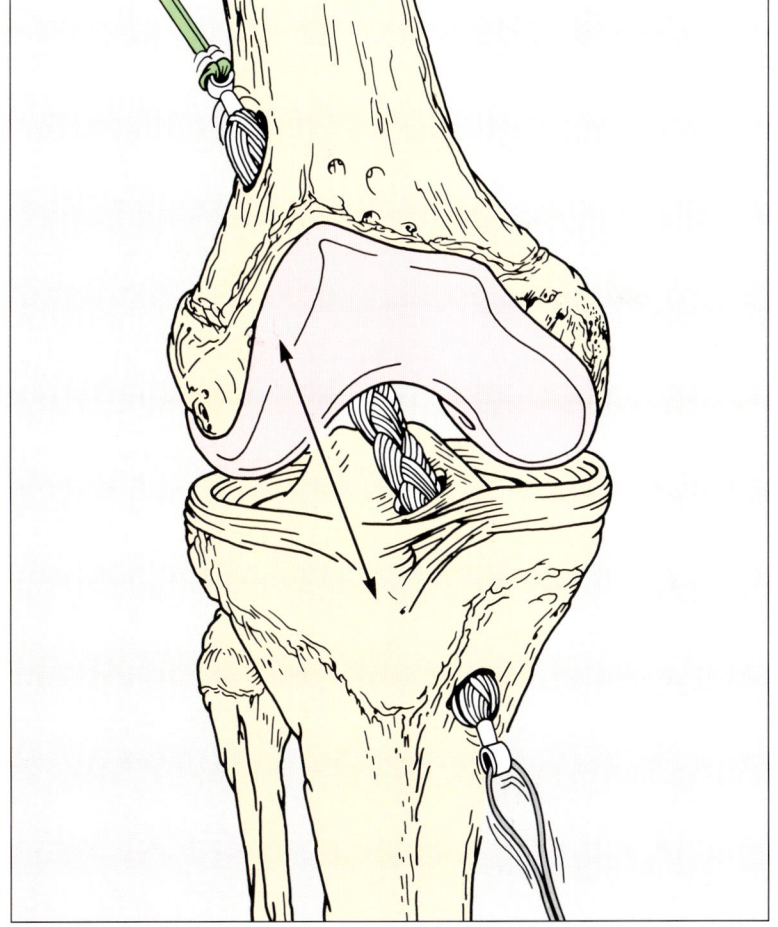

Abb. 9.14.
Gore-Tex-Ligament in Endstellung

einem 4,5-mm-AO-Knochen-Drain versehen. Durch die Öse führen wir eine speziell konstruierte Knochenschraube und ziehen sie an, bis die Öse anfängt, sich zu wulsten.

Nun gilt unsere Aufmerksamkeit dem tibialen Ende der Prothese. Die Tibiaöse wird mit der Knochenstanze erfaßt und die Prothese festgezogen. Ein Assistent hält die Stanze unter fester Spannung, während ein zweiter die volle Beweglichkeit des Beins 20mal prüft. Danach wird eine Druckbelastung von mindestens 10 kg auf die proximale Tibia ausgeübt, das Knie befindet sich dabei in einer Beugestellung von 20°. Mit der Stanze wählen wir die Stelle für die Schraube in der Tibia (Abb. 9.16). Um die Tibia zu durchbohren, nehmen wir eine 3,2-mm-Bohrspitze und bohren ein Loch durch mediale und laterale Kortikalis (Abb. 9.17). Wieder dient ein Längenmesser der Bestimmung der Länge der Tibiaschraube, und wiederum geben wir 3 mm zu, um der Dicke der Öse Rechnung zu tragen. Das Bohrloch wird mit einem 4,5-mm-AO-Knochen-Drain versehen. Vor Einführen der Schraube beugen wir das Knie auf 90° (Abb. 9.18). Diese Stellung sichert die Laxität der Prothese, während wir die Schraube einsetzen, das erleichtert die richtige Schraubenlage und reduziert eine mögliche Beschädigung der Öse oder der Schraube.

Nach Einsetzen der Prothese ist es wichtig, das Knie Rotationsbewegungen auszusetzen, um sicherzugehen, daß keine Hemmung besteht (Abb. 9.19). Außerdem ist die Stabilität zu testen unter Berücksichtigung der Tatsache, daß wegen der nichtisometrischen „Over-the-top-Position" der Prothese bei Flexion stets eine – wenn auch geringe – Laxität vorhanden sein wird. Schließlich sollte die Prothese unter Bewegung durch das Arthroskop beobachtet werden, um zu gewährleisten, daß die Fossa intercondylaris nicht auf die Prothese drückt (Abb. 9.20). Der Wundverschluß erfolgt im Standardverfahren.

Postoperative Behandlung

Postoperativ erhalten die Patienten einen CMP-Apparat (eine passive Bewegungsschiene). Mit aktiven und passiven Bewegungsübungen wird

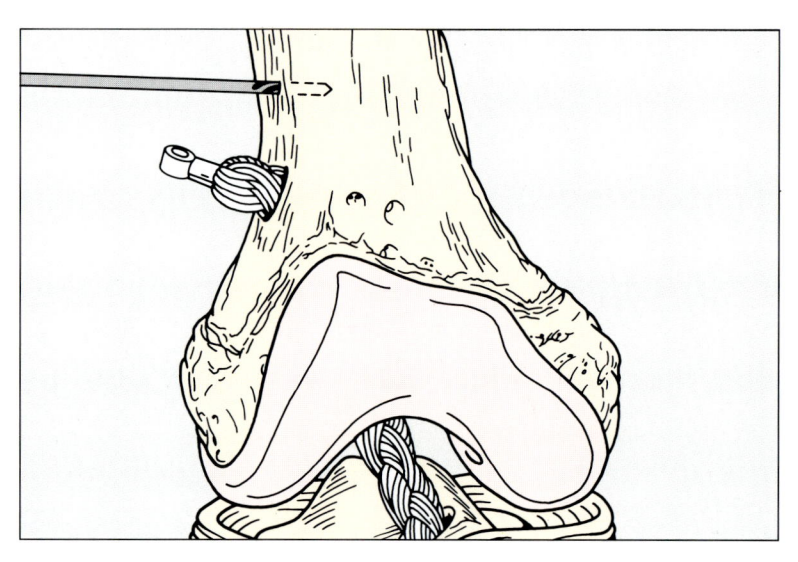

Abb. 9.15.
Das Femurbohrloch während des Bohrens

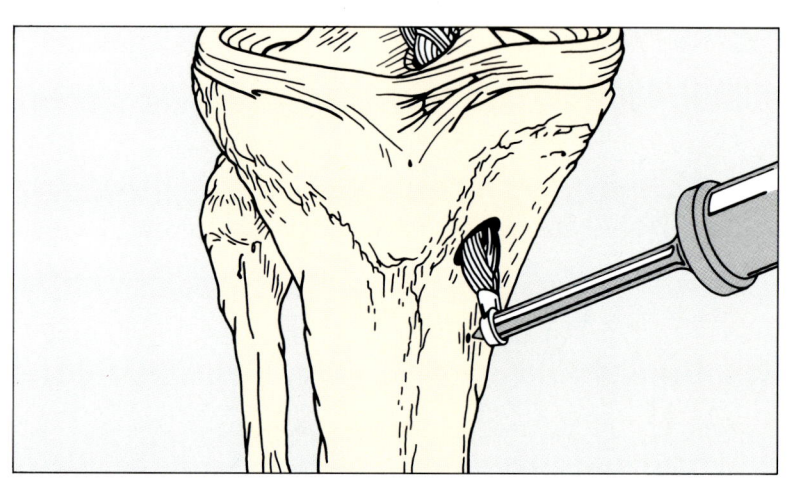

Abb. 9.16.
Das Tibiabohrloch wird mit einer Stanze markiert

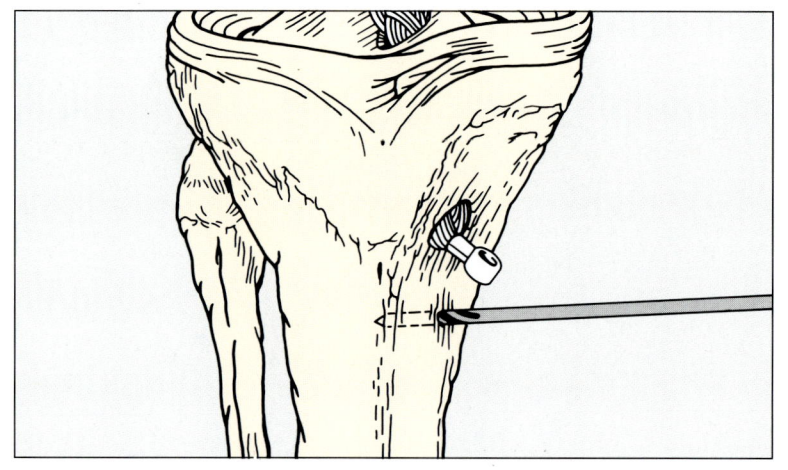

Abb. 9.17.
Das Tibiabohrloch wird gebohrt

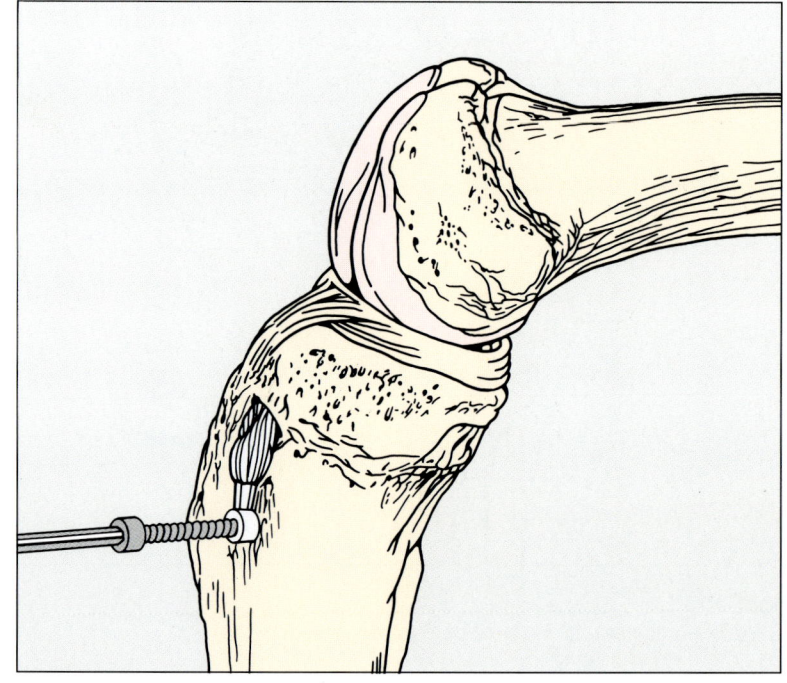

Abb. 9.18.
Einsetzen der Tibiaschraube

sofort begonnen. Der Patient ist außerdem angehalten, das durchgestreckte Bein zu heben und Quadrizepsübungen und Pumpbewegungen mit dem Fuß durchzuführen. Zu Anfang darf er unter voller Gewichtsbelastung mit Krücken und einer Schiene mit Kniescharnier laufen. Hinzu kommen Übungen gegen Widerstand, soweit sie vertragen werden. Radfahren und Schwimmen stehen auf dem Programm, sobald die Wunde geheilt ist. Sportliche Aktivitäten können nach 3 Monaten aufgenommen werden, wenn der Patient eine angemessene Rehabilitation erlangt hat.

Komplikationen und Risiken

Komplikationen wie Ergüsse, Ruptur, Lockerung und Infektionen treten in Verbindung mit der Gore-Tex-Prothese nicht häufig auf. In einer Untersuchungsreihe kam es bei 34% der Patienten zu Ergüssen [1]; diese gingen oft einher mit Teilruptur der Prothese. Mit der Zeit kann es zu einem sich verstärkenden Riß der Prothese kommen, vor allem an der hinteren Fossa intercondylaris auf der lateralen Femurseite. Auch eine Lockerung kann auftreten und sich im Laufe der Zeit intensivieren. Bei jeder implantierten Prothese besteht ein gewisses Infektionsrisiko, das sich in verschiedenen Studienreihen bei 1,3–2,75% der Patienten bestätigt hat [1, 2]. Man sollte sich immer vor Augen halten, daß es sich bei der Prothese um eine nichtorganische Substanz handelt, die das Risiko einer Spätinfektion birgt. Die prophylaktische Antibiotikagabe ist für jeden Patienten zu empfehlen, bei dem die Gefahr von Bakterienbefall des Gelenks besteht.

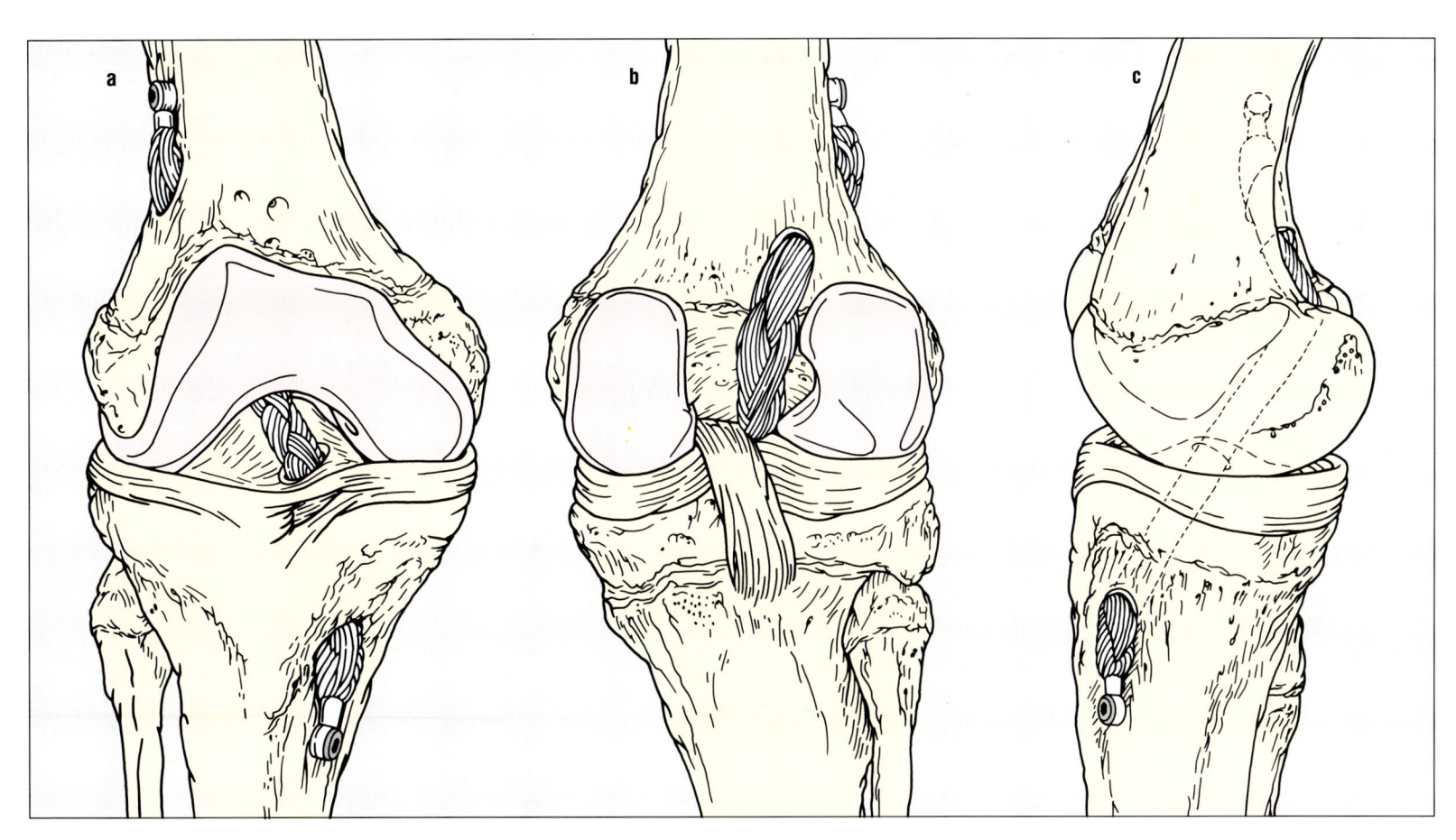

Abb. 9.19.
a Vordere, b hintere und c seitliche Ansicht des Gore-Tex-Ligaments nach seinem Einsetzen

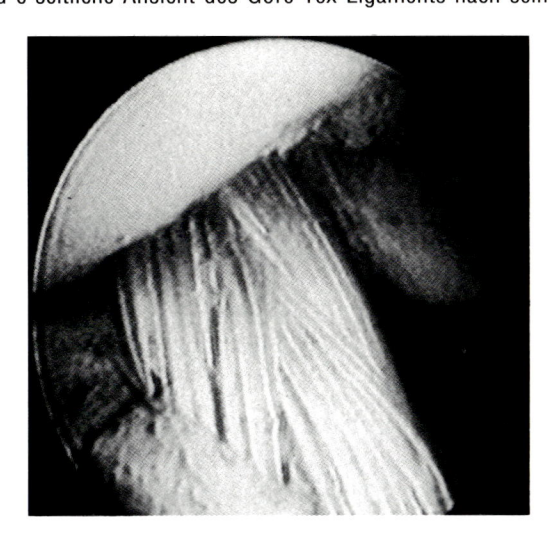

Abb. 9.20.
Arthroskopische Darstellung des Gore-Tex-Ligaments

Schlußfolgerung

Der Einsatz eines prothestischen Gore-Tex-Ligaments bei Instabilität des vorderen Kreuzbands stellt ein „Rettungsverfahren" für solche Patienten dar, bei denen konventionelle Rekonstruktionsmethoden des vorderen Kreuzbands nicht in Frage kommen. Um ein Versagen der Bandprothese zu verhindern, ist es unerläßlich, bei der Einpflanzung der Prothese penibelst zu arbeiten, die Knochentunnel sorgsam auszufräsen und eine Notch-Plastik durchzuführen, damit es nicht zu scharfkantiger Knocheneinwirkung kommt.

Literatur

1. Grewe SR, Paulos LE. Prosthetic replacement of the anterior cruciate ligament with expanded polytetrafluoroethylene. In: Tullos HS, ed. *Instructional Course Lectures*. Park Ridge, III: American Academy of Orthopaedic Surgery: 1991;60:213–217.
2. Collins HR. US experience with Gore-Tex reconstruction of the anterior cruciate ligament. In: Friedman MJ, Ferkel RD, eds. *Prosthetic Ligament Reconstruction of the Knee*. Philadelphia, Pa: WB Saunders Co; 1988:156–164.

10

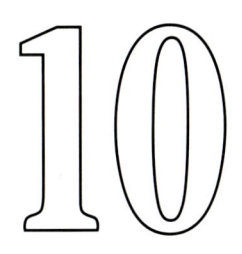

Arthroskopisch gestützte Rekonstruktion des hinteren Kreuzbands unter Verwendung von Allotransplantatsehnen

Mehrdad M. Malek
Gregory C. Fanelli

Die arthroskopisch gestützte Rekonstruktion des hinteren Kreuzbands ist ein technisch aufwendiges Verfahren, das geeignete äußere Bedingungen verlangt und nur von arthroskopisch versierten Kniechirurgen ausgeführt werden sollte. Es erfordert penibles Vorgehen mit sorgsamer Detailarbeit, um die richtige Anlage des Tunnels und den richtigen Einsatz des Transplantats zu gewährleisten und neurovaskuläre Komplikationen zu verhindern [1–7].

Wir stellen hier unsere Technik der arthroskopisch gestützten hinteren Kreuzbandrekonstruktion vor, bei der wir ein Allotransplantat aus der Achillessehne verwenden. Dieses Verfahren ist auch für andere Transplantatquellen nutzbar, obgleich dann die Fixierungsmodalitäten abweichen.

Präoperative Vorbereitung

Die präoperative Planung beginnt mit der körperlichen Untersuchung, um das Ausmaß der tibialen Instabilität zu ermitteln, wie es sich durch hinteren Schubladentest und Messen der tibialen Stufe darstellt. Es ist ganz wichtig, eine zu diesem Zeitpunkt vorliegende posterolaterale, posteromediale oder vordere Kreuzbandinstabilität zu dokumentieren, weil alle Aspekte eines kombinierten Instabilitätsmusters für eine erfolgreiche hintere Kreuzbandrekonstruktion beachtet werden müssen.

Wir benutzen ein K1000-Kniearthrometer, um die prä- und postoperative Tibiaabweichung zu vergleichen. Die Kraft wird über isometrische Messungen bestimmt. Eine Kniebewertungstabelle dient der Erfassung der quantitativen Kniefunktion.

Operationstechnik

Der Patient befindet sich in Rückenlage auf dem Op.-Tisch. Das zu operierende Bein ruht in einem Beinhalter, an einem seitlichen Pfosten oder liegt ganz frei, wie immer der Operateur es vorzieht (Abb. 10.1.a). Ein weniger eingeengtes zu operierendes Bein gestattet dem Chirurgen während des Eingriffs eine größere Flexibilität. Das gesunde Bein kann entweder in einer Stütze oder flach auf dem Operationstisch gelagert sein (Abb. 10.1 b). Die Videoanlage wird an der Seite des Op.-Tischs, dem Operateur gegenüber, aufgestellt. Es ist wichtig, ein erfahrenes orthopädisches Op.-Team zur Verfügung zu haben, um das Verfahren zu beschleunigen und die Tourniquetzeit (Blutleerezeit) unter 90 min zu halten.

Gelenkvorbereitung

Die diagnostische Arthroskopie findet, wie gehabt, statt, wobei wir andere pathologische Veränderungen notfalls korrigieren. Die Notch-Plastik besteht aus Weichteilgewebebeseitigung; normalerweise ist bei der hinteren Kreuzbandrekonstruktion keine Knochenresektion erforderlich. Wir benutzen motorgetriebene Synoviaresektoren und Handwerkzeuge, um den hinteren Kreuzbandstumpf abzutragen.

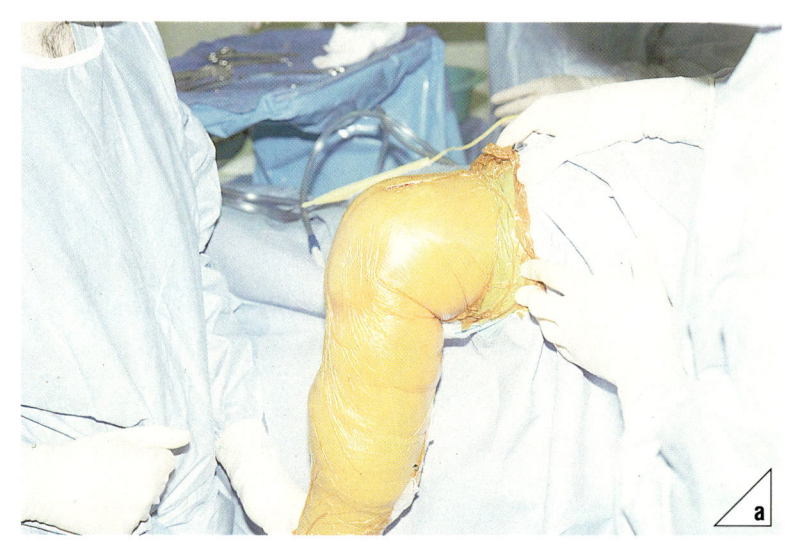

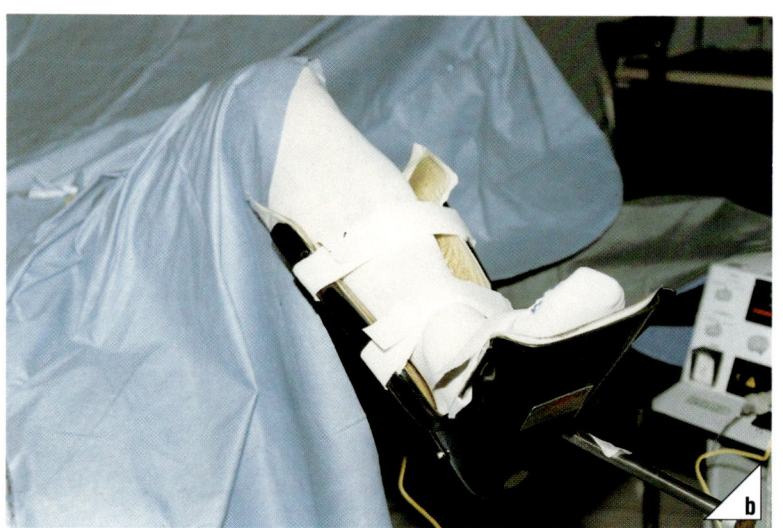

Abb. 10.1.
Der Patient liegt in Rückenlage auf dem Op.-Tisch. a Das zu operierende Bein ruht gut gepolstert in einem Beinhalter und ist mit Tüchern vom Operationsfeld abgeschirmt. b Das andere Bein liegt frei in einer 90°-Stellung

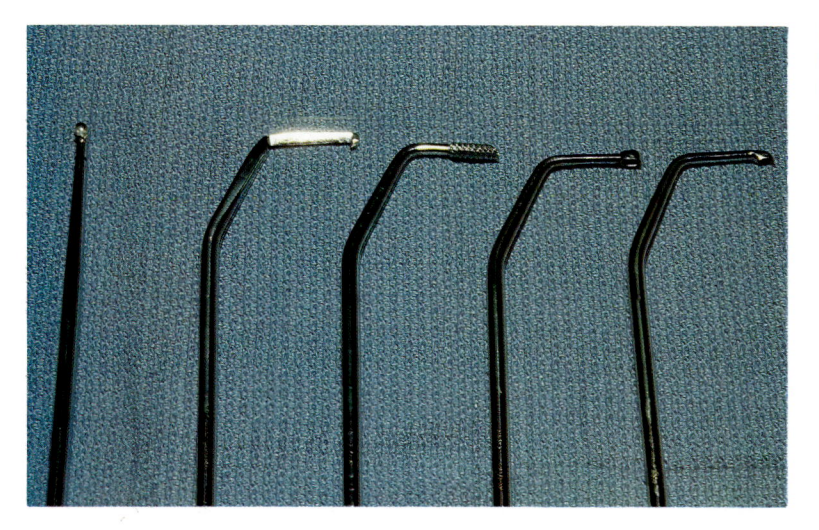

Abb. 10.2.
Die gebogenen Raspeln und Curetten, die zur arthroskopisch gestützten Rekonstruktion des hinteren Kreuzbands verwendet werden (Acufex Microsurgical)

Abb. 10.3.
Die gebogenen Raspeln für das hintere Kreuzband werden benutzt, um die Gelenkkapseln dort abzuheben, wo der Tibiatunnel plaziert werden soll. Man beachte die Lage des Tunnels und die Entfernung von der Gelenkfläche

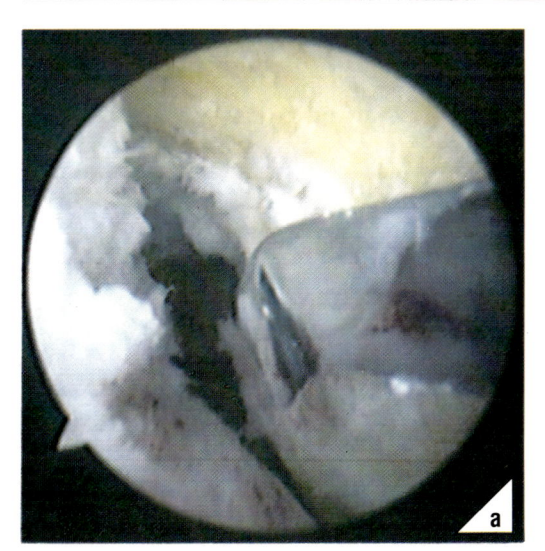

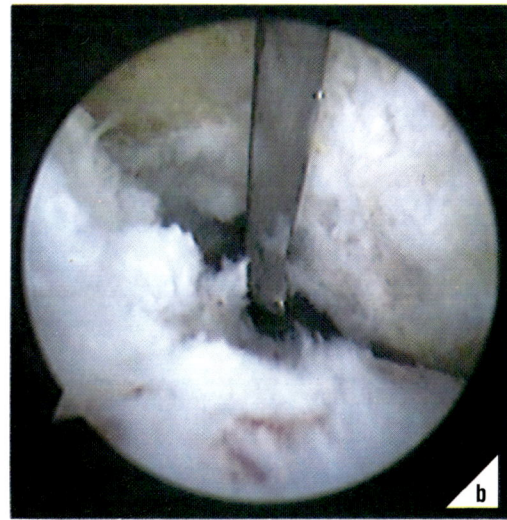

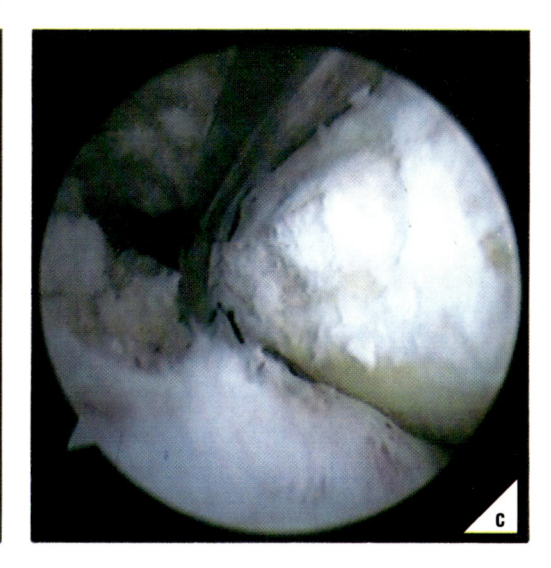

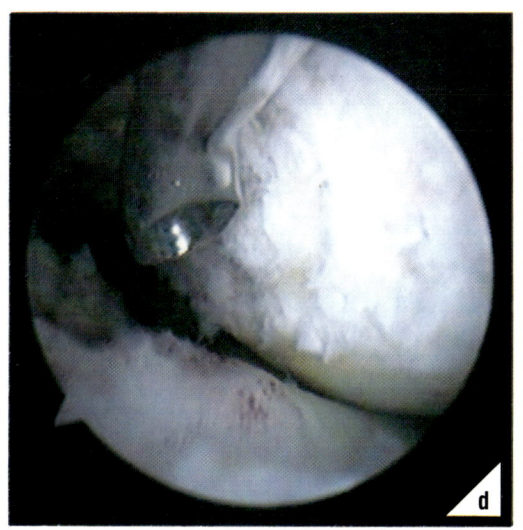

Abb. 10.4 a–d.
Ansichten des rechten Knies, die den intraartikulären Einsatz von besonderen Kreuzbandraspeln und Curetten bei der Präparierung der Fossa intercondylaris zeigen. Der mediale Femurkondylus liegt rechts und das vordere Kreuzband links

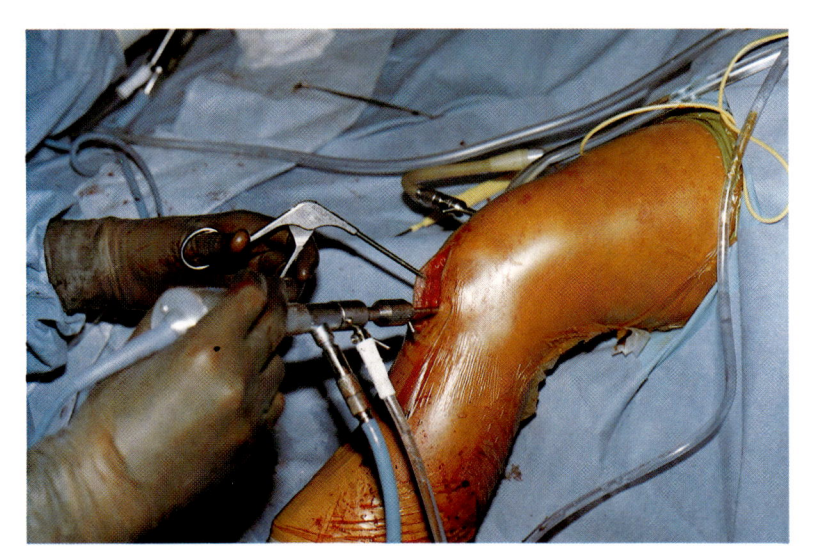

Abb. 10.5.
Während der Rekonstruktion des hinteren Kreuzbands befindet sich das Arthroskop im inferopatellaren Zugang, und die Instrumentierung erfolgt durch den inferomedialen Patellazugang. Die Flüssigkeit strömt über den superolateralen Patellazugang ein

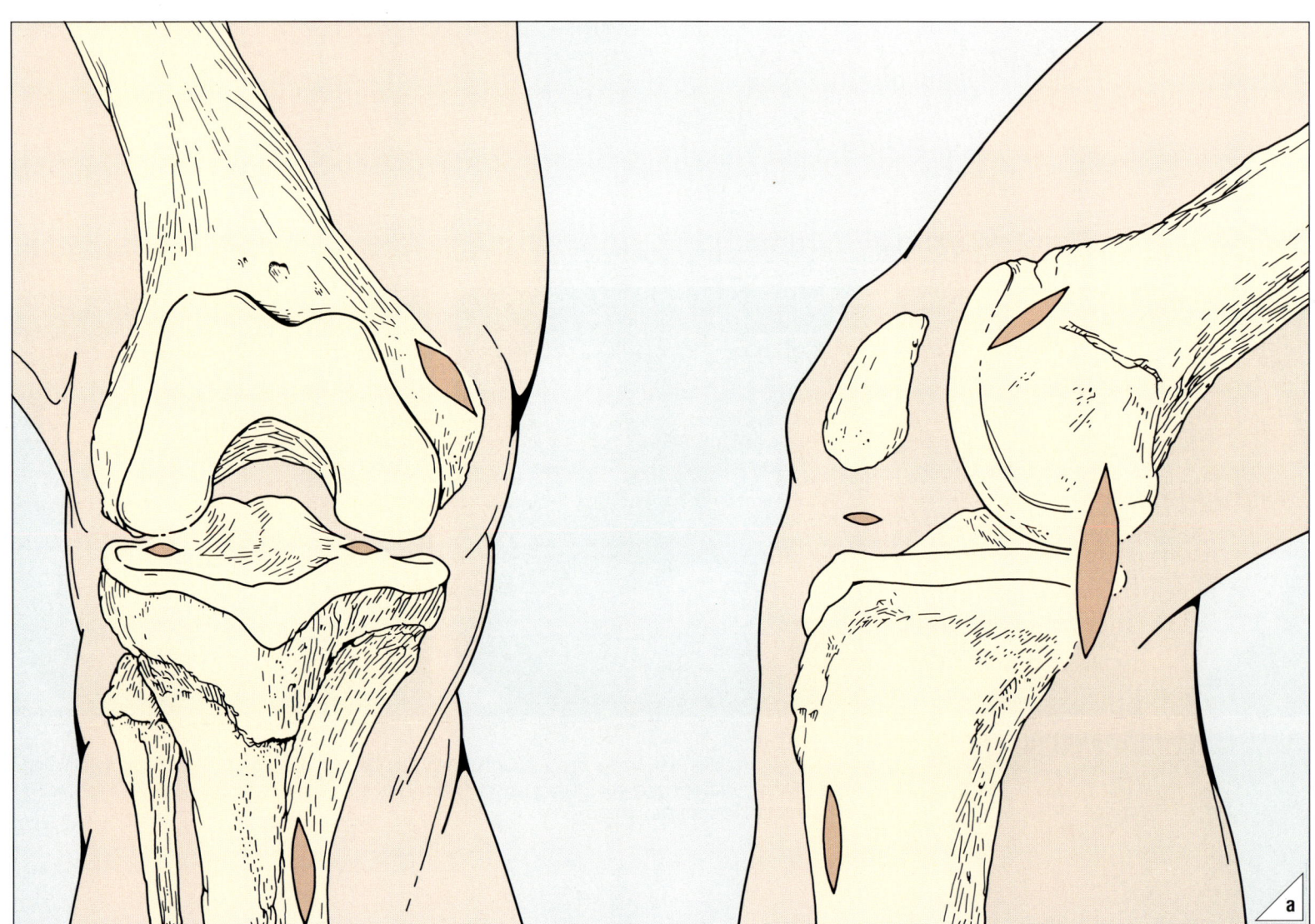

Abb. 10.6.
a Inzisionen im Kniebereich. Man beachte den 3 cm langen posteromedialen Einschnitt und die 3 cm lange anteromediale Inzision. Der posteromediale Schnitt ist für den Finger des Operateurs bestimmt, um die neurovaskulären Strukturen zu identifizieren und zu schützen. Der anteromediale Schnitt, 1–2 cm unter dem Tibihöcker gelegen, ist als Eintrittsstelle für den tibialen Führungsdraht und die Tunnelplazierung vorgesehen. Durch Verwendung eines C-armigen und eines 70°-Arthroskops kann man sich die posteromediale Inzision sparen. Sie wird jedoch zum Schutz der neurovaskulären Strukturen und zur richtigen Einbringung des tibialen Führungsdrahts empfohlen (s. Fortsetzung auf Seite 153)

Besonders gebogene Raspeln, Curetten und Messer werden verwendet, um die Kapsel von der hinteren proximalen Tibia abzuheben (Abb. 10.2–10.4). Während der gesamten Operation verbleibt das Arthroskop im inferolateralen patellaren Zugang, die Instrumente werden durch das inferomediale Patellaportal eingeführt. Der Einstrom erfolgt über das superolaterale Patellaportal (Abb. 10.5). Wir verwenden keine Pumpe.

Präparierung des Tibiatunnels

Nach Präparierung der Fossa intercondylaris nimmt der Chirurg eine sitzende Stellung ein, das Bein des Patienten ist im 90°-Winkel gebeugt, sein Fuß ruht im Schoß des Operateurs. Er macht eine kleine 3 cm lange posteromediale Inzision und entwickelt einen Zwischenraum zwischen der Sehne des medialen Gastroknemiuskopfes und der hinteren Gelenkkapsel (Abb. 10.6). Während der tibialen Fräs- und Bohrarbeiten liegt der Finger des Operateurs in diesem Zwischenraum, um die neurovaskulären Strukturen zu schützen – eine ganz bedeutsame Vorsichtsmaßnahme. Ein 3 cm langer Einschnitt wird dann im anteromedialen Anteil der proximalen Tibia gesetzt, er nimmt seinen Ausgang am Tibiahöcker und erstreckt sich nach distal (Abb. 10.6). Das Bohrzielgerät für das hintere tibiale Kreuzband (Acufex Microsurgical) wird so positioniert, daß der 2,4-mm-Führungsbohrer 2 cm unter dem Tibiahöcker in die anteromediale proximale Tibia eintritt (Abb. 10.7). Der Führungsdraht tritt posterior in der hinteren Kreuzbandgrube der hinteren proxi-

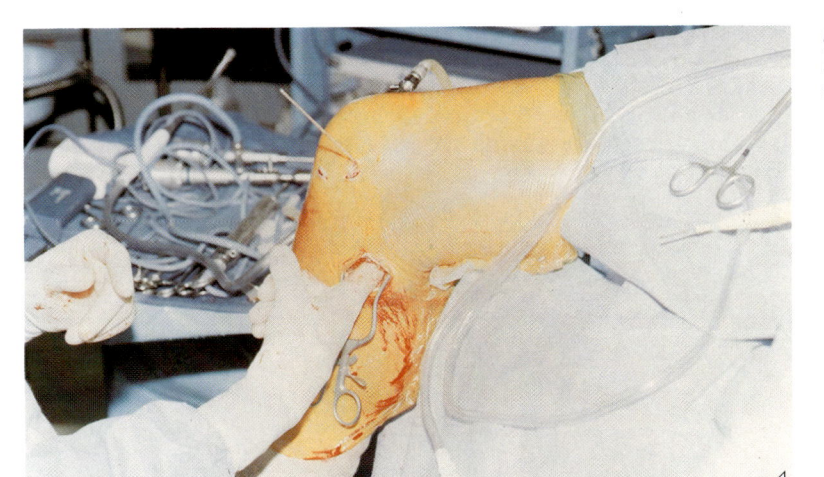

Abb. 10.6. (Fortsetzung)
b Beachten Sie die 3 cm lange posteromediale Inzision und wie der Chirurg seinen Finger hält

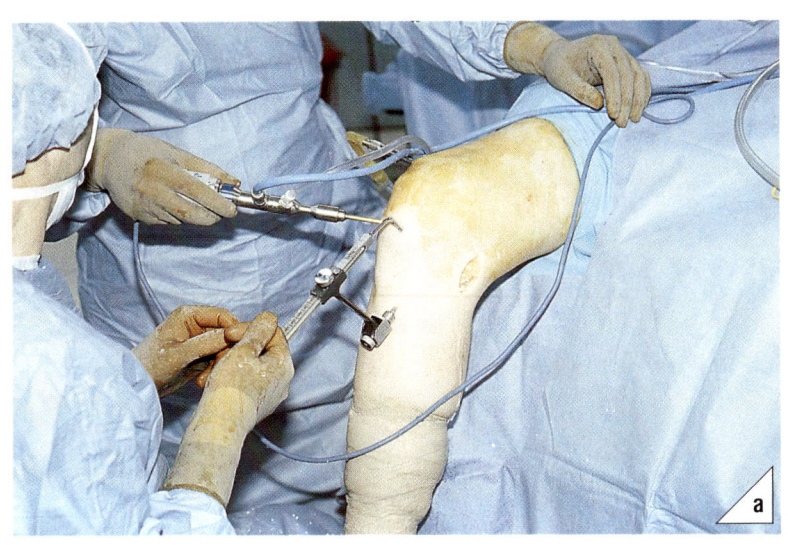

Abb. 10.7.
Korrekte Lage des Bohrzielgeräts, um den Tibitunnel anzulegen. Das Bohrzielgerät wird durch den anteroinferioren medialen Patellazugang des rechten Beins eingeführt und in der Fossa intercondylaris positioniert. a Das Zielgerät wird so plaziert, daß der 2,4-mm-Führungsdraht 1–2 cm unter dem Tibiahöcker in die anteromediale proximale Tibia eindringt. b Die intraartikuläre Position des Tibiazielbohrgeräts für das hintere Kreuzband

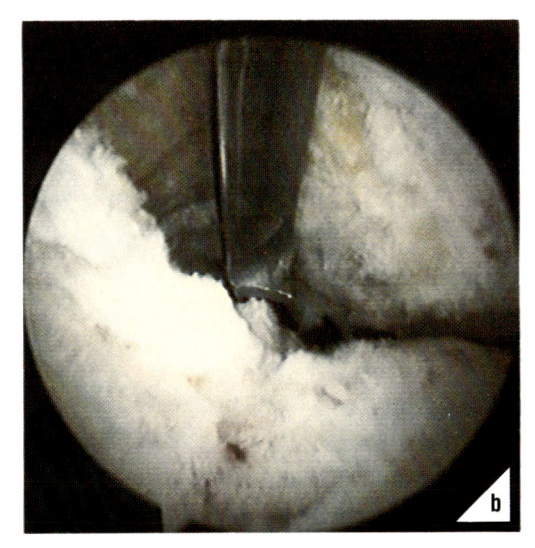

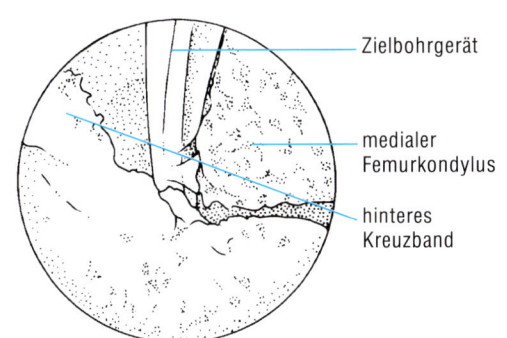

Abb. 10.8.
Externe Position des femoralen Zielbohrgeräts am rechten Knie (Acufex Microsurgical). a Der zusätzliche mediale Schnitt dient im vorliegenden Fall der Rekonstruktion der medialen und posteromedialen Strukturen. b Der Führungsdraht tritt durch die Mitte des hinteren Kreuzbandstumpfes in der Fossa intercondylaris des rechten Knies aus

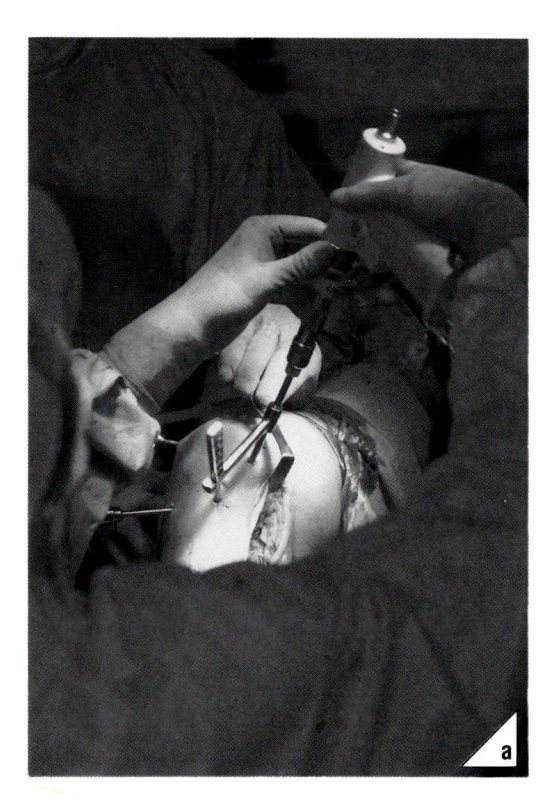

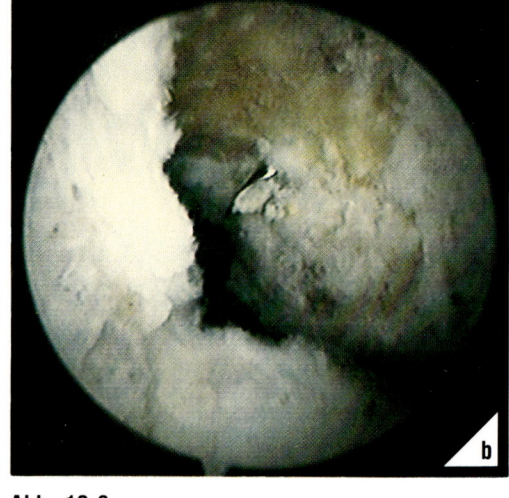

- medialer Femurkondylus
- Spitze der 2,4-mm-Steinmann-Nadel, die dort austritt, wo sie überbohrt werden wird
- hinteres Kreuzband

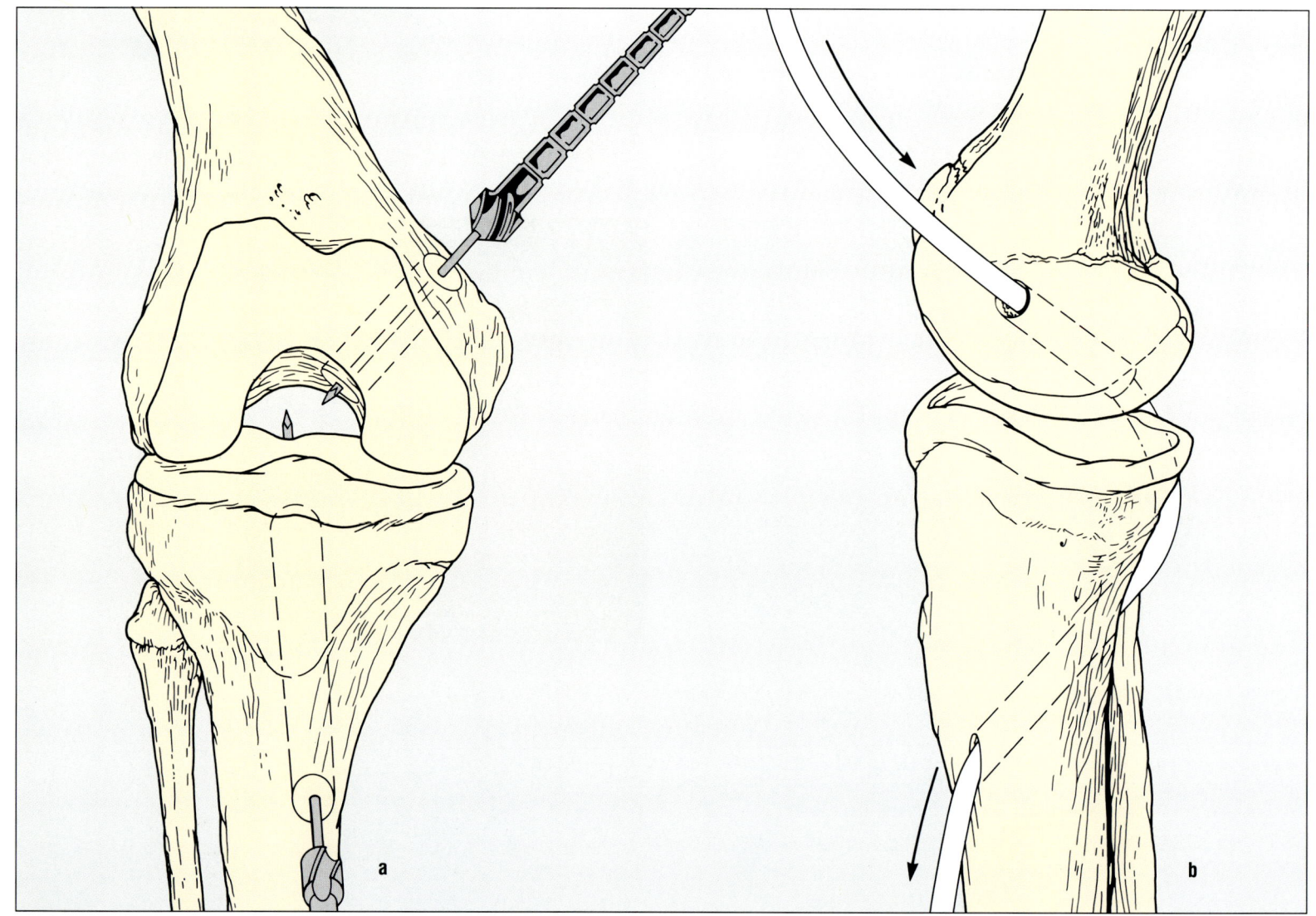

Abb. 10.9.
a Tibia- und Femurtunnel werden mittels kanülierter Geräte über den Führungsdrähten auf die richtige Größe gefräst. b Die Gore-Tex-Feile (W. L. Gore) gleitet durch den Femurtunnel, das Gelenk und den Tibiatunnel, um die Tunnelkanten zu glätten, aber auch um die Passage des Transplantats durch das Gelenk zu erleichtern

Das Knie

malen Tibia aus. Wir benutzen eine Fräse angemessener Größe, um den Tibiatunnel anzulegen. Der behandschuhte Finger des Operateurs sollte dabei zwischen der hinteren Kapsel und den neurovaskulären Strukturen liegen, um letztere während der Bohrarbeiten zu schützen. Der Tibiatunnel ist nun fertig.

Präparieren des Femurs

Das Femurzielgerät wird so angebracht, daß der Führungsdraht in die Kortikalis des medialen Femurkondylus auf halber Strecke zwischen medialem Epikondylus und medialer kondylärer Gelenkfläche eintritt, in einer Linie mit dem oberen Drittel der Patella, wenn das Knie um 90° gebeugt ist, wie von Paulos beschrieben (Abb. 10.8) [7]. Der Führungsdraht tritt durch die Mitte des femoralen hinteren Kreuzbandstumpfes ein, was eine Tunnelabweichung verhindert. Wir nehmen eine Fräse von geeigneter Größe, um den Femurtunnel zu schaffen.

Wenn Tibia- und Femurtunnel fertiggestellt sind, dirigieren wir eine Gore-Tex-Feile (W. L. Gore) durch den Femurtunnel, durch das Gelenk und durch den Tibiatunnel (Abb. 10.9, 10.10).

Bei einer Kniebeugung von 0°, 30°, 60°, 90° und 120° werden die Tunnelkanten mit der Gore-Tex-Feile abgeraspelt und geglättet. Dann verwenden wir die Feile, um das Transplantat an die vorgesehene Stelle zu ziehen.

Transplantatpräparierung

Bevor wir den Patienten in den OP bringen, präparieren wir das Achillessehnenallotransplantat routinemäßig (Abb. 10.11 a). Aus dem Allo-

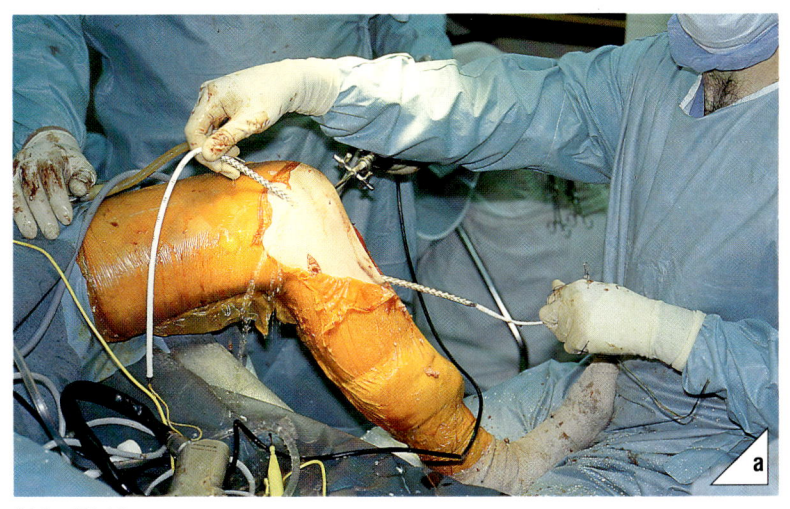

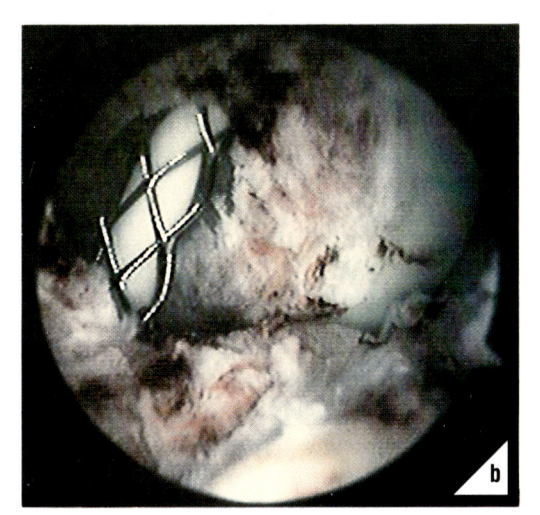

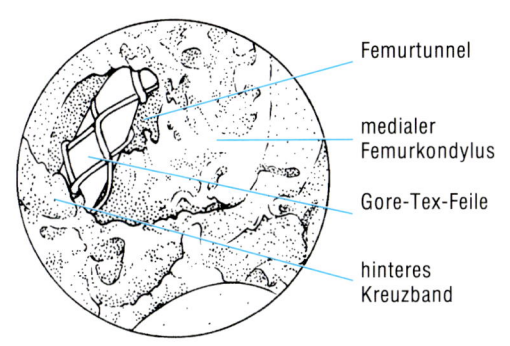

Abb. 10.10.
a Die Gore-Tex-Feile dringt über den Femurtunnel ins Gelenk ein, tritt aus dem Tibiatunnel heraus und wird vor und zurück bewegt, um die Tunnelkanten zu glätten. b Innenansicht der Gore-Tex-Feile, die aus dem Femurtunnel austritt und in den Bereich hinter der Tibiagelenkfläche und dann in den Tibiatunnel des rechten Knies eintritt, vom inferolateralen Zugang her gesehen

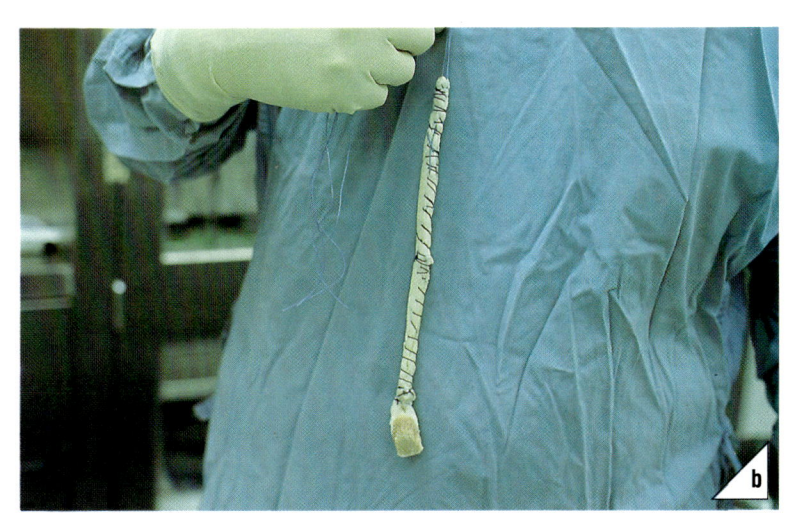

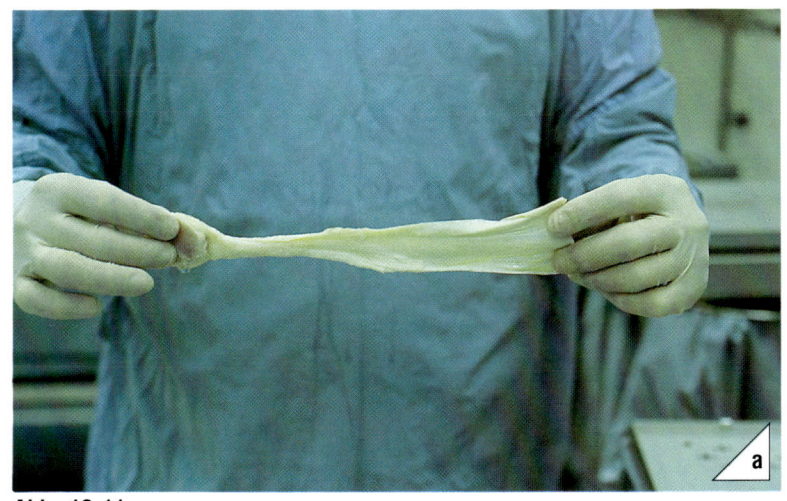

Abb. 10.11.
a Das Achillessehnenallotransplantat vor seiner Präparierung, um ins Knie eingesetzt zu werden. b Das präparierte Achillessehnenallotransplantat mit einem Sehnenanteil wird unter Verwendung von Nähten auf einer stumpfen Nadel zu einem Rohr geformt. Der Knochenstopfen ist für eine Druck- oder Interferenzschraubenbefestigung keilförmig konturiert

transplantat, das mindestens 21 cm lang sein muß, wird unter Verwendung einer resorbierbaren Nr.-0-Naht eine Röhre geformt. Der Umfang des rohrförmigen Allotransplantats bestimmt den Durchmesser von Tibia- und Femurtunnel; er beträgt meist 12 mm. Der Knochenblock aus dem Kalkaneus wird für die Druck- oder Interferenzschraubenfixierung im Femurtunnel keilförmig präpariert (Abb. 10.11 b). Nach Abschluß der Transplantatvorbereitung bringen wir den Patienten in den OP.

Passage und Fixierung des Transplantats

Die Zugnähte am Achillessehnenallotransplantat werden an der Gore-Tex-Feile befestigt. Wir ziehen das Transplantat zunächst durch den Femurtunnel, dann durchs Gelenk in den Tibiatunnel und aus dem anteromedialen Anteil der proximalen Tibia heraus (Abb. 10.12). Den konturierten Kalkaneusknochenstopfen stecken wir in den Femurtunnel und halten ihn mit Druck oder Interferenzschrauben an Ort und Stelle (Abb. 10.13). Wir inspizieren das Transplantat mit dem Arthroskop, während wir das Knie in verschiedene Richtungen bewegen. Das Knie sollte in Beugestellung zwischen 0° und 20° justiert sein, so daß eine starke vordere Schubladenwirkung auf der proximalen Tibia lastet. Dies reduziert die Gefahr einer hinteren Tibiasubluxation und bringt Spannung auf das Transplantat. Das Achillessehnenallotransplantat wird mit einer bikortikalen Schraube mit Spülvorrichtung an der Tibia angebracht (Abb. 10.14, 10.15).

Das Knie wird im vollen Radius hin und her bewegt. Die hintere Schubladenwirkung sollte ausgeschaltet werden und die tibiale Stufe

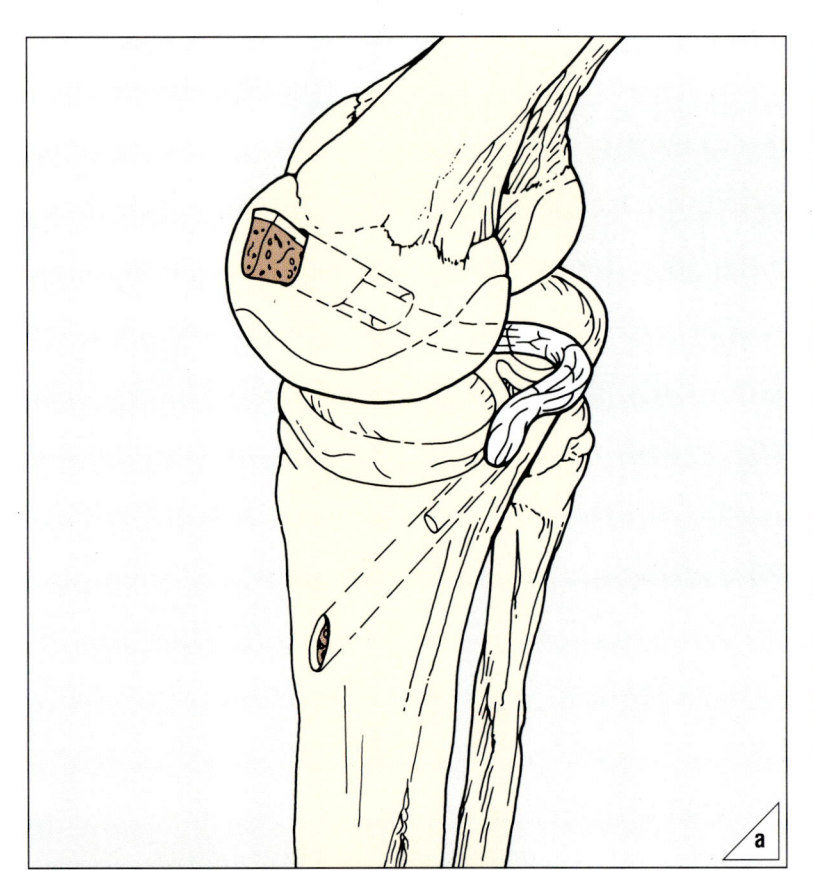

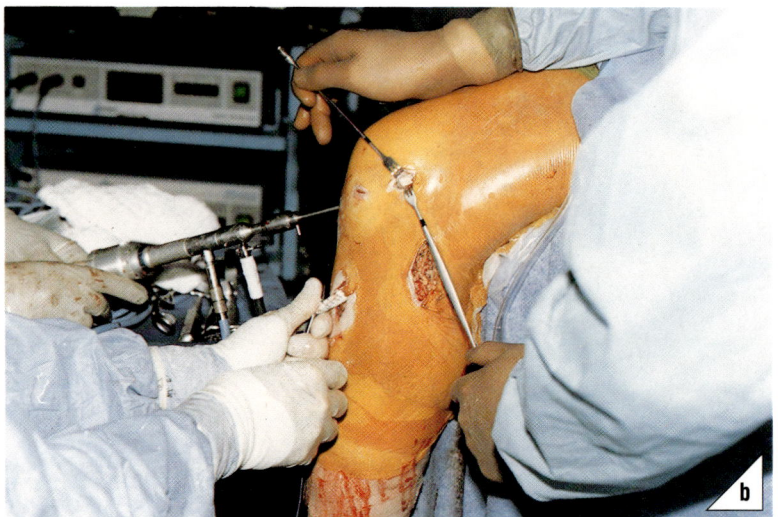

Abb. 10.12.
Das Achillessehnenallotransplantat wird in seine richtige Lage im Tunnel gebracht. a Es wird zuerst in den Femurtunnel, dann durchs Gelenk und schließlich durch den Tibiatunnel gezogen. b Intraoperative Aufnahme des Achillessehnenallotransplantats, wie es in den Femurtunnel gezogen wird. c Intraartikuläre Positionierung des Achillessehnenallotransplantats während der hinteren Kreuzbandrekonstruktion

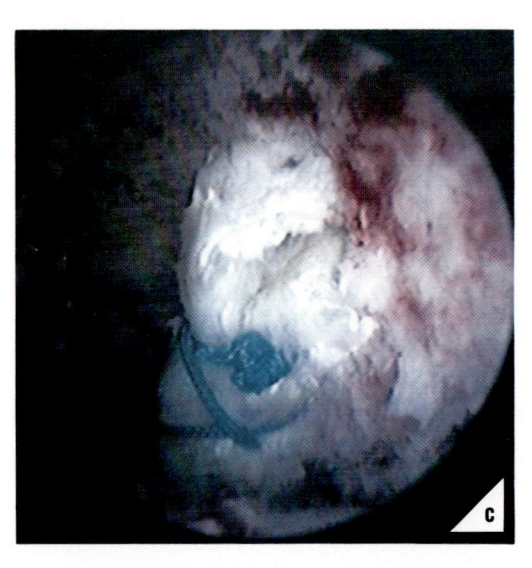

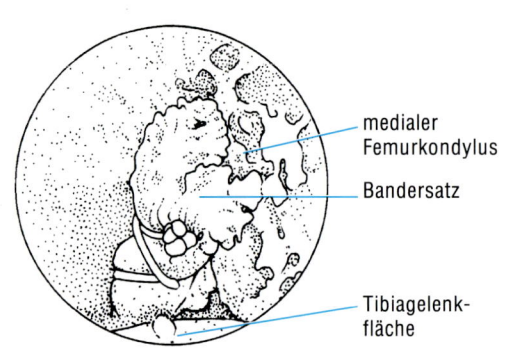

medialer Femurkondylus

Bandersatz

Tibiagelenkfläche

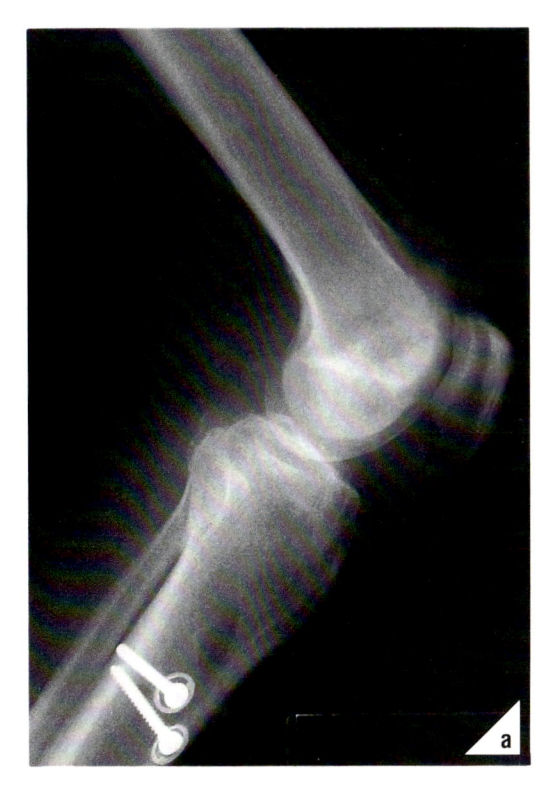

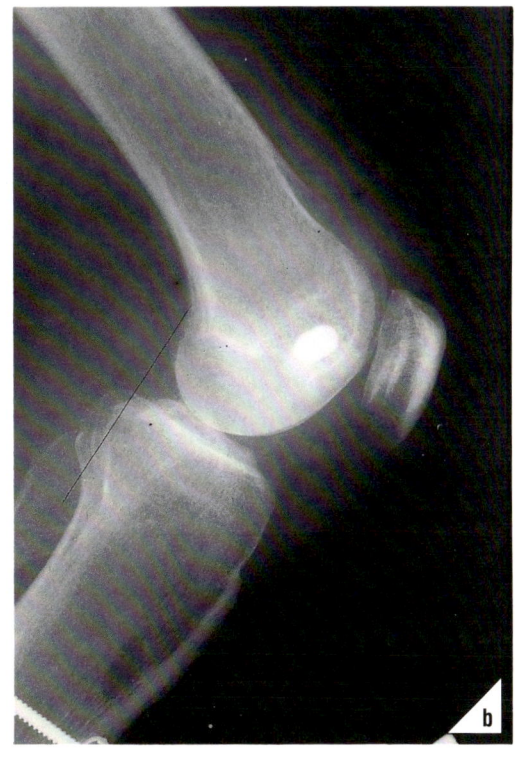

Abb. 10.13.
a Fixierung des Knochenstopfens im Femurtunnel mit der Druckanheftungstechnik. b Femurfixierung mit der Interferenzschraubenanheftungstechnik

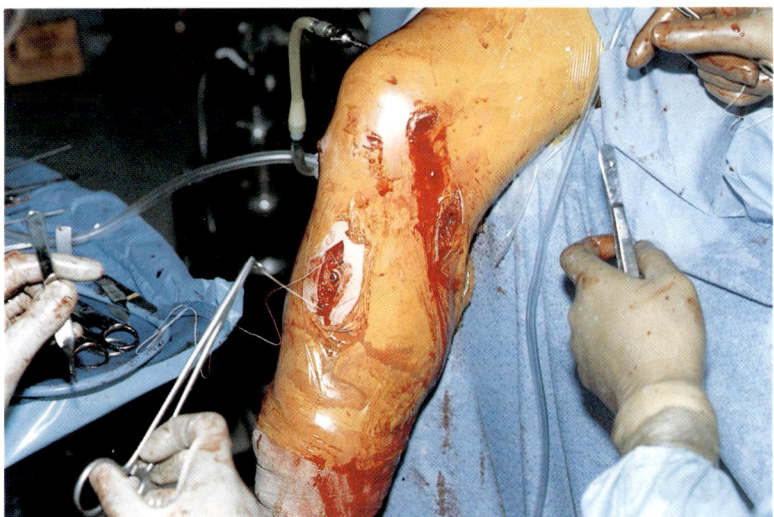

Abb. 10.14.
Das distale Ende des Allotransplantats steht unter Spannung und ist mit Schraube und Spülapparat an der proximalen Tibia fixiert. Die Luft in der Staubinde wurde abgelassen, und die Inzisionen werden verschlossen

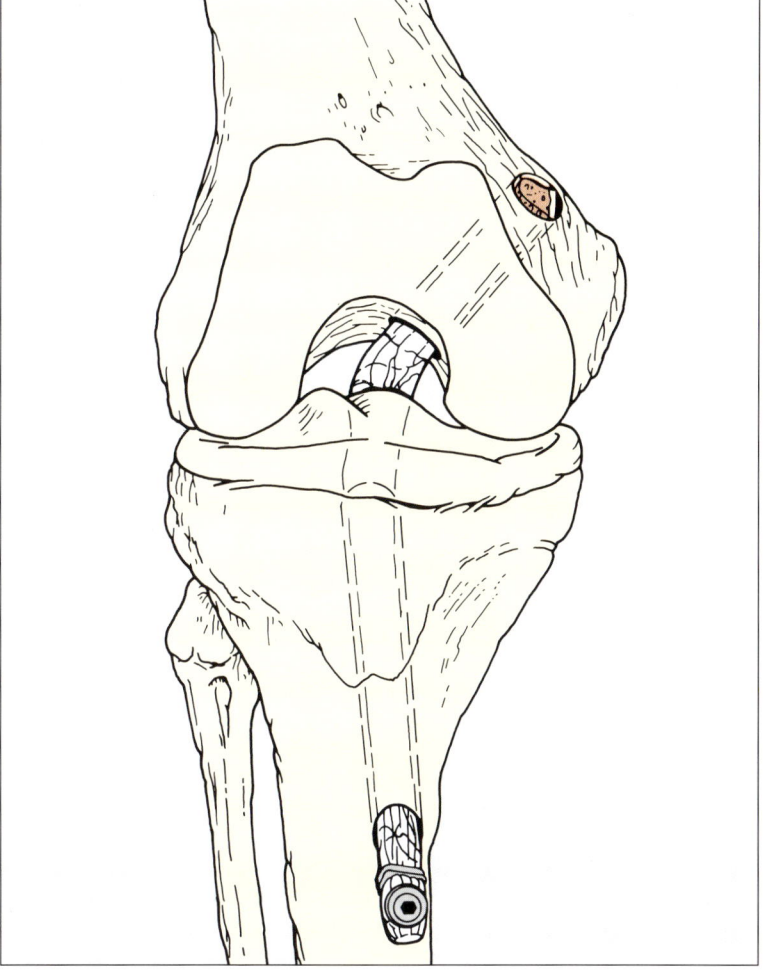

Abb. 10.15.
Fixierung des Achillessehnenallotransplantats im Femurtunnel und auf dem anteromedialen Anteil der proximalen Tibia

Arthroskopisch gestützte Rekonstruktion des hinteren Kreuzbands unter Verwendung von Allotransplantatsehnen

der eines normalen Knies gleichen. Besteht eine posterolaterale oder posteromediale Instabilität im Verbund mit hinterer Kreuzbandinstabilität, sind diese vor Ausübung der Endspannung und Tibiafixierung des Achillessehnenallografts zu korrigieren. Wenn man dies nicht beachtet, kommt es zu Bandlaxität.

Wundverschluß

Die Luft wird aus dem Tourniquet abgelassen. Wir sorgen für Blutstillung und schließen die Wunde schichtweise. Wir legen sterile Verbände, der Patient bekommt postoperativ einen rehabilitativen Stützapparat, der das Bein in voller Streckung hält. Die Rehabilitation erfolgt gemäß unseren postoperativen Richtlinien (Abb. 10.16).

Technische Erwägungen

Wenn wir das hintere Kreuzband operieren, müssen wir uns immer des Risikos einer Verletzung der neurovaskulären Strukturen in diesem Bereich gewärtig sein. Wir betonen die Bedeutung einer kleinen posteromedialen Inzision, so daß der behandschuhte Finger des Chirurgen durch die hintere Kapsel vor die neurovaskulären Strukturen gelangen kann. Auf diese Weise vermag er die Spitze des Führungsdrahts wie auch die Spitze der Fräse zu ertasten, während der Tibiatunnel entsteht. Andere Autoren heben die Bedeutung von intraoperativen Röntgenaufnahmen hervor, um die Lage des Führungsdrahts und der Fräse zu bestätigen. Indem wir das Arthroskop durch den posteromedialen Zugang einführen, können wir die Spitzen des Führungsdrahts und des Bohrers im Verlauf der Tunnelanlage erkennen, bis sie aus der hinteren Tibia austreten. Technisch wichtig ist hierbei, zu bedenken, daß sich der Operateur hinsichtlich der neurovaskulären Strukturen stets über die Lage des Führungsdrahts im klaren sein muß. Diese Sicherheit hat immer Vorrang (Abb. 10.17).

Von Bedeutung für den Erfolg der hinteren wie der vorderen Kreuzbandrekonstruktion ist auch die Plazierung des Tunnels. Es ist wichtig, daß der Femurführungsdraht durch die Mitte des Femuransatzstumpfs des hinteren Kreuzbands austritt, damit der Tunnel sich in anatomisch korrekter Lage befindet. Es ist von äußerster Wichtigkeit, daß nach Ausfräsung des Tunnels die Spitze des Führungsdrahts durch die Apex des hinteren Tibiakamms geht, damit der hintere Kreuzbandersatz durch einen Tunnel in der hinteren Kreuzbandgrube verlaufen kann und das Transplantat somit in eine physiologisch richtige Lage gebracht wird.

Die Passage des hinteren Kreuzbands kann sich zuweilen als frustierende Erfahrung erweisen, wenn der Chirurg dieses Verfahren zum ersten Mal anwendet. Es ist absolut unabdingbar, daß die hintere Kapsel von der Tibiakante bis ca. 1 cm unterhalb von dieser abgehoben wird. Dies erleichtert nach Anlage des Tibiatunnels die Passage des Transplantats, weil dann weder die Passage des Führungsdrahts, noch der Gore-Tex-Feile oder des hinteren Kreuzbandersatztransplantats durch Kapselgewebe beeinträchtigt wird. Schließlich bedarf es der sicheren Fixierung der femoralen und tibialen Enden des Achillessehnen- oder Patellarsehnenallotransplantats. Wir fanden heraus, daß rund 20 Bewegungszyklen mit voller Beugung und Streckung einen Großteil der Laxität des Kreuzbandersatzes beseitigen. Dann bringen wir das Knie in eine Beugestellung von etwa 20°, wobei eine konstante vordere Schubladenkraft auf der proximalen Tibia lastet. Damit reduzieren wir die hintere Tibiasubluxation. Das zuvor mit interner Fixierung oder Keilverblockung auf der Femurseite gesicherte Transplantat wird nun auf der proximalen Tibia sicher intern fixiert. Dies gestattet eine kontinuierliche Spannung und Fixierung von Fremd- oder Eigentransplantatgewebe.

(Dieses Manuskript kam zum Teil durch ein Förderungsstipendium der National Knee Research and Education Foundation zustande.)

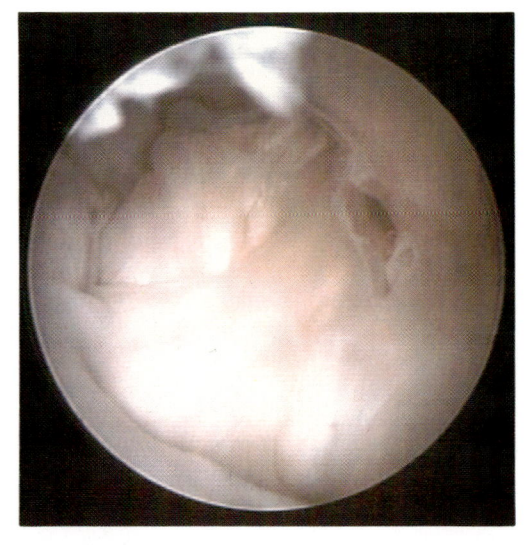

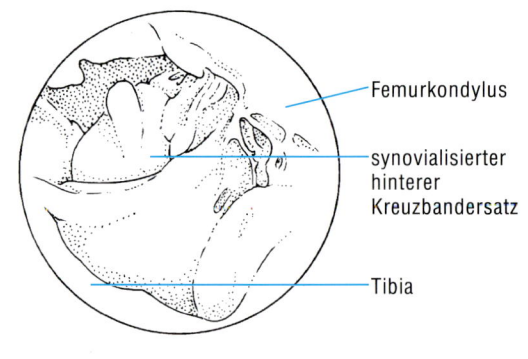

Abb. 10.16.
Diese Ansicht des interkondylären Bereichs des rechten Knies zeigt das gut liegende und synovialisierte Kreuzbandallotransplantat 6 Monate nach dem Eingriff. Es befindet sich in der Mitte des medialen Femurkondylus rechts, und das hintere Kreuzband liegt links

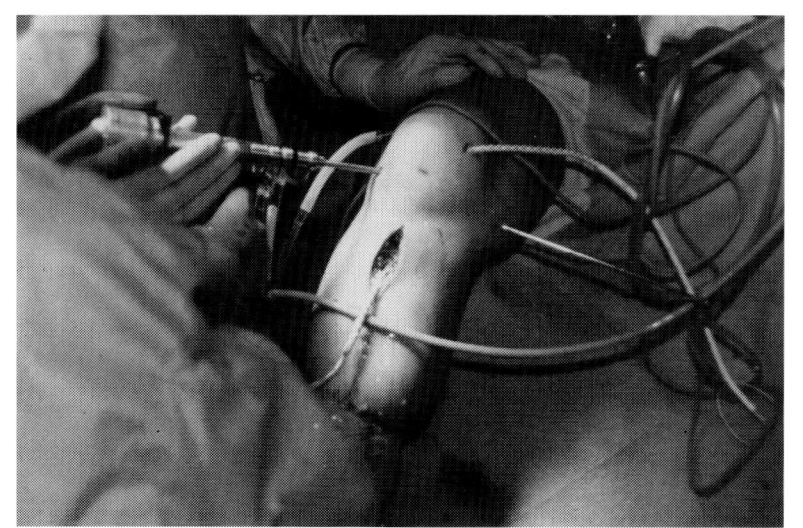

Abb. 10.17.
Der Wechselstab zeigt die Position des posteromedialen arthroskopischen Zugangs zur Sichtbarmachung der proximalen Tibia während der Tunnel angelegt wird

Literatur

1. Clancy WG. Repair and reconstruction of the posterior cruciate ligament. In: Chapman MW, ed. *Operative Orthopaedics*. Philadelphia, Pa: JB Lippincott; 1988.
2. Daniel DM, Stone ML, Barnett P, Sachs R. Use of the quadriceps active test to diagnose posterior cruciate ligament disruption and measure posterior laxity of the knee. *J Bone Joint Surg*. 1988;70A:386–391.
3. Daniel D, Akeson W, O'Connor J: *Knee Ligaments: Function, Injury, and Repair*. New York, NY: Raven Press; 1990.
4. Fanelli GC. Three zone concept of arthroscopic PCL evaluation. Presented at the Cherry Blossom Seminar; McLean, Va; March, 1991.
5. Parolie JM, Bergfeld JA. Long-term results of nonoperative treatment of isolated posterior cruciate ligament injuries in the athlete. *Am J Sports Med*. 1986;14:35–38.
6. Paulos L. *Arthroscopically Assisted Posterior Cruciate Ligament Reconstruction Using Precision Drill Guides*. Mansfield, Mass: Acufex Microsurgical Inc; 1986.
7. Stanish WO, Rubinovich M, Armason T, et al. Posterior cruciate ligament tears in wrestlers. *Can J Applied Sports Sci*. 1986;4:173–177.

Teil 2
Die Schulter

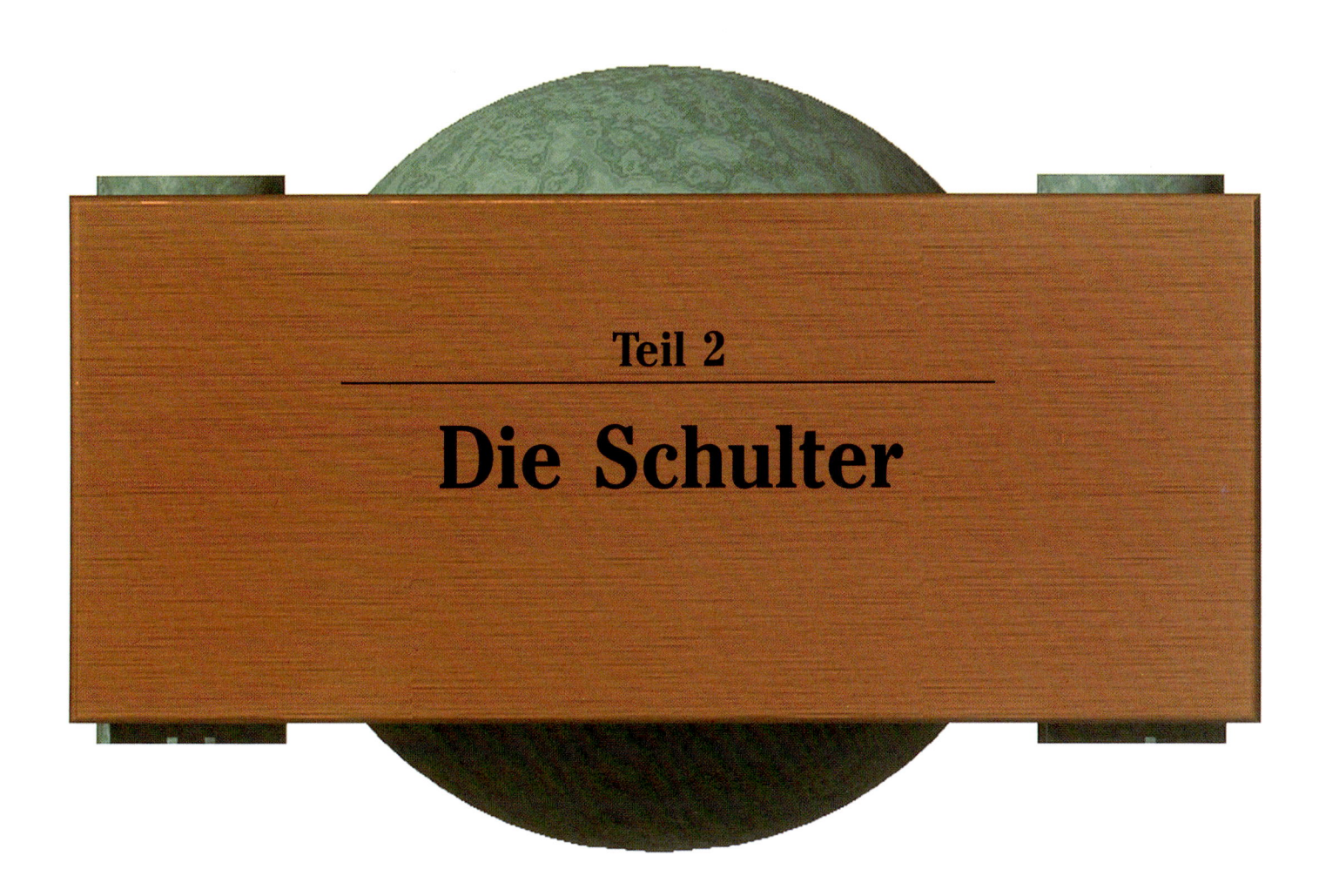

11

Arthroskopie der Schulter: Grundtechniken

J. Serge Parisien

Das Arthroskop ist ein nützliches Hilfsmittel in der Untersuchung und Behandlung der unterschiedlichen pathologischen Schulterveränderungen. Die diagnostischen Verfahren sind einfach und machen in der Regel 2 Zugänge erforderlich, einen vorn und den anderen hinten. Das operative Vorgehen stellt technisch höhere Ansprüche; erfolgreiche Ergebnisse sind davon abhängig, wie genau der Operateur die Anatomie der Zugänge kennt, wie präzise er die Technik beherrscht und die geeigneten Patienten auswählt [1–12].

Lagerung des Patienten

Seitliche Dekubituslage

Der Patient kann auf der Seite liegend gelagert werden, mit der kranken Seite nach oben. Wenn man die arthroskopische Operation erwägt, wird die Schulter in einen Streckverband gebracht, mit dem Arm in einer Abduktionsstellung zwischen 30° und 70° und 10°–15° Anteflexion (Abb. 11.1). Wir können den Patienten um ca. 15°–20° aus der vertikalen Position nach hinten kippen, um der vorderen Abflachung des Schultergelenks Rechnung zu tragen. Wenn wir eine arthroskopische Akromioplastik vornehmen, kann es notwendig werden, den Abduktionswinkel zu verringern, um den subakromialen Raum nicht zu versperren.

Sitzende Stellung

Wegen der Sorge um die mit der Traktion verbundene mögliche neurovaskuläre Beeinträchtigung wird bei der Schulterarthroskopie häufiger auch die sitzende Stellung bevorzugt. Man benutzt einen der üblichen Op.-Tische; der Patient kann in eine halbsitzende oder sitzende Stellung gebracht werden. Wenn sich das obere Viertelfeld des Op.-Tischs entfernen und durch einen neurochirurgischen Kopfhalter ersetzen läßt, bewegen wir den Patienten nach oben, um die Skapula vom oberen Ende des Tischs zu befreien. Ansonsten wird der Patient an die Kante des Op.-Tischs gedreht, wobei wir seine Schulter mittels eines unter das Schulterblatt gelegten Polsters nach vorn kippen. In jüngerer Zeit hat Chandler [13] empfohlen, ein modulares Schulterstützsystem und eine schmalere Kopfstütze auf einem Standard-Op.-Tisch zu benutzen, um so einen besseren Zugang zum hinteren Anteil der Schulter zu erhalten (Abb. 11.2). Bei halbsitzender oder sitzender Stellung braucht keine Zugkraft auf die Schulter ausgeübt zu werden; außerdem ist es nicht nötig, den Patienten umzulagern, neu abzudecken oder das Operationsfeld für einen offenen Eingriff umzuorganisieren. Um eine externe Außenrotation der unteren Extremitäten und jeglichen abnormen Druck auf den Peronäusnerv am Fibulaköpfchen zu verhindern, werden Füße und Knöchel mit Heftpflaster zusammengehalten.

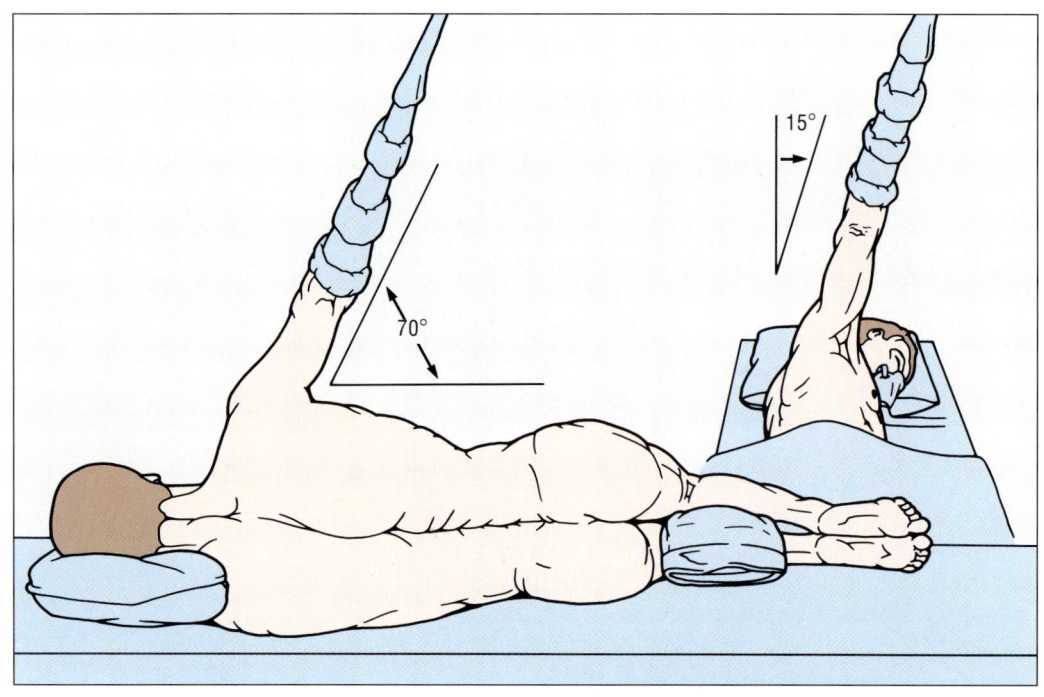

Abb. 11.1.
Patient in seitlicher Dekupituslage

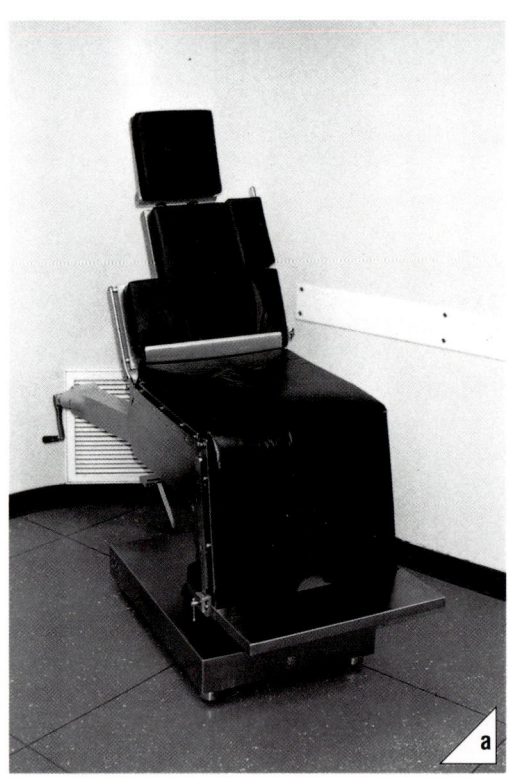

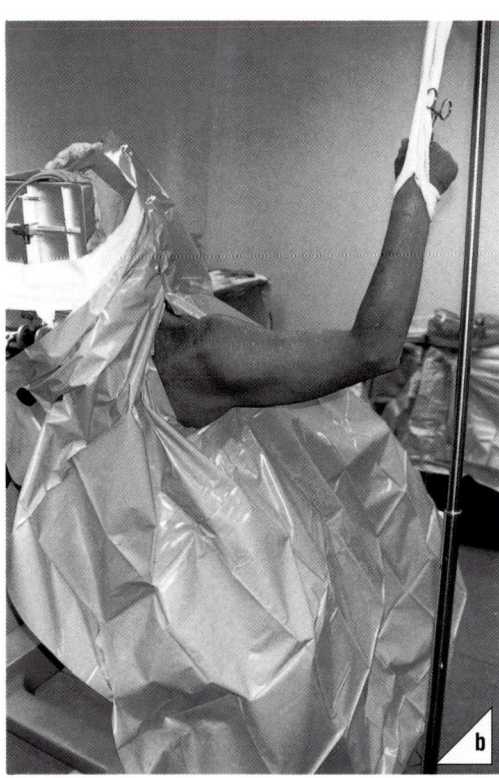

Abb. 11.2.
a Op.-Tisch, modifiziert mit modularem Stützsystem, um an den hinteren Teil der Schulter zu gelangen. (Mit freundlicher Genehmigung von Eugene Chandler MD, Scottsdale, Arizona). b Patient in Sitzposition mit modularem Stützsystem an der Schulter und einem schmalen Kopfteil

Anatomie der Zugänge

Zu Beginn des Verfahrens nehmen wir einen Stift, um die anatomischen knöchernen Orientierungspunkte an der Schulter zu markieren, vor allem den Rabenschnabelfortsatz, das Akromioklavikulargelenk, die vordere, seitliche und hintere Kante des Akromions und die Spina scapulae. Gefährdet sind verschiedene neurovaskuläre Strukturen im posterioren, lateralen, superioren und anterioren Bereich, wenn die 3 Hauptzugänge zur Schulter entwickelt werden.

Hinterer Zugang

Der hintere Zugang liegt ca. 2 cm inferior und 1 cm medial der posterolateren Ecke des Akromions. Das Arthroskop durchbohrt die Haut und das Unterhautgewebe, das hintere Drittel des Deltamuskels, den M. infraspinatus oder den Zwischenraum zwischen den Mm. infraspinatus und teres minor und schließlich die Gelenkkapsel. Auf dieser Ebene verletzt der hintere Zugang nicht die Strukturen des hinteren Schulteranteils, die sich etwa 6 cm unterhalb des Akromions befinden, beziehungsweise die A. circumflexa humeri posterior, den N. axillaris und die A. circumflexa scapulae (Abb. 11.3).

Vorderer Zugang

Der vordere Zugang befindet sich seitlich der Spitze des Rabenschnabelfortsatzes, unterhalb der anterolateralen Kante des Akromions. Dieser Zugang durchdringt die Haut, das Unterhautgewebe, das hintere Drittel des M. deltoideus und schließlich die Gelenkkapsel. Der N. musculocutaneus, der bei diesem Zugang gefährdet ist, liegt ca. 3 cm inferior und medial des Rabenschnabelfortsatzes (Abb. 11.4). Der vordere Zugang läßt sich entwickeln, indem man eine Spinalkanüle in das von Matthews [8] beschriebene intraartikuläre Dreieck einlegt, das aus der Bizepssehne, dem Labrum glenoidale und dem Humerusköpfchen besteht. Der

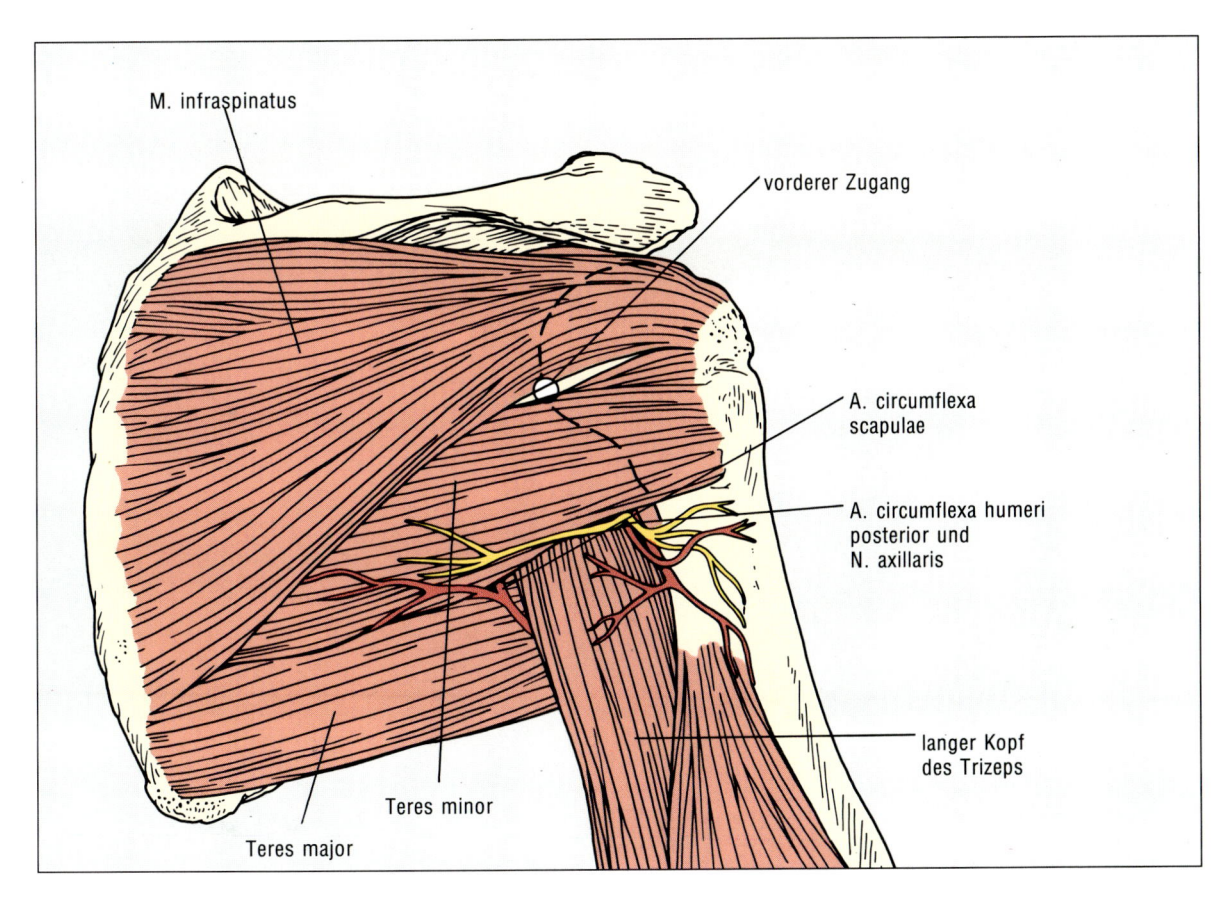

Abb. 11.3.
Der hintere Zugang im Verhältnis zu den neurovaskulären Strukturen

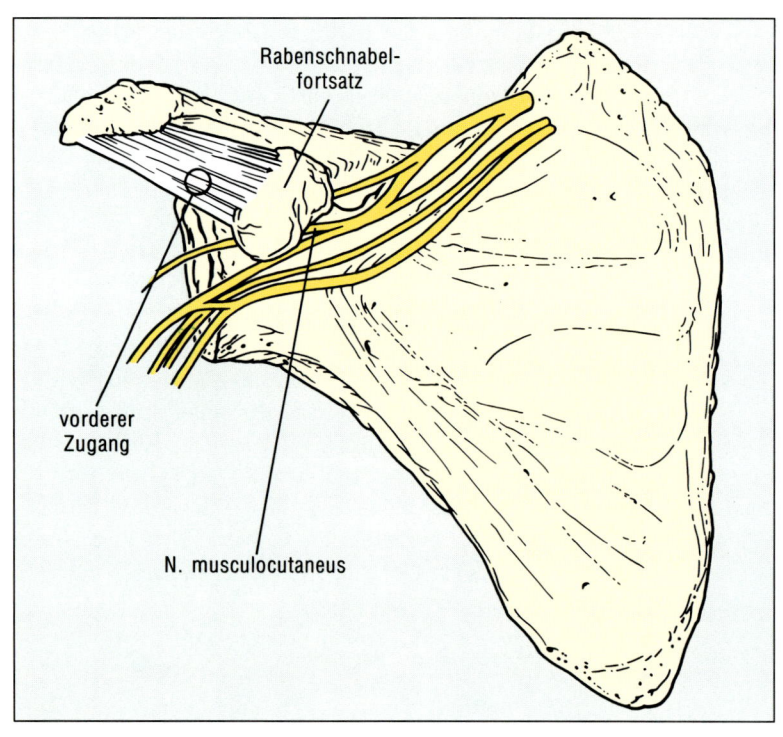

Abb. 11.4.
Der vordere Zugang im Verhältnis zum N. musculocutaneus

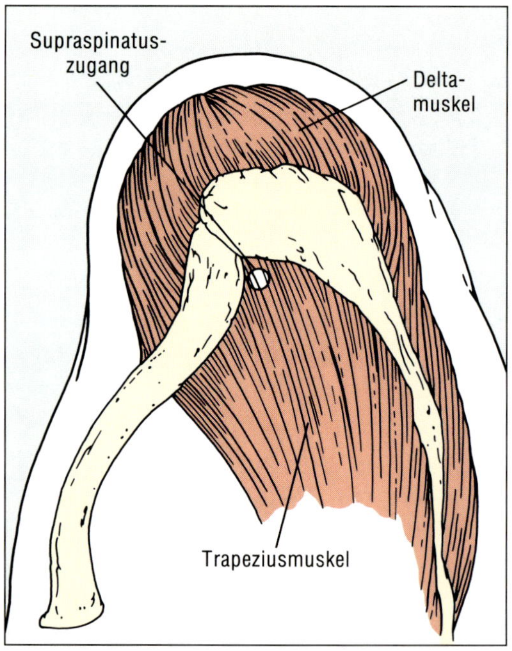

Abb. 11.5.
Der obere Zugang

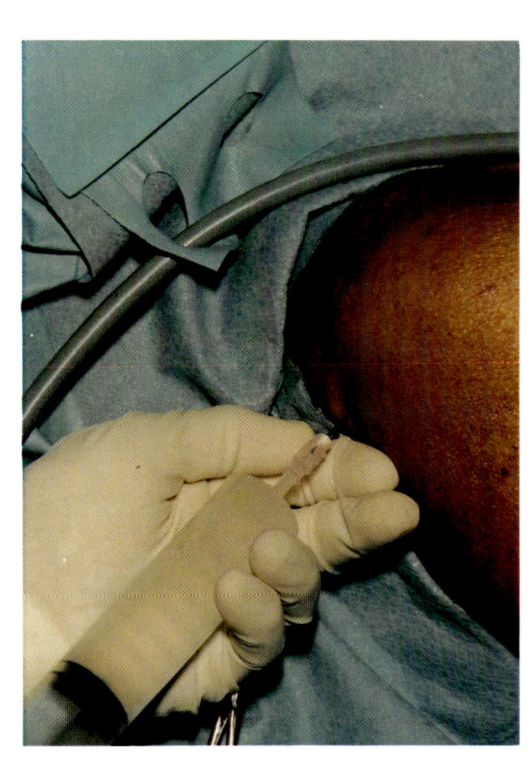

Abb. 11.6.
Spinalkanüle, mit einer Spritze verbunden, die mit normaler Kochsalzlösung gefüllt ist, um die Gelenkhöhle zu weiten

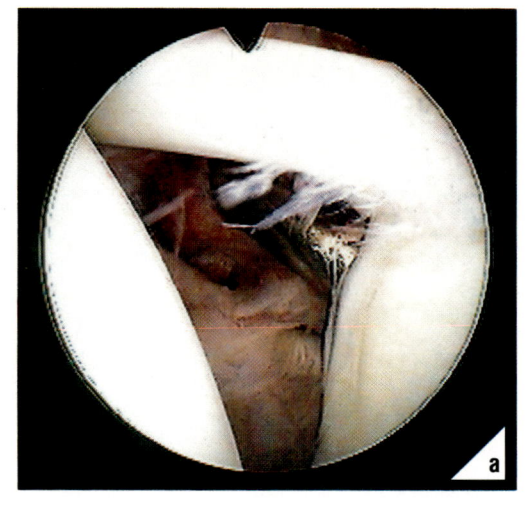

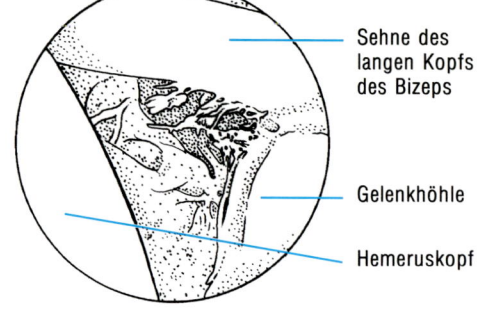

Abb. 11.7.
a Darstellung des langen Kopfes der Bizepssehne in der linken Schulter, der Patient befindet sich dabei in sitzender Stellung. b Bizepssehne, wie sie unter dem Querband hervortritt

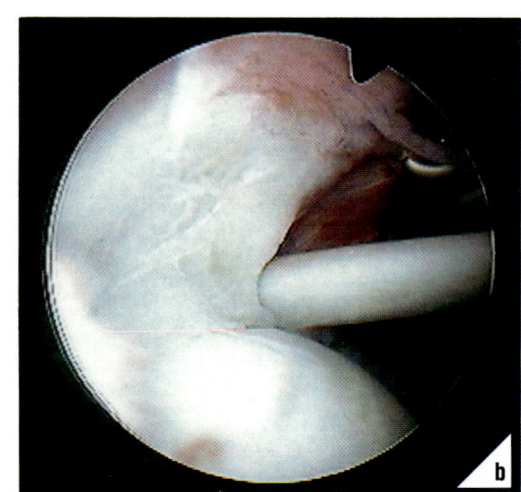

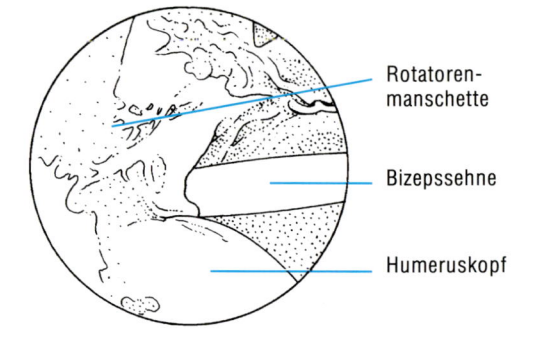

166 Die Schulter

vordere Zugang kann auch über die Einführung eines langen Stabs (des Wissenger-Stabs) angelegt werden, und zwar vom hinteren Zugang aus durch die Arthroskopkanüle gegen die vordere Gelenkkapsel im intraartikulären Dreieck. Eine weitere Kanüle, die oberhalb des vorstehenden Stabs eingebracht ist, tritt vorn in das Gelenk ein, um den Zugang zu schaffen. Man kann auch einen vorderen Nebenzugang benutzen, der in der Nähe und seitlich vom Rabenschnabelfortsatz gelegen sein sollte.

Oberer Zugang

Der obere Zugang ist in der Fossa des M. supraspinatus gelegen, vorn durch den hinteren Anteil der Klavikula begrenzt, seitlich durch die mediale Begrenzung des Akromions und hinten durch die Spina scapulae. Das Arthroskop dringt durch die Haut, das Unterhautgewebe, den M. trapezius medial vom Akromion und den M. supraspinatus unter Vermeidung von dessen Sehnenanteilen. Die A. suprascapularis sowie der N. suprascapularis liegen etwa 2,5 cm medial des Zugangs. Wenn man diesen Zugang benutzt, sollte das Areal um die Incisura scapulae tunlichst ausgespart bleiben, um somit eine Verletzung des N. suprascapularis und der A. suprascapularis zu verhindern (Abb. 11.5).

Operationstechnik

Am hinteren Zugang, der sich ca. 2 cm inferior und 1 cm medial der posterolateralen Spitze des Akromions befindet, führen wir eine Spinalkanüle ins Schultergelenk ein und füllen die Gelenkhöhle mit 40–70 ml normaler Kochsalzlösung (Abb. 11.6). Nachdem wir gesehen haben, wie die Kochsalzlösung ungehindert ausströmt, entfernen wir die Kanüle; und die Haut wird mit einem Skalpell Nr. 11 punktiert. Der glatte Obturator eines auf den Rabenschnabelfortsatz gerichteten 4-mm-Arthroskops wird ins Gelenk eingeführt. Während wir die hintere Kapsel palpieren, folgt nach Durchdringung des Gelenks der Austritt des Flüssigmediums aus der Kanüle. Nun bringen wir das mit der Videokamera verbundene Arthroskop in das Gelenk ein. Für diagnostische Zwecke legen wir eine Veres-Kanüle über den vorderen Zugang zwischen Rabenschnabelfortsatz und Akromion ein. Ihr Eintritt kann durch Direktsicht bestätigt werden. Da die schwerkraftbetriebene Spülflüssigkeit mit dem Arthroskop verbunden ist, kommt ein Durchfluß zustande, der die Gelenkkapsel frei von Blut und Gelenktrümmern hält.

Der erste intraartikuläre Orientierungspunkt, den es zu identifizieren gilt, ist die Sehne des langen Bizepskopfes (Abb. 11.7a). Die Sehne, die sich im Querschnitt rund darstellt, scheint vom Labrum auszugehen, kreuzt den Humeruskopf, um vorn unter dem Lig. transversum humerale herauszutreten (Abb. 11.7b). Dann sehen wir den intraartikulären Teil der Subskapularissehne in einer Synovialtasche zwischen dem oberen und mittleren glenohumeralen Band. Diese beiden Ligamente bilden den oberen und unteren Rand des Eingangs des Recessus subscapularis. Das untere glenohumerale Band, das wichtigste der glenohumeralen Ligamente, kann nun sichtbar gemacht werden. Das obere Band, welches sich unter dem mittleren glenohumeralen Ligament befindet, nimmt seinen Ausgang offenbar vom vorderen Labrum (Abb. 11.8). Wir ziehen das Arthroskop vorsichtig zurück, so daß der hintere Recessus des Gelenks in Sicht kommt. Durch Rotieren des Arthroskops können wir auch den hinteren Anteil des Humeruskopfs, das hintere Labrum glenoidale sowie den hinteren Recessus synovialis sichtbar machen. Ein Bereich von bloßem Knochen mit multiplen Fensterungen findet sich normalerweise im posterolateralen Anteil des Humeruskopfs zwischen dem Kapselansatz und der Gelenkfläche des Kopfs. Man sollte diesen Befund nicht mit

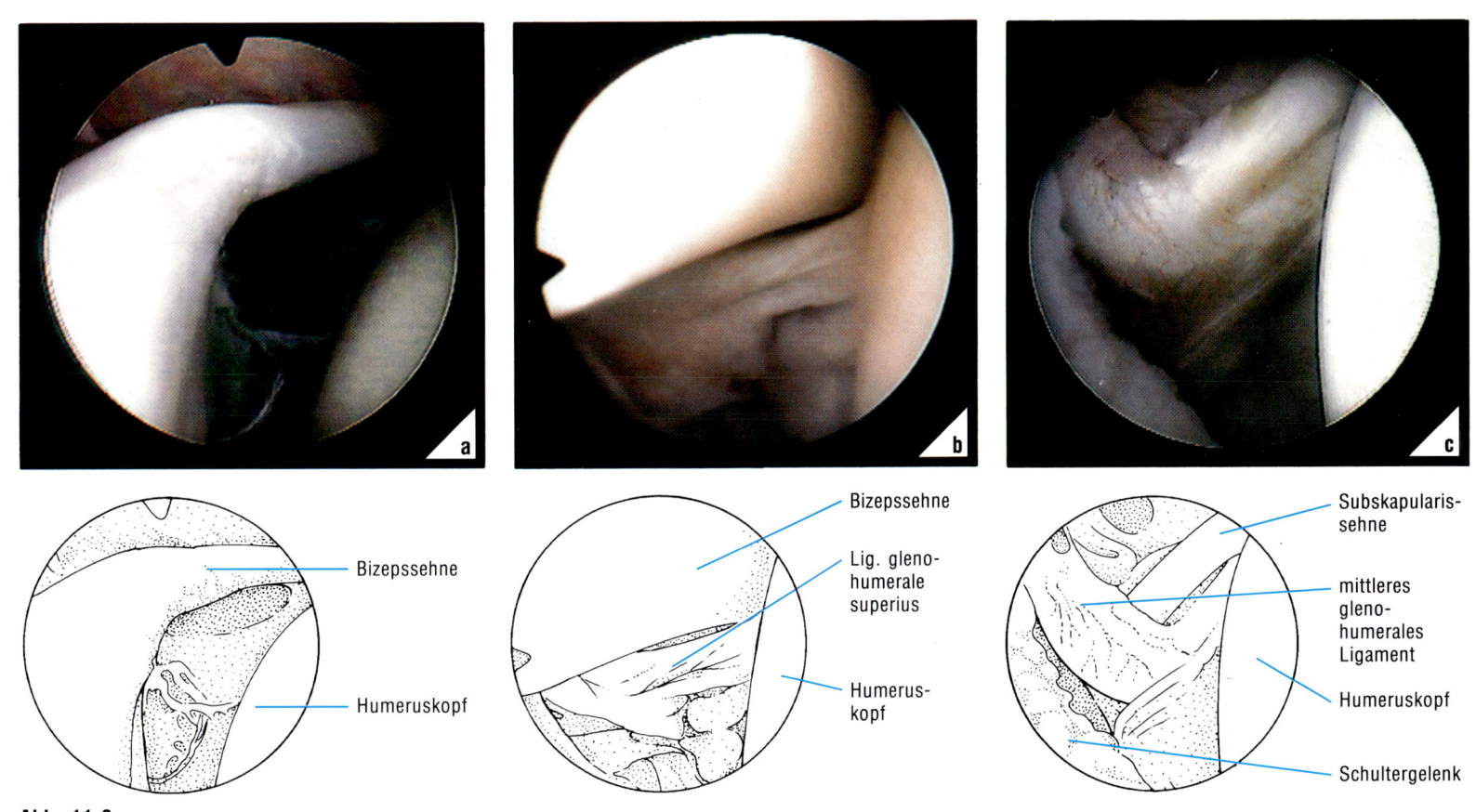

Abb. 11.8.
Darstellung der rechten Schulter, die den Ausgangspunkt der Sehne des langen Bizepskopfs zeigt (a), oberes glenohumerales Ligament (b), mittleres glenohumerales Ligament mit der Subskapularissehne (c), unteres glenohumerales Ligament (d, e), unteres Recessus synovialis (f). Der Patient befindet sich in sitzender Stellung

einer pathologischen Hill-Sachs-Verletzung verwechseln, die sich zuweilen im Gefolge glenohumeraler Instabilität entwickelt (Abb. 11.9, 11.10). Die Untersuchung wendet sich dann dem oberen Gelenkteil zu, um die Rotatorenmanschette zu beurteilen. Die Supraspinatussehne wird oberhalb der Bizepssehne sichtbar, gefolgt von Infraspinatus- und Teresminor-Sehne, die weiter oben und hinten liegen. Abduktion der Schulter verbessert die Einsicht auf den oberen humeralen Ansatz der Manschette. Um eine gründliche Untersuchung des Gelenks zu erleichtern, führen wir eine Sonde durch den zuvor beschriebenen vorderen Zugang ein.

Diagnostische Arthroskopie

Die diagnostische Arthroskopie der Schulter ist eine wertvolle Hilfe bei Verdacht auf Risse der Rotatorenmanschette (Abb. 11.11), wenn der Patient auf Konstrastmittel allergisch reagiert. In Fällen mit Verdacht auf Schulterinstabilität kann es nötig werden, eine Untersuchung unter Narkose zur diagnostischen Begutachtung des Gelenks durchzuführen. Etliche pathologische Befunde wie Risse des Labrums, Schäden am unteren glenohumeralen Band, die Bankart-Verletzung, die Hill-Sachs-Verletzung oder das Vorhandensein eines freien Gelenkkörpers vermögen die Dia-

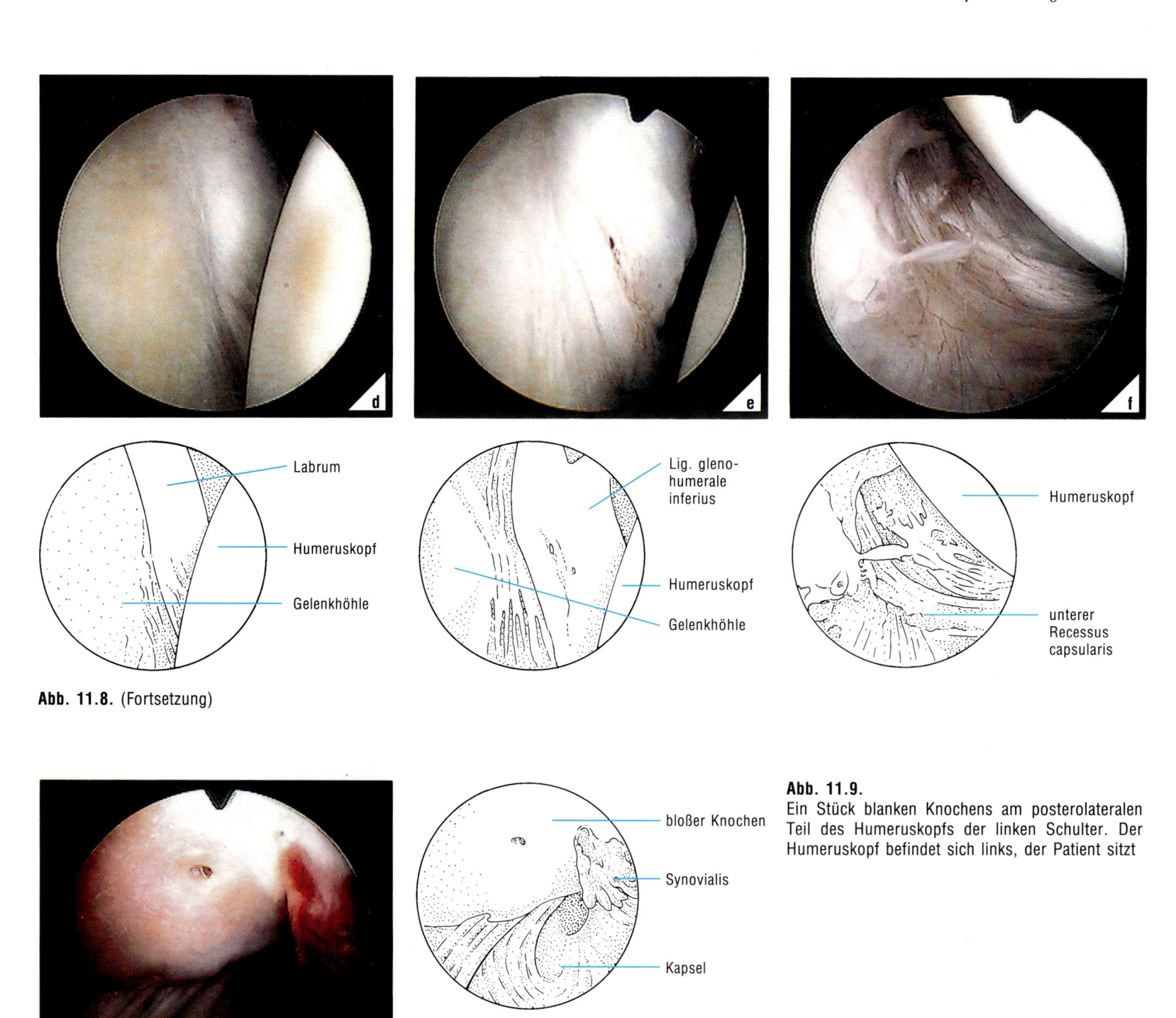

Abb. 11.8. (Fortsetzung)

Abb. 11.9.
Ein Stück blanken Knochens am posterolateralen Teil des Humeruskopfs der linken Schulter. Der Humeruskopf befindet sich links, der Patient sitzt

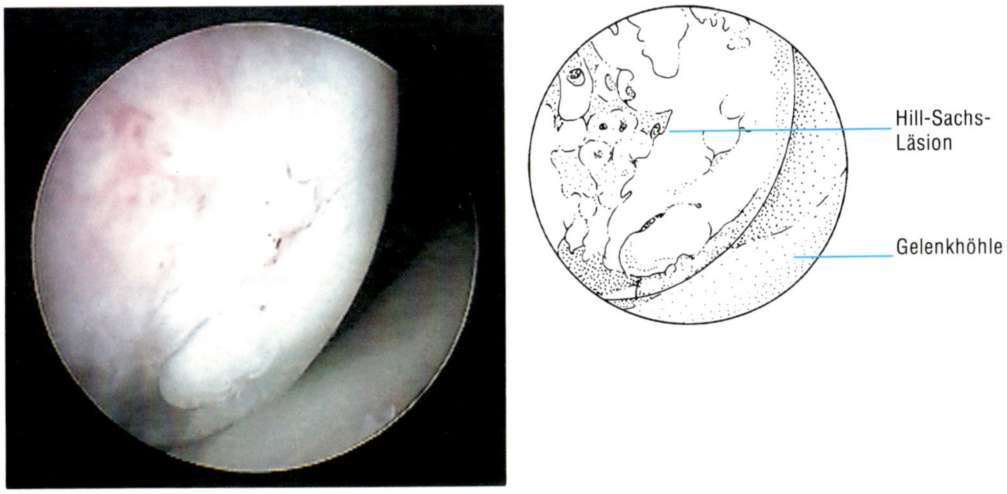

Abb. 11.10.
Eine echte Hill-Sachs-Läsion der linken Schulter. Der Humeruskopf befindet sich links. Der Patient sitzt

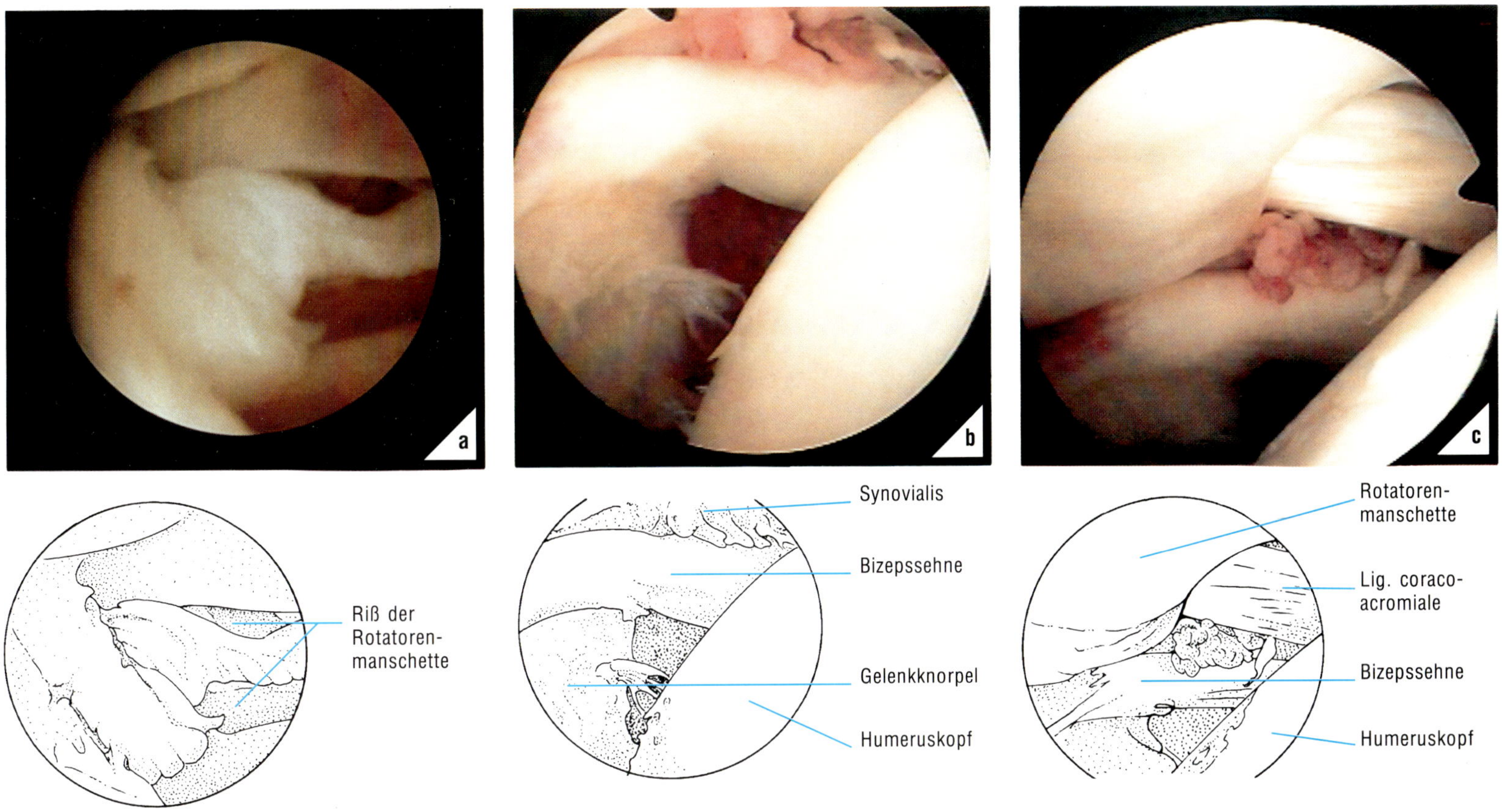

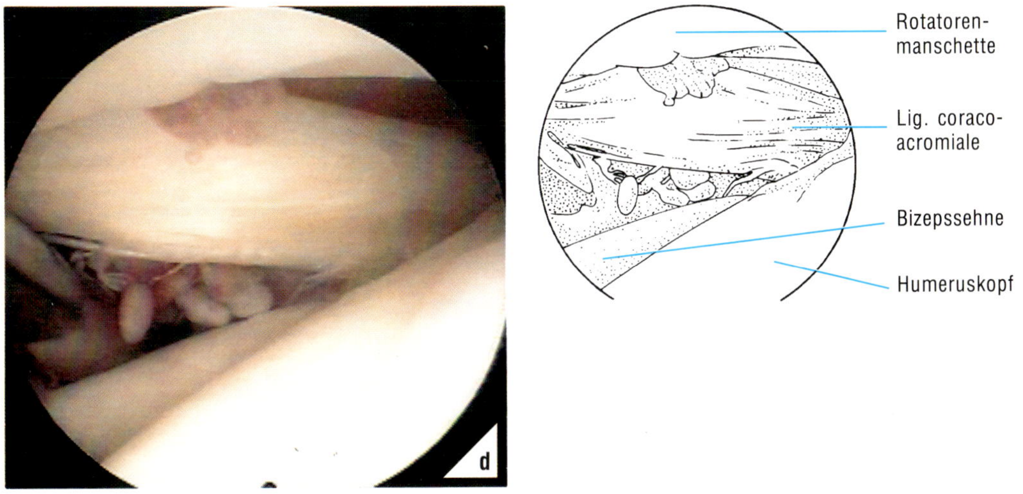

Hill-Sachs-Läsion

Gelenkhöhle

Synovialis

Bizepssehne

Gelenkknorpel

Humeruskopf

Riß der Rotatorenmanschette

Rotatorenmanschette

Lig. coracoacromiale

Bizepssehne

Humeruskopf

Rotatorenmanschette

Lig. coracoacromiale

Bizepssehne

Humeruskopf

Abb. 11.11.
a Riß der Rotatorenmanschette, b Ansatz der Bizepssehne, c, d Schritte der Sichtbarmachung einer großen Rotatorenmanschette der rechten Schulter, das korakoakromiale Ligament wird durch den Riß deutlich

Arthroskopie der Schulter: Grundtechniken

Abb. 11.12 a, b.
Beispiele von Loslösung des vorderen Labrums in der linken Schulter. Der Patient befindet sich in sitzender Position

Sonde
Humeruskopf
Gelenkhöhle
Labrum glenoidale

Gelenkknorpel
Humeruskopf
Labrum glenoidale

Labrum
Bizepssehne
Hill-Sachs-Läsion Humeruskopf

Gelenkknorpel
Hill-Sachs-Läsion Humeruskopf

Gelenkknorpel
Hill-Sachs-Läsion Humeruskopf

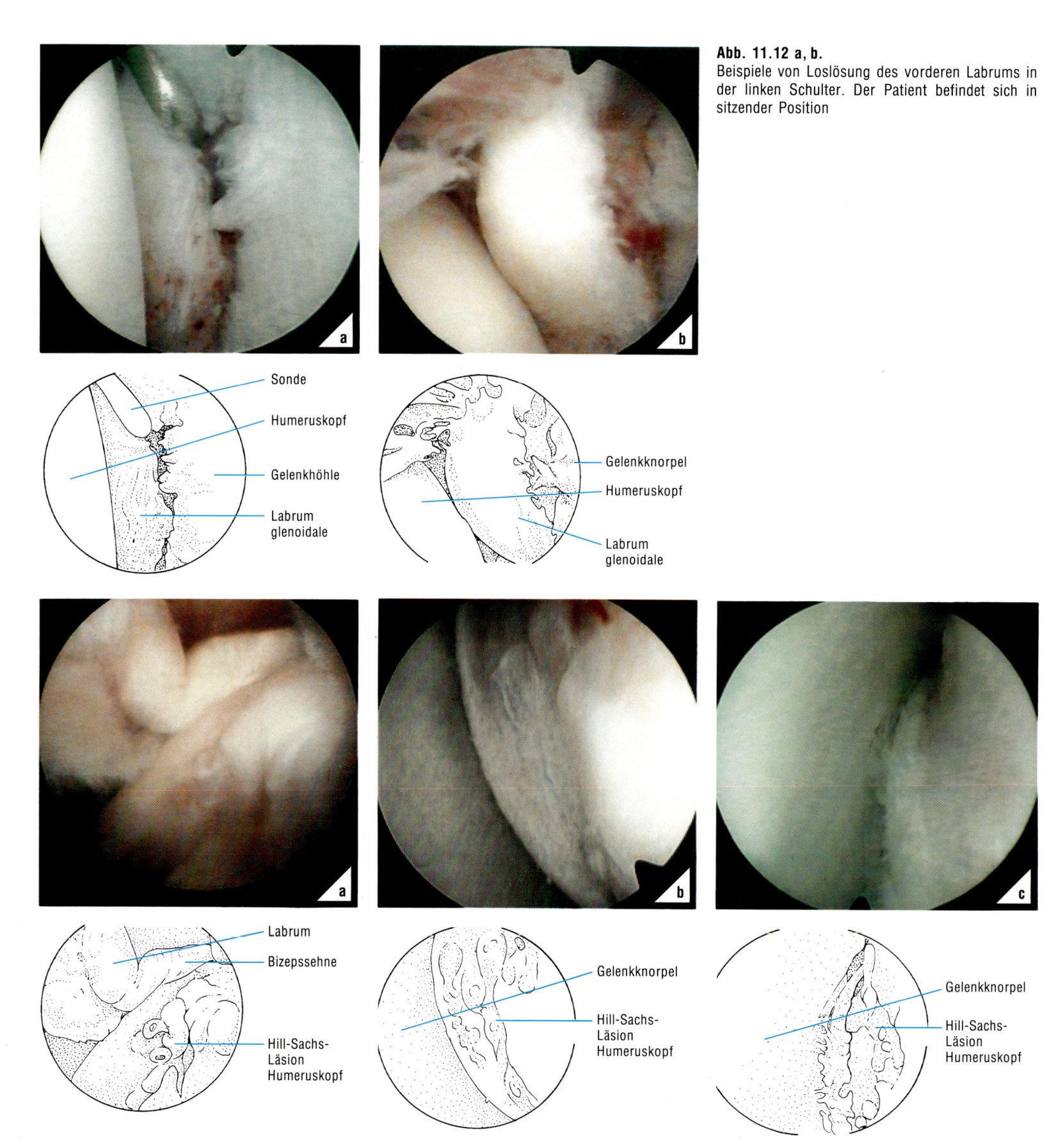

Abb. 11.13.
a Instabilität der rechten Schulter mit Riß und Ablösung des Labrums und einer Hill-Sachs-Läsion. Der hintere Anteil des Kopfes liegt rechts. b, c Hill-Sachs-Läsion der rechten Schulter. Der Patient befindet sich in sitzender Stellung

Die Schulter

gnose der Schulterinstabilität zu bekräftigen (Abb. 11.12–11.14). Bei einer jungen athletischen Person mit untypischem Schulterschmerz können wir mittels Arthroskopie Labrumrisse, freie Gelenkkörper oder frühe degenerative Veränderungen ausschließen. Wird eine offene oder geschlossene subakromiale Entlastung durchgeführt, empfehlen wir die diagnostische Arthroskopie des glenohumeralen Gelenks, um eine damit in Verbindung stehende intraarikuläre Läsion auszuschließen oder gleich zu behandeln [4, 5, 7, 9, 10, 14–17].

Operative Arthroskopie

Die operative Schulterarthroskopie ist indiziert zur Behandlung bei freien Gelenkkörpern oder osteochondralen Läsionen des glenohumeralen Gelenks (Abb. 11.15). Pathologische Synoviabefunde wie rheumatoide Arthritis, pigmentierte villonoduläre Synovitis, synoviale Osteochondromatose oder Pyarthros lassen sich arthroskopisch über die vorgenannten arthroskopischen Zugänge angehen (Abb. 11.16–11.18). Isolierte Schäden

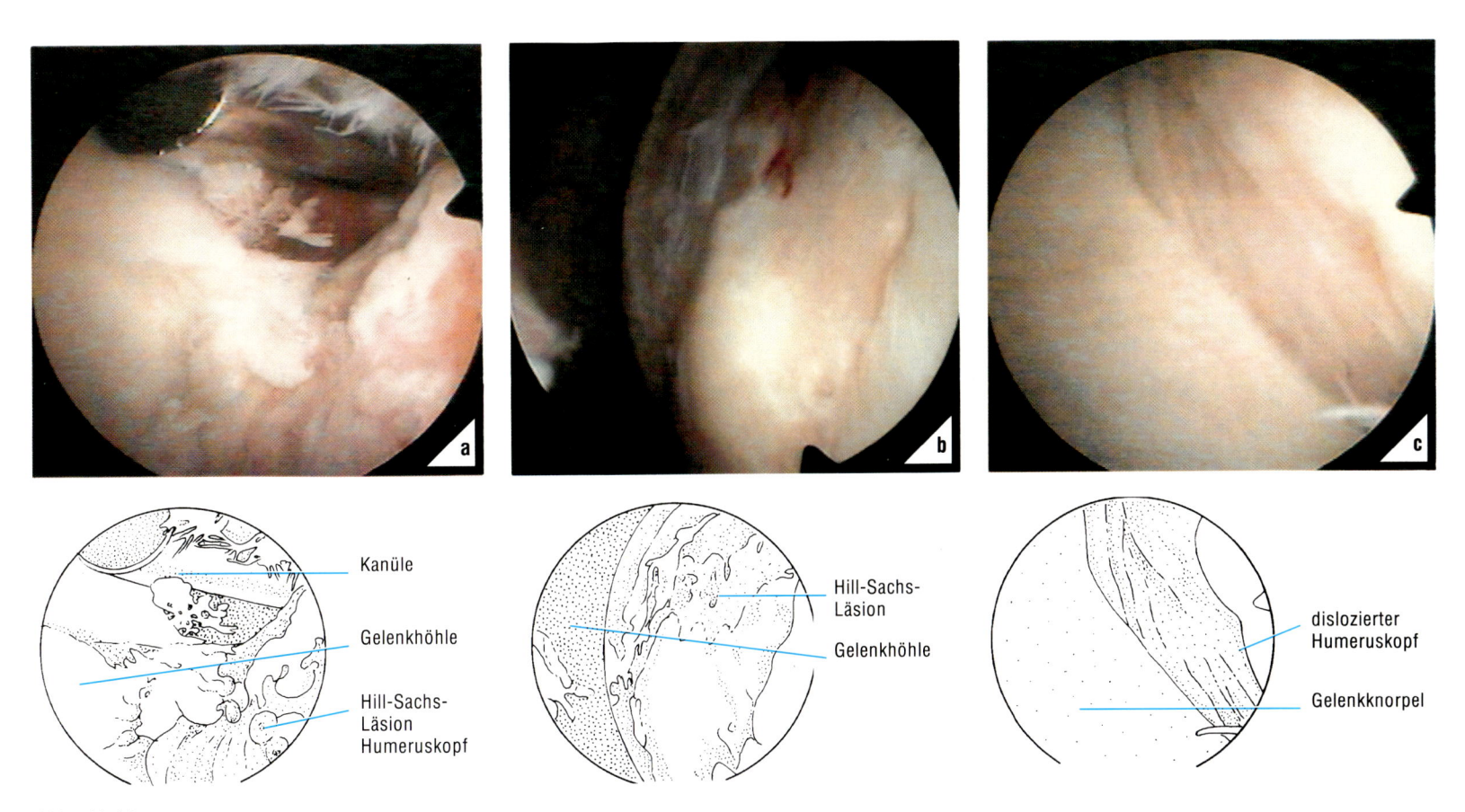

Abb. 11.14.
Instabilität der rechten Schulter mit posterolateralem Defekt (a, b) und anteroinferiorer Dislozierung (c). Der Patient befindet sich in sitzender Stellung

Arthroskopie der Schulter: Grundtechniken

der Bizepssehne können wir beheben, wenn der proximale Teil der Sehne auf das Gelenk drückt. Ein partieller Riß der Rotatorenmanschette kann zuweilen in Kombination mit subakromialer Entlastung saniert werden. Einige große Ablagerungen bei kalzifizierender Tendinitis, die der Feinnadelpunktion nicht zugänglich sind, lassen sich arthroskopisch ausräumen, wobei wir uns der subakromialen Zugänge, wie in Kap. 15 beschrieben, bedienen. Die arthroskopische Operation kann zudem sehr hilfreich sein bei Rissen des Labrums, die nicht mit Schulterinstabilität einhergehen. Isolierte Lappenrisse und Korbhenkelrisse des Labrums mit „Klicken" oder Blockierung der Schulter sprechen sehr gut auf die arthroskopische Wundtoilette an (Abb. 11.19–11.21). Außerdem kann die arthroskopische Behandlung bei einigen ausgesuchten Fällen von degenerativen Schulterveränderungen, wenn die Rotatorenmanschette kein Zeichen von Riß oder Degeneration aufweist, hilfreich sein.

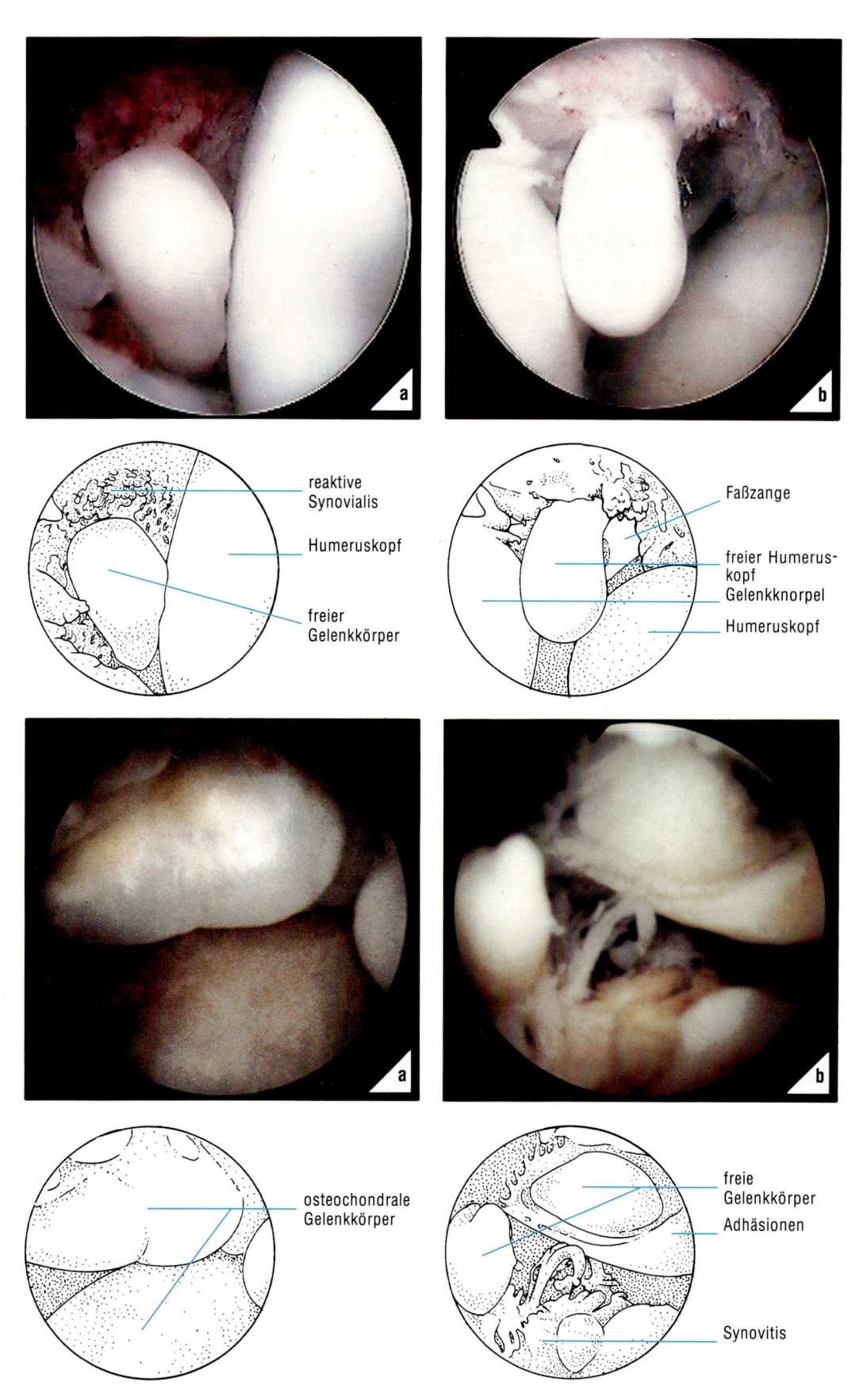

Abb. 11.15.
Freier Gelenkkörper in der rechten Schulter, a vor und b nach Exzision

Abb. 11.16.
a Freie Gelenkkörper der Schulter bei synovialer Osteochondromatose. b Freier Gelenkkörper, hypertrophische Synovialis und Adhäsionen bei posttraumatischer Arthrose der rechten Schulter

172　Die Schulter

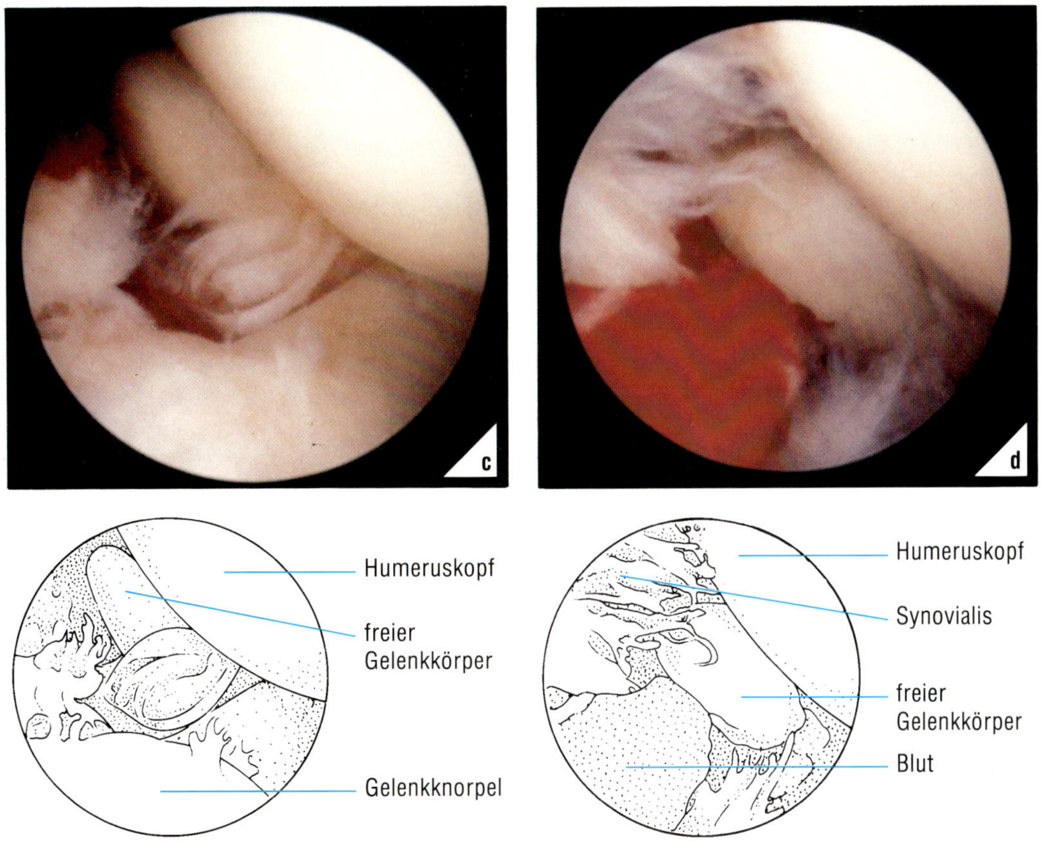

Abb. 11.16. (Fortsetzung)
c, d Freier Gelenkkörper im Recessus subscapularis der rechten Schulter. Der Patient befindet sich in seitlicher Dekubituslage

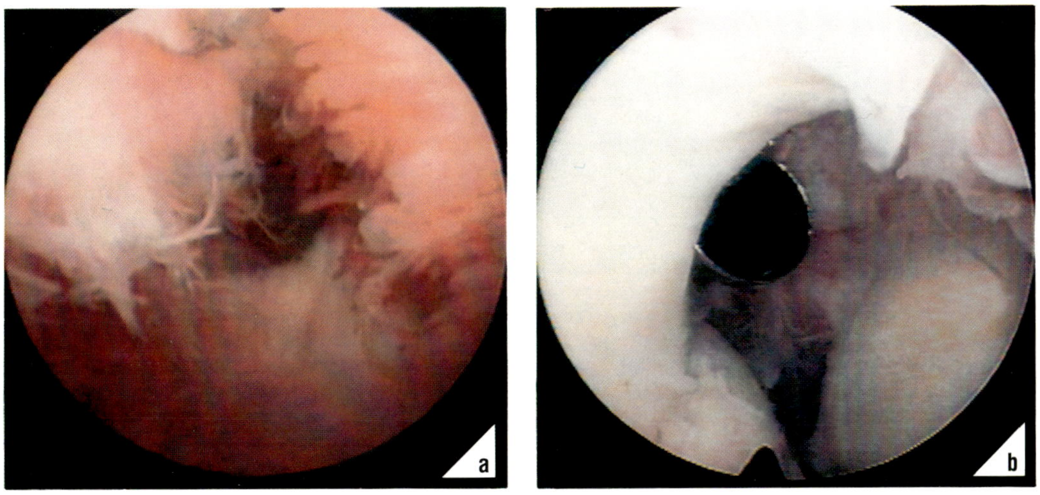

- Humeruskopf
- freier Gelenkkörper
- Gelenkknorpel

- Humeruskopf
- Synovialis
- freier Gelenkkörper
- Blut

Abb. 11.17 a, b.
Synovitis der linken Schulter vor und nach arthroskopischer Wundtoilette

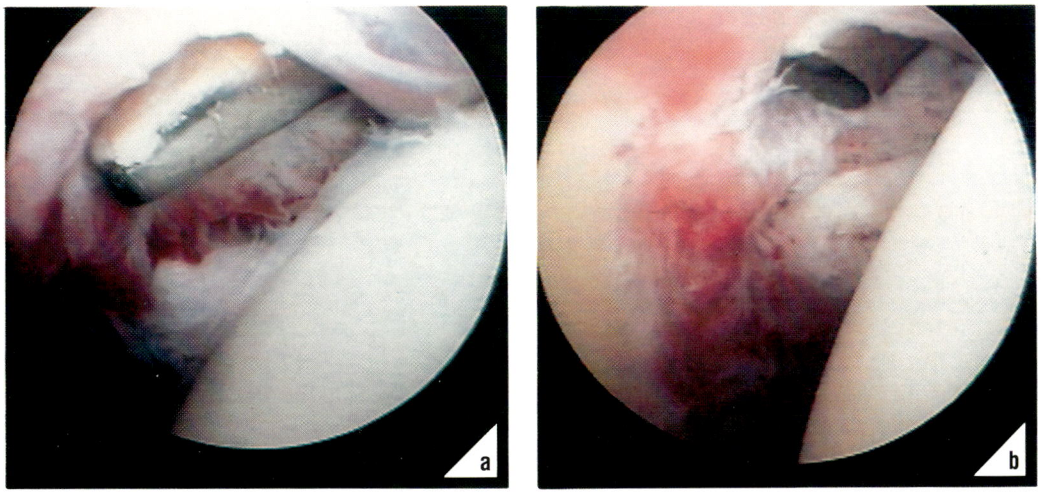

Abb. 11.18 a, b.
Schritte bei der Exzision einer umschriebenen synovialen Läsion der rechten Schulter. Der Patient befindet sich in sitzender Stellung

Arthroskopie der Schulter: Grundtechniken

Komplikationen und Risiken

Der hintere Zugang wird am häufigsten für die Arthroskopie der Schulter benutzt. Ist dieser richtig plaziert, vermeidet der Operateur die neurovaskulären Strukturen, die in diesem Bereich gefährdet sind. Setzt man das Arthroskop zu sehr nach medial, können supraskapuläre Arterie, Vene oder Nerv beschädigt werden. Wenn der Zugang zu weit distal liegt, werden die A. circumflexa humeri posterior, der N. axillaris und die A. circumflexa scapulae verletzt. Wenn der Chirurg das hintere Labrum und den Recessus synovialis durch diesen Zugang ansieht, muß er aufpassen, daß das Arthroskop durch Manipulation nicht aus dem Gelenk schlüpft.

Wenn wir uns des vorderen Zugangs bedienen, dürfen wir nicht vergessen, daß die Aufteilung des Plexus brachialis unterhalb vom Rabenschnabelfortsatz liegt. Besonders gefährdet ist der N. musculocutaneus, weil er sich ungefähr 3 cm unterhalb und medial des Rabenschnabelfortsatzes befindet. Das intraartikuläre Dreieck stellt sich, wie von Matthews beschrieben, als sicherer Bereich dar, durch den man unter Sicht über den hinteren Zugang vorn ins Gelenk eindringen kann.

Wenn wir den oberen Zugang wählen, sind N., A. und V. suprascapularis in Gefahr, weil die Incisura suprascapularis medial von diesem Zugang liegt.

Übermäßige Belastung des Plexus brachialis läßt sich vermeiden, wenn etwa 4,5–6,8 kg Zugkraft ausgeübt werden, während sich der Patient in seitlicher Dekubituslage befindet.

Obgleich Fu [5,17] im Experiment nachgewiesen hat, daß die beste Stellung für einen Streckverband bei 45° Anteflexion und 90° Abduktion liegt, wählen viele Operateure eine Abduktion zwischen 45° oder 60° und 70° bei einer Anteflexion von 15°. Pitman [14], der während der Schulterarthroskopie somatosensorische Potentiale verwendet, fand heraus, daß Neurapraxie wahrscheinlich sekundär durch eine Kombination solcher Faktoren wie Armlage, Grad der Zugkraft und intraartikuläre Distension auftritt. Der Austritt von Flüssigkeit ist vermeidbar, wenn dies infolge exzessiven Drucks auf die Spülflüssigkeit und eines langen Eingriffs geschieht. Zuweilen sind auch ein großer Riß der Rotatorenman-

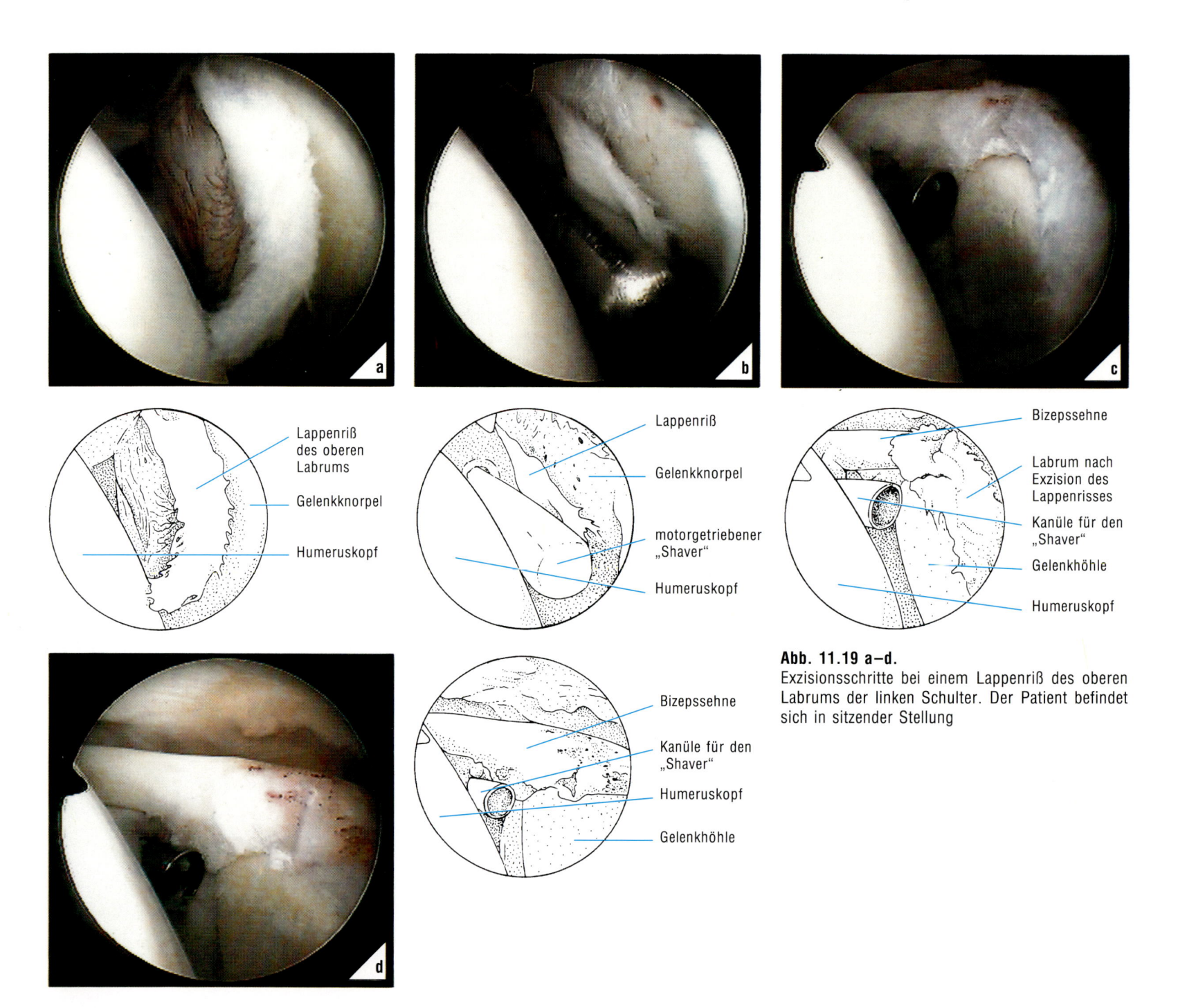

Abb. 11.19 a–d.
Exzisionsschritte bei einem Lappenriß des oberen Labrums der linken Schulter. Der Patient befindet sich in sitzender Stellung

schette oder ein gelockerter Bizepssehnenschaft schuld. In den meisten Fällen geht die Weichteilgewebsschwellung innerhalb von Stunden zurück.

Nach Baker [11] können wir Schäden am Sehnenteil des M. supraspinatus vorbeugen, wenn wir die Schulter ohne Anteflexion in nicht mehr als 45° Abduktion halten.

Ältere Patienten, die in sitzender Stellung operiert werden, können eine *Hypotonie* entwickeln [19]. Dies läßt sich durch Anlegen von Kompressionsstrümpfen verhindern, die die Ansammlung von Blut in den unteren Extremitäten minimieren, oder aber durch eine regionale Skalenusblockade.

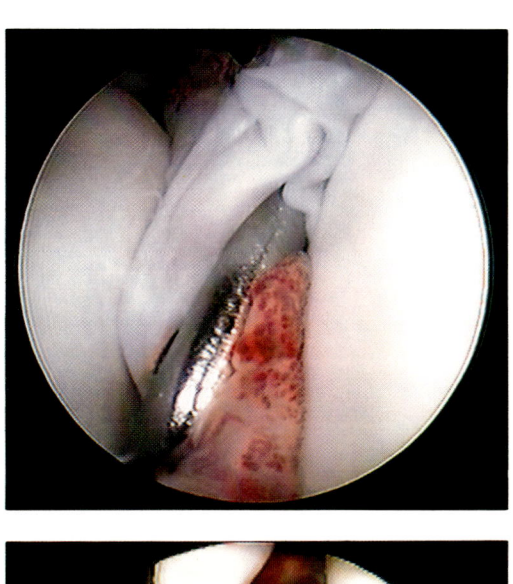

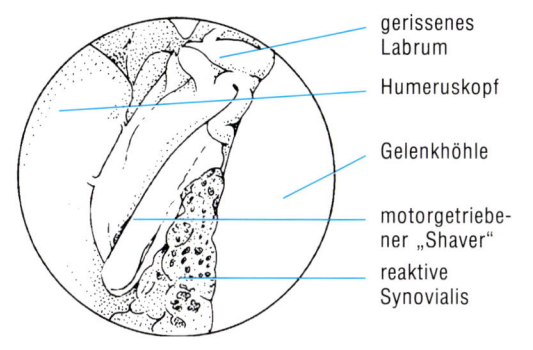

Abb. 11.20.
Arthroskopische Exzision eines Knochenhenkelrisses des Labrums der rechten Schulter unter Verwendung eines motorgetriebenen „Shaver"

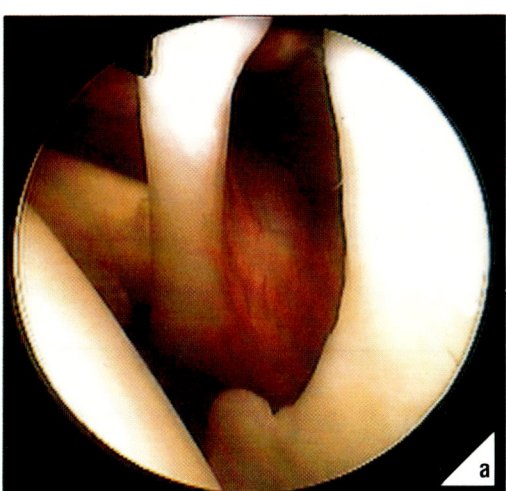

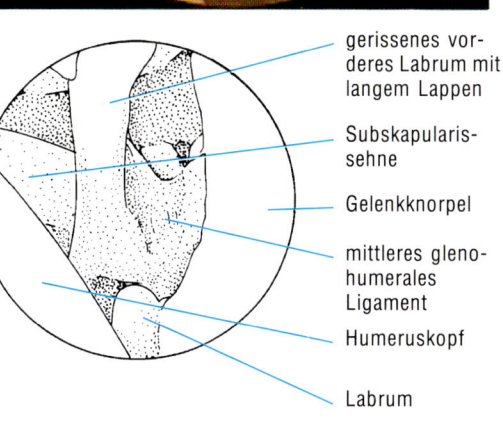

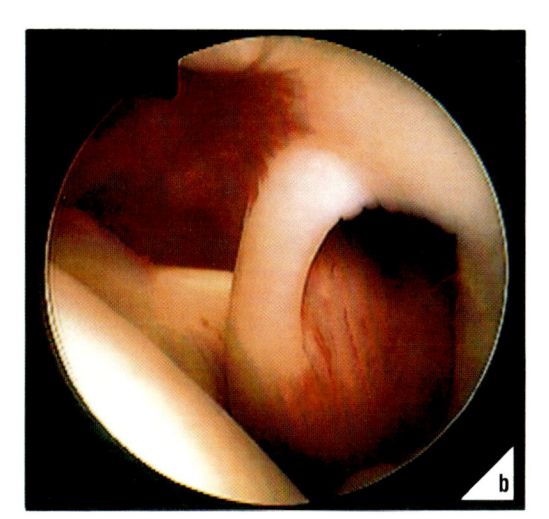

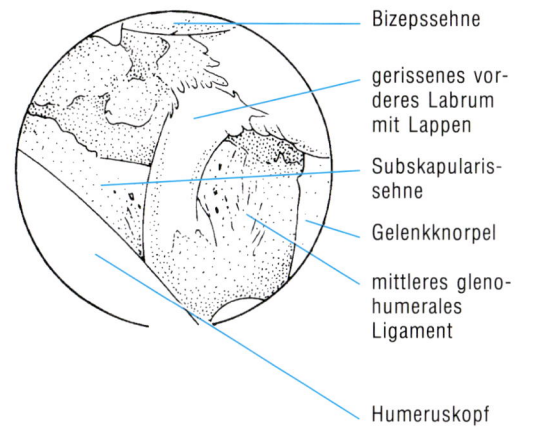

Abb. 11.21 a, b.
Isolierter Lappenriß des vorderen Labrums der linken Schulter. Der distale Teil des Lappens ist an das mittlere glenohumerale Ligament vor der Subskapularissehne angeheftet

Literatur

1. Andrews JR, Carson WG, Ortega K. Arthroscopy of the shoulder: technique and normal anatomy. *Am J Sports Med*. 1984;12:1–7.
2. Blachut PA, Day B. Arthroscopy anatomy of the shoulder. *Arthroscopy*. 1989;5:1–10.
3. Bryant WJ, Schauder K, Tullos HS. The axillary nerve and its relationship to common sports medicine shoulder procedures. *Am J Sports Med*. 1986;14:113–116.
4. Caspari RB. Shoulder arthroscopy – a review of the present state of the art. *Contemp Orthop*. 1982;5:523–530.
5. Fu FM, Klein AH. Shoulder arthroscopy, complications and pitfalls. *Techniques in Orthopaedics*. 1988;3:27–32.
6. Gross RM, Fitzgibbon TC. Shoulder arthroscopy, a modified approach. *Arthroscopy*. 1985;1:152–159.
7. Johnson LL. Arthroscopy of the shoulder. *Orthop Clin North Am*. 1980;11:197–204.
8. Matthews LS, Zarins B, Michael RH, Helfet DL. Anterior portal selection for shoulder arthroscopy. *Arthroscopy*. 1985;1:33–39.
9. Ogilvie-Harris DJ, Wholey AM. Arthroscopic surgery of the shoulder: a general appraisal. *J Bone Joint Surg*. 1986;68B:201–207.
10. Parisien JS. Shoulder arthroscopy technique and indications. *Bull Hosp Jt Dis Orthop Inst*. 1983;43:56–69.
11. Souryal TO, Baker CL. Anatomy of the supraclavicular fossa portal in shoulder arthroscopy. *Arthroscopy*. 1990;6:297–300.
12. Wolf EM. Anterior portals in shoulder arthroscopy. *Arthroscopy*. 1989;5:201–208.
13. Chandler E. Shoulder arthroscopy with the patient in the sitting position. *Contemp Orthop*. 1992;24:191–195.
14. Pitman MI, Nainzadeh N, Ergas E, Springer S. The use of somatosensory evoked potentials for detection of neuropraxia during shoulder arthroscopy. *Arthroscopy*. 1988;4:250–255.
15. Skyhar MJ, Altchek DW, Waren RF, et al. Shoulder arthroscopy with the patient in the beach chair position. *Arthroscopy*. 1988;4:256–259.
16. Snyder SJ, Karzel RP, Del Pizzo W, et al. SLAP lesions of the shoulder. *Arthroscopy*. 1990;6:274–279.
17. Klein AH, France JC, Mutschler TA, Fu FH. Measurement of brachial plexus strain in arthroscopy of the shoulder. *Arthroscopy*. 1987;3:45–52.
18. Norwood LA, Fowler HL. Rotator cuff tears, a shoulder arthroscopy complication. *Am J Sports Med*. 1989;17:837–841.
19. Martin JT. The head elevated position. In: *Positioning in Anesthesia and Surgery*. Philadelphia, Pa: WB Saunders Co: 1987:44–79.

12

Arthroskopische Kapsulorrhaphie bei vorderer Schulterinstabilität

Donald J. Rose

Arthroskopische Stabilisierungsmaßnahmen bei vorderer Schulterinstabilität bieten eine Reihe möglicher Vorteile gegenüber offenen Techniken, wie geringere postoperative Morbidität und Krankenhausverweildauer, weniger Einbuße an Beweglichkeit, verbesserte Diagnostik und Behandlung von begleitenden intraartikulären Läsionen [1–3] sowie erfreulichere kosmetische Ergebnisse. Allerdings haben arthroskopische Interventionen, bei denen Metallklemmen oder andere metallische Komponenten verwandt wurden, zu einer signifikanten Inzidenz Hardware-Substanz-induzierter Komplikationen geführt, wie Materialbruch [4], Lockerung, Weichteilgewebsrisse, Irritation, Erosion [5], Druckwirkung auf den Humeruskopf [4–6] oder die Notwendigkeit sekundärer Verfahren zur Entfernung von metallischem Material [5, 7, 8]. Die nachfolgend beschriebene Technik der arthroskopischen Kapsulorrhaphie saniert selektiv Bankart-Läsionen und massive anteroinferiore Kapsellaxität, wie sie sich bei vorderer Schulterinstabilität findet. Die Vorteile des arthroskopischen Vorgehens bleiben uns erhalten, während viele der potentiellen Komplikationen der Kapselraffung mit arthroskopischen Klammern oder anderen metallischen Materialien vermieden werden. Das Verfahren eignet sich bei Patienten mit nichthabitueller anteriorer oder anterorinferiorer Schulterluxation.

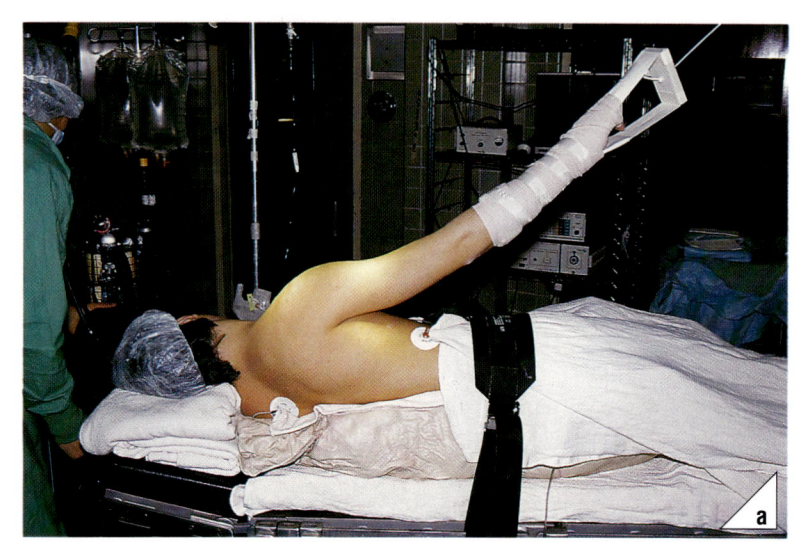

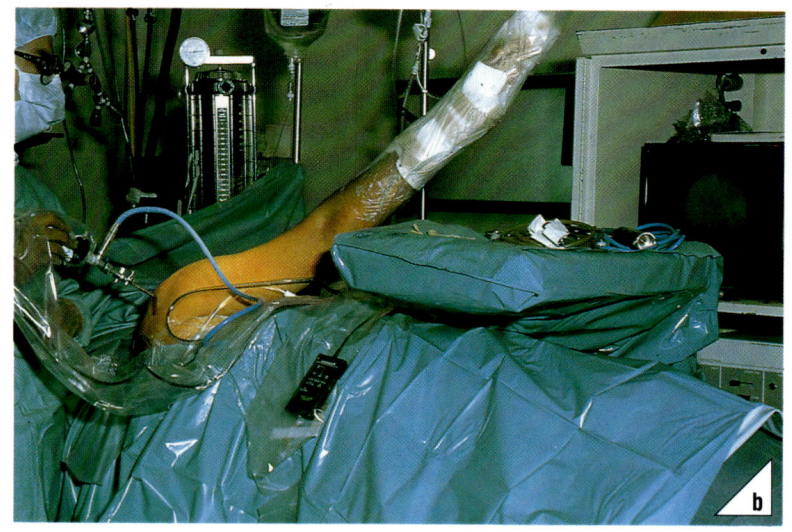

Abb. 12.1.
a Patient in seitlicher Dekubituslage mit der zu operierenden Schulter in Streckung. b Das Arthroskop wird über den hinteren Zugang eingebracht

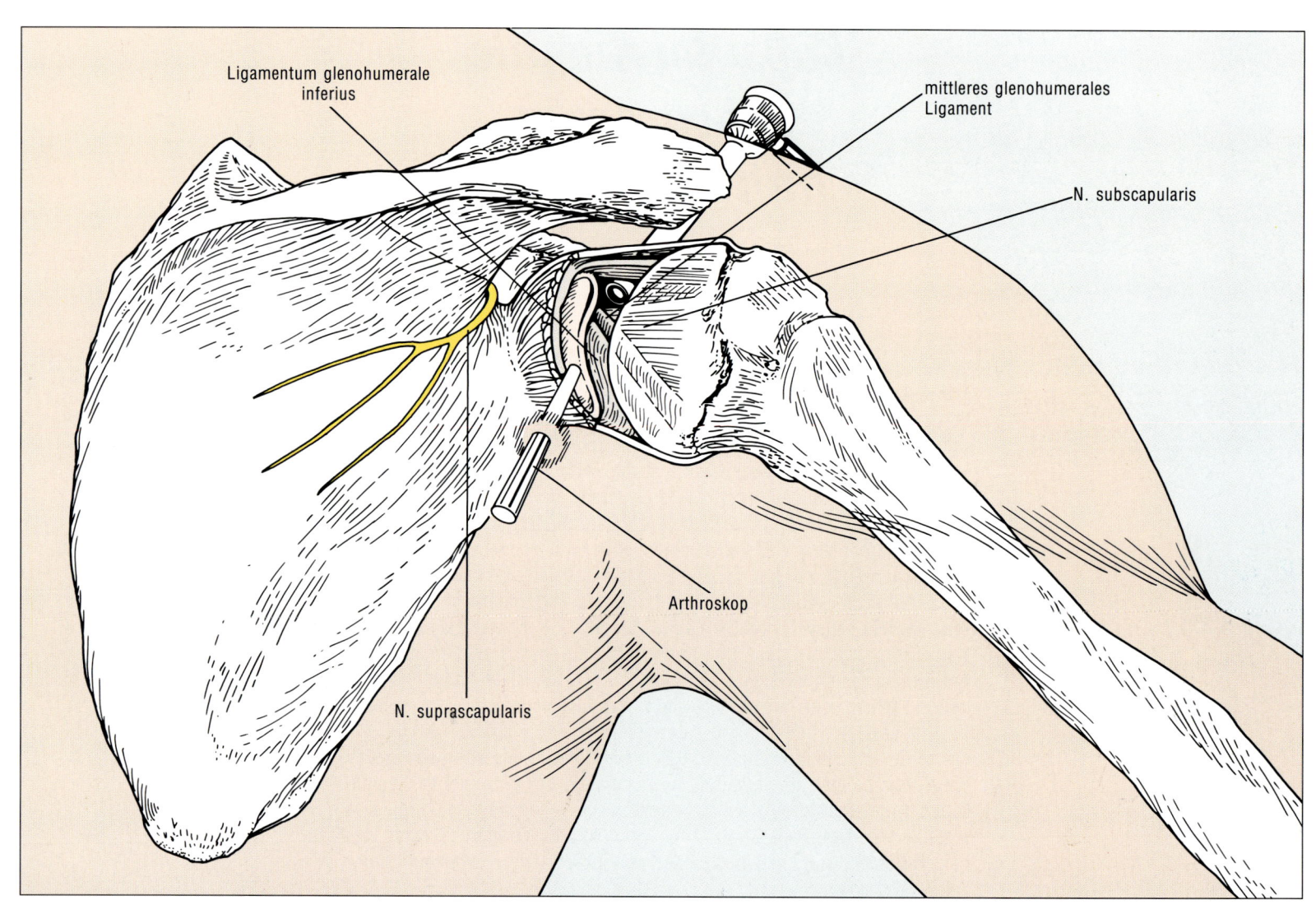

Abb. 12.2.
Hintere Sicht der normalen arthroskopischen Anatomie der rechten Schulter

178　Die Schulter

Operationstechnik

Sobald sich der Patient in endotracheal induzierter Vollnarkose befindet, untersuchen wir beide Schultern. Der Patient wird in seitlicher Dekubituspositon gelagert, wobei wir die zu operierende Schulter in eine Überkopf-Streckvorrichtung bei ca. 40° Abduktion und 20° Flexion (Abb. 12.1) bringen.

Arthroskopische Untersuchung

Wir führen das Arthroskop unter normalem Kochsalzeinstrom über die arthroskopische Kanüle durch einen herkömmlichen arthroskopischen Zugang ein. Ein Wissinger-Stab, den wir durch die arthroskopische Kanüle eingebracht haben, eine Einwegkanüle mit einem inneren Durchmesser von 7 mm, die mit Hilfe eines kanülierten Obturators durch den triangulären Raum, der durch den vorderen glenoidalen Saum, die obere Kante der Subskapularissehne und die Bizepssehne gebildet wird (Abb. 12.2), dirigiert wurde. Die 7-mm-Kanüle können wir während des Eingriffs anterior an die Haut annähen, um deren unerwünschtes Abwandern zu verhindern. Der Abfluß erfolgt über den Nebenzugang der Kanüle, jede weitere Instrumentierung wird durch die Kanüle gelenkt. Es folgt die arthroskopische Untersuchung der Schulter. Das Vorhandensein eines abgelösten vorderen glenohumeralen Ligament-Labrum-Komplexes (Bankart-Läsion) bestätigt sich (Abb. 12.3). Wir unterziehen die Qualität der Gewebe, den Grad der Abtrennung, das Ausmaß an vorderer und/oder unterer Kapsellaxität einer gründlichen Prüfung, gehen jeder Form vergesellschafteter intraartikulärer Läsion nach (z. B. chondrale Schädigung, Labrumrisse, freie Gelenkkörper, hypertrophische Synovitis und behandeln diese gegebenenfalls.

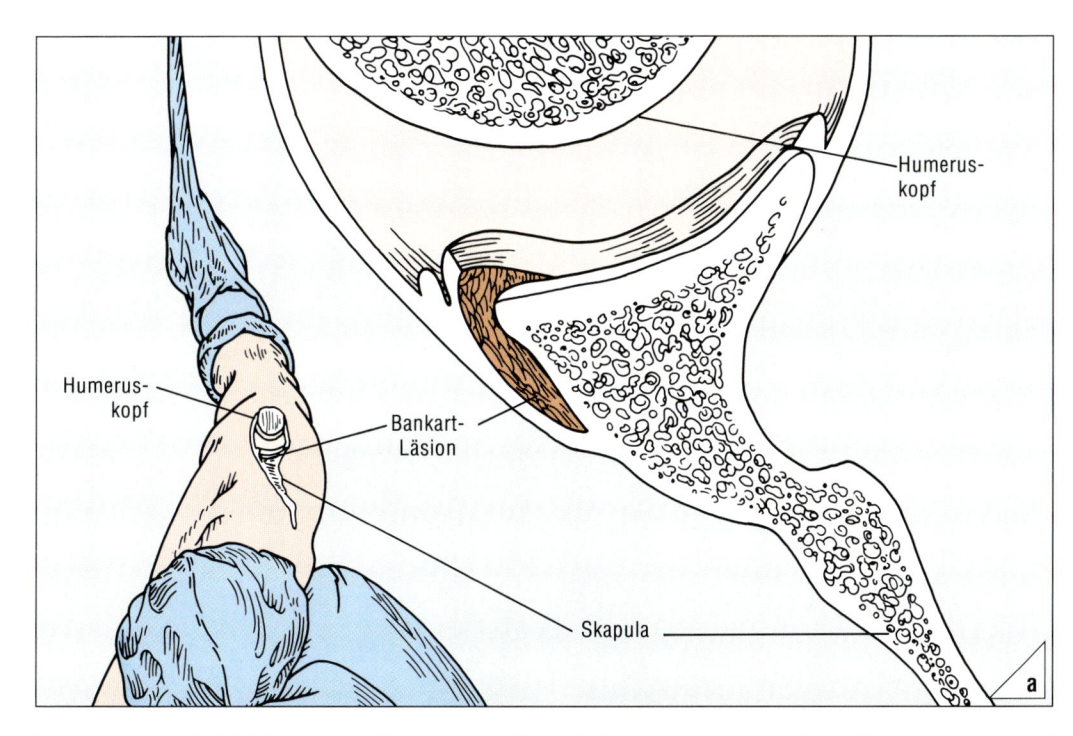

Abb. 12.3.
a Horizontaler Querschnitt des Schultergelenks mit einer Bankart-Läsion. b, c Hintere Sicht der Bankart-Läsion

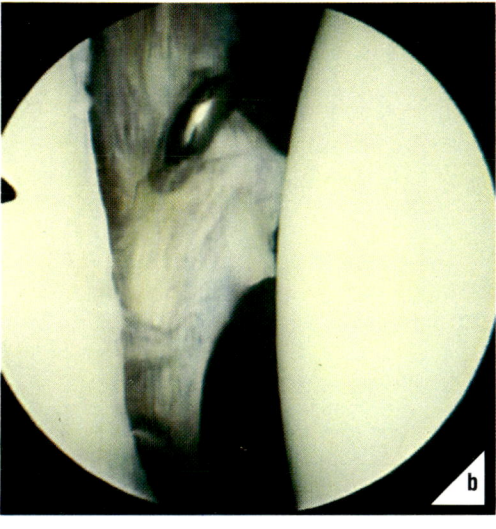

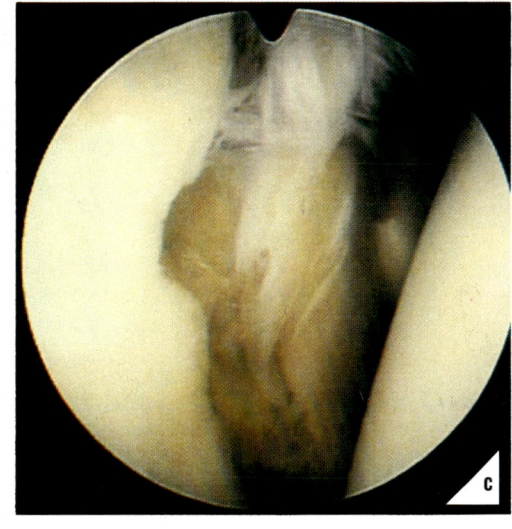

Präparieren des vorderen Gelenkhalses

Wir bringen einen motorgetriebenen „Shaver" oder eine Raspel durch die vordere Kanüle ein und entfernen das Weichteilgewebe von der vorderen Fläche des Gelenkhalses im Bereich der Bankart-Läsion (Abb. 12.4). Dann nehmen wir eine Curette, um die Kapsel vom vorderen Gelenkhals zu lösen (Abb. 12.5).

Kapselverschiebung

Als nächstes nehmen wir eine Verschiebung des inneren glenohumeralen Ligaments so weit wie nötig nach oben. Wir verwenden einen Schulter-„Stitcher", um eine multiple Nr.-0- oder Nr.-1-m-Monofilnaht – nach Belieben resorbierbar oder nicht – durch den oberen Teil des unteren glenohumeralen Ligaments zu legen. Das Fadenende, das durch die Spitze des Nahtträgers austritt, wird mit einer Nahtschlinge oder einer kleinen Faßzange eingefangen (Abb. 12.6) und durch die vordere Kanüle herausgeführt (Abb. 12.7). Wir markieren beide Enden jeder Naht zur späteren Verwendung.

Sanierung der Bankart-Läsion

Wir sanieren nun die Bankart-Läsion mit horizontalen Matratzennähten. Das scharfe Ende der Nahtnadel wird über eine innere Kanüle durch

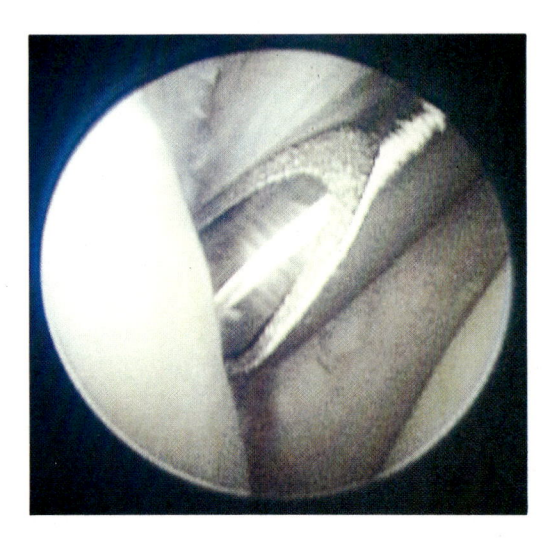

Abb. 12.4.
Weichteilgewebe wird mit einem motorgetriebenen „Shaver" von der vorderen Fläche des Gelenkhalses entfernt

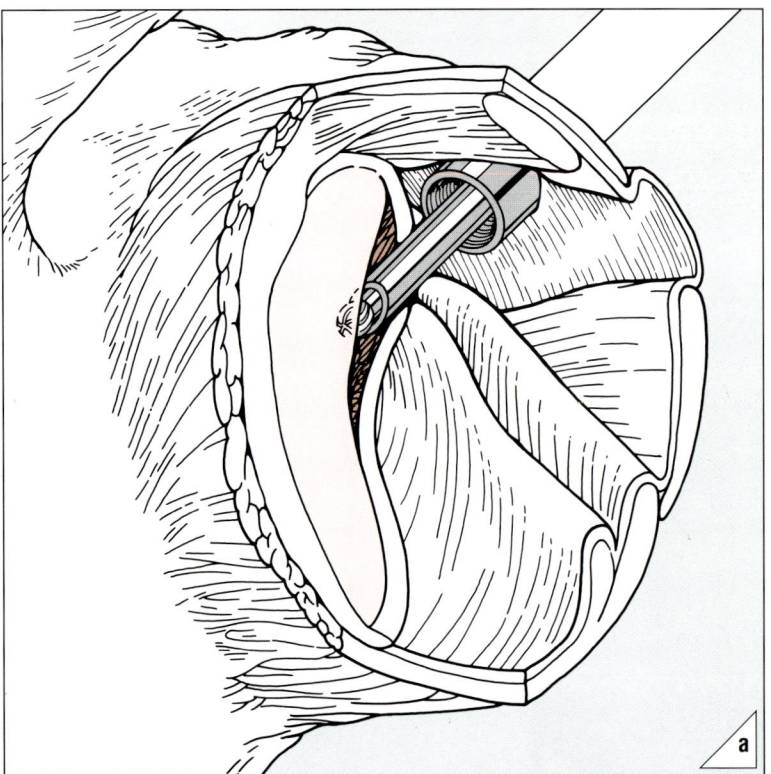

Abb. 12.5.
a, b Motorgetriebene Curette, die den vorderen Gelenkhals „entrindet".
c Ansicht des vorderen Gelenkhalses vom vorderen Zugang her nach Dekortikation

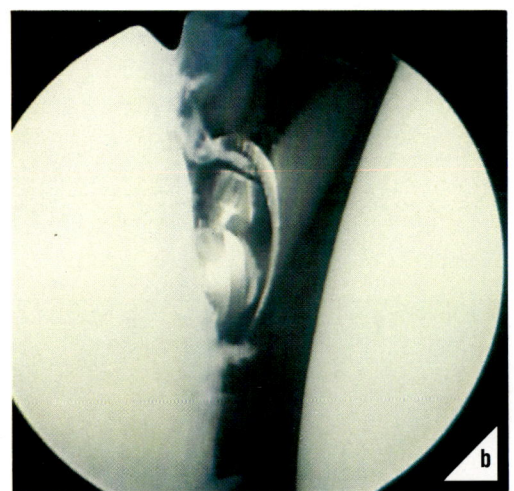

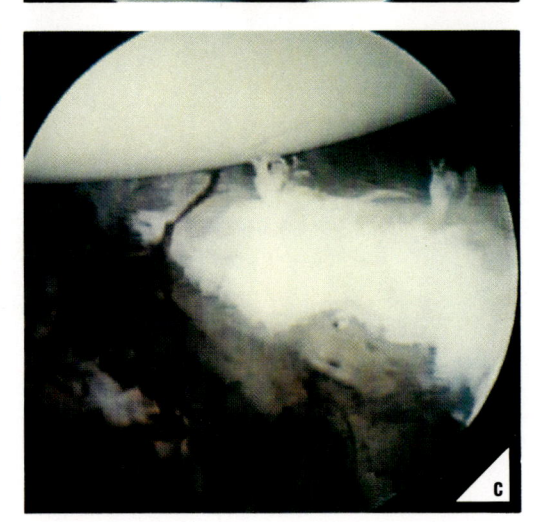

Die Schulter

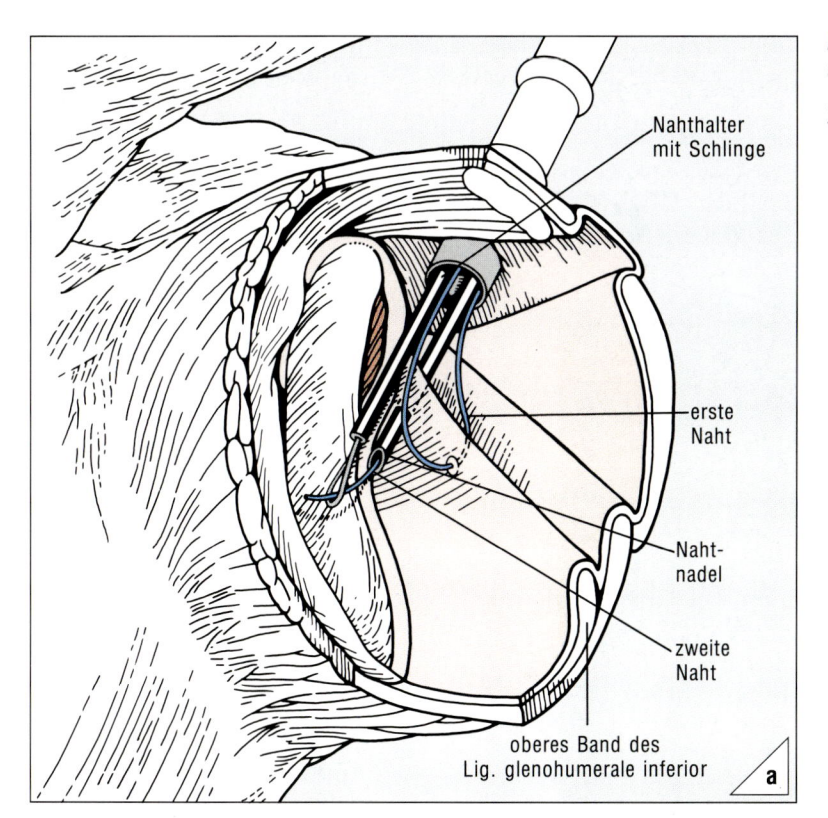

Abb. 12.6.
a Schematische Illustration und b–d arthroskopische Ansicht eines Schulter-„Stitchers", der die Naht hinten durch das untere glenohumerale Ligament führt, wo sie von einer Nahtschlinge aufgenommen wird

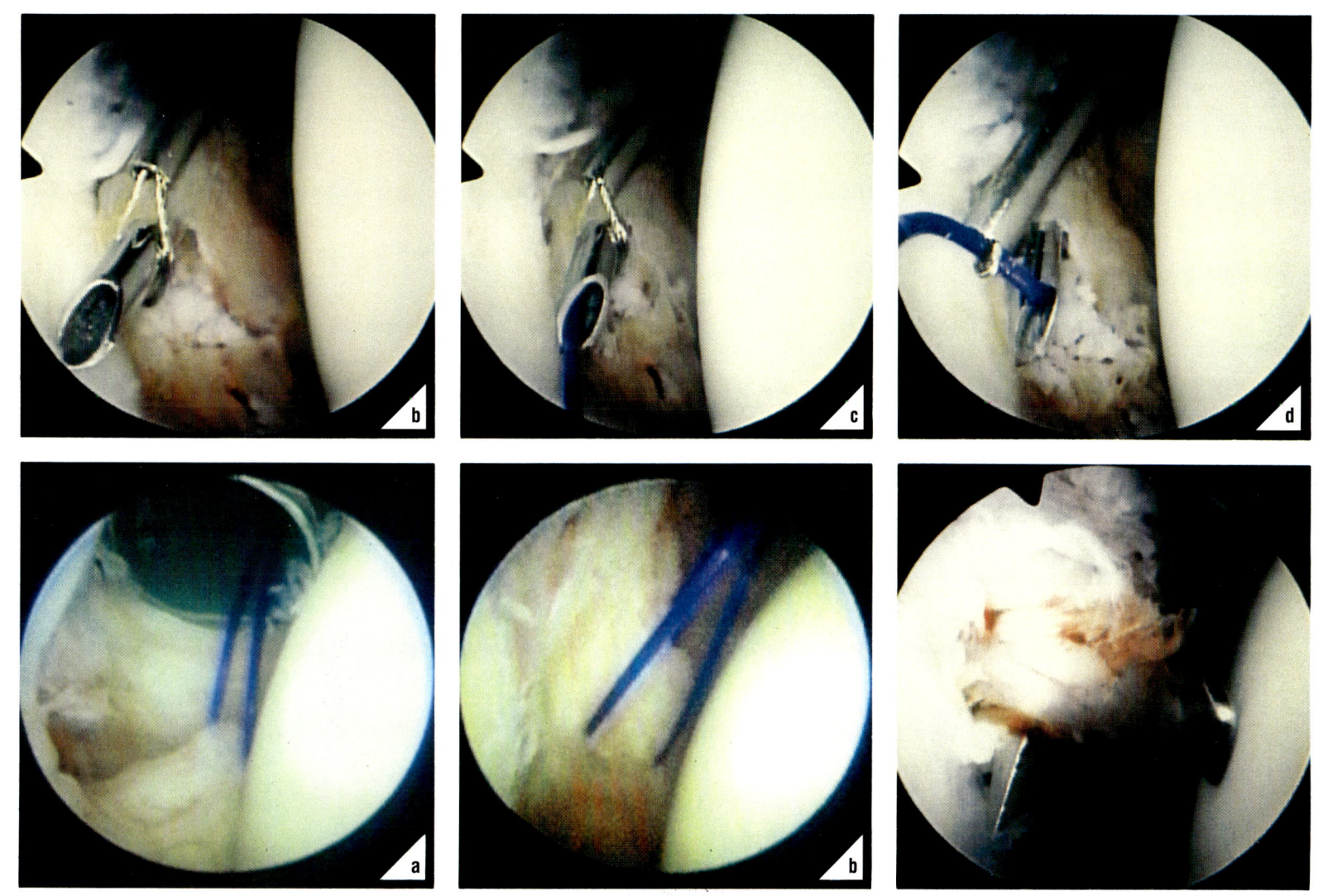

Abb. 12.7.
a Einfache und b Doppelnaht, die durch den oberen Anteil des glenohumeralen Ligaments geführt werden

Abb. 12.8.
Die Nahtnadel wird durch den abgelösten glenohumeralen Ligament-Labrum-Komplex gelenkt

Arthroskopische Kapsulorrhaphie bei vorderer Schulterinstabilität

den abgelösten Ligament-Labrum-Komplex (Abb. 12.8) gebracht. Der glenohumerale Nahtkanülenteil des Schulterführungsgeräts wird über die Nahtkanüle gelegt, mit dem Flansch über die Vorderkante der Gelenkfläche (Abb. 12.9), um die präzise Plazierung zu gewährleisten und eine unerwünschte mediale Abwanderung der Nahtkanüle zu verhindern. Die Spitze der Nahtkanüle können wir vorsichtig an die freigelegte Knochenfläche des vorderen Gelenkhalses anheften.

Wir nehmen das Führungsgerät für die Schulter, um die Kanülenspitze posterior an einen Punkt ca. 4–5 cm unterhalb der Spina scapulae zu dirigieren, unter einem Winkel von weniger als 15° zur medialen Gelenkfläche (Abb. 12.10). Die Kanüle wird hinten durch den Schultergelenkhals gebohrt und tritt durch einen kleinen Hautschnitt wieder heraus (Abb. 12.11). Wir entfernen das Schulterführungsgerät einschließlich der Nahtnadelkanüle.

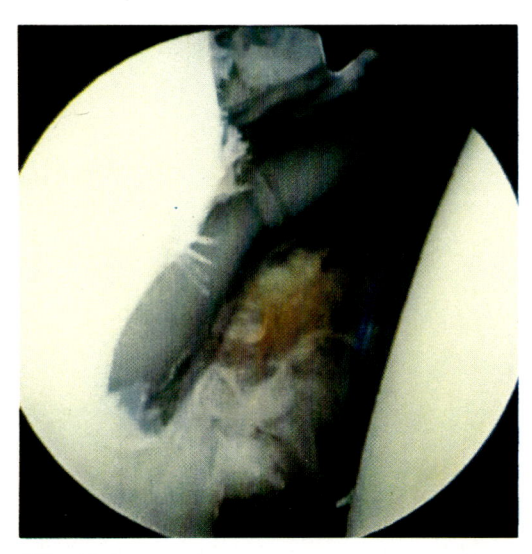

Abb. 12.9.
Der glenohumerale Ligament-Labrum-Komplex wird durch die vordere Kante des Gelenkhalses geführt, wobei der Flansch der Plazierung der Nahtnadelkanüle dient

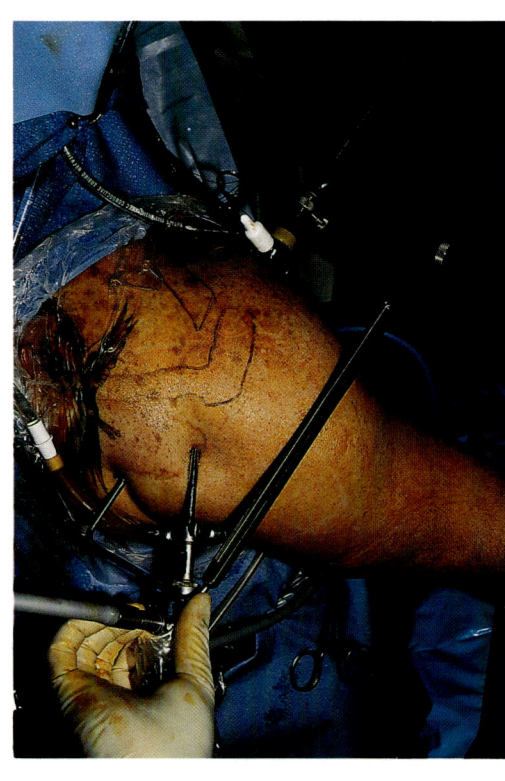

Abb. 12.10.
Das Schulterführungsgerät wird angesetzt, um das Austreten der Nahtnadel posterior zu lenken

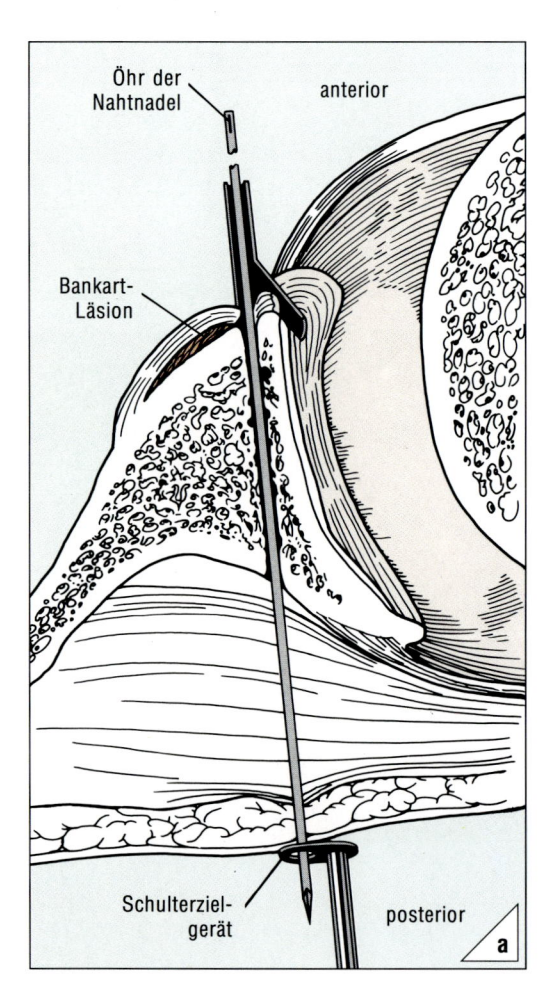

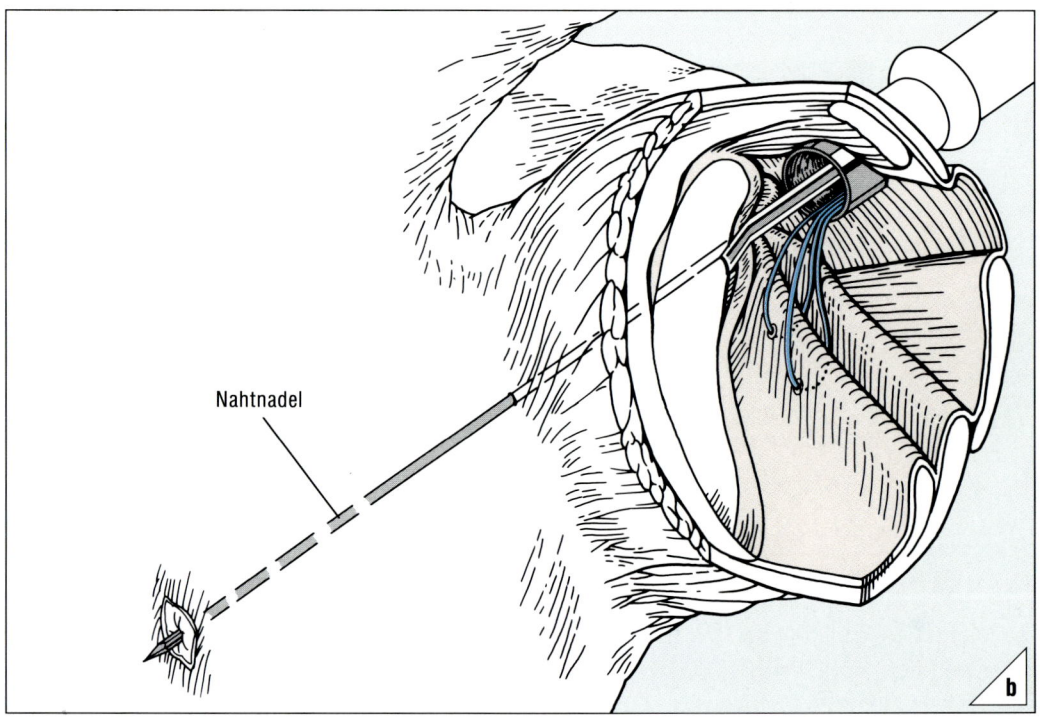

Abb. 12.11 a, b.
Die Nahtnadel wird hinten durch den Gelenkhals gebohrt und durch einen kleinen Hautschnitt herausgeführt

Das eine Ende eines geflochtenen nichtresorbierbaren Fadens (Nr. 1 oder Nr. 2) führen wir durch das Loch am herunterhängenden Ende der Nadel, die wir mit Zangen weiterbefördern. Unter Zuhilfenahme des Führungssystems legen wir eine zweite Nadel auf gleiche Weise ein, wobei deren *hinterer Ausgang gegen den Austrittspunkt* der ersten Nadel gerichtet ist (Abb. 12.12). Durch die Nutzung des Führungssystems verringern wir das Risiko einer Schädigung des supraskapulären Nervs, indem wir die Nadeln präzise lenken und kaum Weichteilgewebe zwischen den beiden Nadeln erwischen. Wir halten die erste Nadel innerhalb des Gelenkhalses, während die zweite eingebohrt wird, und verhindern damit eine ungewollte Verletzung der Nähte durch die zweite Nadel. Wir ziehen das Weichteilgewebe zwischen den beiden Nadeln zurück, bevor die zweite Nadel durchs Weichteilgewebe austritt. Dies gestattet die spätere Nahtknüpfung am Knochen entlang mit nur ganz geringem Erfassen von Weichteilgewebestrukturen im posterioren Bereich.

Das andere Ende des geflochtenen Fadens fädeln wir vorn durch das Öhr der zweiten Nadel und bringen beide Nadeln zusammen mit den Nahtenden hinten heraus (Abb. 12.13). Die geflochtenen Monofilnähte, die wir früher in das glenohumerale Ligament gelegt haben, werden über eine oder beide Nahtnadeln nach hinten geführt.

Nach Entfernen des Streckverbands und Innenrotation der oberen Extremität setzen wir die Nahtenden posterior unter Spannung. Sie wer-

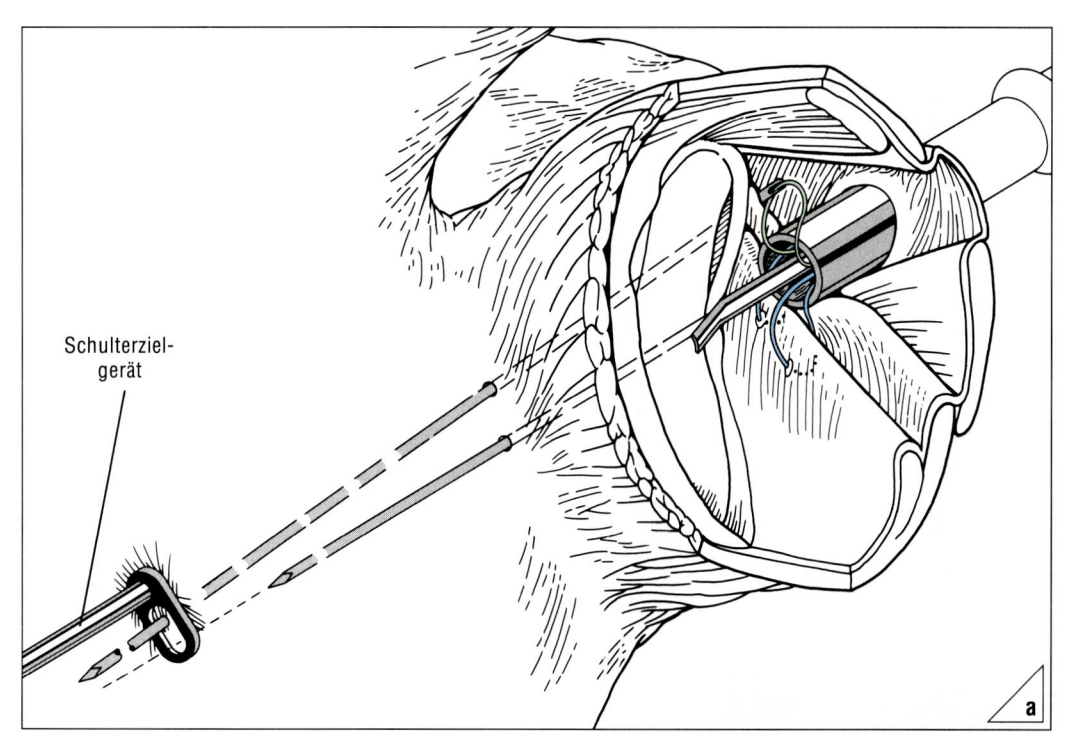

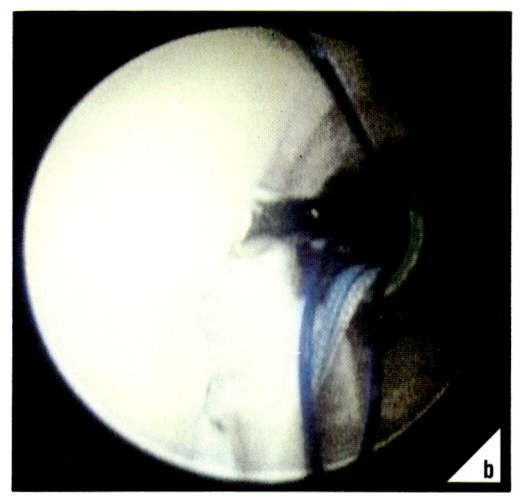

Abb. 12.12 a, b.
Die zweite Nahtnadel wird durch den Gelenkhals gebohrt, wobei das Schulterzielgerät dazu dient, die Nadeln posterior zusammenzubringen

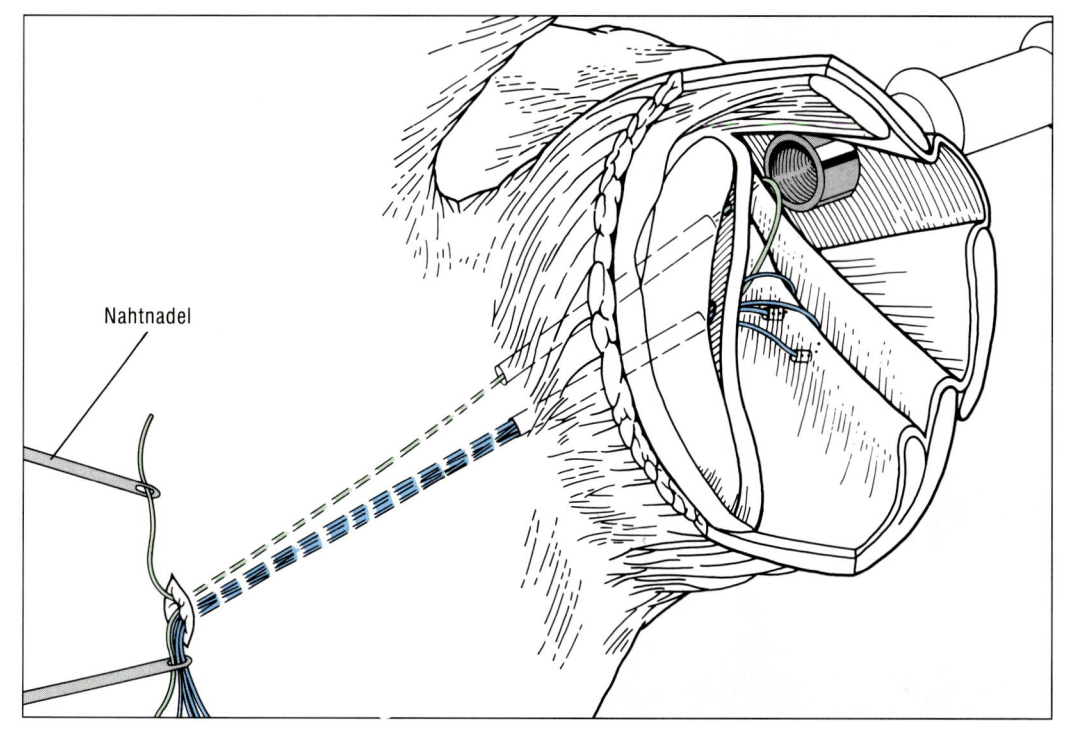

Abb. 12.13.
Die Nahtnadeln werden zusammen mit den Nahtenden posterior herausgeführt

den über der hinteren Kortikalis des Schulterblatthalses miteinander verbunden. Wir sanieren auf diese Weise die Bankart-Läsion und schieben das untere glenohumerale Band nach oben (Abb. 12.14).

Nach arthroskopischer Begutachtung der Rekonstruktion entfernen wir alle Instrumente aus der Schulter. Die Schulter wird gründlich gespült, wir schließen die Inzisionen und legen sterile Verbände an.

Postoperative Behandlung

Postoperativ halten wir den Patienten 3–4 Wochen in einem Schulterfixationsverband; danach beginnen kräftigende und den Bewegungsspielraum steigernde Übungen. Sportarten, die Würfe oder Überkopfbewegungen einschließen, sind für etwa 4 Monate verboten. Kontaktsport darf nach 6 Monaten wieder aufgenommen werden.

Komplikationen und Risiken

Die arthroskopischen Nahtstabilisierungsverfahren sind technisch anspruchsvoll und bergen ein gewisses Potential an Risiken und Komplikationen. Sich dessen bewußt zu sein kann die Lehrzeit verkürzen.

Der Einsatz von Nadeln kann zu unwillkürlicher Nadelwanderung führen. Die neueren, weniger flexiblen Nadeln wie auch die Nahtnadelkanüle helfen, dieses Problem zu vermeiden. Die Kanüle verringert die Arbeitslänge der Nadel, während der Flansch an der Kanüle die mediale Wanderung der Nadel vor ihrem Eintritt vorn in den Knochen verhindert.

Der N. suprascapularis ist gefährdet, wenn die Nahtnadeln hinten am Schulterblatthals austreten, auch wenn von dieser Komplikation bislang noch nicht berichtet wurde. Durch die Verwendung eines Führungsstabs, um den Nadelausgang nach hinten in die „sichere Zone" [9] zu lenken, können wir die Wahrscheinlichkeit einer Nervenverletzung signifikant reduzieren, wenngleich nicht völlig ausschalten.

Die sorgfältige Durchtrennung des Infraspinatusmuskels und das Verknüpfen der Nähte entlang dem Knochen verhindern, daß der große Muskelbauch sich darin verwickelt, vor allem, wenn nichtresorbierbare Nähte bevorzugt werden. Es ist nicht bekannt, daß resorbierbare Nähte, die über die Infraspinatusfaszie geknüpft wurden, nachteilige Folgen gezeigt hätten; dies bezieht sich jedoch auf Angaben von Chirurgen, die diese Technik routinemäßig anwenden [10].

Unangemessene Verlagerung des behandelten Gewebes nach medial kann dazu führen, daß der „Knopf" versagt. Die Verwendung einer mit einem Flansch versehenen Kanüle verhindert diese Verlagerung, indem der Nahtnadeleingang und damit die Sanierung des Weichteilgewebes an den Rand des Schultergelenks verlegt werden.

Die adäquate Wiederherstellung der Spannung des unteren glenohumeralen Bands durch Verschiebung nach oben ist für den Erfolg des Eingriffs wichtig. Verlust der richtigen Kapselspannung kann entweder rezidivierende Instabilität [11] oder eine eingeschränkte Schulterbeweglichkeit zur Folge haben. Die arthroskopische Beurteilung dieser Spannung erfordert Erfahrung. Es bedarf in der Regel einer größeren Verschiebung, wenn eine inferiore Komponente der Schulterluxation vorliegt oder wenn der Patient eine generalisierte Bandlaxität aufweist (z. B. überstreckbare Ellenbogen).

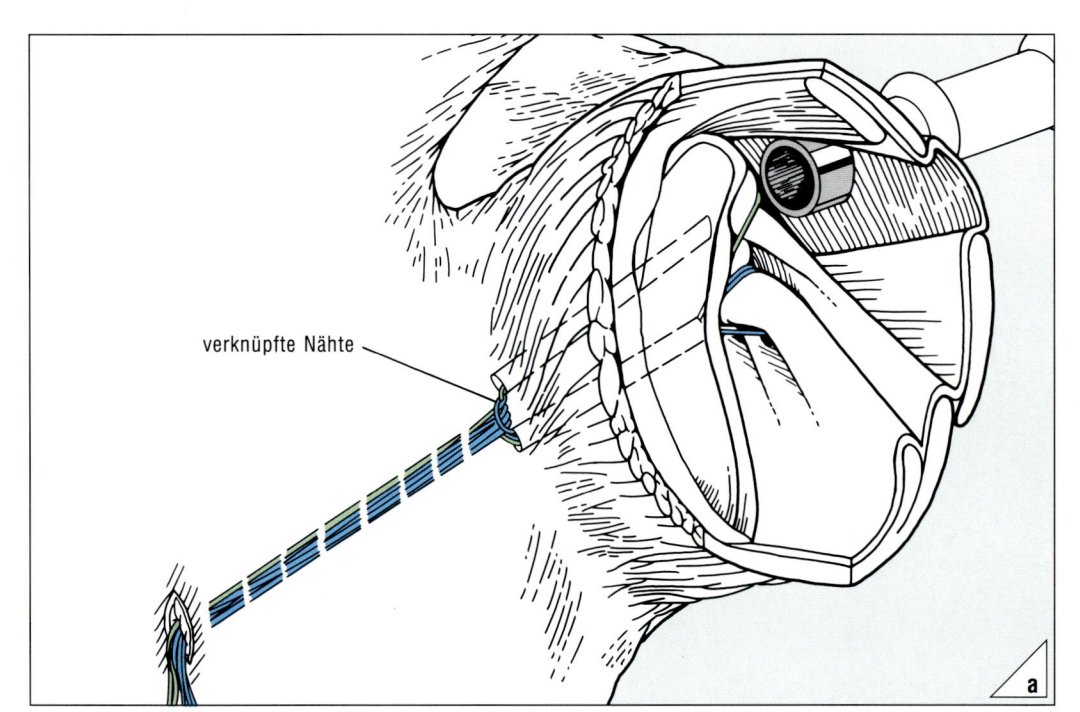

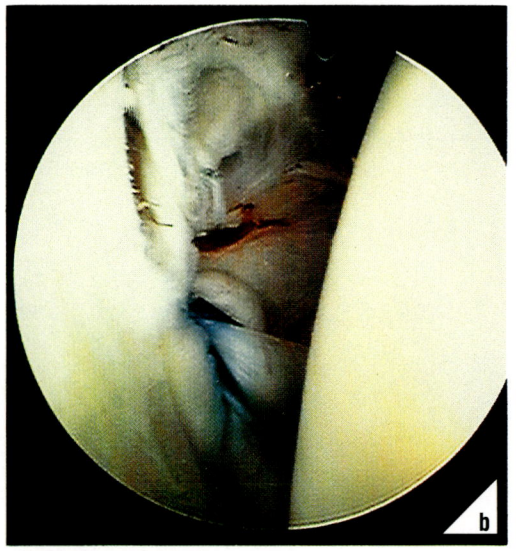

Abb. 12.14 a, b.
Beendete Sanierung einer Bankart-Läsion und Nach-oben-Verschiebung des Ligamentum glenohumerale inferius

Literatur

1. Johnson LL. The shoulder joint: an arthroscopic perspective of anatomy and pathology. *Clin Orthop*. 1987;223:113–125.
2. McGlynn FJ, Caspari RB. Arthroscopic findings in the subluxating shoulder. *Clin Orthop*. 1984;183:173–178.
3. Ellman H. Shoulder arthroscopy: current indications and techniques. *Orthopaedics*. 1988;2:45–51.
4. Small NC. Complications in arthroscopy: the knee and other joints. *Arthroscopy*. 1986;2:253–258.
5. Mathews LS, Vetter WL, Oneida SJ. Arthroscopic staple capsulorrhaphy for recurrent anterior shoulder instability. *Arthroscopy*. 1988;4:106–111.
6. Small MC. Complications in arthroscopic surgery performed by experienced arthroscopists. *Arthroscopy*. 1988;4:215–221.
7. Kareney MF, Wilson FD. Arthroscopic staple capsulorrhaphy for recurrent shoulder instability. Presented at the Fourth Open Meeting of the American Shoulder and Elbow Surgeons; Atlanta, Ga; February, 1988.
8. Johnson LL. *Arthroscopic Surgery: Principles and Practice,* 3rd ed. St. Louis, Mo: CV Mosby Co; 1986.
9. Bigliani LU, Dalsey RM, McCann PD, et al. An anatomical study of the suprascapular nerve. *Arthroscopy*. 1990;4:301–305.
10. Morgan CD. Arthroscopic transglenoid Bankart suture repair. *Operative Tech Orthop*. 1991;1:171–179.
11. Wolin PA. Arthroscopic glenoid suture repair. Presented at the Annual Meeting of the AAOS; New Orleans, La; February, 1990.

13

Arthroskopische kapsulolabrale Sanierung unter Zuhilfenahme von Nahtankern

Eugene M. Wolf

In dem Bemühen, rezidivierende Schulterinstabilität zu behandeln, haben orthopädische Chirurgen mehr als 150 verschiedene Operationen entwickelt, um Rezidive vorderer Subluxation oder Dislozierung zu verhindern. In den vergangenen Jahren wurden etliche Theorien hinsichtlich der Ätiologie rezidivierender vorderer Schulterinstabilität vorgestellt. Im Mittelpunkt standen anfänglich 3 Konzeptionen: 1) eine Absprengung des Labrums, wie von Bankart vertreten [1], 2) muskuläre Insuffizienzen, wie von Symeonides [2], Magnuson und Stack [3] sowie dePalma [4] beschrieben, und 3) Knochenanomalien der Gelenkpfanne oder des Humeruskopfes [5, 6].

Die Bankart-Läsion stieß auf die größte Beachtung, sie stellt die wichtigste der pathologischen Veränderungen dar, die für die vordere Instabilität verantwortlich sind. Die offene Grundsanierung der Bankart-Läsion ist zu einem Standardverfahren in der Behandlung von Patienten mit vorderen Dislozierungsrezidiven geworden.

Viele Studien haben die funktionale Bedeutung der anteroinferioren kapsulolabralen Strukturen für den Stabilitätserhalt des glenohumeralen Gelenks bei vollem Bewegungsspielraum dokumentiert [1, 7–10]. Diese Studien betonen zudem die Wichtigkeit des Komplexes von unterem glenohumeralen Ligament und Labrum, der vor allem bei verstärkter Abduktion eine stabilisierende Kraft darstellt.

Offene Verfahren

Die meisten orthopädischen Chirurgen bedienen sich eines offenen Verfahrens bei der operativen Behandlung der instabilen Schulter, wobei viele Operateure zahlreiche Techniken vorschlagen. Abhängig von dem jeweiligen Verfahren haben Studien gezeigt, daß intraoperative Befunde und Langzeitergebnisse signifikant voneinander abweichen. Die Verfahren nach Bristow-Latajet, Bankart, Putti-Platt und Magnuson-Stack gelten in den USA als die gebräuchlichsten Methoden zur Behandlung rezidivierender vorderer Schulterinstabilität. Dabei scheint es jeweils regionale Bevorzugungen zu geben.

Obgleich das Bristow-Verfahren etliche Modifikationen erfahren hat, betrug die Rezidivrate bei 2 großen Studienreihen zwischen 8,5 % und 13 % [11, 12]. Andere Probleme bei dieser Art der Sanierung stellen sich durch Einschränkung der Außenrotation, Muskelschwäche und die Entwicklung einer schweren glenohumeralen Arthritis [11]. Für das Verfahren nach Putti-Platt wird eine Rezidivrate von 0–12,5 % angegeben. Eine jüngere Studie von Hawkins berichtet auch hierbei von glenohumeraler Arthritis als Spätkomplikation bei Patienten, die nach dieser Methode behandelt wurden [13, 14]. Die funktionalen Ergebnisse des Magnuson-Stack-Verfahrens gelten als weniger befriedigend, Einbußen in der Außenrotation und infolgedessen Einschränkungen bei Aktivitäten mit Überkopfbewegungen sind hier eine häufig geäußerte Klage.

Das standardmäßige offene Bankart-Verfahren stellt die Stabilität wieder her, indem der seitliche Kapsellappen vor dem Glenoidalsaum angenäht wird. Der mediale Kapsellappen und das Labrum werden dann über den seitlichen Lappen geklappt, allerdings nicht direkt am Glenoidalsaum befestigt. Die Versagerquote bei diesem Verfahren macht zwischen 2 % und 10 % aus, abhängig von der ausgewerteten Studienreihe [15]. Die Bankart-Standardoperation, wie Rowe sie bekannt gemacht hat, ist technisch schwierig, besonders hinsichtlich der Ablösung der Subskapularissehne und des Muskels aus der Kapsel und des Anlegens von Nahtlöchern im vorderen Glenoidalsaum, die nötig sind, um die Reparatur zu vervollständigen. Diese Löcher führen von der Schultergelenkhalsseite des Saums nach oben durch den subchondralen Knochen und den Gelenkknorpel des vorderen Labrum glenoidale. Es wurden einige Methoden entwickelt, um diesen diffizilen Schritt besser zu bewältigen. Tuchklemmen, gebogene Ahlen, Winkelbohrer und seit kurzem der Midas-Rex [15] mußten herhalten, um diese Löcher zu schaffen. In dem Versuch, diesen Schritt der Bankart-Sanierung zu vereinfachen, wurde ein Nahtanker (Mitek) entworfen, um die seitlichen Kapselrandnähte sicher und möglichst leicht an die vordere Glenoidalkante anzuheften.

Der Nahtanker besteht aus einem Titankörper und einem Nitenolbogen mit Gedächtnisspeicher, der die Einführung über ein kleines Bohrloch gestattet und damit die offene Technik vereinfacht. Ein Stufenbohrer, Bohrführungsgerät und ein Einsatzteil erlauben die präzise und vorhersagbare Plazierung der Nähte und Anker. Mit befriedigenden Ergebnissen verglich Bench in seinen Studien an Leichenschultern die Ausziehstärke des Nahtankers mit der einer einfachen, durch ein gebogenes Nahtloch gezogenen Naht. Bei einer Nr.-2-Polyesternaht erwies sich der Nahtanker als geringfügig schwächer als die Naht selbst (82,5 N gegenüber 135 N). Der Nahtanker war jedoch stark genug, um Sicherheit bei der Wiederanheftung des Kapselkomplexes an den vorderen Glenoidalsaum zu gewährleisten [16]. Bei einer Überprüfung von 17 unter insgesamt 32 Patienten, die sich der offenen Bankart-Sanierung unter Verwendung von Nahtankern unterzogen hatten, fand sich bei einer Nachbeobachtungsphase von über einem Jahr ein Fall von Dislozierung, die bei einem Fußballspieler ein Jahr nach der Operation bei einer Armabwehrbewegung auftrat [17]. Unlängst wurde ein Nahtanker der zweiten Generation entwickelt, der mit einer doppelarmigen Vorrichtung arbeitet und eine stärkere Fixierung bewirkt als der ursprüngliche Anker (Abb. 13.1). Versuche mit einem neueren Anker und einer Nr.-2-Polyesternaht zeigten eine Stärke, die der der Naht allein (90,1 N gegenüber 98,4 N) vergleichbar war und damit die Eignung eines Nahtankers zur sicheren Fixierung von Weichteilgewebe an den Knochen bestätigte.

Arthroskopische Verfahren

Unsere Fähigkeit, eine vordere Schulterinstabilität zu diagnostizieren und zu behandeln, wurde durch eine Reihe verschiedener diagnostischer Möglichkeiten wie die eingehende offene Untersuchung, die Arthrographie, Computertomographie nach der Arthrographie und in jüngerer Zeit die Kernspintomographie gefördert. Der gegenwärtige Trend der Schulterdiagnostik geht in Richtung nichtinvasiver Techniken wie Kernspintomographie; das Arthroskop hat sich jedoch als das effizienteste und präziseste Mittel zur Identifizierung von intraartikulären Veränderungen der instabilen Schulter erwiesen.

Wir besitzen inzwischen eine bessere und genauere Kenntnis der Anatomie des Ligamentum-glenohumerale-Labrum-Komplexes. Drei spezifische Verletzungen dieses Komplexes lassen sich bei der vorderen Instabilität herauskristallisieren: Absprengung des Komplexes vom Glenoidalsaum, Risse innerhalb der Substanz und Ausreißung des Komplexes aus dem Humerus.

Rowe fand heraus, daß eine Absprengung des Ligamentum-glenohumerale-Labrum-Komplexes bei 85 % seiner Fälle vorlag, und hielt diffuse Kapsellaxität bei den restlichen 15 % für den ursächlichen Faktor. Die operative schwierige scharfe Dissektion von Subskapularissehne und -muskel vom Kapselkomplex macht jedoch die Identifizierung von anderen als der klassischen Bankart-Läsion äußerst schwer. Das Erkennen dieser Läsionen ist wichtig für den Plan des operativen Vorgehens und letztendlich für verbesserte Langzeitergebnisse. Ich habe 64 Fälle vorderer Instabilität überprüft und entdeckte bei 47 Patienten (73,5 %) eine glenoidale Absprengung des Ligamentkomplexes, bei 11 Patienten (17,2 %) eine diffuse Kapsellaxität und bei 6 Patienten (9,3 %) eine humerale Absprengung des glenohumeralen Ligaments. Mit Verbesserung der arthroskopischen Fertigkeiten wurden verschiedene neue Apparaturen und Techniken entwickelt, um die Schulterstabilität unter Vermeidung der Morbidität und Langzeitkomplikationen von offenen Interventionen wiederherzustellen.

Die ersten Bemühungen um arthroskopische Stabilisierung beinhalteten den Gebrauch eines ähnlichen Klammerapparats, wie du Toit ihn verwendet hatte. Die Ergebnisse waren allerdings entmutigend, eine Studie berichtete über eine 16 %-Inzidenz von Redislozierung oder Subluxation, und in einer anderen Studie erzielten nur 67 % der Patienten ein gutes oder hervorragendes Ergebnis [19, 20]. Zu den Komplikationen von Kapselraffung durch Anheften zählen Lockerung, Wanderung, Bruch, inadäquate Positionierung, Durchschneiden der vorderen Kapsel, von denen jede zu Schmerz, rezidivierender Instabilität oder Arthrose führen kann [21]. Auch anderes Gerät wie kanülierte Schrauben mit Ligamentspülapparaten und entfernbare Metallnieten [23] wurden ausprobiert. In jüngerer Zeit richteten sich die Bemühungen auf die arthroskopische Rekonstruktion des abgelösten Komplexes vom unterem glenohumeralen Ligament und Labrum, wobei einige Ansätze auf das Potential zur Restitutio ad integrum der kapsulolabralen Strukturen hinweisen.

Eine Technik der arthroskopischen Bankart-Nahtreparatur ist erfolgreich von Morgan und Bodenstab eingesetzt worden; ihre vorläufigen Ergebnisse [24] enthalten weder rezidivierende Instabilität noch Komplikationen. In den neueren Daten einer stark erweiterten Serie findet sich eine Rate traumatischer Redislozierung von 5,2%, wobei 7 der 8 Rezidive bei in einer Kollisionssportart Aktiven auftraten [25].

Morgan hat eine transglenoidale Nahttechnik verwandt, bei der die Nahtnadel durch den Hals des Schulterblatts und hinten aus der Schulter herausgebohrt werden müssen. Die Nähte werden dort, wo sie posterior austreten, über Faszie und Muskel verknüpft. Dieses Verfahren kam aber nur bei einer eindeutigen und arthroskopisch gesicherten Bankart-Läsion zum Einsatz. Bei transglenoidalen Techniken besteht die Gefahr, daß der N. suprascapularis verletzt wird, daß Knüpfen der Naht über Muskel und Faszie, die oft durch Austreten von Flüssigkeit gedehnt wird, ist wenig verheißungsvoll. Wir haben versucht, die anatomische Integrität des Komplexes aus unterem glenohumeralen Ligament und Labrum durch arthroskopische kapsulolabrale Raparatur wiederherzustellen, indem wir eine arthroskopische Nahtabgabevorrichtung, den Nahthaken (Concept Surgical) und einen Mitek-G-ll-Nahtanker benutzen. Wir führen das Arthroskop über vordere Zwillingszugänge ein, es gelingt uns, die Nahtanker ins vordere Schultergelenk zu bugsieren und den Ligament-Labrum-Komplex wieder an seine normale anatomische Stelle zu nähen. Diese Technik trägt dem Problem der Labrumablösung ebenso Rechnung wie dem der vielfach begleitenden Kapsellaxität. Mit dieser arthroskopischen Technik haben wir die transglenoidale Methode unter Verwendung von Nahtnadeln der Einwände hinsichtlich ihrer Einschränkungen und potentiellen Komplikationen befreit.

Patientenelektion

Der Patient ist präoperativ sorgfältig zu untersuchen, um Richtung und Grad der Instabilität zu bestimmen. Der Patient mit radiologisch gesicherter rezidivierender vorderer Dislozierung oder mit dem klinischen Bild rezidivierender Subluxation eignet sich in idealer Weise für dieses Verfahren. Man sollte versuchen, Richtung und Ausmaß der Instabilität durch Anamnese und körperliche Untersuchung zu dokumentieren.

Operationstechnik

Während wir die Schulterarthroskopie durchführen, befindet sich der Patient auf einem Formkissen in seitlicher Dekubituslage, denn diese bietet die optimale Darstellung für die Plazierung der Instrumente und gestattet gleichzeitig Extension und Innenrotation des glenohumeralen Gelenks. Die Technik erlaubt auch eine Modifizierung der zuvor beschriebenen Patientenlagerung oder der Zugänge, um die Einbringung der Nahtanker zu erleichtern [26]. Der Op.-Tisch wird so gestellt, daß die Schulter bei 180° zugänglich ist, wobei der Anästhesist in Höhe des Abdomens des Patienten steht (Abb. 13.2, 13.3). Die über Doppelzug ausgeübte Zugkraft ist unerläßlich, um die Schulter zu stabilisieren und in leicht abduzierter und innenrotierter Position zu halten. Die Innenrotation dient der Entspannung der vorderen Kapsel und vergrößert vorn

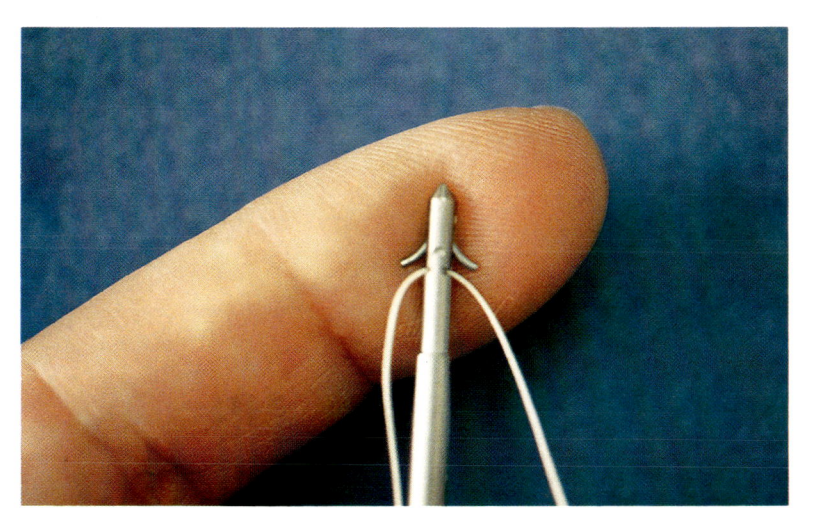

Abb. 13.1.
Der Mitek-Anker der 2. Generation

den Arbeitsraum. Während des Verfahrens läßt sich die Schulterlage, wenn nötig, durch Modifikation der Gewichte und Winkel der Streckvorrichtung ändern. Dieses Vorgehen funktioniert nicht in der Strandstuhlposition.

Untersuchung unter Narkose

Nachdem wir den Patienten narkotisiert, intubiert und gelagert haben, untersuchen wir die Schulter, um Richtung und Grad der Instabilität zu beurteilen (Abb. 13.4). Die Untersuchung ist systematisch durchzuführen. Sie muß präzise, reproduzierbar und imstande sein, alle Arten und Grade der Instabilität zu entdecken. Die Untersuchung unter Anästhesie ist entscheidend, weil deren Befunde in Verbindung mit den arthroskopischen Befunden für die Wahl des operativen Verfahrens maßgeblich sind. Um genaue Ergebnisse zu gewährleisten, muß die Untersuchung bilateral erfolgen, in beiden seitlichen Dekubituslagen mit Abduktion bis 90°, axialer Kompression des Humeruskopfs auf die Schultergelenkfläche und Stabilisierung der Skapula. Alle genannten Schritte sind bei der Untersuchung unter Narkose von großer Wichtigkeit, um die Schulterinstabilität richtig zu beurteilen. In mancher Hinsicht gleicht diese Untersuchung dem Barlow-Test zur Begutachtung angeborener Hüftschäden, bei dem das Becken stabilisiert und die Hüfte disloziert wird. Das Verfahren ist auch analog zum Lachman-Test, wo, um eine Verschiebung der Tibia auf dem Femur zu beurteilen, das Femur zu stabilisieren ist, während von vorn Druck auf den hinteren Anteil der Tibia ausgeübt wird. Um Instabilität oder deren Nichvorhandensein im glenohumeralen Gelenk zu entdecken, müssen das Schulterblatt stabilisiert und der Humerus um 90° abduziert werden. Turkel [8] wies nach, daß das Ligamentum glenohumerale inferiorus im Blick auf vordere Instabilität die

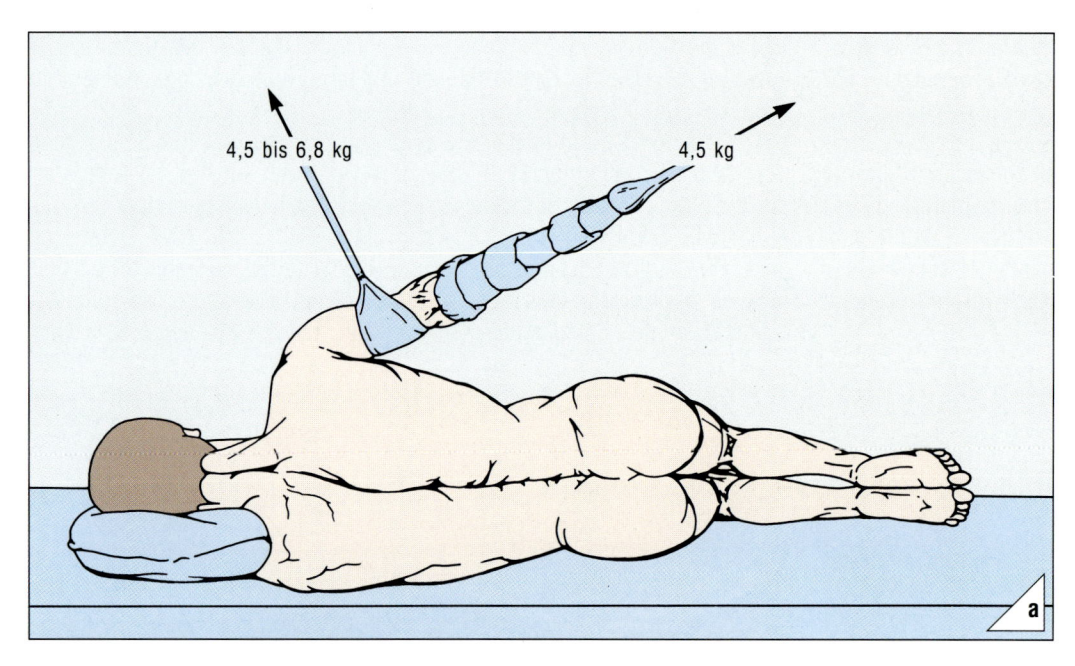

Abb. 13.2.
Der Arm des Patienten befindet sich in einer Zwillingstraktionsvorrichtung, die während des operativen Verfahrens justiert werden kann. Nach Vorbereitung und Abdeckung des Patienten wird der Arm abduziert und die Unterarmzugschlinge angelegt. 4,5–6,8 kg Zugkraft liegen auf dieser Unterarmschlinge, je nach Größe des Patienten; 4,5 kg werden distal eingesetzt (a). b Operationsfoto

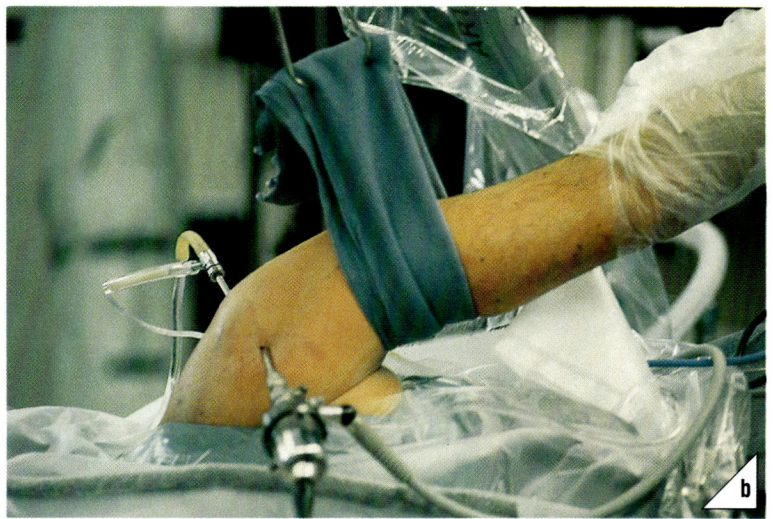

wesentliche Stabilisierungsstruktur darstellt und daß diese Struktur am stärksten bei 90° Abduktion funktioniert.

Durch Kompression des Humeruskopfs in die Schultergelenkpfanne wird deutlich spürbar, wann die Konvexität des Humeruskopfs in irgendeiner Richtung über den Glenoidalsaum hinausgeht. Wenn er diese Information gewonnen hat, sollte der Operateur mit der arthroskopischen Untersuchung fortfahren. Der operative Ansatz richtet sich nach den Ergebnissen der Untersuchung in Narkose und nach den Arthroskopiebefunden. Eine arthroskopische vordere kapsulolabrale Rekonstruktion erfolgt nur bei vorderer Instabilität.

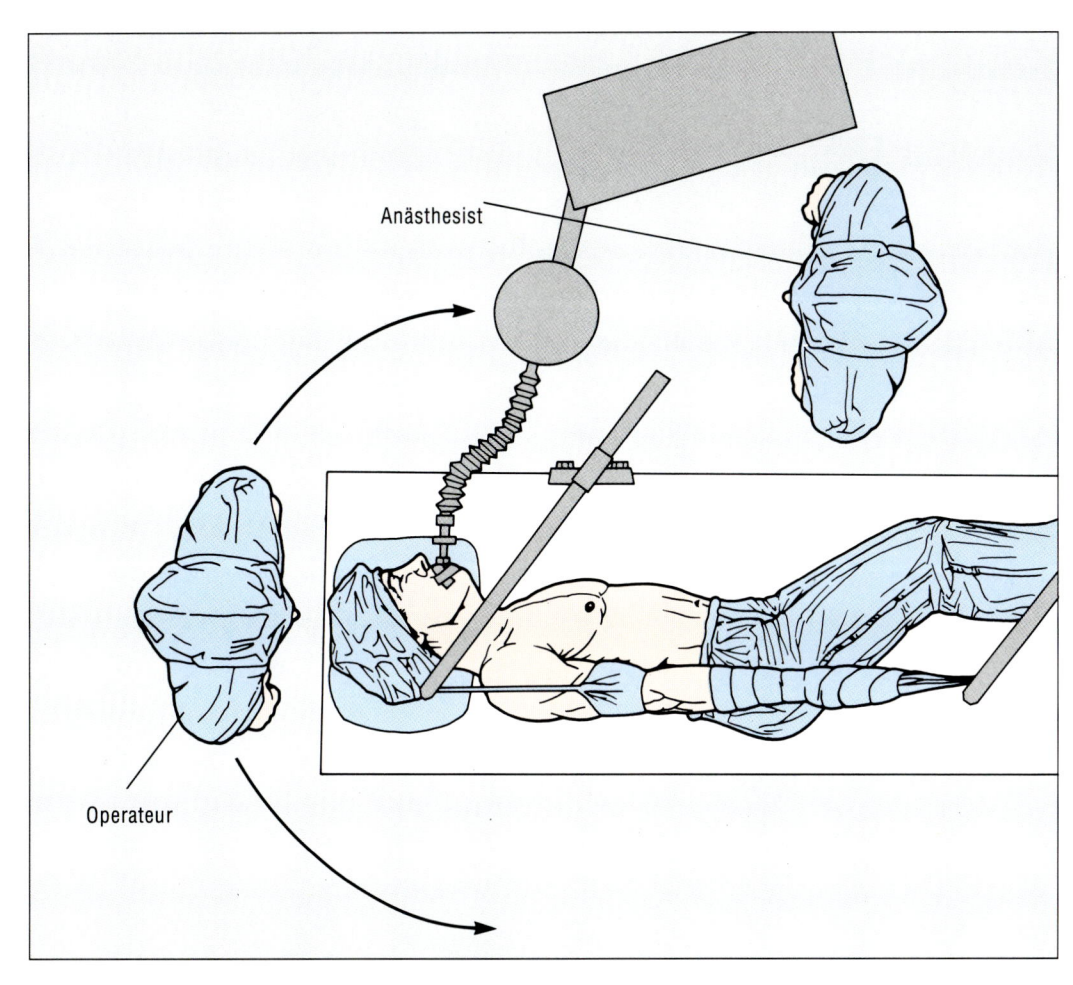

Abb. 13.3.
Der Op.-Tisch wird um 120° gedreht, so daß die Anästhesie nicht im Wege ist. Dies gestattet einen Zugangsradius zur Schulter von 180°

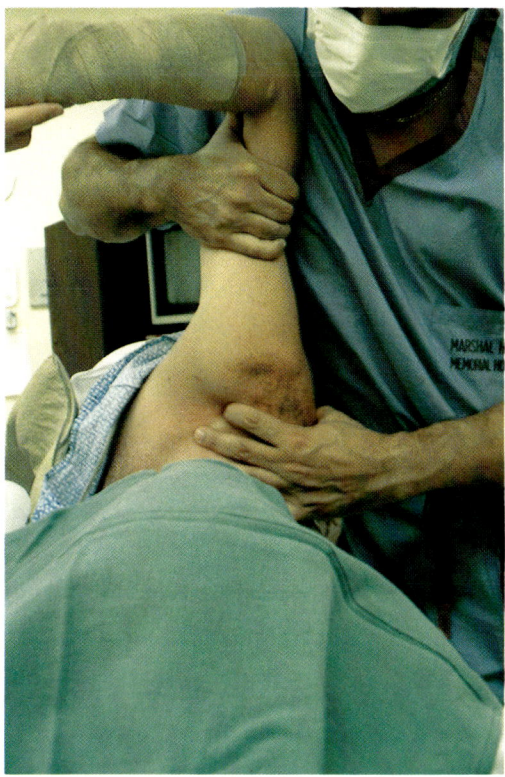

Abb. 13.4.
Die Untersuchung in Narkose muß beidseitig erfolgen in seitlicher Dekubituslage unter 90° Abduktion und in Außenrotation sowie unter axialer Kompression des Humeruskopfes ins Schultergelenk

Zugänge

Es gibt 2 vordere Zugänge – einen anterosuperioren und einen anteroinferioren – sowie 2 hintere Zugänge, nämlich posterosuperior und posteroinferior (Abb. 13.5).

Nach Markierung der Orientierungspunkte auf der Gelenkfläche, vor allem der hinteren Seitenkante des Akromions und des Rabenschnabels, wird der obere hintere Zugang am hinteren Knochenrand des Akromions in Höhe der Gelenklinie geschaffen. Diese Gelenklinie ist leicht zu palpieren, wenn der Patient in Streckung liegt, indem wir seinen Arm

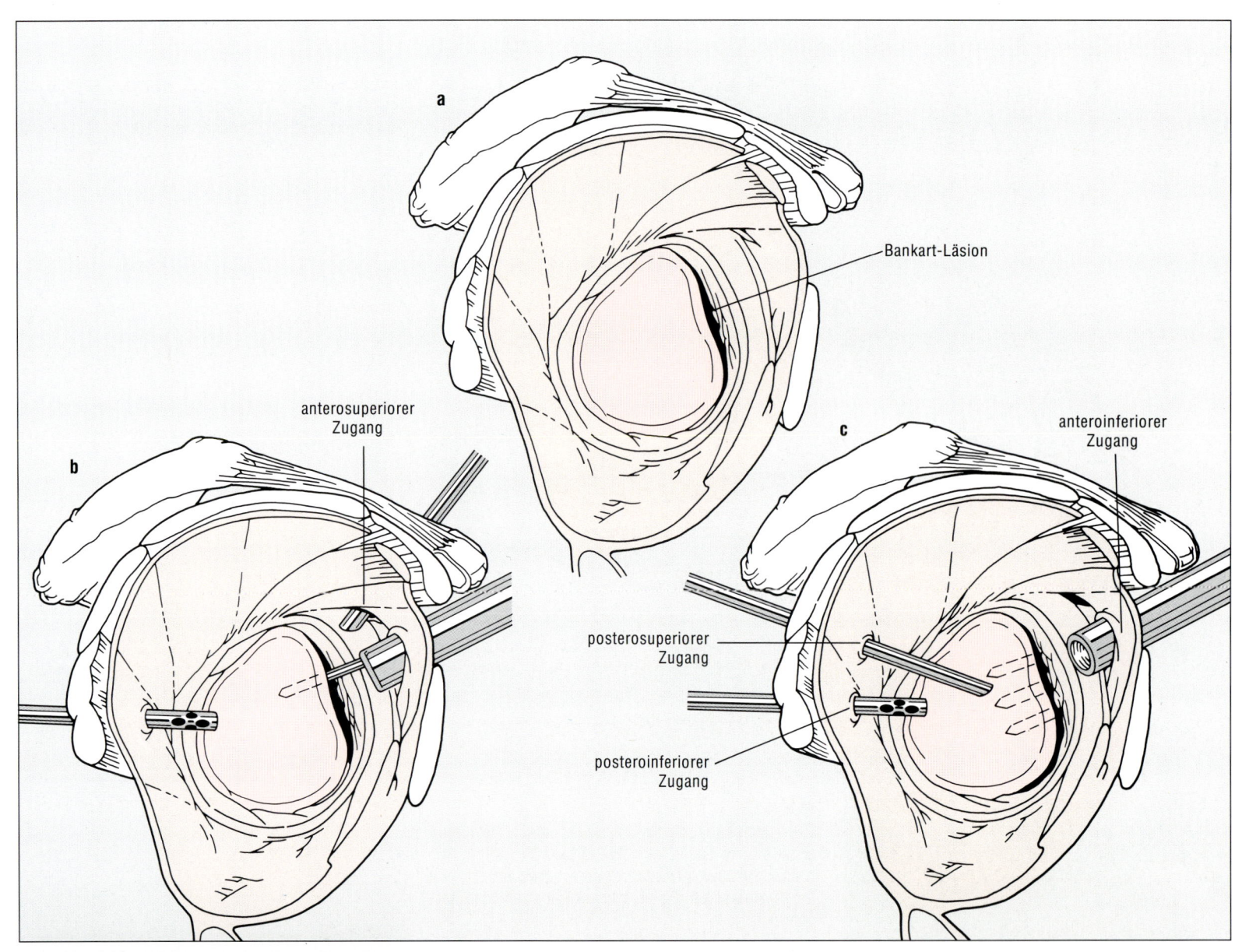

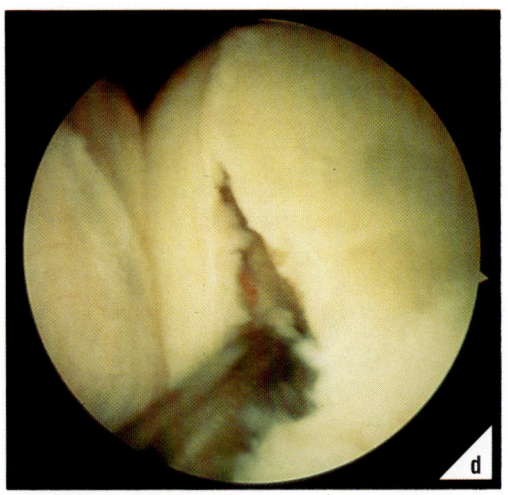

Abb. 13.5.
a Die Bankart-Läsion bei ansonsten normaler Schulteranatomie. b Bei dieser Arbeitskonfiguration gibt es 2 vordere Zugänge. Das Arthroskop liegt im anterosuperioren, die große Concept-Kanüle im anteroinferioren Zugang. Mit einem Bohreinsatz werden die Löcher in den Glenoidalsaum gebohrt. Die Transduktionsausflußkanüle befindet sich im posteroinferioren Zugang. c Nach Präparierung und Ausbohrung des Glenoidalsaums bietet es sich oft an, auf ein 70°-Arthroskop in einem posterosuperioren Zugang umzuwechseln. d Arthroskopische Sicht vom anterosuperioren Zugang her

192 Die Schulter

kreisen, während durch den Daumen ausgeübter kurzer Druck die Palpation der hinteren Ebene des glenohumeralen Gelenks erlaubt. Wir führen die Arthroskopkanüle mit einem stumpfen Obturator ein und leiten sie durch den Bauch des Delta- und Infraspinatusmuskels, um die Knochenkonturen des Humeruskopfs und den hinteren Rand der Gelenkpfanne zu tasten. Man sollte die Gelenkhöhle nicht mit Kochsalzlösung füllen, weil dies die adäquate Beurteilung der Anatomie mittels des stumpfen Obturators im Arthroskopschaft beeinträchtigen könnte.

Es gibt in einem Schulterarthroskopie-Set keine schrafen Trokare. Wenn wir den Zwischenraum zwischen Humeruskopf und Gelenkpfanne ausgetastet haben, schlüpft der stumpfe Trokar leicht durch die dünne posterosuperiore Kapsel und tritt in das Gelenk ein. Die Arthroskopkanüle wird mit ihrem stumpfen Trokar anterior weitergeführt, um den Rabenschnabel zu tasten, der innerhalb des sicheren Dreiecks aus oberer Kante des Subskapularis, unterem Rand der Bizepssehne und der anterosuperioren Kante des Gelenks liegt. Nachdem wir das Korakoid palpiert haben, lassen wir die stumpfe Spitze über die untere Kante des Rabenschnabels hinausgleiten und führen sie durch die Kapsel und den Deltamuskel und spannen die Haut genau unterhalb und seitlich der Korakoidspitze. Mit einer Nr.-15-Klinge öffnen wir den anteroinferioren Zugang. Eine Kanüle wird nun zurück in das Gelenk geführt, wo wir sie bereithalten, um einen „Shaver", Bohrer und andere im Laufe des Eingriffs benötigte Instrumente einzubringen.

Ein 3 cm distal des posterosuperioren Zugangs angelegter posteroinferiorer Zugang dient der Einbringung der Kombinationskanüle für eine 3M-Arthoskopiepumpe, die für den Erhalt von Distension und Flüssigkeitsstrom im Schultergelenk unverzichtbar ist.

Mit der Von-innen-nach-außen-Technik legen wir nun den anterosuperioren Zugang an. Dies geschieht mit dem stumpfen Obturator im Arthroskopschaft durch Ertasten der unteren Kante des korakoakromialen Ligaments im Rotatorenmanschettenzwischenraum. Wenn wir das Ligamentum coracoacromiale lokalisiert haben, führen wir Schaft und Obturator durch den Rotatorenmanschettenzwischenraum und führen eine Kanüle zurück ins Gelenk. Dieser vordere Zugang dient der besseren visuellen Darstellung der pathologischen intraartikulären Veränderungen im anteroinferioren Anteil der Schulter und der direkten Sichtbarmachung der Abrasio von Glenoidalsaum und Schulterblatthals.

Man muß mit dem Austauschen von Stäben und dem häufigen Wechsel von Instrumenten- und Arthroskopkonfigurationen vertraut sein. Die visuelle Beobachtung des Nahtprozesses mag mit dem Arthroskop im anterosuperioren Zugang hervorragend sein, wenn jedoch die Nähte von unten nach oben gelegt werden, kann es ratsam sein, auf ein 70°-Arthroskop im posterosuperioren Zugang umzuwechseln, um eine bessere optische Darstellung zu erzielen (Abb. 13.5 b, c). Das Präparieren des fibroblastischen Betts durch Ausräumung und Abrasio von Vorderkante der Gelenkpfanne und Skapulahals erfolgt mit dem Arthroskop im anterosuperioren Zugang, wobei der Bohrer im anteroinferioren Zugang steckt.

Um es noch einmal zusammenzufassen: Es gibt 2 hintere Zugänge – den posterosuperioren Zugang an der hinteren Grenze des Akromions und in Höhe der Gelenklinie, ferner den posteroinferioren Zugang in Höhe der Gelenklinie, 3 cm distal des posterosuperioren Zugangs. Dann gibt es 2 vordere Zugänge – den anterosuperioren Zugang, der den Einblick gewährt, und den anteroinferioren Zugang zur Einbringung der Naht und Ankerinstrumente.

Arthroskopische Untersuchung

Die arthroskopische kapsulolabrale Sanierung, bei der Nahtanker verwendet werden, macht oft alle 4 Zugänge erforderlich, die wir dann wie oben beschrieben anlegen. Chirurgen, die zum ersten Mal nach diesem Verfahren operieren – auch wenn sie arthroskopieerfahren sind – empfehle ich stets, mit der Schaffung der gebräuchlichsten Zugänge, mit denen die meisten Operateure auch vertraut sind, zu beginnen, nämlich dem anterosuperioren und dem posteroinferioren Zugang. Wie oben dargelegt, befindet sich der anterosuperiore Zugang geringfügig weiter vorn und weiter oben als bei der Schulterarthroskopie allgemein üblich. Der posteroinferiore Zugang liegt 3 cm vom unteren Rand des Akromions entfernt und somit etwas mehr distal als der für gewöhnlich benutzte „weiche Punkt". Der Operateur dringt mit dem Arthroskop über den posteroinferioren Zugang ins Gelenk ein, erweitert dieses und nimmt den Bereich des anterosuperioren Zugangs unter Sicht, wobei die Spinalkanüle in die Region des obersten Teils des Rotatorenmanschettenzwischenraums kommt. Dies erlaubt die Einleitung des Flüssigkeitsdurchstroms, und die arthroskopische Untersuchung des Gelenks kann beginnen. Dieses Verfahren, das sich des 30°-Standardarthroskops vom posteroinferioren Zugang her bedient, ermöglicht in der Regel die Identifizierung einer klassischen Bankart-Läsion. Ein 70°-Arthroskop erleichtert die Inspektion über den hinteren Zugang noch mehr. Der Chirurg kann von diesem Zugang her Einblick nehmen und die vordere Kanüle benutzen, um den Ligament-Labrum-Komplex zu sondieren.

Die arthroskopische Untersuchung ist nicht abgeschlossen, solange nicht die Strukturen vom anterosuperioren Zugang her betrachtet wurden. Dazu verwenden wir ein 30°-Arthroskop. Durch Wechseln der Sonden plazieren wir die Ausflußkanüle in den posteroinferioren und das Arthroskop in den anterosuperioren Zugang. Dies gestattet die bestmögliche Beurteilung der anteroinferioren Strukturen.

Wenn der Patient bereits eine Untersuchung hinter sich hat und diese eindeutig auf anteroinferiore Instabilität und signifikante Schädigung des Ligamentum-glenohumerale-Labrum-Komplexes hinweist, kann der anteroinferiore Zugang geschaffen werden.

Es ist sehr wichtig, daß diese Zugänge die ganze Zeit mit einer Kanüle versehen bleiben. Mit Gewinde ausgestattete Kanülen, die über einen Wechselstab ins Weichteilgewebe geschraubt werden, sind die Schlüsselelemente, die vermeiden, daß ein Zugang verlorengeht oder Flüssigkeit ins Weichteilgewebe austritt. Letzteres Risiko verringern wir, indem wir sorgsam vorgehen und stets Kanülen in den Zugängen belassen. Diese sorgfältige Technik im Verbund mit dem Einsatz einer Pumpe, um den intraartikulären Druck und die Dehnung zu kontrollieren, während der Flüssigkeitseinstrom aufrechterhalten wird, vermindert die Extravasation und hat am Ende des Verfahrens nur eine bemerkenswert geringe Weichteilgewebsschwellung zur Folge.

Der anteroinferiore Zugang

Der anteroinferiore Zugang stellt den Schlüssel dar, um zum anteroinferioren Teil der Gelenkpfanne zu gelangen, wo sich die pathologischen Befunde gewöhnlich in Form rezidivierender Dislozierungen oder einer Subluxation darstellen. Der anteroinferiore Zugang wird mit einem stumpfen Obturator im Arthroskopschaft geschaffen. Nachdem wir über den posteroinferioren Zugang den stumpfen Obturator in das Gelenk eingeführt haben, sollten wir mit dessen Hilfe die Spitze des Rabenschnabels palpatorisch identifizieren. Der Obturator wird im Schaft weitergeleitet, bis er über die untere Kante der Korakoidspitze hinausschlüpft und aus der Kapsel austritt, in dem Winkel, der durch den seitlichen Rand der mit ihr verbundenen Sehne und den oberen Rand der Subskapularissehne gebildet wird. Eine Inzision muß in diesem Bereich wegen der Nähe der V. cephalica sehr vorsichtig erfolgen. Es ist wichtig, eine Kanüle der Wahl über die Spitze des Arthroskopschafts und den Obturator ins Gelenk zurückzuführen, wobei wir uns vergewissern, daß beide Spitzen sich innerhalb des Gelenks befinden, bevor die

Kanüle die inneren Gelenkanteile berühren und wir den Obturator freigeben.

Präparieren des vorderen Glenoidalsaums und des Schulterblatthalses

Nach Anlage der Zugänge sollte der Operateur den vorderen Glenoidalsaum und Schulterblatthals präparieren, um das fibroblastische Bett und die Bohrlöcher schaffen zu können. Er positioniert das Arthroskop im anterosuperioren Zugang, um Glenoidalsaum und Schulterblatthals bestmöglich unter Sicht zu bekommen. Das abgelöste Labrum wird sichtbar, wir bringen einen groben 360°-Resektor mit minimaler Absaugung durch den anteroinferioren Zugang ein, um das Operationsfeld übersichtlich zu halten. Lebensfähige Gewebe aus dem Ligamentum-glenohumerale-Labrum-Komplex, die für die Sanierung benötigt werden, sollten nicht in den Saugbereich des Resektors geraten. Ein grober 360°-Resektor gestattet die exzellente Ausräumung entlang dem Skapulahals und dem Glenoidalsaum, um die Bankart-Läsion zu präparieren (s. Abb. 13.5 d). Dies erlaubt uns, den Ligament-Labrum-Komplex weiterzuführen und erneut unter Spannung zu setzen. Nachdem wir das Weichteilgewebe vom Skapulahals entfernt haben, schälen wir mit einem motorgetriebenen Bohrer den Glenoidalosaum und Schulterblatthals bis auf den durchbluteten Knochen ab.

Das Anlegen der Bohrlöcher

An diesem Punkt des Verfahrens muß man die Kanüle im anteroinferioren Zugang wechseln, um eine mit Gewinde versehene arthroskopische 8,5-mm-Kanüle einzulegen, die das Bohrzielgerät, die Bohrspitzen, Nahthaken und Anker transportieren kann. Nachdem wir diese Kanüle eingebracht haben, führen wir das Bohrzielgerät und den Bohrer ein. Wir schaffen 3 weiträumige Bohrlöcher entlang dem vorderen Glenoidalsaums. Ein Bohrloch legen wir so weit wie möglich oben innerhalb der Läsion am Glenoidalsaum. Das dritte Loch entsteht zwischen den beiden zuvor gebohrten Löchern.

Es ist wichtig, die Richtung der Bohrspitze und des Bohrzielgeräts zu verfolgen. Die Spitze muß ca. 15°–20° zur Glenoidalfläche gewinkelt sein. Es ist nahezu unabdingbar, daß wir die Löcher an dem am weitesten anterior gelegenen Rand der Knorpelfläche und nicht medial auf dem Skapulahals bohren. Auf diese Weise können wir den Ligament-Labrum-Komplex an den Glenoidalsaum heranbringen, vorn einen labralen Knopf schaffen und die Tiefe der Gelenkpfanne verstärken.

Einbringen der Naht und der Anker

Weiter unter Sicht über den anterosuperioren Zugang führen wir mit der 8,5-mm-Kanüle im anteroinferioren Zugang einen Nahthaken durch den

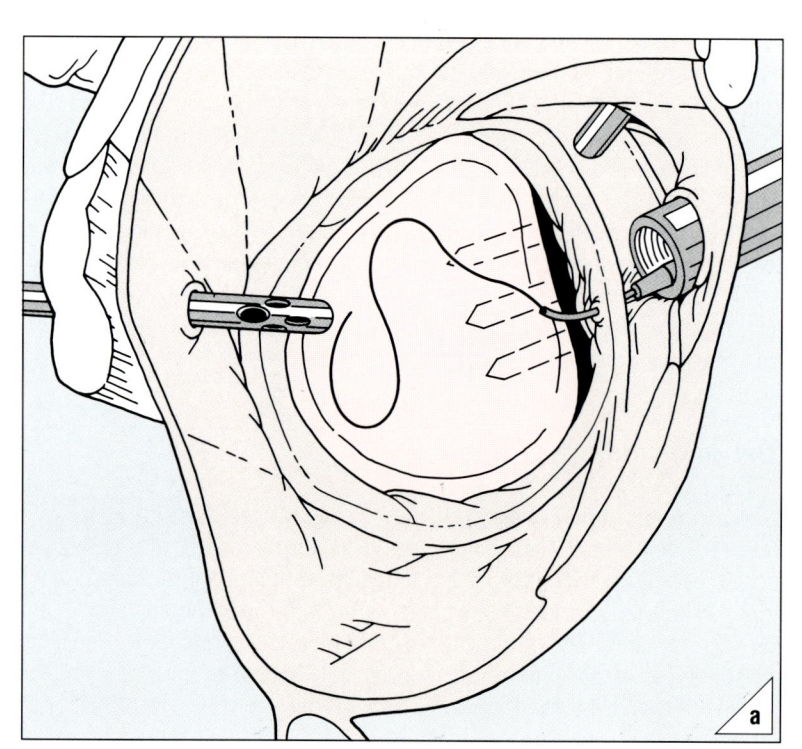

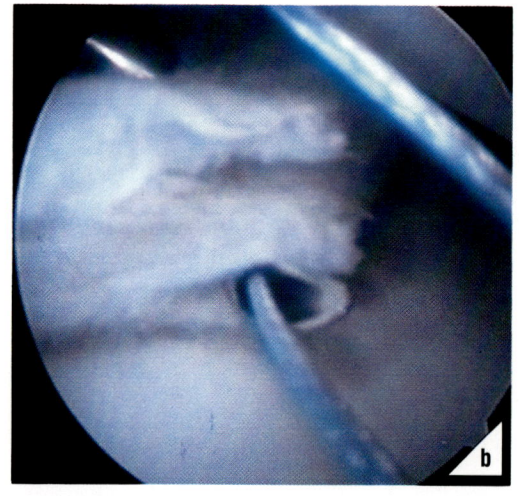

Abb. 13.6.
Der erste Faden wird in den abgelösten unteren Ligament-Labrum-Komplex eingelegt. a Das Arthroskop liegt im anterosuperioren Zugang, der Nahthaken wird durch eine Kanüle im anteroinferioren Zugang geführt. b Arthroskopische Darstellung. Hier ist ein Nr.-0-Tycronfaden gezeigt, ein Nr.-1-PDS-Faden ist jedoch leichter einzulegen und zu knoten

untersten Teil des abgelösten Ligamentum-glenohumerale-Labrum-Komplex (Abb. 13.6). Wenn es sich um einen sauber abgelösten Ligament-Labrum-Komplex handelt, reicht es, das Arthroskop im anterosuperioren und die Kanüle im anteroinferioren Zugang zu behalten. Es gibt Fälle, wo der Ligament-Labrum-Komplex am Skapulahals in medialer und unterer Position abgeheilt ist. Ist dies der Fall, ist ein arthroskopisches Periostelevatorium ein wichtiges Werkzeug. Kräftige Abtrennung entlang dem Schulterblatthals, wobei sich das Elevatorium im anteroinferioren Zugang befindet, fördert oft genug ein überraschend intaktes Labrum und anhängende Ligamente zutage, das wieder an den Glenoidalsaum angeheftet werden kann. Wir bringen einen geeigneten Nahthaken durch den Ligament-Labrum-Komplex ein, nachdem wir diesen mobilisiert haben.

Der Nahthaken befördert eine Nr.-1-PDS-Naht in ausreichender Entfernung in das Gelenk, um den Haken zurückziehen und die Naht durch den abgetrennten Ligament-Labrum-Komplex lassen zu können. Eine Nahtfaßzange wird eingebracht, um „den inneren Teil" der eingelegten Naht herauszuziehen und eine nach unten durch die Kanüle gehende Schlaufe zu schaffen, die durch das Ligament und wieder zurück durch die Kanüle herausgeführt wird.

Wir sichern und befestigen einen Anker am Einführungsgerät mit einem Stich eines Nr.-0-Dexon-Fadens, der über den Handgriff der Einführvorrichtung gelegt wird. Der montierte Nahtanker schiebt sich durch den „inneren Teil" der Naht hinab – das Ende der Naht, das durch die abgesprengte Fläche drang, um an den Glenoidalsaum gelegt zu werden. Er gleitet die Kanüle hinab, dann über die Naht, um in das erste Bohrloch einzutreten (Abb. 13.7a, b). Nun bringen wir den Anker durch das erste Bohrloch und durchschneiden die Sicherheitsnaht, die wir brauchen, um den Anker am Einführungsgerät zu sichern. Wir nehmen das Einführgerät heraus, lassen somit eine Nahtschlinge in die Kanüle hinabsinken, durch den abgelösten Ligament-Labrum-Komplex in das Bohrloch hineingehen, durch die Basis des Ankers hindurch, zurück aus dem Bohrloch und auch aus der Kanüle heraus (Abb. 13.7c).

Der Mitek-Anker der zweiten Generation erlaubt es der Naht, innerhalb des Ankers und seines Bohrlochs zu gleiten. Die Schlinge wird durch einen Schlipsknoten, der außerhalb der Kanüle geschlungen wird, geschlossen. Dann lassen wir die Schlinge in die Kanüle schlüpfen, ziehen sie stramm und nähern uns dem Ligament-Labrum-Komplex (Abb. 13.8).

In der Regel werden 3 Anker und Nähte eingeführt, in einigen Fällen können auch 2 genügen. Der proximalere Anker samt Naht läßt sich mit dem Arthroskop über einen hinteren Zugang einbringen. Damit vermeiden wir ein Instrumentengedränge im vorderen Teil des Gelenks und können mittels eines 70°-Arthroskops die Bohrlöcher unter Sicht bekommen und Naht und Anker einführen.

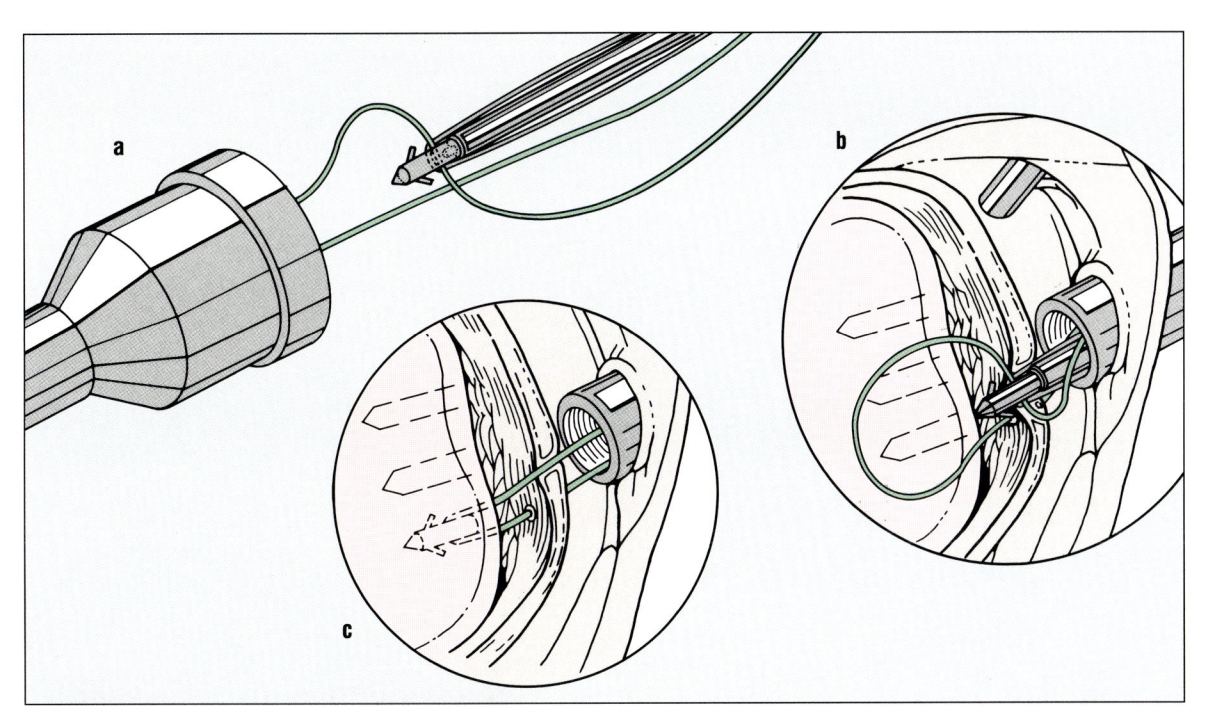

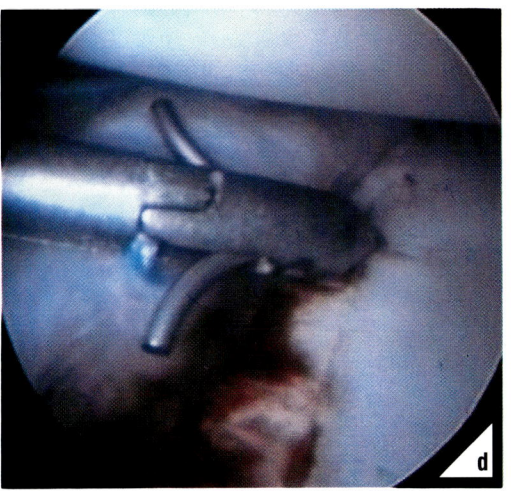

Abb. 13.7.
a–c Ein Nahtanker gleitet im Innenglied der Naht entlang und wird in das unterste Loch eingeführt. Auf diese Weise entsteht eine Gleitschlaufe, die in der Kanüle hinab-, durch den Anker hindurch- und aus der Kanüle herausläuft. d Arthroskopische Darstellung eines Nahtankers, der im untersten Bereich eingelegt wurde

Bevor wir die Wunden verschließen, injizieren wir 20 ml Bupivacain 0,25 % mit Epinephrin in die Schulter. Nach Beendigung der Sanierung (Abb. 13.9) nehmen wir alle arthroskopischen Geräte heraus, schließen die Zugänge mit einfachen Nylonnähten und legen einen Kompessionsverband und eine Fixationsvorrichtung an.

Postoperative Behandlung

Die Fixationsvorrichtung wird 3 Wochen lang ständig getragen, außer beim Baden oder während der Pendel- und Extensionsübungen; dann für weitere 3 Wochen nur in der Nacht. Wir machen die Patienten darauf aufmerksam, daß der Verband nach 24 h durch Pflaster ersetzt werden kann. Die Nähte werden nach 5 Tagen entfernt.

Sechs Wochen nach der Operation beginnt für die Patienten die aggressive Behandlungsphase mit aktiven Übungen, auch gegen Widerstand, bei vollem Bewegungsspielraum. In den meisten Fällen genügt ein häusliches Therapieprogramm. Nur ängstliche Patienten, die keinen Schmerz ertragen können, haben Schwierigkeiten, ihre Beweglichkeit wieder zu erlangen; bei der Mehrzahl tritt diese nach 12 Wochen wieder ein.

Ergebnisse

Seit September 1989 haben wir diese Operation an mehr als 40 Patienten vorgenommen. Komplikationen gab es keine, und unter 44 Patienten, die 1–3 Jahre nachbeobachtet wurden, fanden sich nur 2 Rezidive. Die

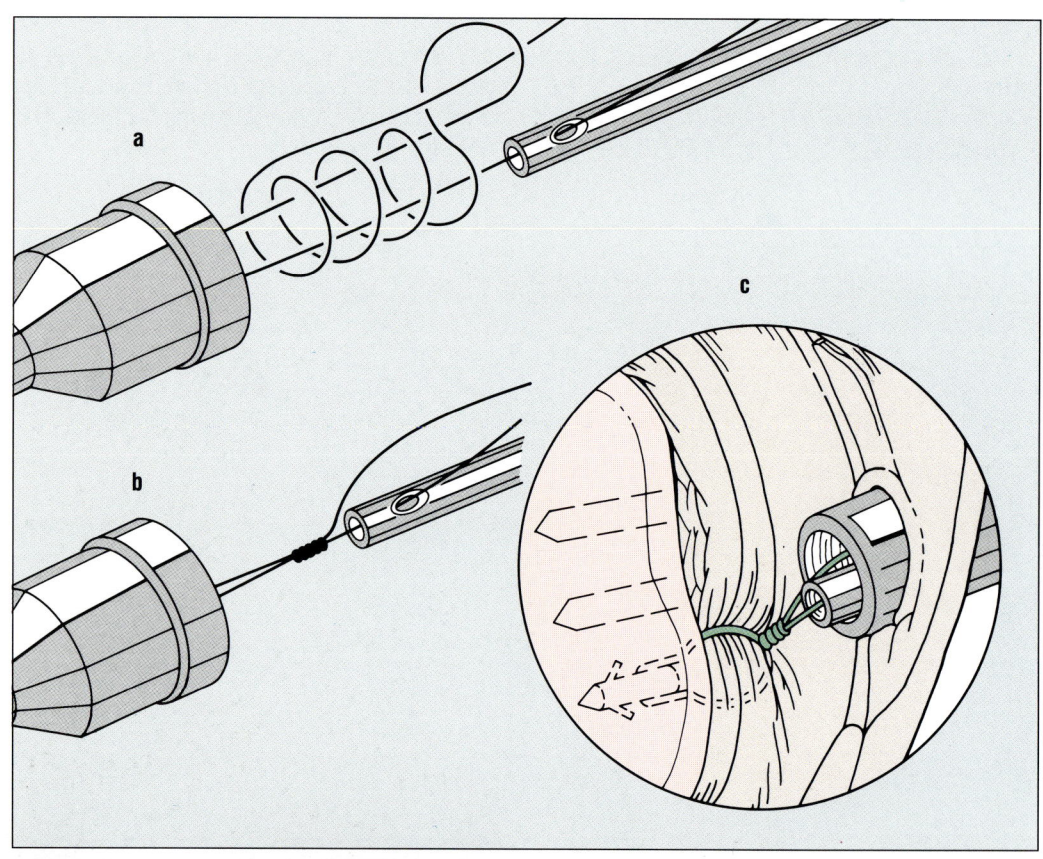

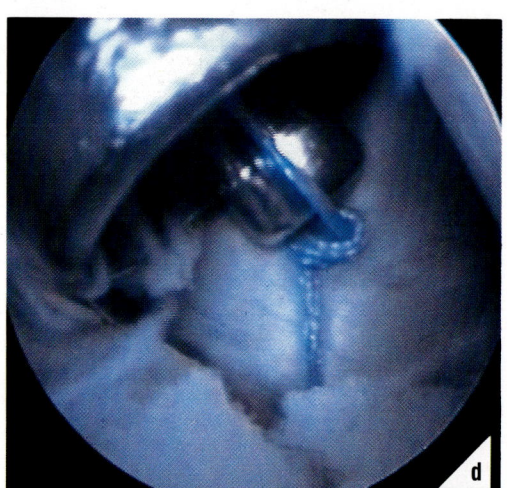

Abb. 13.8.
Ein gewöhnlicher Fischerknoten (a) wird geknüpft und mit einem Knotenschieber (b) in die Kanüle hinabgetrieben. Dabei wird eine um den Ligament-Labrum-Komplex geschaffene Schlinge gestrafft und wieder an das Schultergelenk angenähert (c). d Die arthroskopische Darstellung zeigt das Anziehen der Schlinge. Hier wurde ein Nr.-0-Tycronfaden benutzt, ein Nr.-1-PDS-Faden ist jedoch empfehlenswerter

Nachkontrollzeit ist noch zu kurz, die Ergebnisse müssen nach mehreren Jahren bewertet werden. Diese arthroskopische kapsulolabrale Sanierung stellt den Komplex aus Ligamentum glenohumerale inferius und Labrum so physiologisch wie möglich wieder her, und zwar ohne die Morbidität einer Arthrotomie oder größere Änderungen der Gelenkmechanik, wie sie mit den meisten offenen Methoden einhergehen.

Diese Technik erlaubt auch eine gewisse Kapselraffung, falls eine Kapsellaxität vorliegt. Der Nahthaken kann nicht nur das Labrum passieren, sondern auch einen ausgesuchten Kapselteil oberhalb des Labrums. Mit kapsulärer Raffung wie auch mit Labrumkorrektur erleben die Patienten unmittelbar ein Gefühl der Stabilität, sobald sie mit der Rehabilitation beginnen.

Schlußfolgerung

Wie viele arthroskopischen Techniken und Schulteroperationen ist dieses Vorgehen äußerst anspruchsvoll und sollte nur von Chirurgen praktiziert werden, die überlegene arthroskopische Fertigkeiten besitzen. Sogar die erfahrensten Operateure machen eine schwierige Lernphase durch.

Die hier beschriebene Technik wird sich immer weiter entwickeln, die Grundprinzipien bleiben jedoch unverändert.

Als orthopädischen Operateuren steht uns der Vorteil (oder vielmehr der Fluch) vieler Methoden zu Gebote, mit denen wir die Vielfalt der Probleme angehen können, die sich bei der Behandlung eines Patienten mit einer Störung der Muskulomechanik ergeben. Die ganze „Neuzeit" hindurch haben Chirurgen versucht, Techniken zu entwickeln, die bei der geringsten Komplikations- oder Versagerquote die größte Erfolgschance bieten. Unsere Erfahrung in der Behandlung von pathologischen Schultern ist bereichert worden durch das Kommen der arthroskopischen Techniken, die eine bessere Sichtbarmachung der anatomischen Strukturen ermöglichen, die bei den verschiedenen Schulterproblemen betroffen sein können. Gleichzeitig haben wir unsere Fertigkeiten verfeinert und neue Instrumente und Techniken entwickelt, die die operative Sanierung verletzten Schultergewebes gestatten. Wie in den meisten Bereichen der orthopädischen Chirurgen muß der Arzt über eine breite Wissensgrundlage verfügen, um die richtige Entscheidung treffen zu können, wenn die Behandlung eines orthopädischen Problems ansteht. Wir haben hier einen anderen arthroskopischen Ansatz zur Diagnose und Behandlung vorderer Schulterinstabilität vorgestellt. Diese Techniken befinden sich in unterschiedlichen Entwicklungsstadien; über den endgültigen Erfolg einer jeden dieser Techniken wird der Lauf der Zeit entscheiden.

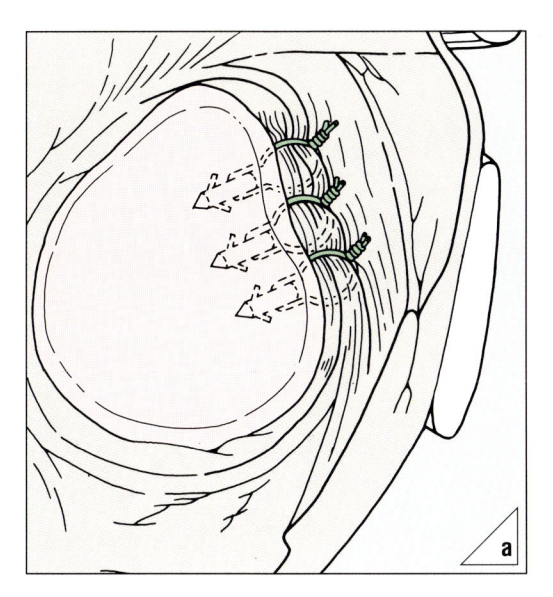

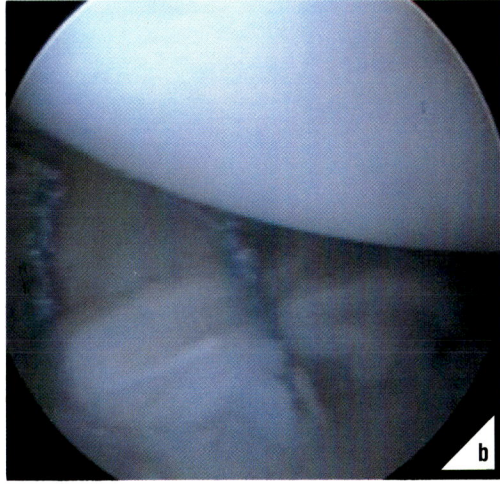

Abb. 13.9.
a Das abgeschlossene Verfahren mit den 3 Ankern und Nähten an Ort und Stelle. Die Stützung des Labrums ist wiederhergestellt, der Komplex aus Ligamentum glenoidale inferius und Labrum steht wieder unter Spannung. b Arthroskopische Darstellung

Literatur

1. Bankart ASB. The pathology and treatment of recurrent dislocation of the shoulder joint. *Br J Surg*. 1939;26:23–29.
2. Symeonides PP. The significance of the subscapularis muscle in the pathogenesis of recurrent anterior dislocation of the shoulder. *J Bone Joint Surg*. 1972;54B:476–483.
3. Magnuson PB, Stack JK. Recurrent dislocation of the shoulder. *JAMA*. 1943;123:889–892.
4. DePalma AF, Cooke AJ, Prabhakar M. The role of the subscapularis in recurrent anterior dislocations of the shoulder. *Clin Orthop*. 1967;54:35–49.
5. Eden-Hybbinette R. Technique of Palmer and Widen. In: Crenshaw AH, ed. *Campbell's Operative Orthopaedics*. 1st ed. St. Louis, Mo: CV Mosby Co; 1;1971.
6. May VR. A modified Bristow operation for anterior recurrent dislocation of the shoulder. *J Bone Joint Surg*. 1970;52A:1010–1016.

7. Moseley HF, Overgaard B. The anterior capsular mechanism in recurrent anterior dislocation of the shoulder: morphological and clinical studies with special reference to the glenoid labrum and the glenohumeral ligaments. *J Bone Joint Surg*. 1962;44B:913–927.
8. Turkel SJ, Panie MW, Marshall JL, Girgis RJ. Stabilizing mechanisms preventing anterior dislocation of the glenohumeral joint. *J Bone Joint Surg*. 1981;63A:1208–1217.
9. Galinat BJ, Howell SM. The containment mechanism: the primary stabilizer of the glenohumeral joint. Presented at the 54th AAOS meeting; San Francisco, Calif; January, 1987.
10. O'Brien SJ, Neves MC, Arnoczky SP, et al. The anatomy and histology of the inferior glenohumeral ligament complex of the shoulder. *Am J Sports Med*. 1990;18:449–456.
11. Torg JS, Balduini FC, Bonci C, et al. A modified Bristow-Helfet-May procedure for recurrent dislocations and subluxations of the shoulder: report of 212 cases. *J Bone Joint Surg*. 1987;69A:904–913.
12. Hovelius L, Akermark C, Albrektsson B, et al. Bristow-Latarjet procedure for recurrent anterior dislocation of the shoulder. *Acta Orthop Scand*. 1983;54:284–290.
13. Hovelius L, Thorling J, Fredin H. Recurrent anterior dislocation of the shoulder: results after the Bankart and Putti-Platt operations. *J Bone Joint Surg*. 1979;61A:556–569.
14. Hawkins RJ, Angelo RL. Glenohumeral osteoarthrosis. *J Bone Joint Surg*. 1990;72A:1193–1197.
15. Rowe CR, Patel D, Southmayd WW. The Bankart procedure: a long term end-result study. *J Bone Joint Surg*. 1978;60A:1–16.
16. France EP. Technical report. Fixation strength evaluation of Mitek suture anchors: applications in the shoulder; October 1989.
17. Richmond JC, Fu FH. Presented at the AOSSM Meeting; Sun Valley, Id; July, 1990.
18. France EP. Fixation strength of double armed Mitek torpedo suture anchors: application in the shoulder. June, 1990.
19. Hawkins RB. Arthroscopic stapling repair for shoulder instability: a retrospective study of 50 cases. *Arthroscopy*. 1989;5:122–128.
20. Gross RM. Arthroscopic shoulder capsulorraphy: does it work? *Am J Sports Med*. 1989;17:495–500.
21. Zuckerman JD, Matsen FA. Complications about the glenohumeral joint related to the use of screws and staples. *J Bone Joint Surg*. 1984;66A:175–180.
22. Wolf EM. Arthroscopic anterior shoulder capsulorrhaphy. *Tech Orthop*. 1988;3:67–73.
23. Wiley AM. Arthroscopy for shoulder instability and a technique for arthroscopic repair. *Arthroscopy*. 1988;4:25–30.
24. Morgan CD, Bodenstab AB. Arthroscopic Bankart suture repair: technique and early results. *Arthroscopy*. 1987;3:111–122.
25. Morgan CD. Presented at the Ninth Annual ANAA meeting; Orlando, Fla; April, 1990.
26. Wolf EM. Anterior portals in shoulder arthroscopy. *Arthroscopy*. 1989;5:201–208.

14

Arthroskopische Technik der Klammerung der vorderen Schultergelenkluxation

Stuart I. Springer

Grundvoraussetzung der arthroskopischen Kapselraffung am Schultergelenk durch Klammerung ist es, abgelöste Bänder durch arthroskopisch eingebrachte Klammern wieder zu befestigen. Für die erfolgreiche Durchführung dieses Eingriffs ist das Verständnis der anatomischen und funktionellen Beziehungen zwischen dem Labrum glenoidale, der vorderen Kapsel und dem Ligamentum glenohumerale inferius wesentlich [1–6]. Letzteres stellt die primäre Stützstruktur des vorderen Schultergelenks dar, und das vordere Labrum glenoidale bildet den Ansatzpunkt des Ligamentum glenohumerale inferius. Eine vollständige Ablösung des vorderen unteren Teils des Labrum glenoidale vom Schultergelenk, auch Bankart-Läsion genannt, verursacht demnach einen Integritätsverlust des Lig.-glenohumerale-inf.-Labrum-Komplexes und kann zur Luxation führen. Im Augenblick der Dislokation kann auch eine Kompressionsverletzung des Gelenkknorpels am hinteren Humeruskopf (Hill-Sachs-Läsion) auftreten.

Das von „Instrument Makar" hergestellte Reparatursystem für Bänder und Kapsel ist seit 1982 verfügbar. Es wurde für die Akutbehandlung und zur dauerhaften Rekonstruktion von Rissen des vorderen Kreuzbands und zur Stabilisierung einer vorderen Schultergelenkluxation konzipiert. Wie bei jeder Verfeinerung bestehender Techniken ist auch hier eine Lernphase vorauszusehen, und Frühkomplikationen können erwartet werden. Die Klammerung einer vorderen Schultergelenkluxation ist technisch anspruchsvoll; Aufmerksamkeit im Detail und anatomische Kenntnisse steigern jedoch den Erfolg des Eingriffs.

Notwendige Instrumente

Folgende Instrumente werden bei einer arthroskopischen Klammerkapselraffung des Schultergelenks benötigt:
- Klammerapplikator und -extraktor mit Klammern verschiedener Größe (Abb. 14.1),
- Wissinger-Stab und Schaltstück (Abb. 14.2),
- Motorschaber und Knochenfräse,
- Handinstrumente (Greifzangen, Messer).

Chirurgische Technik

Einschnitt und Zugang

Der Patient wird in Seitenlage gebracht. Die Schulter wird durch ein Zugsystem mit nur 2,7–3,6 kg Gewicht ruhiggehalten. Der Arm wird über somatosensorisch evozierte Potentiale überwacht (Abb. 14.3).

Um den Bereich des Einschnitts in die Schultergelenkregion zu lokalisieren, wird der Sulcus posterior mit dem Daumen palpiert. Das Gebiet liegt etwa eine Fingerbreite unterhalb des hinteren Akromionrands. Bei den meisten Patienten kann das Schultergelenk durch Drehen des Arms lokalisiert werden (Abb. 14.4). Mit einem Messer Nr. 11 wird ein tiefer Einschnitt gelegt (Abb. 14.5). Kanüle und Trokar des Arthroskops werden in das Schultergelenk vorgeschoben (Abb. 14.6, 14.7). Zur entsprechenden Führung wird der gegenüberliegende Finger auf dem Processus acromialis gehalten. Nach dem Einführen kann ein leichtes Nachgeben spürbar werden, wenn Kanüle und Trokar in die Kapsel eindringen. Die Arthroskopiekanüle sollte sich wie von Gewebe straff umgeben anfühlen, anders als beim Einbringen in den Subakromialraum. Das erfolgreiche Eindringen in das Schultergelenk zeigt sich nach dem Einführen des Arthroskops in die Kanüle (Abb. 14.8, 14.9).

Der Zugang über den oberen M. supraspinatus liegt zwischen Akromion und Schlüsselbein. Die Knochen treffen in Form eines umgekehrten „V" aufeinander, wobei der Zugang etwa 1½ Finger breit unterhalb der Spitze palpiert werden kann (Abb. 14.10, 14.11). An diesem Punkt wird eine 18-Gauge-Nadel eingeführt und in einem Winkel von 45° ins Gelenk vorgeschoben (Abb. 14.12). Die Nadel wird entfernt und durch Trokar und Kanüle ersetzt (Abb. 14.13–14.15). Der Zufluß wird an die Kanüle angeschlossen (Abb. 14.16).

Obwohl der vordere Zugang mit einer 18-Gauge-Nadel gelegt werden kann, ziehe ich einen Wissinger-Stab vor (Abb. 14.17). Der Stab wird in

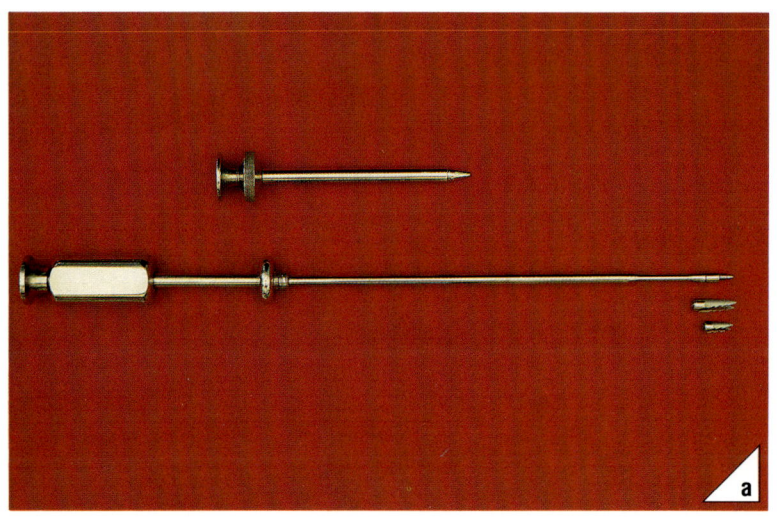

Abb. 14.1.
Das Instrument-Makar-System. a Von oben nach unten: Kanüle und Trokar, Applikator/Extraktor mit Klammern; b Nahaufnahme des Applikators/Extraktors mit Klammern

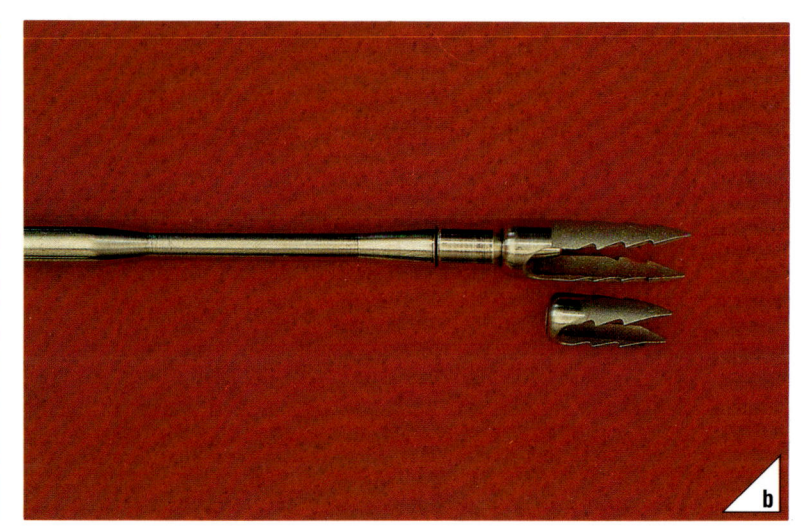

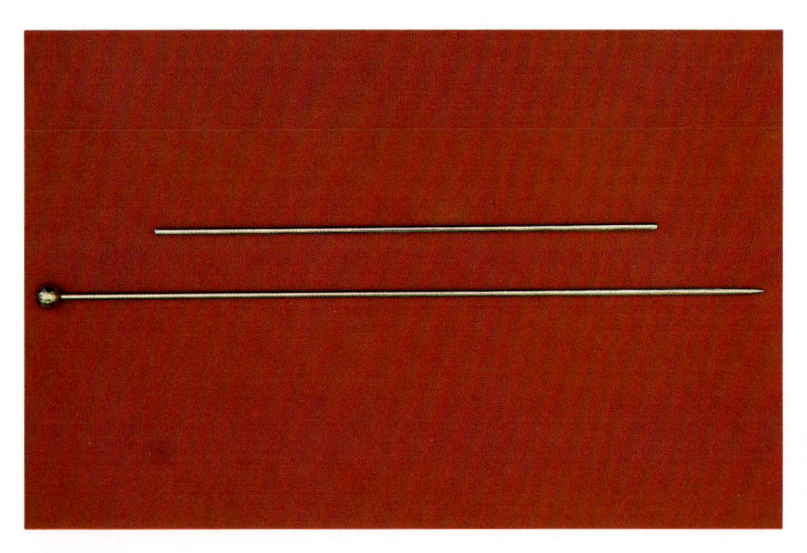

Abb. 14.2.
Wissinger-Stab und Schaltstück

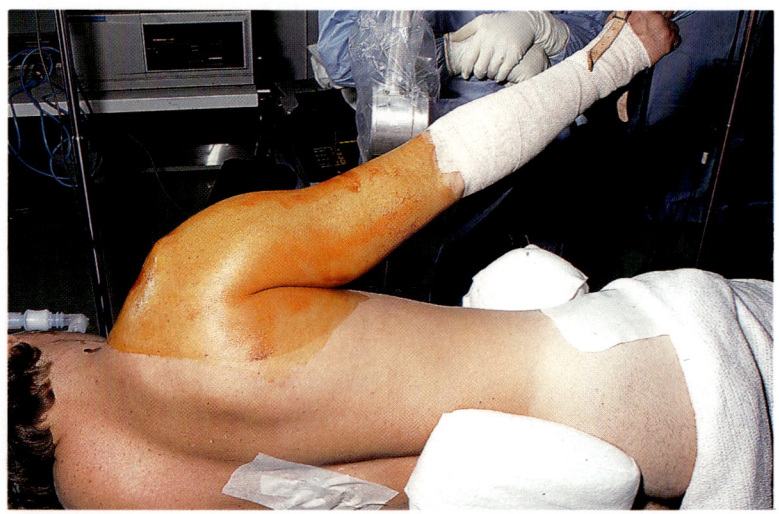

Abb. 14.3.
Der Patient liegt in Seitenlage. Ein Zugsystem mit 2,7–3,6 kg Gewicht hält die Schulter stabil

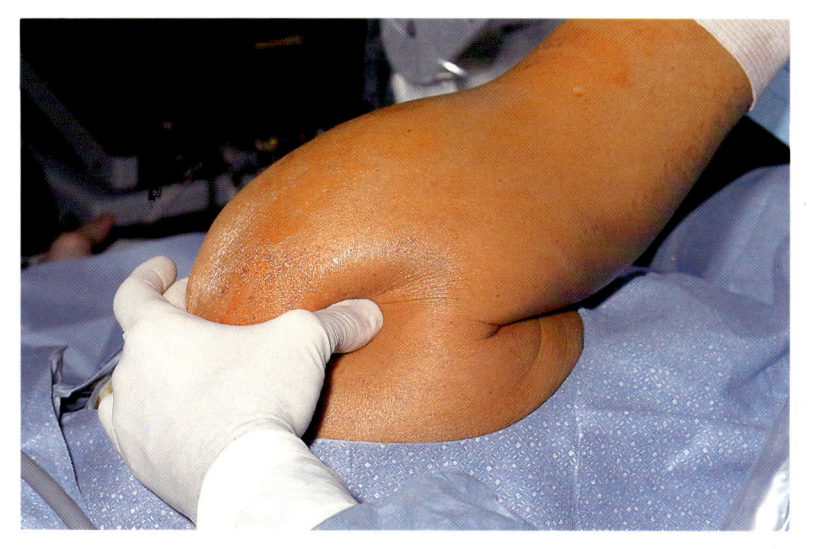

Abb. 14.4.
Der Sulcus posterior findet sich bei der Palpation mit dem Daumen ungefähr einen Finger breit unterhalb des hinteren Akromionrands

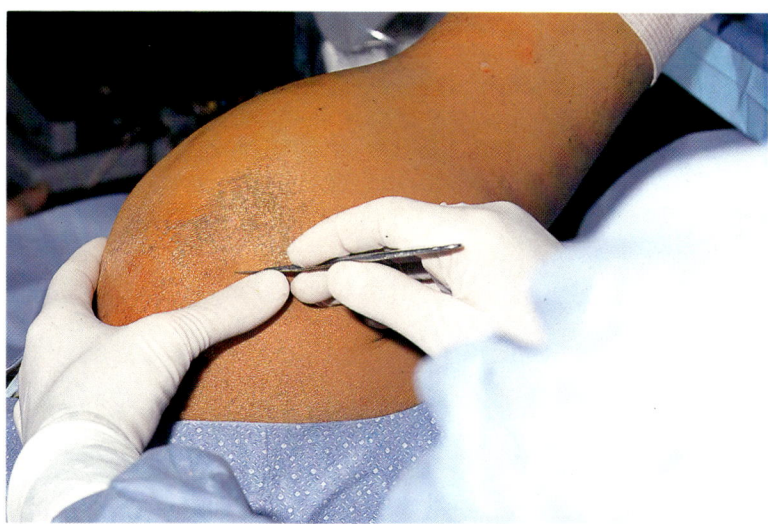

Abb. 14.5.
Wenn dieses Gebiet lokalisiert ist, wird ein tiefer Schnitt gelegt

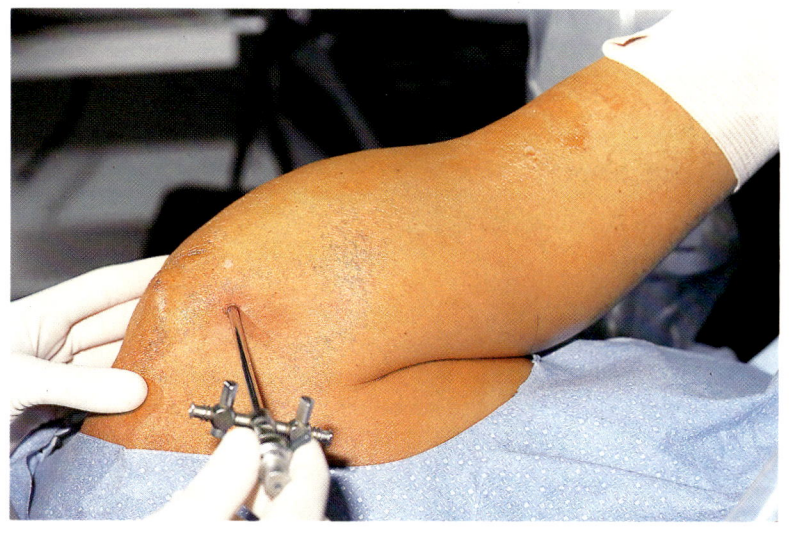

Abb. 14.6.
Arthroskopietrokar und -kanüle werden zum Einführen vorbereitet

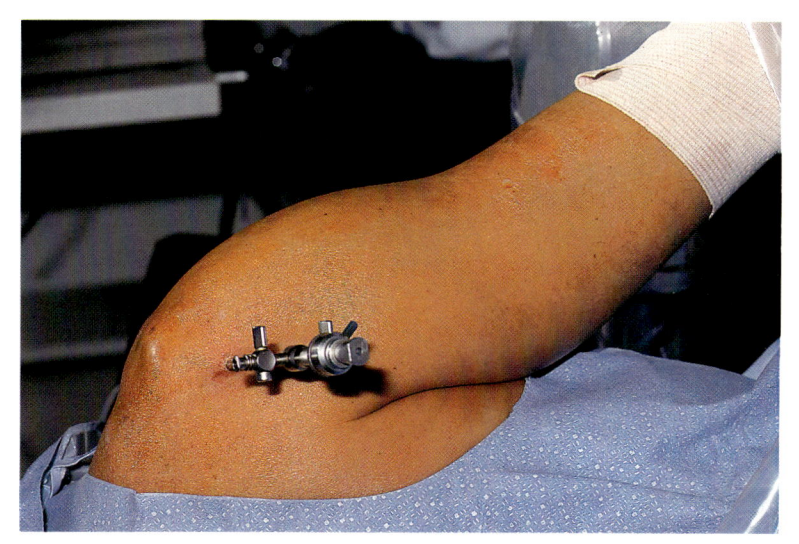

Abb. 14.7.
Vorschieben von Arthroskopie-Trokar und -Kanüle in das Schultergelenk

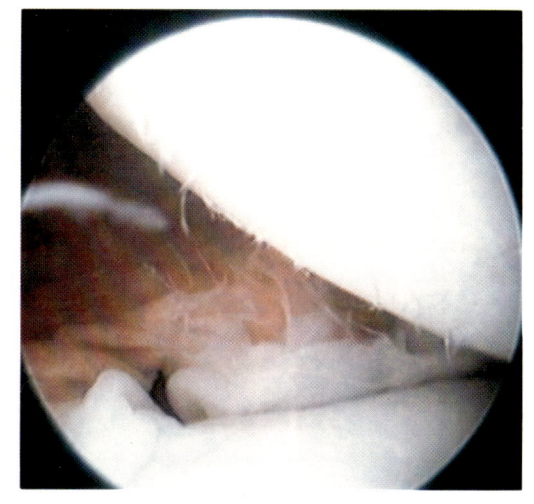

Abb. 14.8.
Arthroskopische Darstellung einer Bankart-Läsion

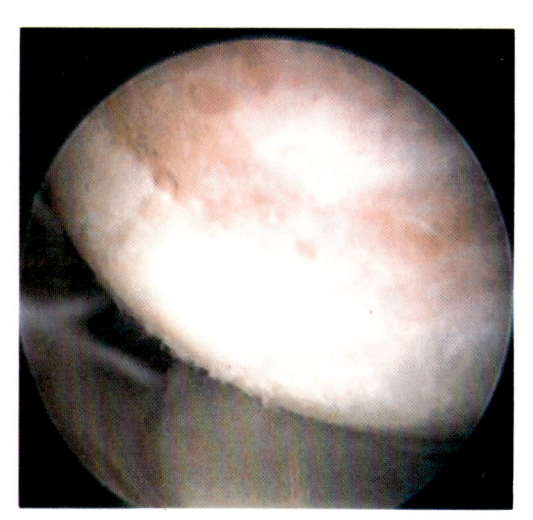

Abb. 14.9.
Arthroskopische Darstellung einer Hill-Sachs-Läsion

die Arthroskopiekanüle eingeführt (Abb. 14.18), quer durch das Gelenk in den weichen Punkt zwischen den Sehnen des M. biceps und des M. subscapularis (Abb. 14.19) und dann durch die Kapsel und das Unterhautgewebe gestoßen (Abb. 14.20). Über der Spitze des Wissinger-Stabs wird ein Hautschnitt gelegt und der Stab durch die Haut gestoßen (Abb. 14.21, 14.22). Eine großvolumige Kanüle wird über den Wissinger-Stab geschoben, die dann die Kanüle des Arthroskops umgibt (Abb. 14.23). Zuletzt wird der Wissinger-Stab zurückgezogen und danach das Arthroskop wieder positioniert.

Vorbereiten des vorderen Schultergelenkhalses

Die Präparation des vorderen Schultergelenkhalses mittels motorgetriebener Geräte ist wesentlich bei der Vorbereitung der Oberfläche für das Klammersystem (Abb. 14.24, 14.25). Zuerst entfernt man mit einem Hochgeschwindigkeitsresektor weiches Gewebe von der Vorderseite des Schultergelenkhalses (Abb. 14.26), danach wird mit dem Fräsensystem kortikaler Knochen abgetragen. Das Befestigen der Klammer und die Heilung des Knochengewebes werden auf diese Weise erleichtert. Ein Schaltstück wird verwendet, um die Standardarthroskopiekanüle durch die Kanüle des Kapsel-Band-Reparatursystems zu ersetzen (Abb. 14.28–14.31).

Einbringen der Klammer

Nach dem Einführen des Kapsel-Band-Reparatursystems in das Gelenk wird das Labrum glenoidale mit einer Klammer wieder befestigt (Abb. 14.32). Das Drehen der Klammer um 90 Grad spannt dabei das abgelöste Band (Abb. 14.33).

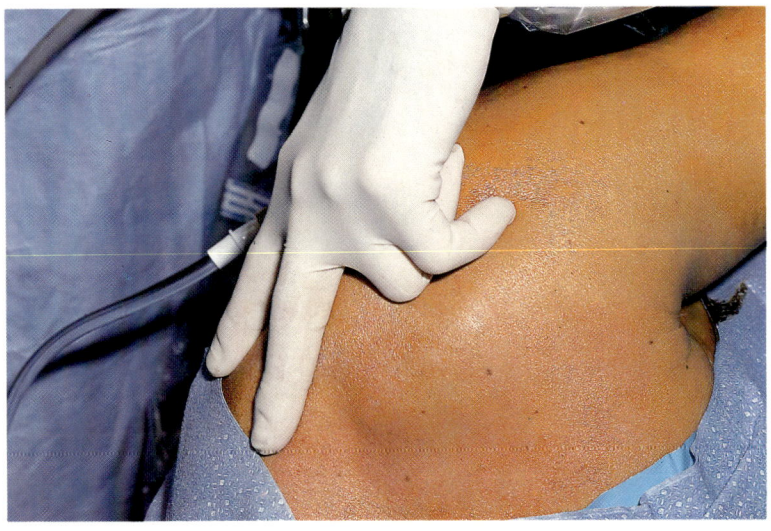

Abb. 14.10.
Zugang über den M. supraspinatus

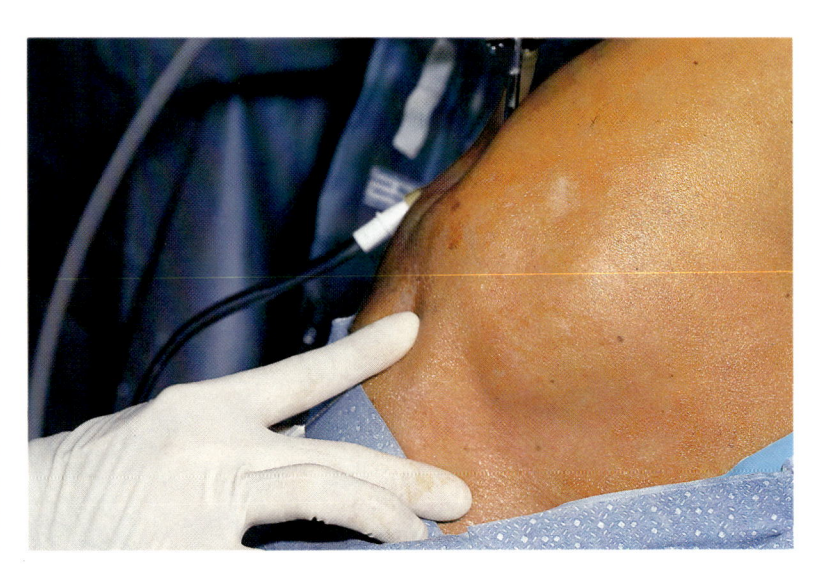

Abb. 14.11.
Der Einstichpunkt findet sich etwa eineinhalb Finger breit unterhalb der Spitze von Akromion und Schlüsselbein

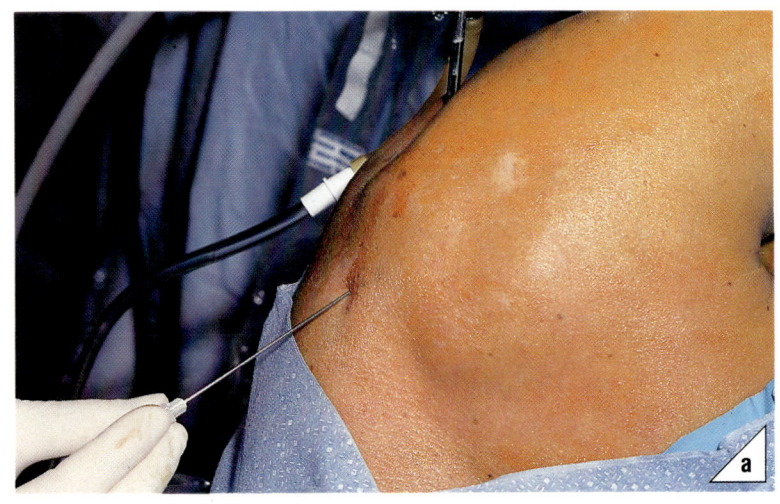

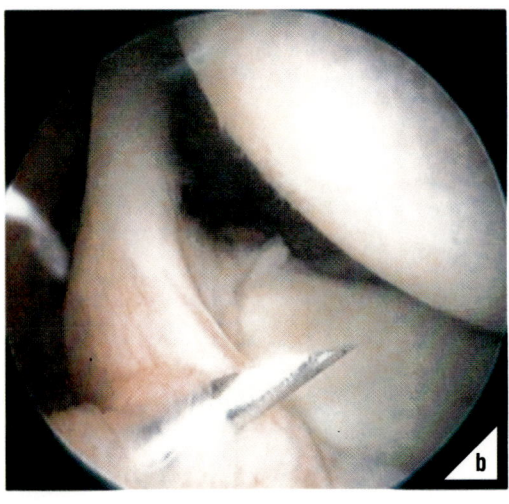

Abb. 14.12.
a Eine 18-Gauge-Nadel wird in einem Winkel von 45 nach vorn geschoben. b Bei Einstich der Spinalnadel in das Gelenk am Ansatz der Bizepssehne gelangt sie zum Humeruskopf

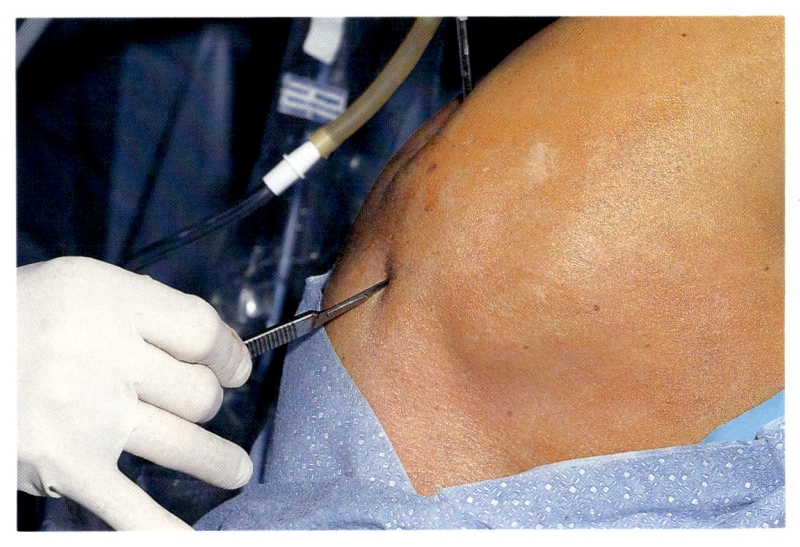

Abb. 14.13.
Hautschnitt vor dem Einführen von Trokar und Kanüle

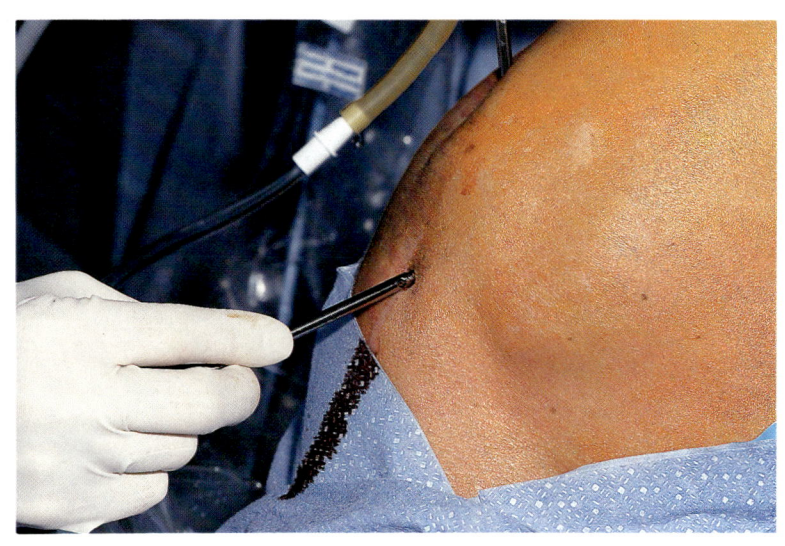

Abb. 14.14.
Nach dem Hautschnitt werden Trokar und Kanüle durch die 18-Gauge-Spinalnadel ersetzt

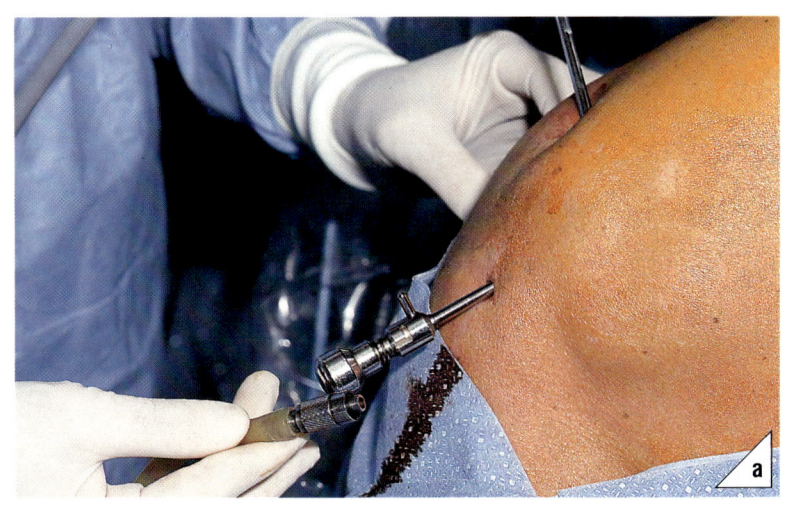

Abb. 14.15.
a Einführen von Trokar und Kanüle durch das Schultergelenk;
b die Kanüle im Gelenk

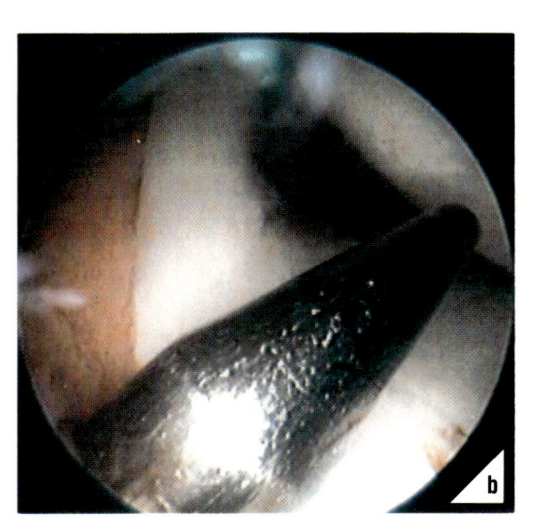

Abb. 14.16.
Anschließen der Zufuhr für Spülflüssigkeit an die Einstromkanüle

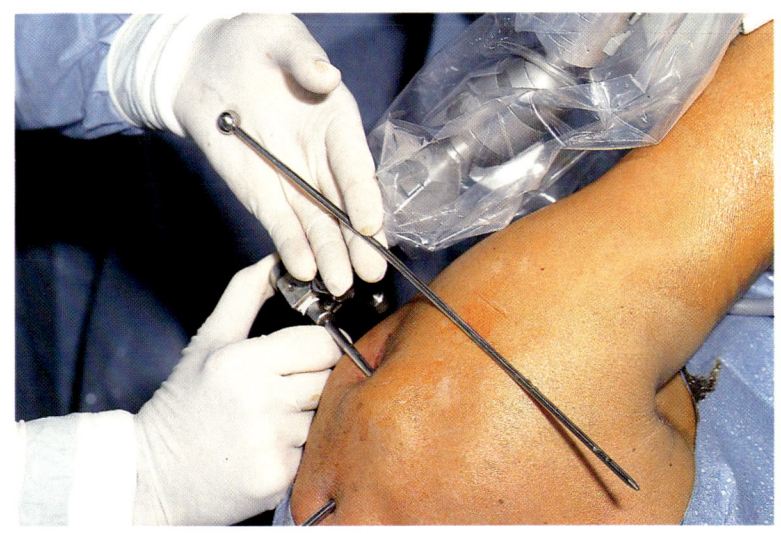

Abb. 14.17.
Vorderer Zugang mit dem Wissinger-Stab. Der Chirurg steht hinter der rechten Schulter

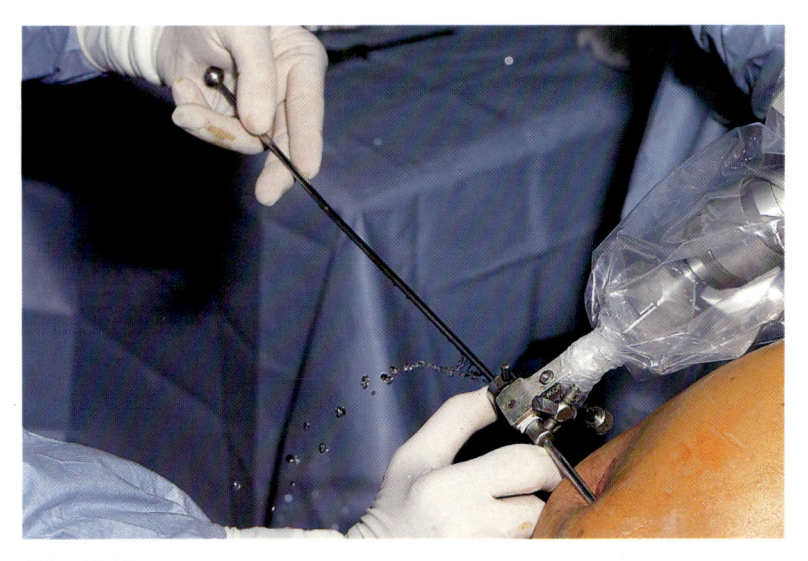

Abb. 14.18.
Einführen des Wissinger-Stabs in die Kanüle

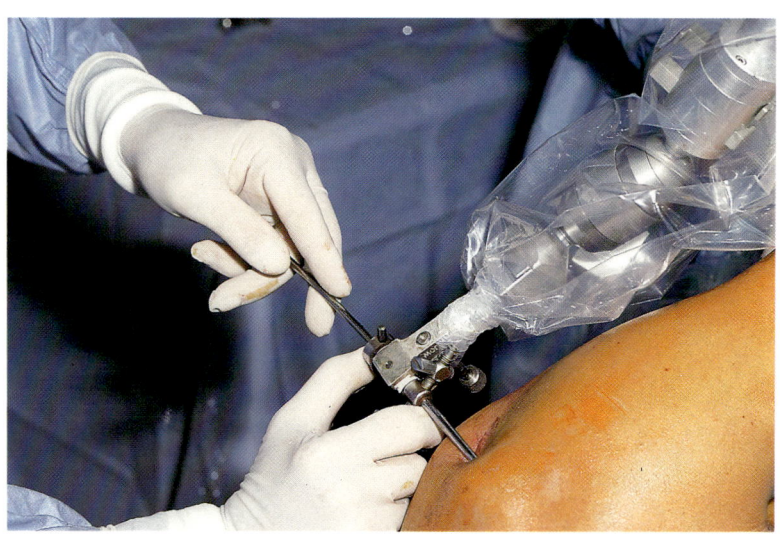

Abb. 14.19.
Vorstoßen des Stabs durch das Gelenk hindurch in den weichen Punkt zwischen den Sehnen des M. biceps und des M. subscapularis

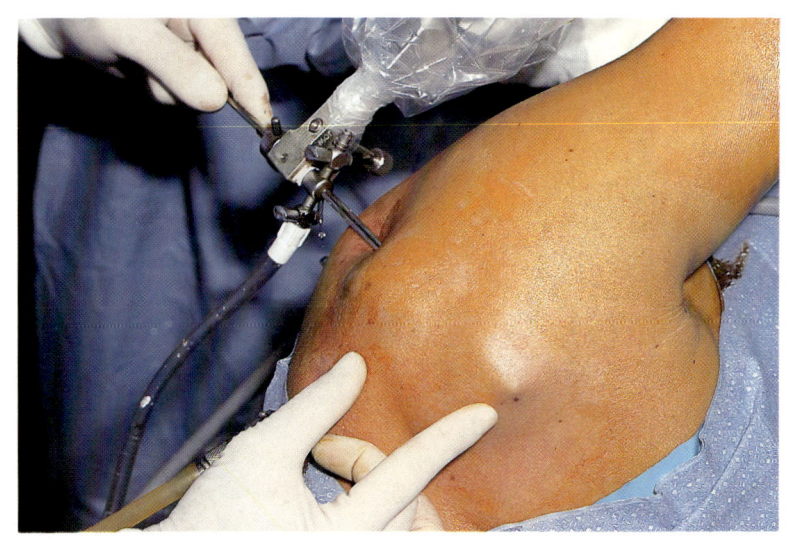

Abb. 14.20.
Vordere Position der Stabspitze durch die Kapsel und das Unterhautgewebe

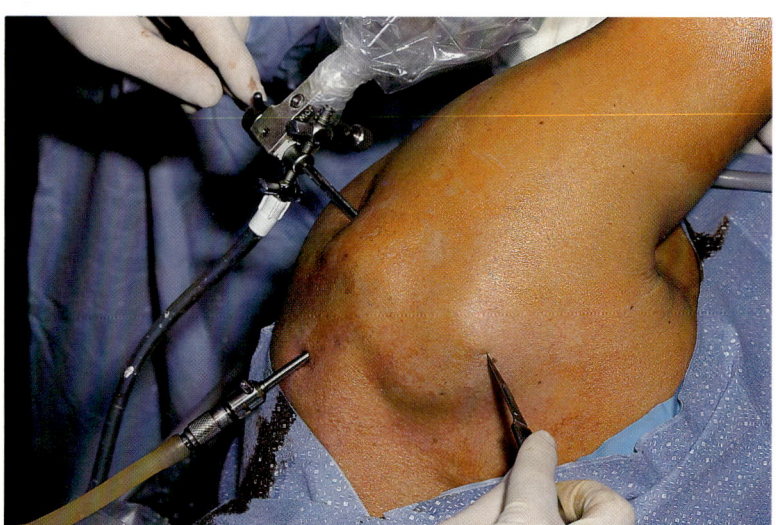

Abb. 14.21.
Einschnitt über der Spitze des Wissinger-Stabs

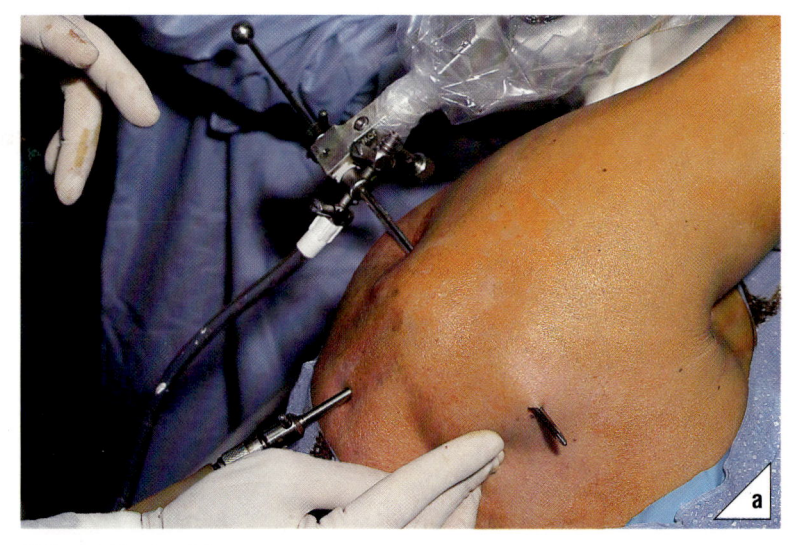

Abb. 14.22 a und b.
Durchstoßen der Haut mit der Spitze des Stabes

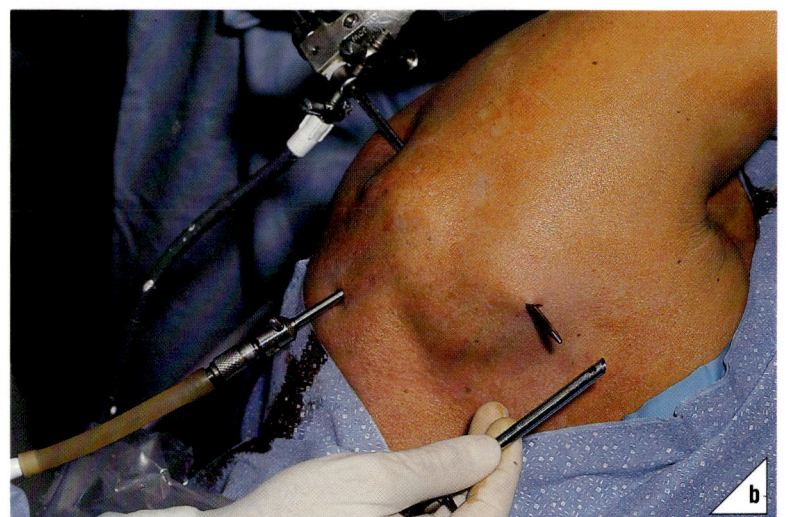

Die Schulter

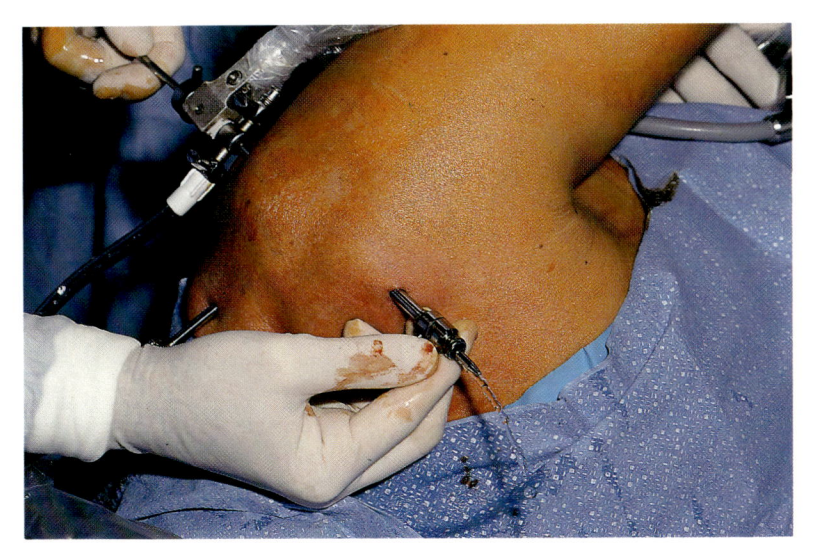

Abb. 14.23.
Eine großvolumige Kanüle, die auch die Arthroskopiekanüle umschließt, wird über den Wissinger-Stab geschoben

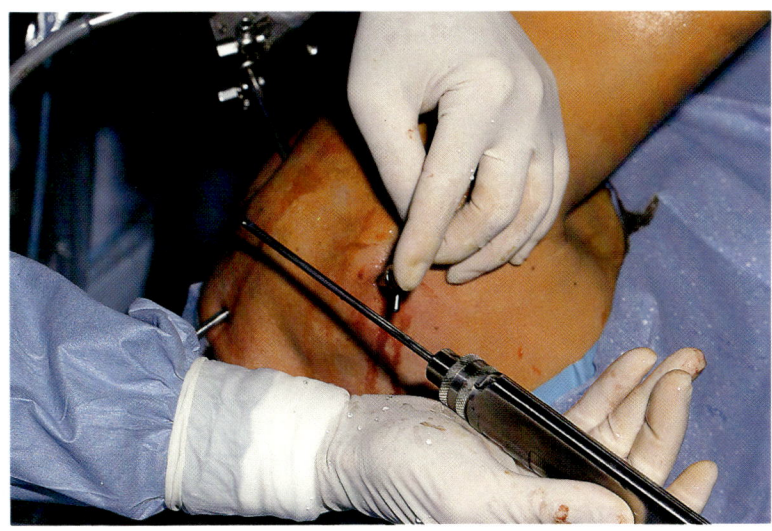

Abb. 14.24.
Motorschaber vor dem Einführen in die großvolumige Kanüle

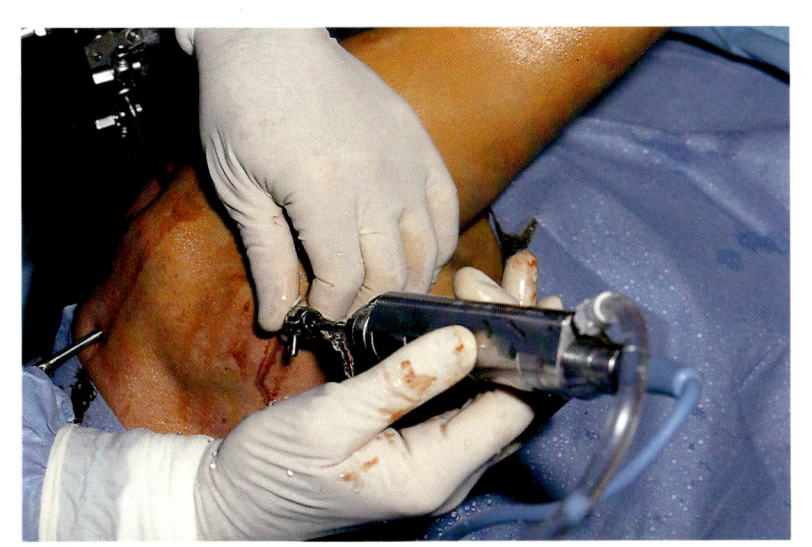

Abb. 14.25.
Einführen eines motorgetriebenen Instruments von vorne durch das Gelenk

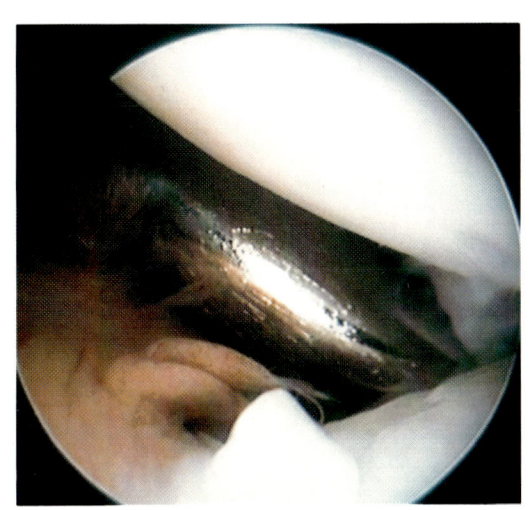

Abb. 14.26.
Der Hochgeschwindigkeitsresektor entfernt Weichteilgewebe von der Vorderseite des Schultergelenkhalses

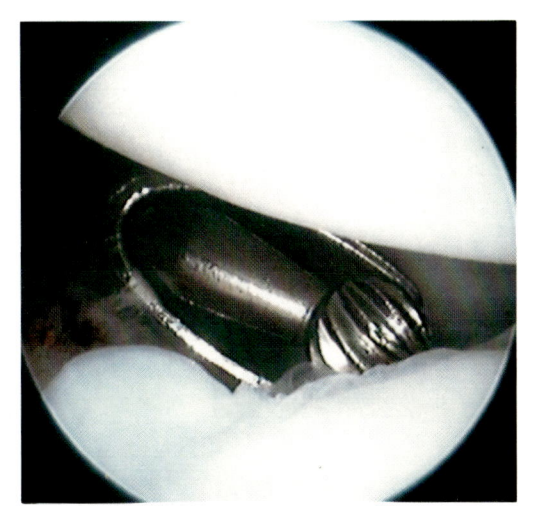

Abb. 14.27.
Die Fräse dient dem Entfernen der äußeren Schicht des vorderen Labrum glenoidale

Kurze, kräftige Schläge mit einem Hammer treiben die Klammer in den Schultergelenkhals unterhalb der Oberfläche (Abb. 14.34), bis nur noch der blanke Teil der Klammer sichtbar ist (Abb. 14.35). Vor dem Entfernen des Applikators/Extraktors muß durch starken Zug sichergestellt werden, daß beide Schenkel der Klammer fest im Knochen verankert sind, andernfalls könnte sich die Klammer lösen. Der Applikator/Extraktor kann dann aus dem Gelenk entfernt werden. Eine Verlagerung der unteren Kapsel läßt sich erreichen durch Nach-oben-Schieben des unteren Lig. glenohumerale mit der Klammer. Um die Wahrscheinlichkeit von Irritationen der Strukturen und Schäden an den Gelenkoberflächen zu reduzieren, sollte die Klammer unterhalb des Randes des Labrum glenoidale eingebracht werden (Abb. 14.36, 14.37).

Postoperatives Vorgehen

Der Patient wird noch am Tag des Eingriffs entlassen. Eine sterile Kompresse wird aufgelegt und die Schulter in einer Schlinge und mit einem Verband für mindestens 3 Wochen immobilisiert. Die Schlinge wird nach 3 Wochen entfernt. Zu diesem Zeitpunkt beginnt man mit isometrischen Übungen und progressiven Widerstandsübungen zur Adduktion und Innenrotation. Nach 6 Wochen kommen isometrische Übungen und progressive Widerstandsübungen mit dem Schwerpunkt auf Strecken, Außenrotation und Beugen hinzu. Für Wettkampfsportler ist ein physikalisches Therapieprogramm sinnvoll. Wichtig ist der Hinweis für die Patienten, bis zur Rückkehr der vollen Beweglichkeit und Kraft auf Aktivitäten mit Körperkontakt und über den Kopf erhobenen Armen zu verzichten.

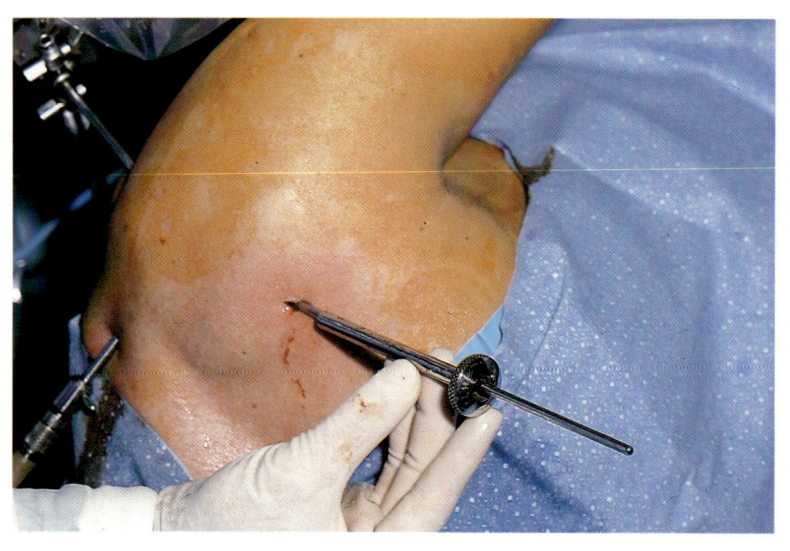

Abb. 14.28.
Beim Austausch der üblichen Arthroskopiekanüle durch die Kanüle des Band-Kapsel-Reparatursystems werden Schaltstücke verwendet

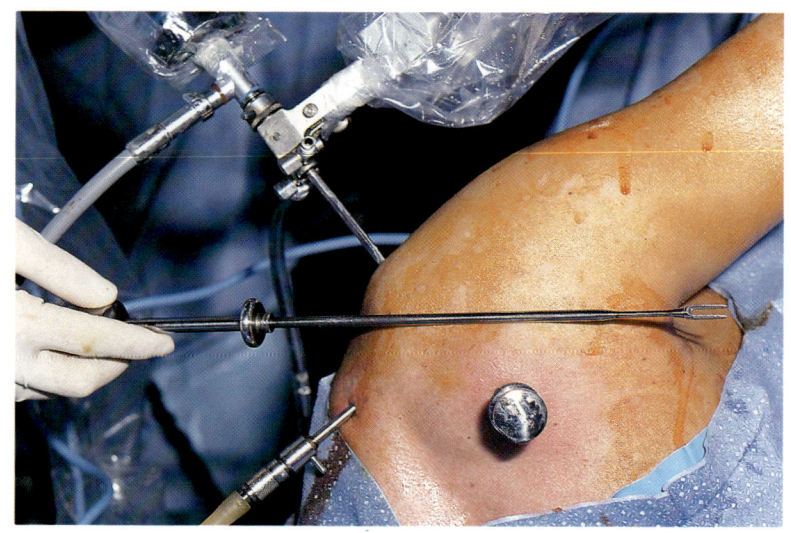

Abb. 14.29.
Applikator/Extraktor des Band-Kapsel-Reparatursystems „Instrument Makar" mit einer darauf befestigten Klammer

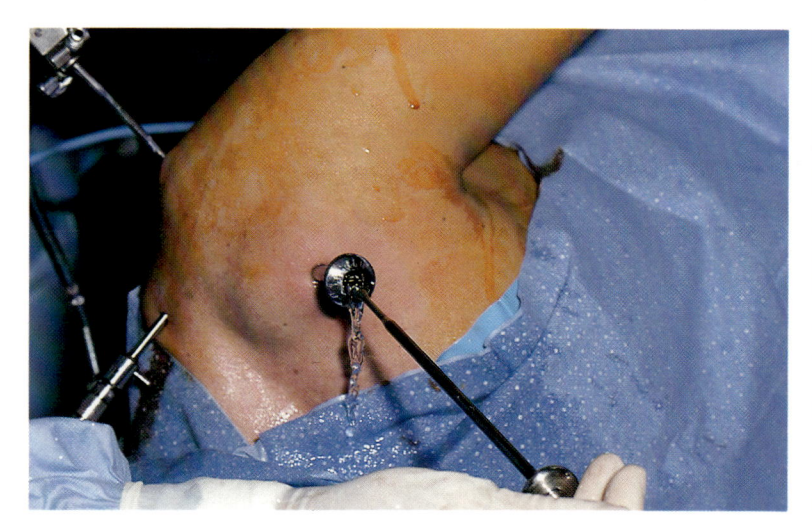

Abb. 14.30.
Einführen des Kanülensystems des Band-Kapsel-Reparatur-Klammersystems in das Schultergelenk

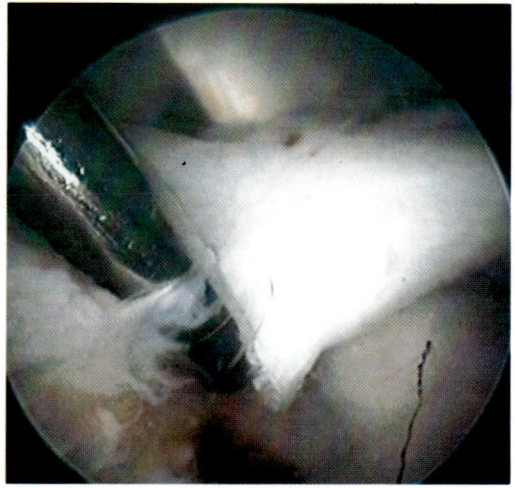

Abb. 14.31.
Einbringen von Kanüle und Trokar des Band-Kapsel-Reparatur-Klammersystems in das Schultergelenk

Ergebnisse

Unter den Studien, die die Häufigkeit einer erneuten Dislokation bei Patienten nach Klammerkapselraffung der Schulter untersuchten, beobachteten Matthews et al. [3], daß 12% der Patienten (3 von 25 untersuchten Schultergelenken) postoperativ erneut eine anteriore Luxation erlitten. In einer anderen Untersuchung fanden sich 16% Redislokationen – 8 von 50 während der postoperativen Nachkontrolle untersuchten Schultergelenken [2]. Es entstand der Eindruck, daß bei diesen Patienten die Mehrzahl der Schulterluxationen durch mangelnde postoperative Immobilisierung verursacht wurde. Detrisac und Johnson [1] berichteten kürzlich über eine Luxationshäufigkeit von 11% in einer Serie von 148 Patienten, die durchschnittlich über 4 Jahre beobachtet wurden. Dabei traten die meisten Versager bei Patienten auf, die für weniger als 3 Wochen immobilisiert gewesen waren.

Komplikationen und unerwartete Fehlerquellen

Eine bedeutende Quelle für Komplikationen ist die Klammer selbst. Sorgfältige Darstellung und richtiges Positionieren der Klammer – rechtwinklig zum Labrum glenoidale – während des Setzens sind wichtig, um ein Fehlpositionieren, Lockern, Verbiegen oder sogar einen Bruch zu vermeiden. Wenn die Klammer zu nah am Rand des Labrum glenoidale liegt, kann es zur Erosion des Humeruskopfes kommen. Wenn sie nicht weit genug ins Glenoid hineingetrieben wurde, kann sie sich lockern. Wiederkehrende Luxationen sind normalerweise auf eine von 3 auf 2 Wochen verkürzte Immobilisierungsphase zurückzuführen. Infektionen und/oder neurovaskuläre Komplikationen können vorkommen, sind jedoch ziemlich ungewöhnlich.

Bei dieser Technik lassen sich Komplikationen auf ein Minimum reduzieren durch ein klares Verständnis der arthroskopischen Anatomie der Schulter und eine kontinuierliche Ausbildung in fortschrittlichen chirurgischen Techniken. Patienten mit einer traumatisch bedingten vorderen Schulterluxation haben gute Chancen für einen erfolgreichen Eingriff. Eine postoperative Immobilisierungsphase von mindestens 3 Wochen erlaubt eine saubere Heilung ohne größere Komplikationen.

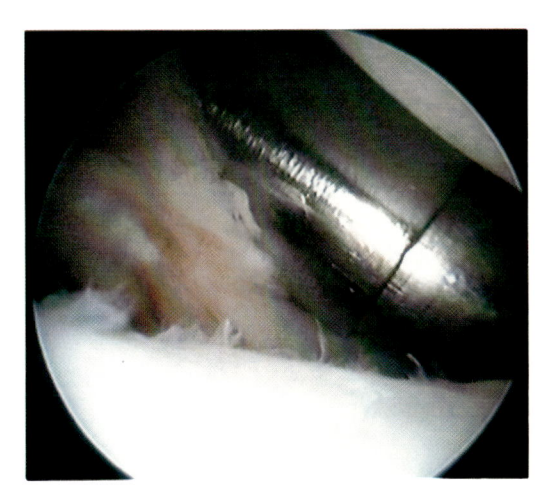

Abb. 14.32.
Band-Kapsel-Reparatur-Klammersystem beim Wiederanheften des Labrum glenoidale

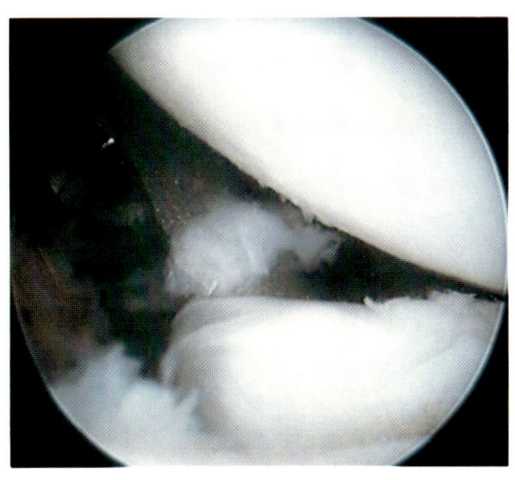

Abb. 14.33.
Straffes ligamentäres Gewebe bei um 90 gedrehter Klammer

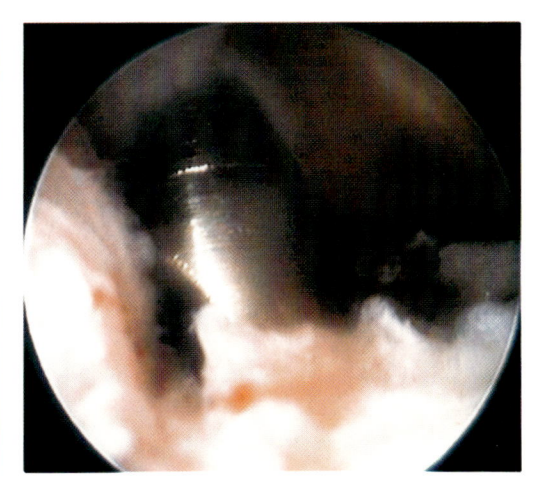

Abb. 14.34.
Mehrere kurze, kräftige Schläge mit dem Hammer treiben die Klammer in das Glenoid unter die Oberfläche

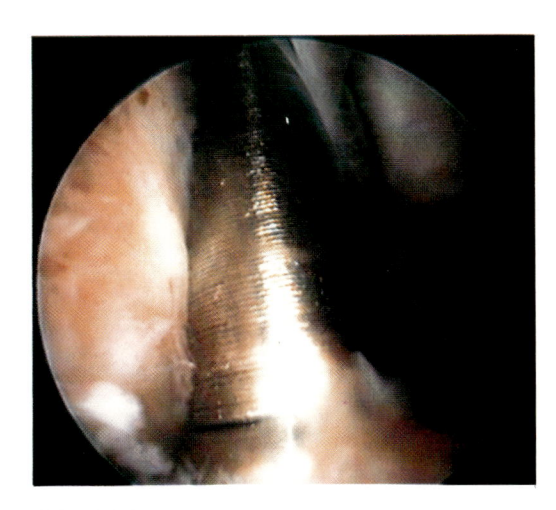

Abb. 14.35.
Der Vorgang wird fortgesetzt, bis nur noch der helle Teil der Klammer sichtbar ist

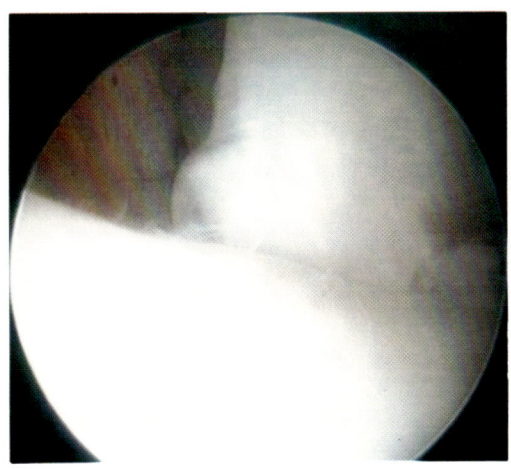

Abb. 14.36.
Ansicht durch den hinteren Zugang nach abgeschlossener Wiederherstellung

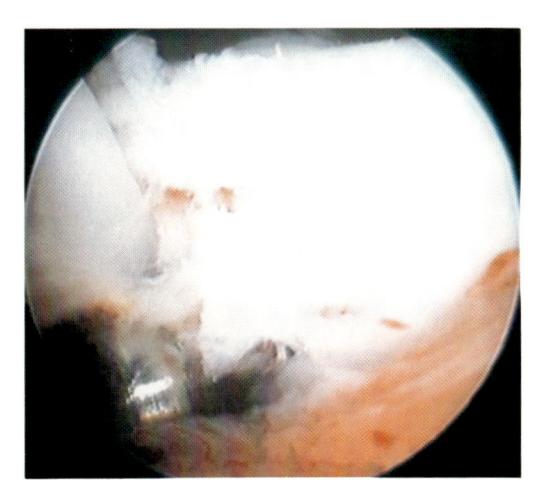

Abb. 14.37.
Die Ansicht durch den vorderen Zugang zeigt die Klammer unterhalb des Randes des Labrum glenoidale

Literatur

1. Detrisac DA. Arthroscopic shoulder capsulorrhaphy for traumatic anterior instability. In: McGinty JB, ed. *Operative Arthroscopy*. New York, NY: Raven Press; 1991:517.
2. Hawkins RB. Arthroscopic stapling repair for shoulder instability: a retrospective study of 50 cases. *Arthroscopy*. 1989;2:122.
3. Matthews LS, Vetter WL, Oweida SJ, et al. Arthroscopic staple capsulorrhaphy for recurrent anterior shoulder instability. *Arthroscopy*. 1988;4:106.
4. Moseley HF, Overgaard B. The anterior capsular mechanism in recurrent anterior dislocation of the shoulder. *J Bone Joint Surg*. 1962;4B:913.
5. Turkel SJ, Ithaca MA, Panio MW, et al. Stabilizing mechanisms preventing anterior dislocation of the glenohumeral joint. *J Bone Joint Surg*. 1981;63A:1208.
6. Wiley AM. Arthroscopy for shoulder instability and a technique for arthroscopic repair. *Arthroscopy*. 1988;4:25.

15

Techniken der arthroskopischen Akromioplastik

James C. Esch

Die arthroskopische subakromiale Dekompression entspricht der offenen chirurgischen vorderen Akromioplastik. Ein Vorteil des arthroskopischen Verfahrens ist die rasche postoperative Rehabilitation, da der M. deltoideus nicht abgelöst wird. Die Fähigkeit zur Inspektion und zum Débridement beider Oberflächen der Manschette und des Gelenkknorpels ohne ein vollständiges Zerreißen der Rotatorenmanschette bildet einen weiteren Vorteil (Abb. 15.1). Im Anschluß an eine arthroskopische subakromiale Dekompression kann die Rotatorenmanschette durch einen kleinen Einschnitt im M. deltoideus hindurch wiederhergestellt werden.

Pathophysiologie der Erkrankung und Verletzung der Rotatorenmanschette

Die Erkrankung der Rotatorenmanschette wird zu 95% durch Kompression der Manschette durch das darüberliegende Akromion verursacht (Abb. 15.2), die, ausgehend von mikroskopischen über ausgedehnte und schließlich vollständige Einrisse der Rotatorenmanschette, zu einem progressiven Versagen der Fasern führt. Verletzung als Folge einer anterioren oder multilateralen Luxation ist verantwortlich für die übrigen Rotatorenerkrankungen. In diesen Fällen sollte sich die chirurgische Behandlung auf die vorbestehende Instabilität konzentrieren.

Die Erkrankung der Rotatorenmanschette gliedert sich in 3 Phasen [1]: Stadium I ist durch die Entzündung charakterisiert, die auf Ruhe, medizinische Behandlung und Übungen anspricht. Es tritt bei 20- bis 40jährigen auf. Stadium II beinhaltet eine Fibrose der Rotatorenmanschette und Tendinitis einschließlich mikroskopischer und partieller Einrisse. Dieses Stadium spricht manchmal auf eine konservative Therapie an. Gegenüber der offenen Chirurgie hat die diagnostische Arthroskopie den Vorteil, daß zur Darstellung seitlicher Risse der Rotatorenmanschette keine Arthrotomie erforderlich ist (Abb. 15.3, 15.4). Stadium III ist durch komplette Einrisse der Rotatorenmanschette gekennzeichnet, die ich vorzugsweise in 4 Kategorien einteile: kleine (unter 1 cm), mittlere (1–3 cm) (Abb. 15.5), große (3–5 cm) und massive Einrisse (Abb. 15.6).

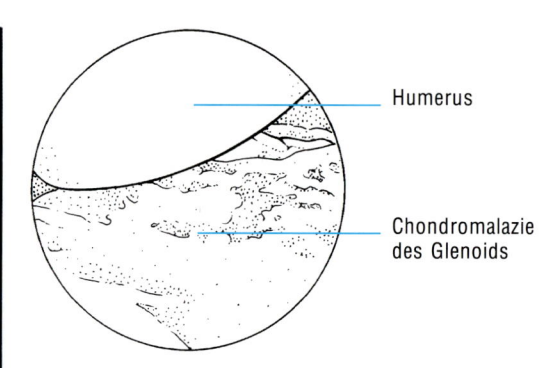

Abb. 15.1.
Chondromalazie des Labrum glenoidale bei einem Patienten mit Einklemmung und intakter Rotatorenmanschette

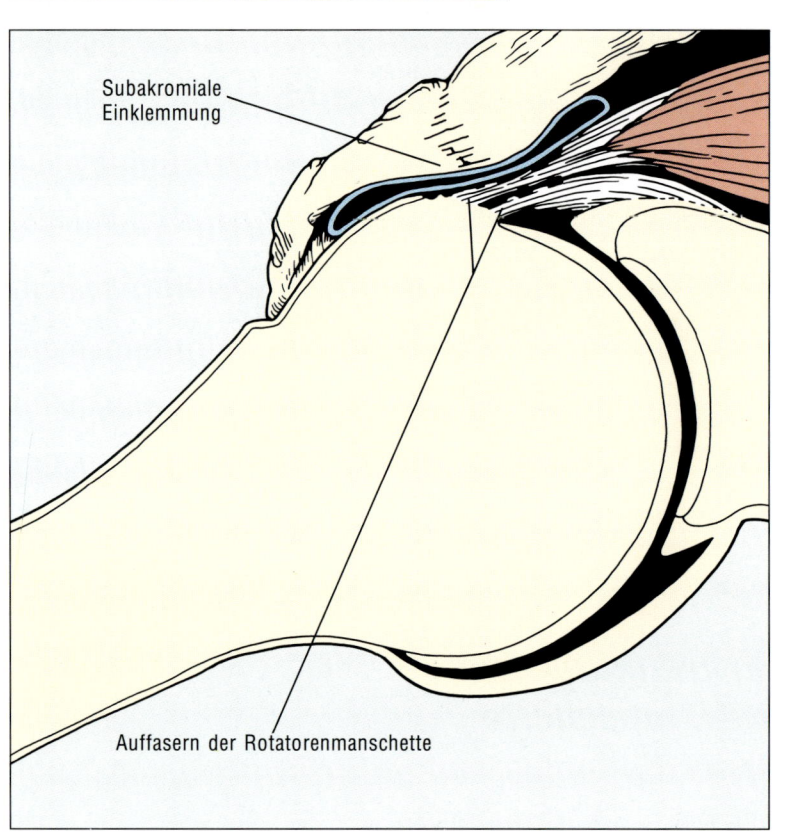

Abb. 15.2.
Einklemmung der Rotatorenmanschette gegen das Akromion bei Abduktion

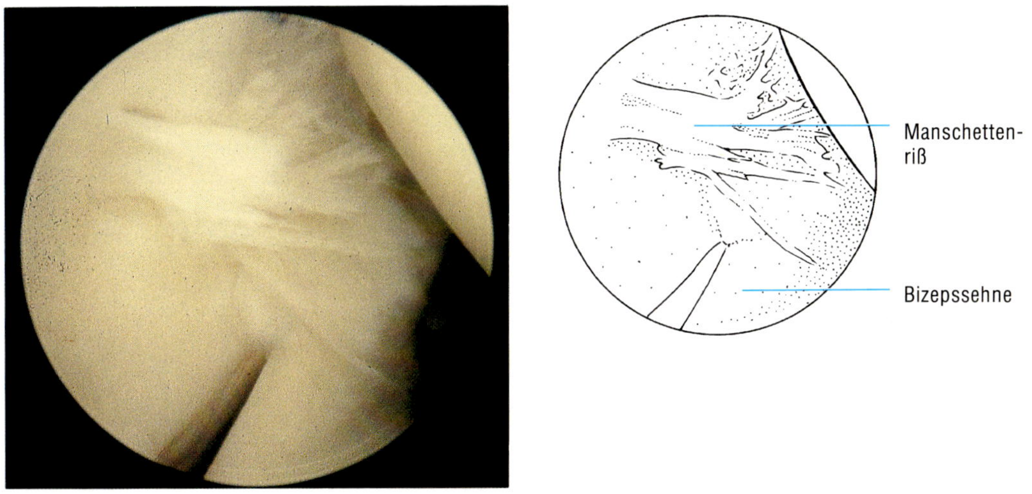

Abb. 15.3.
Kleiner gelenkseitiger partieller Einriß der Rotatorenmanschette

— Manschettenriß

— Bizepssehne

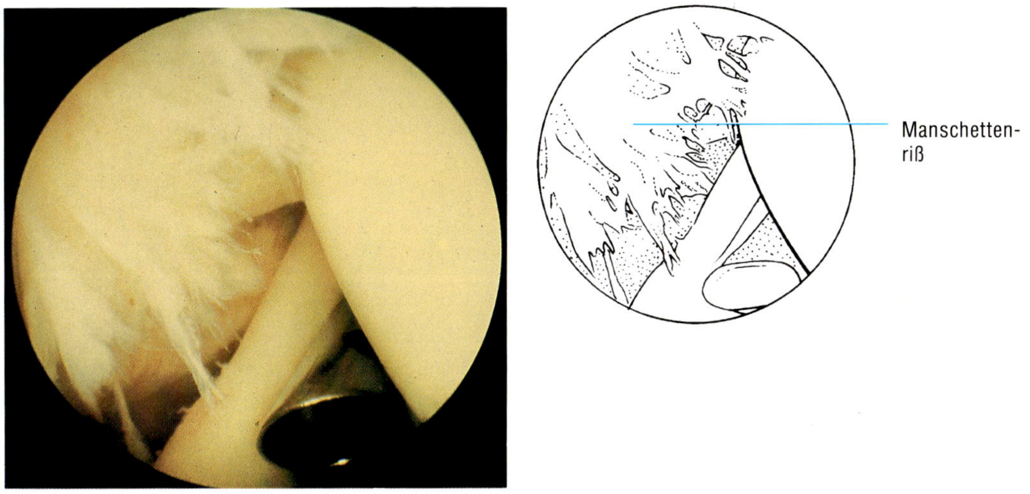

Abb. 15.4.
Großer gelenkseitiger partieller Einriß der Rotatorenmanschette

— Manschettenriß

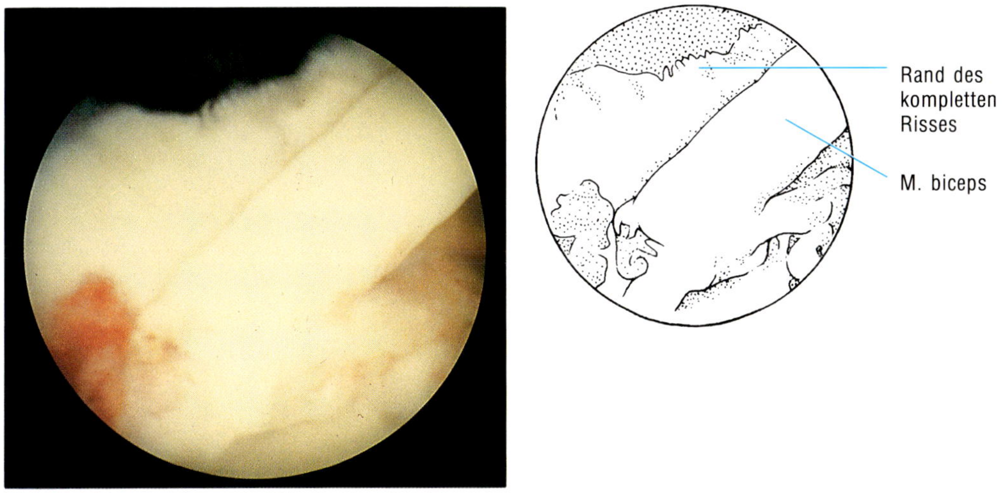

Abb. 15.5.
Mittelschwerer kompletter Riß der Rotatorenmanschette

— Rand des kompletten Risses

— M. biceps

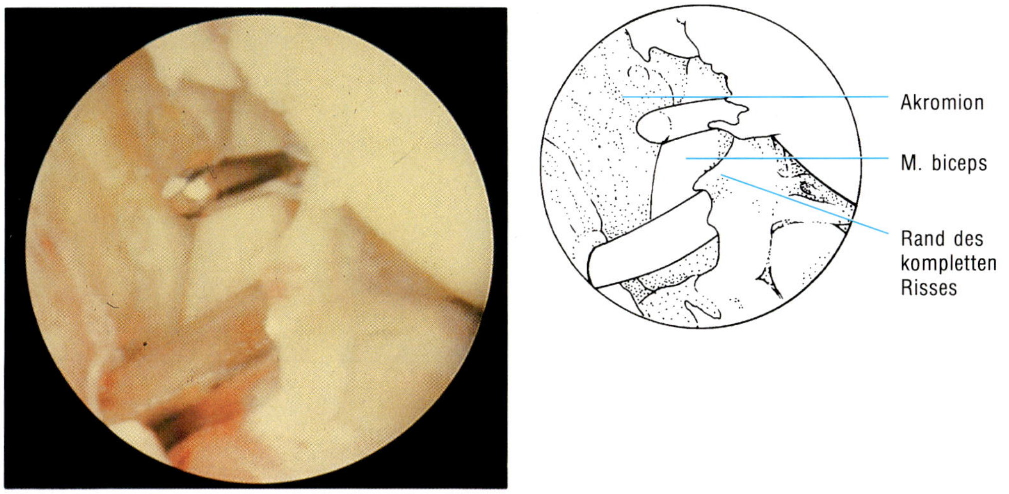

Abb. 15.6.
Massiver kompletter Riß der Rotatorenmanschette

— Akromion

— M. biceps

— Rand des kompletten Risses

Techniken der arthroskopischen Akromioplastik

Die Pathologie des Weichteilgewebes (Abb. 15.7) umfaßt:
- partielle Manschettenrisse mit sichtbarer Strukturveränderung, Abnutzung oder Rauhigkeiten auf den Oberflächen des Gelenks und/oder Schleimbeutels;
- komplette Risse;
- Verschleißerscheinungen am akromialen Ansatz des Lig. coracoacromiale;
- Schwellung des subakromialen Schleimbeutels.

Die Pathologie des Knochens (Abb. 15.8) beinhaltet normalerweise ein Akromion vom Typ III, mit einer 70%igen Inzidenz von begleitenden Risse der Rotatorenmanschette [2, 3]. Dieses Akromion hat eine ausgeprägte vordere Krümmung. Als nächstes folgt ein gekrümmtes Typ-II-Akromion, bei dem die Inzidenz von Rotatorenmanschettenrissen 24 % beträgt. Osteophyten auf der unteren Gelenkfläche des Akromioklavikulargelenks tragen ebenfalls zu dieser Knochenerkrankung bei. Durch die Arthroskopie des Schultergelenks und die subakromiale Bursoskopie lassen sich die Gelenkflächen, glenohumerale Bänder und beide Seiten der Rotatorenmanschette sowie die Bursa subacromialis und der Ansatz des Lig. coracoacromiale am vorderen Akromion beurteilen.

Indikationen

Die primäre Indikation einer arthroskopischen Dekompression des Subakromialbereichs ist das Subakromiale Impingement der Rotatorenmanschette im Stadium II. Chirurgische Maßnahmen sind auch bei ausgewählten Patienten im Stadium III indiziert [4–8]. Bei diesen Patienten können kleine bis mittlere Risse der Rotatorenmanschette ohne Nachweis einer Schwäche oder großer, als irreparabel eingeschätzter Risse

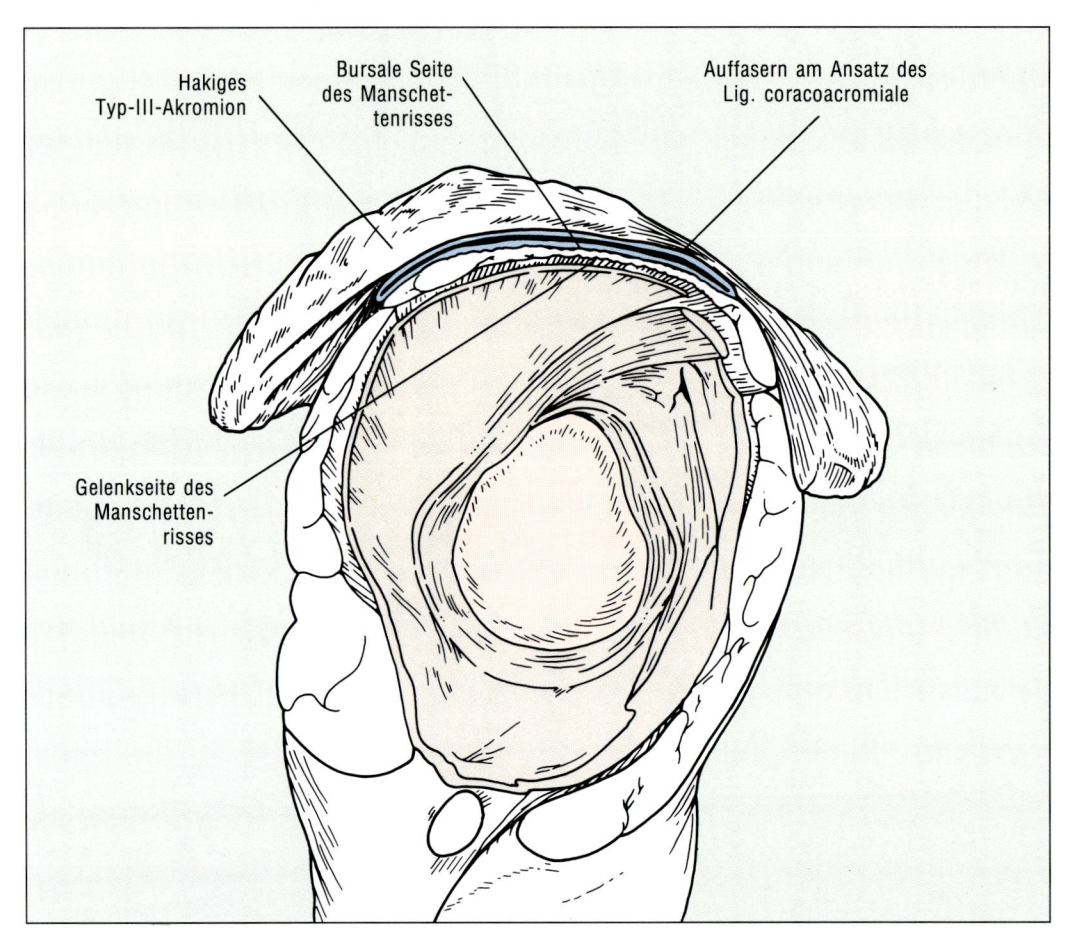

Abb. 15.7.
Pathologie des Weichteilgewebes und des Knochens. Einrisse der Rotatorenmanschette auf der Gelenk- oder Schleimbeutelseite und Auffaserung am Ansatz des Lig. coracoacromiale; Typ-III-Akromion

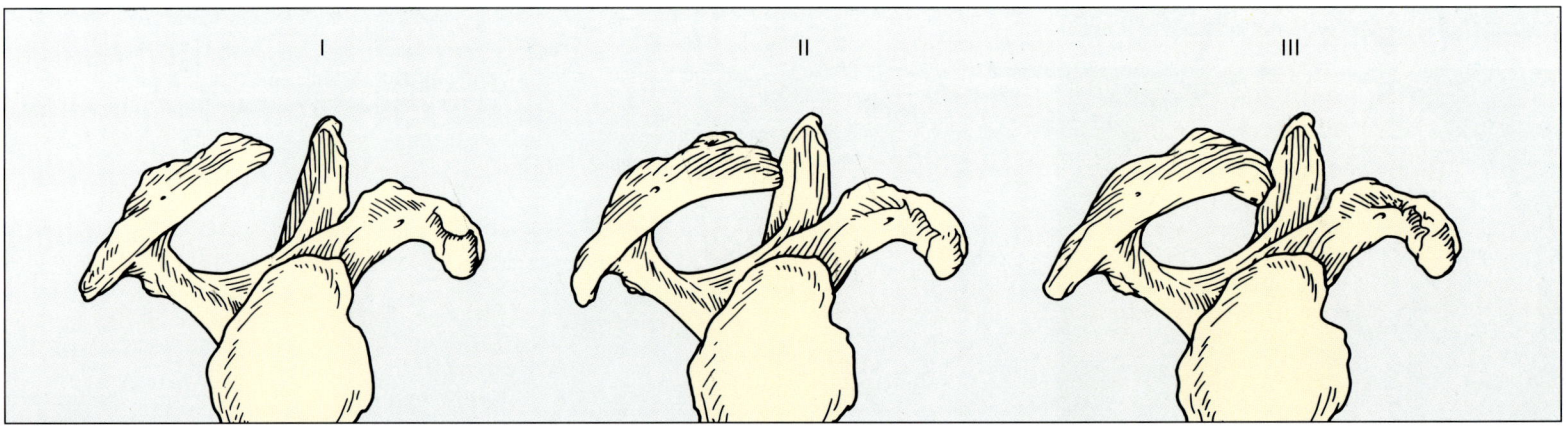

Abb. 15.8.
Die 3 Akromiontypen. Typ III ist in 70 % der Fälle von pathologischen Befunden der Rotatorenmanschette begleitet

vorliegen. Viele dieser Patienten könnten durch eine offene Korrektur der Rotatorenmanschette behandelt werden, doch handelt es sich um eine Gruppe, die in der Regel nicht bereit ist, an der erforderlichen postoperativen Rehabilitation teilzunehmen.

Aktive Patienten aller Altersgruppen mit vollständigen Rissen, vor allem mit Rissen über 1 cm Länge und begleitender Schwäche, können durch eine arthroskopische Dekompression des Subakromialbereichs, gefolgt von einer Wiederherstellung der Rotatorenmanschette durch eine Inzision des M. deltoideus hindurch, behandelt werden.

Chirurgisches Ziel ist es, durch Entfernen des verdickten subakromialen Schleimbeutels und loser Fragmente der Rotatorenmanschette das Volumen des unflexiblen Subakromialraums zu senken. Der Knochenraum wird dekomprimiert durch Exzision des Lig. coracoacromiale und Umwandeln des hakigen Typ-III-Akromions in ein Typ-I-Akromion. Diese Reduktion des Knochen- und Weichteilgewebes senkt ähnlich wie bei der Behandlung eines Karpaltunnelsyndroms die Druckbelastung und sorgt dadurch für eine heilungsfördernde Umgebung.

Chirurgische Technik

Der Eingriff wird an einem Tag in einem chirurgischen Zentrum vorgenommen [9]. Zur postoperativen Schmerzkontrolle wird mit Bupivacain-HCl eine Interskalenusblockade gelegt. Der Patient wird dann in Allgemeinnarkose versetzt, auf die Seite gelegt und um 30° nach hinten geneigt. Der Körper wird mit einem sich den Konturen anpassenden Formkissen gestützt und der zu untersuchende Arm mit ca. 4,5 kg in 30° Abduktion und 15° Anteflexion aufgehängt. Ein Schulterverband findet Anwendung. Bei der Durchtrennung des Lig. coracoacromiale und zur Kauterisierung kleiner Blutgefäße ist eine Elektrokautereinheit (Zimmer-Concept) hilfreich. Bei aufgehängtem Arm ist die offene Korrektur der Rotatorenmanschette durch einen Einschnitt, bei dem der M. deltoideus gespalten wird, leicht möglich.

Einige Chirurgen bevorzugen die sitzende „Strandstuhlposition", bei der der Zug durch den Assistenten und das Gewicht des Armes selbst ausgeübt wird. Ich ziehe jedoch die Seitenlagerung vor, weil der assistierende Chirurg den Arm des Patienten nicht bewegen muß und ein Übergang zur offenen Korrektur der Rotatorenmanschette leicht möglich ist.

Ich verwende eine Arthroskopie-Infusionspumpe, bei der der Drucksensor und die Zustromleitung an den Seitenarm des Arthroskops angeschlossen sind. Der Infusionsdruck bewegt sich zwischen 40 und 100 mm Hg. Um Blutungen zu vermindern, ist es wichtig, den Blutdruck unter 95 mm Hg zu halten.

Diagnostische Arthroskopie des Schultergelenks

Auf die Anlage eines hinteren Zugangs in das Gelenk folgt die Anlage des vorderen Zugangs unter Einsatz der Wissinger-Stab-Technik (Abb. 15.9). Wenn keine Pumpe verwendet wird, sorgt ein anterosuperiorer Zugang für zusätzlichen Flüssigkeitseinstrom. Dann wird das Innere des Gelenks systematisch untersucht (Abb. 15.10). Dabei sollte auf den Zustand des Gelenkknorpels in der Gelenkhöhle und auf dem Humeruskopf geachtet werden. Lose Fragmente und entzündete Synovia werden abgetragen. Die Bizepssehne wird nur minimal gesäubert, da sie einen wichtigen Depressor des Schultergelenks darstellt. Ein aufgefasertes oder fragmentiertes Labrum glenoidale sollte ebenfalls gesäubert werden. Die Unterseite der Rotatorenmanschette wird untersucht, und alle aufgefaserten Stellen werden gesäubert. Bei Patienten im Stadium II der Erkrankung finden sich entweder kleinere Abnutzungserscheinungen oder große Einrisse der Rotatorenmanschette, die sich bis in die Sehne des M. supraspinatus hinein erstrecken. Dann werden lose Fragmente zurechtgeschnitten.

Genau an der Stelle des Risses wird eine Markierungsnaht gesetzt, um diesen zu erkennen, wenn die Bursa subacromialis inspiziert wird. Eine 18-Gauge-Nadel wird vom seitlichen Rand des Akromions durch den Riß eingeführt. Eine monofile Naht wird entlang der Nadel eingeführt und im Inneren des Gelenks gefaßt.

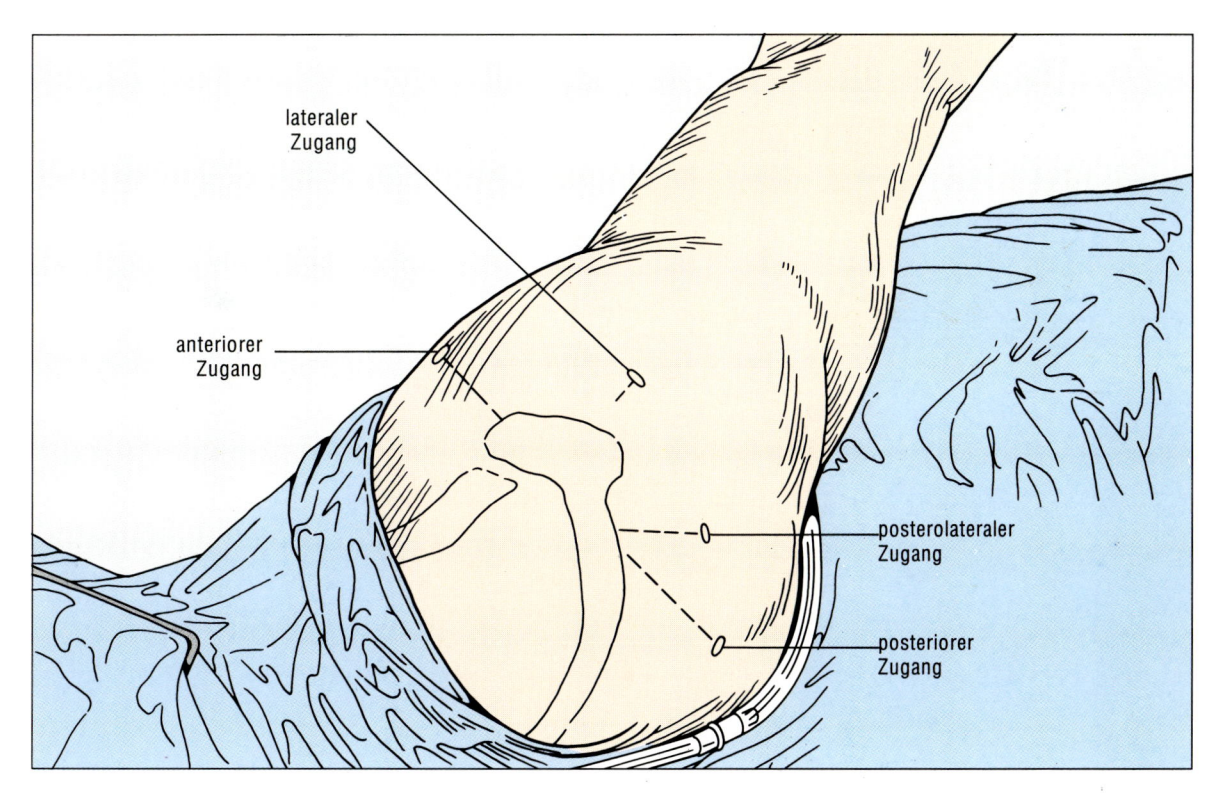

Abb. 15.9.
Primäre posteriore und anteriore arthroskopische Zugänge

Inspektion der Bursa subacromialis

Die Bursa subacromialis ist eine gut umschriebene Struktur, nach vorn begrenzt durch das Lig. coracoacromiale, nach oben durch die vordere Hälfte des Akromions und nach unten durch die Rotatorenmanschette (Abb. 15.11). Der Schleimbeutel hat eine umschriebene hintere Begrenzungsfläche und einen seitlichen Rand.

Es wird der gleiche posterolaterale Zugang verwendet, der auch bei der Arthroskopie des Schultergelenks gewählt wird. Man führt den Obturator so ein, daß die Bursa subacromialis zwischen der Unterseite des Akromions und dem Subakromialraum punktiert wird. Eingesetzt wird eine eine große Arthroskophülse mit 5,5 mm Durchmesser und einer 4,0 mm- 30°-Standardoptik. Ich bevorzuge eine Infusionspumpe (Zimmer-Concept) mit einem am Arthroskop angebrachten Drucksensor.

Beim Eindringen in den Schleimbeutel ist eine deutliche Änderung des Gewebswiderstands spürbar. Fehlpunktionen ergeben sich durch eine zu weit hinten angesetzte Punktion oder durch Eindringen in das zwischen Schleimbeutel und Akromion gelegene Fettgewebe. Beim zweiten Punktionsversuch gelingt die Punktion jedoch gewöhnlich.

Der seitliche Zugang wird durch eine Hautpunktion geschaffen, die 2–3 cm unterhalb und seitlich der anterolateralen Ecke des Akromions gesetzt wird (Abb. 15.11). Dieser Zugang liegt in einer Linie mit der rückwärtigen Fläche des Akromioklavikulargelenks. Eine kleine 4 mm-Kanüle sollte in den Subakromialraum vorgeschoben werden, bis Flüssig-

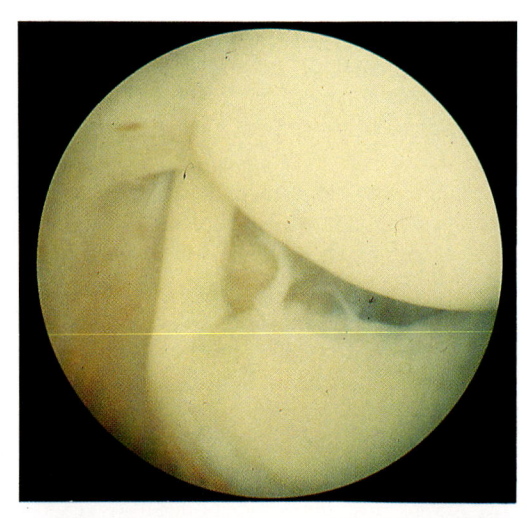

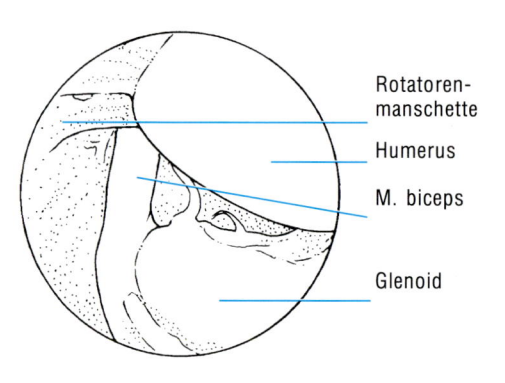

Abb. 15.10.
Normaler arthroskopischer Befund des Schultergelenks. Die Gelenkfläche der Rotatorenmanschette ist glatt. Die Bizepssehne legt sich über das obere hintere Labrum glenoidale. Der Gelenkknorpel ist glatt

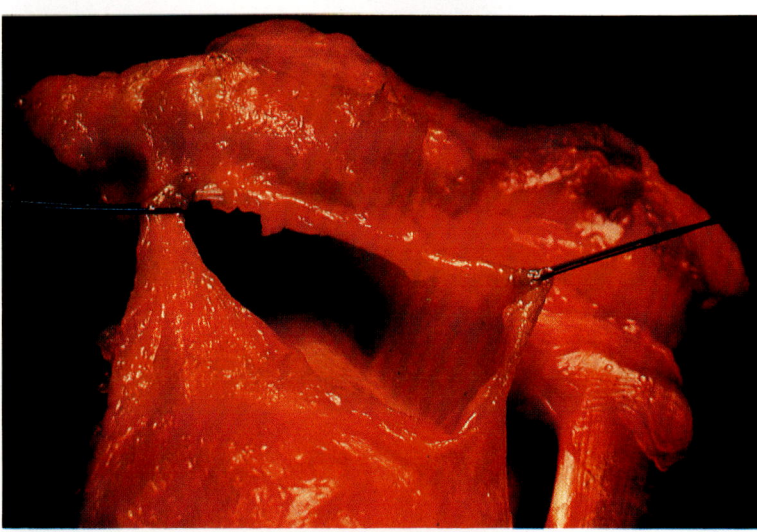

Abb. 15.11.
Die Bursa subacromialis ist eine nach vorn gelegene Struktur. Sie wird nach oben durch das vordere Akromion und das Lig. coracoacromiale und nach unten durch die Rotatorenmanschette begrenzt

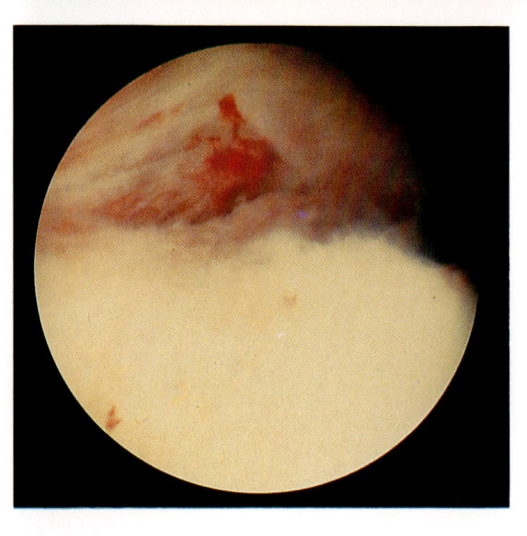

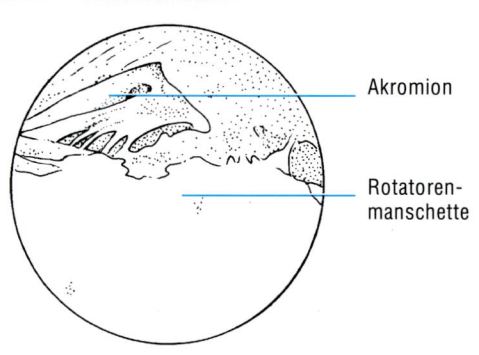

Abb. 15.12.
Subakromiale Bursoskopie mit leichter Auffaserung der oberen Fläche der Manschette. Oben ist der Ansatz des Lig. coracoacromiale am Akromion erkennbar

Die Schulter

keit austritt. Die Sicht läßt sich verbessern, indem mit einem kleinen Synoviaresektor überschießendes Bursagewebe entfernt wird.

Die anfängliche diagnostische Bursoskopie geschieht durch den posterolateralen Zugang, während die Instrumente durch den seitlichen Zugang geführt werden. Das Arthroskop wird dann zur Darstellung der hinteren Begrenzungsfläche des Subakromialraums in den seitlichen Zugang umgesetzt, um so auch eine andere Sicht der darunterliegenden Rotatorenmanschette zu erhalten. Die Knochenresektion kann sowohl durch den seitlichen als auch durch den hinteren seitlichen Zugang vorgenommen werden.

Vorhandensein oder Fehlen verdickten Bursagewebes, die Gelenkoberfläche der Rotatorenmanschette, das vordere Akromion und der Ansatz des Lig. coracoacromiale werden beurteilt. Patienten im Stadium II der Erkrankung zeigen gewöhnlich signifikante Auffaserungen am Ansatz des Lig. coracoacromiale (Abb. 15.12). Auch Patienten mit großen Einrissen der Rotatorenmanschette zeigen diesen pathologischen Befund des vorderen Akromions. Beim Einblick durch den vorderen Zugang bestimme man den Umriß des vorderen Akromions, mit einem Instrument im hinteren Zugang.

Ein vollständiger Riß der Rotatorenmanschette kann nicht nur hinsichtlich seiner Ausmaße beurteilt werden, sondern läßt sich auch einschätzen bezüglich der Schwierigkeiten, die einer offenen Korrektur der Rotatorenmanschette entgegenstünden. Von Snyder gibt es eine Klassifikation der Rotatorenmanschettenrisse nach Oberfläche, Schweregrad und Lokalisation (Abb. 15.13, Tabelle 15.1) [10, 11].

Durchtrennen des Ligamentum coracoacromiale

Zu diesem Zeitpunkt muß der Chirurg entscheiden, ob er das Lig. coracoacromiale durchschneiden oder dessen Ansatz mit einer Fräse von der Unterseite des Akromions ablösen soll. Der Einsatz der Fräse ist für den Chirurgen eine ausgezeichnete Methode, die knöchernen Ränder des Akromions und den akromialen Ansatz des Lig. coracoacromiale zu bestimmen.

Ich ziehe es vor, das Lig. coracoacromiale mit einem isolierten rechtwinkligen Elektrokautermesser an seinem akromialen Ansatz zu durchtrennen (Abb. 15.14, 15.15). Das Messer wird gegen den Knochen gehal-

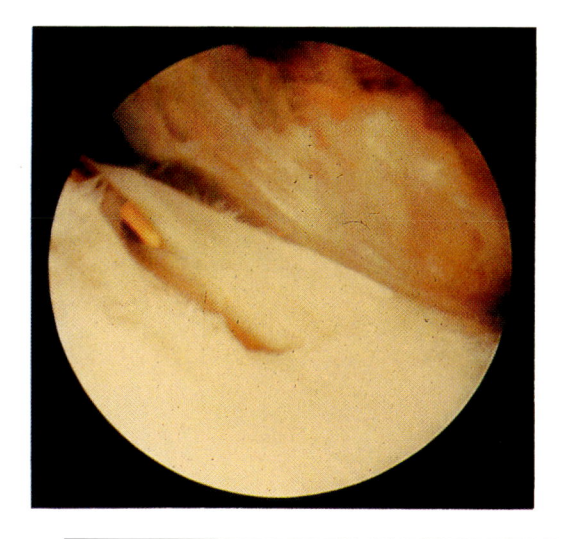

Abb. 15.13.
Eine Sonde liegt über der bursalen Seite dieses Rotatorenmanschettenrisses

Tabelle 15.1.
Klassifikation der Rotatorenmanschettenrisse auf der Grundlage der Oberfläche, des Schweregrades und der Lokalisation des Risses

Oberfläche des Einrisses	Schweregrad des Einrisses	Lokalisation des Einrisses
A Gelenkoberfläche der Rotatorenmanschette;	**0** Normal	**SS** Sehne des M. supraspinatus
B Bursale Oberfläche der Rotatorenmanschette (s. Abb. 15.13);	**1** Oberflächliche Reizung der Bursa oder Synovialis mit leichter Auffaserung der Kapsel, ohne Versagen der Sehnenfasern	**IS** Sehne des M. infraspinatus
C Vollständiger Riß der Rotatorenmanschette, durch den die Oberfläche der Bursa subacromialis und die Gelenkoberfläche sich berühren	**2** Minimale Risse der Sehnenfasern mit Auffaserung der Kapsel in einem Bereich kleiner aus 2 cm	**RI** Rotatorenzwischenraum
	3 Leichte Risse von Sehnenfasern mit Auffaserung und Fragmentation in einem Bereich zwischen 2 und 3 cm	**SbS** Sehne des M. subscapularis
	4 Schwere Auffaserung und Fragmentation mit Spalten- und Lappenbildung des Manschetten-Sehnen-Gewebes in einem großen Bereich über 3 cm	

Beispiel für eine Klassifikation
A2 SS B1 C0: Minimaler Einriß der Gelenkoberfläche, kleiner als zwei Zentimeter, im Bereich der Sehne des M. supraspinatus; oberflächliche Reizung der Bursaoberfläche; kein Zeichen eines kompletten Risses

Nach Snyder SJ, Pattee GA (1991) und Snyder SJ, Pachelli AF, Del Pizzo WD et al. (1991)

ten, da die Gefäße 5–8 mm vom Knochen entfernt liegen. Alle blutenden Gefäße werden kauterisiert. Nach dem Absetzen des Ligaments werden mit einem Synoviaresektor oder mit einer kleinen Fräse die untere und vordere Oberfläche des Akromions gesäubert und so dessen Ränder exakt festgelegt. Einige Chirurgen ziehen es vor, die anatomischen Verhältnisse durch Plazieren von 18-Gauge-Nadeln an der anterolateralen Fläche des Akromions und an der vorderen Fläche des Akromioklavikulargelenks zu markieren.

Akromionresektion

Ziel des Eingriffs ist es, ein Typ-III-Akromion in ein Typ-I-Akromion umzuformen, das durch eine postoperative Röntgenaufnahme verifiziert werden kann. Die Akromioplastik läßt sich mit einer Fräse entweder vom vorderen oder vom seitlichen Zugang aus vornehmen, obwohl normalerweise beide Zugänge nötig sind.

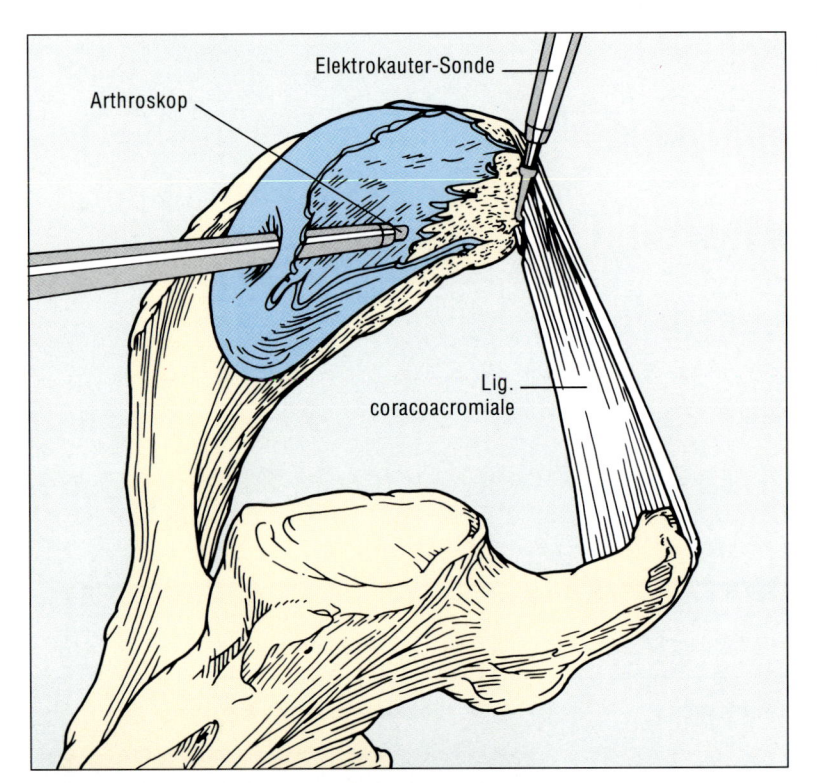

Anschneiden von hinten. Mit dem Arthroskop im seitlichen und dem Synoviaresektor im hinteren Zugang wird der Bogen des Akromion umrissen. Die Fräse wird entlang dem hinteren Akromion eingebracht und nach vorn geschoben, wobei das hintere Akromion als Schablone dient, um das gebogene oder hakenförmige Akromion in eine gerade Linie umzuformen [12]. Diese Technik definiert das Typ-I-Akromion exakt als den Endpunkt.

Anschneiden von der Seite. Das vordere Akromion läßt sich auch vom seitlichen Zugang aus resezieren. Das Entfernen des hakenförmigen Akromionrands über die gesamte Tiefe wird an der vorderen Ecke begonnen. Dies ermöglicht dem Chirurgen den raschen Gebrauch der Fräse, um den vorderen akromialen Osteophyten zu entfernen. Ziel ist es zu Beginn, die vorderen 5–10 mm des Akromions zu entfernen, die aus den vor dem Führungsrand des Schlüsselbeins gelegenen akromialen Osteophyten bestehen. Der Knochen wird nach hinten um weitere 20 mm verdünnt, um eine Akromioplastik vorzunehmen. Die Resektionstiefe beträgt 2–4 mm. Das abschließende Glätten geschieht mit einer ovalen Fräse.

Abb. 15.14.
Das Lig. coracoacromiale wird unter Sicht vom hinteren Zugang aus mit dem Elektrokauter an seinem knöchernen Ansatz vom seitlichen Zugang her durchtrennt

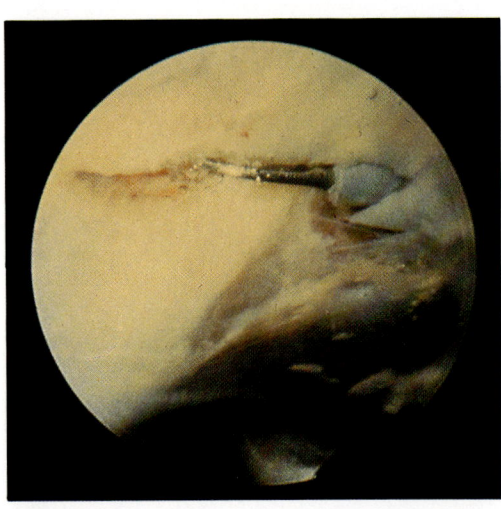

Abb. 15.15.
Durchtrennen des Lig. coracoacromiale mit dem isolierten rechtwinkligen Elektrokautermesser

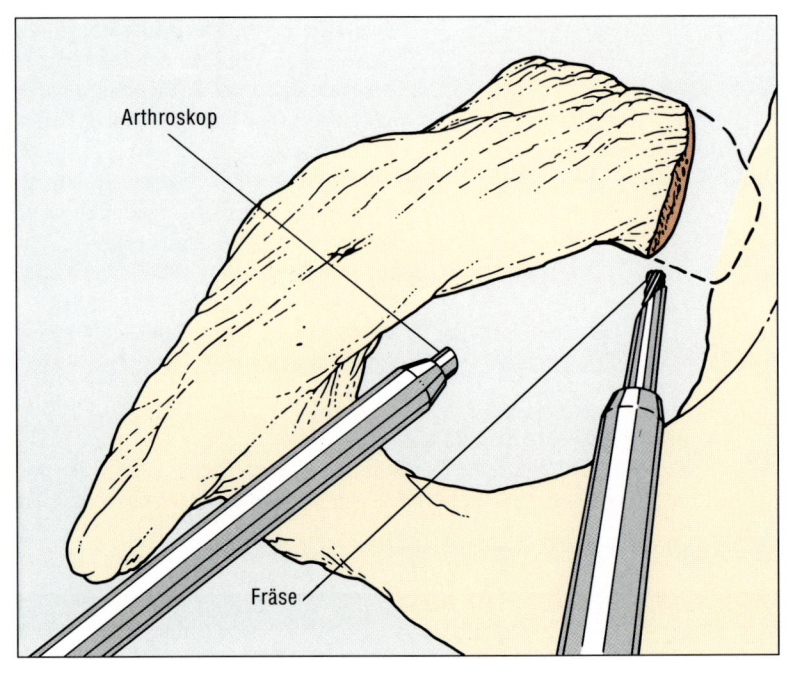

Abb. 15.16.
Die vorderen 5–8 mm des Akromions werden entfernt

Mein eigener Ansatz. Gegenwärtig ziehe ich es vor, das Ligament und den vorderen Osteophyten unter Entfernen der vorderen 5–8 mm des Akromions durch den seitlichen Zugang zu resezieren (Abb. 15.16). Dicke und Umriß des Akromions werden dann unter Sicht durch den seitlichen Zugang festgelegt. Die Fräse wird entlang dem hinteren Akromion gelegt und nach vorn geschoben, wobei das hintere Akromion als Form dient, nach der der gebogene Anteil in eine gerade Linie umgeformt wird (Abb. 15.17). Die abschließende Planung des vorderen Bogens wird hinsichtlich Größe und Dicke genau festgelegt. Diese Methode ist schnell und genau und hat einen gut definierten Endpunkt (Abb. 15.18). Die postoperative Röntgenaufnahme liefert den Nachweis über die Leistung des Chirurgen.

Akromioklavikulargelenk

Nach der Akromioplastik wird die Unterseite des Akromioklavikulargelenks beurteilt. Dies ist der letzte Schritt in diesem Verfahren, weil oft von den dortigen Synovia- und Bursaoberflächen Blutungen ausgehen. In diesem Bereich ist Elektrokautern äußerst hilfreich. Bei manchen Patienten ist die Resektion eines unteren Osteophyten erforderlich, um ausreichend Spielraum für die Rotatorenmanschette zu schaffen und den Subakromialraum zu entlasten.

Eine distale Resektion der Klavikula (Mumford-Verfahren) kann arthroskopisch oder offen gleich gut durchgeführt werden. Die Resektionsfräsen werden von der vorderen oder oberen Gelenkfläche aus geführt. Die beste Sicht erhält man mit dem Arthroskop im seitlichen und dem Resektionsinstrument im vorderen Zugang in der Ebene des Akromioklavikulargelenks. Das Verfahren wird erleichtert durch abwärts gerichteten Druck auf die Klavikula und eine 70°-Optik, mit der während der Resektion auf die distale Klavikula gesehen werden kann.

Beurteilung der Rotatorenmanschette

Die Rotatorenmanschette wird beim Abschluß der Akromioplastik sondiert. Größe, Umriß und Beweglichkeit vollständiger Einrisse werden untersucht. Signifikante partielle Einrisse können mit einer weitgehenden Fragmentierung der Manschette oder mit einem 95%igen seitlichen Riß des Schleimbeutels einhergehen, der von der Gelenkseite her gesehen, normal erscheint.

An diesem Punkt hat der Chirurg die Wahl, ob er eine Rekonstruktion der Manschette durch eine Inzision des M. deltoideus hindurch vornehmen möchte. Der Grad der Beweglichkeit der Manschette zeigt dem Chirurgen mögliche Schwierigkeiten eines offenen Verfahrens.

Wiederherstellen der Rotatorenmanschette

Ein ca. 7,5 cm tiefer, den M. deltoideus spaltender Einschnitt, beginnend an der vorderen seitlichen Ecke der Akromioplastik, dient der Wiederherstellung der Rotatorenmanschette. Loses Bursagewebe wird mit einer Knochenzange entfernt, um den Ansatz der Rotatorenmanschette darzustellen. Eine starke, umflochtene, permanente Matratzennaht Nr. 2 wird durch die Schichten der Rotatorenmanschette eingeführt. Die Sehne wird vorgezogen und an ihrem normalen Ansatzpunkt in einer Knochenrinne vernäht. Das "Nahtset zur Reparatur der Rotatorenmanschette" (Zimmer-Concept) ist beim Setzen der Naht in den Knochen äußerst hilfreich. Ein rollenförmiger Tupfer aus 2 mm starkem Gore-Tex, ein Weichteilgewebeverband aus aufgeschäumtem Polytetrafluoroethylen (W. L. Gore), kann unter den Knoten gebunden werden, um bei osteoporotischem Knochen ein Ausreißen der Nähte zu verhindern [13]. Ein größerer, massiver Riß der Manschette läßt sich im Rahmen einer Osteotomie des Akromions freilegen [14].

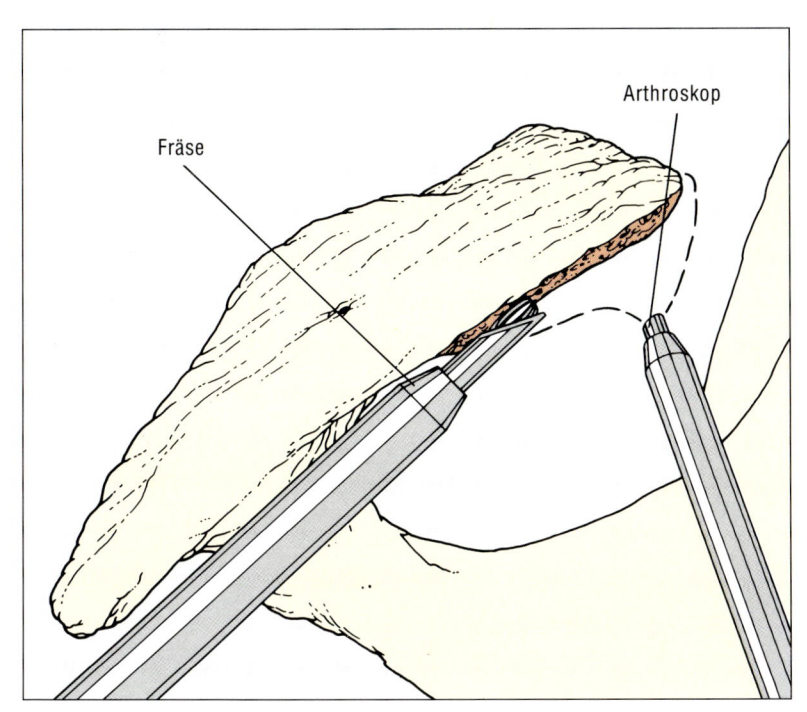

Abb. 15.17.
Das Akromion wird unter Sicht vom seitlichen Zugang aus von hinten nach vorn geformt und verdünnt

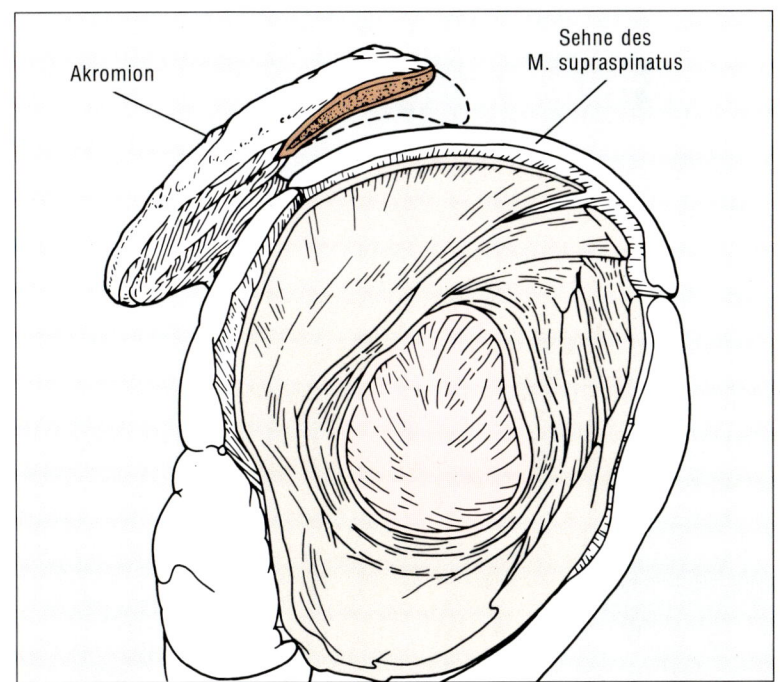

Abb. 15.18.
Seitenansicht der abschließenden Knochenresektion

Komplikationen und unvorhersehbare Fehlerquellen

Hauptfehlerquellen sind unzureichende Sichtverhältnisse infolge von Blutungen oder das Versagen des Chirurgen bei der Punktion der Bursa subacromialis. Eine Blutung läßt sich durch Erhöhen des hydrostatischen Drucks mittels der Infusionspumpe oder durch Höherhängen der Infusion kontrollieren. Gleichzeitig sollte der Anästhesist den Blutdruck des Patienten auf unter 95 mm Hg absenken. Initiales Débridement des seitlichen Schleimbeutels unter Sicht von hinten verhindert störende Blutungen, während medial gelegenes Gewebe unter dem Akromioklavikulargelenk entfernt wird.

Eine unzureichende Akromioplastik ist eine weitere, für schlechte Ergebnisse verantwortliche Komplikation. Das vordere, vor dem Führungsrand der Klavikula gelegene Akromion sollte reseziert werden, gefolgt von der Umwandlung des hakenförmigen Typ-III-Akromions in ein glattes Typ-I-Akromion. Das Arthroskop im seitlichen und die Fräse im hinteren Zugang erlauben eine gute Abgrenzung des Endpunkts.

Frakturen des Akromions standen mit einer extremen Ausdünnung des Knochens in Zusammenhang. Ich vermeide diese Komplikation, indem ich nach der Resektion des vorderen Akromions um 5–8 mm seine Dicke überprüfe. Extremes Ausdünnen wird vermieden, indem von der hinteren zur vorderen oberen Ecke hin reseziert wird. Präoperativ läßt sich die Dicke des Akromion durch eine 180°-Röntgenaufnahme bestimmen.

Bei einigen Patienten, die in der ersten Woche nach der Operation mit intensivem Gewichtheben begannen, wurde eine Instabilität des Akromioklavikulargelenks beobachtet. Die Symptome verschwanden nach einigen Wochen Ruhe.

Es ist äußerst wichtig, eine Instabilität in verschiedene Richtungen hin zu erkennen. Diese tritt nicht nur bei Sportlern aus Wurfsportarten auf, sondern auch bei Arbeitern mit einer angeborenen Gelenkschwäche.

Weitere Komplikationen sind die postoperative reflektorische sympathische Dystrophie und eine falsche Diagnose. Manche Patienten haben aufgrund einer vor der Operation bestehenden Steifheit oder beruflicher und sportlicher Belastungen eine unrealistische Erwartungshaltung.

Postoperative Betreuung

Wie bereits beschrieben, wird die postoperative Betreuung dadurch erleichtert, daß der Anästhesist eine Interskalenusblockade mit Bupivacain-HCl setzt. Um Schmerzen zu lindern, werden Eis und Analgetika verwandt. Man zeigt dem Patienten sofort passive Übungen zur Anteflexion und Innenrotation. Noch am Abend der Operationstags werden Übungen zur Kreisbewegung durchgeführt. Während der ersten Woche nach der Operation empfehle ich den häuslichen Einsatz einer Maschine für passive Bewegungsübungen über täglich 6–8 h. Mit aktiven Übungen beginnt man 1–6 Wochen postoperativ. Ich empfehle auch dringend sofortige passive Übungen unter Verwendung eines Übungssets mit einer Stange und einem Seilzug. Sobald eine schmerzfreie Bewegung erreicht ist, beginnt man mit isokinetischen diagonalen Übungen mit Tüchern oder Bändern.

Patienten, die sich der Korrektur eines kompletten Risses der Rotatorenmanschette unterzogen haben, beginnen sofort mit passiven Übungen. Mit aktiven assistierten Übungen wartet man bis zur sechsten Woche postoperativ.

Der Arzt oder Krankengymnast leitet ein Heimprogramm bestehend aus Streckübungen „über dem Kopf" mit einer Stange sowie aktiven und aktiven assistierten Bewegungen über dem Kopf mit einem im Türrahmen angebrachten Seilzug. Die abschließende Phase beinhaltet Übungen zur Kräftigung der Innen- und Außenrotation und der Diagonalbewegungen unter Verwendung elastischer Bänder. Ein „Schulterbehandlungsset" erlaubt dem Patienten eigene Übungen zu Hause oder auf Reisen (Abb. 15.19).

Ergebnisse

Partielle Risse

Dieses Verfahren funktioniert nicht immer! Anfangsergebnisse unserer Follow-up-Studie über 1–3 Jahre an 102 Patienten ergab bei 67 Patienten im Stadium II der Erkrankung einen Grad der Zufriedenheit von 84% [15]. Die Erfolgsquote sowohl der offenen wie auch der arthroskopischen Dekompression beträgt etwa 80%. Versprechen Sie einem Patienten niemals eine perfekte Schulter, am wenigsten einem Hochleistungssportler. Seien Sie vorsichtig bei Entschädigungswünschen von Arbeitnehmern und bei Patienten mit einer präoperativ bestehenden Steifheit, pathologischen Befunden am Akromioklavikulargelenk und besonders bei Instabilität in verschiedenen Richtungen. Letztere sehe ich nicht nur bei Sportlern aus Wurfsportarten, sondern auch bei Freizeitsportlern und Arbeitern mit schlaffen Gelenken.

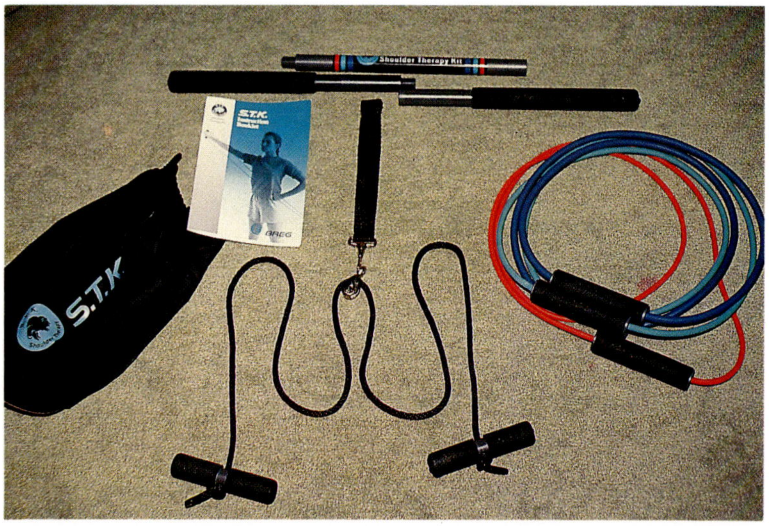

Abb. 15.19.
Therapieset für die Schulter, mit Stange, Seilzug, elastischen Schläuchen und einem Übungsheft

Die Faktoren der chirurgischen Entscheidungsfindung berücksichtigen das Alter des Patienten, den Grad seiner Aktivität, Schmerzen, Schwäche, pathologische Befunde und das Ansprechen auf eine konservative Behandlung. Es besteht die Wahl zwischen mehreren Formen der Behandlung partieller Risse der Rotatorenmanschette, unabhängig davon, ob sie von der Gelenk- oder von der Bursaseite ausgehen (Tabelle 15.2):

Einfaches Débridement gelenkseitiger Risse bei jungen Sportlern; Débridement und subakromiale Dekompression bei den meisten Patienten; Débridement und offene subakromiale Dekompression, wenn technische Probleme auftauchen oder wenn Sie mit der Arthroskopie nicht so vertraut sind (dieser Ansatz ist völlig in Ordnung).

Exzision und Korrektur über die gesamte Tiefe der Rotatorenmanschette bei Individuen, die hohen Belastungen ausgesetzt sind und deren Manschette zu mehr als ihrer Tiefe betroffen ist.

Komplette Risse

Bei einigen sorgfältig ausgewählten Patienten im Stadium III mit kompletten Rissen der Rotatorenmanschette kann eine arthroskopische subakromiale Dekompression erfolgreich sein. Dabei handelt es sich hauptsächlich um ältere Patienten mit vor allem nachts auftretenden Schulterschmerzen, jedoch ohne ausgeprägte Schwäche.

Man korrigiere kleine Risse, vor allem am Führungsarm, durch eine arthroskopische subakromiale Dekompression, gefolgt von einer offenen Wiederherstellung durch eine kleine, den M. deltoideus spaltende Inzision. Die Ausnahme bildet der ältere Patient mit niedrigen Leistungsanforderungen oder geringer Bereitschaft zur Teilnahme an Rehabilitationsmaßnahmen. Mit Ausnahme von älteren Patienten mit geringen Leistungsanforderungen und Schmerzen ohne Schwäche als hauptsächlichen Beschwerden korrigiere ich gegenwärtig mittlere und große Risse der Rotatorenmanschette.

Patienten mit massiven Rissen können durch eine arthroskopische Dekompression einige Erleichterung erfahren. Ansonsten erfordert dieser Zustand jedoch die offene Korrektur oder eine prothetische Arthroplastik.

Mein Therapieplan hinsichtlich kompletter Risse der Rotatorenmanschette hängt von der Größe und Beweglichkeit des Risses sowie vom Alter, von den Anforderungen und den Erwartungen des Patienten ab. Dies sind die Möglichkeiten (Tabelle 15.3):

Alleiniges Débridement und arthroskopische subakromiale Dekompression, vor allem bei älteren Patienten oder bei Individuen mit geringer Leistungsanforderung, bei denen ein kleiner Riß vorliegt und Schmerzen die Hauptbeschwerden darstellen.

Reparatur der Manschette durch Miniinzision nach arthroskopischer subakromialer Dekompression. Dieses Verfahren wird am häufigsten durchgeführt, vor allem bei aktiven Individuen und bei Patienten mit mittleren oder großen Rissen und deutlicher Schwäche. Standardmäßige offene Reparatur bei großen, schwer zu mobilisierenden Rissen.

Offene subakromiale Dekompression ohne Reparatur. Diese erwäge ich vor allem bei älteren Patienten mit massiven Einrissen, die hauptsächlich über Schmerzen klagen und denen aktives Anheben und eine zufriedenstellende Außenrotation noch möglich sind.

Schlußfolgerung

Die arthroskopische subakromiale Dekompression ist das arthroskopische Äquivalent eines offenen Standardverfahrens. Obwohl technisch anspruchsvoll, erleichtert sie die frühe Rehabilitation. Die auf diese Weise im Stadium II der Erkrankung erzielbaren Ergebnisse sind besser als die nach offener Chirurgie.

Das Verfahren ist auch bei Fällen im Stadium III nutzbringend, wenn Schmerzen die hauptsächlichen Beschwerden darstellen. Komplette Risse der Rotatorenmanschette können durch eine kleine Inzision durch den M. deltoideus hindurch in eine Knochenrinne hinein korrigiert werden.

Das Arthroskop erlaubt ein frühzeitiges Erkennen und Behandeln pathologischer Befunde bei älteren Patienten und ermöglicht ihnen wieder eine aktive und gesunde Lebensführung.

Tabelle 15.2. Stufenweises Vorgehen bei partiellen Rissen der Rotatorenmanschette

- Débridement
- Arthroskopische subakromiale Dekompression
- Offene subakromiale Dekompression
- Wiederherstellung

Tabelle 15.3. Stufenweises Vorgehen bei kompletten Rissen der Rotatorenmanschette

- Arthroskopische subakromiale Dekompression
- Arthroskopische subakromiale Dekompression mit Wiederherstellung der Manschette durch Mini-Inzision
- Offene Wiederherstellung
- Offene subakromiale Dekompression

Literatur

1. Neer CS. Anterior acromioplasty for the chronic impingement syndrome in the shoulder: a preliminary report. *J Bone Joint Surg.* 1972;54:41–50.
2. Bigliani LU, Morrison DS, April EW. The morphology of the acromion and its relationship to rotator cuff tears. *Orthop Trans.* 1986;10:216–228.
3. Morrison DS, Bigliani LU. The clinical significance of variations in acromial morphology. Presented at the Third Open Meeting of the American Shoulder and Elbow Surgeons; San Francisco, Calif; January, 1987.
4. Ellman H. Arthroscopic aubacromial decompression. *Arthroscopy.* 1987;3:173–181.
5. Ellman H. Diagnosis and treatment of incomplete rotator cuff tears. *Clin Orthop.* 1990;254:64–74.
6. Paulos LE, Franklin JL. Arthroscopic shoulder decompression development and application: a five-year experience. *Am J Sports Med.* 1990;18:235–244.
7. Esch JE, Ozerkis LR, Helgager JA, et al. Arthroscopic subacromial decompression: results according to the degree of rotator cuff tear. *Arthroscopy.* 1988;4:241–249.
8. Esch JC. Arthroscopic subacromial decompression: surgical technique. *Orthop Rev.* 1989;18:733–744.
9. Esch JC. Shoulder arthroscopy. basic setup. *Tech Orthop.* 1988;3:9–14.
10. Snyder SJ, Pattee GA. Shoulder arthroscopy in the evaluation and treatment of rotator cuff lesions. In: Paulos LE, Tibone JE, eds. *Operative Techniques in Shoulder Surgery.* Philadelphia, Pa: WB Saunders Co; 1991:45–55.
11. Snyder SJ, Pachelli AF, Del Pizzo WD, et al. Partial thickness rotator cuff tears: results of arthroscopic treatment. *Arthroscopy.* 1991;7:1–7.
12. Sampson TG. Precision arthroscopic acromioplasty: video supplement to *Arthroscopy.* 1990;2:2.
13. France EP, Paulos LE, Harner C, et al. Biochemical evaluation of rotator cuff fixation methods. *Am J Sports Med.* 1989;17:176–181.
14. Kessel L. The transacromial approach for rotator cuff rupture. In: Bayley I, Kesell L, eds. *Shoulder Surgery.* Berlin, Heidelberg: Springer-Verlag, 1982:39–44.
15. Esch JC, Ozerkis LR, Helgager JA, et al. Arthroscopic subacromial decompression for partial and complete tears of the rotator cuff. Presented at the International Arthroscopy Association; Rome, Italy; 1989.

16

Arthroskopisches Débridement des Akromioklavikulargelenks und Resektion der distalen Klavikula

Evan E. Flatow, Louis U. Bigliani

Die Resektion des distalen Anteils der Klavikula ist als zuverlässige Behandlung von Schmerzen des Akromioklavikulargelenks, die einer konservativen Therapie nicht zugänglich waren, beschrieben worden [1–7]. Sie wird als isolierter Eingriff vorgenommen, wenn das Akromioklavikulargelenk die einzige Quelle der Schulterschmerzen bildet, etwa bei Osteolyse der distalen Klavikula oder bei einer posttraumatischen Arthritis des Akromioklavikulargelenks. Häufiger geht jedoch ein schmerzhaftes Akromioklavikulargelenk mit anderen Erkrankungen einher, z. B. mit einem subakromialen Engpaßsyndrom oder einer entzündlichen Arthritis, so daß die Resektion des distalen Anteils der Klavikula als Teil eines umfassenderen Rekonstruktionsprozesses durchgeführt wird.

Da die subakromiale Dekompression einen herkömmlichen arthroskopischen Eingriff am Akromioklavikulargelenk darstellt, wurden die ersten arthroskopischen Zugänge zu diesem Gelenk oft von unten her über die Bursa subacromialis gelegt. Dies geschah besonders dann, wenn unten am Akromioklavikulargelenk hervorstehende Osteophyten zur Einklemmung beitrugen [8, 9]. Bei einer isolierten Erkrankung des Akromioklavikularbereichs gibt es jedoch keinen Grund, die Bursa zu verletzen. Johnson hat Zugänge von oben her in das Akromioklavikulargelenk beschrieben, durch die das Arthroskop und die Instrumente direkt in das Gelenk eingeführt werden können [10]. Dieser obere Zugang erlaubt die Resektion der distalen Klavikula unter direkter Sicht ohne Ödem und Blutungen, die bei einem Zugang über die Bursa auftreten. Darüber hinaus erleichtert diese Technik das Entfernen und Formen des Knochens.

Indikationen

Die einfache Exzision der distalen Klavikula ist bei instabilen Akromioklavikulargelenken, etwa bei chronischen Luxationen, nicht geeignet. Diese Fälle werden besser durch Fixation des Processus coracoideus mit Rekonstruktion des Ligaments behandelt. Die meisten chronischen Erkrankungen des Akromioklavikulargelenks, für die eine Resektion der distalen Klavikula in Frage kommt, haben ihre Ursache in einer Osteolyse der distalen Klavikula oder in einer Arthritis des Akromioklavikulargelenks.

Die Osteolyse der distalen Klavikula kann als Folge eines Traumas des Akromioklavikulargelenks auftreten, vor allem nach intraartikulären Frakturen der distalen Klavikula vom Typ III und nach Luxationen des Akromioklavikulargelenks ersten und zweiten Grades. Sie kann auch in Verbindung mit wiederholten Belastungen (Mikrotrauma) des Akromioklavikulargelenks stehen, etwa nach dem Heben schwerer Lasten oder bei Gymnastik. In Röntgenaufnahmen sind unter Umständen Zysten und Resorptionserscheinungen an der distalen Klavikula erkennbar, diese Befunde können jedoch nur schwach ausgeprägt sein (Abb. 16.1). Eine Arthritis des Akromioklavikulargelenks kann unmittelbar Schmerzen verursachen oder zu Einklemmungssymptomen beitragen, wenn die Unterseite eines hypertrophen Gelenks den Raum unter dem Korakoakromialbogen verkleinert [11, 12].

Bei der klinischen Untersuchung ist der zuverlässigste Befund eine Schmerzempfindlichkeit im Akromioklavikularbereich. In Röntgenaufnahmen kann eine Erkrankung des Gelenks nur unzureichend zur Darstellung gelangen [13]. Manöver, die das Schulterblatt auf das Schlüsselbein zu bewegen, besonders die waagerechte Adduktion und Innenrotation, komprimieren das Akromioklavikulargelenk und können ebenfalls Schmerzen hervorrufen. Patienten beschreiben diese Positionen oft als unter zielgerichteter Aktivität schmerzhaft (Abb. 16.2). Sie haben auch Schwierigkeiten beim Schlafen auf der betroffenen Seite.

Klinisch hilft die schmerzlösende Wirkung einer Lidokaininjektion ins Akromioklavikulargelenk bei der Diagnose, unterstützt die Beurteilung einer chirurgischen Resektion der distalen Klavikula und kann unter Hinzufügen von Kortikosteroiden auch therapeutischen Wert haben. Wiederholte Steroidinjektionen sollten vermieden werden.

Die meisten Patienten, die an einem empfindlichen, schmerzhaften Akromioklavikulargelenk leiden, sprechen auf eine konservative Therapie an. Dazu gehören Wärme, nichtsteroidale Antiphlogistika, Modifikation der körperlichen Belastung und Kortisoninjektionen. Falls dies alles ohne Erfolg bleibt, sollte eine Resektion der distalen Klavikula erwogen werden.

Vergleich zwischen offener und arthroskopischer Resektion

Gurd [3] und Mumford [4] ließen mit ihren Berichten aus dem Jahre 1941 das Interesse an einer offenen Resektion der distalen Klavikula wieder aufleben. Spätere Autoren haben nach der Behandlung schmerzhafter Erkrankungen des Akromioklavikulargelenks mit diesem Verfahren übereinstimmend befriedigende Resultate mitgeteilt [1, 2, 6, 7, 14, 15].

Vor kurzem wurden arthroskopische Zugänge in dieses Gelenk entwickelt. Ellman [8] und Esch et al. [9] beschrieben einen Zugang ins Akromioklavikulargelenk vom Subakromialraum aus, verbunden mit einer arthroskopischen vorderen Akromioplastik und Resektion des Lig. coracoacromiale. Obwohl dies primär dem Entfernen unterer akromioklavikulärer Osteophyten diente, kann damit auch eine vollständige Resektion der distalen Klavikula durchgeführt werden. Der Vergleich der Ergebnisse des offenen und des arthroskopischen Vorgehens hinsichtlich des Akromioklavikulargelenks wird jedoch schwierig, wenn die Resektion der distalen Klavikula zusammen mit einer Akromioplastik vorgenommen wird, da sie lediglich einen Teil des Rekonstruktionsvorgangs darstellt.

Um die Resektion der distalen Klavikula als einen isolierten Eingriff aufgrund einer unifaktoriellen Diagnose zu beurteilen, verglichen wir offen und arthroskopisch durchgeführte Resektionen in Fällen einer Osteolyse der distalen Klavikula [16]. Die Knochenabtragung wurde bestimmt anhand der Differenz zwischen prä- und postoperativen Mes-

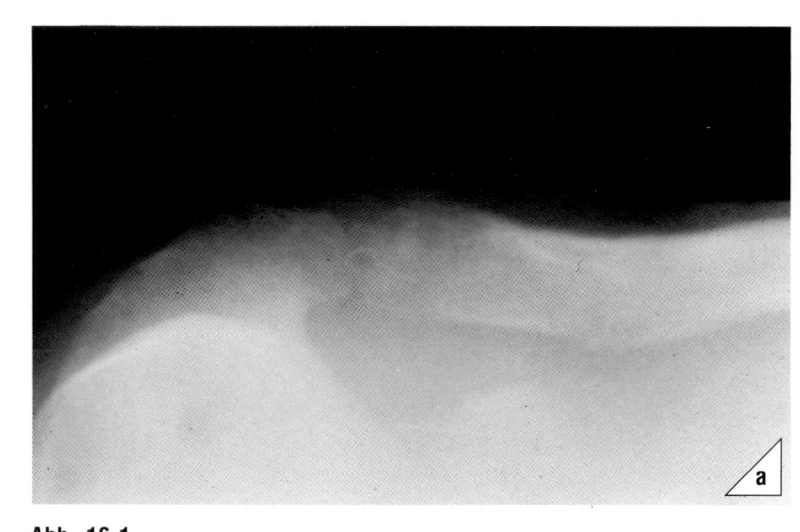

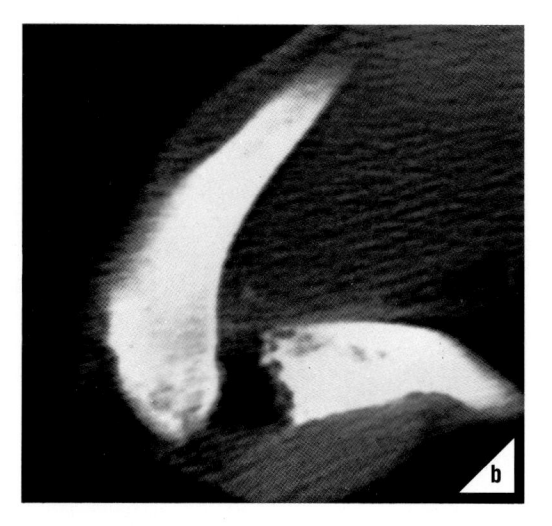

Abb. 16.1.
Obwohl sich fortgeschrittene Fälle einer Osteolyse der distalen Klavikula radiologisch in deutlichen Zeichen der Resorption und in Zysten zeigen, sind die Befunde in vielen Fällen subtiler. a Dieser Gewichtheber mit Schmerzen im Akromioklavikulargelenk zeigt schwache, aber nicht fehlzuinterpretierende zystische Veränderungen, die sich am besten in einer nach kranial gerichteten a.-p.-Aufnahme mit geringer Eindringtiefe (Weichteilgewebetechnik) wiedergeben lassen. b CT-Aufnahmen zeigen diese Befunde im frühen Stadium, wenn einfache Röntgenaufnahmen schwieriger sind

sungen der Gelenkhöhle des Akromioklavikulargelenks in anterior-posterioren Röntgenaufnahmen [17]. Bei den offenen Resektionen wurden durchschnittlich 18 mm, bei den arthroskopischen Resektionen 17 mm abgetragen. Die mittlere Hospitalisierungsdauer betrug bei den offen behandelten Fällen 3 Tage. Die Arthroskopien wurden ambulant durchgeführt. Alle Patienten aus beiden Gruppen konnten ihre früheren Aktivitäten einschließlich Sport wieder aufnehmen, waren schmerzfrei und hatten ihre Bewegungsfreiheit und Kraft in vollem Umfang wiedergewonnen. In der arthroskopisch behandelten Gruppe traten jedoch die volle Schmerzfreiheit und die Rückkehr zur früheren Tätigkeit durchschnittlich 3,4 Monate früher ein. In der offen behandelten Gruppe klagten 2 Patienten über Taubheit der Haut infolge durchtrennter Hautnerven, und 2 Patienten hatten ein Keloid. Alle im Rahmen der Arthroskopie gelegten Schnitte heilten ohne Schwierigkeiten.

Es darf jedoch nicht vergessen werden, daß es sich hier um vorläufige Ergebnisse handelt und daß weitere Langzeitstudien nötig sind, um die Indikationen für eine Arthroskopie genau festzulegen. Nichtsdestoweniger wird deutlich, daß sich beim Entfernen von Knochen mit arthroskopischen Verfahren ein technisches Ergebnis erzielen läßt, das dem traditioneller offener Verfahren vergleichbar ist und eine niedrigere Morbidität hat. Schmerzreduktion und Funktion scheinen den durch offene Resektion erzielten Ergebnissen zu entsprechen, wobei die Rückkehr zu Aktivitäten und Sport früher möglich ist.

Wenn nach einer Luxation des Akromioklavikulargelenks eine deutliche Sprengung der korakoklavikulären Ligamente vorliegt, sollte man auf eine isolierte Resektion der distalen Klavikula, offen oder arthroskopisch, verzichten. Bei chronischer Luxation des Akromioklavikulargelenks mit geschädigter distaler Gelenkfläche der Klavikula resezieren wir die distale Klavikula in Verbindung mit deren interner Fixation an den Processus coracoideus und Rekonstruktion der korakoklavikulären Ligamente im allgemeinen durch Umsetzen des akromialen Endes des Lig. coracoacromiale auf die Klavikula [18].

Chirurgische Technik

Arthroskopische Zugänge lassen sich in indirekte, bursale [8, 9, 19, 20] und in direkte Zugänge unterteilen, bei denen Arthroskop und Instrumente direkt in das Akromioklavikulargelenk eingeführt werden [10, 16, 21].

Bursaler Zugang

Bei bursalen Zugängen liegen die Optik und der Flüssigkeitszustrom in der Bursa subacromialis. Alles Weichteilgewebe, das die Sicht auf die Unterseite des Akromioklavikulargelenks behindert, wird reseziert [19]. Eine 70°-Optik kann den Blick nach oben auf die distale Klavikula erleichtern [20].

Die Fräse wird von anterior eingeführt und die distale Klavikula reseziert. Letztere wird besser sichtbar, wenn man sie in die Bursa hinabdrückt (Abb. 16.3) [20]. Alternativ dazu können die Instrumente durch einen oberen Zugang in das Akromioklavikulargelenk eingeführt werden, während der Vorgang von unten in der Bursa beobachtet wird [22].

Gartsman zeigte in einer Studie an Leichen, daß sich mit einer arthroskopischen Resektion der distalen Klavikula eine Knochenreduktion erreichen läßt, die der bei einem offenen Eingriff vergleichbar ist [19].

Zugang von oben

Akromioklavikuläre Zugänge von oben sind von Johnson [10] beschrieben worden; sie ermöglichen die direkte Darstellung der gesamten Gelenkoberfläche der distalen Klavikula.

Wir begannen mit dem Einsatz dieses oberen Zugangs zur Resektion der distalen Klavikula bei Erkrankungen, die ausschließlich das Akromio-

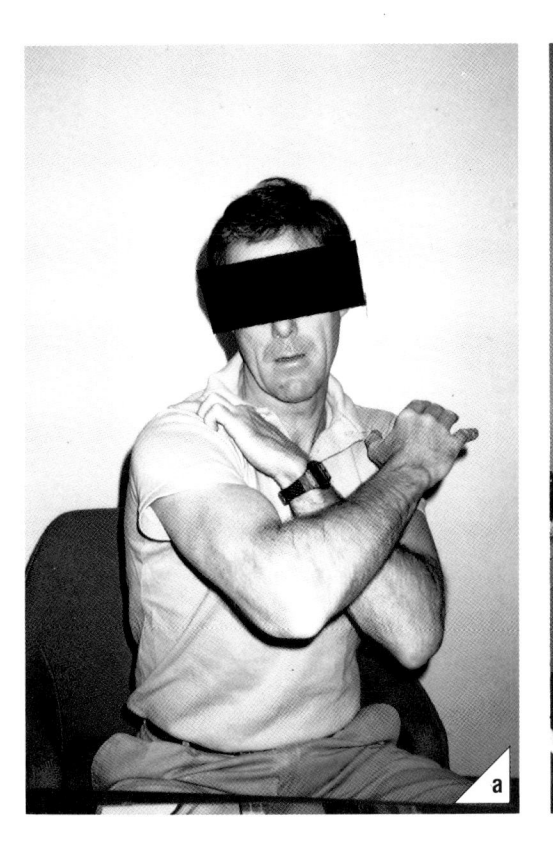

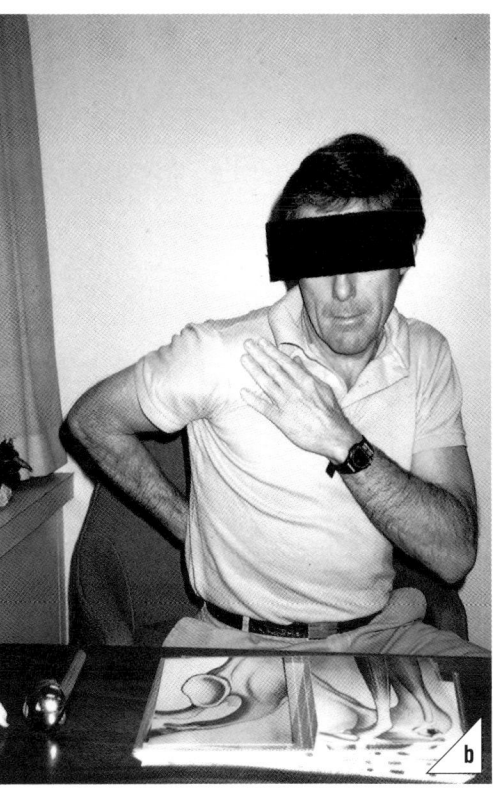

Abb. 16.2.
Horizontale Adduktion des Arms quer vor dem Körper zieht das Schulterblatt in Richtung des Brustbeins. Patienten mit einer Erkrankung des Akromioklavikulargelenks klagen bei dieser Bewegung normalerweise über Schmerzen. a Dieser Patient demonstriert eine für ihn bei normaler Aktivität schmerzhafte Bewegung. b Innenrotation der Schulter dreht und komprimiert das Akromioklavikulargelenk, was bei demselben Patienten ebenfalls Schmerzen hervorruft. Obwohl die Horizontaladduktion und die Innenrotation bei der körperlichen Untersuchung auf Störungen des Akromioklavikulargelenks empfindliche Tests darstellen, sind sie nicht spezifisch, da auch andere Erkrankungen, besonders eine hintere Kapselsteife, bei diesen Bewegungen Schmerzen hervorrufen

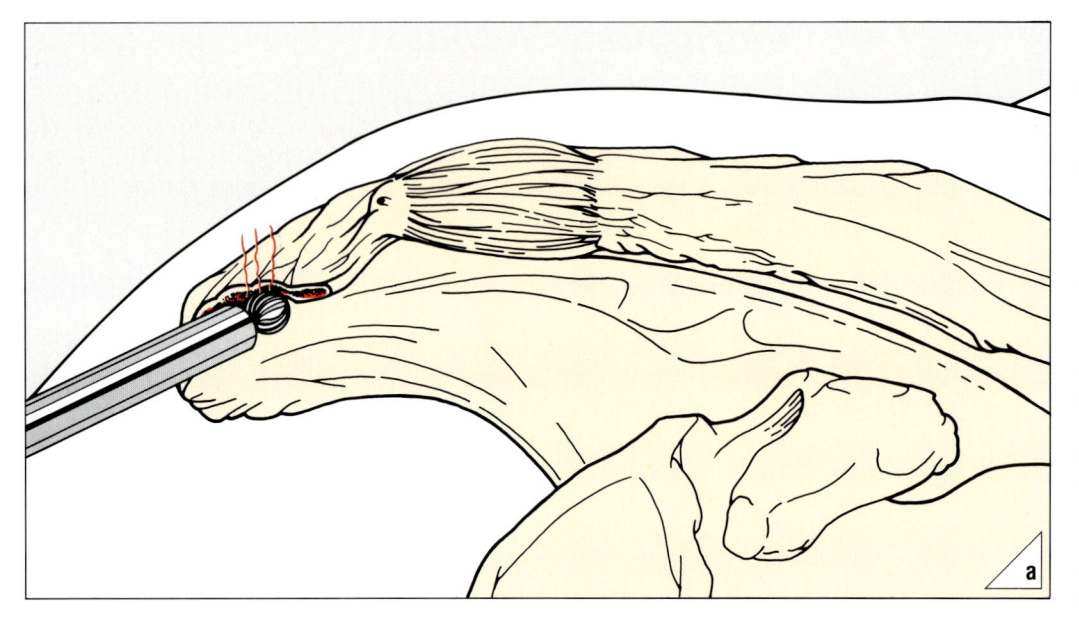

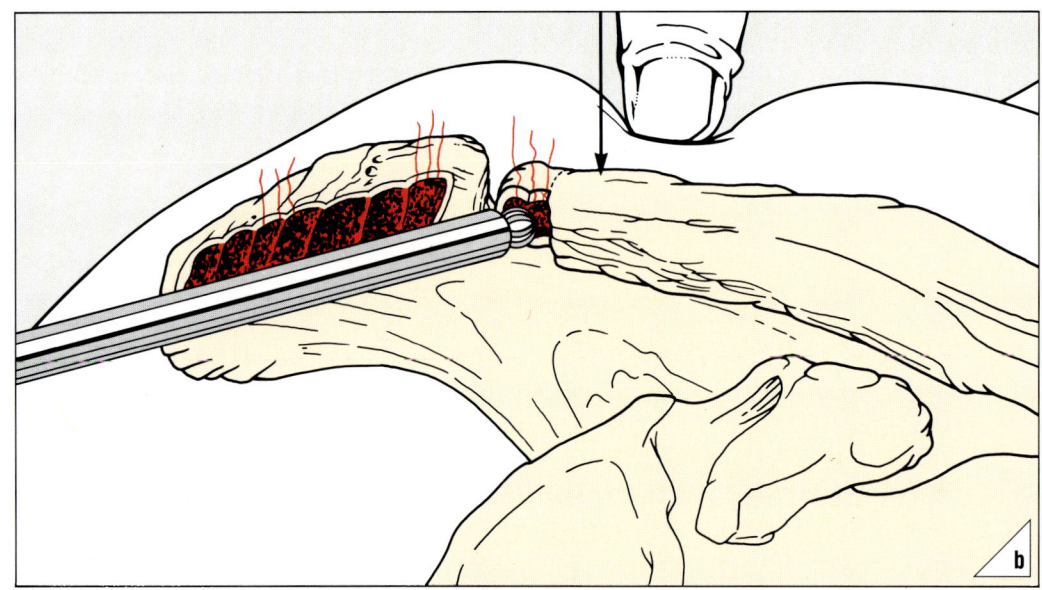

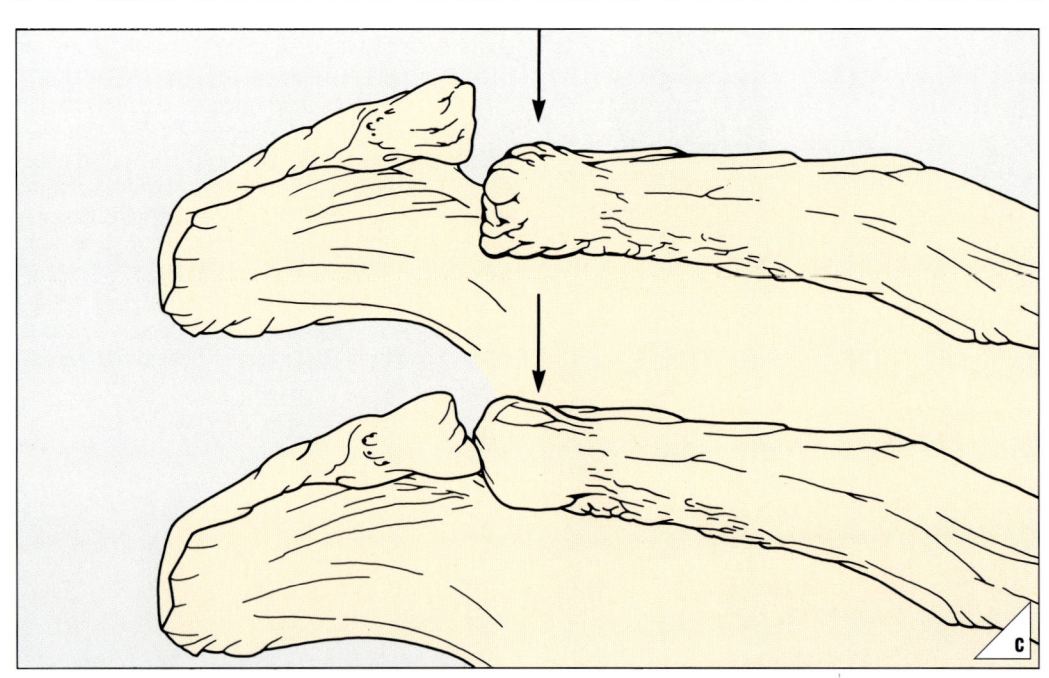

Abb. 16.3.
a Der erste Schritt beim bursalen Ansatz einer kombinierten arthroskopischen vorderen Akromioplastik und Resektion der distalen Klavikula ist das Verdünnen und Abflachen des Akromions. Falls eine Resektion der distalen Klavikula geplant ist, kann sich der bursale Ansatz schwieriger gestalten, da das intakte Akromion den Zugang zum Akromioklavikulargelenk behindern kann. Zusätzlich wird die unbeteiligte Bursa subacromialis unnötigen Blutungen und Schwellungen ausgesetzt. b Optische Darstellung und Resektion der distalen Klavikula werden durch deren manuelles Hinabdrücken in die Bursa erleichtert. c Wenn eine straffe oder nach medial geneigte Klavikula nicht in die Bursa hinabgedrückt werden kann, empfehlen einige Autoren die offene Resektion [27]. Ein Vorteil des oberen Ansatzes einer arthroskopischen Resektion der distalen Klavikula ist die Unabhängigkeit vom jeweiligen Neigungswinkel des Gelenks, da man die Neigung mit Nadeln festlegt, noch bevor das Arthroskop und die Instrumente in die Gelenkebene eingeführt werden. (Wiedergabe mit Genehmigung von J. F. Meyers, 1991)

klavikulargelenk betrafen, beispielsweise einer Osteolyse. Es schien logisch, diesen pathologischen Befund unmittelbar anzugehen, wenn andere Eingriffe im Schultergelenk und im Subakromialraum nicht erforderlich waren. Die Genauigkeit der Resektion und Formung, ermöglicht durch die direkte Sicht über den oberen Zugang, waren erfreulich.

Als Lokalanästhesie wird routinemäßig eine Skalenusblockade vorgenommen [23]. Die Arthroskopie wird im Sitzen durchgeführt [24]. Nadeln dienen der Orientierung und Lokalisation im Gelenk (Abb. 16.4). Dieses Vorgehen ist kritisch, weil geringe Änderungen im Neigungswinkel des Gelenks auf diese Weise schwer zu beurteilen sind [25, 26]. Da das Akromioklavikulargelenk eng ist, ist es von äußerster Wichtigkeit, das Arthroskop und die Instrumente in der Ebene der Gelenkoberflächen einzuführen.

In das Akromioklavikulargelenk wird dann isotonische Kochsalzlösung instilliert, der im Verhältnis 1:300 000 Epinephrin zugesetzt wurde. Es gibt 2 Zugänge, einen vor und einen hinter der Gelenklinie gelegenen (Abb. 16.5). An den Zugängen wird 1%iges Lidocain mit Epinephrin injiziert, um Hautblutungen zu verhindern und Erleichterung zu verschaffen, während die Nervenblockade allmählich wirksam wird (Abb. 16.5).

Zu Beginn wird eine 2,7 mm-Arthroskopeinheit für Handgelenke eingesetzt, bis der Gelenkinnenraum hinreichend aufgedehnt ist für ein 4 mm-Standardarthroskop. Zur Spülung dient isotonische Kochsalzlösung

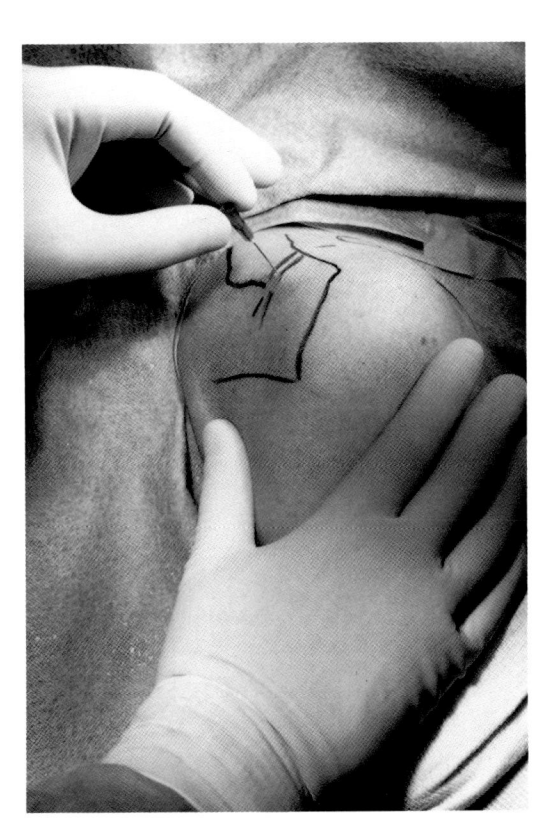

Abb. 16.4.
Mit Nadeln (22 Gauge, ca. 3,8 cm) wird das Akromioklavikulargelenk lokalisiert und seine anteroposteriore Ausrichtung und superoinferiore Neigung bestimmt. Dies ist ein entscheidender Schritt für das saubere Einführen der Instrumente

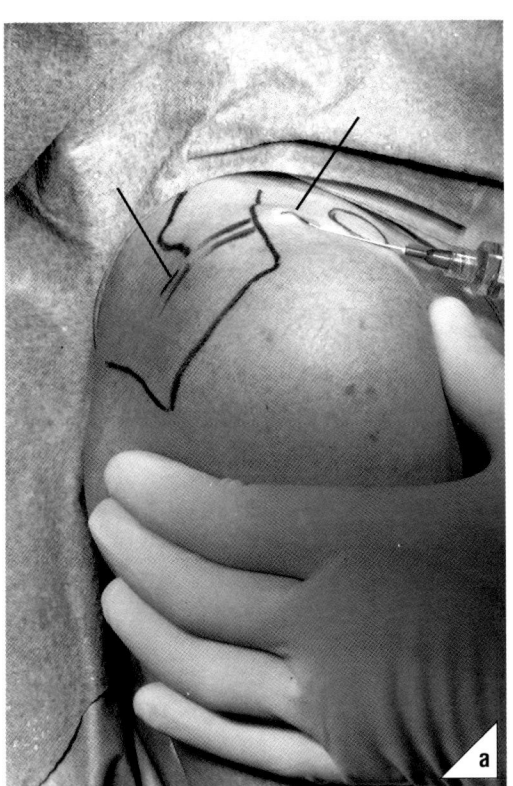

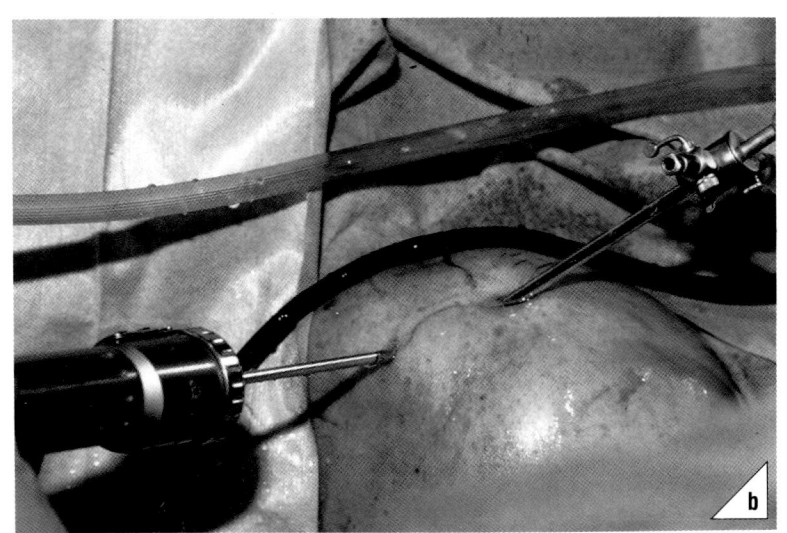

Abb. 16.5.
a Zwei Zugänge werden geschaffen, einer genau vor (A) und einer genau hinter (P) dem Akromioklavikulargelenk. Die Einstichstellen werden mit 1%igem Lidocain mit Epinephrin infiltriert, um Hautblutungen zu verhindern und Erleichterung zu schaffen, während die Skalenusblockade ihre volle Wirkung entfaltet. b Da das Arthroskop und die motorgetriebenen Instrumente in einem Winkel eingebracht werden, sollten der vordere Zugang etwa 5 mm vor dem vorderen oberen Rand des Akromioklavikulargelenks und der hintere Zugang ca. 5 mm hinter dessen hinterem oberen Rand liegen

mit 1:300000 Epinephrin. Die komplette Synovektomie wird mit einem 360°-Resektor vorgenommen (Abb. 16.6). Anschließend werden mit einer Curette oder Feile Weichteilgewebe und alle Knorpelreste von der Gelenkfläche der distalen Klavikula entfernt.

Eine Elektrokautereinheit dient dem Ausschälen der distalen Klavikula, so daß der Gewebsschlauch mit den Akromioklavikularbändern und die Gelenkkapsel erhalten bleiben (Abb. 16.7). Mit demselben Instrument werden auch kleine Blutungen gestillt. Die Resektion des Knochens beginnt mit einer kleinen 2 mm-Fräse, gefolgt von 3,5 mm- und 4,5 mm-Fräsen (Abb. 16.8). Man schiebt die Fräse zwischen dem vorderen und hinteren Zugang hin und her, um den Knochen unter direkter Sicht hinreichend zu entfernen. Feilen dienen dem abschließenden Feinschliff. Zum Abschluß des Eingriffs wird das Gelenk mit dem Arthroskop sorgfältig von beiden Zugängen her untersucht, um sicherzugehen, daß der Knochen ausreichend entfernt wurde und keine Knorpel- oder Knochenstücke in der Gelenkhöhle verblieben sind. Auch die Ränder müssen unbedingt sondiert werden, um keine überhängenden Ränder zurückzulassen. Dieser direkte Zugang erfordert für diesen abschließenden Feinschliff ausgezeichnete Sichtverhältnisse. Nach dem Zurückziehen der Instrumente wird 0,25 %iges Bupivacain ohne Epinephrin zur Erleichterung postoperativer Beschwerden injiziert. Die Zugänge werden mit resorbierbarem Nahtmaterial in Subkutannaht vernäht.

Die Rehabilitation umfaßt sofortige passive Übungen. Mit aktiven Übungen wird begonnen, sobald die postoperative Beeinträchtigung nachläßt, gewöhnlich 3–5 Tage nach dem Eingriff. Ein Schlingenverband wird normalerweise nur 1–2 Tage postoperativ getragen.

Vergleich zwischen bursalem und oberem Zugang

Der obere Zugang eignet sich ideal zur Resektion der distalen Klavikula bei Patienten mit isolierter Erkrankung des Akromioklavikulargelenks, etwa einer Osteolyse. Bei diesen Patienten läßt sich durch präoperative akromioklavikuläre Injektion eines Anästhetikums im allgemeinen eine vollständige, wenn auch vorübergehende Erleichterung der Symptomatik erreichen, und es scheint daher folgerichtig, den Eingriff auf den Ursprung der Symptome zu richten. Da der pathologische Befund direkt angegangen wird, erstrecken sich Blutung und Schwellung nicht auf die Bursa subacromialis, die unbeeinträchtigt bleibt. Damit sinkt die postoperative Morbidität, und der Patient kann früher zum Sport und zu seinen Aktivitäten zurückkehren.

Bei der Mehrzahl der Patienten, die sich einer Akromioplastik unterziehen, ist das Glätten akromioklavikulärer Osteophyten an der Unterseite des Gelenks erforderlich [12]. In Fällen präoperativer Schmerzen und

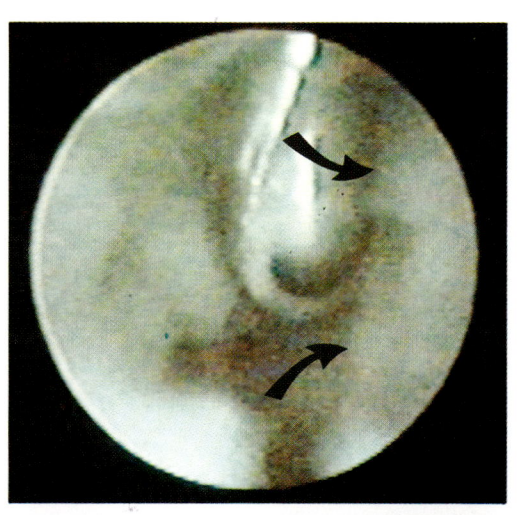

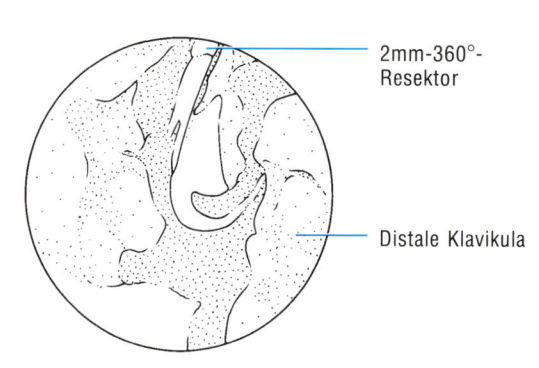

Abb. 16.6.
Sicht zu Beginn eines Eingriffs am linken Akromioklavikulargelenk nach Einführen eines 2 mm-Arthroskops durch einen hinteren oberen Zugang. Die distale Klavikula liegt rechts (Pfeile). Eben wurde ein 360°-Resektor durch den vorderen oberen Zugang eingeführt

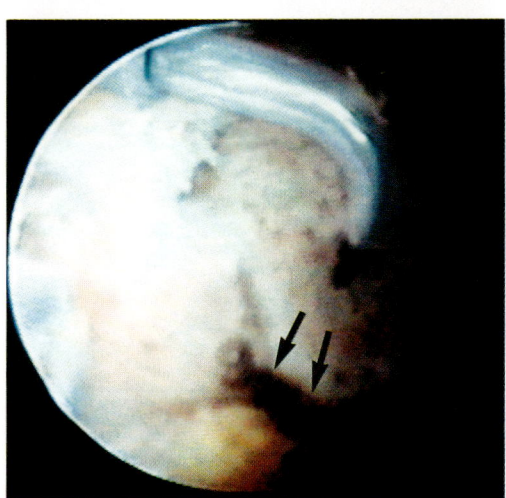

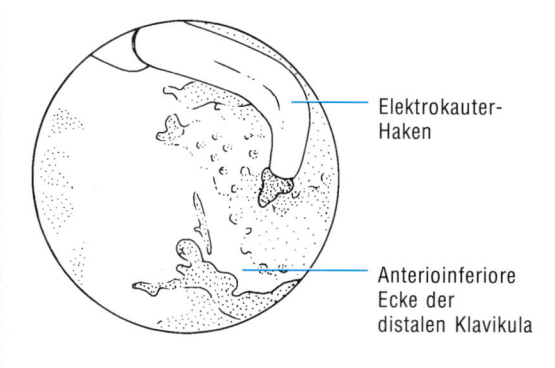

Abb. 16.7.
Eine erste Knochenresektion hat dieses Akromioklavikulargelenk so erweitert, daß ein 4 mm-Arthroskop vom hinteren oberen Zugang her eingeführt werden konnte. Um ein Aushöhlen des Knochens zu verhindern, das an der Kapsel und am Periost Stufen und Wülste zurückläßt, wurde der Knochen mit dem Elektrokauter unter Zurücklassen eines Schlauches aus intaktem Gewebe ausgehöhlt (Pfeile: vorderer unterer Rand der distalen Klavikula)

bei Empfindlichkeit im Bereich des Akromioklavikulargelenks wird während der Akromioplastik eine komplette Resektion der distalen Klavikula empfohlen. Wenn deren Resektion arthroskopisch zusammen mit einer Akromioplastik durchgeführt wird, empfiehlt sich der obere Zugang, da die Operationszeit nicht durch eine vom bursalen Zugang ausgehende zusätzliche Schwellung begrenzt wird. Auch ermöglicht die erforderliche direkte Sicht ein besseres Formen des Knochens. Ein kombinierter bursaler Zugang hat den Vorteil, daß die beiden zusätzlichen AC-Zugänge nicht notwendig sind.

Straffe und nach medial geneigte Akromioklavikulargelenke lassen sich nur schwer in die Bursa zurückdrücken, und manche Chirurgen, die einen bursalen Zugang vorziehen, empfehlen dann die offene Exzision [20]. In solchen Fällen kann der obere Zugang gewählt werden, bei dem ein Hinabdrücken der distalen Klavikula in die Bursa nicht erforderlich ist.

Wir haben unsere ersten 15 Fälle einer Exzision der distalen Klavikula über den oberen Zugang zwischen 12 und 30 Monaten, durchschnittlich 18 Monate, nachbeobachtet [21]. Die Ergebnisse waren in 8 Fällen ausgezeichnet, in 5 Fällen gut, 1mal mäßig und 1mal schlecht. Das schlechte Ergebnis war die Folge einer ungenügenden Knochenresektion zu Beginn unserer Lernphase. Die Patienten kehrten durchschnittlich 8 Wochen nach dem Eingriff zu ihrer gewohnten Tätigkeit zurück.

Umfang der Knochenresektion

Es wurde auch über ein Mißlingen einer offenen Exzision der distalen Klavikula berichtet [27]. Grund war das Anstoßen des Stumpfes der distalen Klavikula gegen das Akromion beim Bewegen des Arms. Im Gegensatz zu Vermutungen, daß dies durch unzureichendes Entfernen von Knochen verursacht sein könne, fanden wir, daß die relative Bewegung zwischen der distalen Klavikula und dem Akromion die Folge von Bänderrissen im Verlauf der offenen Resektion sein könnte. Die Akromioklavikularbänder bilden das Haupthemmnis gegen anteroposteriore Bewegungen, und das Lig. trapezoideum verhindert überwiegend den Druck der distalen Klavikula auf das Akromion [28]. Bei einer offenen Resektion der distalen Klavikula können beide Bandsysteme beschädigt werden.

Bei einer Arthroskopie dagegen bleiben sowohl korakoklavikuläre als auch akromioklavikuläre Bänder und damit auch die Stabilität des Gelenks erhalten. Wir haben unter arthroskopischer Sicht beobachtet, daß nur eine minimale Resektion von 4–5 mm erforderlich ist, um einen Spalt zu erzeugen, der während des Bewegungsablaufs des Arms erhalten bleibt, wenn die Resektion glatt ist (Abb. 16.9); und wir entfernen inzwischen routinemäßig nur soviel Knochen (Abb. 16.10). Ein erneutes Knochenwachstum wurde nicht beobachtet; um dies jedoch definitiv zu bestätigen, sind weitere Untersuchungen erforderlich.

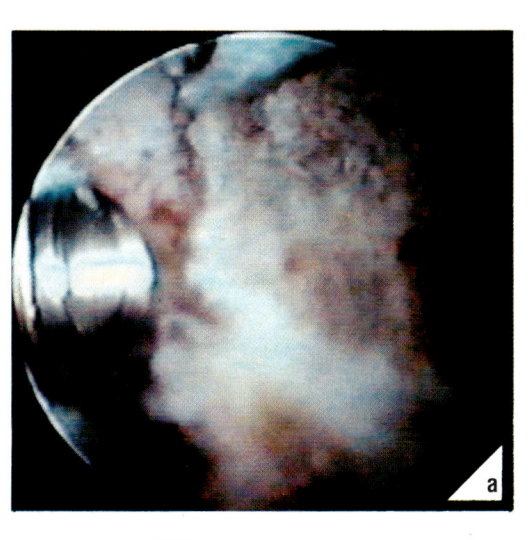

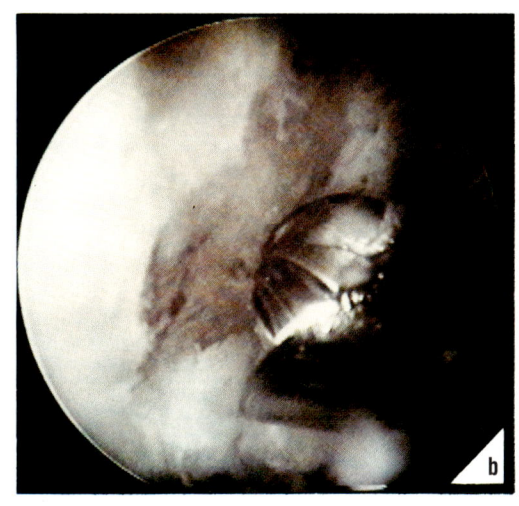

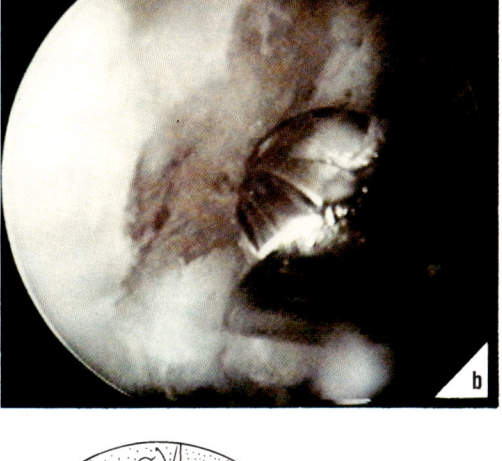

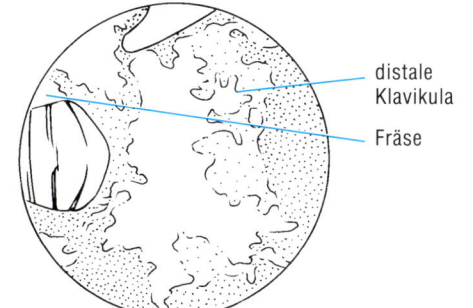

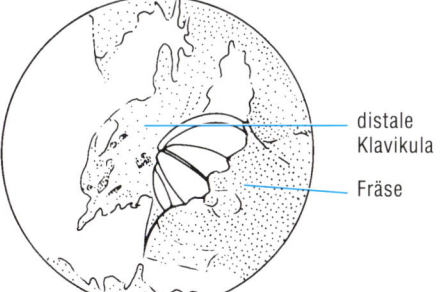

Abb. 16.8.
a Durch den vorderen oberen Zugang wurde eine Fräse eingebracht, um die distale Klavikula weiter zu resezieren und zu formen. Das Arthroskop wurde in den vorderen oberen Zugang verlegt.
b Die Fräse liegt jetzt im hinteren oberen Zugang und dient der Resektion der hinteren unteren Ecke der distalen Klavikula

Komplikationen und unvorhersehbare Zwischenfälle

Es ist wichtig, daß man mit dem Fräsen unter direkter Sicht vom Akromioklavikulargelenk her beginnt. Wird die Fräse ohne klare Sicht von unten in Richtung auf die Klavikula vorangetrieben, kann auf diese Weise ein falscher Kanal in der distalen Klavikula entstehen und diese teilweise unreseziert bleiben. Vermeiden läßt sich dies, indem mit dem Fräsen auf der Gelenkoberfläche der distalen Klavikula begonnen und nach medial fortgefahren wird.

Erhalten gebliebene Wülste und Ecken können das Operationsergebnis zunichte machen. Ist die Aufmerksamkeit des Operators ausschließlich auf den zugänglichen zentralen Anteil der distalen Klavikula gerichtet, so kann beim Fräsen ein zentrales „Tal" entstehen, wobei an der Peripherie eine Schicht kortikalen Knochens zurückbleibt. Im Gegensatz zu dem blutenden Knochen im Zentrum kann der weiße, kortikale Rand mit verwachsenem Weichteilgewebe verwechselt werden. Derart unregelmäßige Resektionen lassen sich durch klare Sicht in alle Richtungen sowie durch subperiostales Darstellen des gesamten Rands durch den Elektrokauter verhindern.

Einfache Resektionen der distalen Klavikula, sowohl offene als auch arthroskopische, erfordern intakte Bänder. Eine Verletzung nach Tossy III macht, chirurgisch behandelt, eine Rekonstruktion der Bänder notwendig. Allerdings können auch geringere Grade einer Instabilität zum Versagen einer einfachen Resektion führen. In unserer laufenden Untersuchung an 42 Schultergelenken nach arthroskopischer Resektion der distalen Klavikula, die über 21, 31 und 34 (91%) Monate nachbeobachtet wurden, zeigten Patienten mit stabilen Akromioklavikulargelenken befriedigende Ergebnisse, verglichen mit lediglich 3 von 8 (37%) Patienten mit vorausgegangener Verletzung nach Tossy II (unveröffentlichte Daten). Klinisches Versagen infolge erneuten Knochenwachstums oder einer Infektion haben wir bislang nicht beobachtet.

Tendenzen für die Zukunft

Die operative Behandlung schmerzhafter Erkrankungen des Akromioklavikulargelenks bestand im allgemeinen in der vollständigen Exzision der distalen Klavikula. Taylor und Tooke [29] fanden jedoch gute Resultate bei der Meniskektomie und Curettage der knorpeligen Endplatten bis auf den offenen, mit Blutgefäßen durchzogenen Knochen. Wegen der geringen Korrelation zwischen Röntgenaufnahmen und dem Grad der Erkrankung des Akromioklavikulargelenks und deren Symptomatik ließ sich nur schwer feststellen, ob man in ausgewählten Fällen auch mit weniger als einer vollständigen Resektion auskommt. Da bei schmerzhaften Erkrankungen des Akromioklavikulargelenks Informationen über die Pathologie des Weichteilgewebes nur durch direkte Darstellung der Synovialis, der Gelenkscheibe und des Gelenkknorpels gewonnen werden, kann auch das Gelenk-Débridement ohne Entfernen von Knochen eine Rolle spielen.

Abb. 16.9.
a Die akromioklavikulären Bänder und die Kapsel bilden die Haupthindernisse einer anteroposterioren Bewegung der distalen Klavikula. Wenn sie bei einer offenen Resektion beschädigt werden, kann die Klavikula gegen das Akromion stoßen, auch wenn eine beträchtliche Menge Knochen entfernt wurde. b Wenn die Bänder bei einer arthroskopischen Resektion erhalten bleiben, wird die Klavikula das Akromion nicht berühren, solange die Resektion gleichmäßig ist, auch wenn weniger Knochen entfernt wurde. [Wiedergabe mit Genehmigung aus Flatow EL, Bigliani, LU (1992): Arthroscopic acromioclavicular joint debridement and distal clavicle resection. Operative Techniques in Orthopaedics. Saunders, Philadelphia]

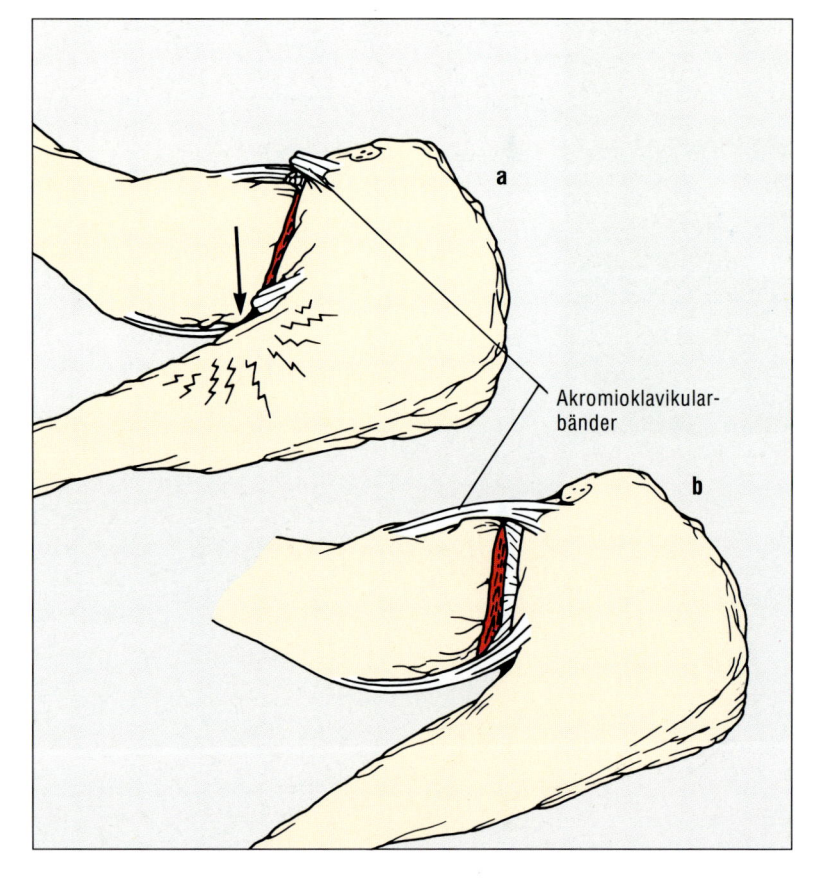

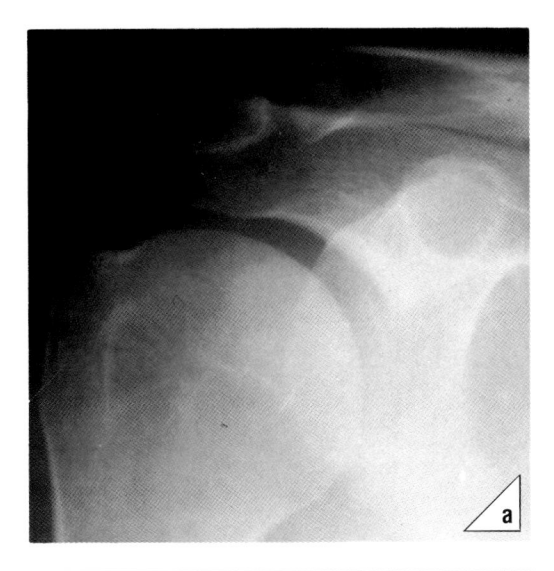

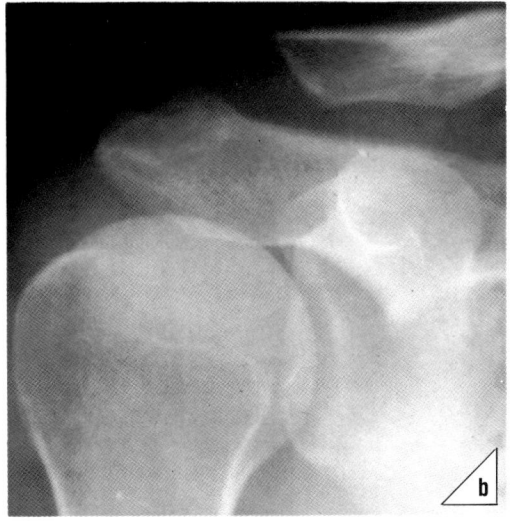

Abb. 16.10.
Als wir damit begannen, arthroskopische Resektionen der distalen Klavikula von einem oberen Zugang aus durchzuführen, entfernten wir den Knochen noch recht großzügig, wie auf den prä- (a) und postoperativen (b) Aufnahmen eines unserer ersten Patienten zu erkennen ist. Inzwischen streben wir eine minimale, aber gleichmäßige Resektion von etwa 5 mm Knochen an, wie die folgenden prä- (c) und postoperativen (d) Röntgenaufnahmen zeigen

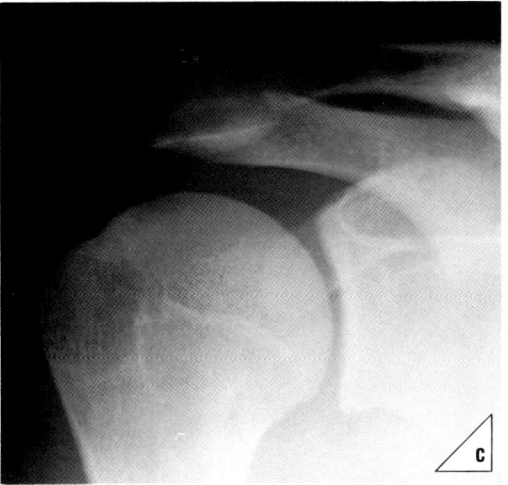

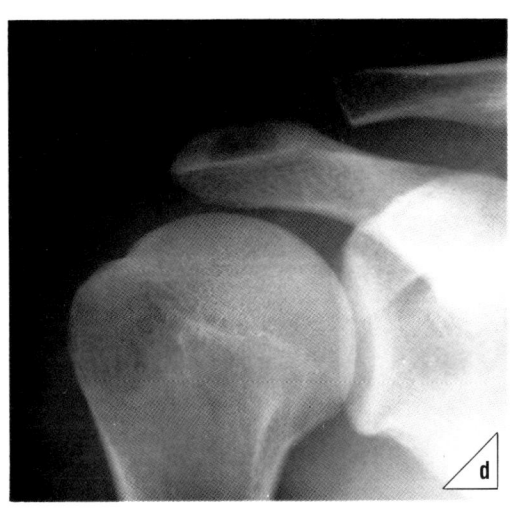

Literatur

1. Cook FF, Tibone JE. The Mumford procedure in athletes: an objective analysis of function. *Am J Sports Med.* 1988;16:97–100.
2. Grimes DW, Garner RW. The degeneration of the acromioclavicular joint. Treatment by resection of the distal clavicle. *Orthop Rev.* 1980;9:41–44.
3. Gurd FB. The treatment of complete dislocation of the outer end of the clavicle: a hitherto undescribed operation. *Ann Surg.* 1941;63:1094.
4. Mumford EB. Acromioclavicular dislocation: a new operative treatment. *J Bone Joint Surg.* 1941;23:799–801.
5. Petersson C. Resection of the lateral end of the clavicle: a 3 to 30-year follow-up. *Acta Orthop Scand.* 1983;54:904–907.
6. Wagner CJ. Partial claviculectomy. *Am J Surg.* 1953;85:259–265.
7. Worcestor JN, Green DP. Osteoarthritis of the acromioclavicular joint. *Clin Orthop.* 1968;58:69–73.
8. Ellman H. Arthroscopic subacromial decompression: analysis of one- to three-year results. *Arthroscopy.* 1987;3:173–181.
9. Esch JC, Ozerkis LR, Helgager JA, et al. Arthroscopic subacromial decompression: results according to the degree of rotator cuff tear. *Arthroscopy.* 1988;4:241–249.
10. Johnson LL. *Diagnostic and Surgical Arthroscopy.* St. Louis, Mo: CV Mosby; 1981.
11. Kessel L, Watson M. The painful arc syndrome: clinical classification as a guide to management. *J Bone Joint Surg.* 1977;59B:166–172.
12. Neer CS II. Impingement lesions. *Clin Orthop.* 1983;73:70–77.
13. Stenlund B, Marions O, Engstrom KF, et al. Correlation of macroscopic osteoarthrotic changes and radiographic findings in the acromioclavicular joint. *Acta Radiol.* 1988;29:571–576.
14. Cahill BR. Osteolysis of the distal part of the clavicle in male athletes. *J Bone Joint Surg.* 1982;64A:1053–1058.
15. Murphy OB, Bellamy R, Wheeler W, et al. Post-traumatic osteolysis of the distal clavicle. *Clin Orthop.* 1975;109:108–114.
16. Flatow EL, Cordasco FA, Bigliani LU. Arthroscopic resection of the outer end of the clavicle from a superior approach: a critical, quantitative, radiographic assessment of bone removal. *Arthroscopy.* 1992;8:55–64.
17. Petersson CJ, Redlund-Johnell I. Radiographic joint space in normal acromioclavicular joints. *Acta Orthop Scand.* 1983;54:431–433.
18. Weaver JK, Dunn HK. Treatment of acromioclavicular injuries, especially complete acromioclavicular separation. *J Bone Joint Surg.* 1972;54A:1187–1194.
19. Gartsman GM, Combs AH, Davis PF, Tullos HS. Arthroscopic acromioclavicular joint resection an anatomical study. *Am J Sports Med.* 1991;19:2–5.
20. Meyers JF. Arthroscopic debridement of the acromioclavicular joint and distal clavicle resection. In: McGinty JB, Caspari RB, Jackson RW, et al, eds. *Operative Arthroscopy.* New York, NY: Raven Press; 1991:557–560.
21. Flatow EL, Cordasco FA, Bigliani LU. Arthroscopic resection of the distal clavicle from a superior approach. Scientific Exhibit at the American Academy of Orthopaedic Surgeons, Fifty-Eighth Annual Meeting; March, 1991; Anaheim, Calif.
22. Snyder SJ. Arthroscopic acromioclavicular joint debridement and distal clavicle resection. *Tech Orthop.* 1988;3:41–45.
23. Bigliani LU, Flatow EL, Weiss RA, et al. Interscalene block for shoulder arthroscopy: comparison with general anaesthesia. Presented at the Arthroscopy Association of North America; April, 1991; San Diego, Calif.
24. Skyhar MJ, Altchek DW, Warren RF, et al. Shoulder arthroscopy with the patient in the beach-chair position. *Arthroscopy.* 1988;4:256–259.
25. DePalma AF. *Surgery of the Shoulder.* Philadelphia, Pa: JB Lippincott; 1950.

26. Urist MR. Complete dislocations of the acromioclavicular joint. The nature of the traumatic lesion and effective methods of treatment with an analysis of forty-one cases. *J Bone Joint Surg.* 1946;28:813–837.
27. Rockwood CA Jr. Disorders of the acromioclavicular joint. In: Rockwood CA Jr. Matsen FA III, eds. *The Shoulder.* Philadelphia, Pa: WB Saunders Co; 1985:449.
28. Fukuda K, Craig EV, An K-N, et al. Biomechanical study of the ligamentous system of the acromioclavicular joint. *J Bone Joint Surg.* 1986;68A:434–439.
29. Taylor GM, Tooke M. Degeneration of the acromioclavicular joint as a cause of shoulder pain. *J Bone Joint Surg.* 1977;59B:507.

Teil 3
Das Fußgelenk

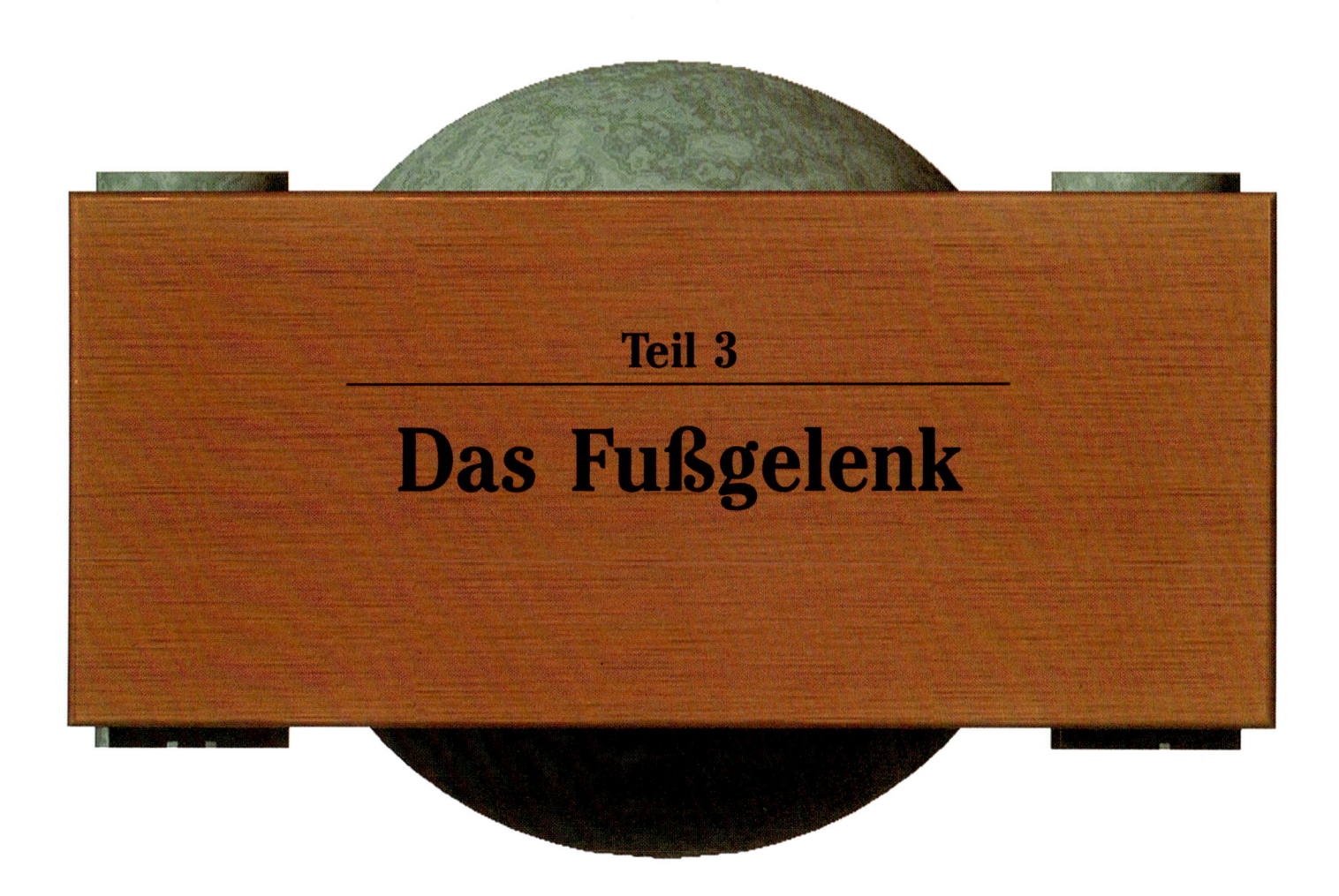

17

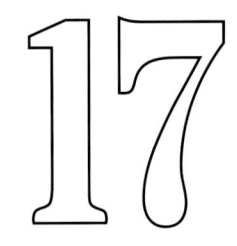

Techniken zur Behandlung von Erkrankungen des Weichteilgewebes und osteochondraler Verletzungen

J. Serge Parisien

Das Arthroskop ist ein wertvolles Instrument zur Behandlung vieler Erkrankungen des Fußgelenks [1–6]. Die arthroskopische Chirurgie dieses Gelenks ist indiziert bei Erkrankungen des Weichteilgewebes und bei osteochondralen Verletzungen. Weniger üblich ist der Einsatz bei seitlichen Luxationen und tibiotalarer Arthrodese. Die jüngsten Fortschritte hinsichtlich einer Verkleinerung des Instrumentariums vereinfachen die zahlreichen arthroskopisch-chirurgischen Verfahren, senken die Morbiditätsrate und ermöglichen dem Patienten eine raschere funktionelle Genesung, als sich mit den herkömmlichen chirurgischen Techniken erreichen läßt.

Instrumentarium

Folgende Instrumente werden für Techniken zur Behandlung von Erkrankungen des Weichteilgewebes und osteochondralen Verletzungen eingesetzt:
- Videoarthroskope von 25–30° schräg, 4 oder 2,7 mm Durchmesser (Abb. 17.1);
- 70°-Arthroskope (Abb. 17.1);
- kleine, motorgetriebene Instrumente (Schaber und Schleifer) (Abb. 17.2);
- Handinstrumente (verschiedene Messer, Korbzange, Schere, Feilen, Curetten, Greifzange und Nadeln (Abb. 17.3–17.5);
- ein schwerkraft- oder per Infusion betriebenes System zur konstanten Spülung.

Einige Chirurgen sprechen sich für die mechanische Distraktion aus, durch die sich nicht nur die Sicht besser gestaltet, sondern die auch Verletzungen am Gelenkknorpel vermeiden hilft (Abb. 17.6). Wegen möglicher Komplikationen sind andere jedoch wiederum der Meinung, daß eine mechanische Distraktion nur ausgewählten Fällen vorbehalten bleiben sollte, insoweit, als die meisten der durch chirurgische Arthroskopie behandelbaren Verletzungen in leicht zugänglichen Regionen auftreten. Unabhängig von dieser Kontroverse besteht kein Bedarf einer mechanischen Distraktion in lockeren Fußgelenken, und ihr Einsatz ist kontraindiziert bei offener Epiphyse, reflektorischer sympathischer Dystrophie und Pyarthros.

Präoperative Vorbereitung

Der Eingriff geschieht in Vollnarkose oder Lokalanästhesie, und man legt in der Leistengegend einen Tourniquet an.

Die Wahl der Lagerung des Patienten hängt vom Chirurgen ab. Nach einem Vorschlag von Guhl [3] kann der Patient auf dem Rücken liegen, wobei ein Sandsack die Seite des Gesäßes stützt, an der operiert werden soll. Ein Oberschenkelhalter, der das Knie um 60° gebeugt hält, und ein Gelenkhalter zur Stabilisierung des Fußgelenks erlauben einen leichten Zugang von vorn und hinten (Abb. 17.7). Der Patient kann auch halb-

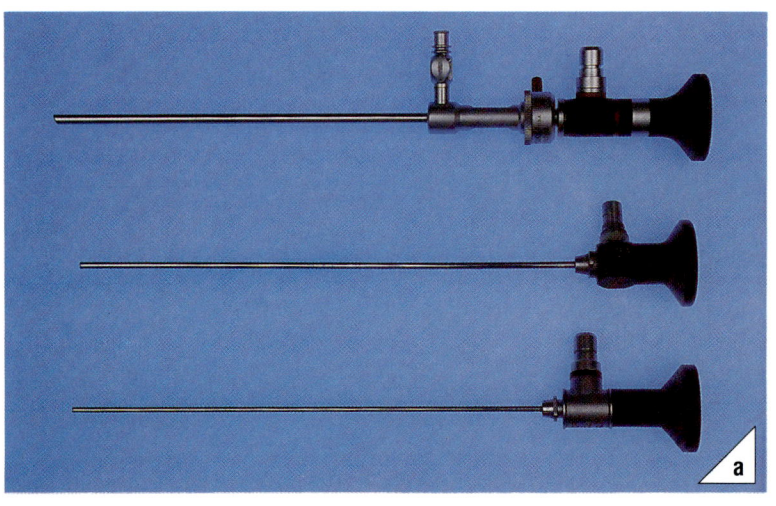

Abb. 17.1.
a Zwei 4 mm-Arthroskope mit 25- und 70°-Winkeloptik und ein 2,7 mm-Arthroskop mit 25-Grad-Winkeloptik; b Arthroskop mit Videokamera

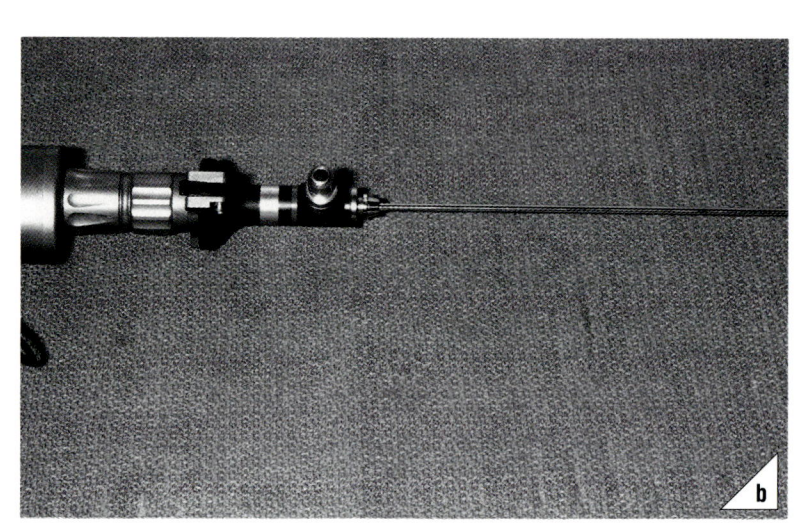

Abb. 17.2.
Motorgetriebener 2,8 mm-Resektor und -Fräse

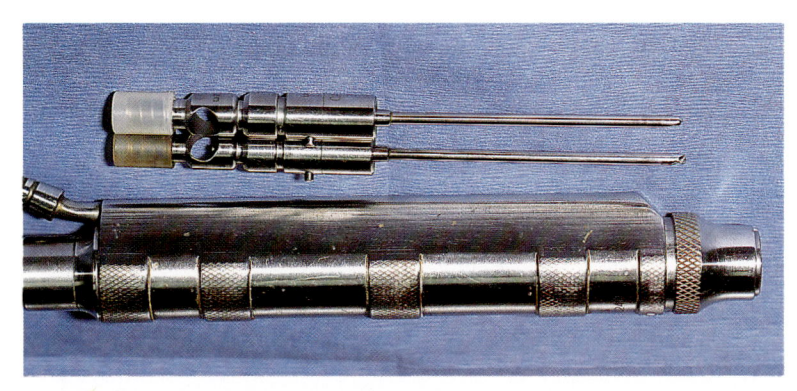

Abb. 17.3.
Von links n. rechts: Messer, Periostheber und Sonde (a) und kleine Feilen (b) zur arthroskopischen Chirurgie des Fußgelenks

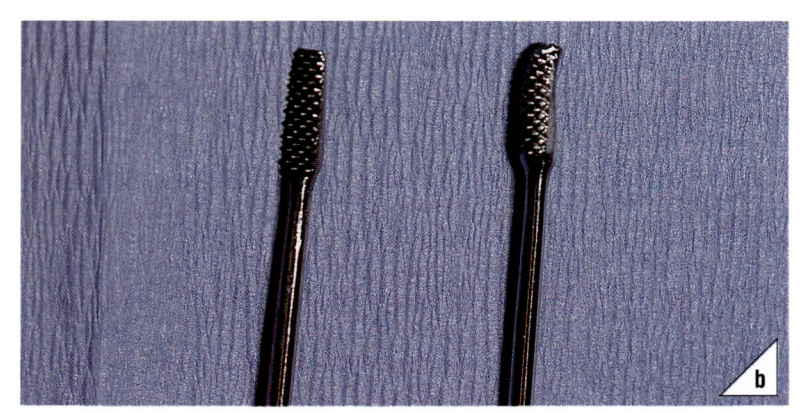

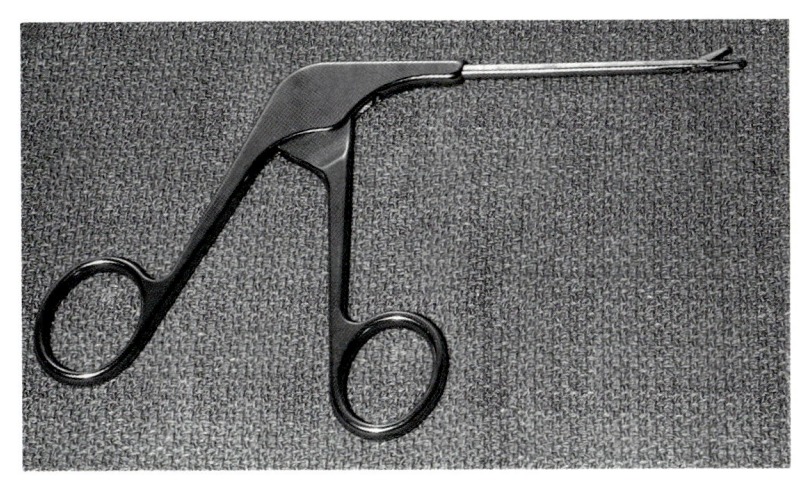

Abb. 17.4.
Korbzange

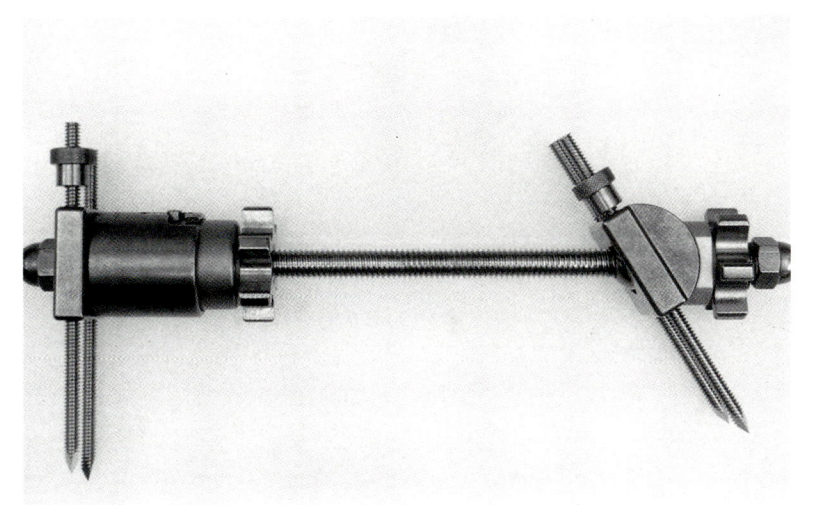

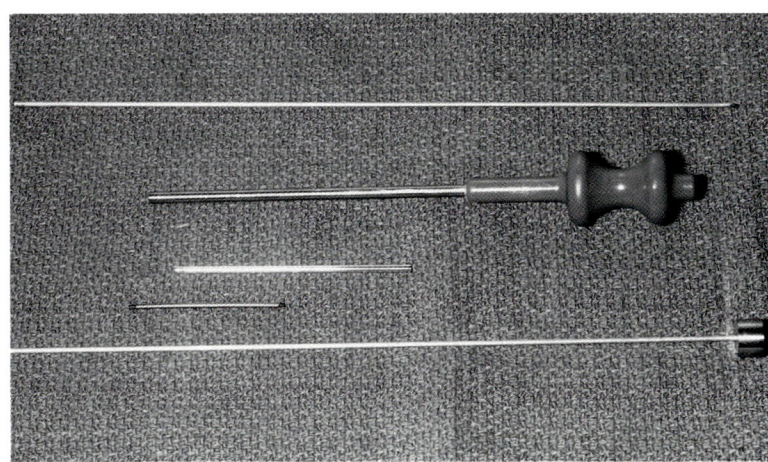

Abb. 17.5.
Instrumentensystem für biologisch abbaubare Pins

Abb. 17.6.
Mechanischer Distraktor

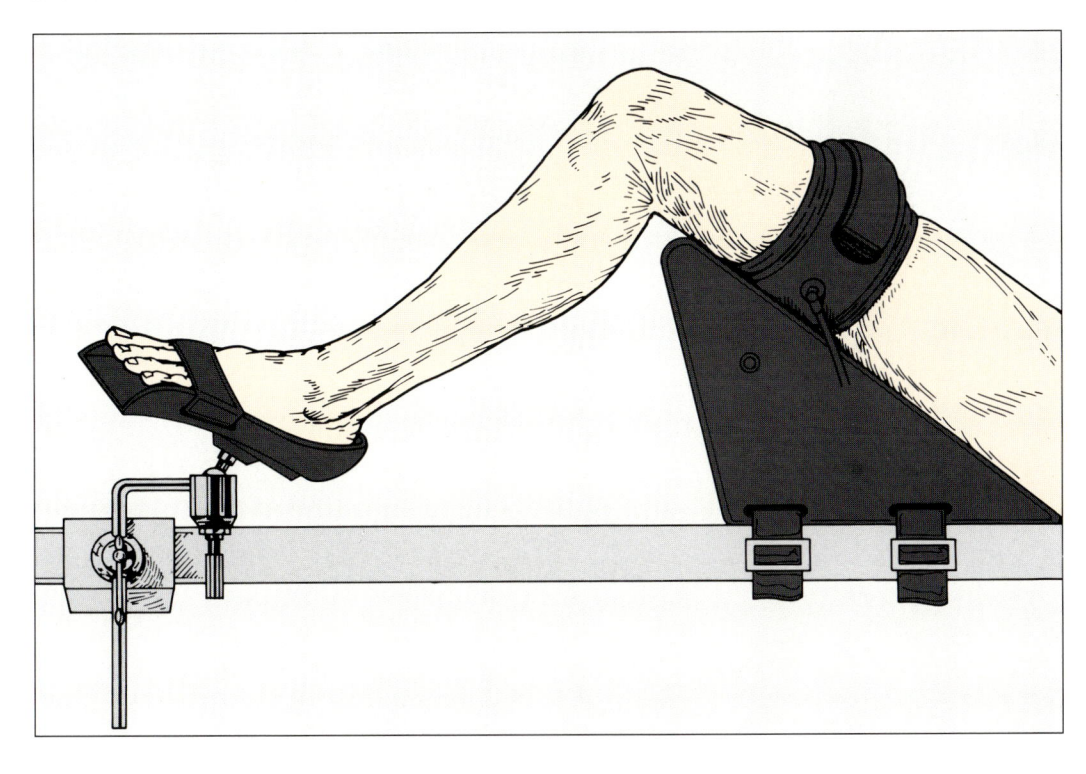

Abb. 17.7.
Lagerung des Patienten auf dem Operationstisch. Knie und Hüfte sind gebeugt, der Fuß steckt plantargebeugt in einem Fußgelenkhalter. (mod. n. Guhl, 1988)

liegend gelagert werden, wobei das Bein von einem Polster angehoben und in einer Beinschiene immobilisiert wird. Die Rotation der unteren Extremität im Hüftbereich erlaubt einen leichten Zugang zur hinteren seitlichen Fläche des Fußgelenks (Abb. 17.8).

Anatomie und Zugänge

Um Verletzungen an den neurovaskulären und tendinösen Strukturen des Fußgelenks zu verhindern, ist es wichtig, auch über die außerhalb des Gelenks gelegenen anatomischen Verhältnisse Bescheid zu wissen. Es gibt 3 vordere Zugänge (Abb. 17.9a):
– anteromedial (medial der vorderen Tibiasehne),
– anterolateral (lateral der Sehne des M. peronaeus tertius),
– anterozentral.
Der anterozentrale Zugang ist wegen seiner großen Nähe zur A. dorsalis pedis und zum tiefen Ast des N. peronaeus nicht empfehlenswert.

Nach hinten stehen der posterolaterale und der posteromediale Zugang, lateral bzw. medial der Achillessehne, zur Verfügung (Abb. 17.9b). Am häufigsten wird der posterolaterale Zugang gewählt, der etwa 2,5 cm proximal der Spitze des seitlichen Malleolus gelegen ist. Der posteromediale Zugang ist wegen seiner Nähe zum hinteren tibialen Nerven- und Gefäßbündel nur mit großer Vorsicht zu verwenden.

Weichteilgewebsverletzungen des Fußgelenks

Der häufigste arthroskopisch behandelte pathologische Befund am Weichteilgewebe ist die Einklemmung. Sie kann anterolateral, anteromedial oder sogar posterolateral auftreten, gewöhnlich als Folge von Supinationsverletzungen des Fußgelenks, und chronische Schmerzen verursachen. An der anterolateralen Weichteilgewebseinklemmung sind einge-

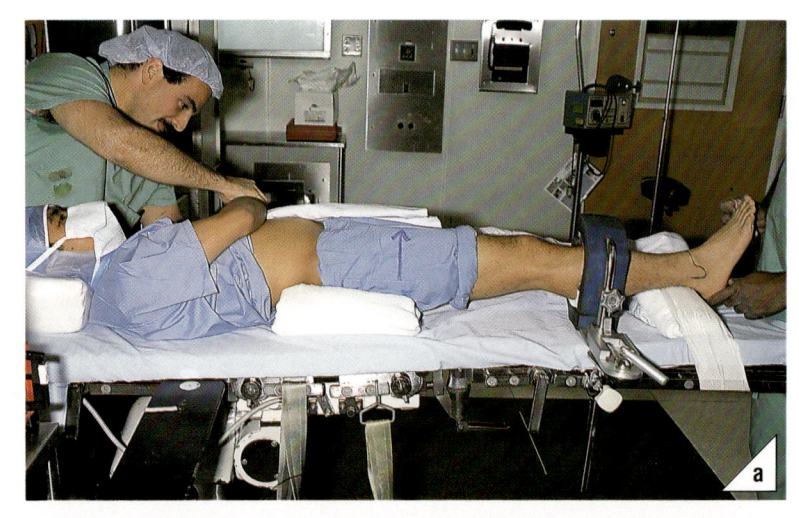

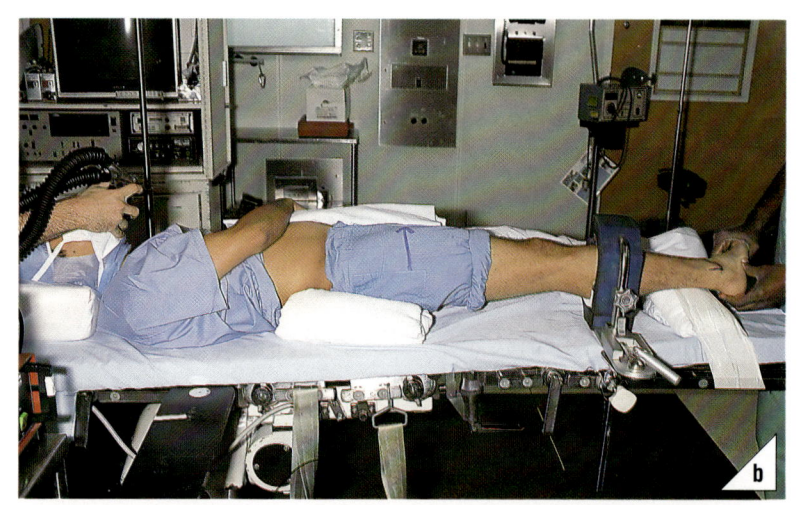

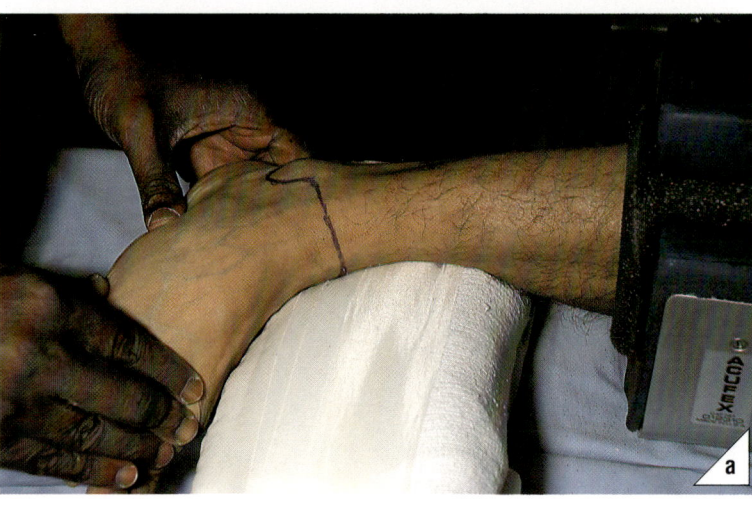

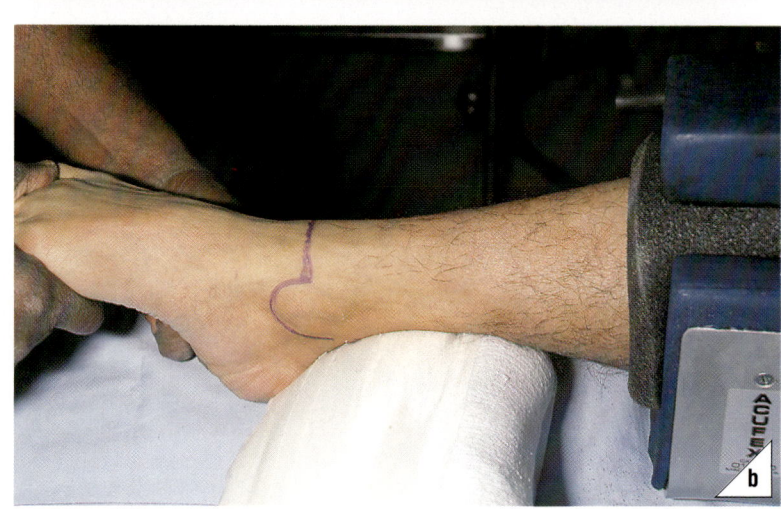

Abb. 17.8.
a und b Halbbrückenlage. Das Bein wird durch ein Polster angehoben und der Fuß in einem Beinhalter immobilisiert. c und d Rotation der unteren Extremität im Hüftbereich erlaubt den Zugang zur posterolateralen Gelenkfläche des Fußgelenks

N. saphenus und V. saphena magna

N. peronaeus superficialis

Seitenast des N. peronaeus superficialis

Sehne des M. tibialis anterior

medialer Ast des N. peronaeus superficialis

anteromedialer Zugang

anterozentraler Zugang (selten genutzt)

N. peronaeus profundus

A. tibialis anterior

anterolateraler Zugang

Sehne des M. peronaeus tertius

V. saphena parva

N. suralis

posteromedialer Zugang

hinteres tibiales Nerven-Gefäß-Bündel

posterolateraler Zugang

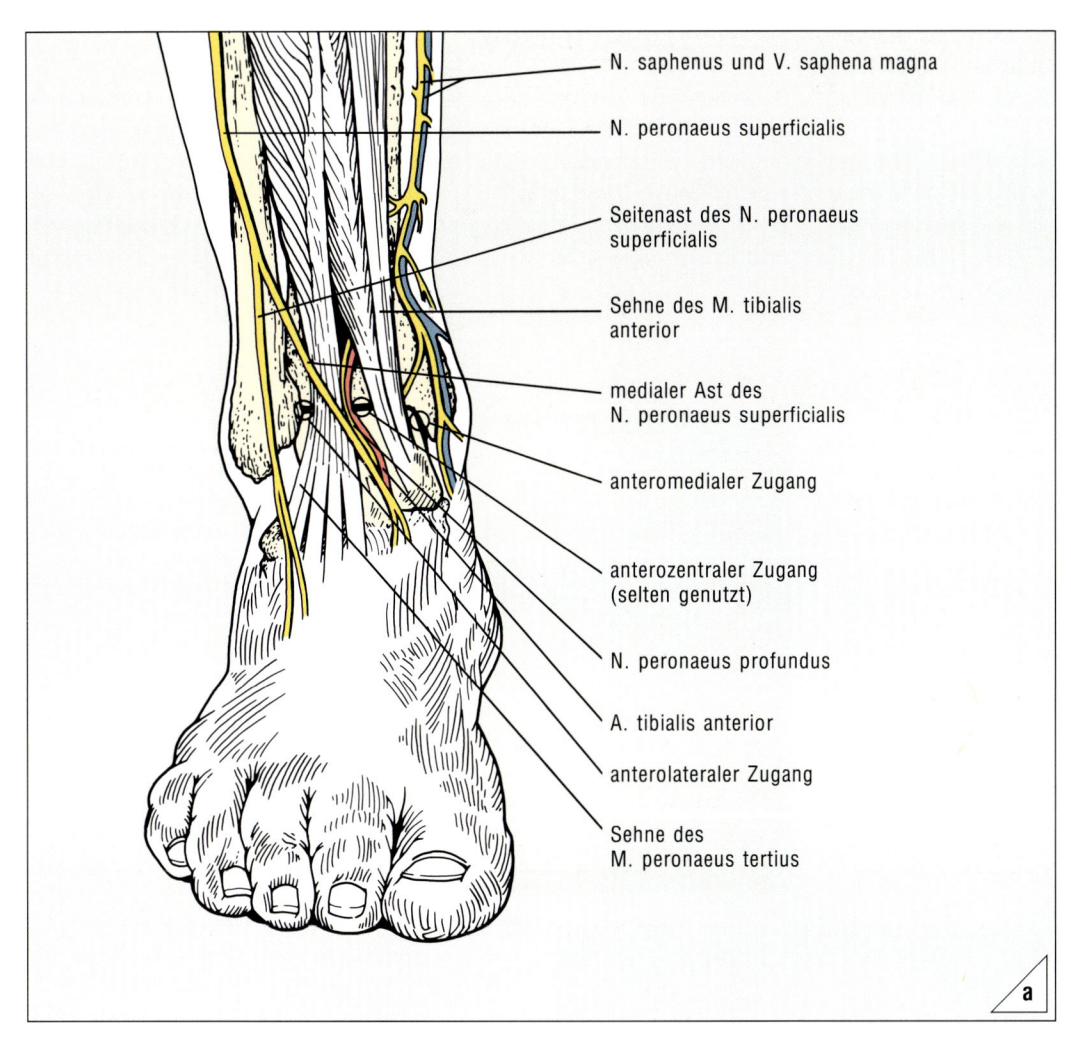

Abb. 17.9.
Empfohlene vordere (a) und hintere (b) arthroskopische Zugänge

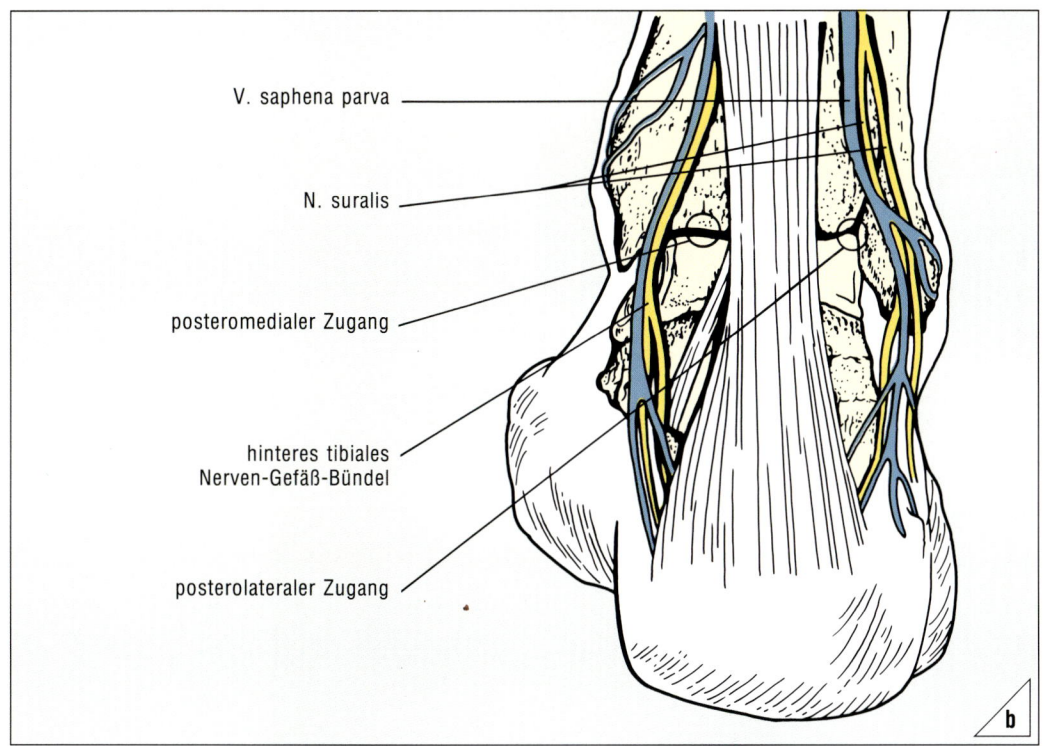

Techniken zur Behandlung von Erkrankungen des Weichteilgewebes und osteochondraler Verletzungen

klemmte, teilweise gerissene Seitenbänder in Verbindung mit Narbengewebe und eine reaktiv entzündete Synovialis beteiligt (Abb. 17.10, 17.11). Die Einklemmung kann auch durch den unteren Anteil des Lig. tibiofibulare verursacht sein (Abb. 17.12).

Andere, der Arthroskopie zugängliche Weichteilgewebsverletzungen sind die Bildung von Adhäsionen, rheumatische Erkrankungen wie Synovitis, synoviale Chondromatose, pigmentierte villonoduläre Synovitis, rheumatoide Arthritis und infektiöse Synovitis (Abb. 17.13, 17.14).

Chirurgische Technik

Routinemäßig werden 2 Zugänge geschaffen, der anteromediale und der anterolaterale. Der anteromediale Zugang wird zuerst gelegt, nachdem die vordere Gelenkkapsel mit ca. 20 ml isotonischer Kochsalzlösung über eine 18-Gauge-Nadel aufgedehnt wurde (Abb. 17.15). Die Nadel wird entfernt, und an der Einstichstelle wird ein Hautschnitt zur Einführung des Arthroskops mit dem stumpfen Obturator gelegt. Dabei muß darauf

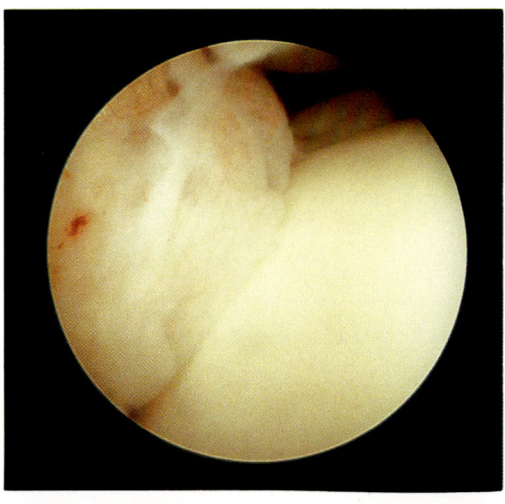

Abb. 17.10. Synoviale Einklemmung an der anterolateralen Gelenkfläche des rechten Fußgelenks

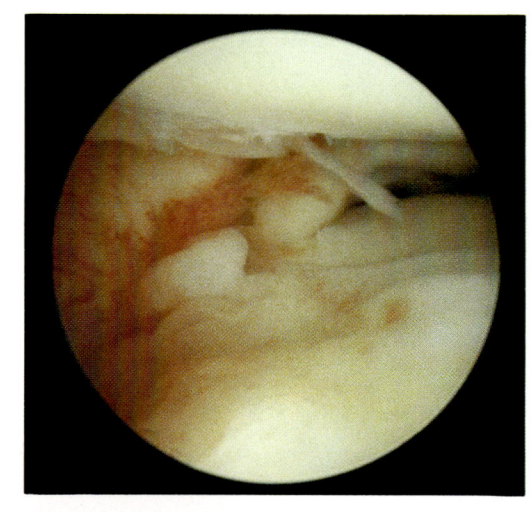

Abb. 17.11. Narbengewebe und eine reaktive Synovitis verursachen eine Einklemmung an der anterolateralen Gelenkfläche des Fußgelenks

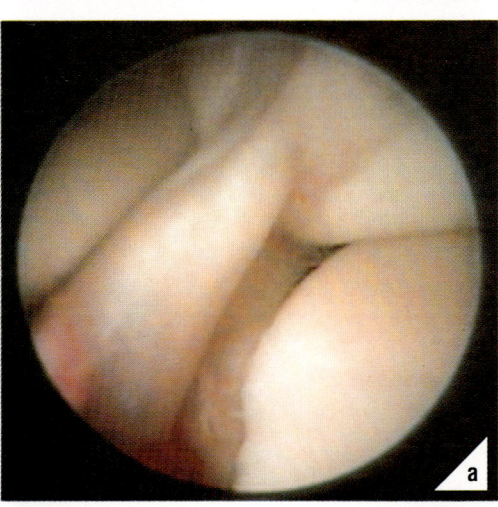

Abb. 17.12. Verschiebung des vorderen Tibiofibularbands nach unten im rechten (a) und linken (b) Fußgelenk

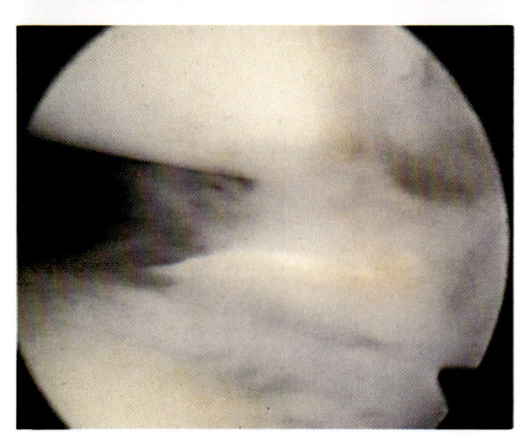

Abb. 17.13. Hypertrophes Narbengewebe an der anterolateralen Gelenkfläche des linken Fußgelenks

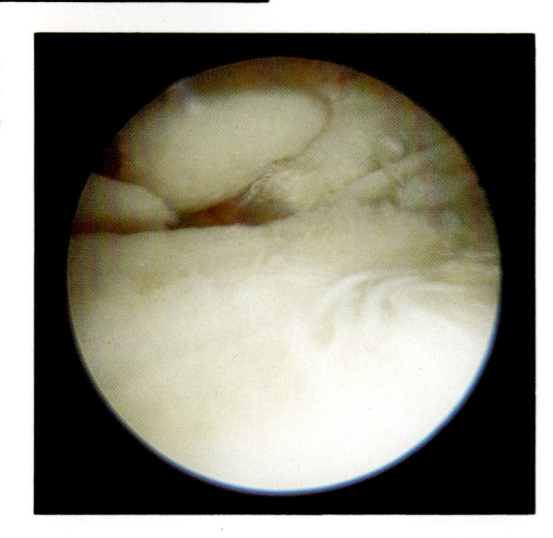

Abb. 17.14. Freie Knorpelfragmente mit Chondromalazie

geachtet werden, nicht die V. saphena und den entsprechenden Nerv zu verletzen (Abb. 17.16). Der anterolaterale Zugang wird durch den anteromedialen Zugang unter Verwendung einer perkutanen Spinalnadel von der Seitenfläche des Fußgelenks her unter direkter Sicht oder durch Aufspannen der Haut mit dem stumpfen Obturator der Arthroskopkanüle geschaffen. Vor dem Setzen der Hautinzision seitlich der Sehne des M. peronaeus tertius sollte man sich über den Verlauf der Hautäste des N. peronaeus superficialis klarwerden (Abb. 17.17a). Zur Dauerspülung wird ein schwerkraftgesteuertes Perfusionssystem angelegt, wodurch ein zusätzlicher Zugang erforderlich wird (Abb. 17.17b, c).

Das Fußgelenk wird systematisch untersucht, indem die Synovialtasche vorn über dem Talus, der kleine Synovialraum über dem vorderen Rand der Tibiakante, der Gelenkknorpel des Talus und des Tibiadaches sowie der mediale und laterale Talomalleolarraum direkt dargestellt werden. Struk-

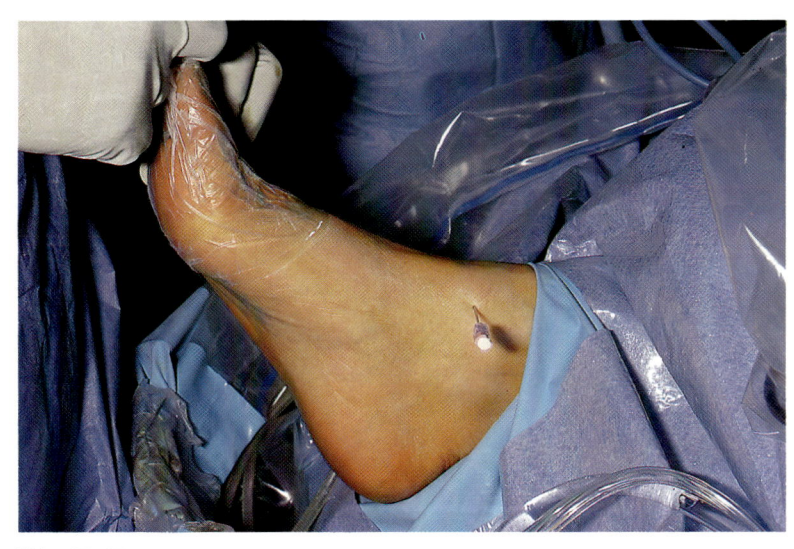

Abb. 17.15.
Die Spinalnadel wird medial der Sehne des M. tibialis anterior des rechten Fußgelenks eingebracht, um die Gelenkhöhle mit 30 ml isotonischer Kochsalzlösung aufzudehnen

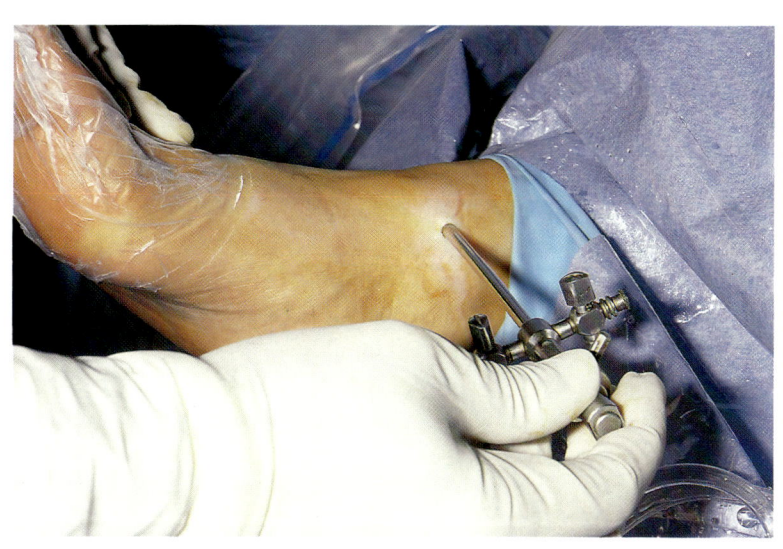

Abb. 17.16.
Einbringen des Trokars für das 4 mm-Arthroskop mit 25-Optik

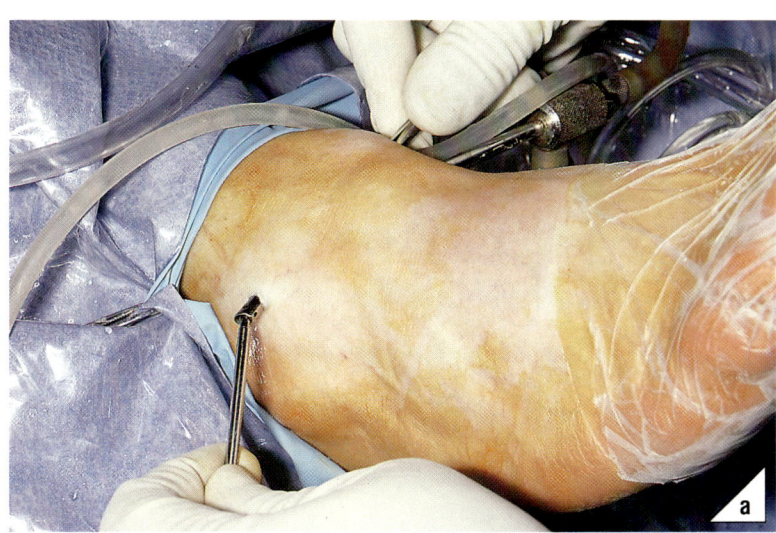

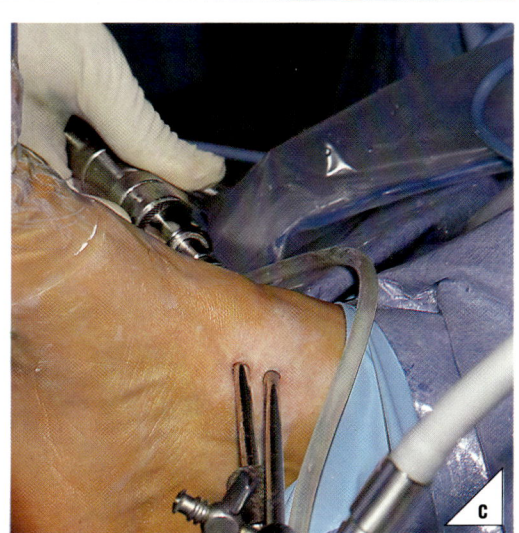

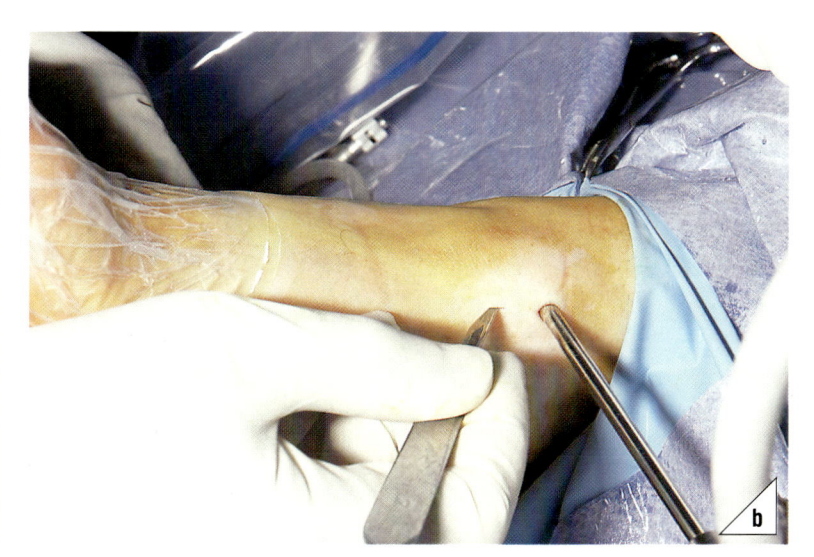

Abb. 17.17.
a Nach dem Anheben der Haut mit dem stumpfen Obturator der Arthroskopkanüle wird der seitliche Zugang seitlich der Extensorsehnen gelegt, wobei der Chirurg darauf achten muß, den oberflächlichen Ast des N. peronaeus nicht zu verletzen. Dieser ist in forcierter Supination des Fußgelenks sichtbar oder zu palpieren. b Medial wird ein weiterer Zugang für den Trokar der Infusionspumpe gelegt. c Die Trokare des Arthroskops und der Infusionspumpe an der Innenseite des Fußgelenks

Techniken zur Behandlung von Erkrankungen des Weichteilgewebes und osteochondraler Verletzungen

turen wie das vordere Talofibularband an der Seitenfläche des Fußgelenks sollten inspiziert werden (Abb. 17.18a). Mit dem Arthroskop im anterolateralen Zugang läßt sich das hintere Talofibularband leicht darstellen. Bei lockerem Fußgelenk erleichtert die manuelle Distraktion die optische Darstellung der Rückseite des Talokruralgelenks und des querverlaufenden Tibiofibularbands (Abb. 17.18b). Bei Bedarf kann ein posterolateraler Zugang auch zur Darstellung der Gelenkrückseite genutzt werden.

Elektrische Instrumente in Verbindung mit einer Korbzange sind die einzigen Instrumente, die bei einer arthroskopischen chirurgischen Behandlung von Weichteilgewebsverletzungen des Fußgelenks zum Einsatz kommen (Abb. 17.19, 17.20). Als Regel gilt: Die Instrumente werden auf der Seite der Verletzung und das Arthroskop wird auf der gegenüberliegenden Seite eingesetzt. Wenn die Weichteilgewebsverletzung mit einer Schädigung des Gelenkknorpels einhergeht, kann in derselben Sitzung eine Chondroplastik vorgenommen werden.

Postoperative Betreuung

Die Zugänge werden mit Einzelnähten verschlossen, und man legt einen Kompressionsverband an. Die Patienten dürfen sich belasten, sobald sie dazu in der Lage sind und werden baldmöglichst zu Übungen angehalten, die den Bewegungsumfang ausnutzen. Innerhalb einer Woche werden die Nähte entfernt, und die kontrollierte Rehabilitation kann beginnen, wenn als Symptome ein Verlust der Eigenwahrnehmung, Schlaffheit und Instabilität vorliegen.

Osteochondrale Läsionen des Fußgelenks

Der arthroskopischen Chirurgie zugängliche osteochondrale Läsionen lassen sich in 2 Kategorien unterteilen:
– transchondrale Frakturen oder Osteochondritis dissecans des Talusgewölbes, freie Gelenkkörper, Einklemmungsexostosen sowie chondrale und osteochondrale Verletzungen des Tibiadaches und der talomalleolären Zonen;
– degenerative und posttraumatische Arthritis des Fußgelenks.

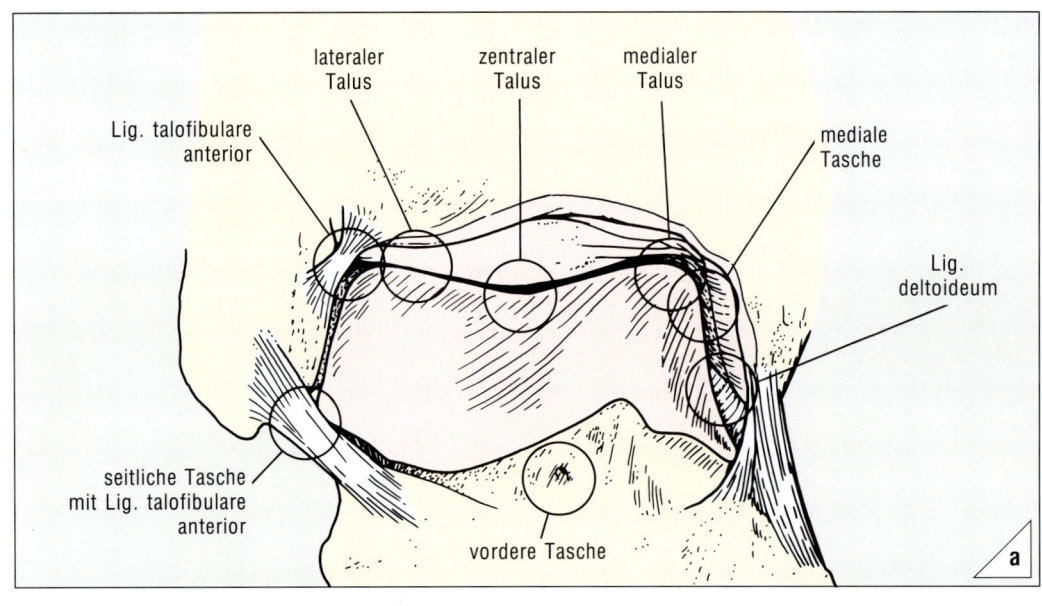

Abb. 17.18.
Vorder- (a) und Rückansicht (b) des Fußgelenks

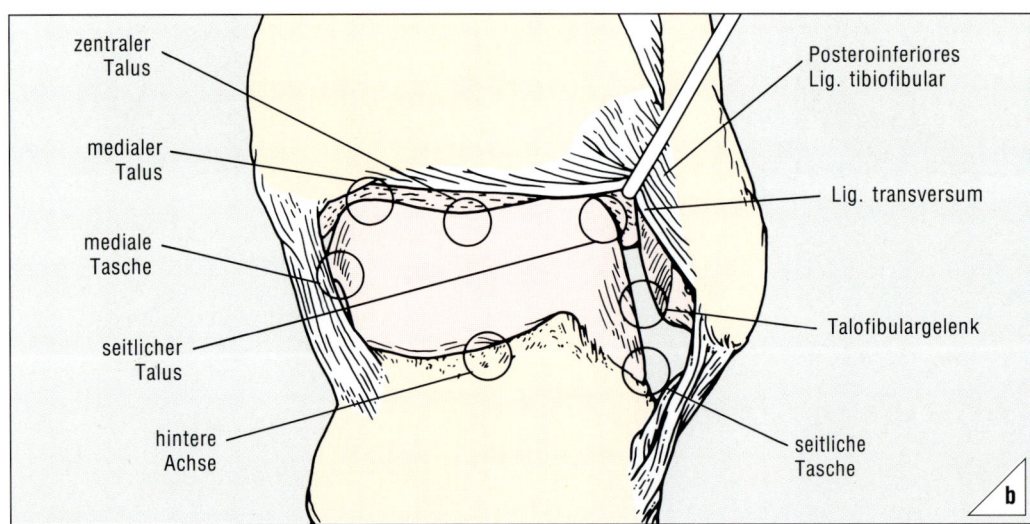

Transchondrale Fraktur des Talus

Da zwischen dem radiologischen Erscheinungsbild transchondraler Läsionen und dem Zustand der Knorpelauskleidung des Gelenks kein Zusammenhang besteht, ist die arthroskopische Stadieneinteilung von überragender Bedeutung (Abb. 17.21). Nach der arthroskopischen Darstellung und Sondierung hat der Chirurg die Wahl zwischen Bohren, dem Einbringen von Stiften und Exzision. Wenn der darüberliegende Gelenkknorpel normal oder nur geringfügig aufgelockert ist, kann die Läsion bis auf den subchondralen Knochen aufgebohrt werden. Bei einem instabilen Bruchstück mit guter Gelenkoberfläche sind Stifte angezeigt. Bei fortgeschrittener Auffaserung und deutlicher Auflockerung sollte unabhängig von der Stabilität der Verletzung eine Exzision mit Curettage durchgeführt werden.

Osteochondrale Gelenkkörper

Freie osteochondrale Gelenkkörper im Fußgelenk können als Folge osteochondraler Frakturen, als Teil eines degenerativen Prozesses oder im Zuge einer synovialen Osteochondromatose auftreten. Wenn sie in der vorderen Tasche des Gelenks liegen, sind für die Exzision die bei-

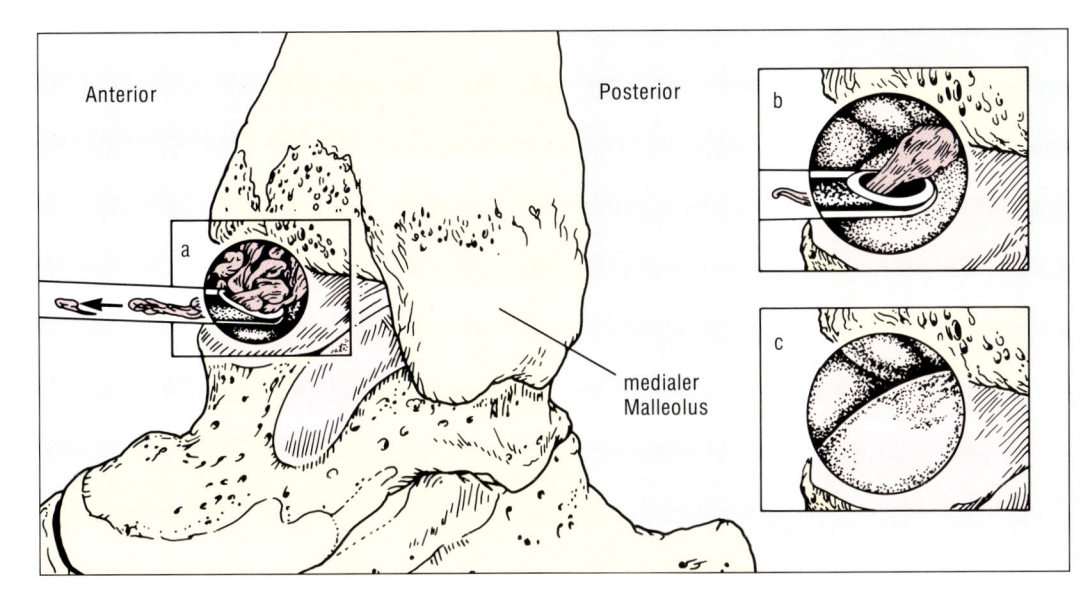

Abb. 17.19 a–c.
Arthroskopische Resektion der Synovialis bei Einklemmung

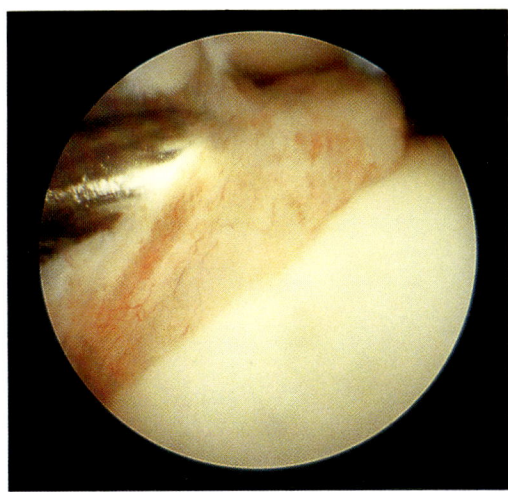

Abb. 17.20.
Exzision von hypertrophem Narbengewebe

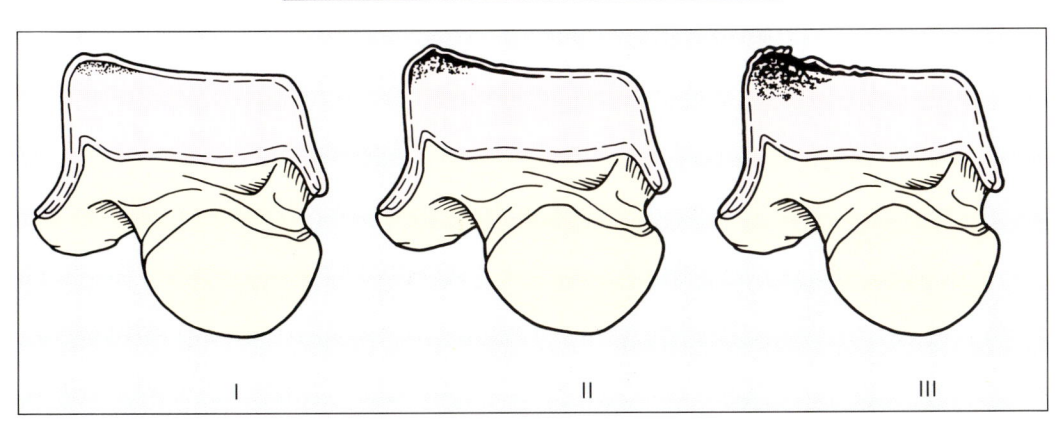

Abb. 17.21.
Arthroskopische Stadieneinteilung von transchondralen Verletzungen des Talus

den vorderen Zugänge, anteromedial und anterolateral, erforderlich. Liegen die freien Gelenkkörper hauptsächlich im hinteren Anteil eines straffen Fußgelenks, kann der Patient auf dem Bauch gelagert werden, um die hinteren Zugänge zu nutzen, oder er kann auf dem Rücken liegen, so daß sich ein mechanischer Distraktor verwenden läßt. Es kann dabei erforderlich werden, die Exzision loser Bruchstücke mit einer partiellen Synovektomie und Chondroplastik des geschädigten Gelenkknorpels zu kombinieren (Abb. 17.22).

Einklemmungsexostosen

Einklemmungsexostosen gibt es an der vorderen Lippe des Tibiadaches und/oder an der gegenüberliegenden Oberfläche des Talus. Man findet

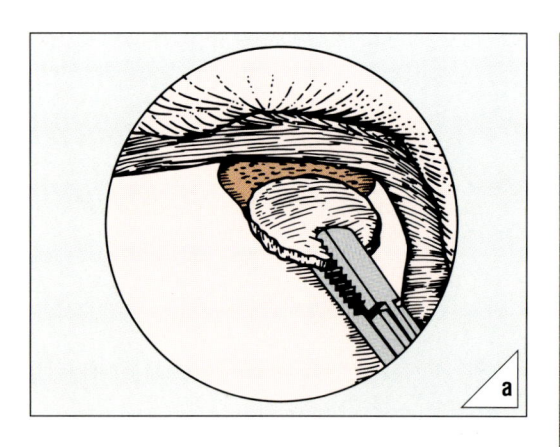

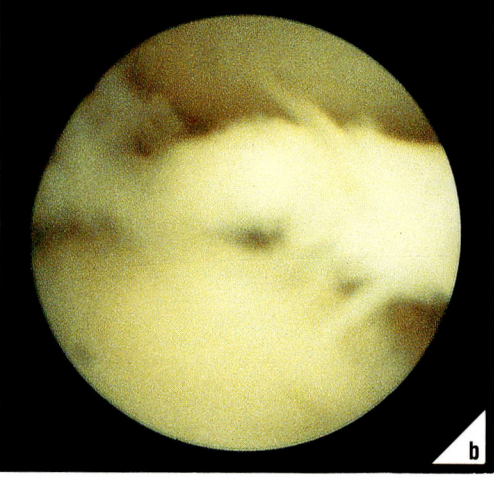

Abb. 17.22.
Entfernen eines freien Gelenkkörpers, schematisch (a) und arthroskopisch (b)

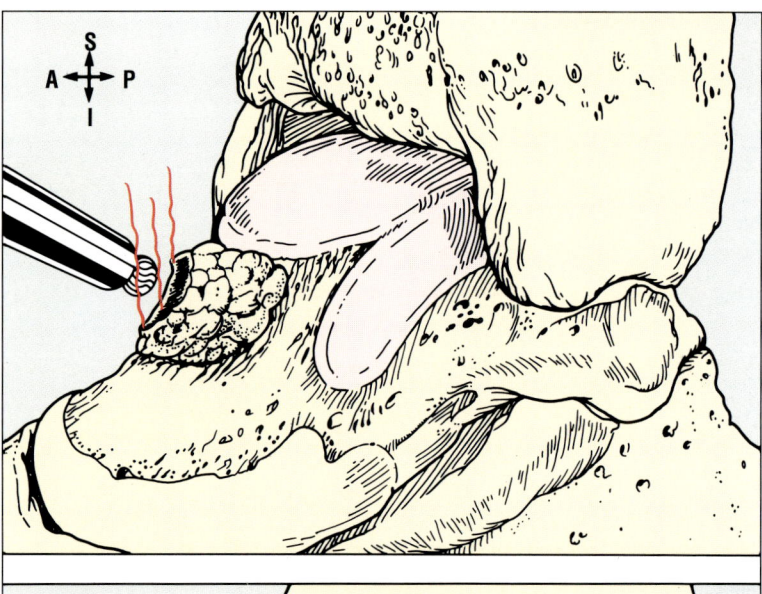

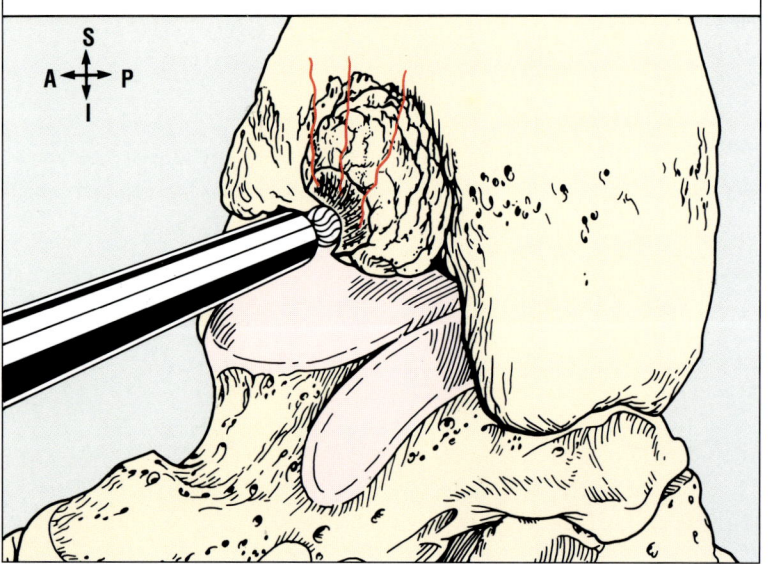

Abb. 17.23.
Exzision einer Einklemmungsexostose des Talus und des Tibiadaches unter Verwendung einer Fräse

sie auch gegenüber den Malleoli. Ihre Exzision ist über die anterioren Zugänge möglich. Gewöhnlich ist eine teilweise Synovektomie an der Vorderseite des Gelenks notwendig, um bessere Sichtverhältnisse zu schaffen. Der Eingriff erfordert den kombinierten Einsatz eines kleinen Osteotoms, einer Curette und eines kleinen Schleifers (Abb. 17.23).

Bei Tänzern kann eine hintere Einklemmungsverletzung beobachtet werden. Ihre Behandlung erfordert einen posterioren Zugang bei auf dem Bauch gelagertem Patienten.

Chondrale und osteochondrale Läsionen des Tibiadaches

Abhängig von ihrer Lokalisation machen chondrale (Abb. 17.24) oder osteochondrale Verletzungen des Tibiadaches vordere Zugänge oder den Einsatz eines mechanischen Distraktors erforderlich. Anterior gelegene Verletzungen können leicht durch die beiden vorderen Zugänge behandelt werden. Posterior gelegene Verletzungen bei straffem Fußgelenk

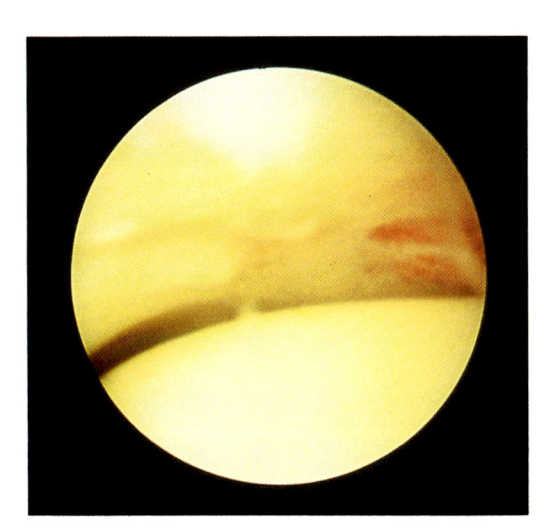

Abb. 17.24.
Chondromalazie des Tibiadaches

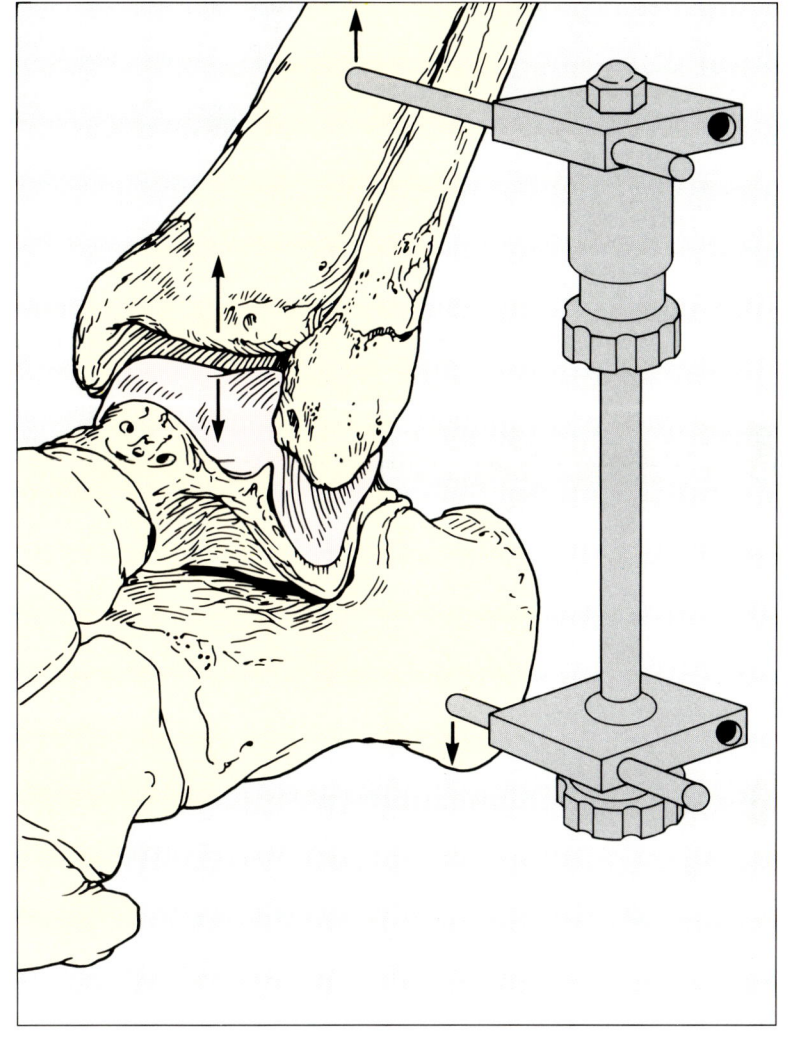

Abb. 17.25.
Anwenden eines Distraktors. Der proximale Stift mit einem Durchmesser von 0,48 cm wird über dem Fußgelenk seitlich hinter der vorderen Tibialeiste in die Tibia eingebracht. Der distale Stift wird in den Calcaneus eingeführt, und zwar 1,27 cm hinter seinem posterioren Rand und 1,27 cm proximal zu seinem unteren Rand. Durch die Distraktion läßt sich das Gelenk um 8 mm aufdehnen.

erfordern gewöhnlich einen Distraktor (Abb. 17.25). Er bietet eine bessere Sicht und minimiert das Risiko eines Instrumentenbruchs und die Gefahr von Schäden am Gelenkknorpel.

Osteochondrale Verletzungen des medialen und lateralen Talomalleolarraums

Chondrale und osteochondrale Läsionen der Talomalleolarräume (Abb. 17.26) erfordern den Einsatz chirurgischer Instrumente auf der Seite der Verletzung und die Positionierung eines Arthroskops mit 70°-Optik im gegenüberliegenden arthroskopischen Zugang. Zonen mit einer Chondromalazie, Exostosen, freie Gelenkkörper und unvereinigte Bruchstücke an den Malleolusspitzen lassen sich ohne mechanischen Distraktor erfolgreich behandeln.

Degenerative und posttraumatische Erkrankungen des Fußgelenks

In ausgewählten Situationen ist die arthroskopische Chirurgie auch in Fällen einer Osteoarthritis des Fußgelenks hilfreich. Um die Sichtver-

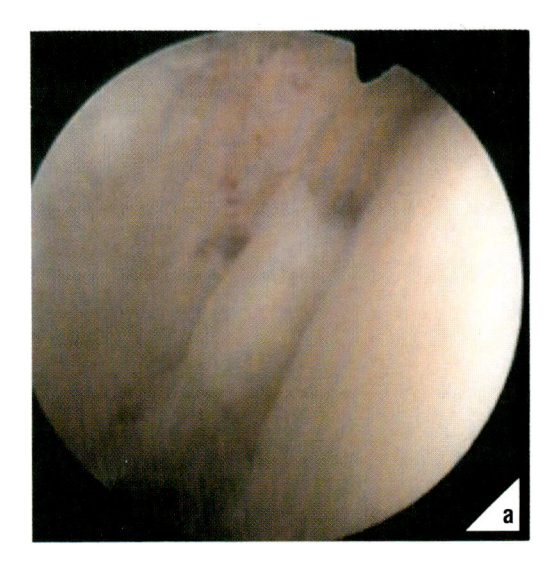

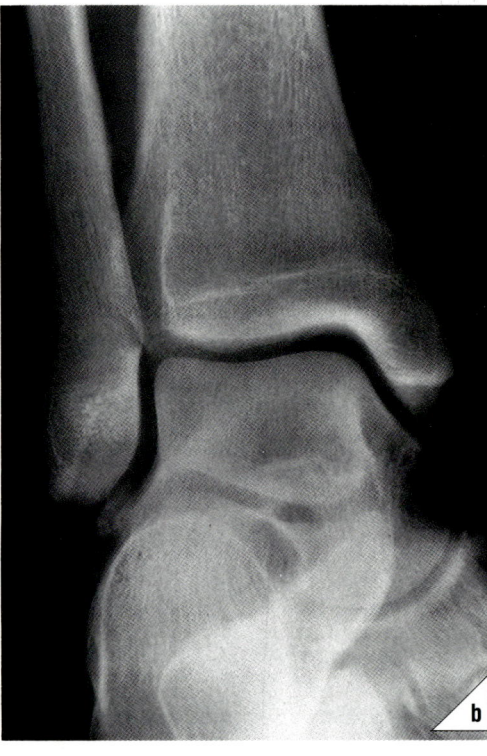

Abb. 17.26.
Arthroskopische (a) und radiologische (b) Darstellung eines osteochondralen Fragments im lateralen Talomalleolarraum

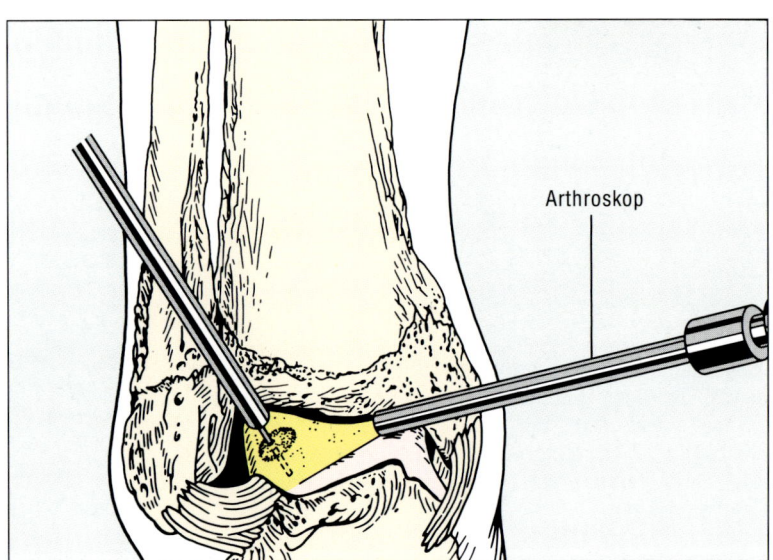

Abb. 17.27.
Anbohren einer anterolateralen Verletzung des Talus

244 Das Fußgelenk

hältnisse zu verbessern und den Gebrauch der Instrumente zu erleichtern, empfiehlt sich gewöhnlich eine mechanische Distraktion. Das komplette Débridement des Gelenks erfordert eine partielle Synovektomie, Exzision des Osteophyten und eine Chondroplastik mit Abfräsen des lokalen osteochondralen Defekts. Falls verfügbar, erlaubt eine Infusionspumpe eine bessere Dehnung der Gelenkkapsel und erleichtert die Kontrolle eventuell auftretender Blutungen.

Chirurgische Technik

Verletzungen am seitlichen Talus liegen gewöhnlich vorn und sind daher mit einem Bohrer leichter erreichbar. Zwei arthroskopische Zugänge sind nötig. Das Arthroskop wird durch den anteromedialen, die Instrumente werden durch den anterolateralen Zugang eingeführt. Zum Aufbohren der osteochondralen Läsion verwendet man Kirschner-Drähte mit einem Durchmesser von 0,062 mm (Abb. 17.27).

Mediale Verletzungen liegen gewöhnlich an der posteromedialen Fläche des Gelenks, und ihre Lage macht das Aufbohren durch einen vorderen

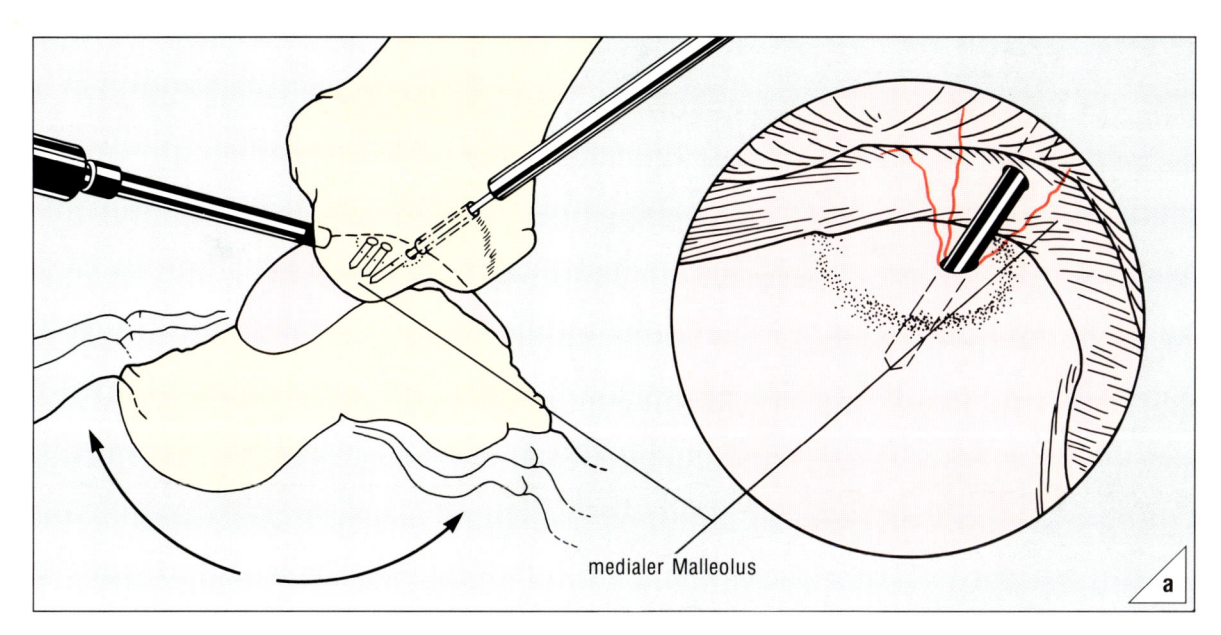

Abb. 17.28.
Transmalleolares Anbohren einer posteromedialen Verletzung an einem Talus mit intakter Gelenkfläche (a) und eines posteromedialen Kraters (b)

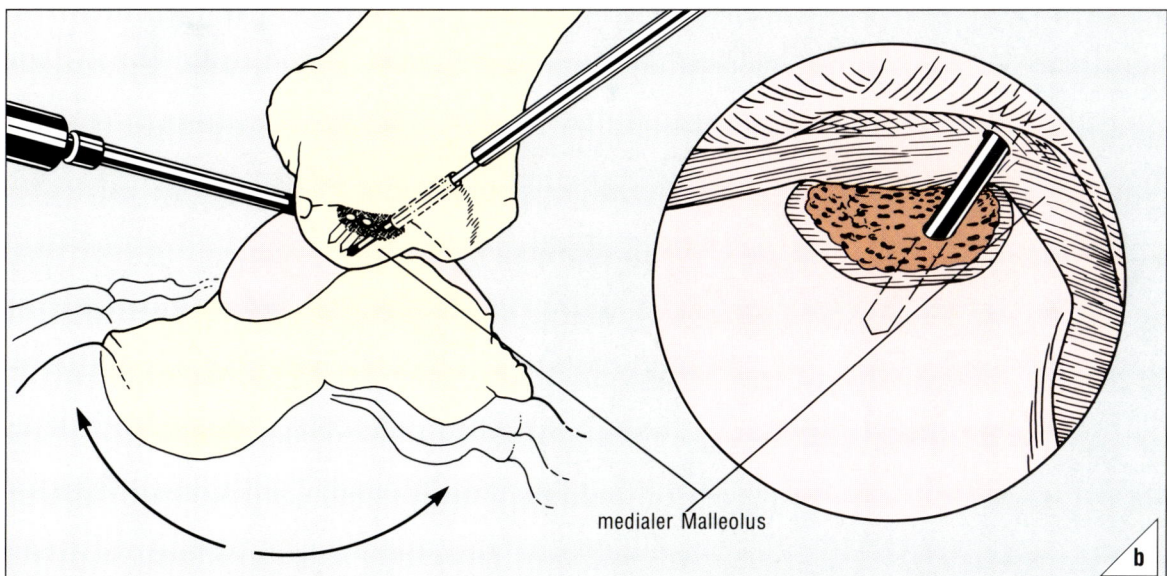

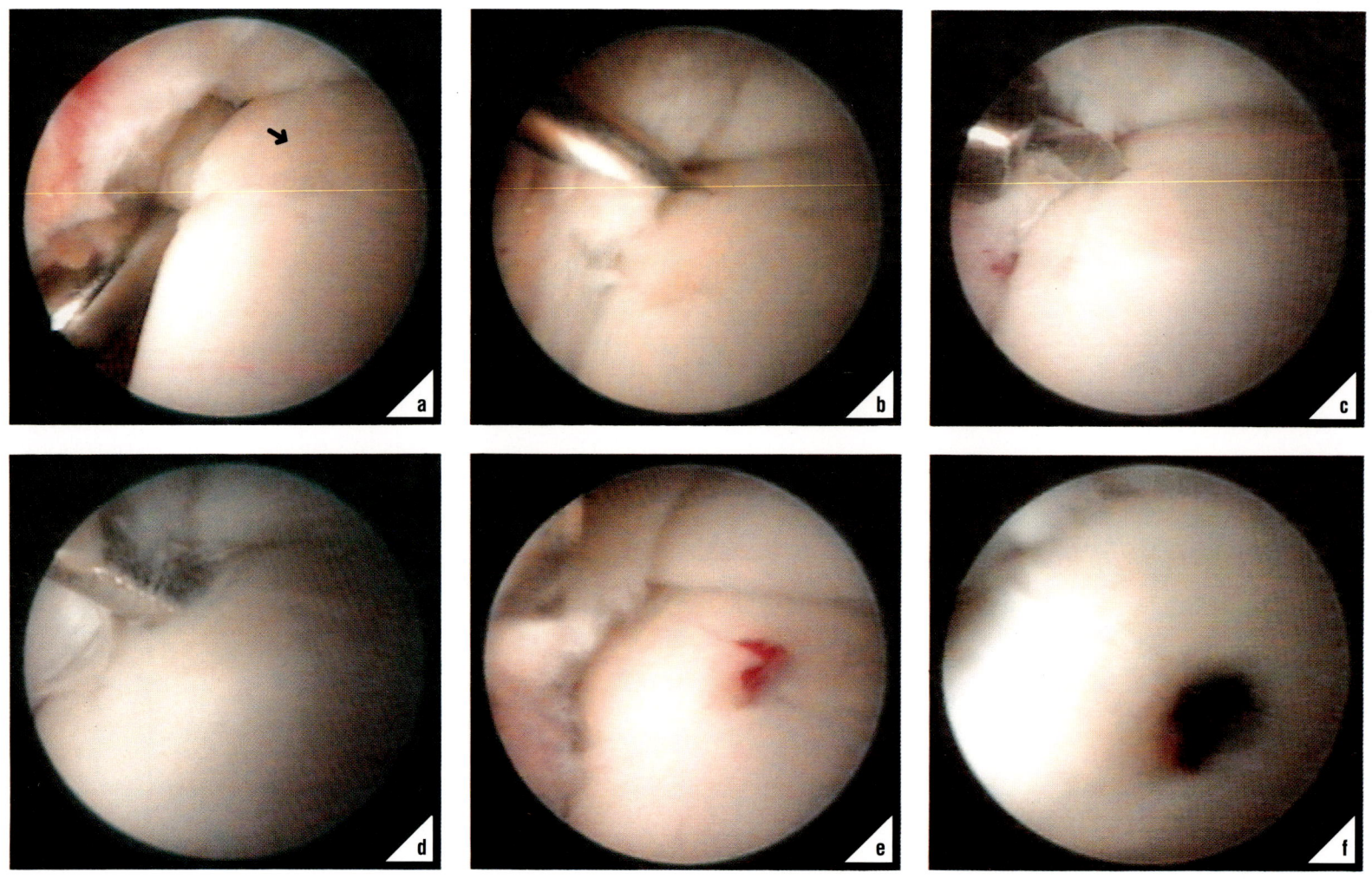

Abb. 17.29.
Fixieren mittels Stiften einer instabilen anterolateralen Fraktur des rechten Talus (Pfeil) unter Verwendung biologisch abbaubarer Stifte. a Eine osteochondrale Fraktur der anterolateralen Gelenkfläche des Talus des rechten Fußgelenks erweist sich als arthroskopisch und der Behandlung mit Stiften zugänglich. b Der spezielle Führungsstift des Instrumentensystems für die biologisch abbaubaren Stifte wird über dem verkleinerten osteochondralen Fragment positioniert. c und d Das Fragment wird mit Draht aus dem Set angeheftet. e Der Draht wird durch einen biologisch abbaubaren Stift ersetzt. f Nahaufnahme eines biologisch abbaubaren Stifts

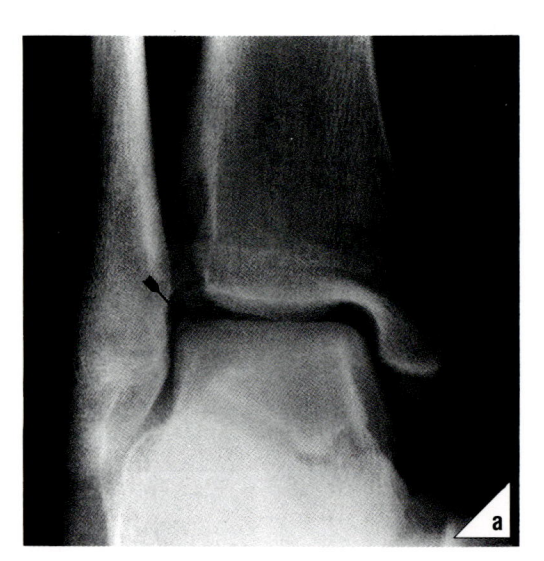

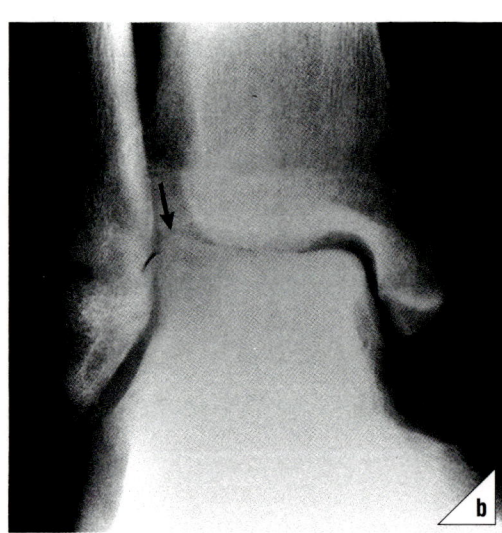

Abb. 17.30.
Röntgenaufnahmen einer anterolateralen Fraktur vor (a) und nach (b) der Fixation

Zugang sehr schwierig. Man kann den transmalleolären Zugang wählen (Abb. 17.28). Eine Führungshülse erleichtert das Plazieren des Kirschner-Drahts. Mit dem Draht in der gewünschten Position können parallel dazu zahlreiche Bohrlöcher in den Talus gesetzt werden, wobei der Fuß nach Bedarf dorsal oder plantar gebeugt werden kann.

Das Vorbereiten anterolateraler Verletzungen für die Bohrung mittels Stiften erfordert lediglich 2 vordere Zugänge (Abb. 17.29, 17.30). Das Anbohren medialer Verletzungen mittels Stiften kann durch einen Tunnel im medialen Malleolus geschehen. Mit der Verwendung eines kanülierten Distraktors riskiert man jedoch einen Bruch des medialen Malleolus. Zur Fixierung werden biologisch abbaubare Pins oder kleine Hohlschrauben verwendet.

Das Exzidieren einer anterolateralen Läsion ist ziemlich einfach (Abb. 17.31). Man führt das Arthroskop von medial und die chirurgischen Instrumente von lateral ein. Der Exzision des Fragments folgen Curettage und Ausbohren oder Abfräsen des Knochen-Knorpel-Betts (Abb. 17.32, 17.33).

Mit dem geeigneten Instrumentarium läßt sich die Exzision einer posteromedialen Verletzung ohne mechanische Distraktion durchführen (Abb. 17.34, 17.35). Ein kleines, gebogenes Messer, ein kleiner Periostheber und eine Greifzange sind dazu notwendig. Danach können eine Curettage und das Abschleifen vorgenommen werden.

Postoperative Betreuung

Die postoperative Behandlung besteht im Anlegen eines Druckverbandes, der am folgenden Tag durch einen leichten Verband ersetzt wird. In den folgenden 4–5 Tagen wird der Patient neben der Anwendung von Eispackungen zu Übungen angehalten, die den Bewegungsumfang ausnutzen. Wenn der Patient es verträgt, wird Gehen unter voller Belastung empfohlen. Falls ein osteochondrales Fragment mit Stiften in situ befestigt wurde, empfiehlt sich für die Dauer von 6–8 Wochen Gehen ohne Belastung.

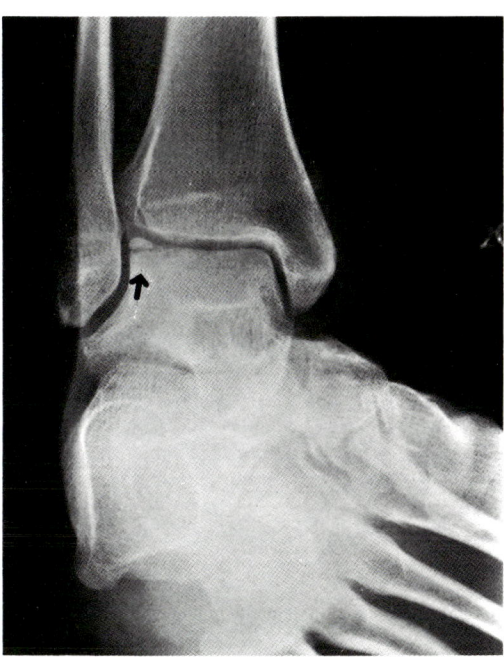

Abb. 17.31.
Röntgenaufnahme einer anterolateralen transchondralen Fraktur, bei der eine arthroskopische Exzision möglich ist

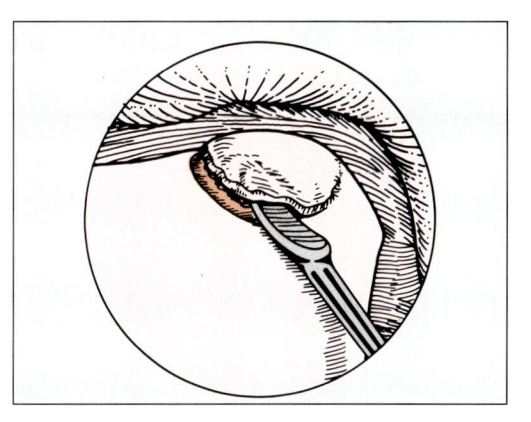

Abb. 17.32.
Exzision einer anterolateralen Fraktur

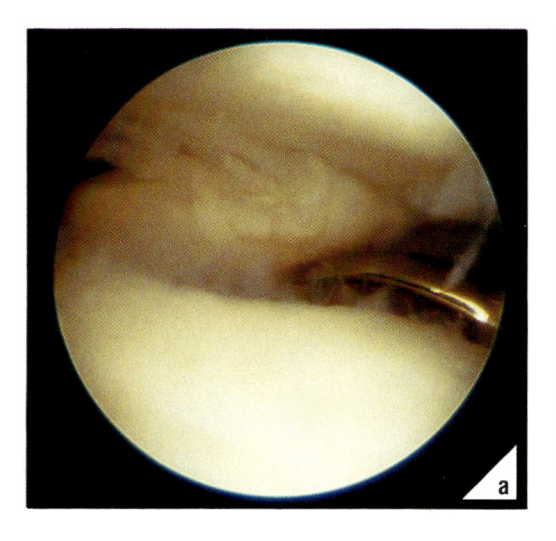

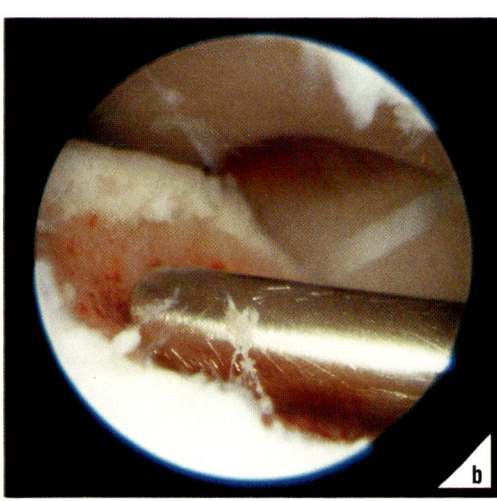

Abb. 17.33.
Mobilisieren des Bruchstücks mit einem kleinen Periostheber (a) und Ausfräsen des osteochondralen Lagers mit einer kleinen Fräse nach Exzision des Bruchstücks (b) sind die Hauptschritte bei der Exzision eines anterolateralen Fragments im linken Fußgelenk

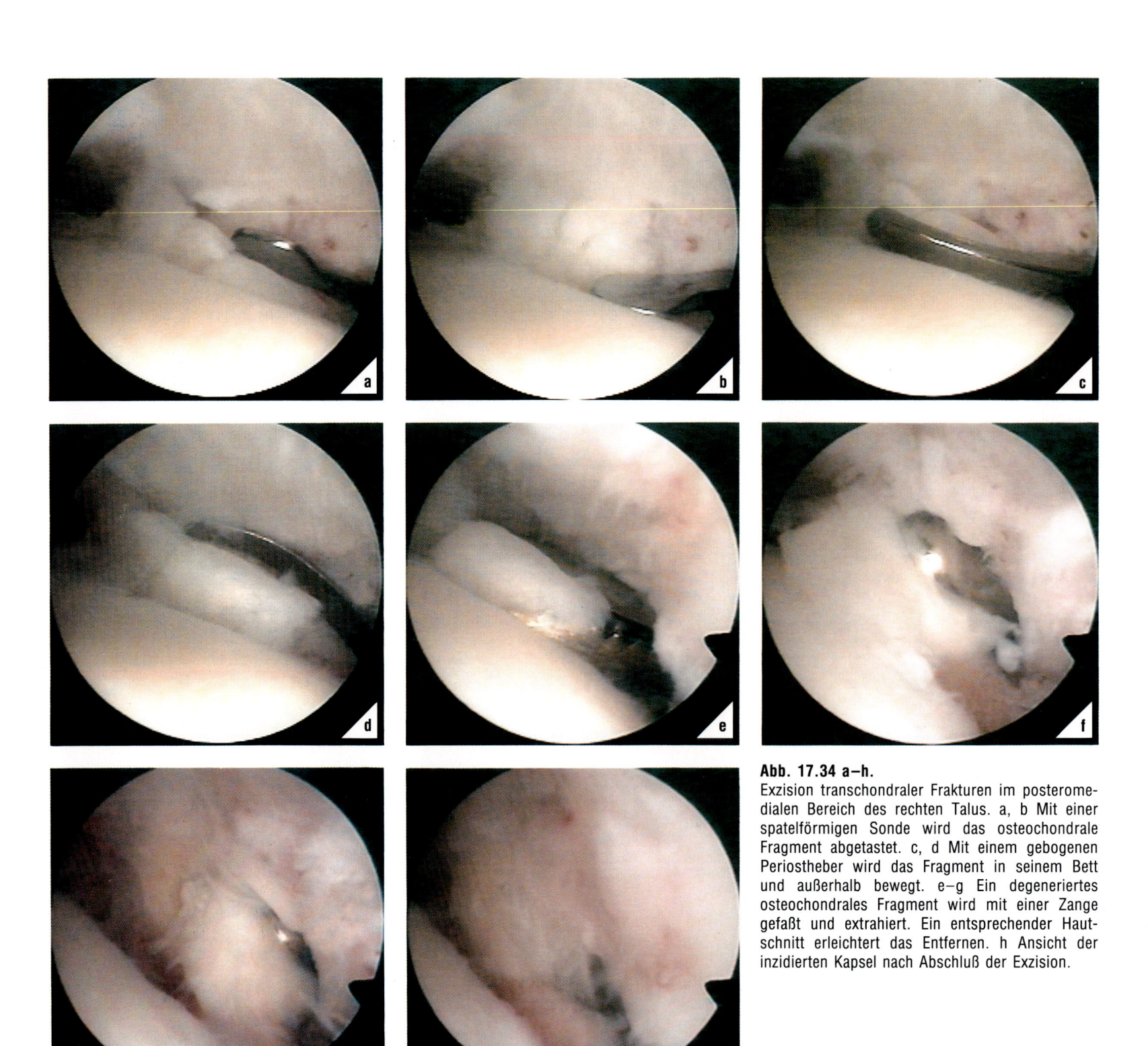

Abb. 17.34 a–h.
Exzision transchondraler Frakturen im posteromedialen Bereich des rechten Talus. a, b Mit einer spatelförmigen Sonde wird das osteochondrale Fragment abgetastet. c, d Mit einem gebogenen Periostheber wird das Fragment in seinem Bett und außerhalb bewegt. e–g Ein degeneriertes osteochondrales Fragment wird mit einer Zange gefaßt und extrahiert. Ein entsprechender Hautschnitt erleichtert das Entfernen. h Ansicht der inzidierten Kapsel nach Abschluß der Exzision.

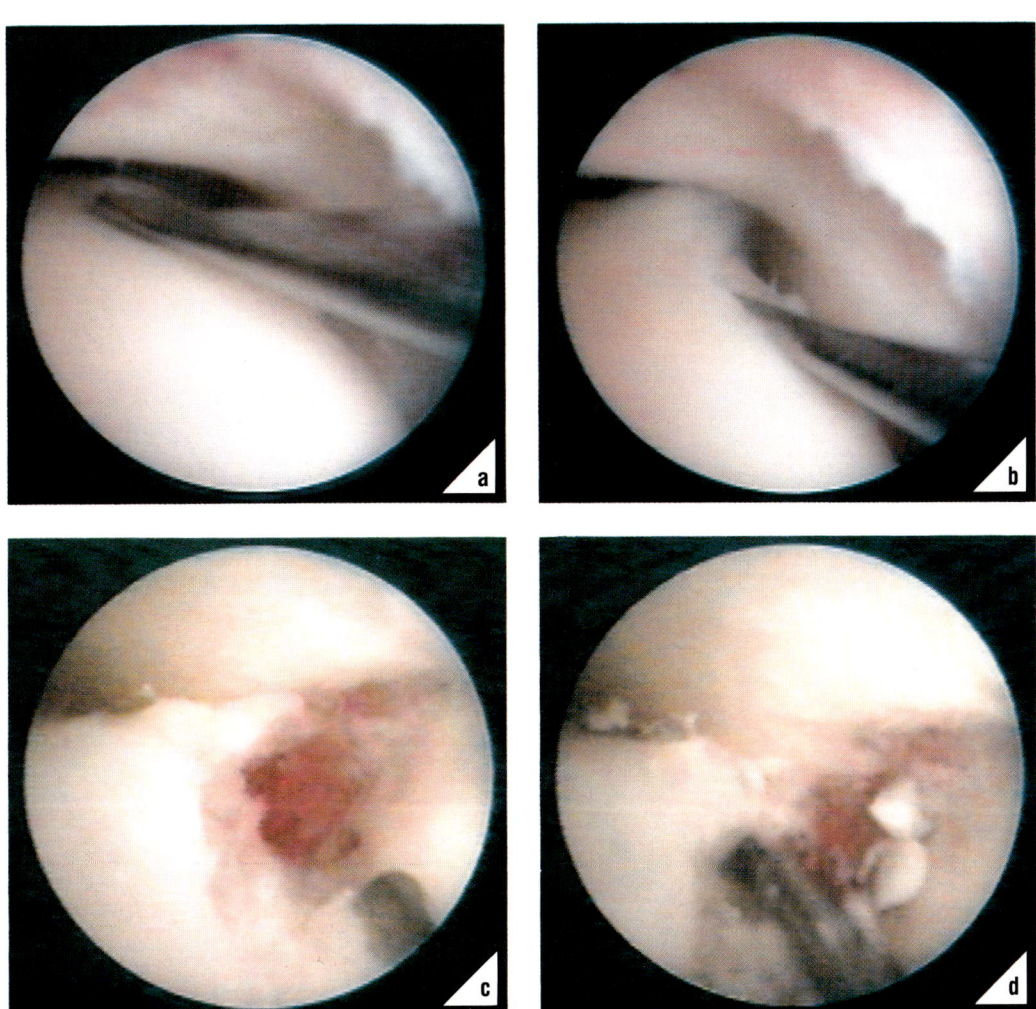

Abb. 17.35.
Exzision des posteromedialen Bereichs des rechten Talus bei Osteochondritis dissecans. a Degenerierter, weicher Gelenkknorpel wird mit einer spatelförmigen Sonde sondiert. b Ein Bereich von degeneriertem, weichem Gelenkknorpel wird abgetragen. c, d Die Stelle des osteochondralen Defekts wird curettiert, bis blutender Knochen zu erkennen ist. Abgetragenes Material wird abgesaugt

Schlußfolgerungen

Da sich die Zugänge zum Fußgelenk in unmittelbarer Nähe von Sehnen, Nerven und Arterien befinden, ist eine gute Kenntnis der anatomischen Verhältnisse unbedingte Voraussetzung, um Verletzungen dieser essentiellen neurovaskulären Strukturen zu vermeiden. Wegen der engen räumlichen Verhältnisse sollte äußerste Sorgfalt darauf verwandt werden, sowohl Verletzungen des Gelenkknorpels als auch das Brechen von Instrumenten im Inneren des Gelenks zu vermeiden. Falls sich der Chirurg für eine mechanische Distraktion entscheidet, besteht das Risiko einer Streßfraktur an der Tibia und am Kalkaneus. In diesem Fall kann eine Phase ohne Belastung oder eine langsame Rückkehr zu sportlichen Aktivitäten angezeigt sein.

Literatur

1. Baker CA, Andrews JR, Ryan JB. Arthroscopic treatment of transchondral talar dome fractures – arthroscopy. *J Arthro Rel Surg.* 1986;2:82–87.
2. Ferkel R, Karzel R, et al. Arthroscopic treatment of anterolateral impingement of the ankle. *Am J Sports Med.* 1991;19:440–446.
3. Guhl J. *Osteochondritis Dissecans in Ankle Arthroscopy: Pathology and Surgical Techniques.* Thorofare, NJ: Slack Inc;1988:95.
4. Parisien JS, Vangsness T. Operative arthroscopy of the ankle: 3 years experience. *Clin Orthop.* 1985;199:46–52.
5. Parisien JS, Feldman R, Vangsness T. Diagnostic and surgical arthroscopy for the ankle: an experimental approach. *Clin Orthop.* 1987;224:228–236.
6. Parisien JS. Arthroscopic treatment of osteochondral lesions of the talus. *Am J Sports Med.* 1986;14:211.

18

Arthroskopische Chirurgie der chronischen Instabilität

J. Serge Parisien

Die arthroskopische Stabilisierung des seitlichen Fußgelenks bildet in ausgewählten Fällen eine Alternative zu den etablierten offenen Korrektur- und Rekonstruktionsverfahren bei chronischer Instabilität des Fußgelenks [Bröstrom, Evans, Watson Joners, Christman-Snook] [1–5]. Bei der von Hawkins vorgeschlagenen Modifikation der direkten Bandkorrektur wird die laterale Fläche des Talus abgetragen, so daß das vordere Lig. talofibulare durch perkutane Klammerung verkürzt werden kann. Hawkins berichtete über 24 Fälle, die 2–5 Jahre lang nachbeobachtet werden konnten. Bei 23 Patienten entstand der Eindruck klinischer Stabilität [6]. Ausgehend von der Überprüfung dieser wenigen Fälle und aus der Sicht unserer eigenen Erfahrungen, hat sich die Klammerstabilisierung nach Hawkins als nützlich erwiesen bei Patienten mit chronischer seitlicher Instabilität, Schmerzen und einem positiven vorderen Schubladentest sowie einem positiven radiologischen Nachweis von Streßfrakturen. Diese Technik kann bei Kindern eingesetzt werden, um eine Verletzung der Wachstumszone zu vermeiden.

Chirurgische Technik

Zu den für diesen Eingriff erforderlichen Instrumenten gehören ein 4 mm- oder 2,7 mm-Arthroskop mit 25°-Winkeloptik, ein kleines, motorgetriebenes Schabersystem mit 360°-Messer und Fräse und ein Klammersystem (Instrument Makar) mit einem Applikatorextraktor. Auch ein 70°-Arthroskop ist nützlich, um die seitliche Gelenkfläche vom anteromedialen Zugang her zu betrachten (Abb. 18.1).

Die Bandstabilisierung kann in Allgemein- oder Spinalanästhesie am halbliegenden Patienten vorgenommen werden. In der Mitte des Oberschenkels legt man einen Tourniquet an, der bei Bedarf aufgeblasen werden kann. Um das Bein ruhigzustellen, wird in der Mitte des Unterschenkels ein Beinhalter angebracht. Der Eingriff kann von 3 Zugängen aus durchgeführt werden, von anteromedial, anterolateral und von einem zusätzlichen lateralen Zugang aus (Abb. 18.2)

Der seitliche Ast des N. peronaeus superficialis sollte unter der Haut aufgesucht werden (Abb. 18.3). Nach vollständiger Exploration des Fußgelenks zum Ausschluß freier Gelenkkörper oder einer Chondromalazie können ggf. eine partielle Synovektomie und die Entfernung freier Gelenkkörper mit Chondroplastik vorgenommen werden. Danach wird die laterale Gelenkfläche gesäubert, indem man die chirurgischen Instrumente durch den zusätzlichen lateralen und das kleine Arthroskop durch den anterolateralen Zugang einführt. Daraufhin wird ein Gebiet etwa 1 cm vor der Spitze der Fibula auf der vertikalen Gelenkfläche des Talus angesteuert und von ca. 8 mm Gelenkknorpel befreit. Wenn medial ein Arthroskop mit 70°-Optik eingesetzt wird, läßt sich ein zusätzlicher Zugang vermeiden, und man wählt den anterolateralen Zugang für das Abtragen. Um ein rechtwinkliges Eindringen der Klammer in das im Talus vorbereitete Bett zu ermöglichen, wird ein Hautschnitt gelegt, wobei darauf geachtet werden muß, keine sensiblen Nerven in der Region zu treffen. Zur Führung des Klammerinstruments dient eine Spinalnadel. Mit einer kleinen Gefäßklemme wird die Haut auf das Kapselgewebe gedrückt. Die Zinken der Klammer werden durch die seitliche Kapsel und die verbliebenen Fasern des vorderen Talofibularbands getrieben. Das Einführen

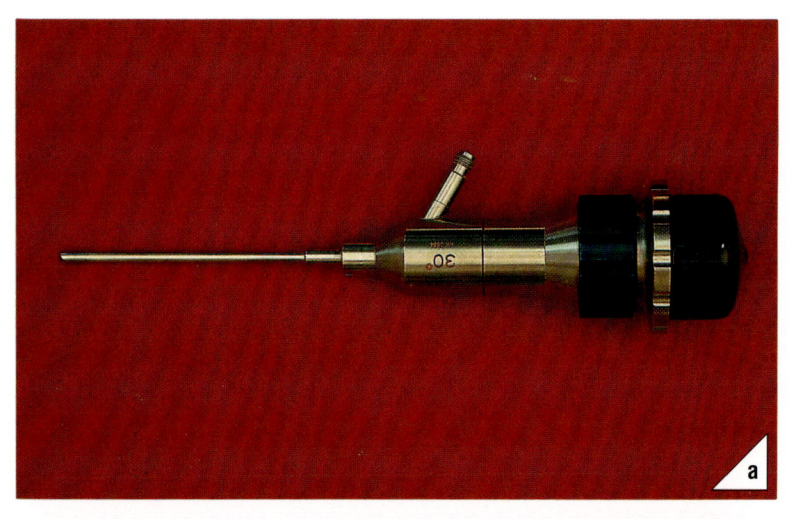

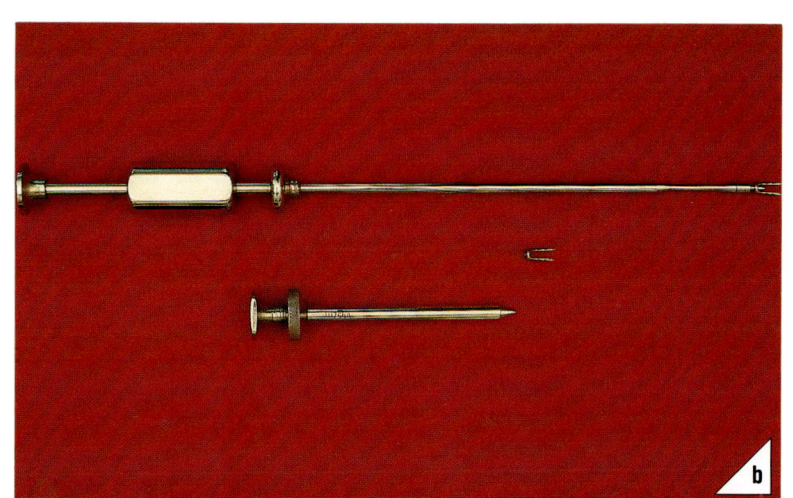

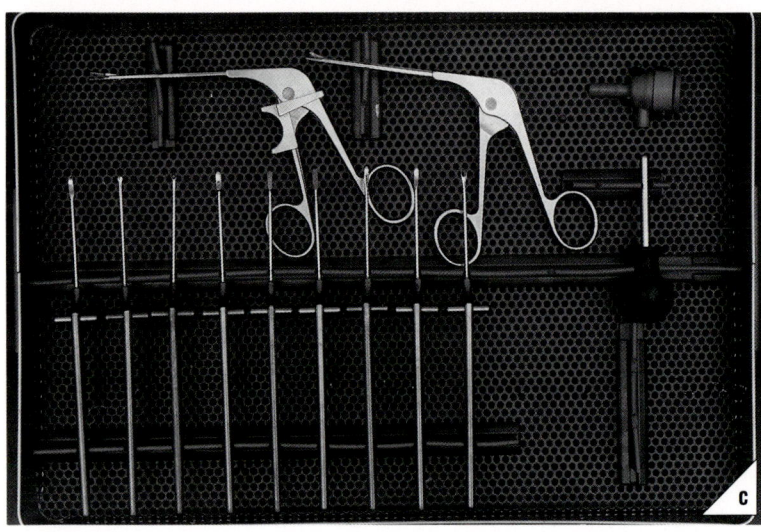

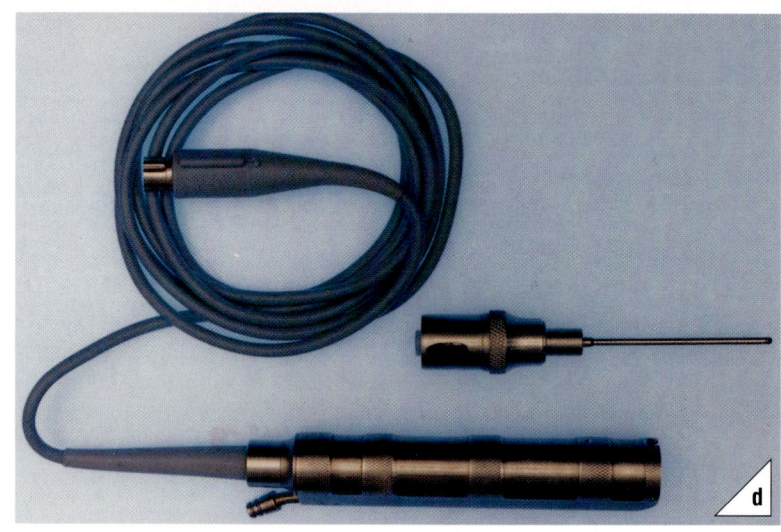

Abb 18.1.
a Kleine Kamera mit Arthroskop (Dyonics), die bei Eingriffen am Fußgelenk verwendet werden kann; b Klammern von Instrument Makar mit Applikatorextraktor; c kleiner Instrumentenset mit Messern, Korbzange, Curetten und Feilen; d kleines motorgetriebenes Instrument

der Klammer geschieht mit dem Inserter in Neutralposition des Fußgelenks (Abb. 18.4, 18.5). Mit dem kleinen 2,7 mm-Arthroskop läßt sich das Operationsfeld am Ende des Klammerungsvorgangs darstellen.

Postoperative Betreuung

Nach dem Verschließen der Zugänge wird ein Kompressionsverband angelegt und das Bein mit einer Wadenschiene in Neutralposition fixiert. Nach 1 Woche entfernt man Nähte und Verband und lagert den Patienten für etwa 6 Wochen in einer kurzen Beinschiene. Volle Belastung ist gestattet, wenn der Patient sie verträgt.

Komplikationen und unvorhersehbare Fehlerquellen

Ungenaues Einbringen der Klammer kann zu Einklemmungserscheinungen mit Dorsalflexion führen. Zur Klärung der genauen Position der Klammer sind intraoperativ Röntgenaufnahmen erforderlich. Werden durch den Eingriff sensible Nerven geschädigt, können sich Taubheitsgefühl am Fuß und an den Zehen entwickeln, vor allem, wenn der seitliche Ast des N. peronaeus superficialis geschädigt wurde. Dieser sollte daher vor dem Eingriff unbedingt dargestellt werden. Ein Vordringen der Klammer in das Gelenk kann deren späteres Entfernen erforderlich machen.

Die Technik der Stabilisierung des Seitenbands ist nicht einfach und sollte nur von Chirurgen vorgenommen werden, die Erfahrung mit arthroskopischen Eingriffen am Fußgelenk haben. Angesichts der Entwicklung biologisch abbaubarer Materialien könnte die Vewendung permanenter Materialien zur Anheftung der Bänder an den Knochen in Zukunft nicht mehr erforderlich sein.

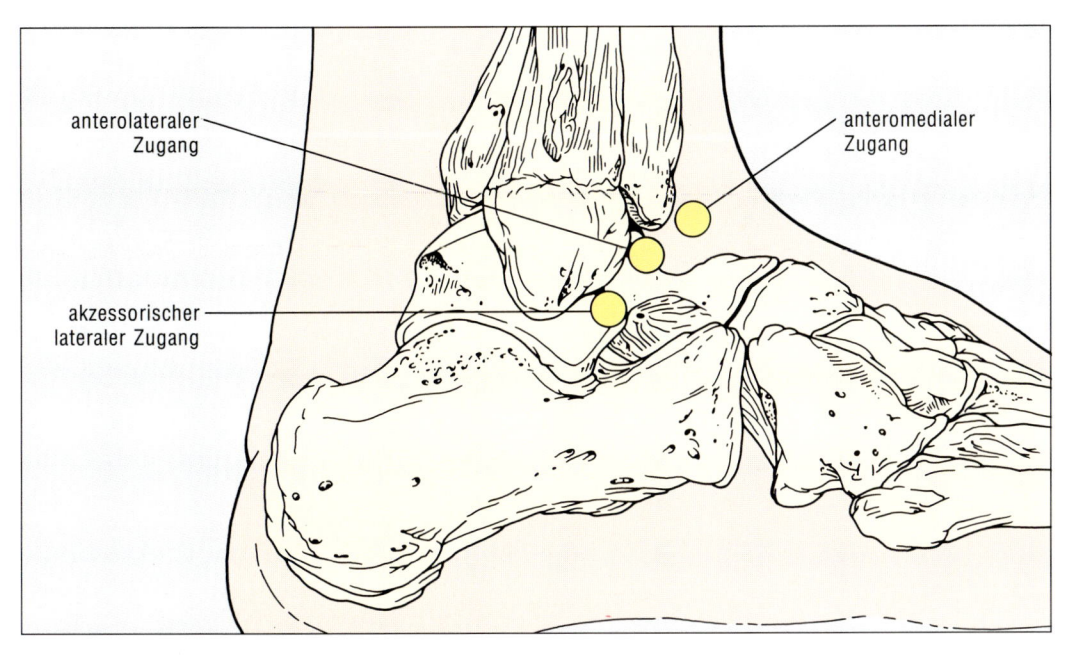

Abb 18.2.
Arthroskopische Zugänge

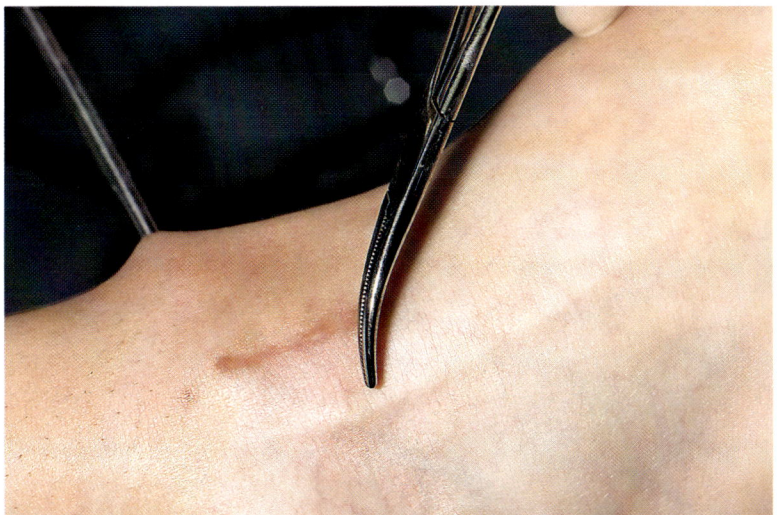

Abb 18.3.
Bei Supination des Fußgelenks wird der seitliche Ast des N. peronaeus superficialis sichtbar

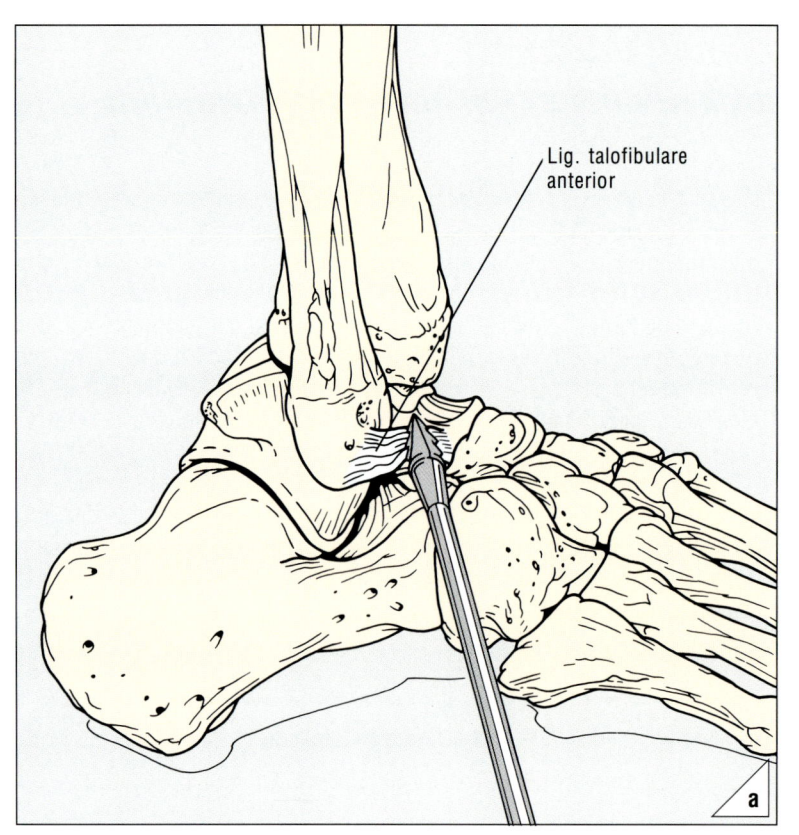

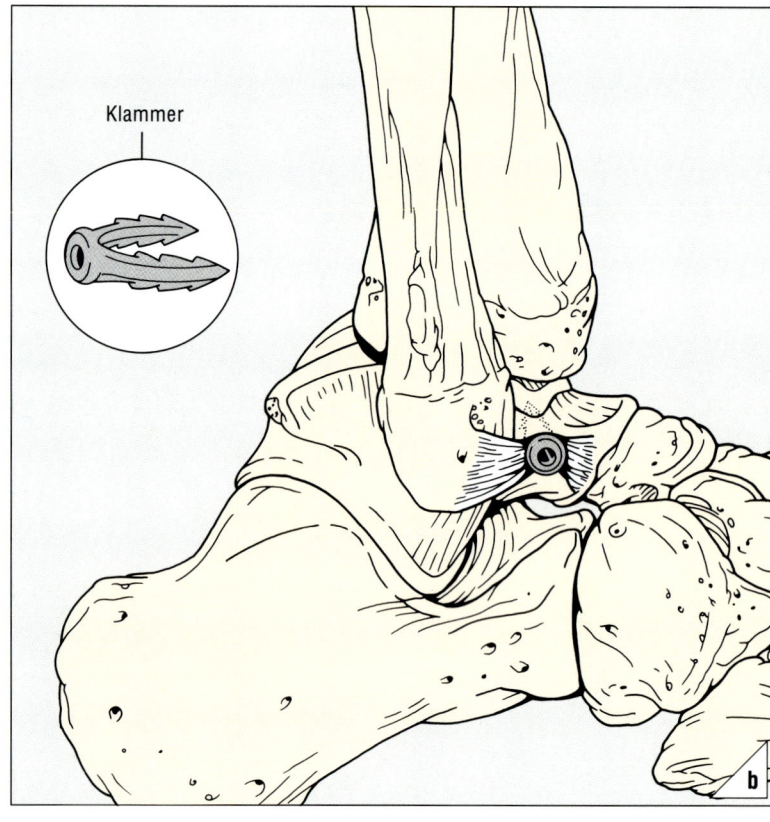

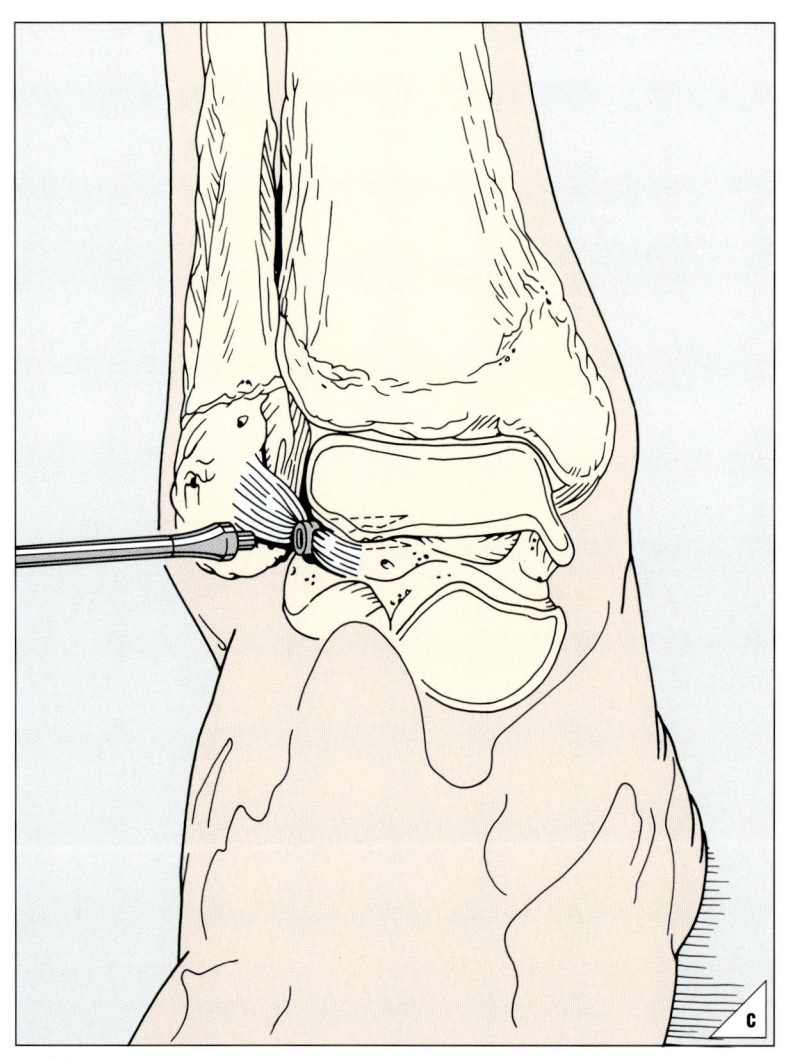

Abb 18.4 a–c.
Einführen der Klammer. a Die Zinken der Klammer werden durch die seitliche Kapsel und die verbliebenen Fasern des vorderen Talofibularbands getrieben. b Die Klammer wird in eine zuvor von Gelenkknorpel befreite Stelle des Talus getrieben. c Vorderansicht des Fußgelenks nach dem Einbringen der Klammer

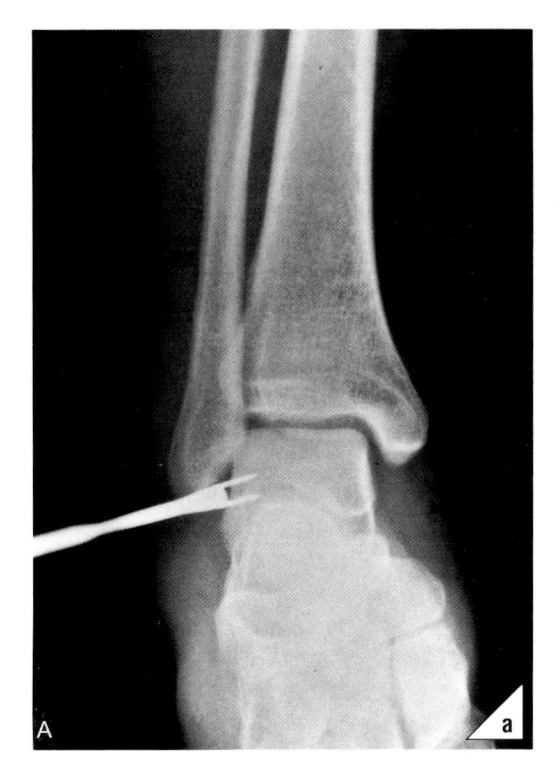

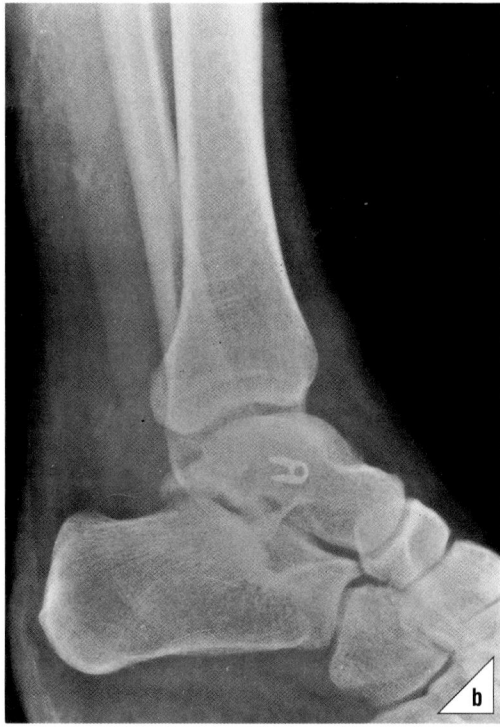

Abb 18.5.
Röntgenaufnahmen während (a) und nach (b) Klammerstabilisierung des Fußgelenks

Literatur

1. Bröstrom L. Sprained ankles, IV: surgical treatment of „chronic" ligament ruptures. *Acta Chir Scand.* 1966;132:551–565.
2. Chrisman OD, Snook GA. Reconstruction of lateral ligament tears of the ankle: an experimental study and clinical evaluation of seven patients treated by a new modification of the Elmslie procedure. *J Bone Joint Surg.* 1969;51A:904–912.
3. Evans DL. Recurrent instability of the ankle – a method of surgical treatment. *Proc R Soc Med.* 1953;46:343–344.
4. Peters JW, Trevino S, Renstrom PA. Chronic lateral instability. *Foot Ankle.* 1991; 12:182–191.
5. Watson-Jones R. Recurrent forward dislocation of the ankle joint. *J Bone Joint Surg.* 1952;34B:519.
6. Hawkins RB. Arthroscopic reconstruction for chronic lateral instability of the ankle. In: McGuinty J, ed. *Arthroscopic Surgery Update.* Rockville, Md: Aspen Systems Corporation;1985:175–181.
7. Hawkins RB. Arthroscopic stapling repair for chronic lateral instability. *Clin Podiatr Med Surg.* 1987;4:875–883.
8. Feldman R, Parisien JS. Clinical experience with arthroscopic ankle stabilization. Unpublished data.

19

Arthroskopische Arthrodese des Fußgelenks

James M. Glick, J. Serge Parisien

Eine schwere degenerative Arthrose des Fußgelenks kann durch eine tibiotalare Arthrodese erfolgreich behandelt werden. Es sind zahlreiche Techniken beschrieben worden, mit denen sich eine feste Verbindung erzielen läßt. Sie umfassen den Einsatz eines gleitenden Implantats, das die Tibia oder die Fibula erfaßt, die Kompression von innen durch Platten und Schrauben und von außen durch Stifte [1–5]. Alle diese Techniken bergen das Risiko von Komplikationen wie neurovaskuläre Störungen, Infektionen oder ein schlechtes Zusammenwachsen. Die Inzidenz von Pseudarthrosen wird mit 20 % angegeben [6]. Über bessere Ergebnisse wurde jedoch nach begrenzten offenen Eingriffen in Verbindung mit internen Kompressionsschrauben und dem dreiseitigen Fixateur-externe-Verfahren [3, 7, 8] berichtet. In jüngster Zeit wurden arthroskopische Techniken eingesetzt, um eine Arthrodese durchzuführen. In den wenigen bislang bekannten und verfügbaren Serien zeigte sich eine raschere Fusionsrate.

Die Vorteile der Technik scheinen in der niedrigeren Morbidität und rascheren Fusionsrate zu liegen, die möglicherweise Folge der erhaltenen Blutversorgung und der kleinen Einschnitte sind.

Indikationen

Allgemein gesagt dient die arthroskopische Arthrodese des Fußgelenks der Schmerzerleichterung in Fällen posttraumatischer, degenerativer und entzündlicher Arthrose, die zur Behinderung führt. Weitere Indikationen sind die hämophiliebedingte Arthrose, angeborene Mißbildungen, rheumatoide Arthritis und eine weitgreifende Osteochondrosis dissecans mit degenerativen Gelenkveränderungen. Ohne Zweifel erscheint diese Technik aufgrund der begrenzten Hautschnitte interessant bei Patienten mit Hautproblemen oder Störungen der peripheren Durchblutung. Die Voraussetzungen für eine erfolgreiche arthroskopische Arthrodese des Fußgelenks sind das Fehlen ausgeprägter sagittaler und anteroposteriorer Fehlstellungen und das Fehlen eines deutlichen Knochenverlusts, wie etwa bei der avaskulären Nekrose des Talus [6, 9–12].

Chirurgische Technik

Folgende Instrumente werden empfohlen:

- Beinhalter,
- Distraktor (Stift- oder Zugfixateur),
- 360°-Resektor und -Fräse,
- Curetten,
- Kompressionshohlschrauben, 6,5 mm Durchmesser.

Ein Bildverstärker ist obligat, um die Lage des Fusionsorts und das Setzen der Kompressionsschrauben zu überwachen.

Der Eingriff kann in Allgemein- oder Spinalanästhesie vorgenommen werden. Das zu operierende Bein sollte so gelagert werden, daß das Fußgelenk mit einem Bildverstärker durchleuchtet werden kann. Wenn ein Beinhalter verwandt wird, sollte er über dem Oberschenkel angelegt werden wie bei einer Arthroskopie des Kniegelenks. Der Fuß sollte so positioniert werden, daß das Knie über das Ende des Operationstisches hinausragt (Abb. 19.1). Es steht dem Chirurgen frei, einen Tourniquet zu verwenden.

Für die Arthroskopie können die 3 üblichen Zugänge – anteromedial, anterolateral und posterolateral – gewählt werden (Abb. 19.2). Unterhalb des üblichen anterolateralen kann ein weiterer anterolateraler Zugang für das Débridement der Unterseite des Gelenks erforderlich werden.

Die Distraktion wird entweder über das Skelett oder durch Zuggurtung erreicht. Bei Distraktion über das Skelett wird ein externer Halbrahmenfixateur mit Zugeigenschaften angelegt. Dazu bevorzugt man eine mediale Stiftdistraktion mit Stiften im Talus und in der Tibia, da sie eine Dorsalflexion des Fußes bei erhaltener paralleler Trennung der Gelenkflächen voneinander ermöglicht und die über den anterioren oder posterolateralen Zugang eingeführten chirurgischen Instrumente nicht behindert. In manchen Fällen einer ausgeprägten Arthrofibrose kann die Distraktion zu Beginn recht schwierig sein, und es wird zuvor ein Débridement des Gelenks durchgeführt. Mit fortschreitendem Débridement und der Aufdehnung des Gelenks bessern sich die Sichtverhältnisse. Wenn das Fußgelenk in Spitzfußposition kontrahiert ist, sollte man zu Beginn des Eingriffs eine Verlängerung der Achillessehne vornehmen. Danach lassen sich die Distraktion während des Eingriffs und das Einrichten in einer Neutralposition am Schluß leicht erreichen.

Alle Weichteilgewebe (Synovialis, anhaftende Gewebsbrücken) werden entfernt, gefolgt von der systematischen Exzision des degenerierten Gelenkknorpels am Talus und Tibiadach sowie im medialen und lateralen Malleolarraum. Dazu verwendet man einen motorgetriebenen Resektor und eine Fräse (Abb. 19.3).

Während dieses Débridements achtet man darauf, die normale Knochenkontur des Talusgewölbes und Tibiadaches, d.h. die talare Konvexität und tibiale Konkavität, zu erhalten, wobei man gleichzeitig jede leichte Varus- oder Valgusfehlstellung, die etwa vorliegen könnte, besei-

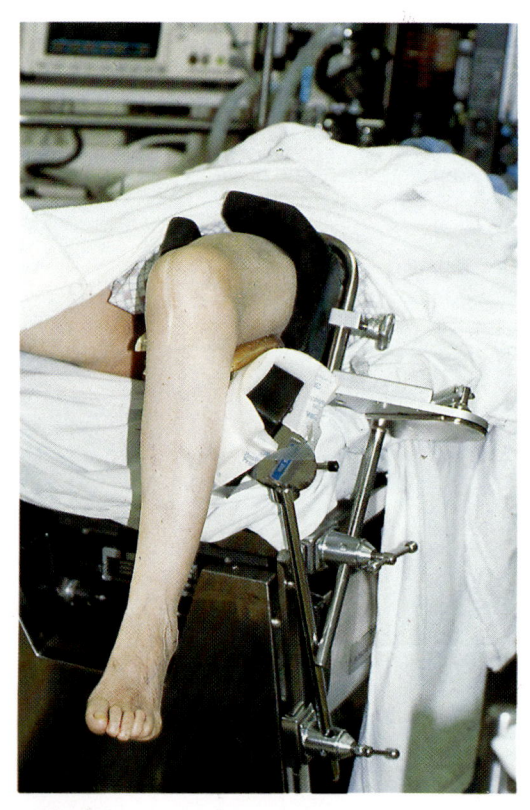

Abb. 19.1.
Positionieren des Beins für eine Arthroskopie des Fußgelenks und arthroskopische Arthrodese. Der Oberschenkel ist in einem Beinhalter fixiert, und das Bein hängt über das Ende des Operationstisches hinaus

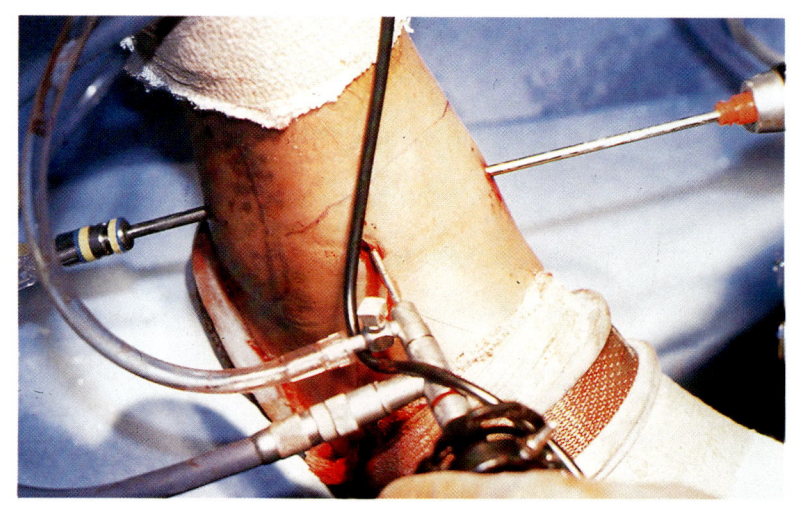

Abb. 19.2.
Die 3 Zugänge für eine arthroskopische Arthrodese des Fußgelenks – anteromedial, anterolateral und posterolateral. Man beachte den Zuggurt zur Distraktion

Literatur

1. Lance EM, Pavel A
   ankle joint. *Clin O*
2. Moeckel BH, Patte
   a comparison of in
   1991;268:78–83.
3. Morgan CD, Henke
   talar arthrodesis.
4. Myerson MS, Quill
   and an open meth
5. Scranton PE. An o
   1991;268:96–101.
6. Crosby LA, Fitzgibl
   demineralized bon
   the annual meetin
   Washington, DC; F

tigt. Bei Bedarf werden Curetten verwandt, um das Débridement nach hinten abzuschließen.

Als nächstes plaziert man 2 Schraubenführungsstifte, einen durch den lateralen, den anderen durch den medialen Malleolus, und zwar von hinten nach vorn in einem Winkel von 45° zur Längsachse der Tibia und Fibula. Die auf den Talus gerichteten Spitzen der Schraubenführungsstifte sieht man arthroskopisch beim Durchtritt durch die Tibia bzw. Fibula (Abb. 19.4). Die beiden Stifte werden so plaziert, daß sie mit den Gelenkflächen der Tibia und Fibula bündig abschließen. Man entfernt den Distraktor und bringt den Fuß in neutrale Dorsalflexion mit 5° Valgusstellung des Rückfußes (Abb. 19.5). Die Führungsstifte werden in den Talus geschraubt, wobei die Eindringtiefe mittels Durchleuchtung überwacht wird (Abb. 19.6). Um die Führungsstifte werden kleine Hautinzisionen gesetzt, um die passenden Schrauben einzuführen. Abschließend legt man einen Druckverband und eine Schiene an.

Diese Technik kann modifiziert werden, indem man, einem Vorschlag von Crosby folgend, Knochenmark und demineralisierten Knochen als Implantat einbringt [6, 12]. In diesem Fall entnimmt man der Leiste des Darmbeins mit einer Thomas-Nadel (14 Gauge) und einer heparinbeschichteten Glasspritze etwas Knochenmark. Mindestens 50 ml Knochenmark werden mit demineralisierter Knochenmatrix gemischt und in die geräumten Tibiotalar- und Talomalleolarbereiche injiziert. Crosby berichtete in einer Serie von 16 Patienten, die durchschnittlich 27 Monate nachbeobachtet wurden, über, von 2 Ausnahmen abgesehen, befriedigende Ergebnisse [6].

Postoperative Betreuung

Drei bis fünf Tage nach dem Eingriff wird die Schiene entfernt und ein kurzer Gehgips angelegt. Nach einem Monat ist volle Belastung möglich. Auch eine Unterschenkel-Fuß-Funktionsschiene mit geblockten Scharnieren kann verwandt werden. Nach der vollständigen Fusion wird der Gips entfernt.

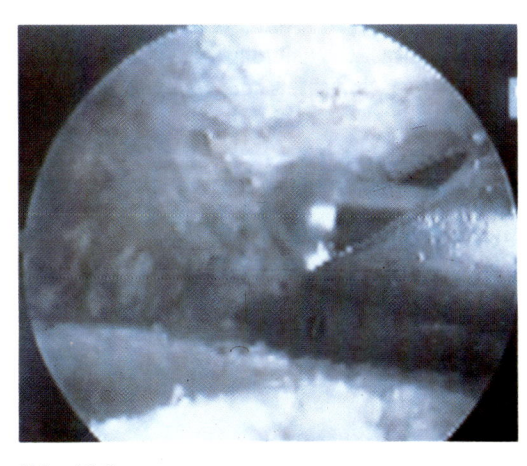

Abb. 19.3.
Débridement des Tibiadaches mit der Motorfräse

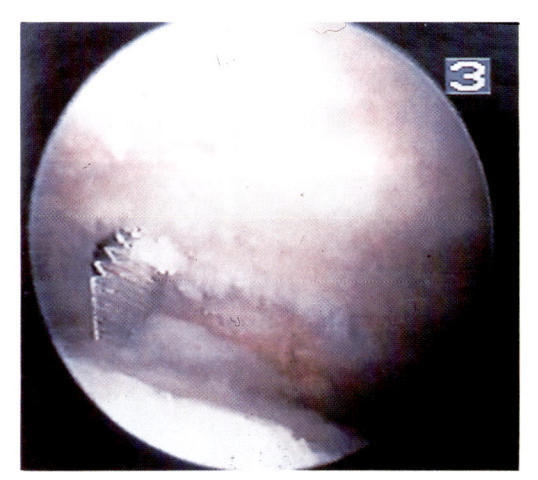

Abb. 19.4.
Die Spitze eines Schraubenführungsstifts durchbricht die mediale Seite des Tibiadaches in Richtung auf das Talusgewölbe

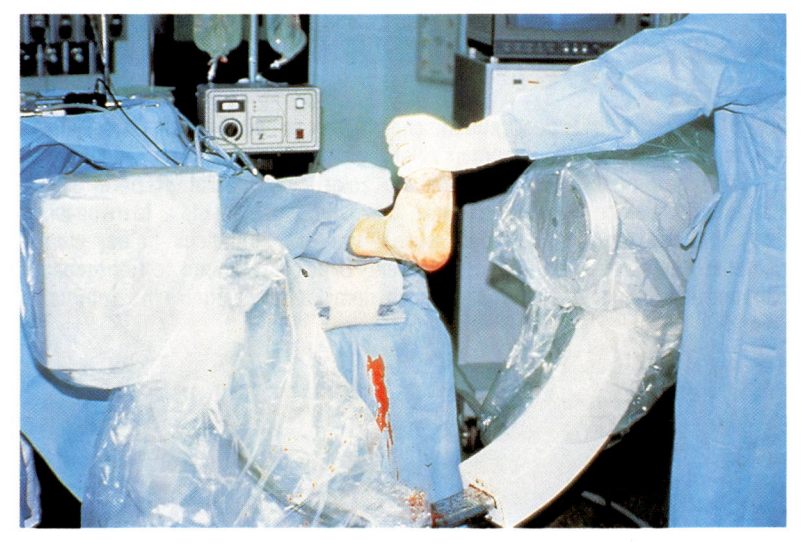

Abb. 19.5.
Der arthroskopische Teil des Eingriffs ist beendet. Das Fußgelenk wird unter Führung durch den Bildverstärker wieder eingerichtet. [Wiedergabe mit Genehmigung von Morgan CD (1991) Arthroscopic tibiotalar arthrodesis. In: McGinty JB ed Operative arthroscopy. Raven, New York, p. 696]

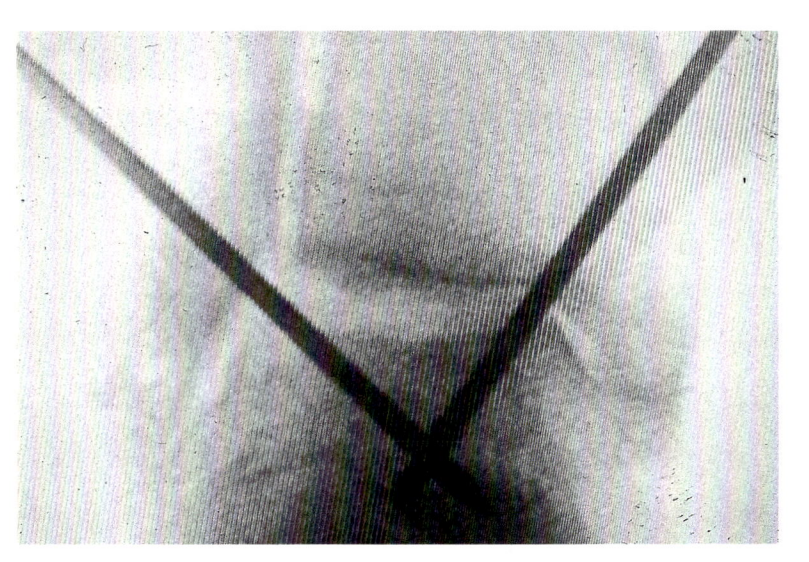

Abb. 19.6.
Position der Schraubenführungsstifte, über den Bildverstärker gesehen

Komplik
und unu

Der Hauptfehl
ßige Entferne
raum entsteh
nicht, verlänge
nen sind gerir
pischen Eingri

Manchmal
bestehen, ob
anschreitet. In
Fusion und de
rende Schmer
gelenks nach a

Schlußf

Glick et al. [
Februar 1984 u

20

Arthroskopie des hinteren Subtalargelenks und der Großzehe

J. Serge Parisien

Das Subtalargelenk

Der Bereich zwischen Talus und Kalkaneus unterteilt sich in 2 Gelenkhöhlen, das Talokalkaneonavikulargelenk oder vorderes Subtalargelenk und das hintere Talokalkanealgelenk oder hinteres Subtalargelenk. Diese beiden Gelenke werden durch den Tarsalkanal und den Sinus tarsi getrennt. Das hintere Subtalargelenk wird oben durch die hintere kalkaneale Facette des Talus und unten durch die hintere talare Facette des Kalkaneus gebildet. Dieses Gelenk ist aufwärts gerichtet, mit konvexer Orientierung, seine Längsachse verläuft etwa 40° geneigt zur Mittellinie des Fußes. Das seitliche Talokalkanealband und das Kalkaneofibularband verstärken die Gelenkkapsel. Auf der Rückseite dieses Gelenks, hinter dem seitlichen Malleolus, befinden sich die Peronäalsehnen, der N. suralis und die V. saphena parva (Abb. 20.1).

Die Arthroskopie des hinteren Subtalargelenks kann hilfreich sein bei Chondromalazie, rheumatoider oder infektiöser Synovitis, freien Gelenkkörpern, Osteophyten und Arthrofibrose. Bei chronischen Schmerzen im Rückfuß leistet die arthroskopische Beurteilung des Gelenks wertvolle Dienste bei der Untersuchung des Gelenkknorpels und der direkten Biopsie der synovialen Zellauskleidung (1, 2).

Diagnostik und arthroskopische Chirurgie des hinteren Subtalargelenks können ambulant unter minimaler Traumatisierung des Gelenks durchgeführt werden. Die Technik ist einfach und gewinnt inzwischen weite Verbreitung in der Behandlung einiger Erkrankungen des Rückfußes.

Chirurgische Technik

Wichtig für die Durchführung dieses Eingriffs sind kleine Arthroskope mit einem Durchmesser zwischen 1,9 und 2,7 Millimetern und Winkeln zwischen 25° und 30°. Ferner benötigt man einen kleinen Gelenkfräserset mit 1,9 mm- oder 2,9 mm-360°-Messer und Fräse sowie eine 18-Gauge-Nadel und eine 50 ml-Spritze (Abb. 20.2).

Der Eingriff kann in Lokal- oder Spinalanästhesie oder auch in Allgemeinnarkose durchgeführt werden. Der Patient wird, auf der Seite liegend oder halbliegend, mit einem Sandsack unter dem Gesäß gelagert. Ein Beinhalter ist fakultativ, sollte jedoch vom Fibulakopf weit entfernt angebracht werden. Ein Tourniquet um den Oberschenkel kann bei Bedarf aufgepumpt werden.

Für die Untersuchung des hinteren Subtalargelenks stehen 2 Zugänge, anterior und posterior, zur Verfügung (1, 2). Der vordere Zugang liegt ca. 2 cm vor und 1 cm distal der Spitze des lateralen Malleolus. Der hintere Zugang befindet sich etwa auf der Höhe der Spitze des lateralen Malleolus zwischen diesem und der Achillessehne (Abb. 20.3, 20.4). Dieser Zugang sollte nicht allzu nahe am lateralen Malleolus liegen, um Verletzungen des N. suralis und der V. saphena parva zu vermeiden. Nach vorn wird das Gelenk über eine 18-Gauge-Nadel mit etwa 5–10 ml isotonischer Kochsalzlösung aufgedehnt. Die Nadel wird entfernt, und durch eine Stichinzision im Bereich der Einstichstelle der Nadel wird ein stumpfer Obturator, gefolgt vom Arthroskop, eingeführt. Nach dem Aufdehnen des Gelenks kann mit einer weiteren 18-Gauge-Nadel ein posteriorer Zugang gelegt werden (Abb. 20.5). Bei einer diagnostischen

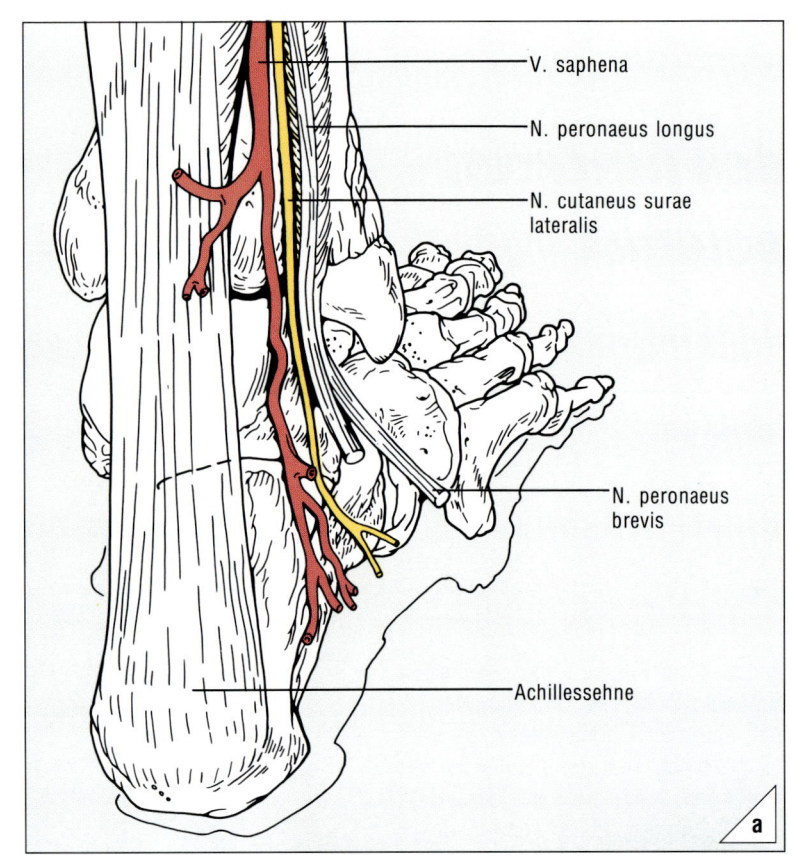

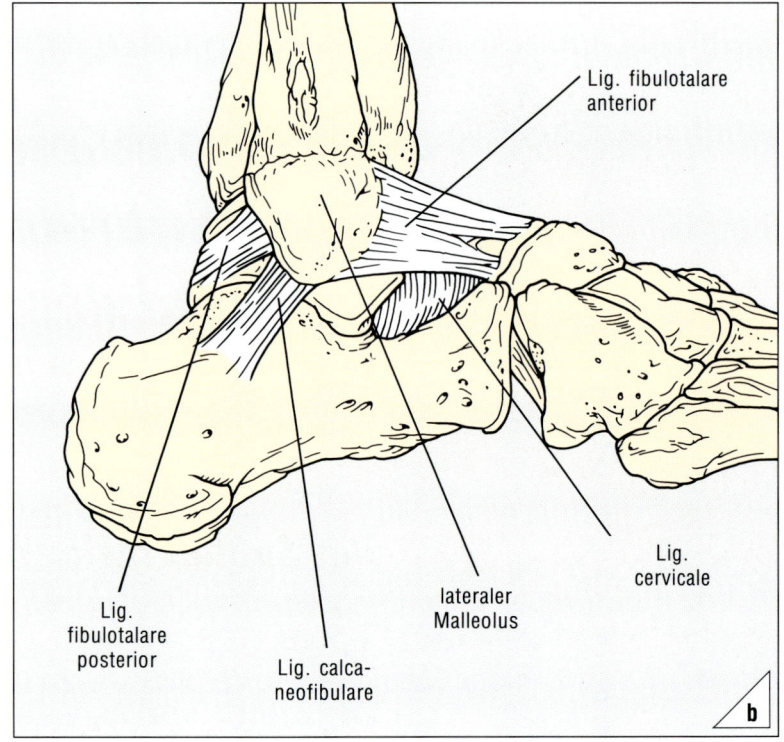

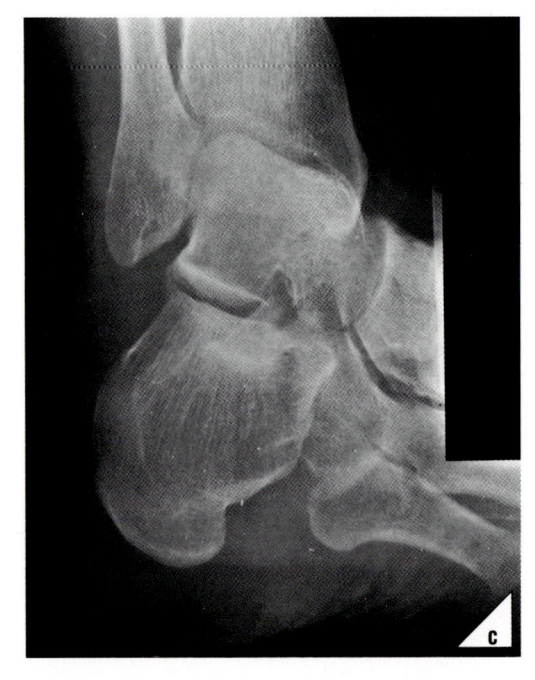

Abb. 20.1.
a Posterolaterale Ansicht des Fuß- und Subtalargelenks; b hinteres Subtalargelenk; c Röntgenaufnahme des hinteren Subtalargelenks

264 Das Fußgelenk

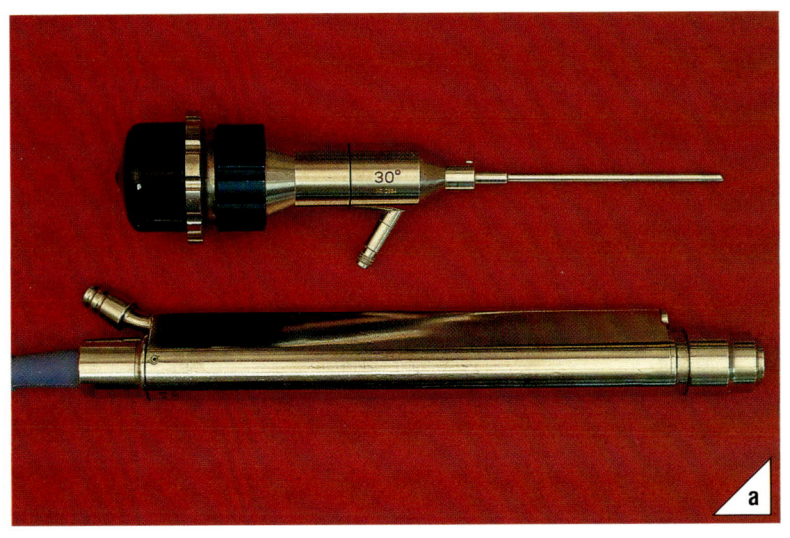

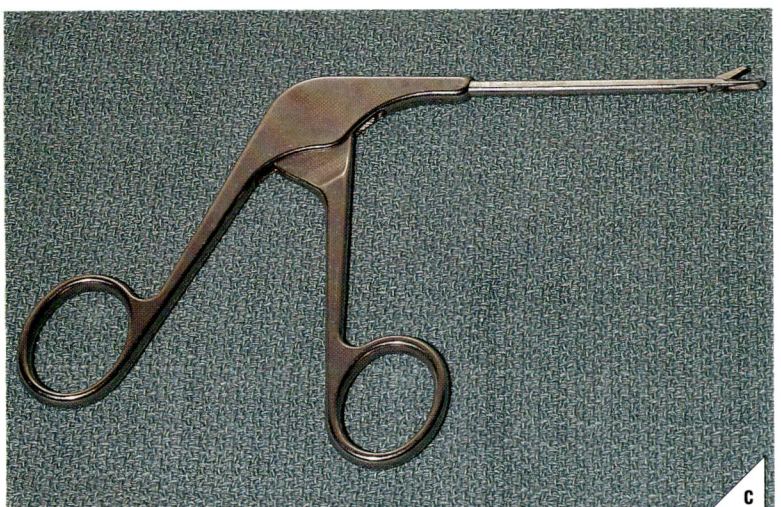

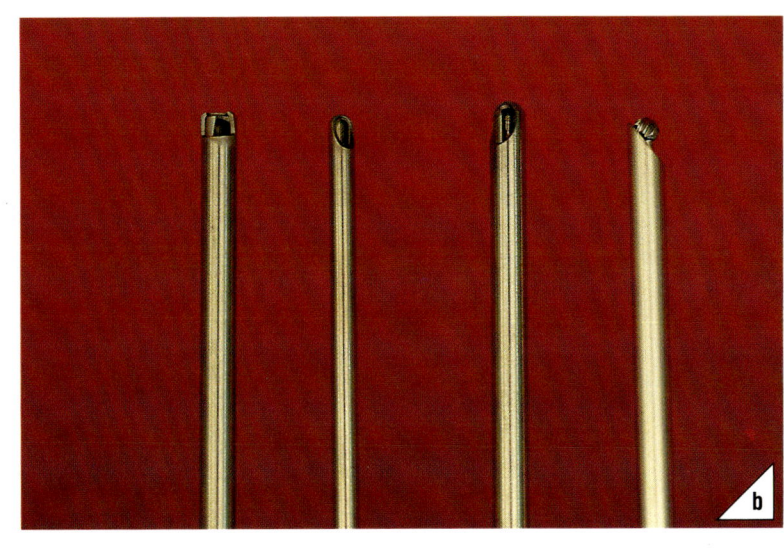

Abb. 20.2.
a Kleines Arthroskop mit Kamera für die Arthroskopie des Subtalargelenks;
b Schaber und Fräsen für ein kleines System motorgetriebener Instrumente;
c kleine Korbzange

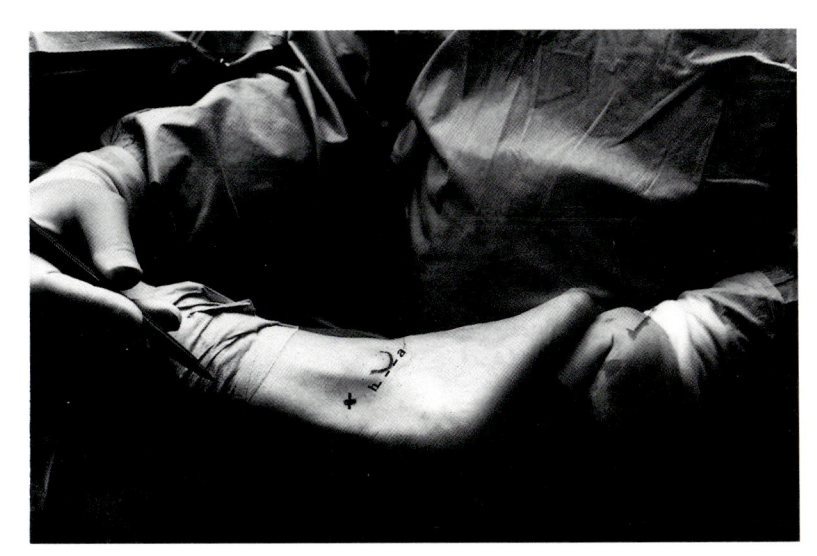

Abb. 20.3.
A und B zeigen den anterioren und posterioren arthroskopischen Zugang ins Subtalargelenk. Bei X befindet sich der posterolaterale Zugang für eine Arthroskopie des Fußgelenks

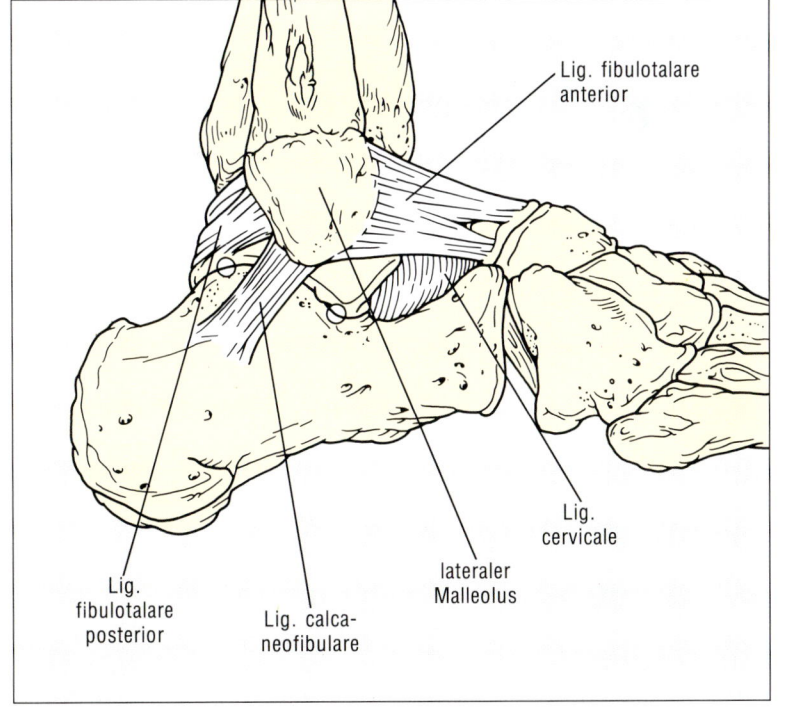

Abb. 20.4.
Schematische Darstellung des hineren Subtalargelenks mit den arthroskopischen Zugängen

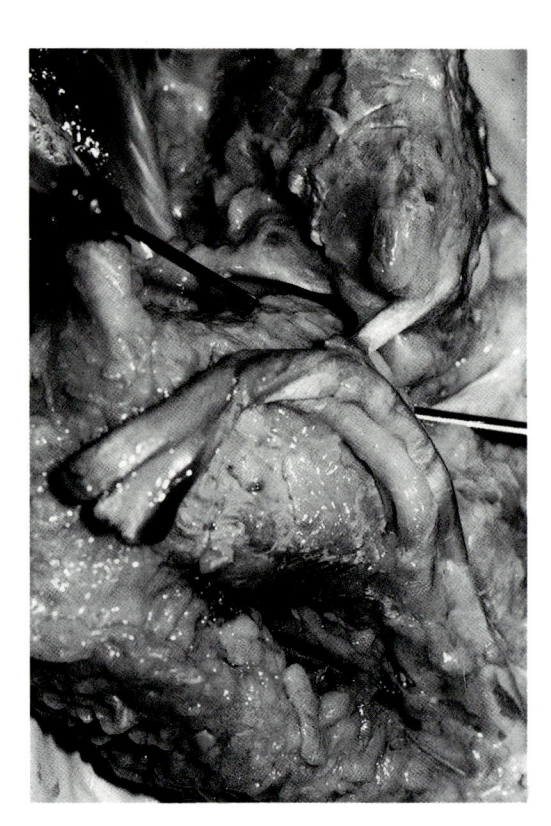

Abb. 20.5.
Arthroskop an der Vorderseite des hinteren Subtalargelenks – Darstellung an einer Leiche

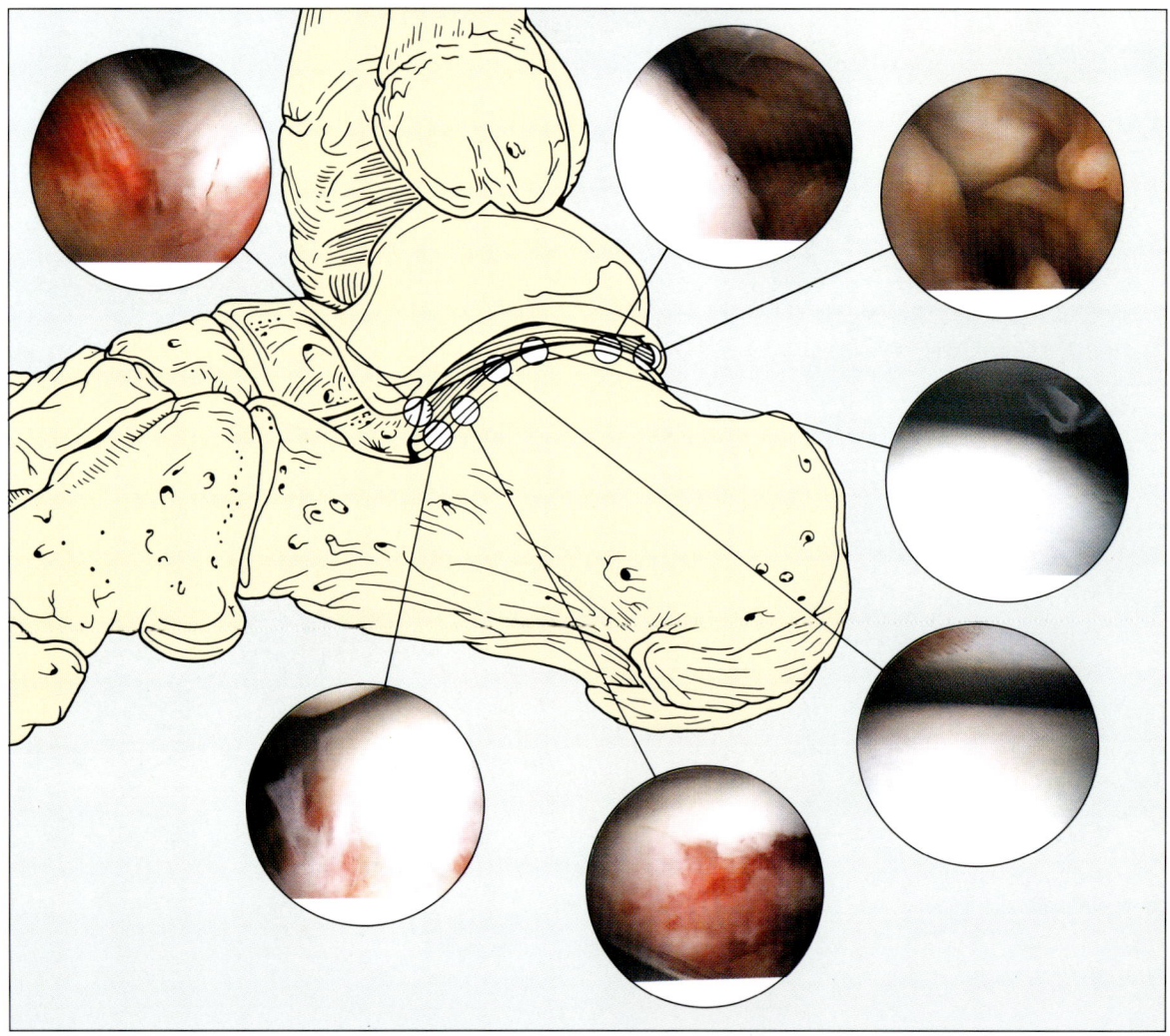

Abb. 20.6.
Verschiedene Bereiche im hinteren Subtalargelenk des linken Fußes bei einem Patienten mit subtalarer Instabilität

Arthroskopie läßt sich die konstante Spülung mit einer 50 ml-Spritze, gefüllt mit isotonischer Kochsalzlösung oder Ringer-Laktat, bewältigen, die über einen Plastikschlauch an die Muffe des Trokars angeschlossen wird. Eine Spülung mit hängendem Reservoir kommt in Frage, wenn eine operative Arthroskopie erwogen wird.

Vom vorderen Zugang aus können folgende Strukturen dargestellt werden:
- die synoviale Zellauskleidung der Rückseite des interossären Talokalkanealbands;
- die seitliche Gelenkkapsel;
- der Gelenkknorpel der rückwärtigen Facette des Talus und
- der Kalkaneus.

Ein Verlegen des Arthroskops nach hinten zeigt die hintere Gelenkhöhle mit ihrer Synovialauskleidung (Abb. 20.6, 20.7). Eine umfassendere Untersuchung erreicht man durch Wechseln der Zugänge, indem man das Arthroskop in den posterioren Zugang und die Spülung mit Zu- und Abstrom in den vorderen Zugang einführt. unter Verwendung dieser bei-

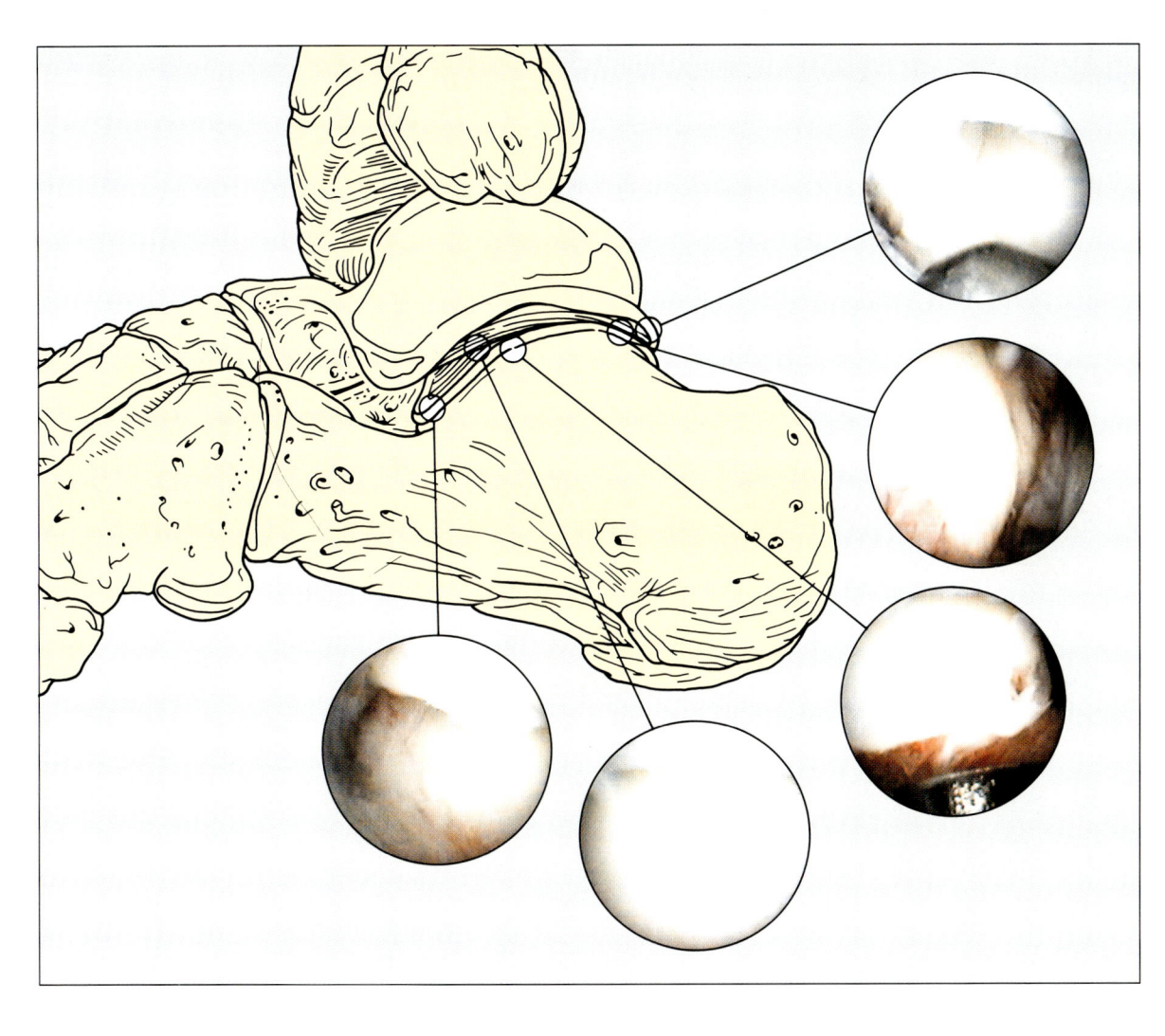

Abb. 20.7.
Verschiedene Bereiche im linken hinteren Subtalargelenk bei einem Patienten mit Knöchelinstabilität

Arthroskopie des hinteren Subtalargelenks und der Großzehe

den Zugänge lassen sich Zonen mit Osteomalazie glätten, Osteophyten und freie Gelenkkörper entfernen, und man kann eine partielle Synovektomie mit Exzision von Adhäsionen vornehmen (Abb. 20.8–20.10). Postoperativ kann man diese Zugänge mit Nylonnähten verschließen oder offenlassen, damit die Spülflüssigkeit abfließt. Ein Kompressionsverband wird angelegt, Belastung ist je nach Toleranz des Patienten erlaubt.

Komplikationen und unvorhersehbare Zwischenfälle

Gute anatomische Kenntnisse im Bereich des Rückfußes verhindern Schäden der neurovaskulären Strukturen. Bei der Anlage des hinteren Zugangs sollte die Nähe des N. suralis und der V. saphena parva zur Rückseite des seitlichen Malleolus berücksichtigt werden. Die Hautinzision kann mit einem Messer Nr. 11 geschehen. Eine kleine Gefäßklemme, mit der der Hautschnitt auf die Kapsel hinuntergedrückt wird, reduziert neurovaskuläre Verletzungen auf ein Minimum. Wird der hintere Zugang proximal zur Spitze des lateralen Malleolus angelegt, so kann man statt auf die Rückseite des Subtalargelenks in das Talokruralgelenk gelangen. Infektionen lassen sich durch striktes Einhalten aseptischer Techniken verhindern.

Großzehe

Das Metatarsophalangealgelenk der Großzehe ist ein Kondyloidgelenk, bestehend aus dem Metatarsalkopf und der proximalen Phalanx. Die Gelenkfläche der Phalanxbasis artikuliert in Extension mit der distalen Gelenkfläche des Metatarsalkopfes und in Flexion mit der plantaren Gelenkfläche. Die Bindegewebskapsel wird seitlich durch Seitenbänder und an der Rückseite durch die Sehne des M. extensor hallucis verstärkt. Die 2 Sehnen des M. flexor hallucis brevis mit den darin liegenden Sesambeinen bilden den plantaren Bandapparat dieses Gelenks. Die oben liegenden glatten Oberflächen der Sesambeine artikulieren mit der gekehlten unteren Fläche des Metatarsalkopfes. Plantare und dorsale Zehenarterien und Nerven zu beiden Seiten der Großzehe bilden die

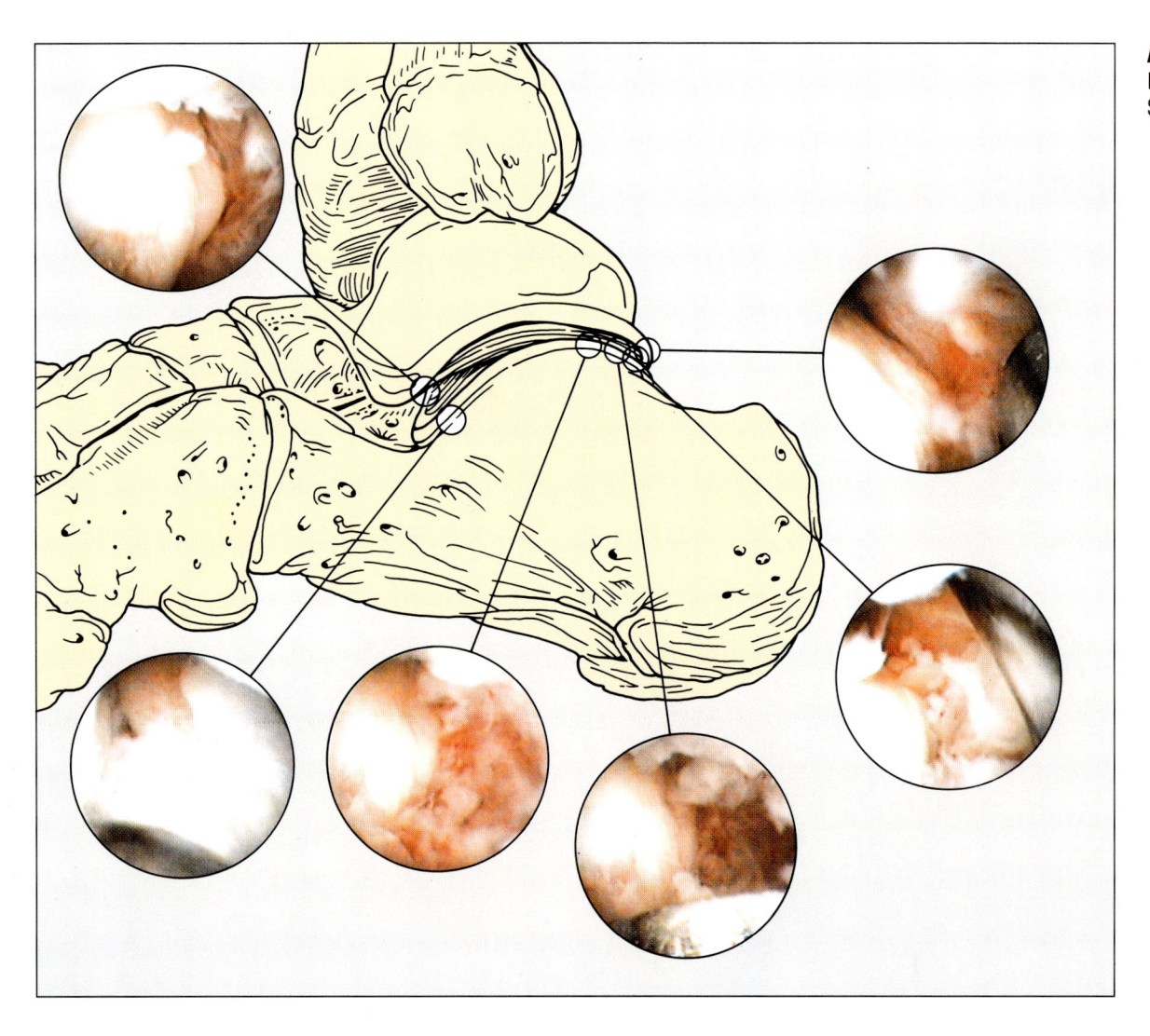

Abb. 20.8.
Rheumatoide Synovitis des hinteren Subtalargelenks

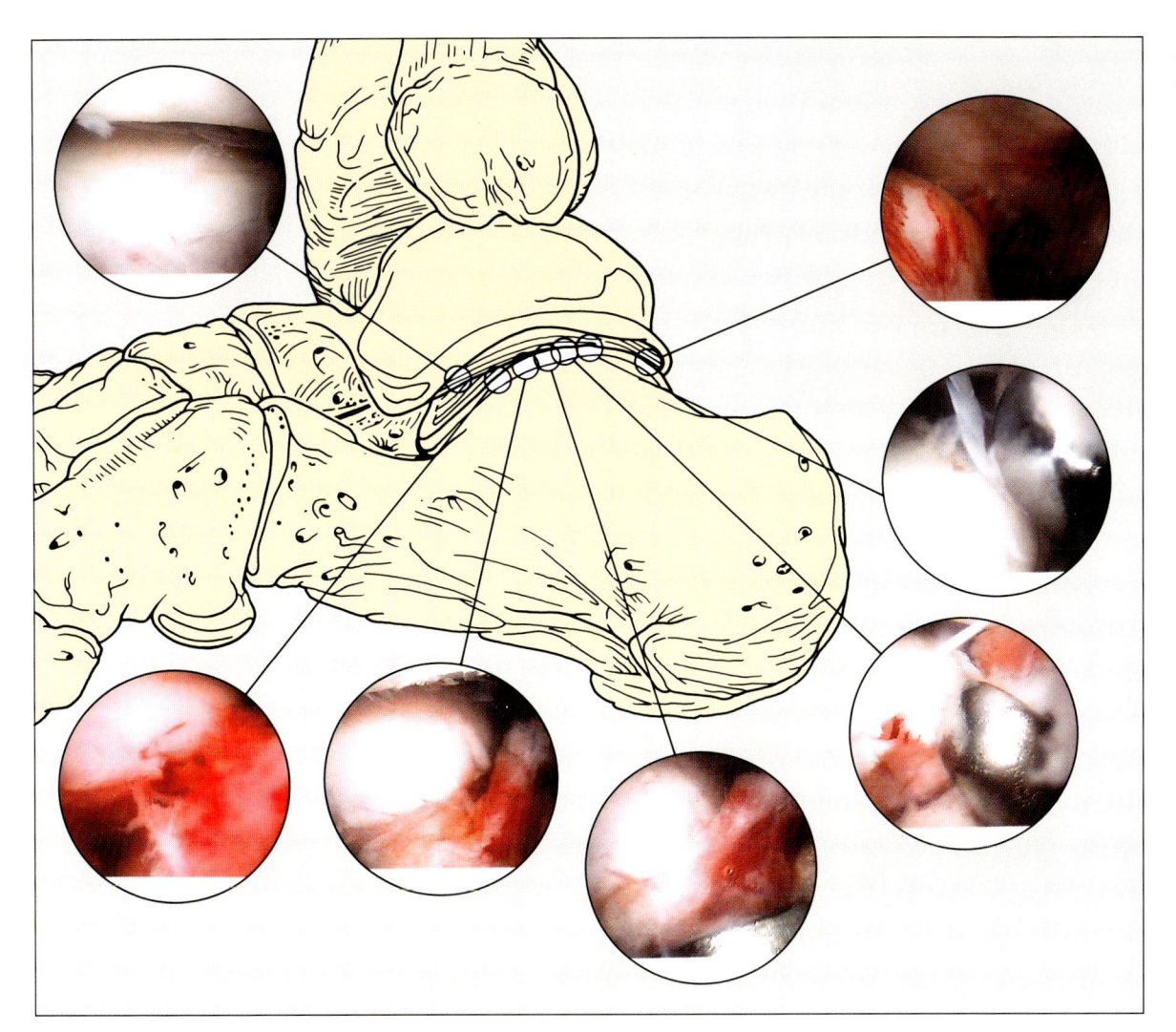

Abb. 20.9.
Adhäsionen und Synovitis des linken hinteren Subtalargelenks

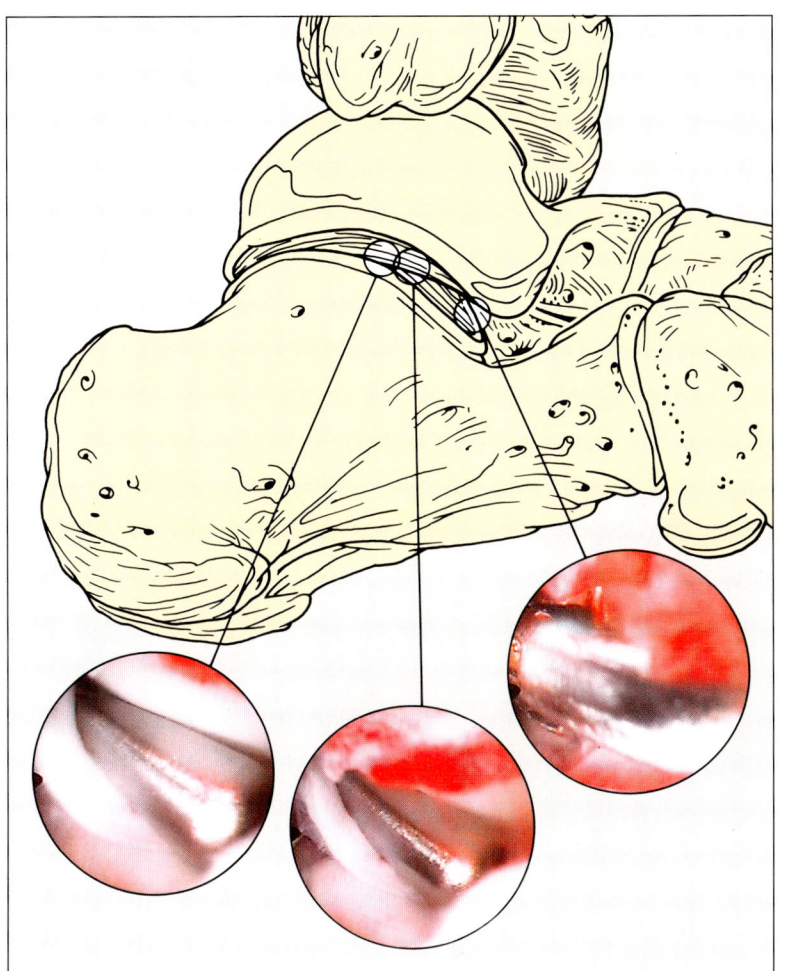

Abb. 20.10.
Synovitis und Adhäsionen im rechten hinteren Subtalargelenk. Man erkennt einen motorgetrieben Schaber beim Débridement

Arthroskopie des hinteren Subtalargelenks und der Großzehe

neurovaskulären Bündel (Abb. 20.11). Für die Arthroskopie der Großzehe stehen 2 Hauptzugänge zur Verfügung, superomedial und superolateral. Der superomediale Zugang in der Ebene der Gelenklinie medial der Sehne des M. extensor hallucis longus und oberhalb des medialen Nerven- und Gefäßbündels. Der superolaterale Zugang liegt seitlich der Sehne des M. extensor hallucis longus und des M. hallucis brevis an der vom seitlichen Nerven- und Gefäßbündel abgekehrten Gelenklinie. Medial zwischen dem plantaren und dem dorsalen Nerven- und Gefäßbündel kann ein weiterer Zugang gelegt werden (Abb. 20.12). Er befindet sich auf der medialen Fläche des Metatarsophalangealgelenks im mittleren Bereich der medialen Kapsel.

Die Indikationen für eine Arthroskopie des Großzehengelenks sind eher ungewöhnlich. Die Technik kann in der Behandlung kleiner chondraler oder osteochondraler Frakturen des Gelenks, bei Osteomalazie, Synovitis und Osteochondrosis dissecans des Metatarsalkopfes sowie bei Zysten an der Basis der proximalen Phalanx des Hallux ihren Wert haben.

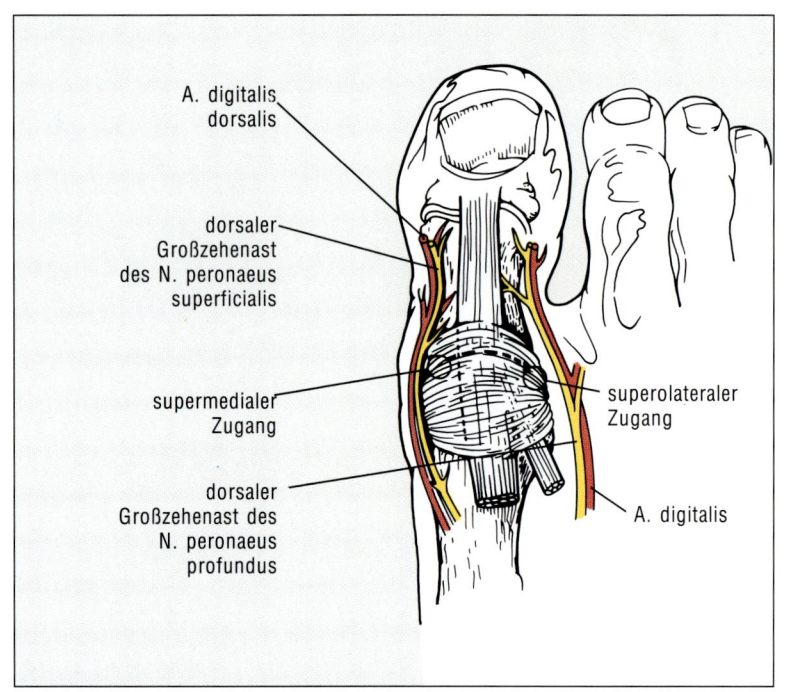

Abb. 20.11.
Arthroskopische Zugänge ins Großzehengelenk

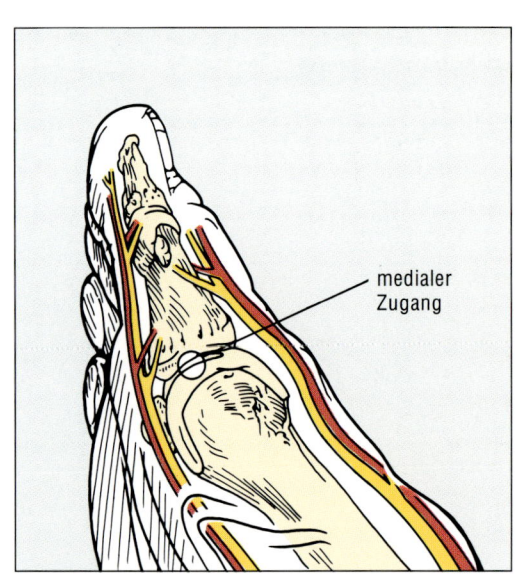

Abb. 20.12.
Medialer Zugang ins Großzehengelenk

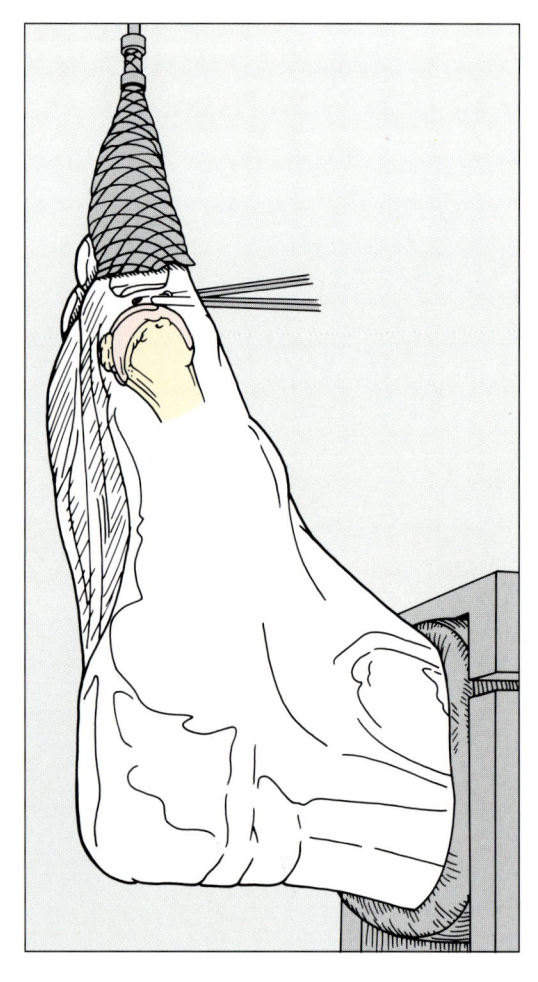

Abb. 20.13.
Distraktion des Metatarsophalangealgelenks der Großzehe

Chirurgische Technik

Für die Untersuchung benötigt man ein 1,9 mm- oder 2,2 mm-Arthroskop mit einem Winkel von 30°, eine von Hand gehaltene Kamera sowie ein kleines Gelenkfräsersystem mit 360°-Messer und Fräse.

Der Eingriff kann unter Allgemeinnarkose oder Spinal- oder Lokalanästhesie durchgeführt werden. Der Patient liegt normalerweise auf dem Rücken. Ein Tourniquet am Oberschenkel ist nicht erforderlich. Wahlweise kann die untere Extremität mit einem Beinhalter stabilisiert werden. Das Metatarsophalangealgelenk kann mit einem „chinesischen Fingerverband" der Großzehe, an dem über einen Seilzug Gewichte befestigt sind, aufgedehnt werden (Abb. 20.13). Vom superomedialen oder superolateralen Zugang her wird die Gelenkhöhle über eine 18-Gauge-Nadel mit etwa 3–5 ml isotonischer Kochsalzlösung gefüllt. Vom gegenüberliegenden Zugang aus wird mit einem Messer Nr. 11 eine Hautinzision angelegt, die mit einer kleinen Gefäßklemme in Richtung auf die Gelenkkapsel gedrückt wird, um Verletzungen des angrenzenden Nerven- und Gefäßbündels zu verhindern. Das Arthroskop wird in den superomedialen Zugang eingeführt, der Abfluß befindet sich im superolateralen Zugang. Ein i.v. Verlängerungsschlauch am Arthroskop sorgt für die nötige Kapseldehnung. Bei einem chirurgischen Eingriff können motorgetriebene Instrumente durch den dem Arthroskop gegenüberliegenden Zugang eingeführt werden, und das Spülsystem wird an die Arthroskopführung angeschlossen. Über diese beiden Zugänge läßt sich jeglicher pathologische Befund im Gelenk angehen. Der akzessorische Zugang über die mediale Fläche des Gelenks kann nötigenfalls unter direkter Sicht mit einer Spinalnadel geschaffen werden. Das Metatarsophalangealgelenk läßt sich vollständig explorieren, indem man dessen dorsalen Rezessus, den Gelenkknorpel der Grundphalange und den Metatarsalkopf sowie die Unterseite mit dem medialen und lateralen Sesambein inspiziert. Auf diese Weise lassen sich Bereiche mit Chondromalazie abtragen, Splitterbrüche und freie chondrale oder osteochondrale Bruchstücke entfernen, eine Osteochondrosis dissecans des ersten Metatarsalkopfes exzidieren, Zysten der proximalen Phalanx entfernen, und es kann in einigen ausgewählten Fällen ein Débridement bei degenerativer Arthrose der Großzehe erfolgreich durchgeführt werden (Abb. 20.14, 20.15) (3, 4).

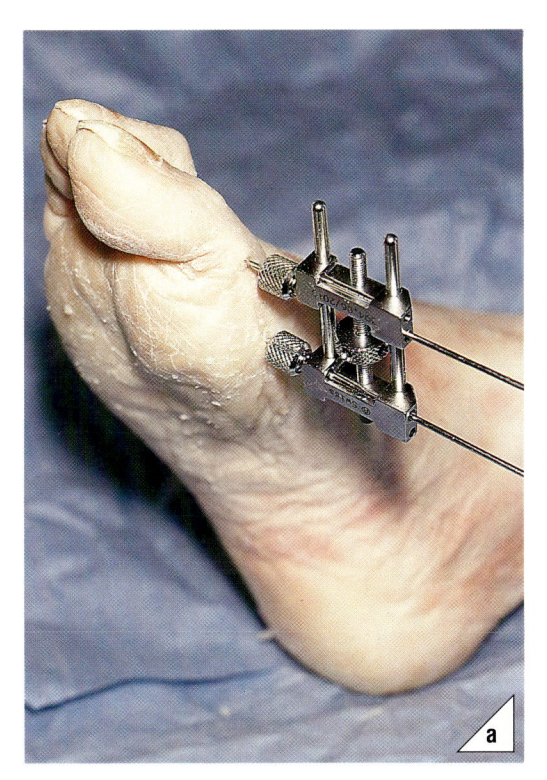

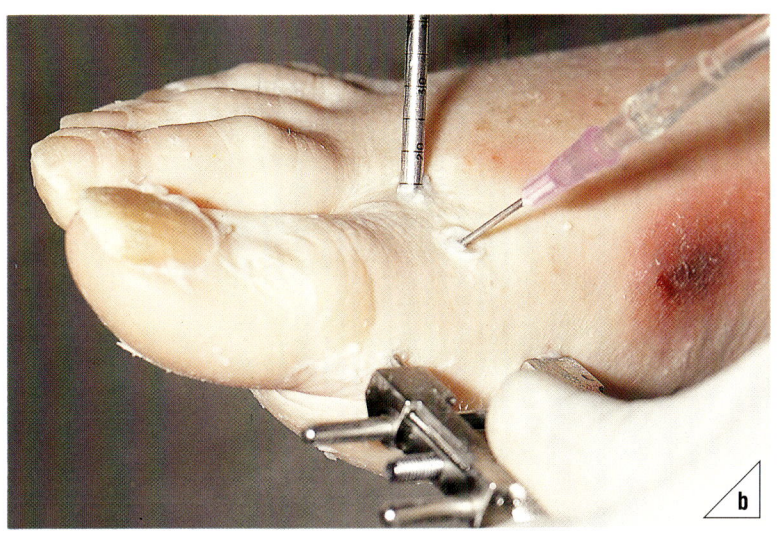

Abb. 20.14.
a An einer Leiche wird das Großzehengelenk mit einem Minidistraktor aufgedehnt. b Das Arthroskop wird durch den superolateralen Zugang eingeführt, nachdem das Gelenk über den superomedialen Zugang mit isotonischer Kochsalzlösung aufgedehnt wurde. c Das Arthroskop liegt im superomedialen, die Greifzange im superolateralen Zugang. d Beim Eröffnen des Gelenks zeigt sich, daß das mediale Sesambein mit der Plantarfläche des Metatarsalkopfes der Großzehe artikuliert

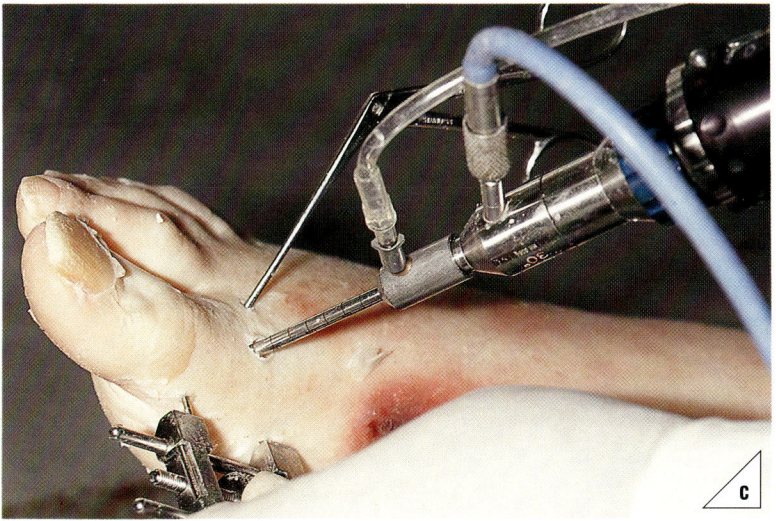

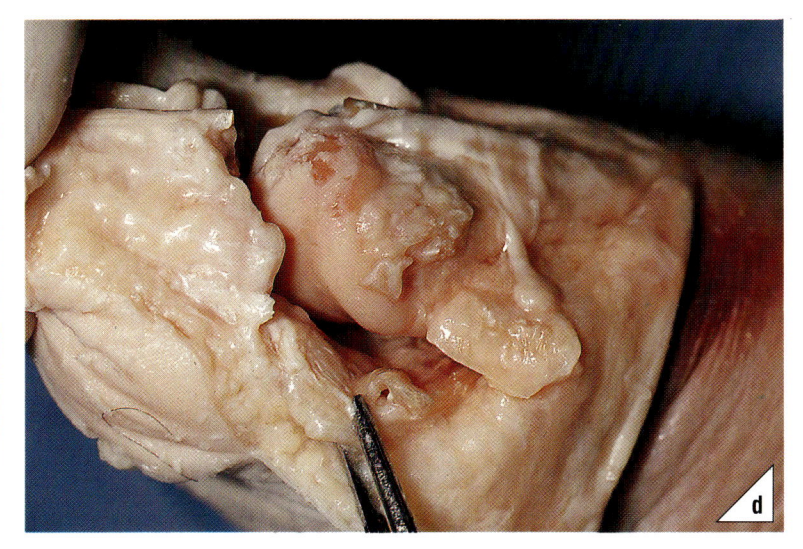

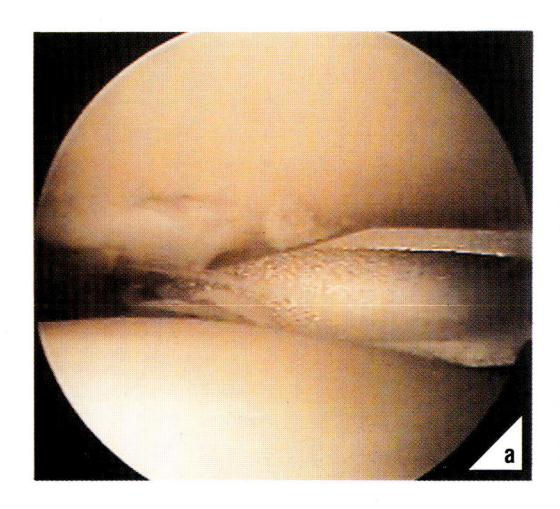

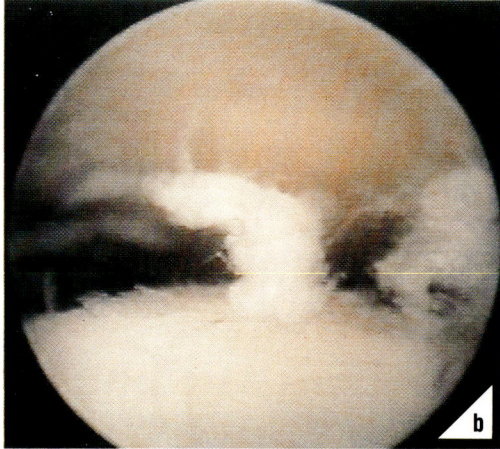

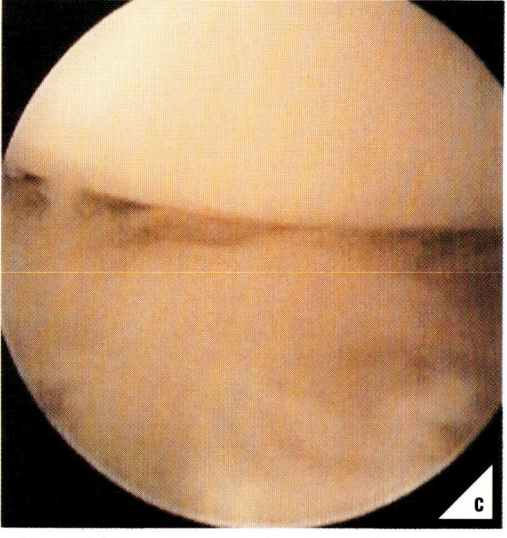

Abb. 20.15 a–c.
Arthroskopische Darstellung des Großzehengelenks. a Die Nadel liegt lateral im Gelenk. Die Gelenkfläche der proximalen Phalanx liegt oben, die des Metatarsalkopfes unten. b Der Metatarsalkopf liegt unten, die proximale Phalanx oben. c Unterseite des Metatarsalkopfes und Kapsel an der Plantarseite des Gelenks

Literatur

1. Parisien JS, Vangness T. Arthroscopy of the subtalar joint: an experimental approach. *Arthroscopy*. 1985;1:53–57.
2. Parisien JS. Arthroscopy of the posterior subtalar joint: a preliminary report. *Foot Ankle*. 1986;6:219–224.
3. Ferkel RD, Van Buecken K. Great toe arthroscopy: indications, techniques and results. Abstracts of the 10th Annual Meeting of the AANA; San Diego, Calif; April 1991.
4. Barlett DH. Arthroscopic management of osteochondritis dissecans of the first metatarsal head. *Arthroscopy*. 1988;4:51–54.

Teil 4
Der Ellbogen

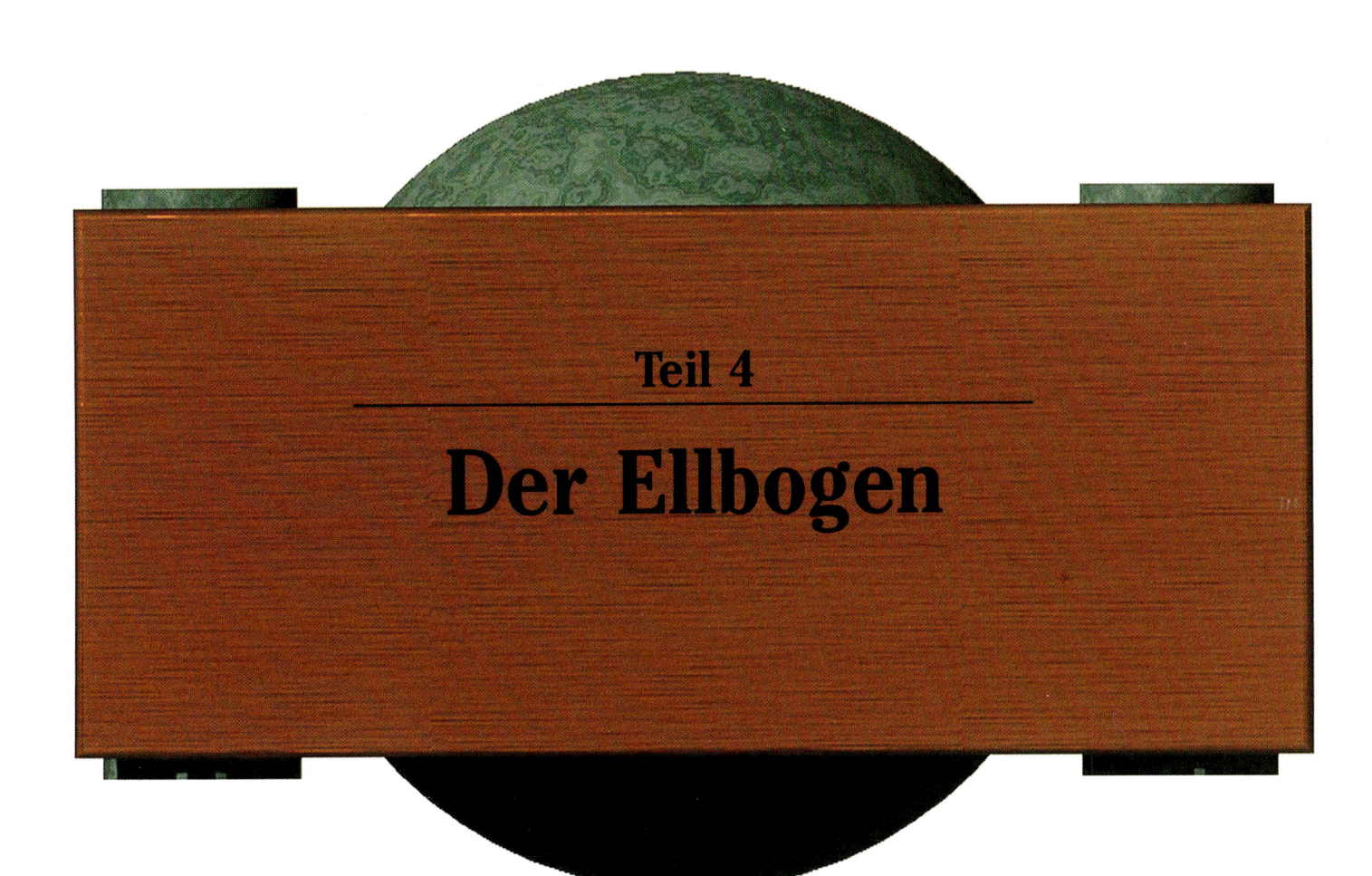

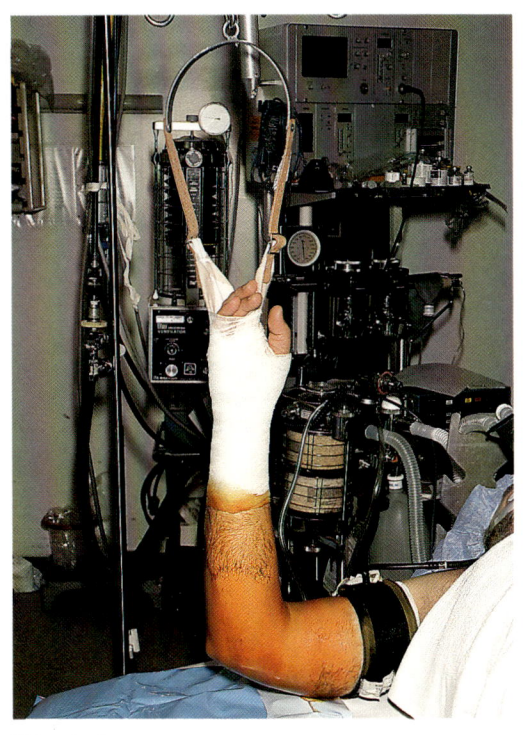

Abb. 21.3.
Der Patient liegt auf dem Rücken, der Arm ist um 90° gebeugt. Hand und Unterarm hängen in einem oben angebrachten Gurt

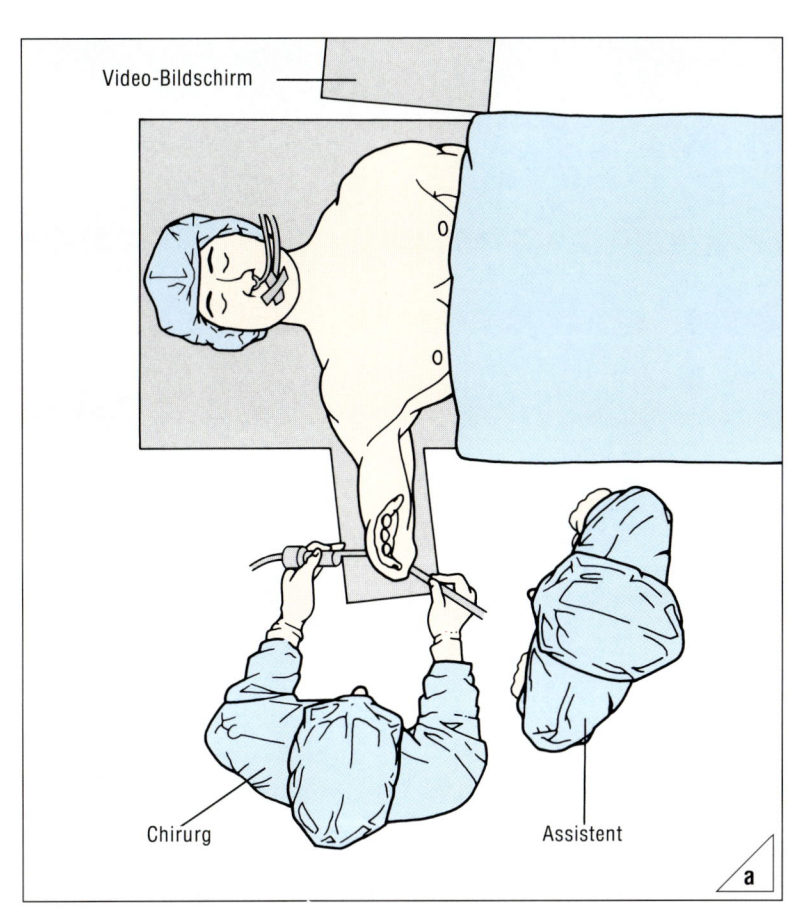

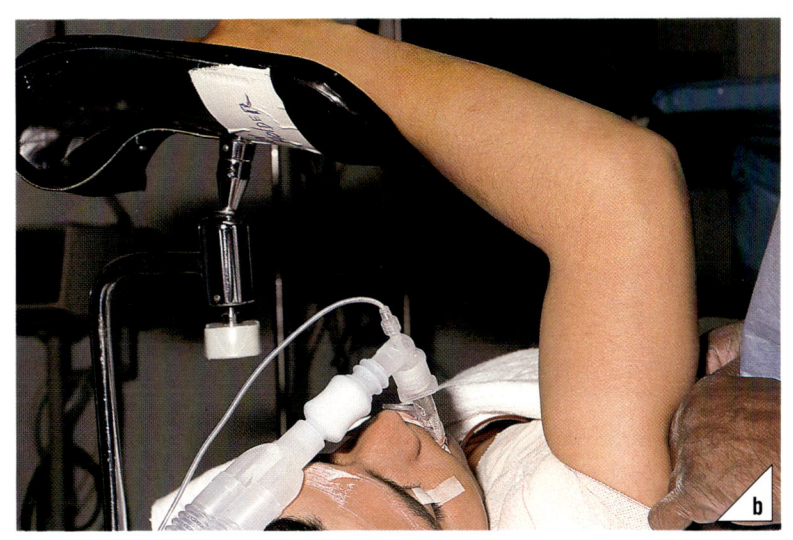

Abb. 21.4.
a Der Chirurg steht seitlich des Ellenbogengelenks, der Oberarm zeigt in seine Richtung. Rechts neben ihm steht der erste Assistent, mit Blickrichtung in die Achselhöhle. Das Videosystem befindet sich dem Chirurgen gegenüber. b Das Gestänge, mit dem die Lage des Ellenbogengelenks kontrolliert wird, eine sonst bei der Lithotomie verwendete Beinstütze, ist auf der gegenüberliegenden Seite des Operationstisches angebracht. c Ellenbogengelenk in über der Brust gekreuzter Position zur Arthroskopie des posterioren Kompartments. Die Halterung ist mit einem sterilen Schlauchstrumpf aus Plastik abgedeckt

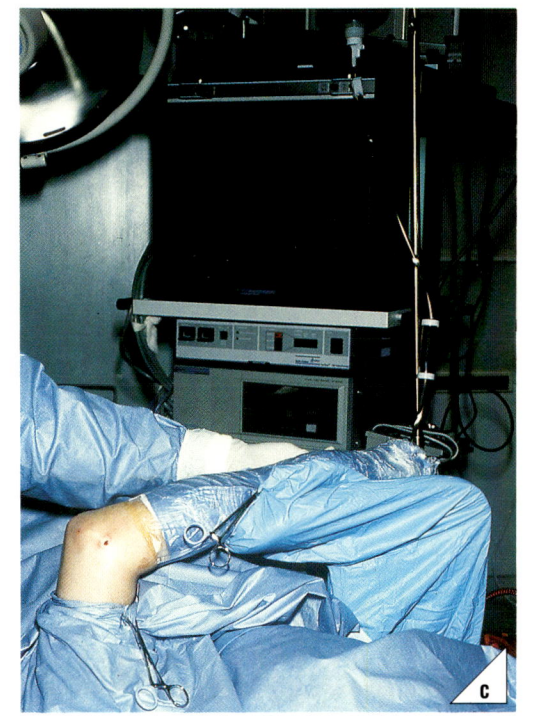

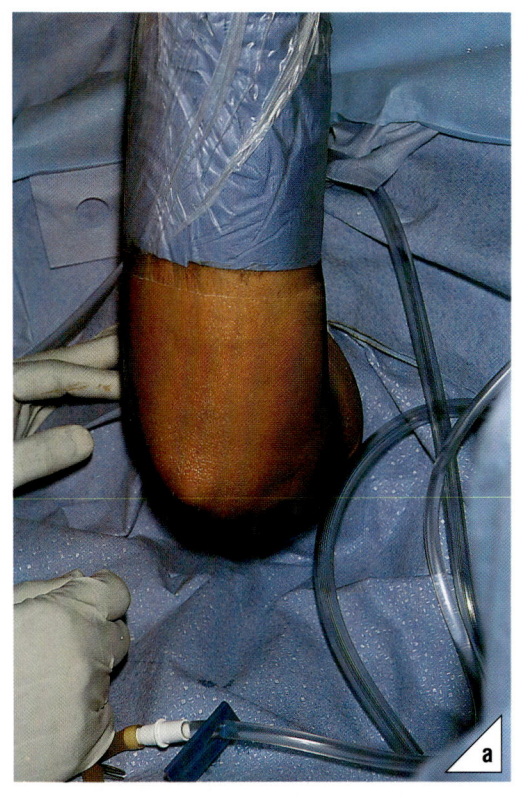

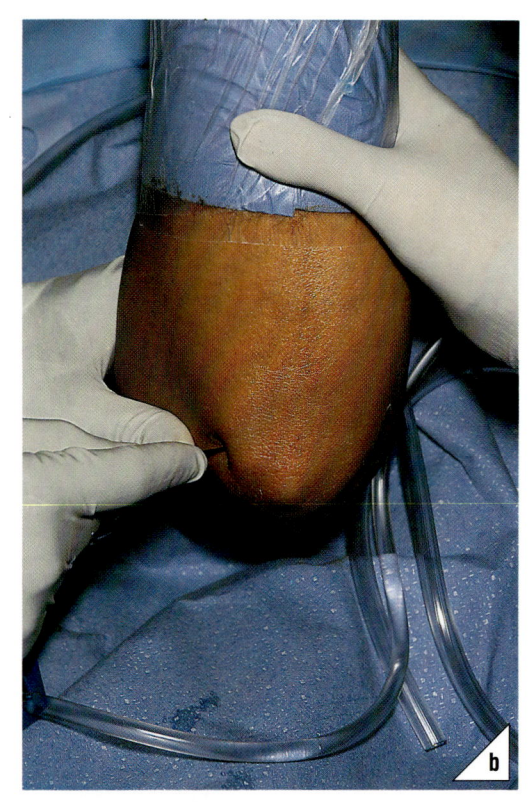

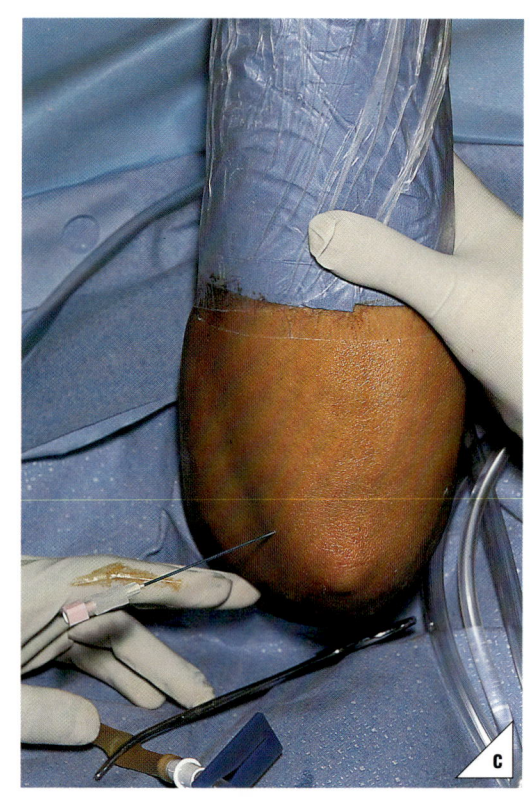

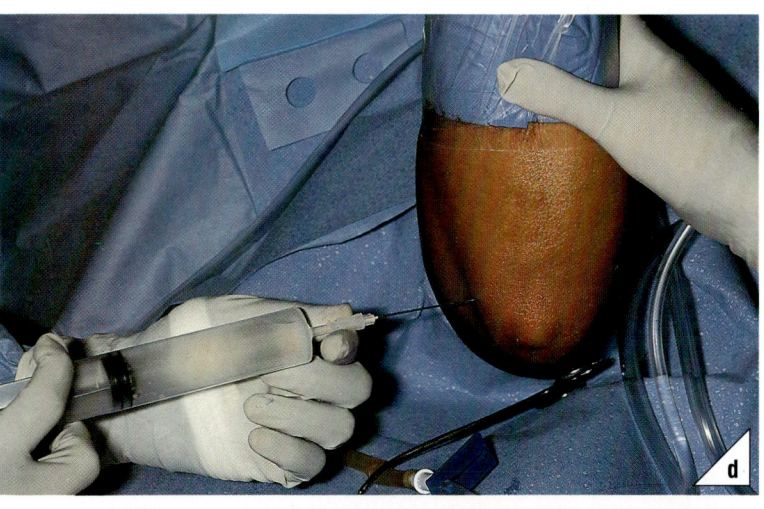

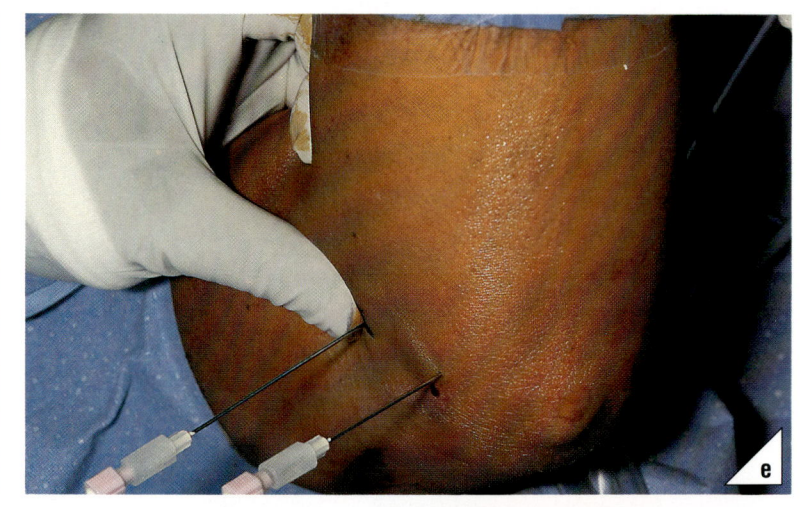

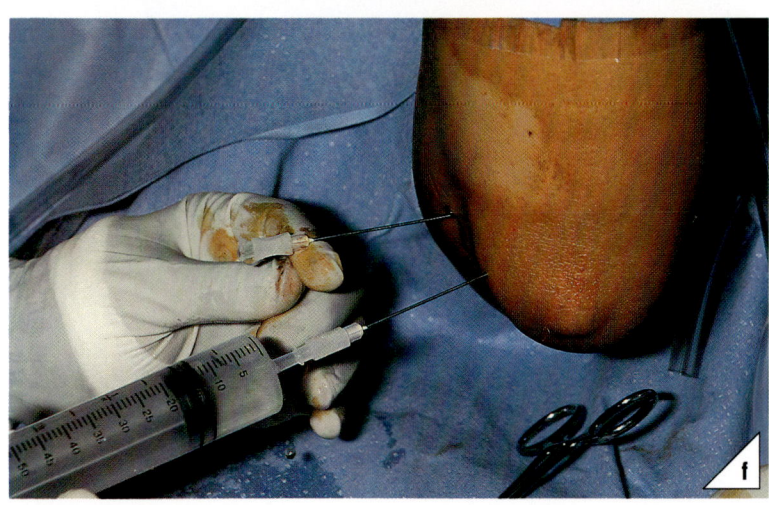

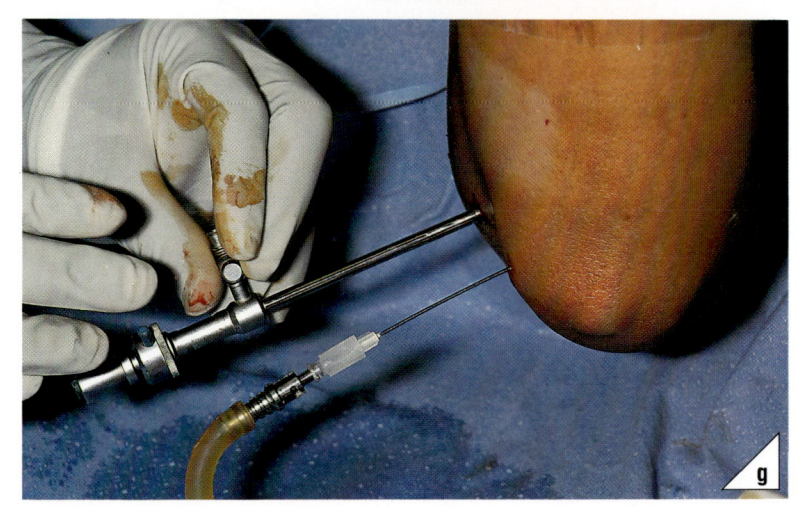

Abb. 21.5 a–g.
Arbeitsschritte beim Anlegen des anterolateralen Zugangs. Der Patient liegt mit um 90° gebeugtem Ellenbogengelenk auf dem Rücken. a Aufsuchen des Zugangs über dem Radiuskopf, etwa 1 cm vor dem Epicondylus lateralis; b–d Eine 18-Gauge-Nadel im Bereich zwischen Epicondylus lateralis, Radiuskopf und Olecranon dient der Injektion von isotonischer Kochsalzlösung in die hintere Gelenkkapsel. e–f Eine zweite 18-Gauge-Nadel wird 1 cm vor dem Epicondylus lateralis eingeführt. g Am Ort der zweiten Nadel wird ein Hautschnitt gelegt, um einen 4 mm-Trokar mit stumpfem Obturator einzuführen

ein posterolateral und ein genau posterior gelegener. Vor kurzem wurde auch ein proximomedialer Zugang beschrieben.

Anterolateraler Zugang

Der anterolaterale Zugang, der gewöhnlich als erster angelegt wird, liegt über dem Radiuskopf, etwa 1 cm vor dem Epicondylus lateralis (Abb. 21.5a). Der anterolaterale Zugang verläuft durch den M. extensor carpi radialis brevis, im Durchschnitt etwa 4 mm vom N. radialis entfernt. Allerdings konnte in anatomischen Studien [1] gezeigt werden, daß der Nerv weitere 7 mm weiter vorn verläuft. Subkutan verlaufende Nerven, bei denen während des Anlegens dieses Zugangs das Risiko einer Verletzung besteht, sind der N. cutaneus antebrachii lateralis und der N. cutaneus antebrachii posterior. Ersterer durchbricht die Fascia antebrachii proximal des Gelenks und lateral der Sehne des M. biceps. Letzterer, ein Ast des N. radialis, durchbricht die Fascia antebrachii im Bereich der distalen zwei Drittel des Unterarms.

Zu Beginn wird eine 18-Gauge-Nadel im Bereich des Dreiecks zwischen dem Epicondylus lateralis, dem Radiuskopf und der Spitze des Olecranons in das Ellenbogengelenk eingeführt, und man injiziert 30 ml isotonischer Kochsalzlösung in die hintere Gelenkkapsel (Abb. 21.5 b–d). Durch maximale Dehnung der posterioren Kapsel erreicht man auch die Dehnung der anterioren Kapsel (Abb. 21.6). Pronation und Supination des Unterarms erleichtern das Identifizieren des Radiuskopfes. Dann wird eine zweite 18-Gauge-Nadel gegenüber dem Radiuskopf, etwa 1 cm vor dem Epicondylus lateralis eingeführt (Abb. 21.5e und f). Man zielt dabei auf das Zentrum des Gelenks, und das Austreten von Flüssigkeit bestätigt das exakte Eindringen der Nadel. Nach maximalem Aufdehnen der Kapsel wird mit einem Messer Nr. 11 neben der vorderen Nadel ein Hautschnitt für das Einführen des Arthroskops und des Kanülensystems gelegt. Konstante Spülung erreicht man unter Verwendung des auch beim Kniegelenk eingesetzten schwerkraftgetriebenen Systems. Für die optische Darstellung wird eine Kamera an das Arthroskop angeschlossen. Man kann Arthroskope zwischen 2,7 und 4 mm benutzen (Abb. 21.5 g). Zu den durch diesen Zugang am besten sichtbaren Strukturen gehören die Trochlea, der distale Humerus und der Processus coronoideus der Ulna (Abb. 21.7). Durch langsames Zurückziehen und Drehen des Arthroskops läßt sich jedoch auch das mediale Radiohumeralgelenk darstellen.

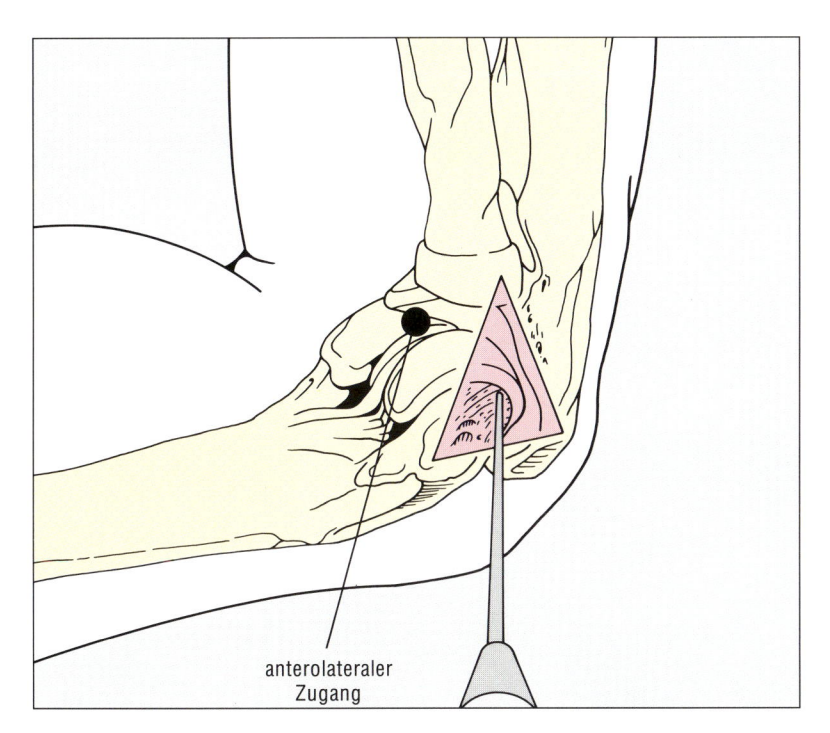

Abb. 21.6.
Zu Beginn des Eingriffs wird eine 18-Gauge-Nadel im Dreieck zwischen Epicondylus lateralis, Radiuskopf und Olecranon eingeführt, und man injiziert 30 ml isotonischer Kochsalzlösung in die hintere Gelenkkapsel

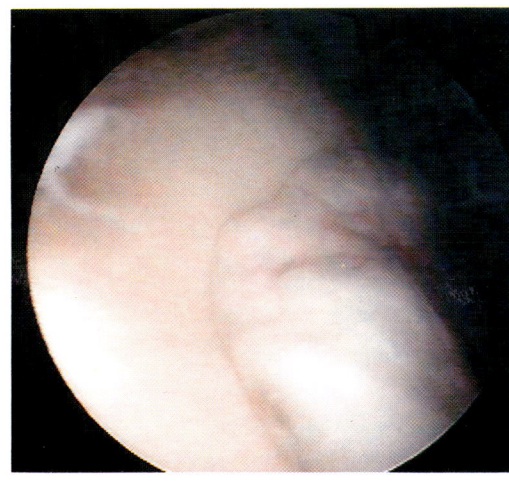

Abb. 21.7.
Ansicht der Trochlea und des Processus coronoideus der Ulna

Anteromedialer Zugang

Bei diesem Zugang sollte man den N. cutaneus antebrachii medialis umgehen. Dieser führt durch den sehnigen Anteil des M. pronator teres und die radiale Seite des M. flexor digitorum superficialis in einem Bereich von 6 mm um den N. medianus und die A. brachialis. Es konnte gezeigt werden, daß beide um 10 bzw. 8 mm nach vorn verlagert werden [1].

Der anteromediale Zugang liegt etwa 2 cm anterior und distal des Epicondylus humeri lateralis (Abb. 21.8). Er läßt sich durch eine Spinalnadel (18 Gauge) auf der medialen Seite legen. Mit einem anterolateral liegenden Arthroskop läßt sich die Lage der Nadel kontrollieren. Die Alternative, einen anteromedialen Zugang zu legen, besteht im Einbringen eines glatten Stabs in die Arthroskophülse und nachfolgender medialer Darstellung des Stabs durch die angespannte Haut. Der anteromediale Zugang bietet ausgezeichnete Sicht auf das Capitulum humeri und den Radiuskopf. Diese Untersuchung gestaltet sich besonders effektiv durch Pronation und Supination des Unterarms und durch Flexion und Extension des Ellenbogengelenks. Vor der Inzision an der medialen Seite des Ellenbogens sollte der N. ulnaris in seiner posteromedial gelegenen Rinne am Ellenbogen palpiert werden. Es ist wichtig zu wissen, daß bei einem großen Teil der Bevölkerung eine Subluxation des Nervs nach vorn besteht. Childress wies bei 2000 scheinbar normalen Ellenbogengelenken eine 16,2%ige Inzidenz rezidivierender Verlagerungen des N. ulnaris nach [7].

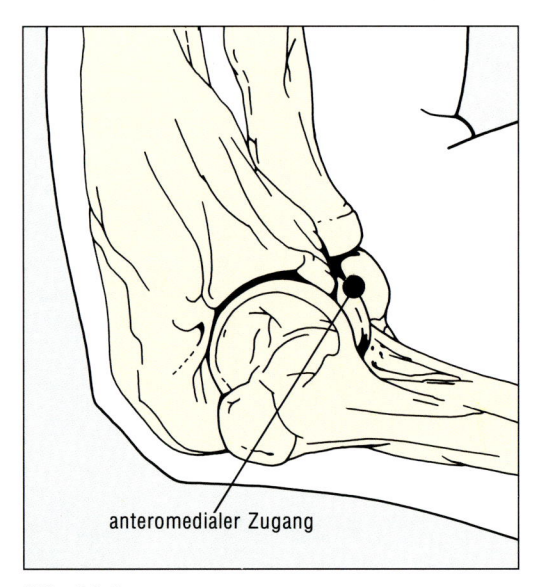

Abb. 21.8.
Anteromedialer Zugang. Der Patient liegt mit um 90° gebeugtem Ellenbogen auf dem Rücken

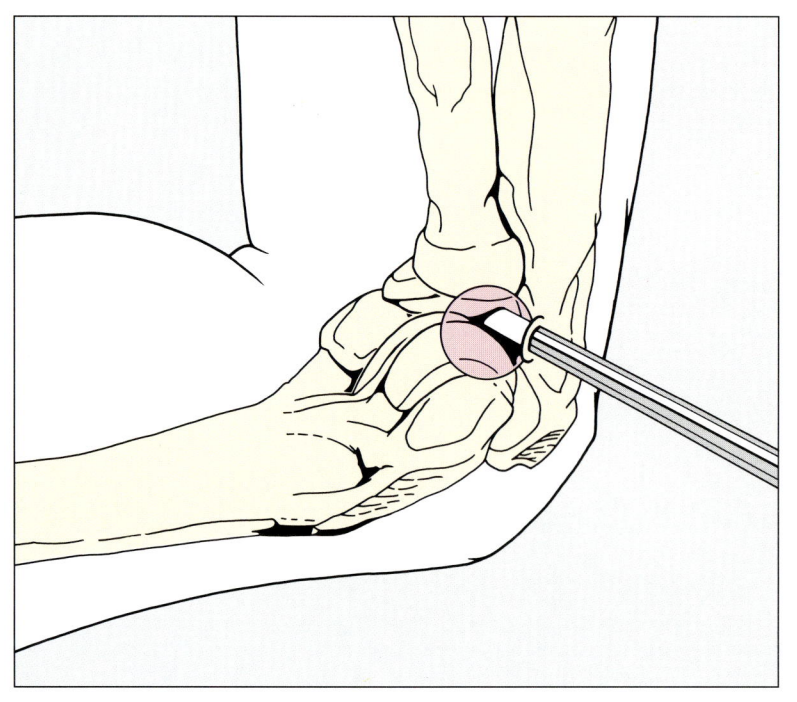

Abb. 21.9.
Gerader seitlicher Zugang. Der Patient liegt auf dem Rücken

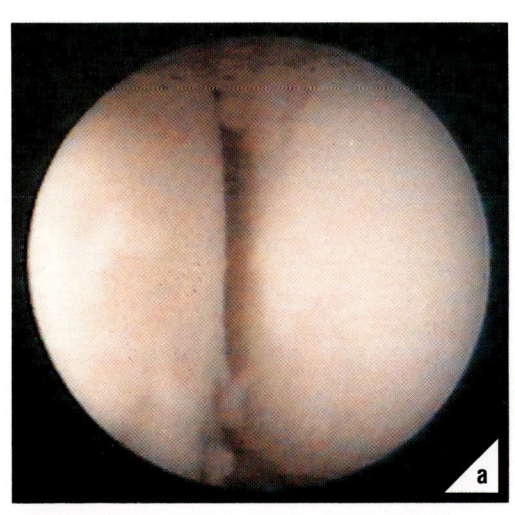

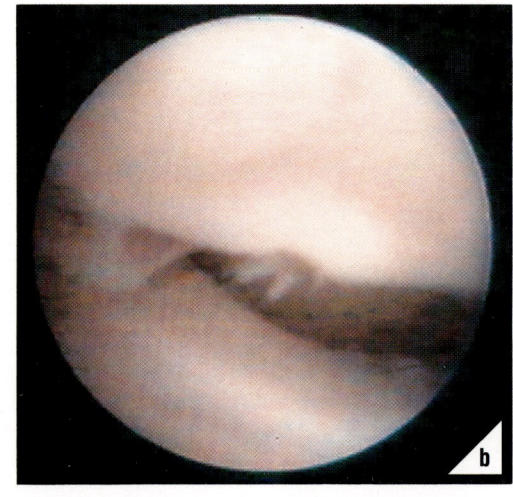

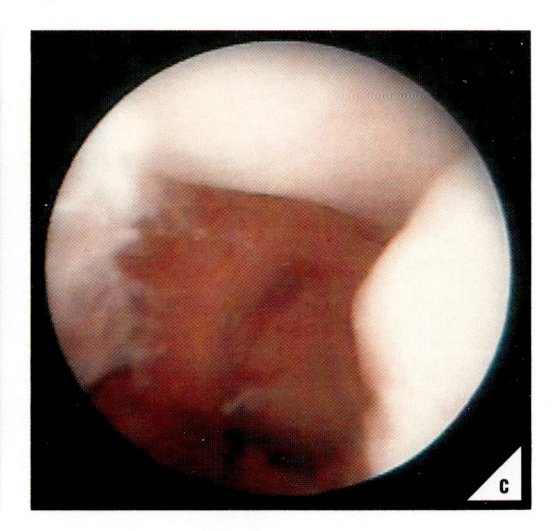

Abb. 21.10 a–c.
Arthroskopische Bilder des Radiohumeralgelenks – der Radiuskopf liegt rechts im Bild (a). b Die Trochlearinne der Ulna – die Ulna liegt unten. c Das hintere Kompartment des rechten Ellenbogengelenks – die Spitze des Olecranons liegt rechts

Gerader lateraler Zugang

Der gerade laterale Zugang liegt im Bereich eines Dreiecks zwischen dem Epicondylus humeri lateralis, dem Radiuskopf und dem Olecranon (Abb. 21.9). Dieser Zugang verläuft durch den M. anconaeus. In seiner Gefahrenzone liegt der N. cutaneus antebrachii posterior. Der gerade laterale Zugang bietet eine gute Sicht auf das Radioulnargelenk sowie auf die untere Fläche des Radiuskopfes, die Unterseite des Capitulum humeri und die Trochleakerbe der Ulna. Bewegt man das Arthroskop nach posterior, läßt sich auch das posteriore Kompartment darstellen (Abb. 21.10).

Posterolateraler Zugang

Der posterolaterale Zugang liegt etwa 3 cm proximal der Spitze des Olecranons und 2 cm lateral des Zentrums des M. triceps brachii (Abb. 21.11). Er bietet ausgezeichnete Sicht auf die Fossa und Spitze des Olecranons. Um diesen Zugang zu legen, muß man das Ellenbogengelenk etwas aufdehnen. Gefährdet sind im Bereich dieses Zugangs, der den M. triceps brachii durchzieht, die Nn. cutanei antebrachii posterior et lateralis. Beim Anlegen dieses Zugangs sollte der Chirurg berücksichtigen, daß sich etwa 2,5 cm medial des Gelenkzentrums der N. ulnaris befindet.

Gerader posteriorer Zugang

Der gerade posteriore Zugang verläuft durch die Sehne des M. triceps brachii und liegt etwa 3 cm proximal der Spitze des Olecranons, jedoch stärker zur Mittellinie hin als in Richtung auf den posterioren Zugang (s. Abb. 21.11). Er bietet gute Sicht auf die Rückseite des Ellenbogengelenks. Bei diesem Zugang sollte man immer auf die posteromediale Lage des N. ulnaris achten.

Proximomedialer Zugang

Dieser wird gewöhnlich bei auf dem Bauch liegenden Patienten gewählt (Abb. 21.12). Er liegt etwa 2 cm proximal des Epicondylus medialis humeri und genau vor dem Septum intermusculare mediale. Um ein sicheres Einführen zu gewährleisten, wird die Arthroskopkanüle auf das Zentrum des Ellenbogengelenks gerichtet. Obwohl der superomediale Zugang sehr gut zur gleichzeitigen Darstellung der lateralen und medialen Fläche des Ellenbogengelenks geeignet ist, ist er nicht so sicher wie die Standardzugänge. Meyers zeigte, daß die Arthroskophülse nur 2–4 mm vom N. ulnaris entfernt liegt, und daß dieser in Flexion des Ellenbogengelenks nur noch näher an das Septum intermusculare mediale heranrückt.

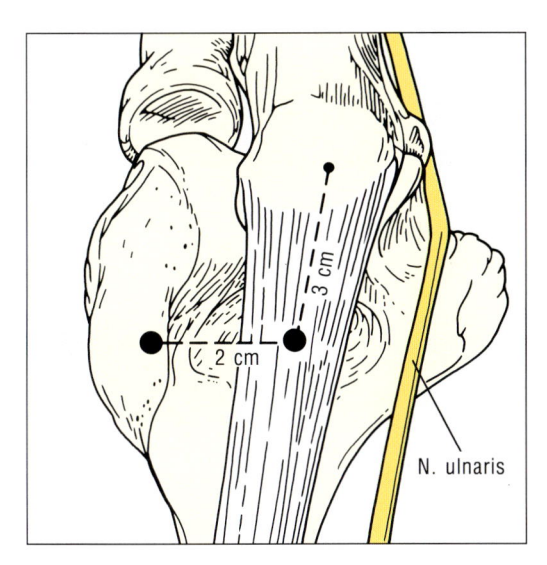

Abb. 21.11.
Posterolateraler und gerader lateraler Zugang. Der Ellenbogen liegt über der Brust gekreuzt

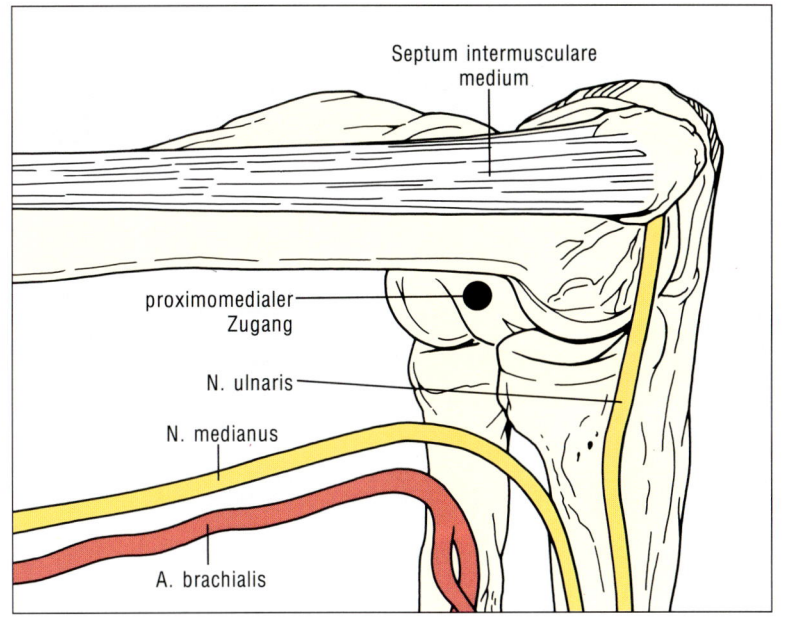

Abb. 21.12.
Proximomedialer Zugang. Der Patient liegt in der von Meyers beschriebenen Bauchlage

Chirurgische Technik

Generell gesagt, erfordert der arthroskopische Umgang mit pathologischen Befunden an der Vorderseite des Ellenbogengelenks den anterolateralen und den anteromedialen Zugang. Während das Arthroskop durch einen von ihnen eingeführt wird, liegen die Instrumente jeweils im gegenüberliegenden Zugang. Ein pathologischer Befund lateral des Ellenbogengelenks kann auch durch den geraden lateralen Zugang angegangen werden. Befunde an der Rückseite des Ellenbogengelenks erreicht man am besten durch eine Kombination aus posterolateralem und geradem lateralen Zugang.

Entfernen freier Gelenkkörper

Freie Gelenkkörper bilden möglicherweise die häufigste Indikation einer operativen Arthroskopie des Ellenbogengelenks (Abb. 21.13, 21.14). Ob chondralen oder osteochondralen Ursprungs, können sie im Anschluß an eine osteochondrotische Läsion des Capitulum humeri, nach Verletzungen mit intraartikulären Frakturen oder nach einer synovialen Osteochondromatose auftreten (Abb. 21.15, 21.16). Freie Gelenkkörper finden sich sowohl im vorderen als auch im hinteren Kompartment des Ellenbogengelenks (Abb. 21.17). Die klinische Diagnose beruht gewöhnlich auf einer umfassenden Anamnese und körperlichen Untersuchung und kann durch Röntgenaufnahmen, Computertomogramme oder CT-Arthrogramme des Ellenbogengelenks bestätigt werden. Sind die freien Gelenkkörper anterior gelegen, lassen sie sich durch die beiden anterioren Zugänge entfernen (Abb. 21.18). Bisweilen ist eine partielle Synovektomie erforderlich, um Größe und Anzahl der Fragmente im Gelenk zu bestimmen (Abb. 21.19). Größere Gelenkkörper werden gewöhnlich am Ende der arthroskopischen Exploration entfernt, um ein Austreten von Flüssigkeit in das Weichteilgewebe zu verhindern. Posterior gelegene freie Gelenkkörper werden unter Verwendung der beiden posterioren Zugänge oder einer Kombination aus geradem lateralem und posterolateralem Zugang entfernt.

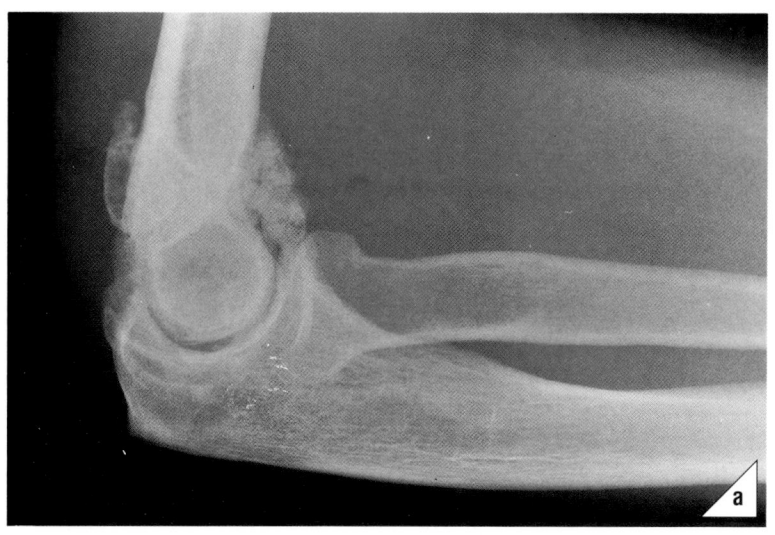

Abb. 21.13.
Röntgenaufnahme mit freien Gelenkkörpern bei synovialer Osteochondromatose (a) und das gleiche Ellenbogengelenk nach arthroskopischer Exzision (b)

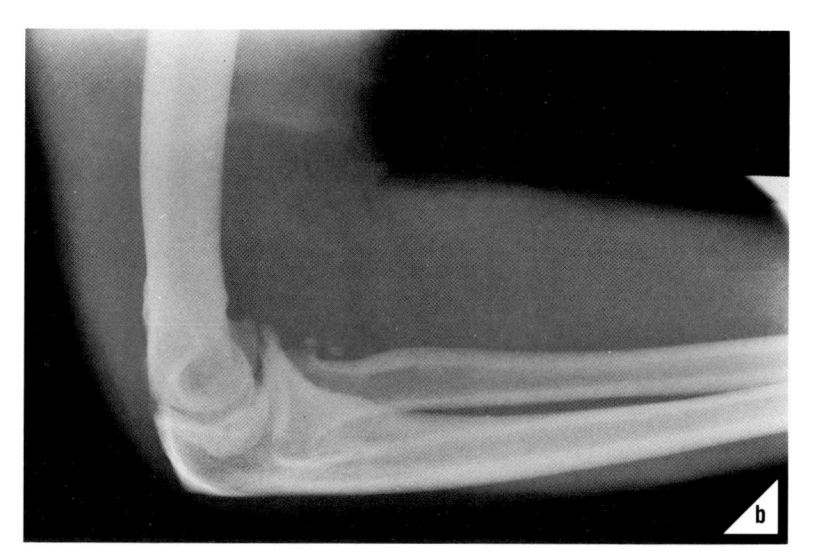

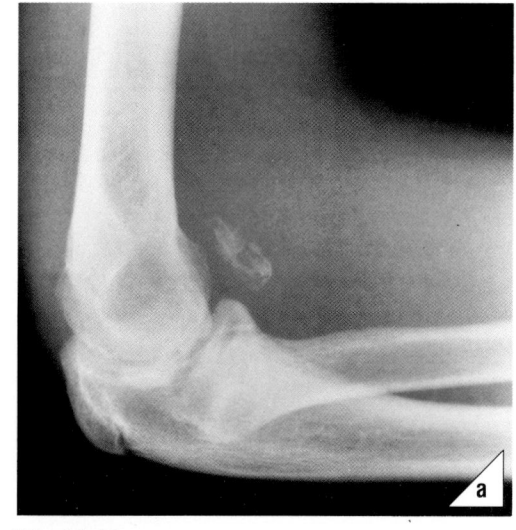

Abb. 21.14.
a Einzelner freier Gelenkkörper im vorderen Kompartment; b Zustand nach arthroskopischer Exzision

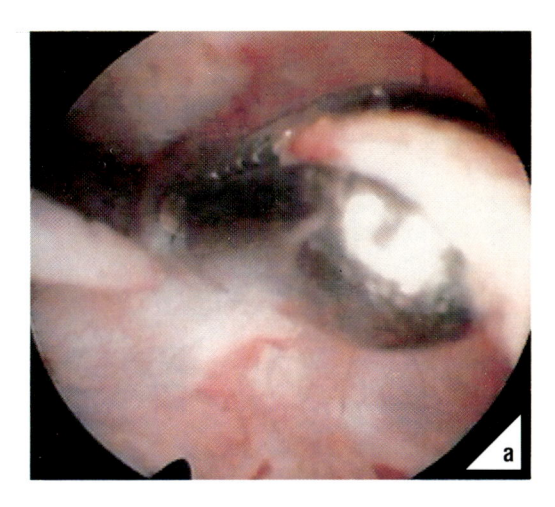

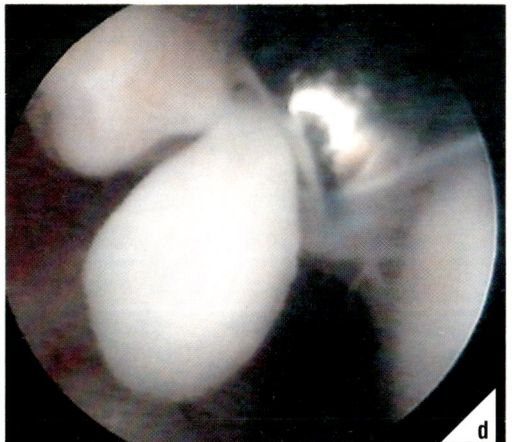

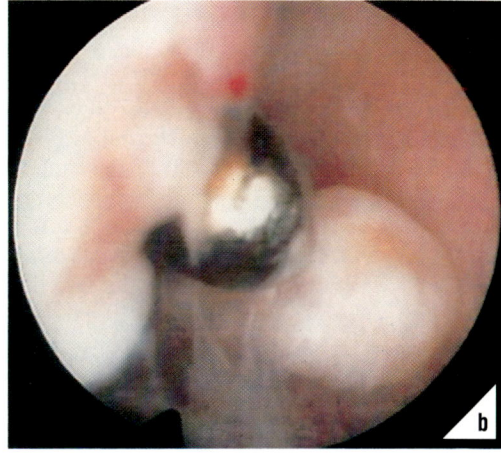

Abb. 21.15 a–d.
Beispiele für freie Gelenkkörper bei synovialer Osteochondromatose des Ellenbogengelenks

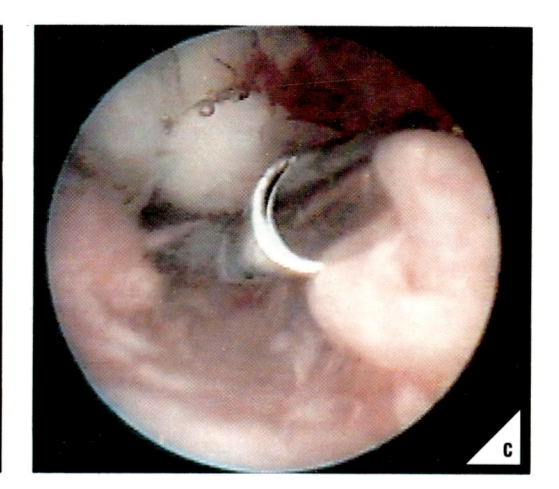

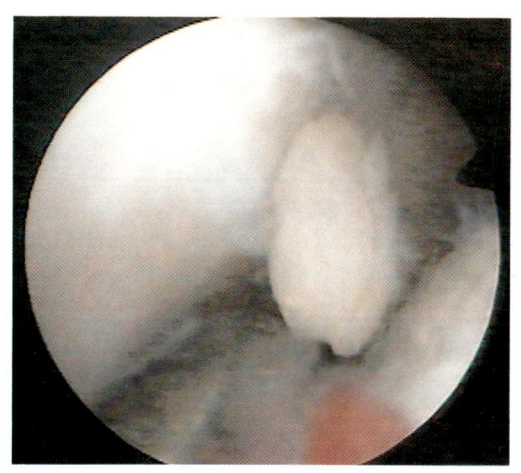

Abb. 21.16.
Freier Gelenkkörper in der Trochlearinne der rechten Ulna, die rechts im Bild zu erkennen ist

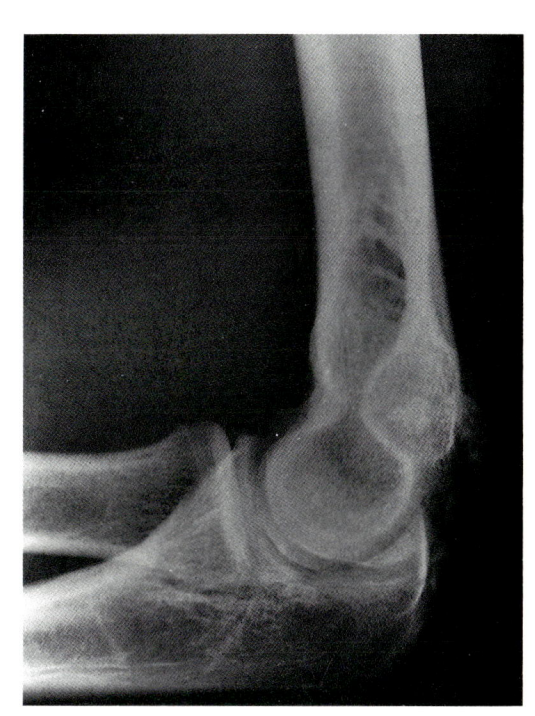

Abb. 21.17.
Freie Gelenkkörper im hinteren Kompartment

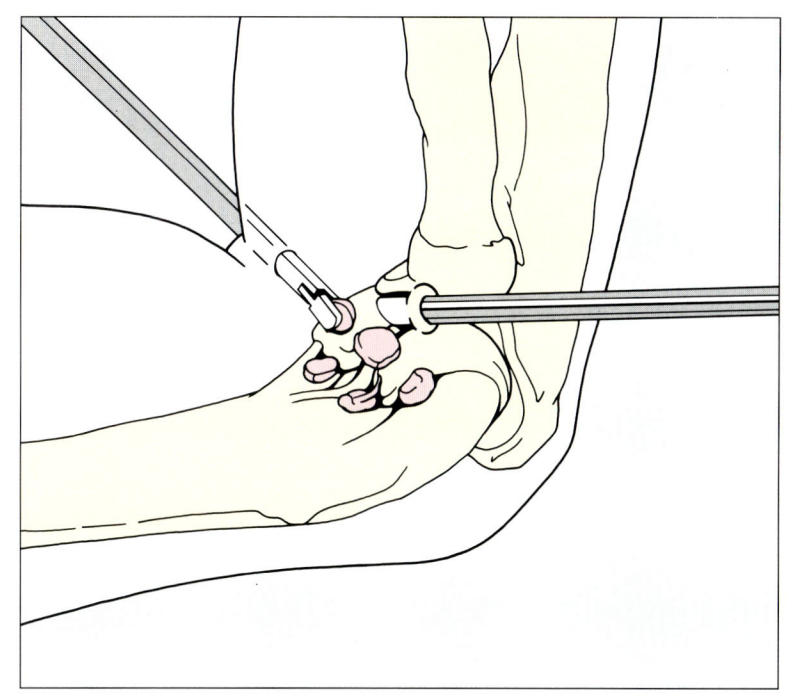

Abb. 21.18.
Entfernen freier Gelenkkörper über den medialen und lateralen Zugang. Der Patient liegt dabei auf dem Rücken

Arthroskopische Chirurgie des Ellenbogengelenks

Osteochondrosis dissecans des Capitulum humeri

Nach dem Versagen einer konservativen Therapie einer osteochondrotischen Läsion des Capitulum humeri kann man einen arthroskopisch-chirurgischen Eingriff durchführen, um ein freies Fragment zu entfernen, einen stabilen Bruch mit normaler Gelenkausrichtung zu verschrauben oder einen nekrotischen Bereich mit degeneriertem Gelekknorpel abzutragen. Ein frei im Gelenk liegendes Bruchstück kann wie oben beschrieben unter Verwendung der beiden vorderen Zugänge oder in Kombination mit einem akzessorischen Zugang entfernt werden (Abb. 21.20). Wählt man die beiden anterioren Zugänge, so sollte sich das Arthroskop vorzugsweise im medialen, die Instrumente dagegen im anterolateralen Zugang befinden. Um an den am meisten distal gelegenen Punkt des Capitulum humeri heranzukommen, ist bisweilen eine Kombination von geradem und akzessorischem lateralen Zugang erforderlich. Mit kleinen Hohlschrauben oder resorbierbaren Stiften gelingt auch das Fixieren eines lebensfähigen Fragments. Bei Fragmentation und Degeneration der Läsion lassen sich auch ein Débridement und Curettage des Wundkraters bis auf den blutenden Knochen durchführen (Abb. 21.21).

Posttraumatische Erkrankungen des Olecranons

Zu dieser Gruppe gehören die posteriore Olekranoneinklemmung und das Valgus-Überstreckungssyndrom. Patienten mit ersterer klagen gewöhnlich über Schmerzen bei voller Extension des Ellenbogengelenks. Obwohl Röntgenaufnahmen in der Regel unauffällig sind, findet sich der pathologische Befund bei der arthroskopischen Untersuchung im allgemeinen posterior lokalisiert und kann eine Kombination von Hypertrophie der Synovialis, Gelenkknorpeldegeneration und Vorliegen kleiner Knochensplitter darstellen (Abb. 21.22, 21.23b).

Das Valgus-Überstreckungssyndrom findet man gewöhnlich bei Baseballspielern. Diese Patienten haben einen eingeschränkten Bewegungsspielraum infolge posteriorer Osteophyten im Bereich des Olecranons. Arthroskopisch finden sich Veränderungen im Sinne einer Chondromalazie in der Fossa olecranoni und posteromediale Osteophyten. Diese erfordern die Kombination eines posterolateralen Zugangs, über den sich die Läsion beurteilen läßt, und mit einem geraden posterioren Zugang, über den die Instrumente eingeführt werden (Abb. 21.23c). Zum Entfernen der Osteophyten benötigt man den kleinen Synoviaresektor

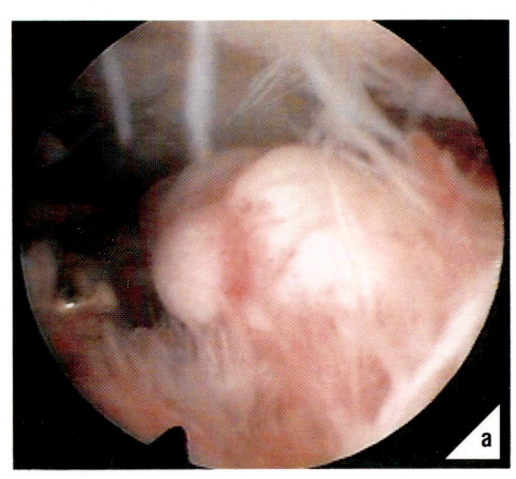

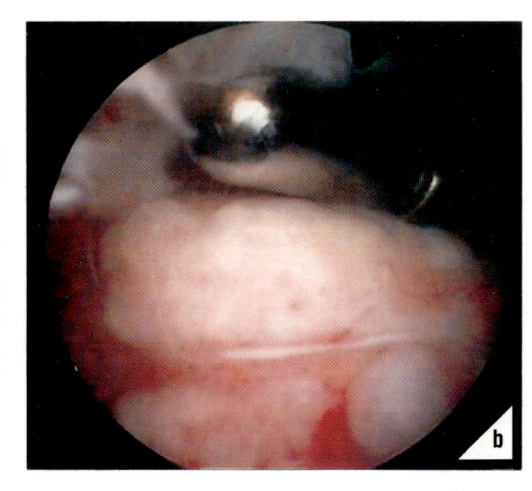

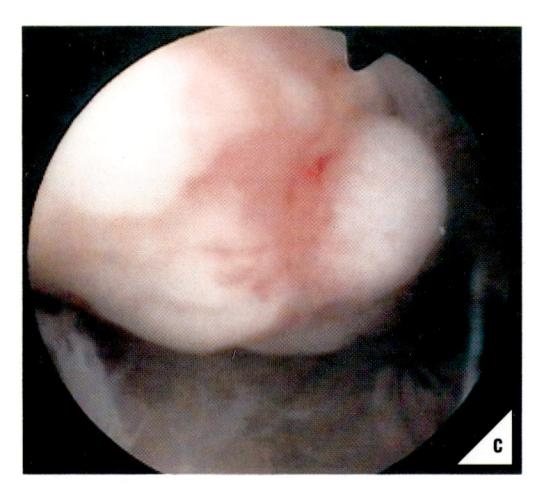

Abb. 21.19.
a Arthroskopisches Bild freier Gelenkkörper, die im vorderen Kompartment des rechten Ellenbogengelenks liegen. b Ein kleines, motorgetriebens Instrument dient der partiellen Synovektomie, um den freien Gelenkkörper freizulegen. c Großer freier Gelenkkörper im vorderen Kompartment des Ellenbogengelenks

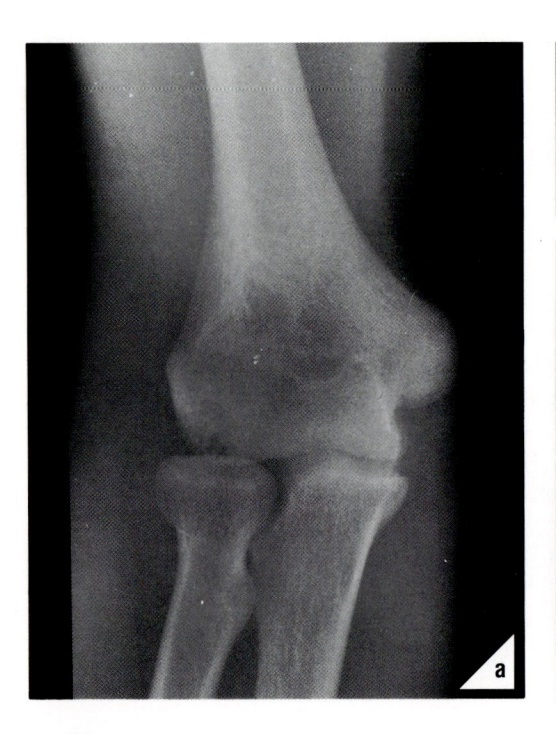

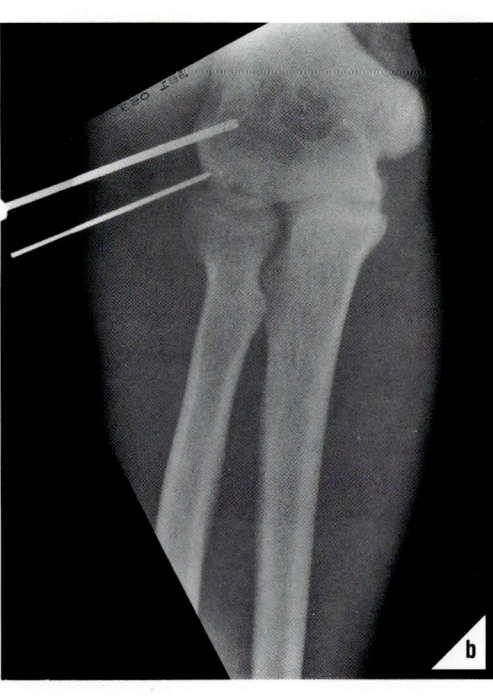

Abb. 21.20 a, b.
Röntgenaufnahme einer Osteochondrosis dissecans mit Bohrungen

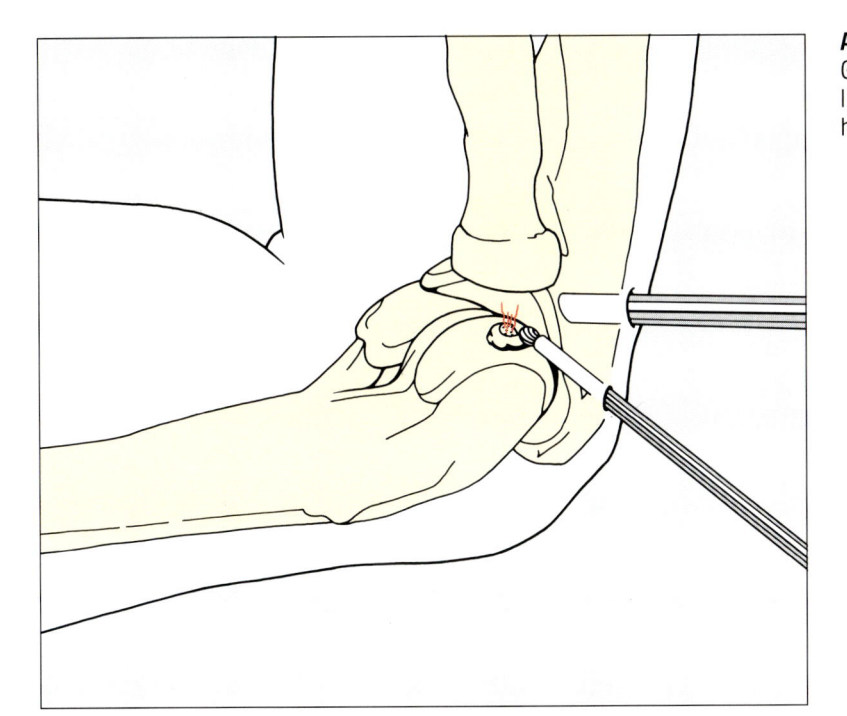

Abb. 21.21.
Gerader lateraler und akzessorischer lateraler Zugang zur optischen Darstellung und zum Débridement bei Osteochondrosis dissecans des Capitulum humeri. Der Patient liegt auf dem Rücken

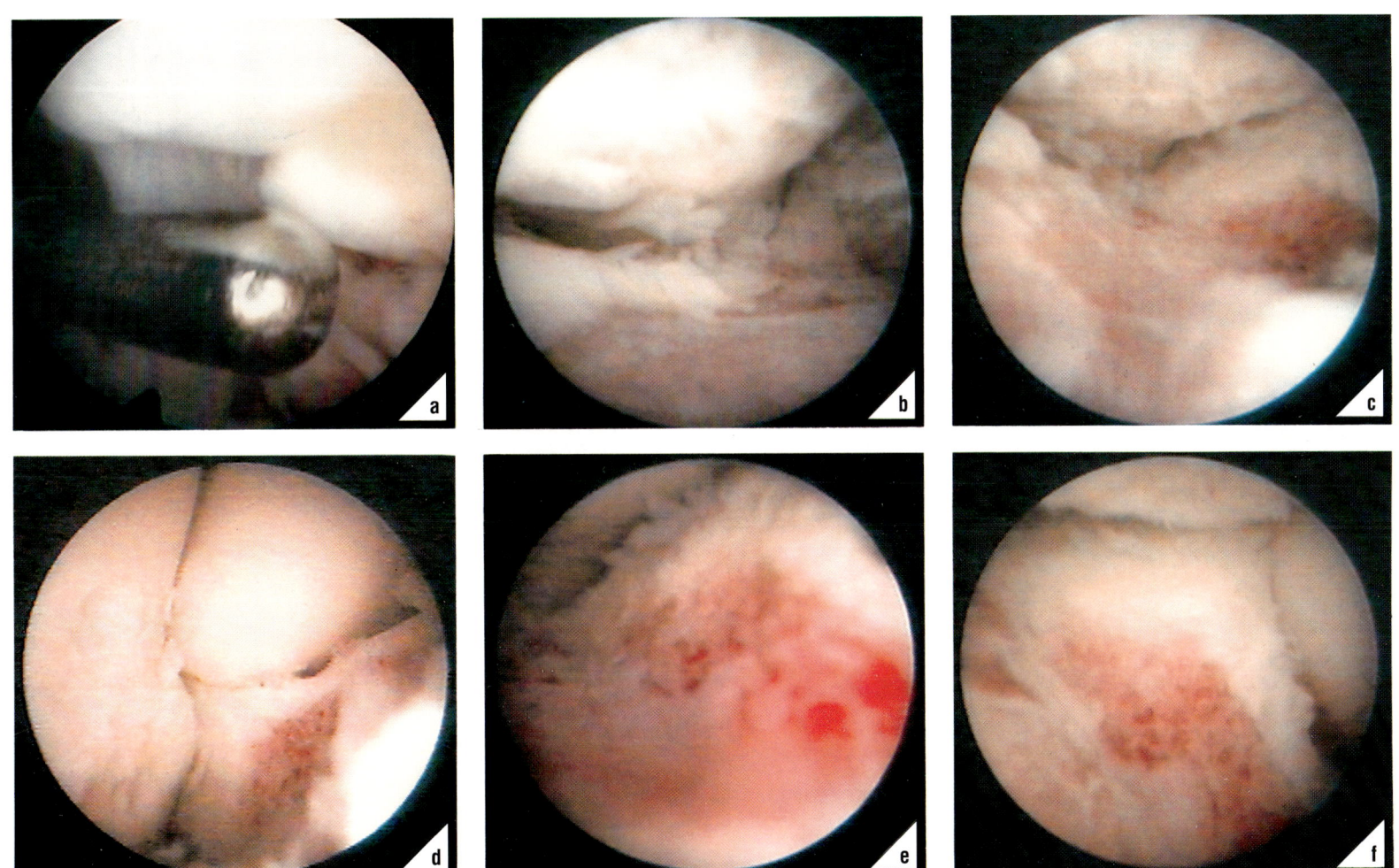

Abb. 21.22.
a Hinteres Kompartment des Ellenbogengelenks mit Exostose der Spitze des Olecranons – Débridement mit einem chirurgischen Instrument; b, c 2 Ansichten einer Knorpeldegeneration der Ulnarrinne des rechten Ellenbogengelenks; c–f verschiedene Ansichten eines osteochondralen Defekts an der Seitenfläche der Ulna. In Teilabb. d liegt der Radiuskopf oben

Arthroskopische Chirurgie des Ellenbogengelenks

und den kleinen Schaber. Bisweilen erleichtert das Einführen eines kleinen Osteotoms unter direkter Sicht die Exzision. Dieses Verfahren ist wegen der Nähe der Osteophyten zum Kubitaltunnel technisch anspruchsvoll.

Arthrofibrose

Eine Arthrofibrose des Ellenbogengelenks kann als Folge einer Verletzung oder nach einem chirurgischen Eingriff auftreten. Fibröse Adhäsionen, gewöhnlich im vorderen Kompartment des Ellenbogengelenks gelegen, schränken den Bewegungsumfang erheblich ein (Abb. 21.24). Das Entfernen dieser Adhäsionen kann durch eine Kombination sowohl anteromedialer als auch anterolateraler Zugänge bewerkstelligt werden. Nach sorgfältiger Exzision der Adhäsionen bringt man den Ellenbogen in Extensionsstellung. Der Bewegungsumfang läßt sich nur durch ein offensives Rehabilitationsprogramm, verbunden mit passiven Bewegungen in einem entsprechenden Apparat (Dynasplint), und durch Antiphlogistika verbessern.

Pathologische Befunde der Synovialis

Im Frühstadium einer rheumatoiden Arthritis, noch bevor es zur Zerstörung des Gelenkknorpels gekommen ist, kann eine arthroskopische Synovektomie deutliche Erleichterung der Symptomatik bringen. Unter Verwendung der bereits beschriebenen Standardzugänge läßt sich die Synovialis beinahe vollständig entfernen (Abb. 21.25, 21.26).

Degenerative posttraumatische Arthrose

In einigen ausgewählten Fällen von degenerativer posttraumatischer Arthrose erreicht man nach Débridement und arthroskopischer Lavage eine zeitweilige Linderung der Symptome. Osteophyten lassen sich aus dem vorderen und hinteren Kompartment des Ellenbogengelenks entfernen (Abb. 21.27). Alte, schlecht zusammengewachsene Frakturen des Radiuskopfes und des Capitulum humeri können einem arthroskopischen Débridement unterzogen werden. Allerdings waren die Ergebnisse in dieser Gruppe von Patienten bei einigen Untersuchungsserien unvorhersehbar.

Postoperative Betreuung

Nach dem Verschließen der Zugänge durch Nähte wird ein weicher Kompressionsverband angelegt. Um unmittelbar postoperativ eine zuverlässige neurovaskuläre Begutachtung nicht zu behindern, empfiehlt es sich, keine Lokalanästhetika zur Schmerzerleichterung zu verwenden, da das Anästhetikum in das Weichteilgewebe diffundieren und dort eine Nervenblockade hervorrufen kann. Sobald wie möglich wird mit aktiven Bewegungsübungen begonnen.

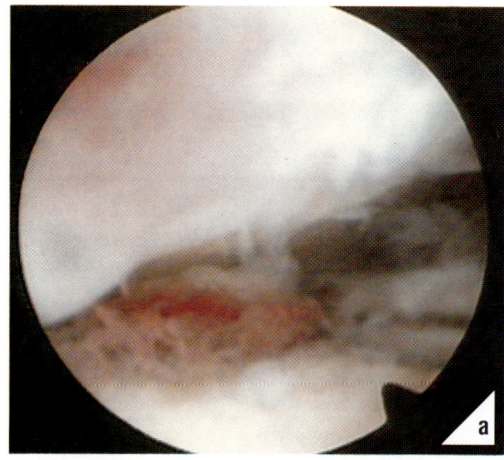

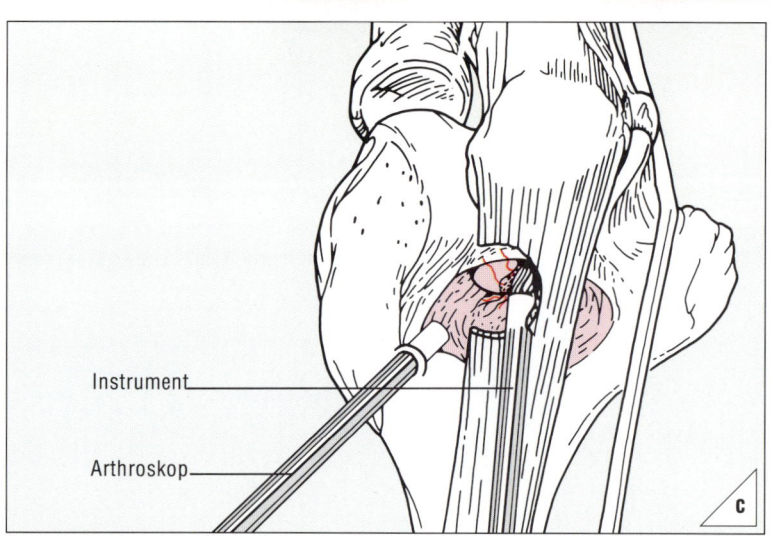

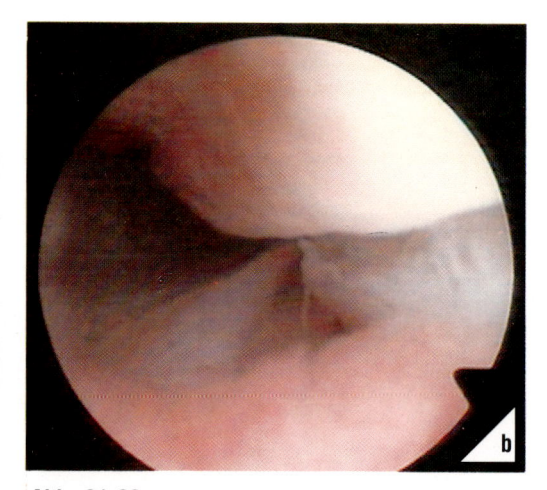

Abb. 21.23.
a, b 2 Ansichten einer Gelenkdegeneration und Synoviahypertrophie bei einer posterioren Olecranoneinklemmung des rechten Ellenbogengelenks; c arthroskopischer Zugang für chirurgische Eingriffe im hinteren Kompartment des Ellenbogengelenks. Der Ellenbogen ist hier über der Brust gekreuzt

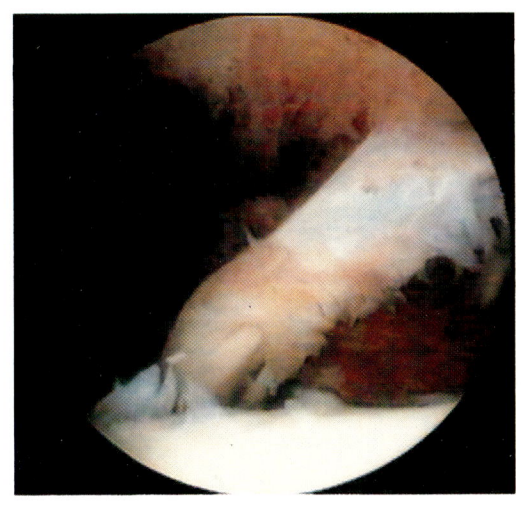

Abb. 21.24.
Fibröse Adhäsion im vorderen Kompartment des Ellenbogengelenks

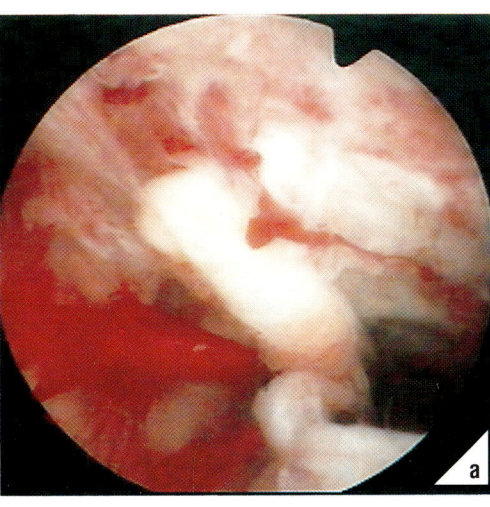

Abb. 21.25.
2 Ansichten einer Synovitis des Ellenbogengelenks, in denen mit einem kleinen Resektor eine Synovektomie durchgeführt wird

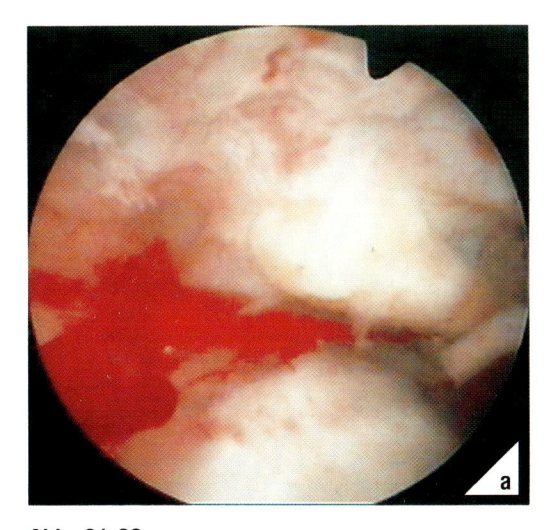

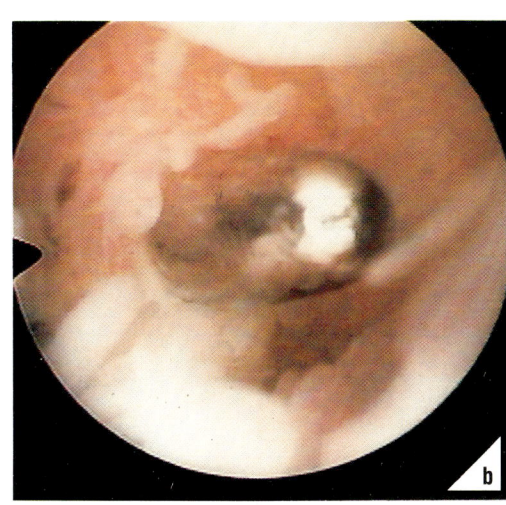

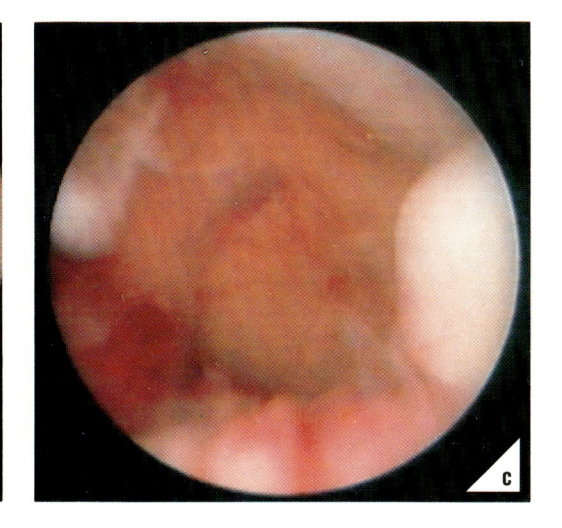

Abb. 21.26 a–c.
Synovitis: a, b Ansicht des vorderen, c des hinteren Kompartments

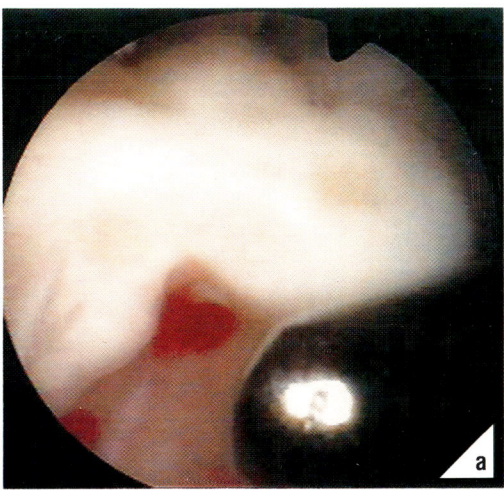

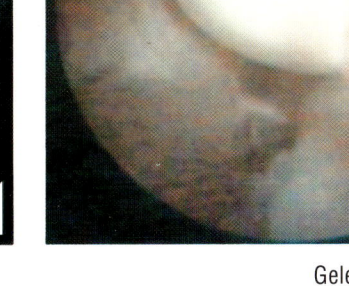

Abb. 21.27.
a Osteophyt im vorderen Kompartment bei einem Patienten mit posttraumatischer Arthrose des rechten Ellenbogengelenks; b freie osteochondrale Gelenkkörper bei degenerativer Arthritis des Ellenbogengelenks; c kleiner, motorgetriebener Schaber beim Débridement einer degenerativen Arthrose des Ellenbogengelenks

Arthroskopische Chirurgie des Ellenbogengelenks

Komplikationen und unvorhersehbare Zwischenfälle

Um bei diesem Eingriff mögliche schwere Komplikationen zu verhindern, müssen die anatomischen Verhältnisse in der Region peinlich genau beachtet werden, und man muß die Technik exakt beherrschen. Vor Beginn sollten knöcherne Orientierungspunkte wie der Radiuskopf, der laterale und mediale Epikondylus und die Spitze des Olecranons mit einem Stift auf der Haut markiert werden.

Ein Neurom der Haut läßt sich durch Auseinanderziehen des Unterhautgewebes mit einem Dissektor nach Inzision der Haut mit einem Messer Nr. 11 beim Legen der Zugänge verhindern.

Als Komplikation wurde eine Schädigung des N. radialis beschrieben. Dieses schlimme Ereignis sollte sich jedoch durch äußerste Vorsicht beim Anlegen des anterolateralen Zugangs verhindern lassen. Der Hautschnitt sollte vor dem Radiuskopf liegen, wobei das Ellenbogengelenk um 90° gebeugt und die vordere Kapsel voll aufgedehnt ist.

Bei einem arthroskopisch-chirurgischen Eingriff am Ellenbogengelenk kann es auch zu Schäden am N. ulnaris, am N. medianus und an der A. brachialis kommen. Die Instrumente sollten immer auf das Zentrum des Gelenks gerichtet sein, während die neurovaskulären Strukturen durch maximale Aufdehnung nach vorn verschoben werden. Bei einer Synovektomie im vorderen Kompartment sollte sehr sorgfältig darauf geachtet werden, die vordere Kapsel nicht zu durchstoßen. Nach posterior kann ein aggressives Débridement mit motorgetriebenen Instrumenten in der posteromedialen Ecke des Ellenbogengelenks zu Schäden am N. ulnaris führen. Ihn vor der Hautinzision für den medialen Zugang im Kubitaltunnel aufzusuchen und zu palpieren ist von äußerster Wichtigkeit, da eine anteriore Subluxation in der Allgemeinbevölkerung keine Seltenheit ist.

Exzessives Austreten von Flüssigkeit in das umgebende Weichteilgewebe kann eine neurovaskuläre Kompression verursachen. Um eine Überdehnung des hinteren Kompartments des Ellenbogengelenks zu erreichen und den Flüssigkeitsaustritt durch die anterioren Zugänge zu verhindern, ist es unter Umständen erforderlich, diese nach Abschluß der Untersuchung des vorderen Kompartments durch Nähte zu verschließen.

In einigen Fällen, etwa bei einem vorausgegangenen chirurgischen Eingriff oder bei komplizierten Fällen mit verlängerter Operationszeit, senken sterile Techniken in Verbindung mit einer intraoperativen Antibiotikatherapie die Inzidenz von Infektionen nach Arthroskopie des Ellenbogengelenks.

Obwohl die Indikationen der arthroskopischen Chirurgie des Ellenbogengelenks begrenzt sind, läßt sich dieses Verfahren bei verschiedenen Erkrankungen des Gelenks erfolgreich anwenden. Die Technik ist anspruchsvoll, und erfolgreiche Resultate hängen von einer guten Kenntnis der Anatomie, vom Vertrautsein mit den arthroskopischen Zugängen und von einem wohlabgewogenen Gebrauch der verfügbaren chirurgischen Instrumente ab.

Literatur

1. Lynch GJ, Meyers JF, Whipple TL, Caspari RB. Neurovascular anatomy and elbow arthroscopy: inherent risks. *Arthroscopy.* 1986;2:191–197.
2. Thomas MA, Fast A, Shapiro D. Radial nerve nerve damage as a complication of elbow arthroscopy. *Clin Orthop.* 1987;215:130–131.
3. Carson WG, Andrews JR. Arthroscopy of the elbow. In: Zarin B, ed. *Injuries to the Throwing Arm.* Philadelphia, Pa: WB Saunders Co; 1982:221–227.
4. Guhl JF. Arthroscopy and arthroscopic surgery of the elbow. *Orthopaedics.* 1985;8:1290–1296.
5. Meyers JF. Elbow arthroscopy: the supero-medial portal. In: Program and abstracts of the tenth annual meeting of the AANA; San Diego, Calif; 1991. Abstract.
6. Parisien JS. Arthroscopic surgery of the elbow. *Bull Hosp Jt Dis Orthop Inst.* 1988;48:149–158.
7. Childress HM. Recurrent ulnar nerve dislocation at the elbow. *J Bone Joint Surg.* 1956;38:978–984.

Teil 5
Die Hüfte

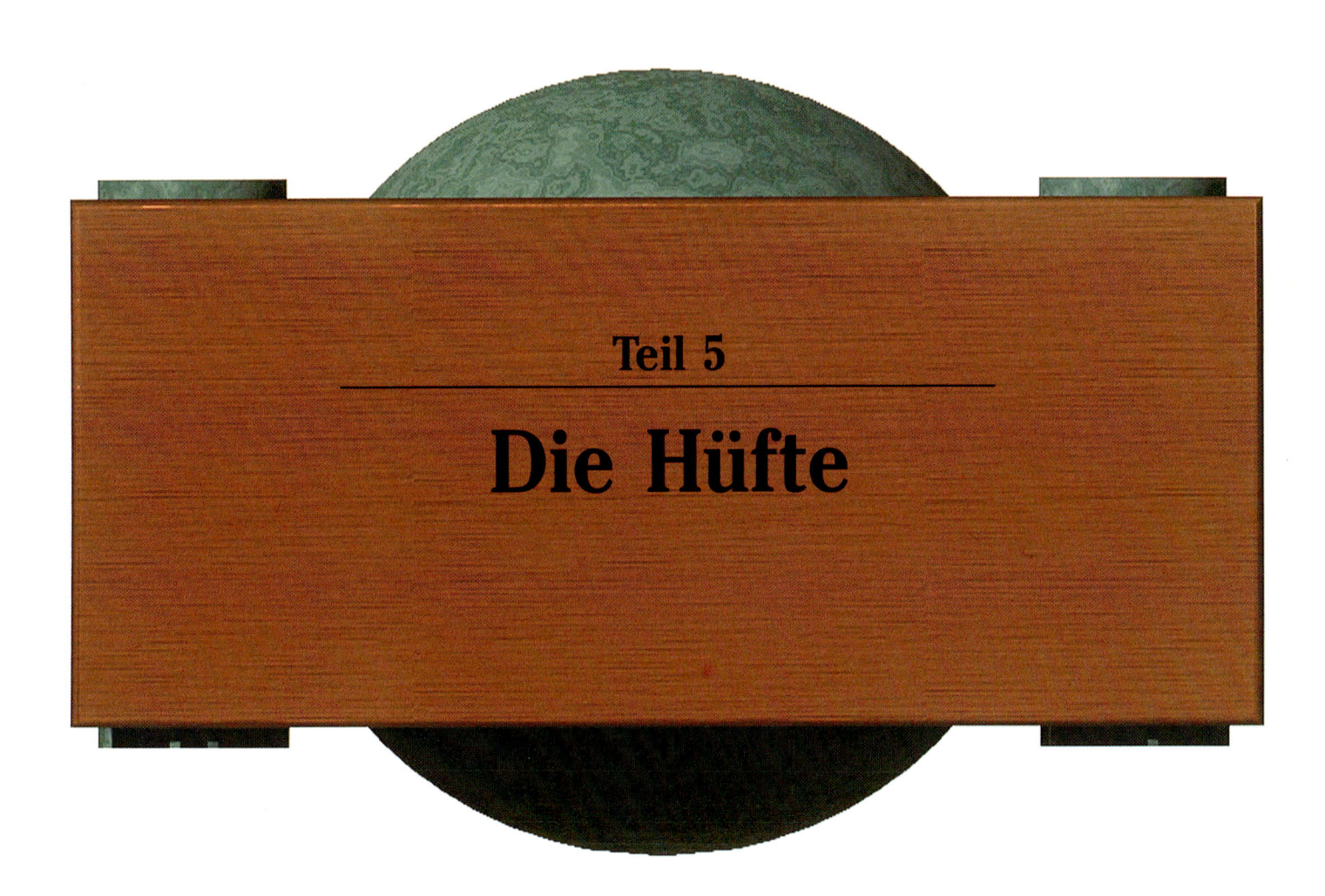

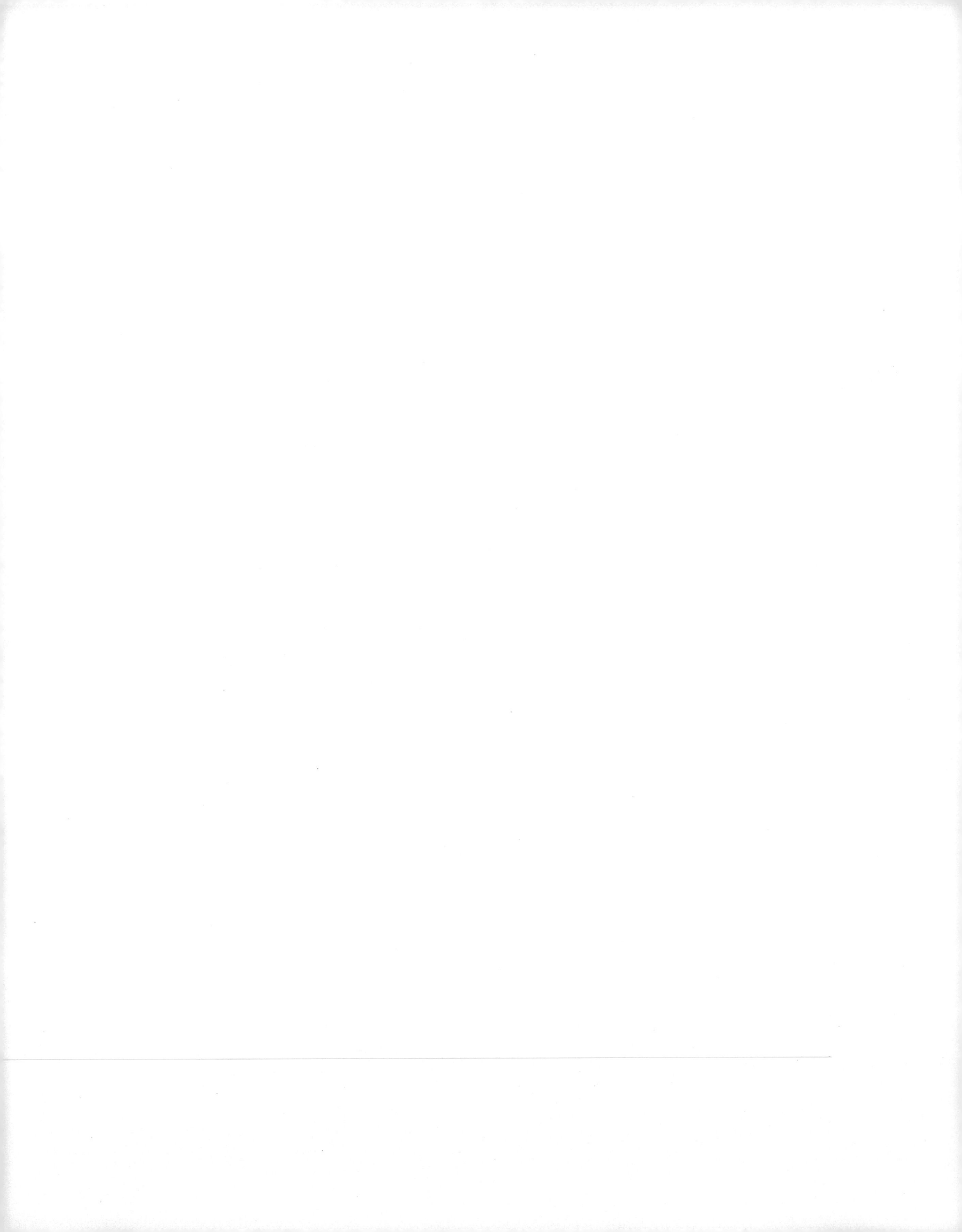

22

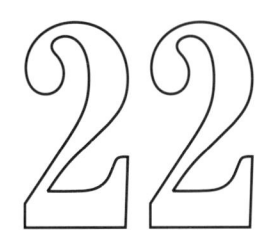

Arthroskopie der Hüfte: seitlicher Zugang

James M. Glick

Die Arthroskopie der Hüfte ist eher selten, da es für dieses Verfahren nur wenige Indikationen gibt. Demzufolge ist es auch schwierig, Erfahrung in einer Technik zu gewinnen, weil eben dazu oft geübt werden müßte. Mit Hilfe meiner Kollegen habe ich einen seitlichen Zugang in das Hüftgelenk entwickelt [1–3]. Dabei liegt der Patient auf der kontralateralen Seite, und die Hüfte wird über einen Distraktor aufgedehnt. Arthroskop und Instrumente führt man über Zugänge in der Umgebung des Trochanter major ein. Auf diese Weise gelingt ein leichter Zugang ins Hüftgelenk, das sich einschließlich seines hinteren Kompartments vollständig darstellen läßt. Meine Methode hat sich mittlerweile an 125 Hüftgelenken bewährt, und ich kann meinen Lesern auf der Grundlage dieser Erfahrungen die Indikationen, Technik und Befunde vermitteln, die einem Chirurgen ein vertrauensvolles Herangehen an diese Aufgabe möglich machen.

Indikationen und Kontraindikationen

Primär dient die Arthroskopie des Hüftgelenks, wie auch bei anderen Gelenken, dazu, für einen Therapieplan so viele Informationen wie nur möglich zu erhalten. Wir haben die Arthroskopie in folgenden Situationen eingesetzt:
 1. Untersuchung bei persistierenden Schmerzen nach Versagen einer konservativen Therapie;
 2. Beurteilung des Femurkopfes und des Acetabulums zur Planung einer Therapie bei persistierenden arthrotischen Schmerzen im Hüftgelenk;

3. Exploration, Debridement und Entfernen freier Gelenkkörper, einschließlich einer synovialen Chondromatose und nach Frakturen und/oder Luxationen des Hüftgelenks. Epstein berichtete über die Bedeutung der Beseitigung von Bruchstücken und abgetragenem Material nach Frakturen der Hüfte mit Dislokation [4, 5].
4. Exploration und Entfernen von Fremdkörpern;
5. Extraktion von intraartikulärem Zement bei vollständigem Hüftersatz;
6. Entfernen eines eingerissenen Labrum acetabuli;
7. Beseitigen eines eingeklemmten Lig. teres;
8. Beurteilung und Behandlung einer Osteochondrosis dissecans;
9. Synovektomie bei Synovitis dazu gehört auch die pigmentierte, villonoduläre Synovitis ;
10. Beurteilung des Hüftgelenks in Verbindung mit Eingriffen außerhalb der Gelenkkapsel.

Andere, in der Literatur beschriebene Einsatzmöglichkeiten umfassen die Biopsie der Synovialis und die Beurteilung des Gelenks bei chronischer juveniler Arthritis [6] sowie die Untersuchung der Hüfte bei anderen Erkrankungen bei Kindern einschließlich der chronischen Hüftluxation, des M. Legg-Calvé-Perthes, neuropathischer Subluxation, Residualzuständen nach Sepsis und einer verschobenen Epiphyse des Femurkopfes [7]. Die Behandlung eines Pyarthros und der unterstützende Einsatz beim Einrichten und Fixieren bestimmter Frakturen des Acetabulums sind Indikationen, mit denen der Autor noch nicht gearbeitet hat.

Es gibt nur wenige Kontraindikationen für eine Arthroskopie des Hüftgelenks. Relative Kontraindikationen sind eine avaskuläre Nekrose des Femurkopfes, eine fortgeschrittene Arthrose bei älteren Menschen und die angeborene Hüftluxation. Die Ankylose des Hüftgelenks stellt eine absolute Kontraindikation dar. Hogerson et al. untersuchten mit einem kleinen Arthroskop eine Hüftluxation bei einem Kind [6]. Die Sichtverhältnisse waren in diesem Fall schlecht. Auch wir konnten unser Ziel durch den Versuch einer Arthroskopie bei einem Patienten mit angeborener Hüftgelenkluxation unser Ziel nicht erreichen, da es infolge einer Deformität der Kapsel und des Verlustes der Orientierungspunkte unmöglich war, einen Zugang ins Gelenk zu finden. In Fällen einer avaskulären Nekrose trug die Arthroskopie nur noch zur Verletzung bei. Bei dieser Erkrankung wird der Gelenkknorpel vollständig von totem subchondralen Knochen befreit. Beim Eindringen mit dem Arthroskop in das Hüftgelenk passierten wir diesen abgehobenen Gelenkknorpel und stellten den Raum dar, der zwischen dem Knorpel und dem toten subchondralen Knochen des Femurkopfes verblieben war. Zu Beginn war eine Orientierung nicht möglich, bis wir uns über diese Verhältnisse im klaren waren. Ein vollständiges Débridement des freien Gelenkknorpels war schwierig, und es blieb toter Knochen zurück. Das klinische Resultat war unbefriedigend.

Chirurgische Technik

Um einen Zugang ins Gelenk zu schaffen und es optisch voll zu erfassen, ist eine spezielle Ausrüstung erforderlich. Das Hüftgelenk sollte um wenigstens 8 mm aufgedehnt werden, um in der Tiefe sicher und zuverlässig untersuchen zu können (Abb. 22.1). Dies wird entweder auf einem Frakturtisch (Abb. 22.2) oder mit einem neu entwickelten, als Hüftdistraktor bekannten Apparat (Arthronix) (Abb. 22.3) [1]. Dieser besteht aus einem gut gepolsterten perinealen Widerlager für den Gegenzug und einem Spannungsmesser zur Bestimmung der eingestellten Distraktionsspannung. Nach meinen Erfahrungen ist dieses System sicherer und

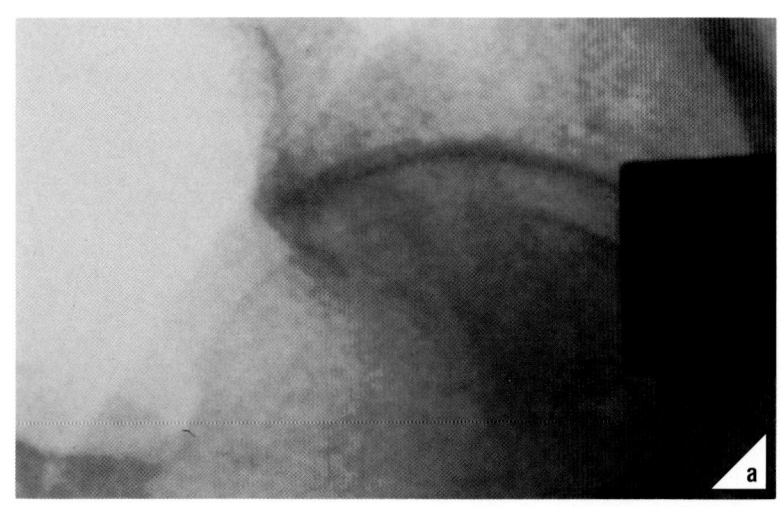

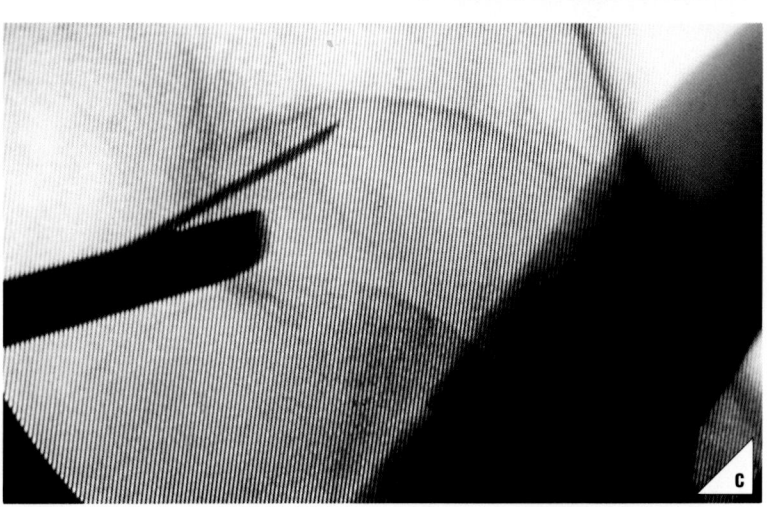

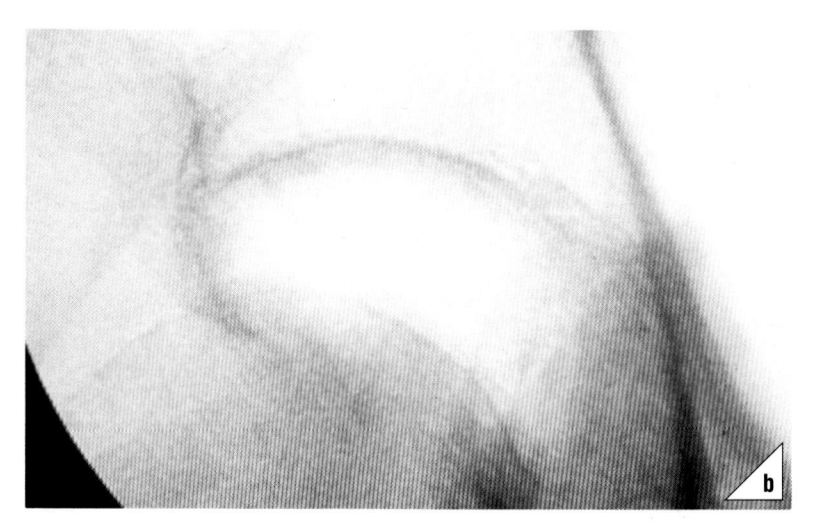

Abb. 22.1 a–c.
Bildverstärkeransicht eines aufgedehnten Hüftgelenks. a Vor dem Einsetzen der Zugbelastung; b Distraktion unter 27 kg Zugbelastung; c Das aufgedehnte Hüftgelenk mit eingeführtem Arthroskop und einer extralangen Spinalnadel (18 Gauge) im Gelenk

zuverlässiger als der Bruchtisch. Der Hüftdistraktor sorgt bei allen derartigen Operationen für adäquate Distraktion. Mit einem Bildverstärker lassen sich die Distraktionsspannung überprüfen und das Einführen der Instrumente ins Gelenk überwachen.

Bei den meisten Hüftgelenken sind längere Instrumente nötig, um tief in das Gelenk vorzudringen. Dazu gehören 15,5 cm lange Spinalnadeln (18 Gauge), extralange Kanülen und Hülsen von 13,3 cm Länge, ein längeres Arthroskop und längere, motorgetriebene Instrumente und Handinstrumente (Abb. 22.4). Teleskopkanülen (Abb. 22.5) dienen dem Offenhalten der Zugänge während des Einführens der Instrumente. Die Kanülen sind hohl und bestehen aus Teilhülsen mit steigenden Durchmessern, die übereinandergleiten. Die kleinste Kanüle ist an einem Ende zugespitzt wie eine Nadel und hat etwa die Maße eines starken Kirschner-Drahts.

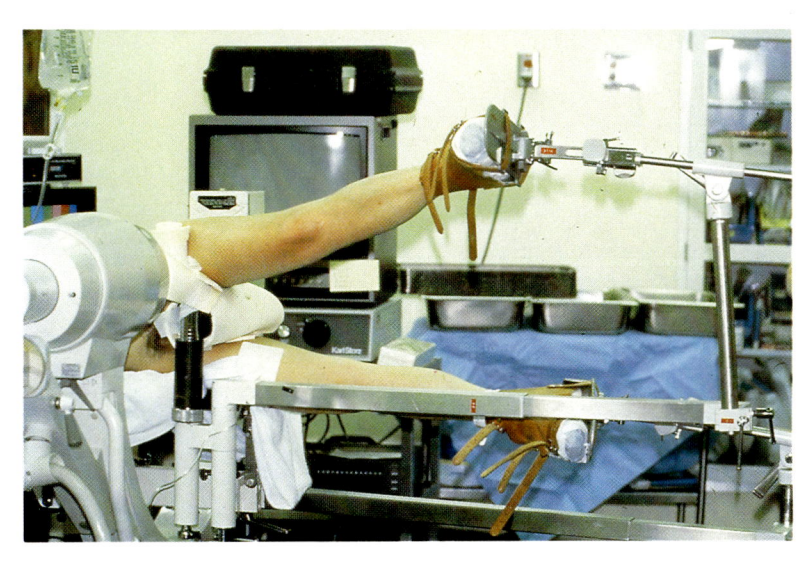

Abb. 22.2.
Der Patient in Seitenlage auf einem Bruchtisch. Man beachte die gut gepolsterte Perinealstütze als Widerlager für den Gegenzug

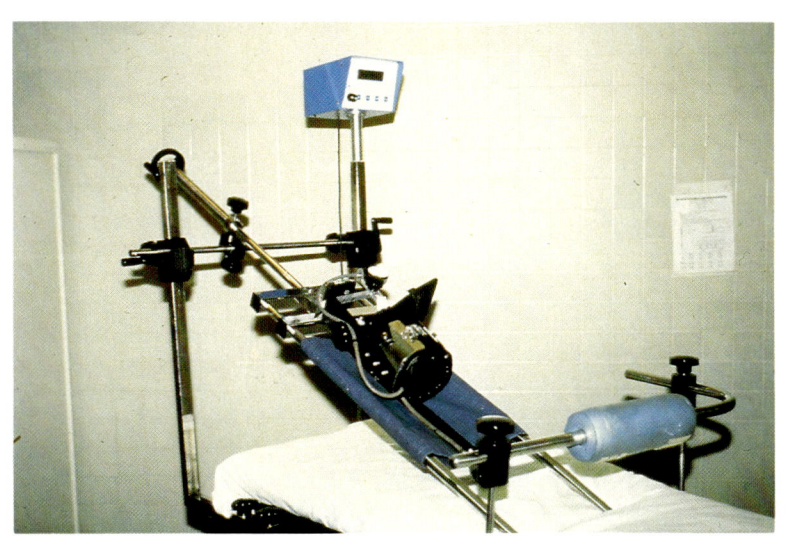

Abb. 22.3.
Der Hüftdistraktor. Das Fußstück wird auf einer Trage zum Befestigen von Fuß und Bein angebracht. Am Ende der Trage befindet sich der Seilzug, über den die Zugkraft ausgeübt wird. Oben rechts im Bild, auf der Stange, ist der Spannungsmesser angebracht. Man beachte die gut gepolsterte Perinealstütze. (Wiedergabe mit Genehmigung von J. M. Glick, 1991)

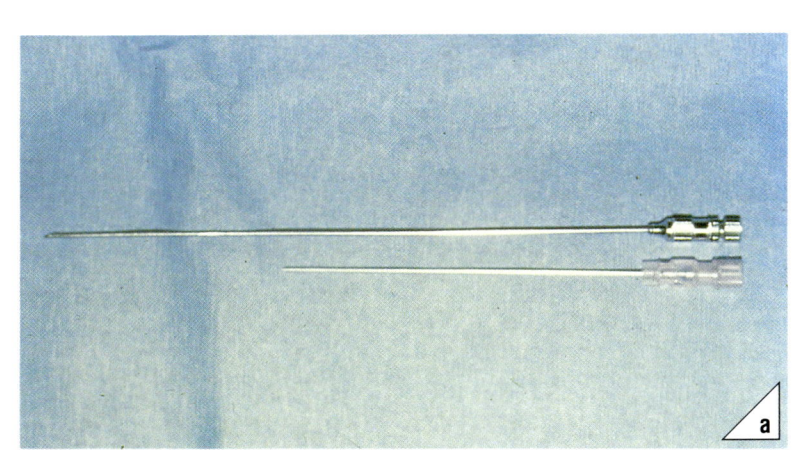

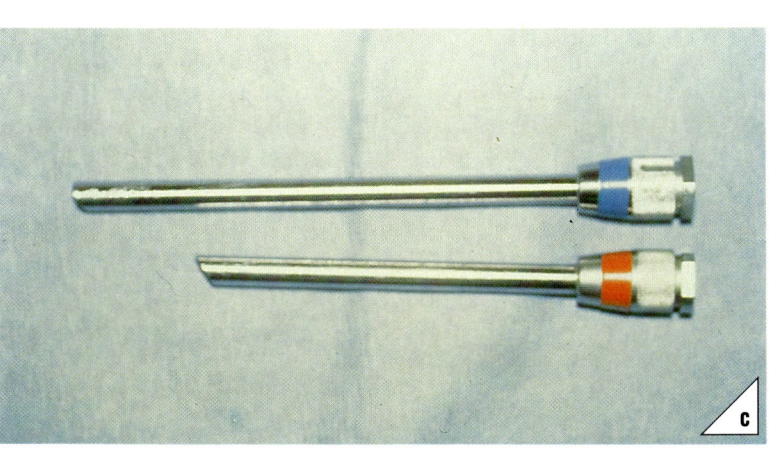

Abb. 22.4 a–d.
Extralange Instrumente. a 15 cm lange Spinalnadel (18 Gauge) neben einer Standardspinalnadel; b langes Arthroskop neben Standardarthroskop, Längendifferenz 3,2 cm; c lange Kanüle neben Standardkanüle, Längendifferenz 3,2 cm; d langer 360°-Resektor neben der Standardversion, Längendifferenz 3,2 cm

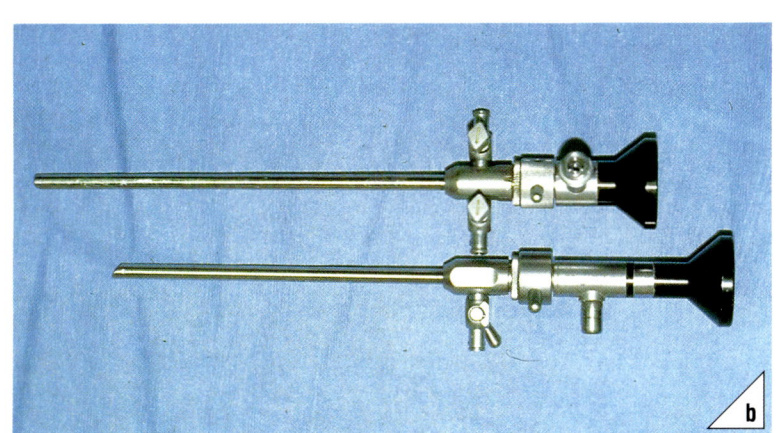

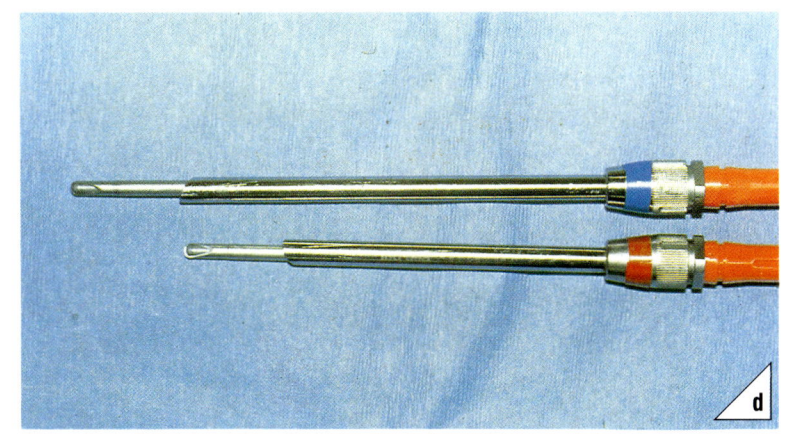

Arthroskopie der Hüfte: seitlicher Zugang

Der Patient wird unter Allgemeinnarkose auf der Seite gelagert, wobei die zu untersuchende Hüfte oben liegt (Abb. 22.6). Das Bein wird in den Hüftdistraktor geschnallt, der es in Abduktionsstellung bringt. Der Grad der Flexion und Abduktion hängt davon ab, ob eine Kontraktur vorliegt oder nicht. Bei Vorliegen einer Flexions- oder Abduktionskontraktur muß man das Bein in dieser Position belassen, um es unter sicherem Zug entsprechend distrahieren zu können. Die Perinealstütze zwischen den Beinen wird nach oben gegen den mittleren Teil des betroffenen Oberschenkels geschoben. Dies führt zu einer leicht nach oben gerichteten Distraktion und hält die Stütze vom Ast des N. pudendus entfernt, der über den Schambeinast des Darmbeins kreuzt (Abb. 22.7). Zwei Zugänge werden über dem Trochanter major geschaffen, und einer direkt von anterior (Abb. 22.8). Es lassen sich weitere Zugänge anlegen, allerdings kann dann eine übermäßige Ansammlung von Instrumenten zum Problem werden. Die extralangen Spinalnadeln (18 Gauge) werden an den Stellen der geplanten Zugänge eingeführt, um eine exakte Positionierung der Inzisionen zu gewährleisten. Wichtige Arterien und Nerven liegen in sicherer Entfernung (Abb. 22.9). Äste des N. cutaneus femoris lateralis befinden sich in der Nähe, jedoch nicht in gefährlichem Abstand zum vorderen direkten Zugang.

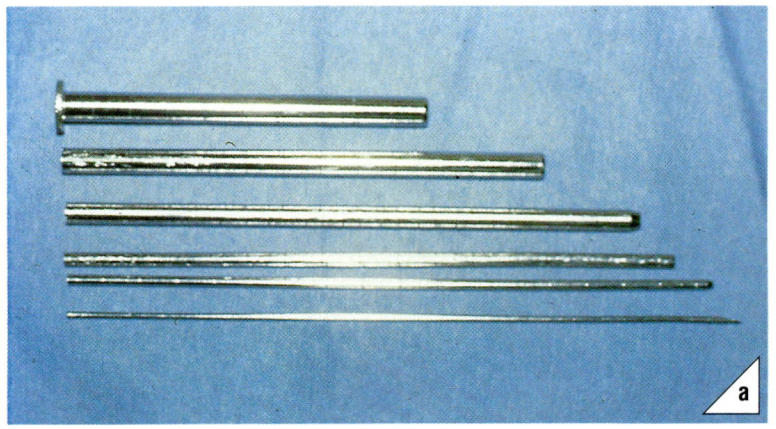

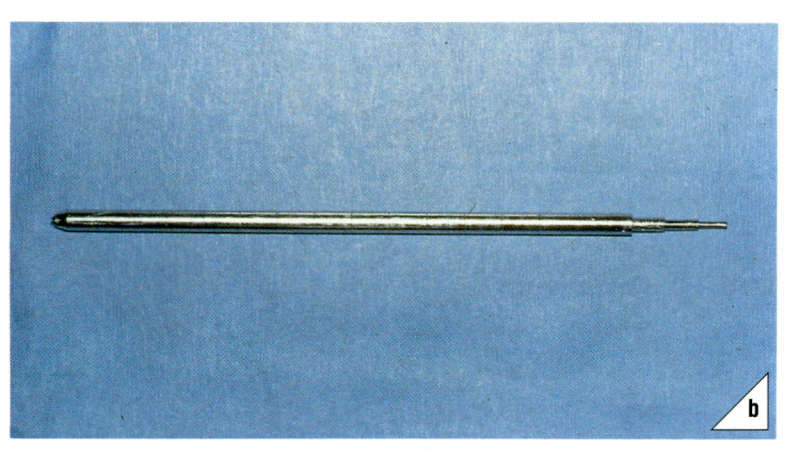

Abb. 22.5 a, b.
Teleskopkanülen. a Kompletter Set von 6 Kanülen. Jede größere Kanüle paßt über die nächstkleinere. Das Schaltstück paßt durch die drittgrößte Kanüle (die dritte von unten). b 3 Kanülen ineinandergeschoben

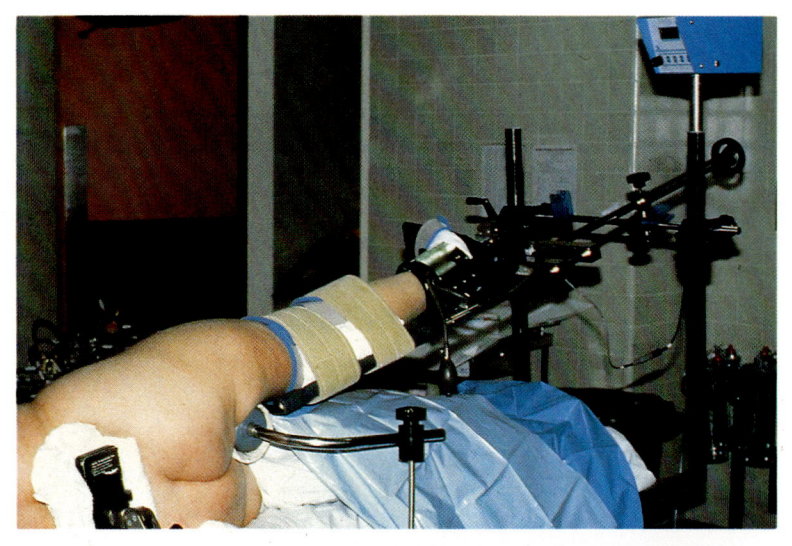

Abb. 22.6.
Patient in Linksseitenlage mit der rechten Hüfte nach oben. Rechtes Bein und rechter Fuß sind in das Bein- bzw. Fußstück des Hüftdistraktors geschnallt. Man beachte die Position der Perinealstütze

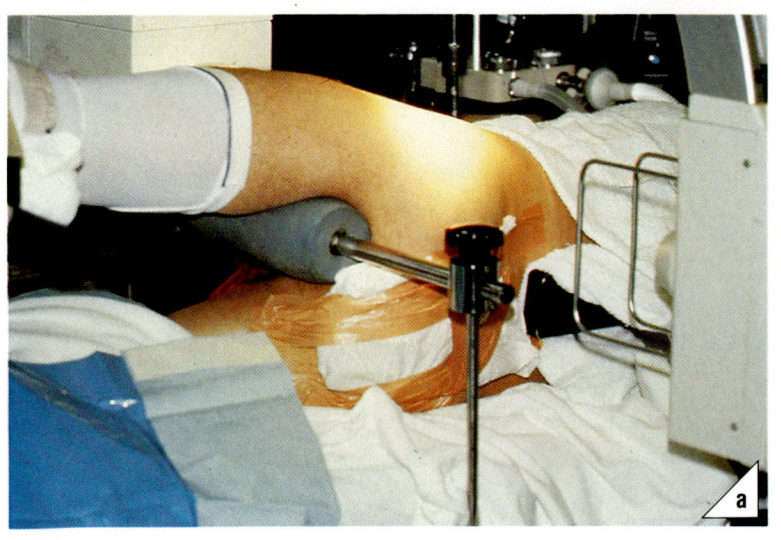

Abb. 22.7 a, b.
Lage der Perinealstütze am Perineum. a Die Perinealstütze wird nach oben gegen den medialen Anteil des Oberschenkels geschoben, um den Femurkopf nach oben zu drücken. (Wiedergabe mit Genehmigung von J. M. Glick, 1991)

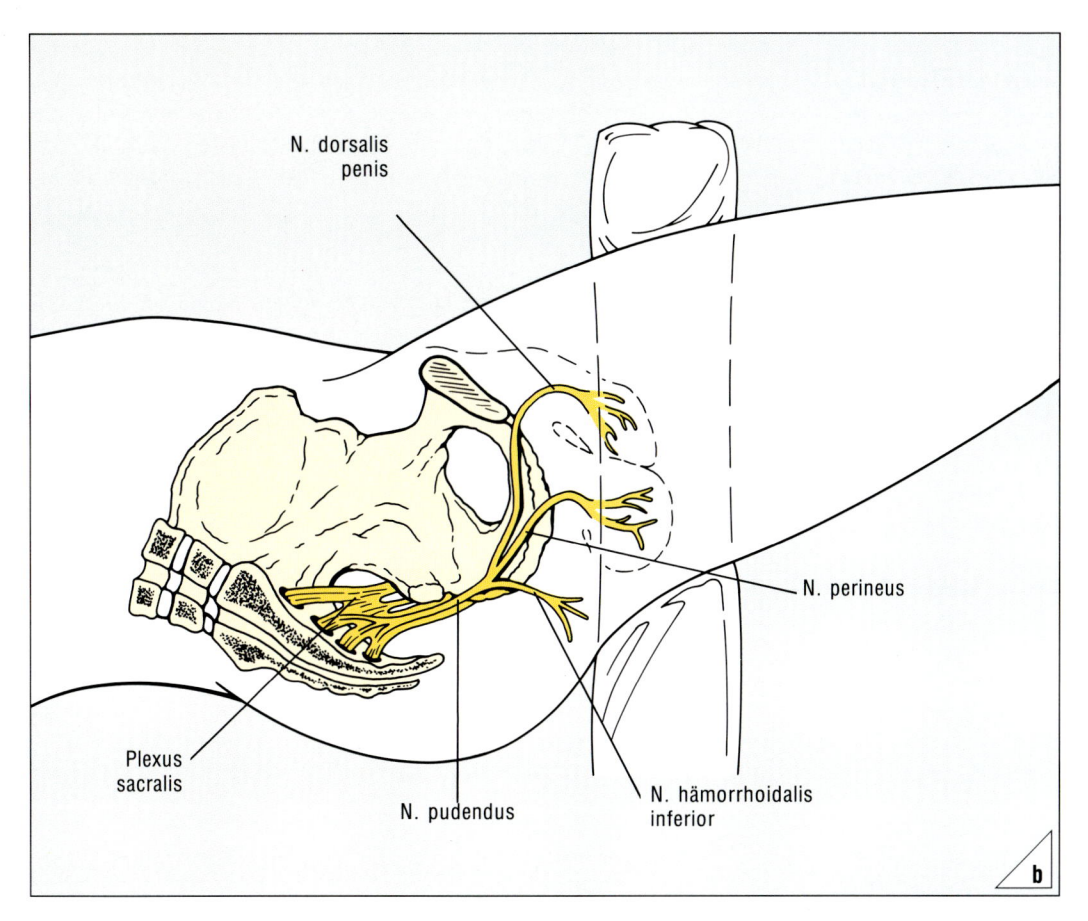

Abb. 22.7. (Fortsetzung)
b Schematische Darstellung des Verlaufs der Äste des N. pudendus zwischen dem Schambeinast des Patienten und der Perinealstütze zwischen seinen Beinen

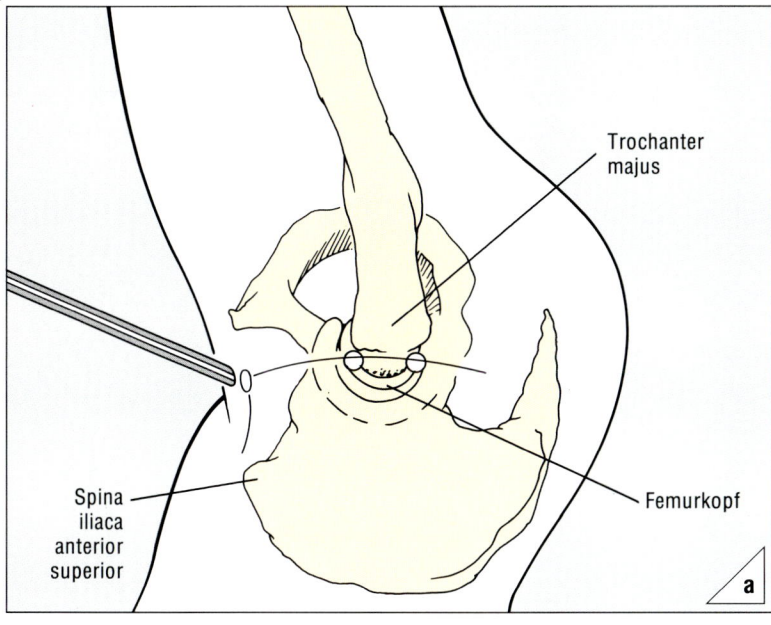

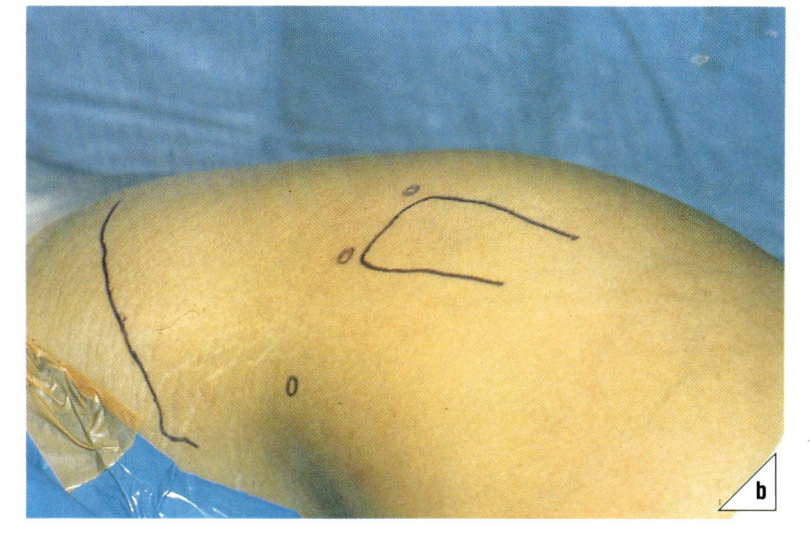

Abb. 22.8.
Lage der Zugänge beim direkten lateralen Zugang. a Schematische Darstellung eines rechten Hüftgelenks. Trochanter major und Hüftgelenk sind markiert. Die Kreise zeigen die Punkte der Zugänge. b Frontalansicht einer linken Hüfte am Patienten. Beckenkamm und Trochanter major sind auf der Haut farbig markiert. Die 3 kleinen Kreise zeigen die am häufigsten gewählten Zugänge. Sie markieren von unten nach oben: den direkten vorderen Zugang sowie den Zugang am vorderen bzw. hinteren Rand des Trochanter major

Arthroskopie der Hüfte: seitlicher Zugang

Während der Bildverstärker einen sterilen Überzug erhält, führt man eine extralange Spinalnadel über den vorderen Rand des Trochanter major ein und schiebt sie am Oberschenkelhals entlang in das Hüftgelenk. Beim Eindringen in die Kapsel spürt man ein deutliches Nachgeben, und die Nadel kommt auf dem knöchernen Boden des Acetabulums zum Halten. An diesem Punkt sollte ihre Lage im Gelenk mit dem Bildverstärker überprüft werden. Wurde das Gelenk verfehlt, manipuliere man die Nadel unter Bildverstärkerkontrolle ins Gelenk. Als nächstes entferne man den Mandrin und injiziere mit einer Spritze 10–15 ml Raumluft in das Gelenk, um den Unterdruck zu beseitigen. Dadurch entspannt sich die Hüfte, und es tritt eine leichte Distraktion auf. Zu diesem Zeitpunkt aspiriere man, um zu prüfen, ob sich Gelenkflüssigkeit im Gelenk befindet. Als nächstes bringe man mindestens 22,7 kg Zug auf das Hüftgelenk und überprüfe die Distraktion am Bildverstärker. Bei Bedarf läßt sich der Zug ohne weiteres erhöhen, sollte jedoch nach dem Einführen aller Instrumente wieder auf ca. 22,7 kg gesenkt werden. Aufgrund der Muskelentspannung wird die Distraktion dann erhalten bleiben. Als nächstes führe man 2 weitere extralange Spinalnadeln in ähnlicher Weise ein, eine über die rückwärtige Fläche des Trochanter major und die andere unmittelbar anterior. Die Lage der Nadeln kann mit dem Bildverstärker überprüft werden. Erfolgreiches Eindringen ins Hüftgelenk läßt sich nachweisen, indem man durch eine Nadel Flüssigkeit injiziert und deren Abfließen aus der anderen beobachtet.

Nach dem Plazieren der 18-Gauge-Nadeln können die Hautschnitte vorgenommen werden. Zuerst entferne man die Nadel über dem vorderen Rand des Trochanter major und setze an dieser Stelle einen Hautschnitt. Als nächstes führe man die Teleskopkanülen ein. Die kleinste Kanüle wird als erste eingeführt und unter Bildverstärkerkontrolle in das Hüftgelenk geschoben. Der Vorgang wird fortgesetzt, indem man die nächstgrößere Kanüle über die bereits im Gelenk befindliche schiebt und diese entfernt. Dies wird mit immer größeren Kanülen wiederholt, bis das Gewebe um die Inzision hinreichend aufgedehnt ist (Abb. 22.10). Danach führe man ein Schaltstück durch die letzte Teleskopkanüle. Schließlich wird darüber die Arthroskophülse ins Hüftgelenk geschoben und das Arthroskop angekoppelt. Dieser Vorgang wird an jedem Zugang wiederholt. Man bringe eine Zustrom-Abstrom-Kanüle in den direkten vorderen Zugang und eine Arbeitshülse in den hinteren Zugang. Nachdem sich das Arthroskop im Gelenk befindet, werden Teleskopkanülen unter direkter Sicht eingeführt (Abb. 22.10). Wenn alle Zugänge vollständig gelegt sind und sich alle Instrumente im Gelenk befinden, kann der Bildverstärker entfernt werden.

Als letzter Schritt wird bei jedem Zugang der kapsuläre Anteil erweitert, um die Beweglichkeit der Instrumente zu erhöhen und den Zugang zu allen Teilen des Gelenks zu verbessern. Um das zu erreichen, wird unter direkter Sicht ein Arthroskopmesser eingeführt und die Kapsel nach allen Seiten soweit wie möglich eingeschnitten (Abb. 22.11).

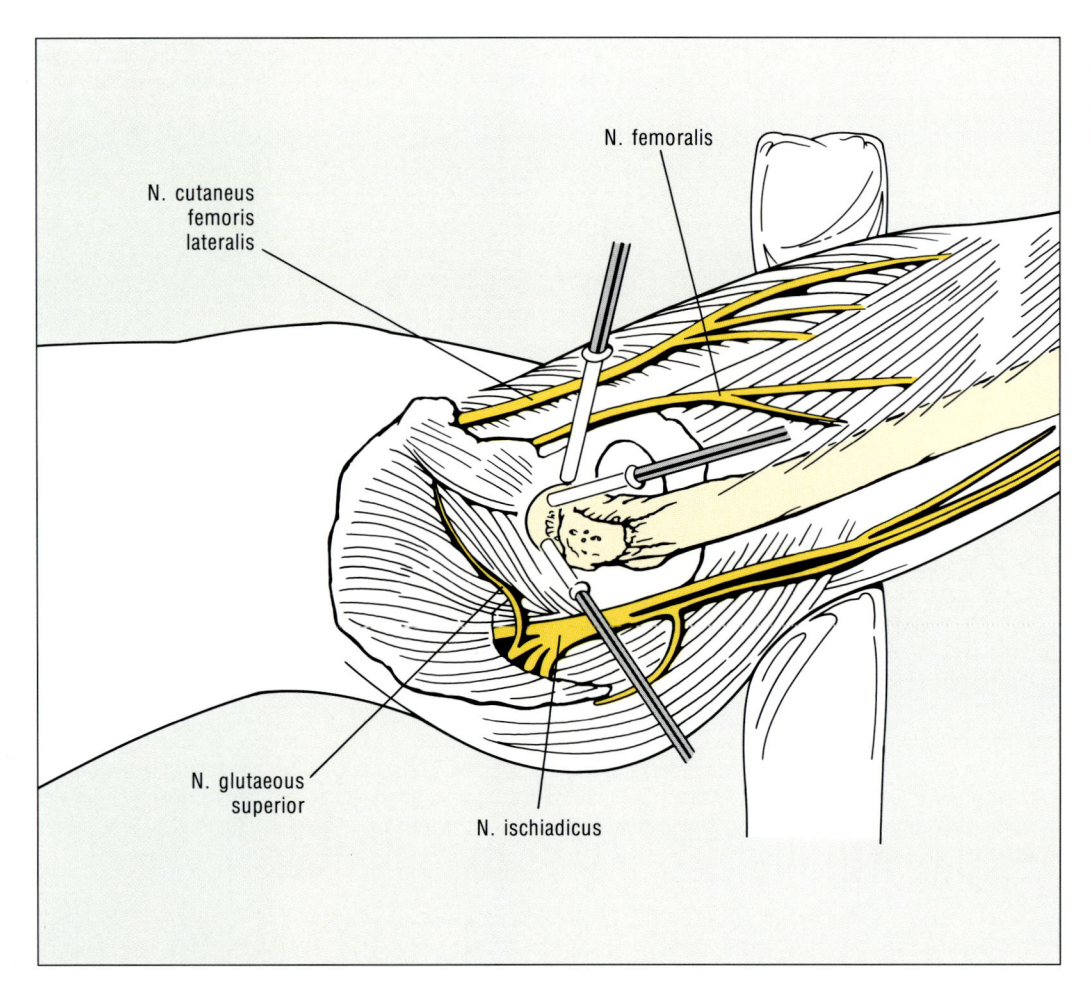

Abb. 22.9.
Schematische Darstellung der wichtigen Nerven in der Umgebung des Hüftgelenks und ihrer Beziehung zu den bei einem seitlichen Ansatz gewählten Zugangspunkten

Um die Peripherie oder den kapsulären Anteil des Hüftgelenks darzustellen, ziehe man das Arthroskop zurück und senke die Distraktion, bis der Femurkopf in das Acetabulum zurückgleitet. Dabei behalte man den Umriß des Femurkopfes im Auge. Dann führe man mit einem motorgetriebenen 360°-Resektor und einer Saugstanze mit seitlicher Schnittfläche eine Kapsulotomie durch. Dabei wird die Kapsel proximal und distal so beschnitten, daß die Verbindung von Femurkopf und -hals leicht zu erkennen ist (Abb. 22.12). Débridement und Synovektomie in diesem Bereich sind leicht. Arthroskop und Instrumente können zwischen allen Zugängen ausgetauscht werden. Rotation, Adduktion, Abduktion, Flexion und Extension der Hüfte sowie der Wechsel des Arthroskops von einem zum anderen Zugang ermöglichen eine vollständige Darstellung des Hüftgelenks.

Der seitliche Zugang bietet einen sicheren Weg für das Arthroskop. Die vitalen Strukturen liegen entfernt von den erforderlichen Ansatzpunkten und sind nur in Gefahr, wenn die knöchernen Orientierungsmarken nicht erkannt werden (Abb. 22.9). Palpable Orientierungshilfen sind der Trochanter major und die Spina iliaca anterior superior. Orientierungspunkte in der Tiefe sind Hals und Kopf des Femurs und das Acetabulum. Diese werden beim Eindringen in das Gelenk mit der Spi-

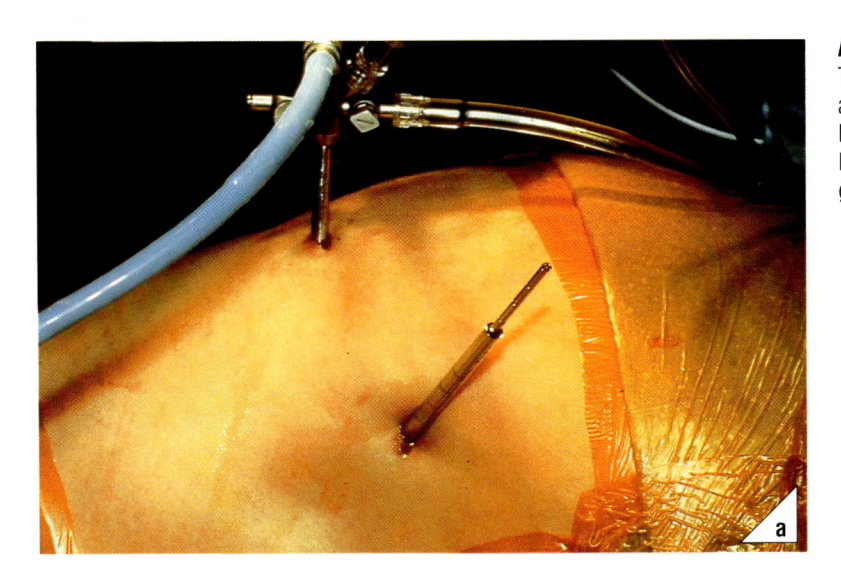

Abb. 22.10 a–c.
Teleskopkanülen im Hüftgelenk. a Teleskopkanülen in dem dem Arthroskop am nächsten gelegenen Zugang; b Die erste scharfe Kanüle wird in das Hüftgelenk eingeführt. c Die scharfe Kanüle wurde entfernt. Die zweite Kanüle berührt das Acetabulum, und die dritte Kanüle wird über die zweite geschoben

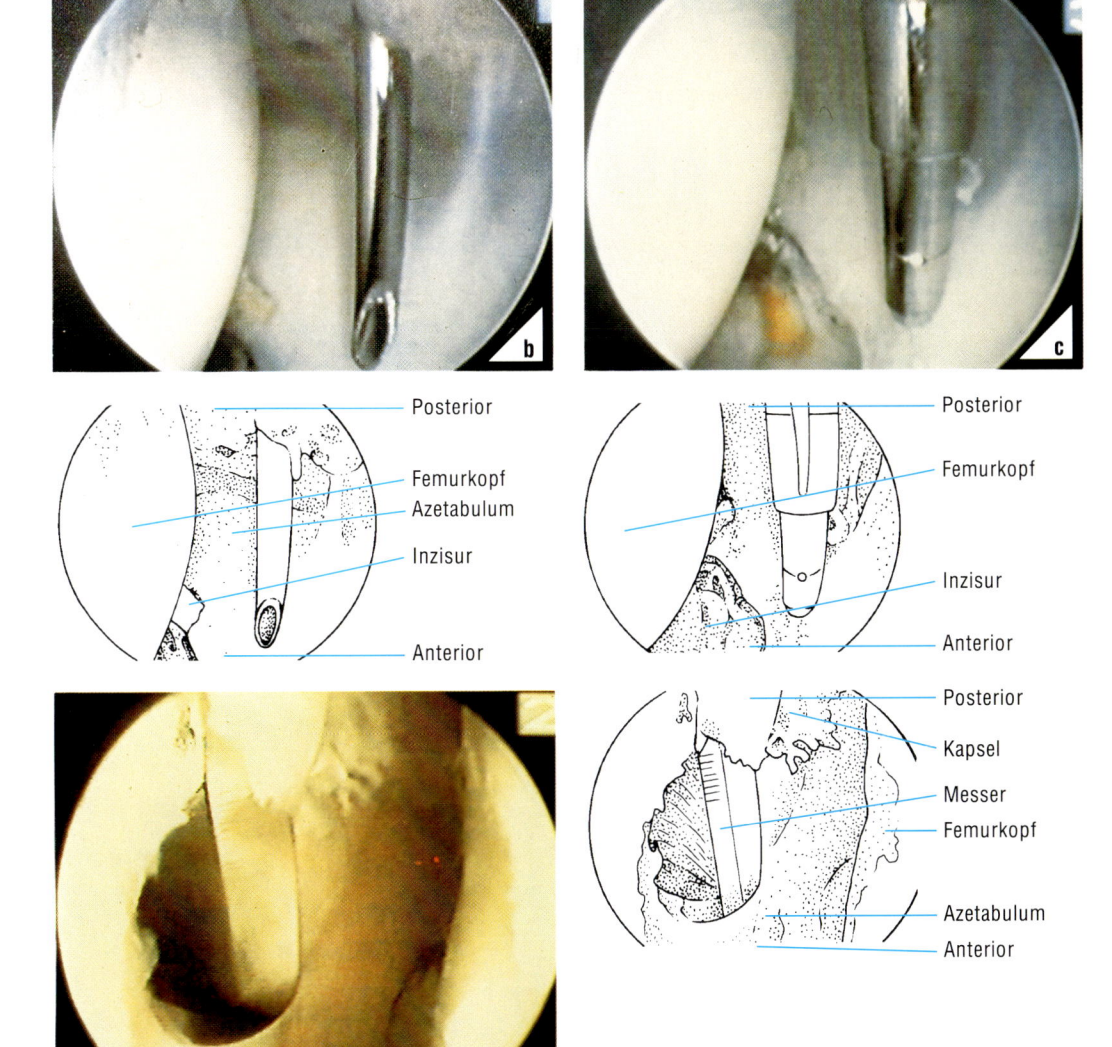

Abb. 22.11.
Schneiden und Elongieren der Kapsel des linken Hüftgelenks mit einem Arthroskopiemesser. Das Messer liegt im Zugang am posterioren Rand des Trochanter major, das Arthroskop befindet sich im anterioren Zugang. (Wiedergabe mit Genehmigung von J. M. Glick, 1991)

nalnadel und dem Trokar abgetastet. Auf ihrem Weg ins Gelenk passieren die Instrumente den M. glutaeus medius und den M. glutaeus minimus. Beim Eindringen in das Gelenk wird auf beiden Seiten ein Nachgeben spürbar, und die Nadel kommt am knöchernen Boden des Acetabulums zum Halten. Wenn kein Knochen angetroffen wird, befindet man sich nicht im Gelenk. Stößt man vor dem erwarteten Eindringen in die Kapsel auf Knochen, liegt das Instrument zu weit oben und berührt die Außenwand des Acetabulums oder zu weit unten und trifft auf den Femurkopf. Zu den vitalen Strukturen in der Nähe gehören nach posterior der N. ischiadicus und nach anterior der N. cutaneua femoris lateralis. Die A. femoralis, der N. femoralis und der N. glutaeus superior liegen von den Zugangswegen weit entfernt [7], ihr Verlauf sollte jedoch berücksichtigt werden.

Mit dem Chirurgen in vorderer Position wird die Videokamera so ausgerichtet, daß dasselbe Bild wiedergegeben wird, das auch der Chirurg durch das Arthroskop sieht. Auf dem Bildschirm erscheint der Femurkopf auf der dem Operationsgebiet gegenüber liegenden Seite, z.B.: Bei der rechten Hüfte liegt der Femurkopf auf der linken Seite und umgekehrt; sowohl im rechten als auch im linken Hüftgelenk ist anterior unten und posterior oben. Durch den direkten anterioren Zugang sieht man das gesamte Acetabulum. Abbildung 22.13 zeigt das Acetabulum in bezug auf seine Darstellbarkeit im Arthroskop. Abbildung 22.14 stellt ein normales Hüftgelenk dar. Man beachte die Ausrichtung und Position des Lig. teres. Diese Stuktur wird am besten sichtbar, wenn das Arthroskop auf die mediale Gelenkfläche gerichtet ist.

Komplikationen und deren Prävention

Die mit diesem Verfahren verbundenen Komplikationen sind Nervenlähmung durch Zug und das Auffasern der Gelenkoberflächen [8]. Vitale neurovaskuläre Strukturen wie der N. ischiadicus oder die A. femoralis und der N. femoralis liegen recht weit von den Zugängen entfernt. Solange die anatomischen Orientierungspunkte berücksichtigt werden, kann man diese Strukturen umgehen. Eine wichtige Hilfe zur Vermeidung einer Nervenlähmung ist ein Spannungsmesser am Distraktor. Eine sichere Dauerdistraktion sollte um die 23 kg liegen und, wie bei einem Tourniquet, alle 2 h unterbrochen werden. Eine adäquate Distraktion des Hüftgelenks ist nicht nur wichtig, um die Grenze zwischen Femurkopf und Acetabulum darzustellen, sondern auch, um ein Auffasern der Gelenkflächen zu verhindern. Wird das Gelenk nämlich nicht genügend aufgedehnt, geschieht es leicht, daß man mit dem Arthroskop oder mit den Instrumenten über die Knorpeloberflächen streift und dort Rinnen und Furchen hinterläßt. Bei unseren Eingriffen kam es einmal zum Instrumentenbruch, bei dem das Bruchstück arthroskopisch entfernt wurde. Infektionen und Drucknekrosen am Fuß und am Skrotum wurden nicht beobachtet.

Schlußfolgerung

Die Vorteile einer Arthroskopie des Hüftgelenks haben sich eindeutig gezeigt. Man vermeidet eine Dislokation des Hüftgelenks, um an einen intraartikulären pathologischen Befund heranzukommen. Der Eingriff hat eine niedrige postoperative Morbidität und kann ambulant durchgeführt werden. Besonders für ältere Patienten ist die rasche Erholung nach dem Eingriff wichtig. Notwendig ist das Aufdehnen des Hüftgelenks unter Zug. Damit dies sicher geschieht, sind besondere Vorsichtsmaßnahmen erforderlich. Ein Spannungsmesser zeigt die benötigte Spannung an, und das Fußstück sowie die Perinaelstütze sollten gut gepolstert und verstellbar sein. Eine sichere Distraktionskraft liegt im Bereich von 23 kg, und die Distraktionszeit sollte auf 2 h begrenzt sein. Die Zugkraft sollte ausreichen, um den Femurkopf um wenigstens 8 mm aus dem Acetabulum herauszuziehen. Als Indikationen für diesen Eingriff kommen in Frage:

- Synovektomie;
- Entfernen von freien Gelenkkörpern und Fremdkörpern;
- Entfernen von Restfragmenten nach dem geschlossenen Einrichten eines dislozierten Bruches;

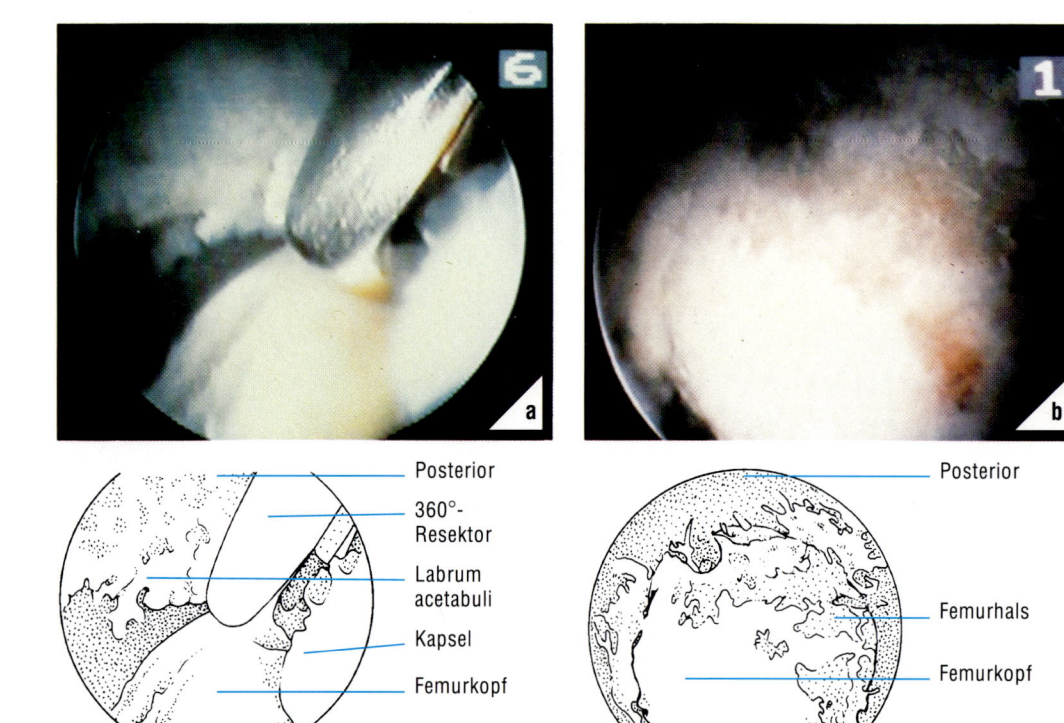

Abb. 22.12.
a Ausformen der Kapsel in der Umgebung des rechten Hüftgelenks mit einem motorgetriebenen 360°-Resektor am vorderen Rand des Trochanter major. Der Blick geht durch das Arthroskop vom posterioren Zugang aus. Die Zugbelastung wurde verringert. b Ansicht der Verbindungsstelle zwischen Femurkopf und -hals nach Resektion der Kapsel

- Beurteilung und Behandlung einer Osteochondrosis dissecans;
- Entfernen von eingeschlossenem Zement nach komplettem Hüftgelenkersatz;
- Beurteilung einer Athroplastik;
- Débridement bei Osteoarthrose;
- Entfernen eines eingerissenen Labrums oder eines eingeklemmten Lig. teres;
- Behandlung einer Infektion;
- Diagnostik unklarer Schmerzen im Hüftgelenk.

Die Arthroskopie des Hüftgelenks über den seitlichen Zugang ist eine wertvolle Erweiterung der diagnostischen und therapeutischen Möglichkeiten bei Erkrankungen des Hüftgelenks.

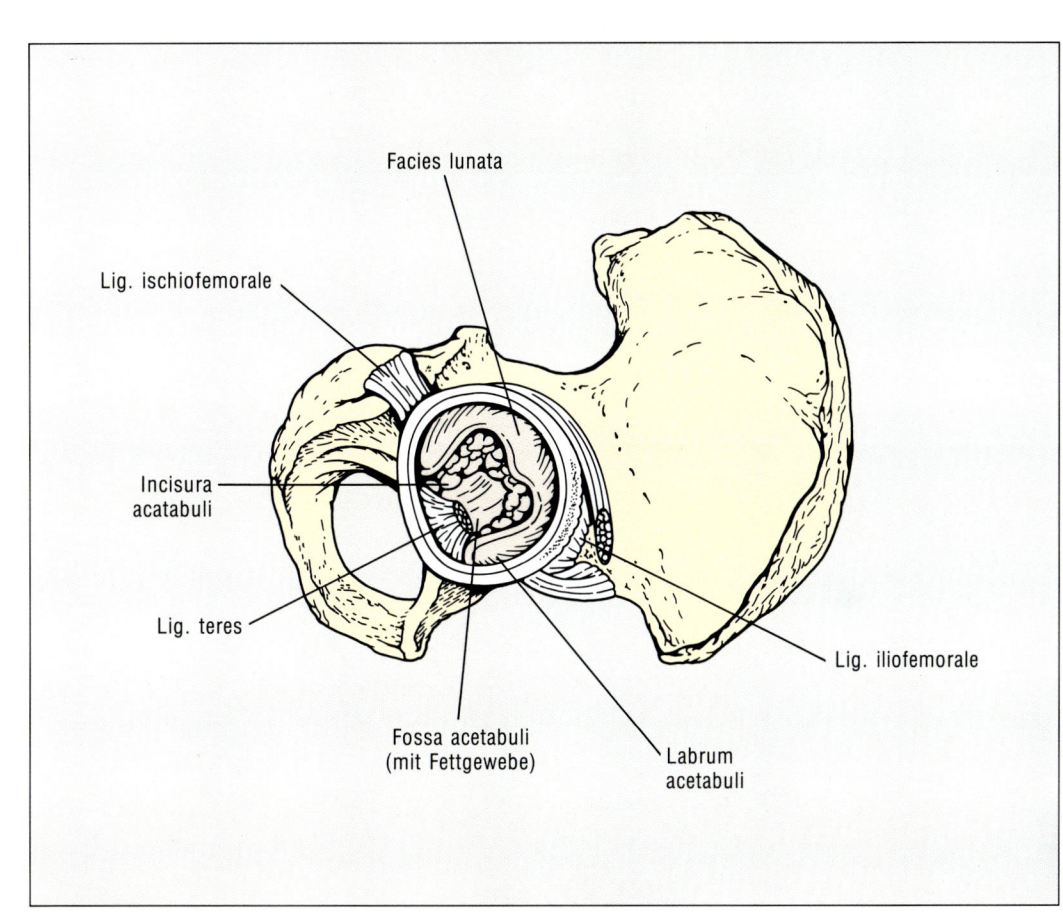

Abb. 22.13.
Schematische Darstellung des rechten Acetabulums, wie es sich dem vor dem Patienten stehenden Chirurgen darstellt

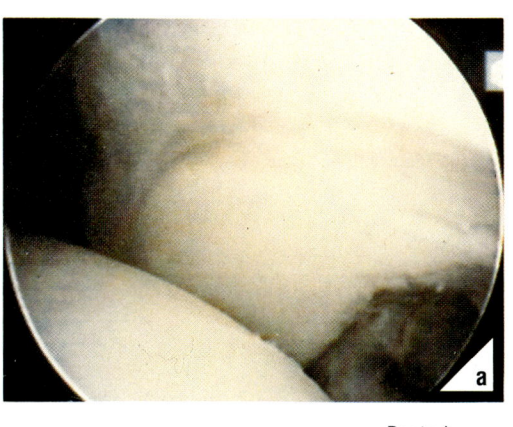

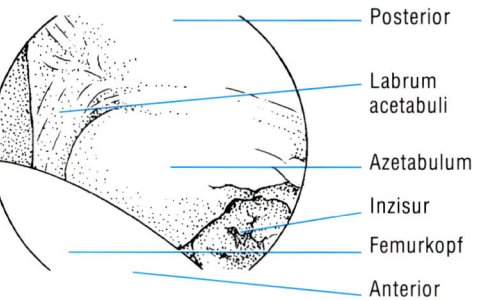

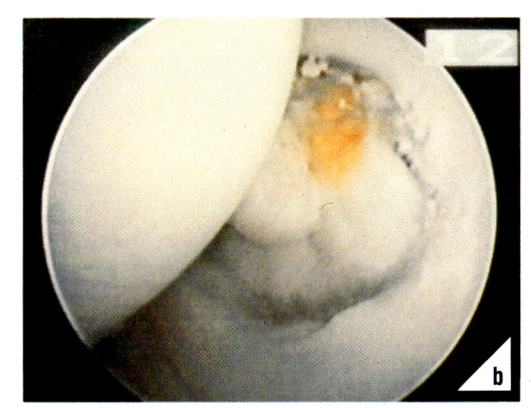

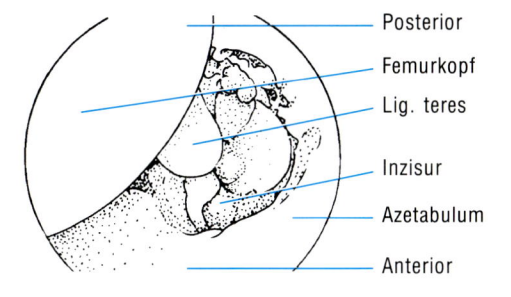

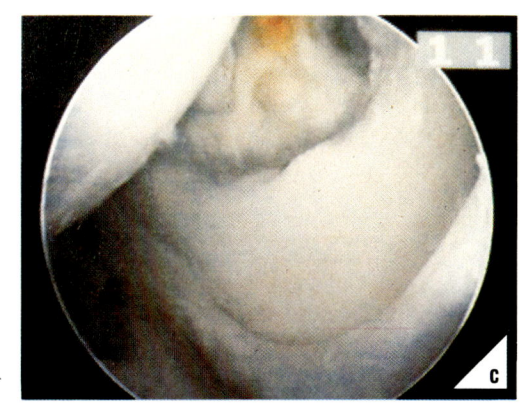

Abb. 22.14 a–c.
Rechtes Hüftgelenk. a Ansicht von hinten; b Inneres des Acetabulums, in der Tiefe das Lig. teres; c Ansicht von vorn

Arthroskopie der Hüfte: seitlicher Zugang

Literatur

1. Glick JM, Sampson TG, Gordon RB, Behr JT, Schmidt E. Hip arthroscopy by the lateral approach. *Arthroscopy*. 1987;3:4–12.
2. Glick JM. Hip arthroscopy using the lateral approach. American Academy of Orthopedic Surgery: Instructional Course Lectures. 1988;19:223–231.
3. Glick JM. Hip arthroscopy. In: McGinty IB, ed. *Operative Arthroscopy*, 1st ed. New York: Raven Press; 1991:663–675.
4. Epstein HC. Posterior fracture-dislocations of the hip: comparison of open and closed methods of treatment in certain types. *J Bone Joint Surg*. 1961;43A:1079–1098.
5. Epstein HC. Posterior fracture-dislocation of the hip. *J Bone Joint Surg*. 1974;56A:1103–1127.
6. Hogersson S, Brattstrom H, Mogensen B, Lidgren L. Arthroscopy of the hip in juvenile chronic arthritis. *J Pediatr Orthop*. 1984;1:273–278.
7. Foster DE, Hunter JR. The direct lateral approach to the hip for arthroplasty. *Orthopaedics*. 1987;10:274–280.
8. Glick JM. Complications of hip arthroscopy by the lateral approach. In: Sherman OH, Mikoff J, eds. *Arthroscopic Surgery*. 1st ed. Baltimore, Md: Williams & Wilkins; 1990;193–201.

23

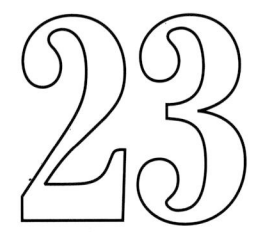

Arthroskopie des Hüftgelenks am liegenden Patienten

J. Serge Parisien

Die Techniken der Arthroskopie des Hüftgelenks am liegenden Patienten, mit oder ohne Distraktion des Gelenks, sind inzwischen verfeinert worden und erlauben bei den meisten klinischen Befunden eine angemessene Darstellung des Gelenks.

Anatomie

Das Hüftgelenk ist ein von Synovialis ausgekleidetes Kugelgelenk, bestehend aus dem Femurkopf und dem Acetabulum (Abb. 23.1). Der Femurkopf ist mit Ausnahme der Fovea, einem Ansatz des Ligamentum capitis femoris, von hyalinem Gelenkknorpel bedeckt. Das faserknorpelige Labrum acetabulare art. coxae liegt am Rand des sich einsenkenden Acetabulums. Auf der Unterseite der Acetabularführung liegt das Lig. transversum acetabuli. Durch die zwischen diesem und der Acetabularführung gelegenen Öffnung werden das Fettgewebspolster und das Lig. teres versorgt. Die Gelenkkapsel setzt oben über dem Rand des Labrums am Acetabulum an und erreicht unten die Intertrochanterenlinie. Hinten liegt der Ansatz weniger distal, so daß das hintere Drittel des Femurhalses von der Kapsel unbedeckt bleibt. Einige dicke, längsgerichtete Faserbündel verstärken die Kapsel und werden abhängig von ihrem Ursprung als Ligamentum iliofemorale, ischiofemorale oder pubofemorale bezeichnet. Das Ligamentum iliofemorale, auch Bigelow- oder, wegen seiner Form, Y-Ligament genannt, ist das stärkste aller Bänder. Es bedeckt beinahe die gesamte Vorderseite des Gelenks und wird bei überdehnter Hüfte sehr straff. Die Zona orbicularis liegt um den Femurhals und wird von einem kreisförmigem Faserring gebildet.

Indikationen

Der Literaturübersicht zufolge und aus meiner eigenen Erfahrung ist eine Arthroskopie des Hüftgelenks in folgenden Situationen von Nutzen [1–22]:
- Entfernen freier chondraler oder osteochondraler Gelenkkörper;
- Débridement bei Osteochondrosis dissecans des Femurkopfes;
- Débridement eines gerissenen Labrums;
- Beurteilung des Gelenkknorpels und Synoviabiopsie oder partielle Synovektomie in Fällen einer juvenilen chronischen Synovitis oder einer pigmentierten villonodulären Synovitis;
- Untersuchung der Gelenkhöhle mit Entfernen freier Gelenkkörper bei Verletzungen (dislozierten Brüchen) des Hüftgelenks;
- Darstellen eines künstlichen Hüftgelenks, um Zement oder freie Metallstückchen zu entfernen und eine Biopsie vorzunehmen, um vor der Reimplantation histologisch eine Entzündung auszuschließen.

Arthroskopie des Hüftgelenks mit und ohne Distraktion

Dorfmann et al. [3] beschreiben einen anterolateralen arthroskopischen Zugang, bei dem weder ein Repositionstisch noch Röntgenkontrolle erforderlich ist. Aus arthroskopischer Sicht teilt er die Untersuchung in 2 Zonen ein:

- die oberflächliche Zone mit Synovialis, Femurhals, Labrum und ⅔ des Umfangs des Femurkopfes und
- die tiefe Zone mit dem Acetabulum und dem Rest des Femurkopfes.

Der Eintrittspunkt liegt auf halber Linie zwischen der Spina iliaca anterior superior und dem Trochanter major. Das Arthroskop wird auf die Mitte des Femurkopfes gerichtet. Dorfmann et al. [3] sind der Ansicht, daß diese Technik lediglich die Untersuchung der oberflächlichen Zone erlaubt, in der die meisten Erkrankungen des Hüftgelenks auftreten.

Kapper und Silver [15] meinen ebenfalls, daß das Ausüben von Zug während einer Arthroskopie des Hüftgelenks nicht notwendig ist, da die meisten chirurgischen Eingriffe, die sich mit einem Arthroskop durchführen lassen, keine vollständige Darstellung des Acetabulums erfordern. Diese Autoren verwenden einen anterolateralen Zugang, der an einem Punkt 2 Fingerbreiten über dem vorderen Rand des Trochanter major und 2 Fingerbreiten seitlich der Spina iliaca anterior superior liegt. Der zweite Zugang zum Einführen der Instrumente liegt seitlich des Pulses der A. femoralis. Die Autoren behaupten, daß sich die Darstellung des Femurkopfes der „frei aufgehängten" unteren Extremität verbessern lasse, indem man diese kreisförmig bewegt.

Möchte man die Begrenzung des Acetabulums darstellen, ist die Distraktion des Hüftgelenks obligat. Dies kann durch Zug geschehen. Um das Gelenk etwa 8–10 mm aufzudehnen, ist ein Zug von knapp 23 kg erforderlich.

Zugänge

Drei Zugänge stehen zur Verfügung: lateral, anterolateral und anterior (Abb. 23.2, 23.3).

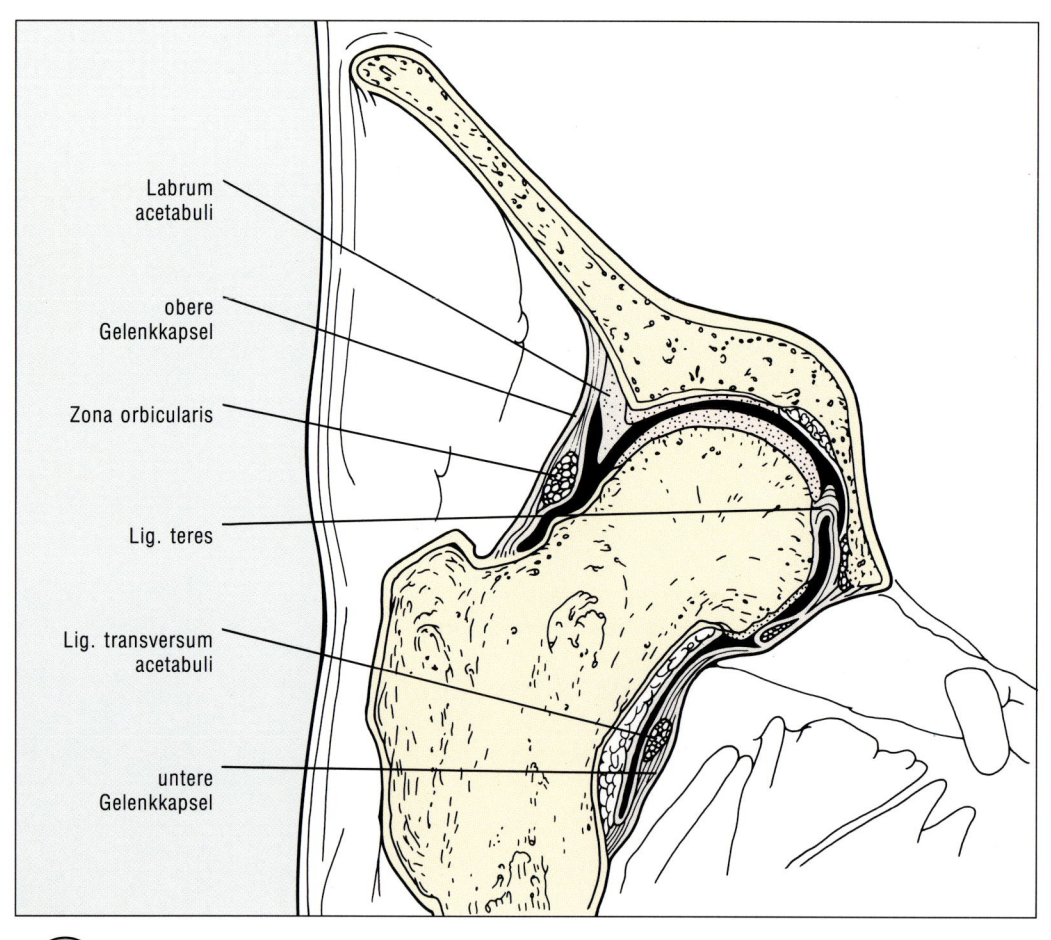

Abb. 23.1.
Anatomie des Hüftgelenks und Ansätze der Gelenkkapsel

Orientierungspunkt für den lateralen Zugang ist der Trochanter major. Der Zugang liegt seitlich über diesem und ist nach hinten vom N. ischiadicus sowie nach vorn vom N. femoralis und der A. femoralis weit entfernt. Der N. cutaneus femoris lateralis liegt vor diesem Zugang und zieht über den M. sartorius, etwa 2,5 cm unterhalb der Spina iliaca anterior superior.

Orientierungspunkte für den anterolateralen Zugang sind die Spina iliaca anterior superior und der Trochanter major. Dieser Zugang liegt auf der Mitte ihrer Verbindungslinie. Um ihn anzulegen, richtet man eine Spinalnadel nach medial und posterior in einem Winkel von 45° auf den Femurkopf. Dabei liegt der N. cutaneus femoris lateralis in der Risikozone, da er in der Nähe dieses Zugangs vorbeizieht.

Der anteriore Zugang kann gelegt werden, indem man zunächst sorgfältig die A. femoris palpiert. Er liegt etwa 4 cm lateral der Arterie und 1 cm distal des Ligamentum inguinale. Wenn eine Spinalnadel durch diesen Zugang eingeführt wird, zeigt der Austritt von Flüssigkeit ein korrektes Eindringen in das Gelenk.

Instrumente

Die notwendigen Instrumente umfassen ein 2,7 mm- oder 4 mm-Arthroskop mit 25°-Winkel mit scharfem und stumpfem Obturator, eine

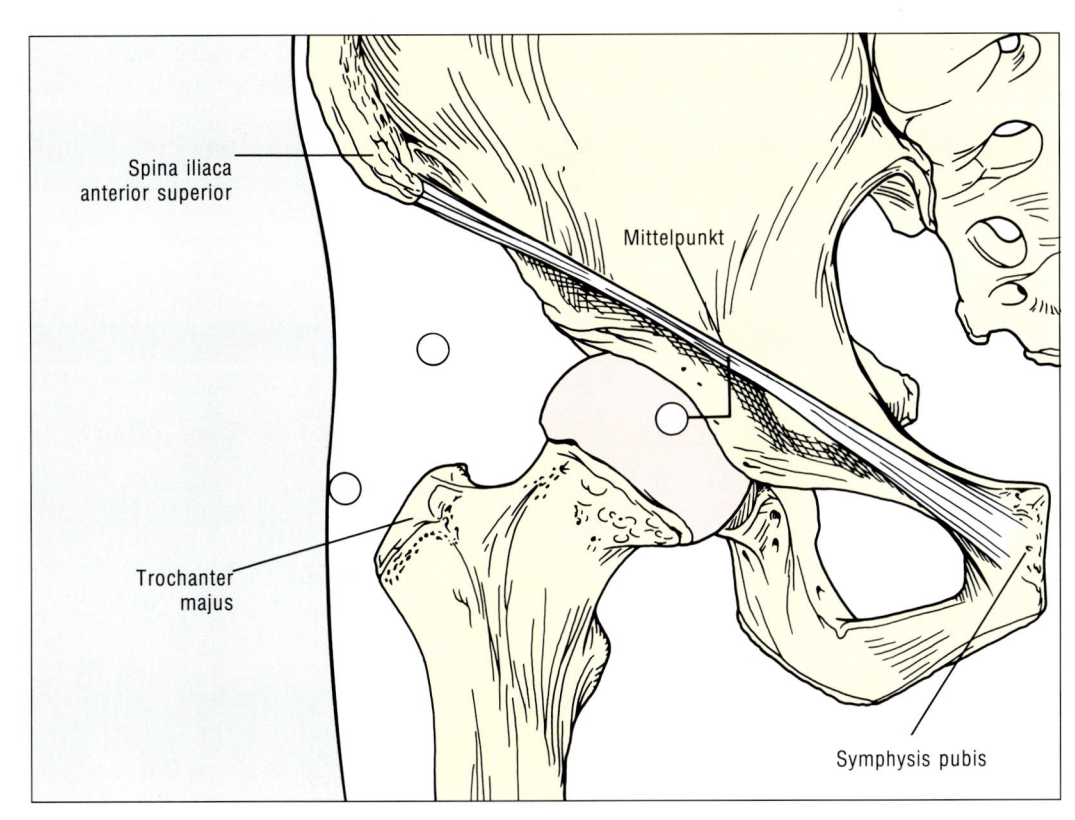

Abb. 23.2.
Anatomie der Vorderseite des Hüftgelenks und Lokalisation der Zugänge

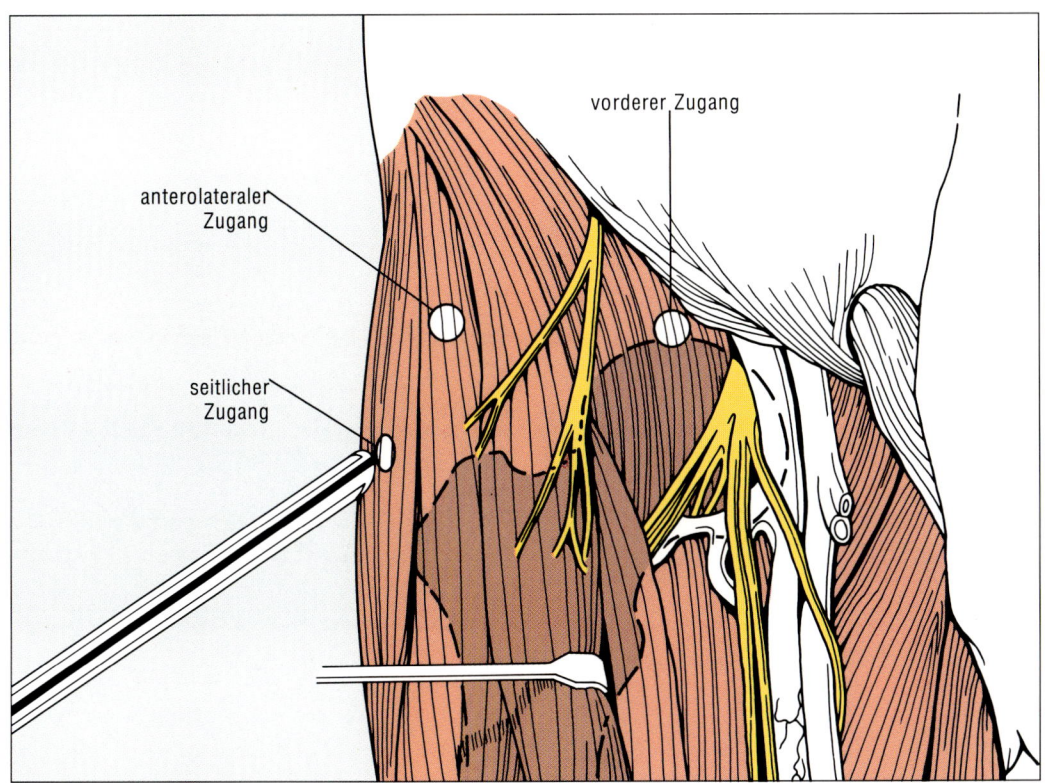

Abb. 23.3.
Die 3 Zugänge, die für eine Arthroskopie des Hüftgelenks im Liegen genutzt werden können

extralange Spinalnadel mit einer 50 ml-Spritze, Plastikschläuche für die Spülung, ein motorgetriebenes Schaber- und Fräsensystem, Greifzange, Korbstanze, Schaltstücke sowie ein magnetisches Rückholsystem. Eine konstante Spülung ist durch ein hängendes, schwerkraftgetriebenes Spülsystem gewährleistet.

Chirurgische Technik

Der Eingriff kann in Allgemein- oder Lokalanästhesie durchgeführt werden. Der Patient wird mit leicht abduziertem und gebeugtem Oberschenkel auf einen Frakturtisch gelegt (Abb. 23.4). Die Perinealstütze im Schambereich sollte gut gepolstert sein, um den überhöhten Druck in der Schamgegend und am Skrotum so gering wie möglich zu halten. Man verwendet einen Bildverstärker. Das Operationsfeld wird in gewohnter Weise vorbereitet und abgedeckt. Eine sterile Plastiktasche bedeckt den über dem Operationsbereich liegenden Teil des Bildverstärkers. Lateral über dem Trochanter major wird eine extralange Spinalnadel (18 oder 22 Gauge) in Richtung auf den Femurkopf vorgeschoben (Abb. 23.5), während man Zug auf das Hüftgelenk ausübt, um es etwas aufzudehnen.

Um die vordere Kapsel zu dehnen, injiziert man 20–30 ml isotonischer Kochsalzlösung oder Ringer-Laktat. Zurückfließende Lösung spricht für ein erfolgreiches Eindringen in das Gelenk. Die Nadel wird durch den scharfen Obturator eines 2,7 mm- oder 4 mm-Arthroskops ersetzt. Man erhöht den Zug und kontrolliert die Position des Obturators vor dem Eindringen in das Gelenk über den Bildverstärker. Beim Durchstoßen der straffen Kapsel spürt man ein „Plop". Der scharfe Obturator wird dann durch einen stumpfen ersetzt und dieser weiter in die aufgedehnte Gelenkhöhle vorgeschoben. Danach führt man das Arthroskop – 2,7 mm Durchmesser für Kinder, 4 mm für Erwachsene – zur Untersuchung des Gelenks ein.

Die Untersuchung beginnt mit der Inspektion des Femurkopfes auf der lateralen Fläche. Vorsichtiges Manövrieren des Arthroskops ermöglicht auch die Darstellung der Vorderfläche des Gelenks und des Acetabulums (Abb. 23.6). Rotieren der betroffenen Extremität durch einen Assistenten außerhalb des sterilen Operationsfeldes exponiert die verschiedenen Bereiche des Femurkopfes dem Auge des Untersuchers. Auf diese Weise lassen sich der größte Teil des Gelenkknorpels des Femurkopfes sowie die Gelenkfläche des Acetabulums und das Labrum darstellen (Abb. 23.7). Bereiche mit einer Chondromalazie des Gelenkknorpels an Femurkopf und Acetabulum können ebenso eingesehen werden wie osteochondrale Defekte (Abb. 23.8–23.10). Die medialen und unteren

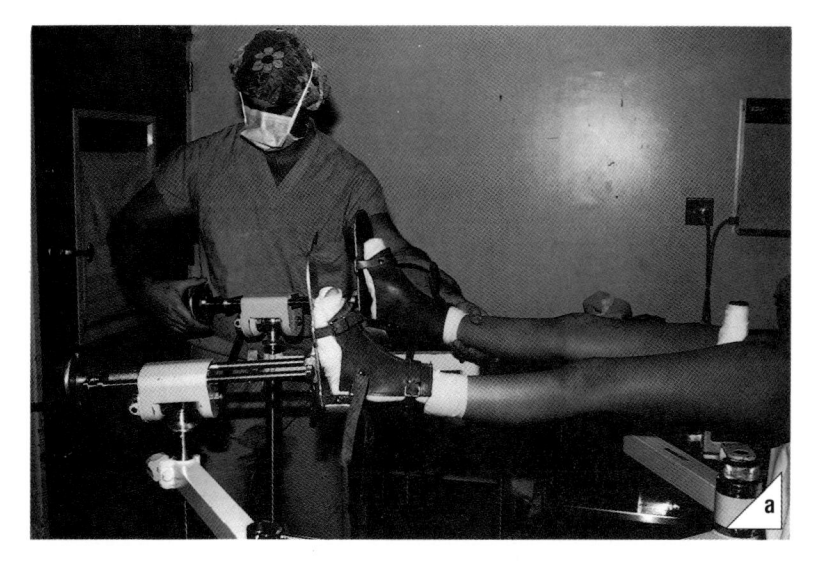

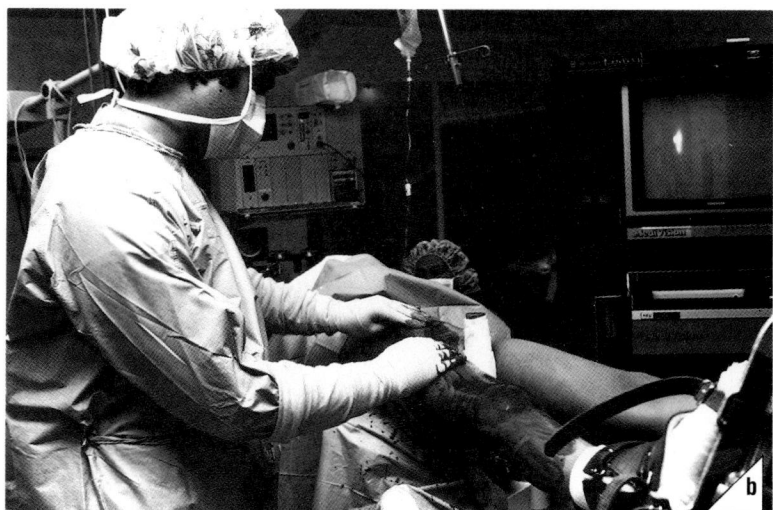

Abb. 23.4 a, b.
Der Patient liegt auf einem Frakturtisch für die Zugbelastung. Die Hüfte ist leicht abduziert und gebeugt

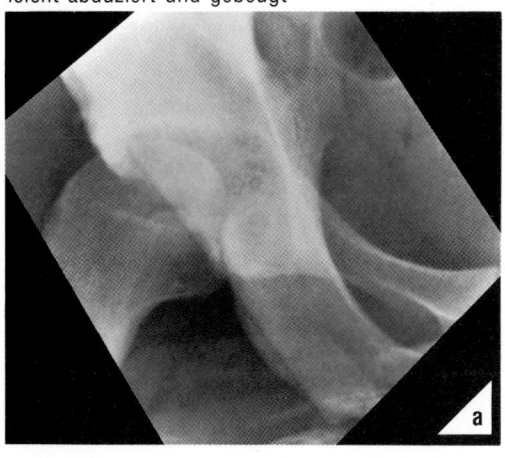

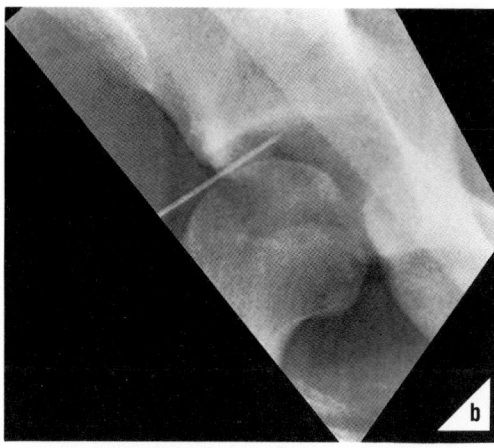

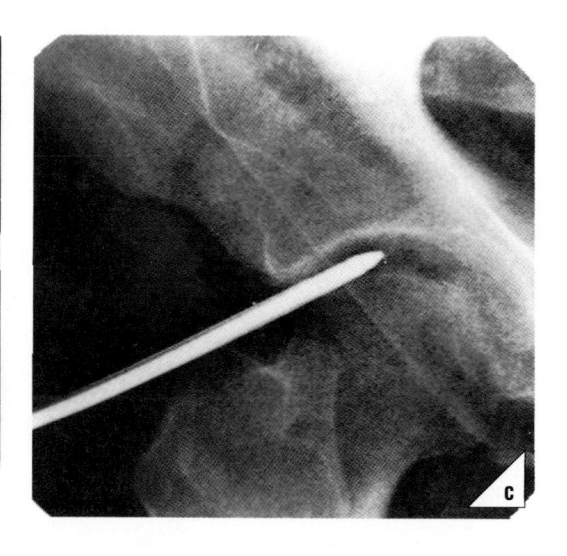

Abb. 23.5.
Die Position der Spinalnadel (a, b) und des Trokars (c) werden mit dem Bildverstärker geprüft

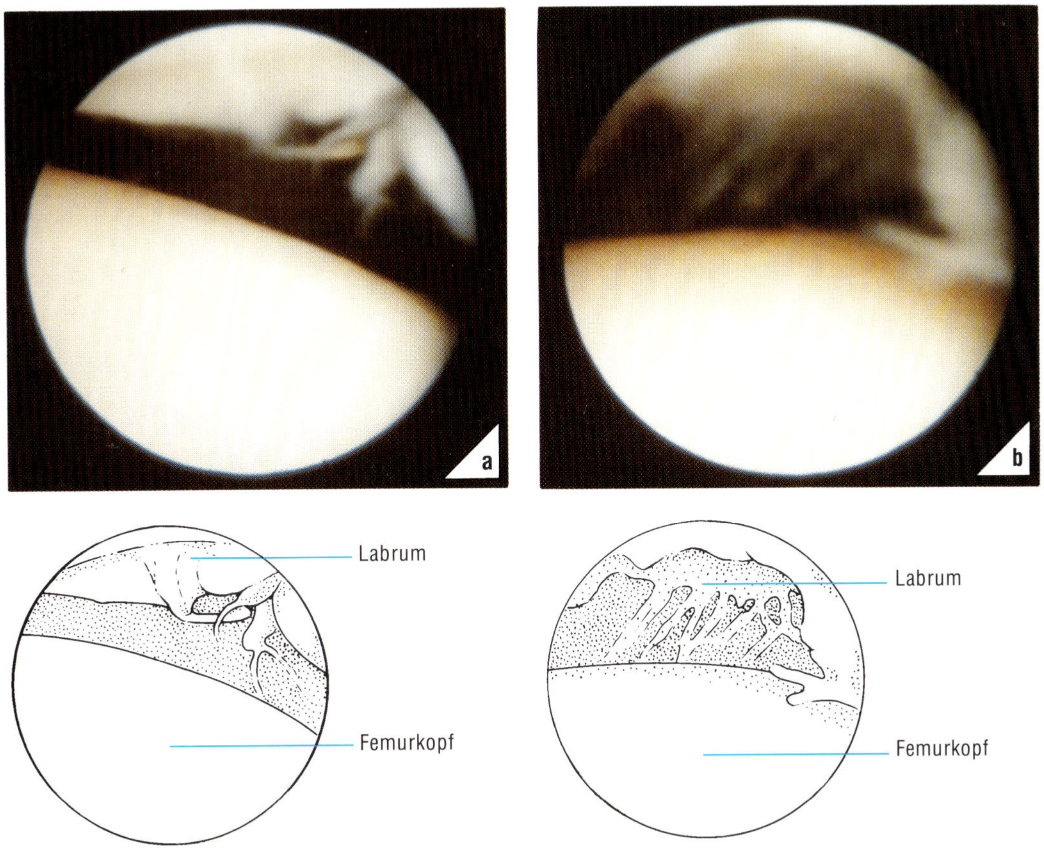

Abb. 23.6 a, b.
Arthroskopische Darstellung des rechten Hüftgelenks. Der Femurkopf liegt unten, das Acetabulum mit Labrum oben

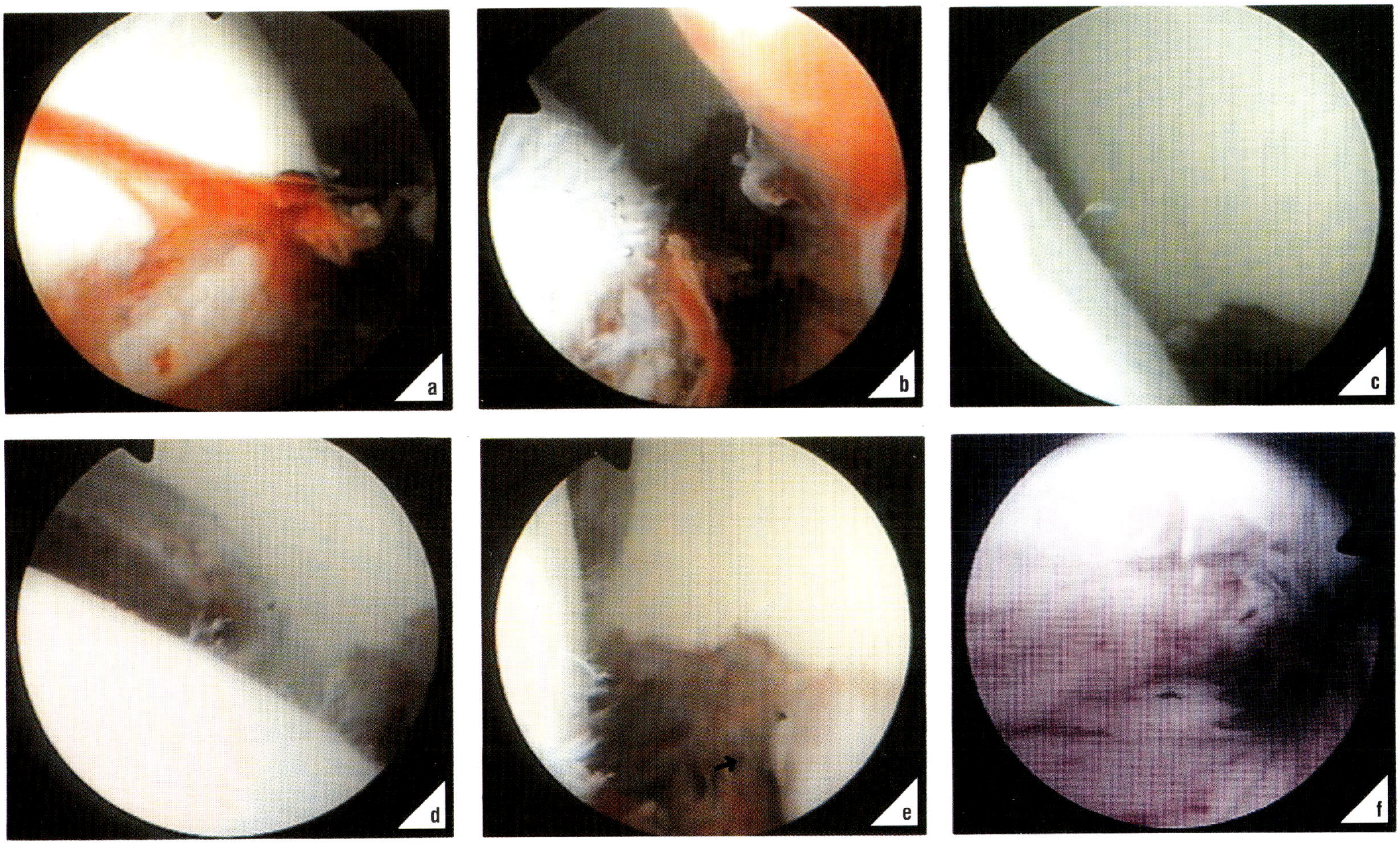

Abb. 23.7 a–f.
Verschiedene Bereiche des linken Hüftgelenks, wie sie sich beim Rotieren des Femurkopfes darstellen. a Seitliche Fläche des Femurkopfes mit Blutgerinnseln; b seitliche Fläche des Labrums; c Arthroskop an den Grenzen des Gelenks; d Arthroskop im aufgedehnten Gelenk; e Grube des Acetabulums (Pfeil) unten im Bild. f Bei stärkerer Innenrotation erkennt man die hintere Fläche des Femurkopfes mit reflektierender Synovialis

Arthroskopie des Hüftgelenks am liegenden Patienten

Anteile des Gelenks lassen sich von diesem Zugang aus am besten darstellen, wenn das 30°-Arthroskop durch ein 70°-Gerät ersetzt wird. Zur Verbesserung der Sicht wird ein zweiter, vorzugsweise anterolateraler Zugang aufgebaut. Man führt dazu auf der Mitte der Linie zwischen dem vorderen Rand des Trochanter major und der Spina iliaca anterior superior eine Spinalnadel ein, deren Weg sich über den Bildverstärker verfolgen läßt und deren korrektes Eindringen in das Gelenk sich am Austreten von Flüssigkeit zeigt. Nach der Hautinzision wird das Unterhautgewebe mit einer Moskitoklemme beiseitegedrückt, um eine Verletzung des in Gelenknähe vorbeiziehenden N. cutaneus femoris lateralis zu vermeiden. Wenn das System austauschbarer Kanülen nicht zur Verfügung steht, führt man die Kanüle des motorgetriebenen Schabersytems mit ihrem Obturator in das Gelenk ein. Der Wechsel zwischen den Zugängen wird durch Schaltstücke verschiedener Größen erleichtert. Es kann erforderlich werden, einen dritten, anterioren Zugang zu legen, wenn die Sicht auf die mediale Fläche des Hüftgelenks für eine Triangulation bei einem beabsichtigten chirurgischen Eingriff nicht ausreicht. Wie von Ide et al. [11] befürwortet, kann dieser Zugang auch in einem Bereich von 1 cm lateral und distal des Mittelpunkts der Linie ziwschen der Spina iliaca anterior superior und der Symphyse liegen. Man kann chirurgische Eingriffe wie etwa eine Chondroplastik durchführen (Abb. 23.11). Die Extraktion großer freier Gelenkkörper vom Femurkopf oder aus dem

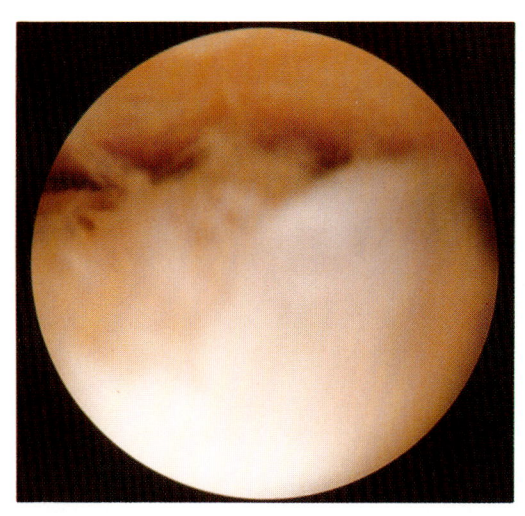

Abb. 23.8.
Veränderungen des Femurkopfes im Sinne einer Chondromalazie bei Osteochondritis

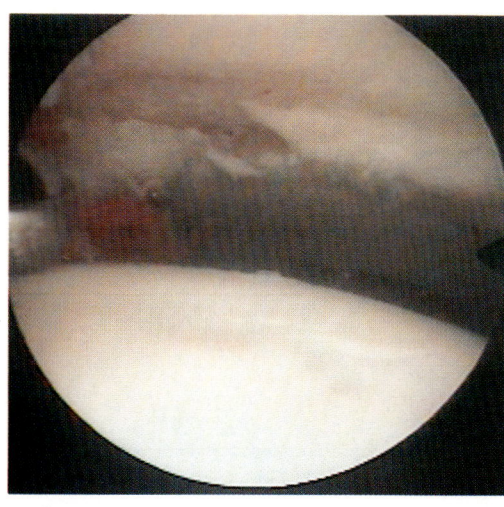

Abb. 23.9.
Knorpelfraktur des Acetabulums im linken Hüftgelenk. Das Arthroskop liegt im lateralen, die motorgetriebene Fräse im anterolateralen Zugang

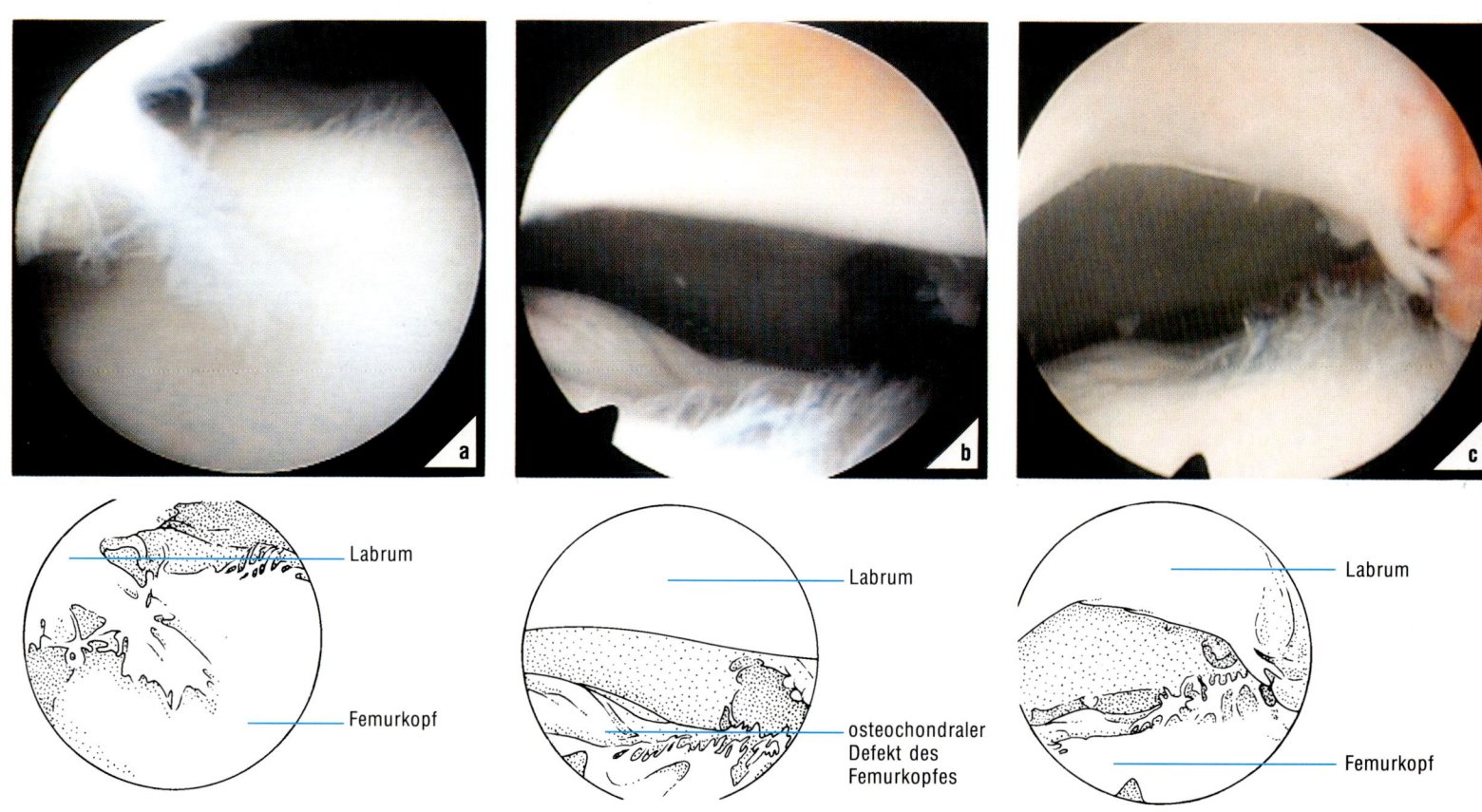

Abb. 23.10 a–c.
Arthroskopische Darstellung eines dislozierten Bruchs im linken Hüftgelenk. Dabei erkennt man einen osteochondralen Defekt des linken Femurkopfes

Die Hüfte

Acetabulum läßt sich unter Einsatz der Triangulationstechnik mit einer Greifzange oder einem motorgetriebenen Instrument durchführen. Kleine Fragmente können durch Vakuumextraktion entfernt werden (Abb. 23.12–23.14).

Postoperative Betreuung

Über der Hüftregion wird ein leichter Verband angelegt. Wird der Eingriff ambulant durchgeführt, entläßt man den Patienten noch am selben Tag. Für einige Tage empfiehlt sich, meist der Bequemlichkeit halber, das Gehen an Krücken unter Teilbelastung. Bei größeren Eingriffen, etwa bei partieller Synovektomie oder nach Débridement bei Osteochondritis dissecans des Femurkopfes, wird für 2–3 Wochen eine belastungsfreie Phase an Krücken verordnet. Aktive Bewegungsübungen werden je nach Belastbarkeit des Patienten gefördert.

Komplikationen und unvorhersehbare Zwischenfälle

Das Positionieren der Spinalnadel ist ein sehr wichtiger Schritt im Ablauf des Eingriffs, der durch den Bildverstärker erleichtert wird. Um ein Verstopfen mit Weichteilgewebe zu verhindern, ist es wichtig, den Mandrin beim Einführen in der Kanüle zu belassen. Schäden des Gelenkknorpels am Femurkopf lassen sich vermeiden, indem man vor dem Einsatz des scharfen Trokars über den Bildverstärker sicherstellt, daß die Stoßrichtung stimmt und das Gelenk entsprechend ausgedehnt ist. Der Einsatz einer Moskitoklemme zum Wegdrücken der Haut und des Unterhautgewebes verhindert Verletzungen des N. cutaneus femoris lateralis. Die Perinealstütze auf dem Zugtisch sollte gut gepolstert sein, um überhöhten Druck auf das Skrotum und eine Kompression der Äste des N. pudendus zu vermeiden. Die Extremität muß nicht dauernd unter Zug stehen. Ist die Gelenkhöhle zwischen Femurkopf und Acetabulum erst

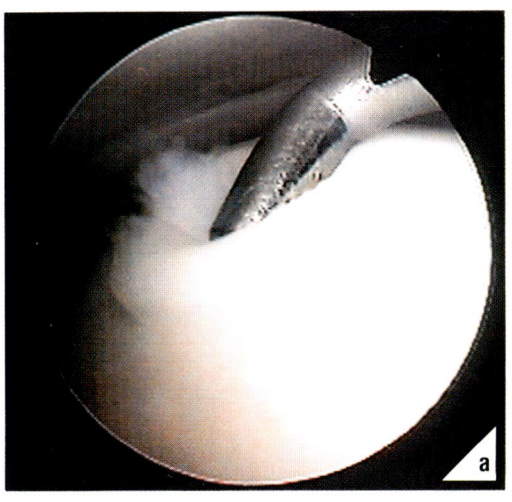

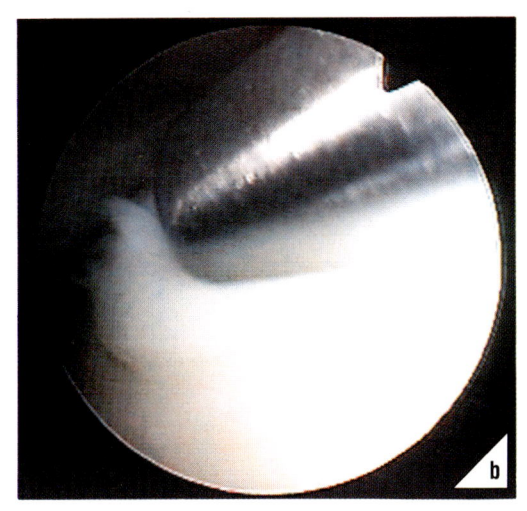

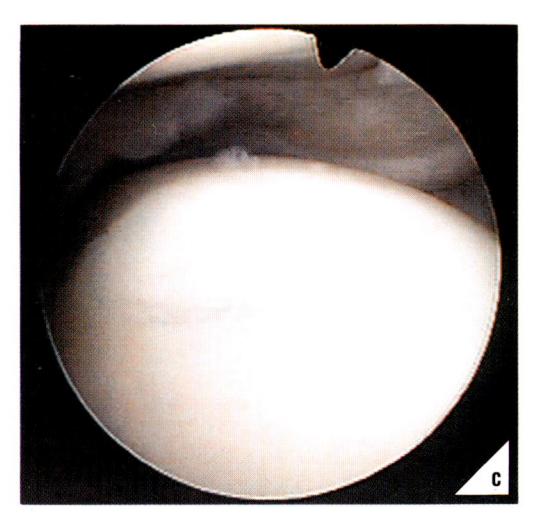

Abb. 23.11 a–c.
Knorpellamelle auf der medialen Fläche des linken Femurkopfes. Das Arthroskop liegt im anterioren Zugang. a Abtasten mit einer Sonde; b Débridement mit der Fräse; c Zustand nach Débridement

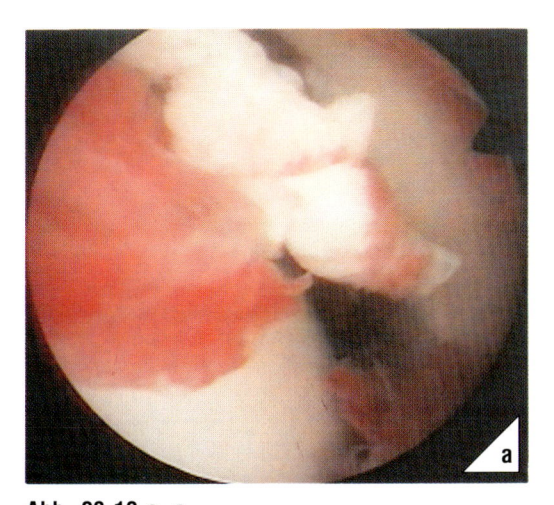

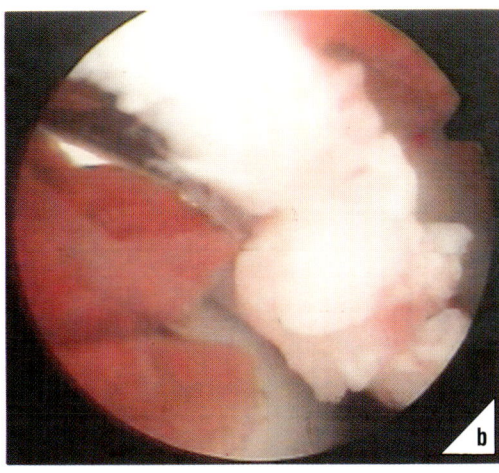

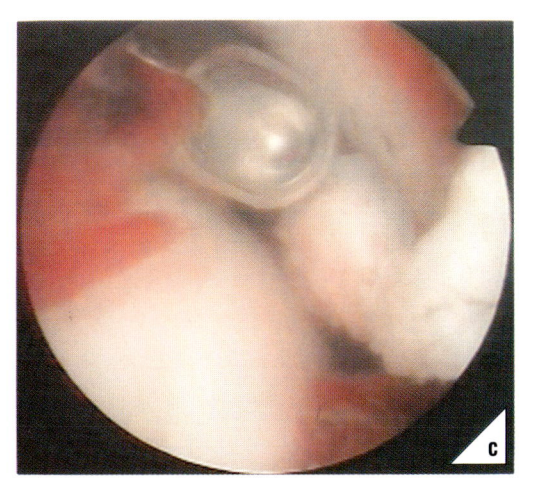

Abb. 23.12 a–c.
Ansichten einer freien Knorpelfraktur auf der rückwärtigen Fläche des linken Femurkopfes mit einer motorgetriebenen Fräse im Hintergrund – links im Bild der Femurkopf

einmal genügend aufgedehnt, kann man die Zugbelastung senken. Konstante Zugbelastung über mehr als 2 h führt möglicherweise zu einer passageren Neurapraxie.

Da einige der arthroskopisch-chirurgisch behandelbaren Erkrankungen, etwa eine Synovitis, freie Gelenkkörper oder Risse des Labrums, in Bereichen liegen, die ohne Aufdehnen des Gelenks einsehbar sind, ist eine Distraktion nicht für jeden arthroskopischen Eingriff am Hüftgelenk zwingend erforderlich.

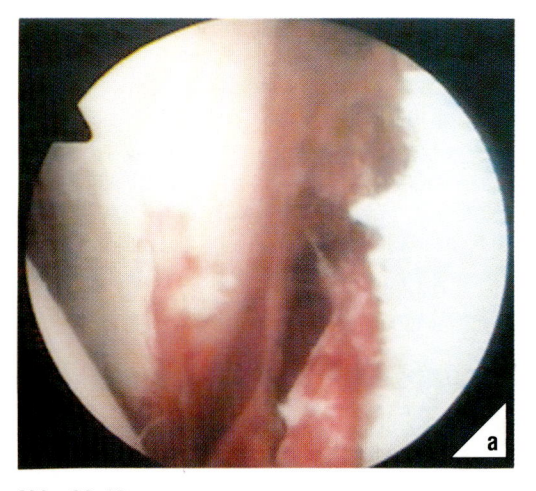

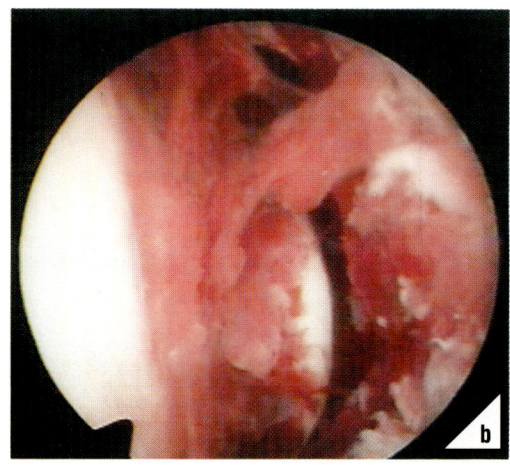

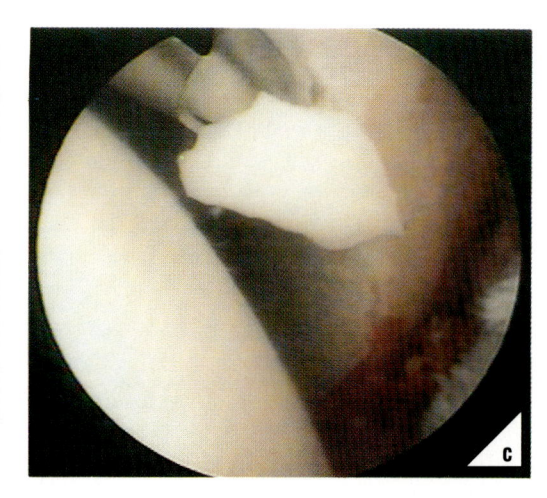

Abb. 23.13 a–c.
Darstellung eines Frakturbereichs auf der rückwärtigen Fläche des Acetabulums des linken Hüftgelenks. Es wurden lediglich die freien Gelenkkörper und Debris durch Lavage entfernt. Da das Fragment stabil war und nicht mehr als 10 % des Acetabulums umfaßte, nahm man keine innere Fixation vor. a Frakturbereiche; b Nahaufnahme der Bruchzonen. c Das freie Fragment wird mit einem motorgetriebenen Instrument entfernt. Der Femurkopf liegt links, das Acetabulum rechts im Bild

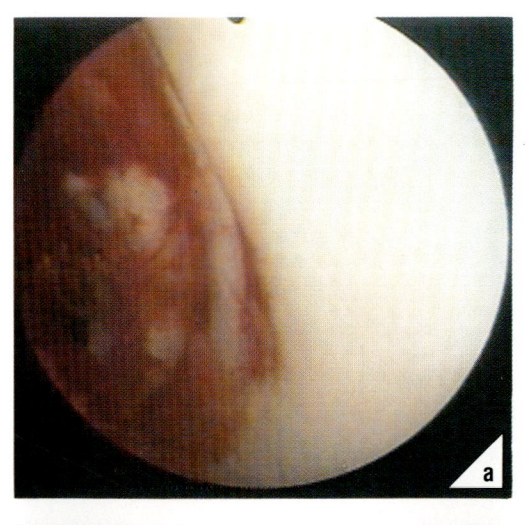

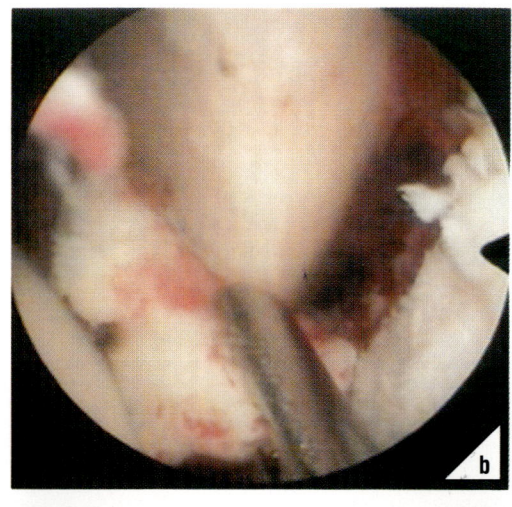

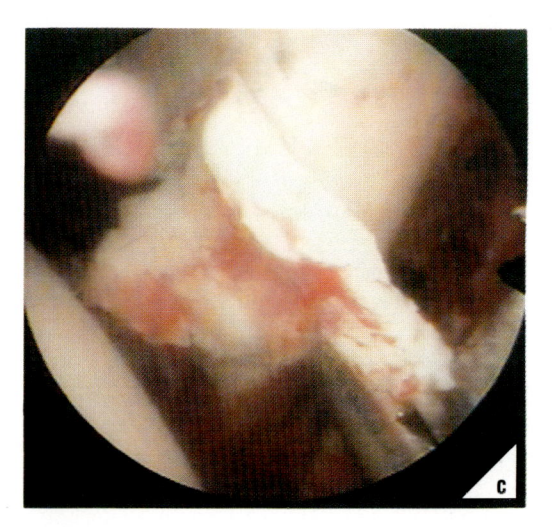

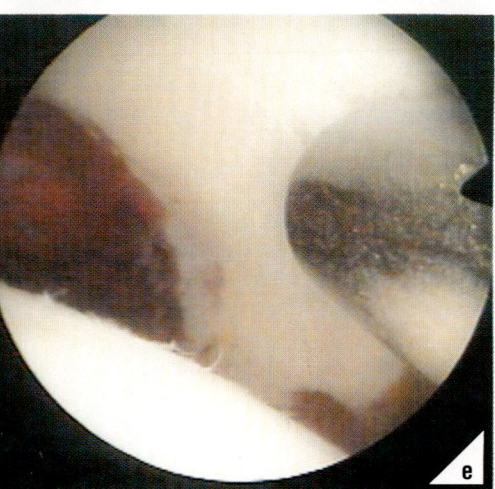

Abb. 23.14.
a Großes osteochondrales Bruchstück tief im Acetabulum (im linken Hüftgelenk aus den vorhergehenden Abbildungen); b, c Entfernen mit der Greifzange; d, e Gelenklavage unter Druck mittels über eine Kanüle eingeführter Flüssigkeit. Das Arthroskop befindet sich im anterolateralen Zugang, die chirurgischen Instrumente liegen im lateralen Zugang. Der Femurkopf ist links, das Acetabulum rechts im Bild zu erkennen

Literatur

1. Altenberg AR. Acetabular labral tears: a cause of hip pain and degenerative arthritis. *South Med J*. 1977;70:174–175.
2. Bowen JR, Kumar VP, Joyce J, Bowen C. Osteochondritis dissecans following Perthes' disease: arthroscopic operative treatment. *Clin Orthop*. 1936;209:49–56.
3. Dorfmann H, Boyer T, Henry P, DeBie B. A simple approach to hip arthroscopy. *Arthroscopy*. 1988;4:141–142.
4. Dorrell JH, Catterall A. The torn acetabular labrum. *J Bone Joint Surg*. 1986;68B:400–403.
5. Dvorak M, Duncan CP, Day B. Arthroscopic anatomy of the hip. *Arthroscopy*. 1990;6:264–273.
6. Eriksson E, Arvidsson I, Arvidsson H. Diagnostic and operative arthroscopy of the hip. *Orthopedics*. 1986;9:169–178.
7. Glick JM, Sampson TG, Gordon RB, et al. Hip arthroscopy by the lateral approach. *Arthroscopy*. 1987;3:4–12.
8. Gross RH. Arthroscopy in hip disorders in children. *Orthop Rev*. 1977;9:43–49.
9. Gross R. Arthroscopy of the hip. In: Grana W, ed. *Update in Arthroscopic Techniques*. Baltimore, Md: University Park Press; 1984:79.
10. Holgersson S, Brattstrom H, Mogensen B, Lidgren L, Arthroscopy of the hip in juvenile chronic arthritis. *J Pediatr Orthop*. 1984;1:273–278.
11. Ide T, Akamatsu N, Nakajima I. Arthroscopic surgery of the hip joint. *Arthroscopy*. 1991;7:204–211.
12. Ikeda T, Awaya G, Susuki S, Yutaka O, Hiroshi T. Torn acetabular labrums in young patients: arthroscopic diagnosis and management. *J Bone Joint Surg*. 1988;70B:13–16.
13. Ikeuchi H. Arthroscopy of the hip joint. In: Watanabe M. ed. *Arthroscopy of Small Joints*. Tokyo: Igaku-Shoin; 1985:97–103.
14. Johnston A, Parisien M. Pathology of reactive (prosthetic) versus septic (revisionary) synovitis. In: Eftekar N. ed. *Infection in Joint Replacement Surgery*. St. Louis, Mo: CV Mosby Co; 1984:97–114.
15. Klapper RC, Silver DM. Hip arthroscopy without traction. *Contemp Orthop*. 1989;18:687–693.
16. Nordt W, Giangarra CE, Levy M, Habermann ET. Arthroscopic removal of entrapped debris following dislocation of a total hip arthroplasty. *Arthroscopy*. 1987;3:196–198.
17. Okada Y, Awaya G, Ikeda T, Tada H, Kamisato S, Futami T. Arthroscopic surgery for synovial chondromatosis of the hip. *J Bone Joint Surg*. 1989;71B:198–199.
18. Parisien JS. Arthroscopy of the hip: present status. *Bull Hosp Jt Dis Orthop Inst*. 1985;45:127.
19. Shifrin LZ, Reis ND. Arthroscopy of a dislocated hip replacement: a case report. *Clin Orthop*. 1980;146:213–214.
20. Ueo T, Suzuki S, Iwasaki R, Yosikawa J. Rupture of the labra acetabularis as a cause of hip pain detected arthroscopically, and partial limbectomy for successful pain relief. *Arthroscopy*. 1990;6:48–51.
21. Vakili F, Salvati EA, Warren RF. Entrapped foreign body within the acetabular cup in total hip replacement. *Clin Orthop*. 1980;150:159.
22. Witwity T, Uhlmann RD, Fischer J. Arthroscopic management of chondromatosis of the hip joint. *Arthroscopy*. 1988;4:55–56.

Teil 6
Das Handgelenk, der Karpaltunnel und das temporomandibulare Gelenk

24

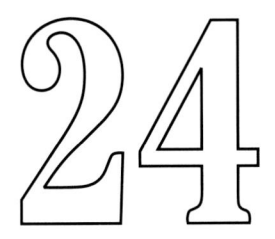

Arthroskopische Chirurgie des Handgelenks

Edward S. Bittar

Die Arthroskopie des Handgelenks wurde von Chen [1] und Watanabe [2] unabhängig voneinander beschrieben, fand jedoch kein allgemeines Interesse bis 1986, als von Roth [3] und Whipple [4] detaillierte Beschreibungen arthroskopischer Techniken am Handgelenk vorgelegt wurden. Frühe Erfolge auf diesem Gebiet förderten die Entwicklung arthroskopisch-chirurgischer Techniken für eine Anzahl von Verfahren, die ursprünglich einen erheblichen chirurgischen Eingriff mit entsprechender Morbidität erfordert hatten. Verbesserte chirurgische Techniken und die Entwicklung von Faseroptiken für kleine Gelenke sowie von arthroskopischem Zubehör haben die arthroskopische Chirurgie am Handgelenk dem allgemeinen Einsatz zugänglich gemacht [5]. Die Arthroskopie ermöglicht dem Chirurgen eine bessere Sicht, senkt die Morbiditätsrate und erlaubt dem Patienten eine frühere Rückkehr zu seinen gewohnten Aktivitäten. Auf diese Weise ist es dem Verfahren gelungen, die Arthrographie als diagnostische Standarduntersuchung bei pathologischen Befunden des Handgelenks zu ersetzen.

Indikationen

Die diagnostische Sensitivität der Arthroskopie des Handgelenks ist höher als die der Arthrographie. Arthroskopisch lassen sich etwa 40 % mehr pathologische Befunde erheben [6]. Zusätzlich läßt sich vor einer definitiven Arthrotomie oft arthroskopisch abklären, ob ein offener Eingriff wirklich erforderlich ist.

Wie bei anderen Gelenken läßt sich, arthroskopisch unterstützt, eine große Anzahl von Eingriffen durchführen:
- Débridement,
- Entfernen freier Gelenkkörper,
- Synoviabiopsie oder subtotale Synovektomie,
- Versorgen von Bandverletzungen und Karpalluxation,
- Débridement einer gerissenen Gelenkscheibe,
- Versorgen intraartikulärer Frakturen,
- Versorgen einer degenerativen Erkrankung mit radialer Styloidektomie,
- proximale Karpektomie.

Eingriffe mit ausgedehntem Débridement, Versorgen intraartikulärer Frakturen und Verfahren mit einer Knochenresektion sind technisch anspruchsvoll und sollten nur nach umfangreichen Erfahrungen mit den Grundlagen der Arthroskopie des Handgelenks ausgefürt werden.

Präoperative Vorbereitung

Anästhesie

Eine Arthroskopie des Handgelenks kann sowohl unter Lokal- oder Regionalanästhesie als auch unter Vollnarkose durchgeführt werden. Eine Vollnarkose empfiehlt sich, wenn der Operateur über eine

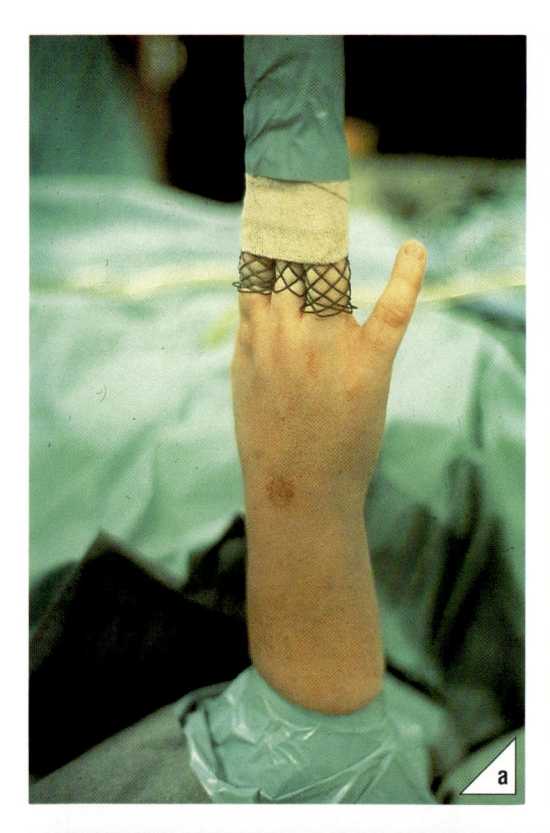

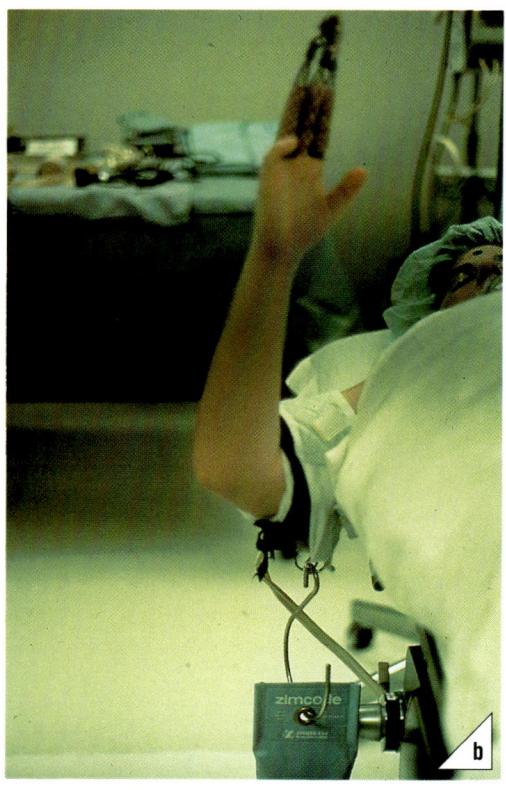

Abb. 24.1.
a Fingerzüge an Zeige-, Mittel- und Ringfinger sorgen für entsprechende Aufdehnung des Radiokarpal- und Zentralkarpalraums. b Gegengewichte werden von einer Schlinge gehalten, die um eine aufblasbare Manschette (Tourniquet) gelegt ist.

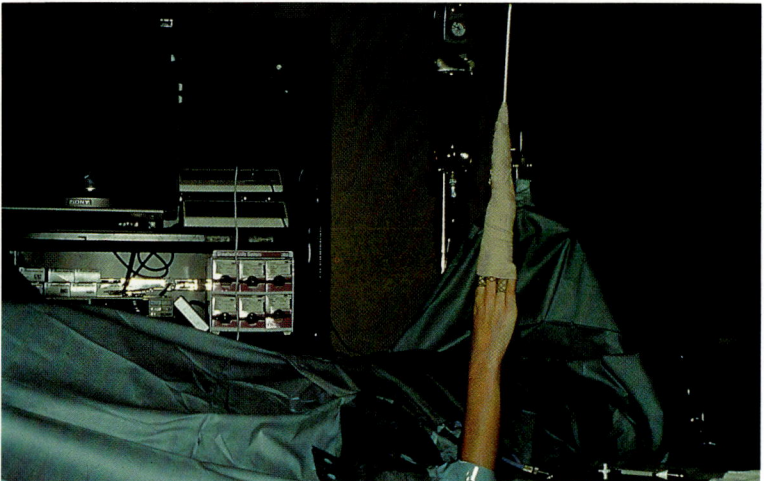

Abb. 24.2.
Anordnung im Operationsraum. Der Patient liegt auf dem Rücken, den Kopf nach links gedreht. Die rechte obere Extremität wird von Fingerzügen gehalten und ist nicht abgedeckt. Auf der gegenüberliegenden Seite des Operationstisches befindet sich die Videoausrüstung

begrenzte Erfahrung auf diesem Gebiet verfügt oder wenn der Patient ungewöhnlich ängstlich ist. Ängstliche Patienten unter Lokal- oder Regionalanästhesie neigen dazu, sich während des Eingriffs zu bewegen. Auch kleine Bewegungen können jedoch Schäden an den Gelenkflächen oder am empfindlichen arthroskopischen Instrumentarium verursachen. Arthroskopische Eingriffe unter Regional- oder Lokalanästhesie werden am besten unter intravenöser Sedierung vorgenommen.

Im Operationsraum

Der Patient liegt auf dem Rücken, der betroffene Arm ist um etwa 45° in der Schulter abduziert und um 90° im Ellenbogengelenk bebeugt. Der Radiokarpal- und zentrale Karpalraum werden mit 2 oder 3 sterilen Streckverbänden am Zeige-, Mittel- und Ringfinger simultan aufgedehnt (Abb. 24.1a). Die Fingerverbände sind mit einer Schnur an einem über dem Patienten am Operationstisch angebrachten Seilzugsystem befestigt. Die zur Aufdehnung benötigte Zugkraft beträgt gewöhnlich 2,2–4,5 kg. Ein zweites Gewicht hängt an einer Schlinge über einem pneumatischen Tourniquet, der um den Oberarm liegt (Abb. 24.1b). Die sterilisierten Fingerverbände und das ebenfalls sterisierte Seil werden steril an der Gliedmaße angebracht, nachdem diese mit einer Bürste oder antiseptischen Lösung behandelt wurde. Die Gliedmaße wird abgedeckt, so daß sie während des Eingriffs frei bewegt werden kann (Abb. 24.2).

Der Chirurg sitzt auf einem rollbaren Stuhl mit Blick auf den Handrücken, die Videoausrüstung, die sich direkt gegenüber auf der anderen Seite des Patienten befindet, gut im Blickfeld (Abb. 24.3a). Die Handinstrumente liegen auf einem Mayo-Tisch an der volaren Seite der Extremität (Abb. 24.3b). Ein Assistent kann an der ulnaren Seite Platz nehmen (Abb. 24.3c).

Arthroskopische Ausrüstung

Ein Arthroskop für kleine Gelenke von etwa 50 mm Länge und einem Durchmesser von 2,5 mm, mit einer 25- bis 30°-Weitwinkellinse ist für eine Arthroskopie des Handgelenks am beweglichsten. Für die kleinen Handgelenke von Frauen und Kindern sind 1,9 mm-Arthroskope besser geeignet. Der geringe Durchmesser der Arthroskoplinse erfordert eine hochintensive Beleuchtung, um noch eine optimale Sicht zu gewährleisten. Quarzlichtquellen mit Hochleistungsfaserkabeln verbessern Lichtübertragung und Sicht. Ebensowichtig sind eine hochauflösende Videokamera und ein entsprechender Monitor, um ein ausreichend detailliertes Bild zu liefern.

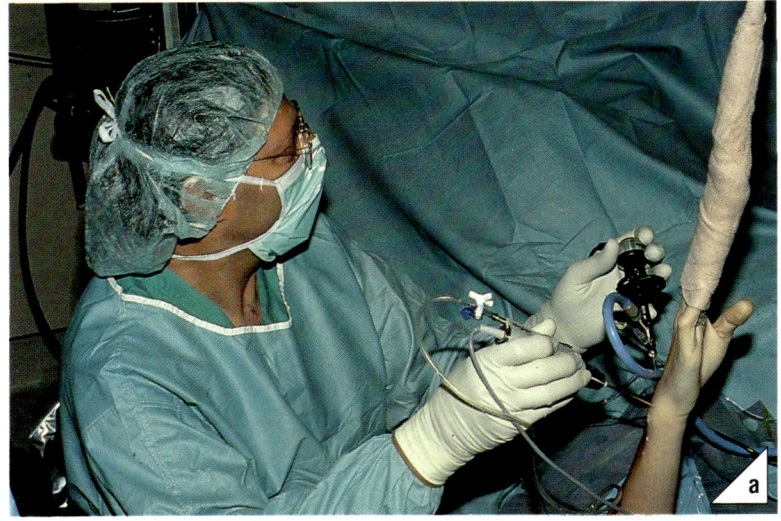

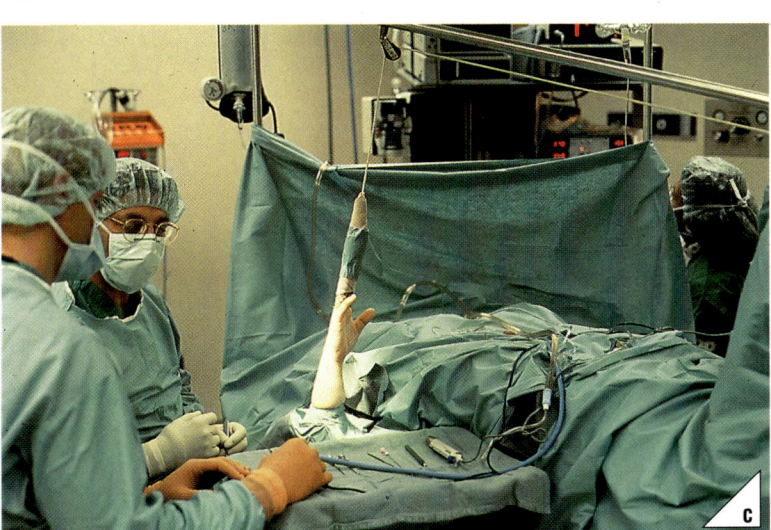

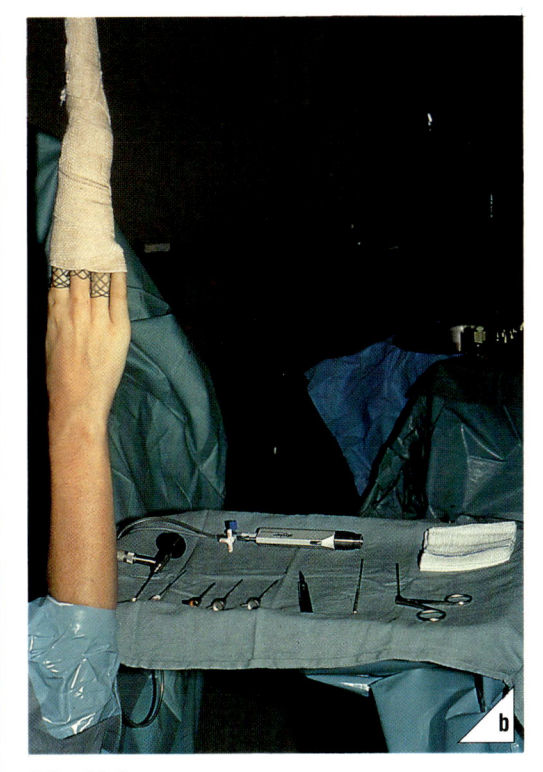

Abb. 24.3.
a Der Chirurg sitzt mit dem Blick auf die dorsale Fläche des Handgelenks. Der Operationstisch ist abgesenkt, um das Handgelenk in einer bequemen Arbeitsposition zu halten. b Der Mayo-Tisch befindet sich auf der volaren Seite des Unterarms. Darauf liegen die am häufigsten benutzten Instrumente, leicht erreichbar für den Chirurgen und seinen Assistenten. c Ein Assistent kann auf der ulnaren Seite des Handgelenks sitzen

Die Handinstrumente liegen gewöhnlich auf einem Mayo-Tisch in Griffweite des Chirurgen und Assistenten (Abb. 24.4). Handinstrumente mit kleinen, kurzen oder schmalen Griffen sind umständlich im Gebrauch und fördern die Ermüdung der intrinsischen Muskulatur. Eines der wichtigsten Handinstrumente bei der Arthroskopie des Handgelenks ist die Hakensonde, da sich viele Verletzungen nicht durch Inspektion abklären lassen, sondern sondiert werden müssen. Die Sonde sollte stumpf und an der Spitze nicht mehr als 2 mm im Durchmesser sein. Sehr scharfe, spitze Sonden haben den Nachteil, sich im Unterhautgewebe, besonders in den Hautästen von Nerven, zu verfangen, während die Sonde vorgeschoben und zurückgezogen wird. Oft eignen sich die großen, stumpfen Sonden, wie sie zur Arthroskopie großer Gelenke verwendet werden, wenn ihre Griffe nicht zu groß oder zu schwer sind.

Herkömmliche 2,7 mm große Greif- und Korbzangen sind gewöhnlich klein genug für Eingriffe auf der ulnaren Seite des Gelenks. Gelegentlich sind 2 mm-Handinstrumente erforderlich, wenn es sich um das Skapholunargelenk oder den zentralen Karpalraum handelt, in denen sogar noch weniger Raum gegeben ist. Motorgetriebene für kleine Gelenke ausgelegte Instrumente sind vorzuziehen. Die Griffe sind leicht und klein, mit kurzen, rotierenden Klingen und Fräsen, um dem Chirurgen ein Arbeiten in kürzerer Distanz zum Handgelenk zu ermöglichen. Mit 2 Einmalklingen, der 30°-Minibananenklinge und der 70°-Hakenklinge, lassen sich beinahe alle Schnitte an der ulnaren Seite des Handgelenks ausführen. Die Klingen sind rundum scharf und haben kurze und abgerundete Spitzen, wodurch das Risiko einer Verletzung von Weichteilgewebestrukturen beim Einführen der Klingen durch die dorsalen Zugänge minimiert wird.

Arthroskopische Technik

Radiokarpalraum

Das Anlegen dorsaler arthroskopischer Zugänge in das Handgelenk hat unter großer Vorsicht und Aufmerksamkeit im Detail zu geschehen. Um den Zugang zu erleichtern, befürworten die meisten arthroskopisch Tätigen vor dem Einführen des Arthroskops ein Aufdehnen des Handgelenks mit 5–10 ml isotonischer Kochsalzlösung. Das Durchstoßen der aufgedehnten Kapsel mit der Arthroskophülse und dem Obturator verursacht ein charakteristisches „ploppendes" Gefühl, das ein erfolgreiches Eindringen in das Gelenk anzeigt. Auch das Austreten von Flüssigkeit aus der Arthroskophülse zeigt, daß man die aufgedehnte Gelenkhöhle erreicht hat. Ein Aufdehnen des Radiokarpalraums hilft jedoch nicht in dem Maße, neurovaskuläre Strukturen vor Verletzungen zu schützen, wie sich dies bei Gelenken wie dem Ellenbogengelenk gezeigt hat. Statt dessen kann ein Aufdehnen sogar schädlich sein, wenn es nicht sehr sorgfältig vorgenommen wird. So kann etwa versehentlich der Zentralkarpalraum aufgedehnt werden, oder es kommt zu Schäden an den Gelenkoberflächen durch die Nadel, mit der die Flüssigkeit injiziert wird.

Außerdem verschwinden knöcherne Orientierungspunkte, wenn das Gelenk erst einmal aufgedehnt ist. Anatomische Orientierungspunkte sind aber besonders wichtig beim Bestimmen des richtigen Abstands, um die Arthroskophülse und den Obturator einzuführen. Der erste arthroskopische Zugang wird gelegt, indem man den Raum zwischen dem dritten und vierten Extensorkompartment im radiokarpalen Zwischenraum aufsucht. Palmarflexion und Palpation des Weichteilgewebes und der knöchernen Orientierungspunkte auf der Dorsalseite des Handgelenks erleichtern dies. Die Palpation des Zwischenraums zwischen dem dorsalen Gelenkflächenrand des Radius genau distal des Lister-Tuberkels und 2 karpale Orientierungspunkte, der knöcherne Fortsatz des dorsalen Os lunatum und der proximale Pol des Os scaphoideum, helfen ebenfalls beim Aufsuchen des Radiokarpalraums (Abb. 24.5).

Nachdem der richtige Abstand für den ersten radiokarpalen Zugang erst einmal gefunden ist, wird mit einem Messer Nr. 11 ein 2–3 mm langer Längsschnitt durch die dorsale Haut gelegt. Dabei dringt die Klinge nicht in das extrakapsuläre Weichteilgewebe ein – lediglich die Haut wird eingeschnitten. Die Verwendung eines Dissektors mit feiner Spitze zum stumpfen Durchtrennen des Unterhautgewebes bis auf die Ebene der Kapsel verhindert Verletzungen an Sehnen, Sehnenscheiden und Hautästen des N. radialis. Danach führt man eine Arthroskophülse mit stumpfem Obturator vorsichtig in den Radiokarpalraum ein, wobei man die Arthroskophülse unter ständigem Hin- und Herdrehen senkrecht zur Hautoberfläche hält (Abb. 24.6). Um Hülse und Obturator mit kleinem Durchmesser durch die Gelenkkapsel zu stoßen, ist nur ein minimaler Kraftaufwand nötig. Einen scharfen Obturator sollte man nicht verwenden, da er zu Schäden an den Gelenkflächen führen und versehentlich

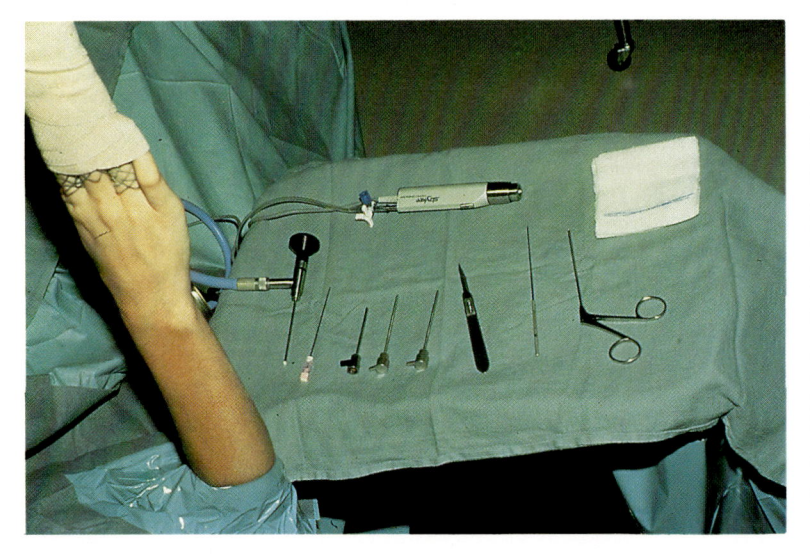

Abb. 24.4.
Mayo-Tisch mit einer Anordnung der wenigen, für eine einfache Arthroskopie des Handgelenks benötigten Instrumente

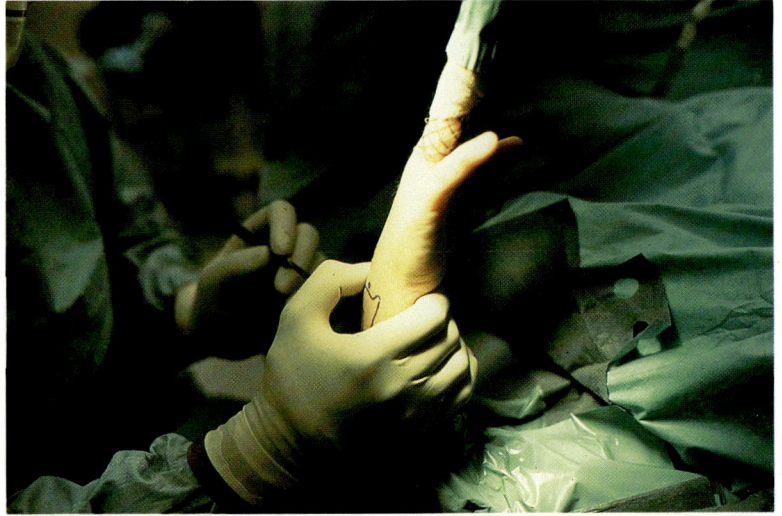

Abb. 24.5.
Bevor der dorsale Hautschnitt gesetzt wird, beugt man die Hand nach palmar und sucht die dorsalen Orientierungspunkte auf

durch den weichen und spongiösen Knochen der Radiusmetaphyse oder in eines der Ossa carpalia dringen kann. Der Einsatz eines stumpfen Obturators und die Palpation des Handgelenkrückens am palmarflektierten, nicht aufgedehnten Gelenk hilft, ein falsches Setzen des Zugangs zu verhindern. Nachdem die Hülse einmal durch die Kapsel gedrungen ist, wird sie auf die ulnare Seite des Gelenks gerichtet. Dabei sollte sie vorsichtig an der dorsalen Kapselhöhle entlanggeführt werden, um Verletzungen, vor allem am Gelenkknorpel des Os lunatum, zu verhindern.

Nachdem das erfolgreiche Eindringen arthroskopisch sichergestellt wurde, kann man Spülflüssigkeit in den Gelenkinnenraum einleiten. Peristaltische Pumpensysteme haben sich nicht immer als notwendig erwiesen. Durch Einwickeln des i. v. Infusionsbeutels in eine Transfusionsdruckmanschette, wie sie von Anästhesisten verwendet wird, erhält man ein billiges und sicheres Spülsystem, das sich schnell und leicht zusammensetzen läßt (Abb. 24.7). Der Druck in der manschettenumhüllten Flüssigkeit wird manuell auf 150 mm Hg erhöht und die Flüssigkeit dann über ein an der Einstromöffnung der Arthroskophülse angeschlossenes Schlauchsystem in den Radiokarpalraum transfundiert. Mit einem in den Radiokarpalraum eingeführten Druckmesser kann ein Enddruck von 35–50 mm Hg ermittelt werden [7]. Durch diese Druckübertragung läßt sich die Aufdehnung des Gelenks unter konstanter Spülung aufrechterhalten. Das System ist sehr sicher, da der Druck absinkt und während der Transfusion nicht ansteigen kann. Ist das Gelenk erst einmal aufgedehnt und steht unter Spülung, läßt sich eine arthroskopische Routineuntersuchung durchführen.

Sieht man das Radiokarpalgelenk zum ersten Mal, bleibt die arthroskopische Anatomie unklar. Die Gelenkflächen erscheinen einheitlich, ohne klare Abgrenzung der einzelnen Karpalknochen. Die eigentlichen Interkarpalbänder sind glatte Blätter, die mit der Gelenkknorpelsubstanz der Handwurzel verschmelzen. Die Gelenkflächen des Radius und der dreieckige Faserknorpel sind schlecht abgegrenzt und erscheinen durchgängig und glatt. Vor einem arthroskopischen Eingriff ist es daher sehr hilfreich, sich Fotos oder ein Videoband eines solchen Eingriffs anzusehen. An der radialen Begrenzung des Gelenkraums erkennt man den Processus styloideus und die Facies articularis carpea des Radius sowie das Os scaphoideum (Abb. 24.8 und 24.9a). Das Skapholunargelenk erscheint gewöhnlich nur als leichte, über der Konvexität des sagittalen Rands des distalen Radius liegende Einsenkung (Abb. 24.9b). Weiter ulnar erkennt man das Os lunatum und seine Gelenkgrube (Abb. 24.10).

An der ulnaren Begrenzung des Radiokarpalraums wird als nur leichte Einsenkung in der Konvexität der Articulatio radiocarpea auch das Lunotriquetralgelenk sichtbar (Abb. 24.11). Kleine Risse in diesem Gelenk sind über einen radialen Zugang unter Umständen nicht zu erkennen und können zu ihrer Darstellung einen ulnaren Zugang notwendig machen (Abb. 24.12a, b). Die Gelenkscheibe des Dreieckknorpelkomple-

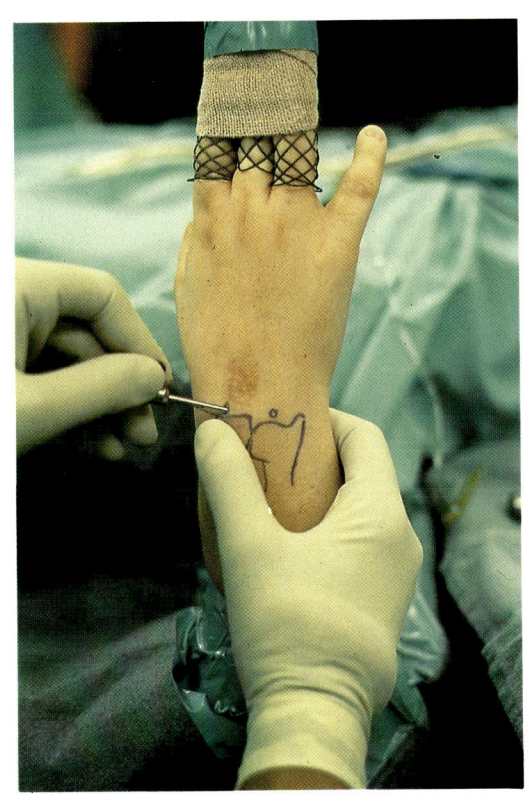

Abb. 24.6.
Arthroskophülse und stumpfer Obturator werden unter Hin- und Herdrehen eingeführt und nach Passieren der Kapsel nach ulnar gerichtet

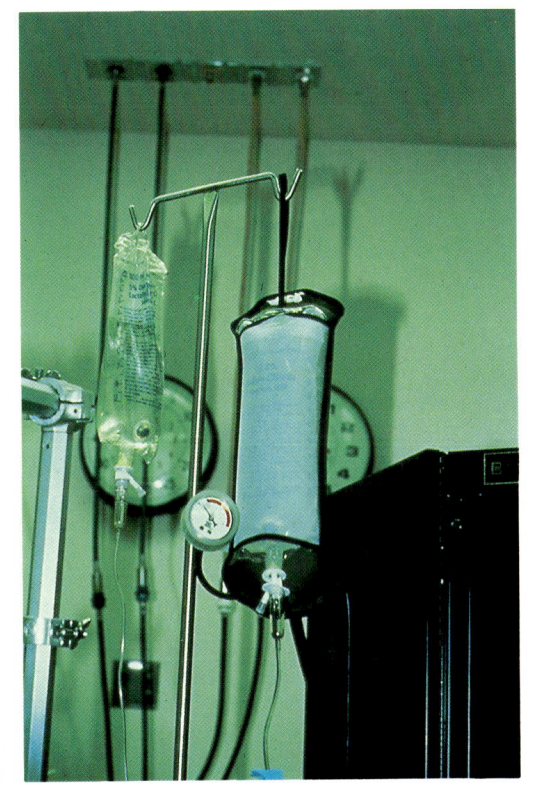

Abb. 24.7.
Eine Transfusionsmanschette mit einem 1 l-Beutel einer sterilen Flüssigkeit wird auf 150 mm Hg aufgepumpt, um Flüssigkeit unter konstantem Druck in das Gelenk zu infundieren

xes ist sowohl durch einen ulnaren als auch durch einen radialen Zugang zu erkennen (Abb. 24.12c). Risse der Gelenkscheibe werden bei einfachem Inspizieren möglicherweise nicht sichtbar und können zu ihrer Darstellung ein sorgfältiges Sondieren erforderlich machen (Abb. 24.13; s. auch Abb. 24.10b). Außerdem hilft ein Zusammendrücken des distalen Radioulnargelenks, um Flüssigkeit durch den Riß in der Gelenkscheibe zu pressen. Ist tatsächlich ein Riß vorhanden, so wird er durch die Flüssigkeit auseinandergedrängt und ist so leichter zu erkennen. Risse der Gelenkscheibe treten am häufigsten an deren Ansatz am Radius auf [6].

Der am weitesten ulnar gelegene Teil des Radiokarpalraums, der dorsale und palmare Rezessus und die Palmarbänder lassen sich am besten über einen ulnaren Zugang darstellen und sind durch einen radialen Zugang unter Umständen nicht ausreichend einzusehen (Abb. 24.14). Das Legen eines ulnaren Zugangs wird erleichtert durch die arthroskopische

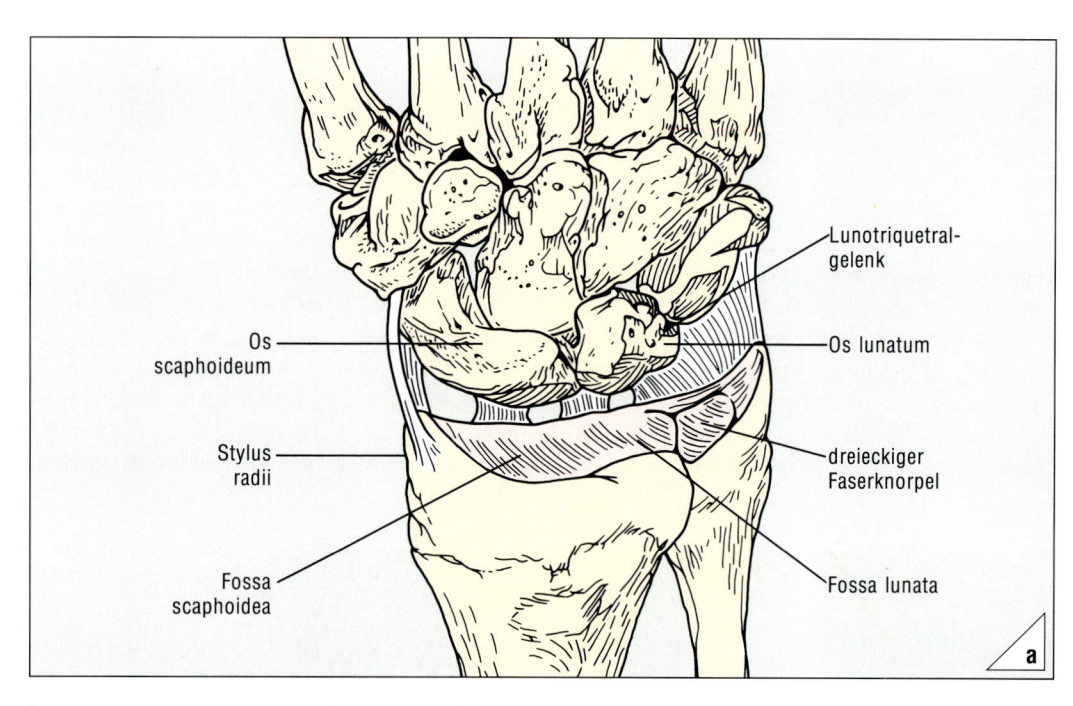

Abb. 24.8 a, b.
Radiale Begrenzung des Radiokarpalraums, mit Skapholunargelenk, Os lunatum und Gelenkgrube, Lunotriquetralgelenk und Gelenkscheibe

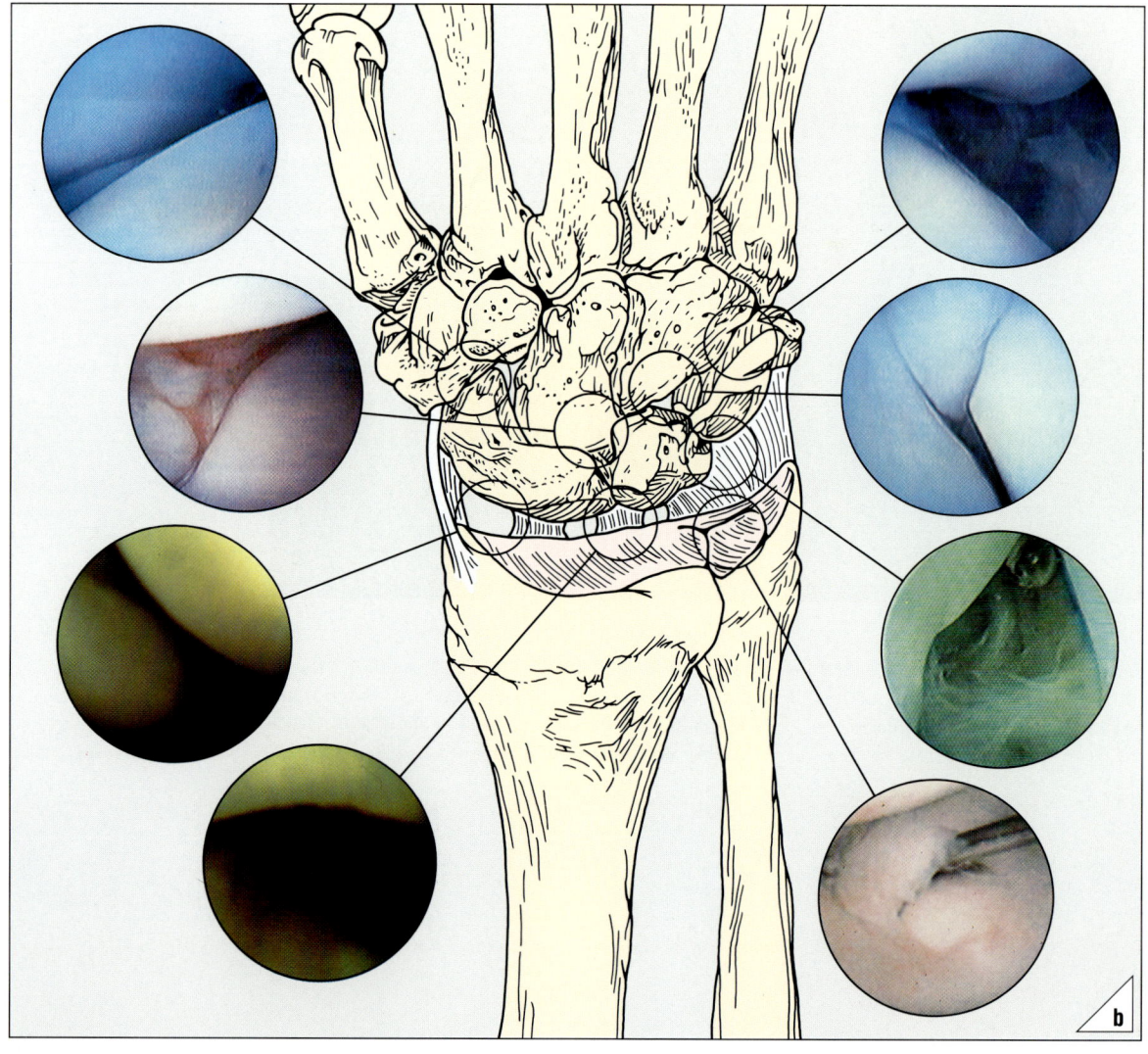

318 Das Handgelenk, der Karpaltunnel und das temporomandibulare Gelenk

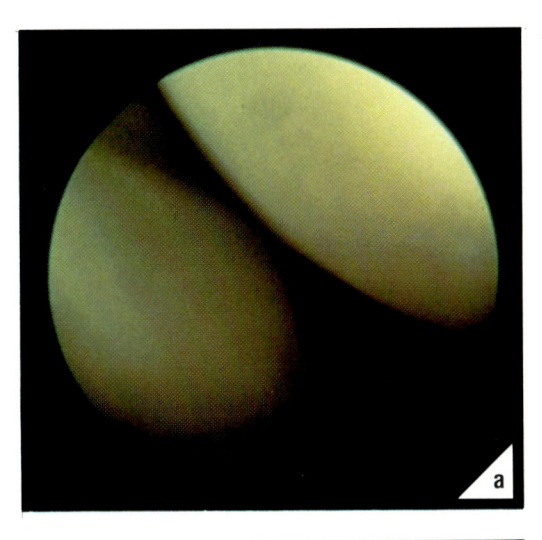

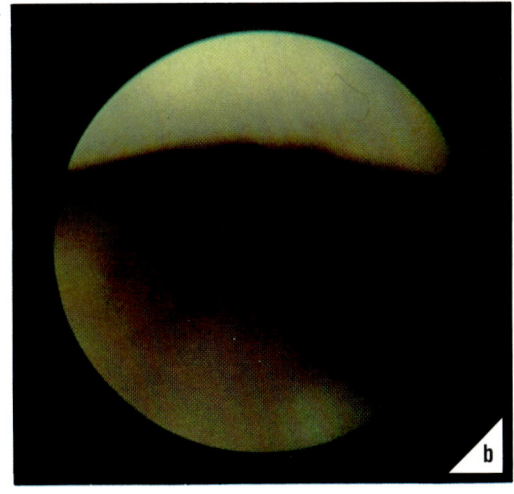

Abb. 24.9.
a Arthroskopische Darstellung mit dem Skaphoid oben und dem Processus styloideus radii und der Fossa scaphoidea unten; b das Skapholunargelenk ist als leichte Einsenkung zwischen den konvexen Gelenkflächen des Os scaphoideum und des Os lunatum sichtbar

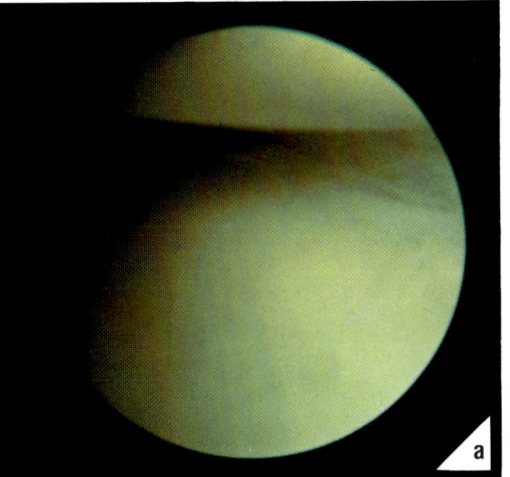

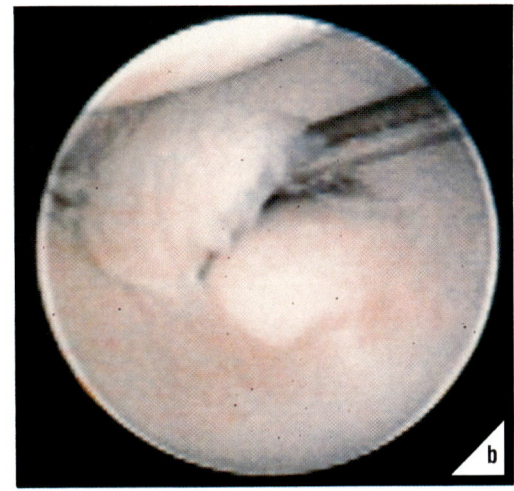

Abb. 24.10.
a Os lunatum mit entsprechender Gelenkgrube des Radius; b ulnare Grenze der Gelenkgrube des Os lunatum des Radius an ihrem Verschmelzungsort mit Dreieckfaserknorpelkomplex. Die Gelenkscheibe ist gerissen. Das gerissene Ende wird mit einer Hakensonde von der darunterliegenden distalen Ulna abgehoben

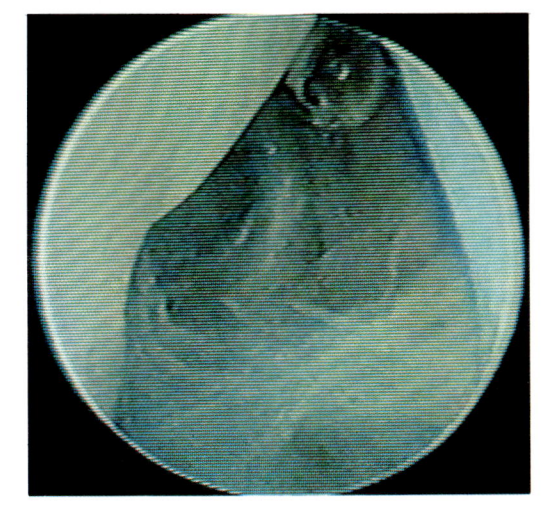

Abb. 24.11.
Teilriß des Lunotriquetralgelenks, von einem radialen Zugang aus gesehen

Arthroskopische Chirurgie des Handgelenks

Darstellung der dorsalen Kapsel an der ulnaren Seite des Handgelenks unter gleichzeitigem Palpieren des Weichteilgewebes zwischen dem vierten und fünften oder dem fünften und sechsten Extensorkompartment. Um ein optimales Anlegen des Zugangs zu bestätigen, schiebt man eine 18-Gauge-Nadel durch das dorsale Weichteilgewebe in die ulnare Seite des Gelenks (Abb. 24.15). Danach wird vorsichtig ein ulnarer Zugang gelegt, wobei lediglich die Haut inzidiert und das Unterhautgewebe sorgfältig mittels einer Klemme mit feiner Spitze durchtrennt wird, um Verletzungen der Hautäste des N. ulnaris zu vermeiden (Abb. 24.16). Das Arthroskop kann dann in den ulnaren Zugang umgesetzt werden, um so auch Stukturen darzustellen, die von radial her schlecht einzusehen sind (Abb. 24.17).

Zentralkarpalraum

Findet sich bei einem Patienten mit Schmerzen im Handgelenk im Radiokarpalraum kein pathologischer Befund, so ist es wichtig, auch den Zentralkarpalraum zu untersuchen. Dies ist auch bei einer interkarpalen Luxation hilfreich. Eine Insuffizienz der intrinsischen Karpalbänder kann durch Inspektion der Skapholunar- und Lunotriquetralbänder im Radiokarpalraum möglicherweise nicht deutlich werden. Dagegen können Ansichten der Skapholunar- und Lunotriquetralgelenke vom Zentralkarpalraum her beim Vorhandensein von Rissen der intrinsischen Karpalbänder gewisse Inkonsistenzen zeigen (Abb. 24.18).

Im allgemeinen sollte ein radialer Zugang in den Zentralkarpalraum durch einen separaten Hautschnitt gelegt werden, der in einer Linie mit dem radiokarpalen Zugang etwa 1 cm distal davon liegt. Der Zugang wird mittels der gleichen Technik gelegt, und weitere Zugänge legt man unter Berücksichtigung der entsprechenden Sorgfaltskriterien. Ist das Arthroskop erst in den Zentralkarpalraum eingeführt, können die entsprechenden Gelenkflächen sowie das distale Skapholunar- und Lunotriquetralgelenk untersucht und sondiert werden. Das Arthroskop läßt sich nach radial richten, um die Gelenkflächen des distalen Os scaphoideum und Os capitatum sowie die Skaphokapital- und Skaphotrapeziotrapezoid-

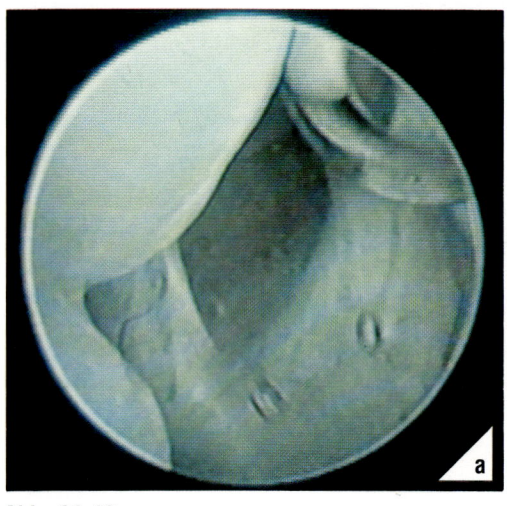

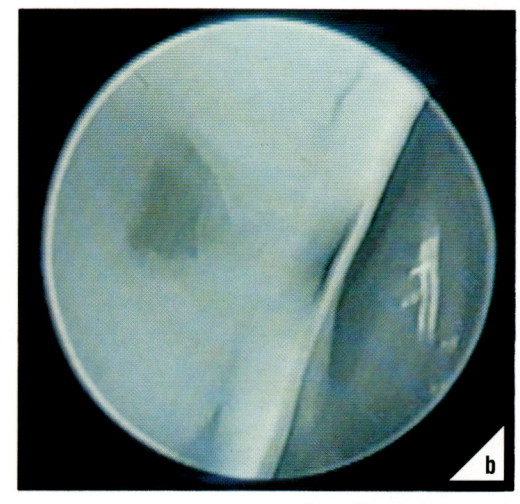

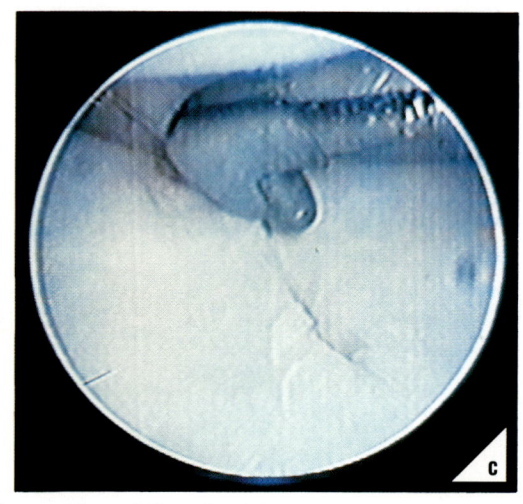

Abb. 24.12.
a Ein kleiner Riß über die gesamte Tiefe des Lunotriquetralbands kann arthroskopisch von einem radialen Zugang aus nicht ausreichend eingesehen werden. b Dasselbe Lunotriquetralgelenk ist von einem ulnaren Zugang aus voll zu übersehen, und der erwähnte Riß stellt sich deutlich als kleiner Riß über die gesamte Tiefe des Lunotriquetralbands dar. c Ein kurzer Riß an der Peripherie der Gelenkscheibe liegt etwa 2 mm von deren Ansatz am Radius entfernt. Das Os lunatum liegt oben

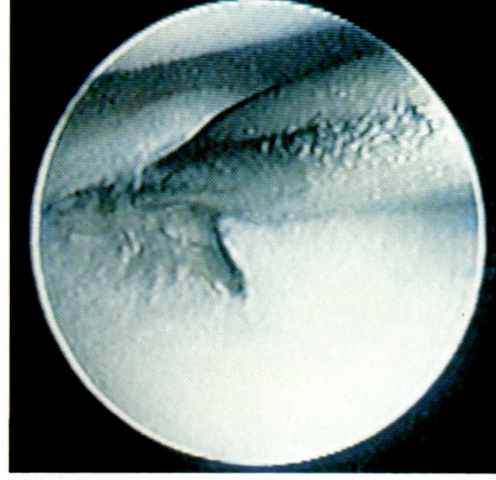

Abb. 24.13.
Zentraler Defekt der Gelenkscheibe; angehoben, um die aufgelagerte geschädigte Gelenkfläche der distalen Ulna freizulegen

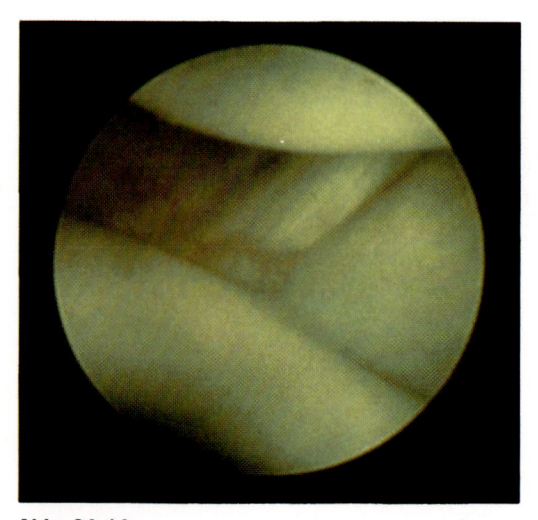

Abb. 24.14.
Der palmare Raum des Radiokarpalgelenks, von einem ulnaren Zugang aus gesehen, zeigt 2 Radiokarpalbänder

gelenke darzustellen (Abb. 24.19). Schwenken des Arthroskops nach ulnar bringt das Kapitohamatum- (Abb. 24.20a) und das Triquetrohamatumgelenk (Abb. 24.20b) ins Blickfeld. Kleine Gelenkschäden unterhalb des Auflösungsvermögens der Arthrographie lassen sich arthroskopisch zeigen (Abb. 24.21). Zum Manipulieren, Sondieren und für ein Débridement sind weitere Zugänge in den Zentralkarpalraum notwendig. Ein ulnarer zentrokarpaler Zugang kann unter direkter Sicht zwischen dem vierten und fünften Extensorkompartment gelegt werden, wobei die Anlage des Zugangs noch vor dem Setzen einer Hautinzision mit einer Spinalnadel (18 Gauge) überprüft wird. Die Diagnostik deutlich pathologischer Befunde im Zentralkarpalraum läßt sich jedoch gewöhnlich über einen radialen zentrokarpalen Zugang hinreichend durchführen.

Postoperative Betreuung

Die Patienten werden im allgemeinen angehalten, am Morgen nach dem arthroskopisch-chirurgischen Eingriff mit Bewegungen zu beginnen. Dazu

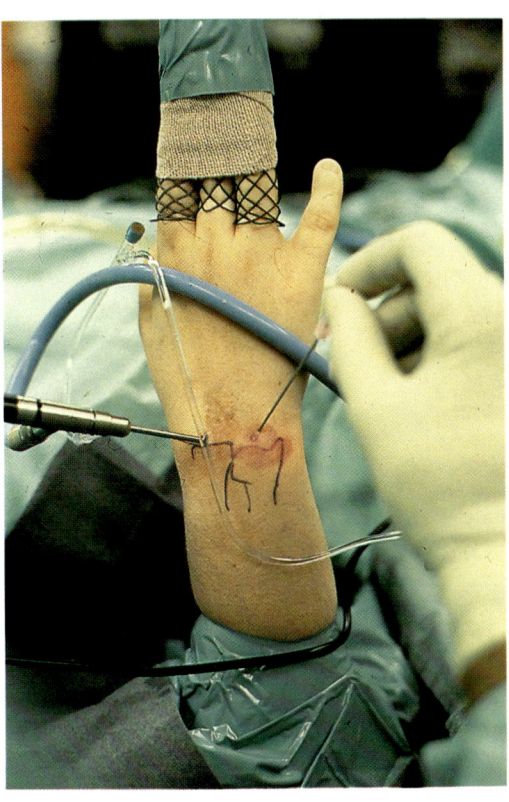

Abb. 24.15.
Das Legen eines ulnaren Zugangs erfordert sorgfältiges Auswählen und Probieren mit einer Spinalnadel (18 Gauge), bevor ein Hautschnitt gelegt werden kann

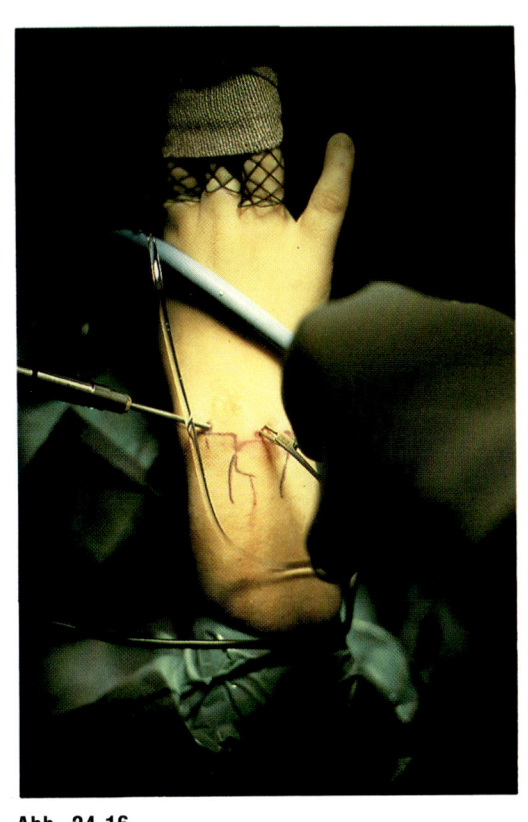

Abb. 24.16.
Das Subkutangewebe wird bis auf die Kapselebene sorgfältig gespreizt, um Verletzungen an Nerven und Gefäßen zu vermeiden

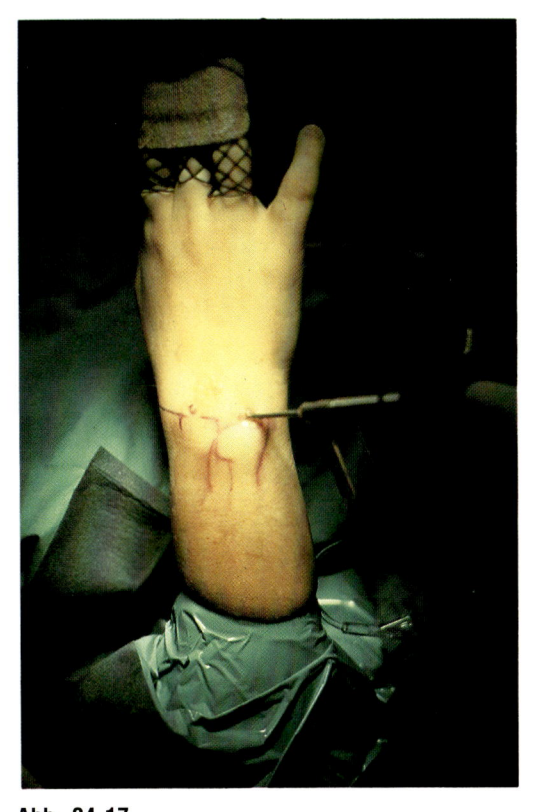

Abb. 24.17.
Das Arthroskop wird von einem ulnaren Zugang her in das Radiokarpalgelenk eingeführt, um Strukturen zu untersuchen, die sich von einem radialen Zugang aus nicht hinreichend einsehen lassen

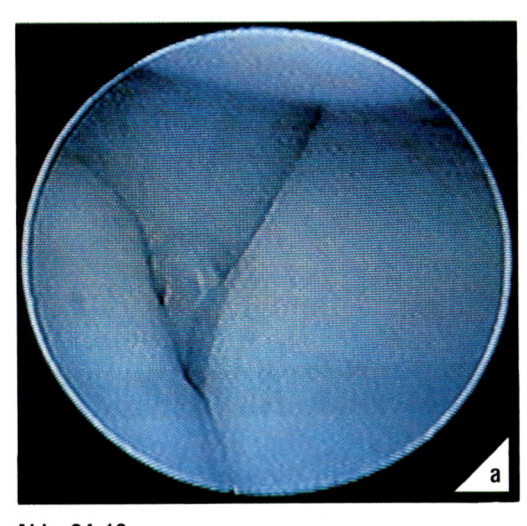

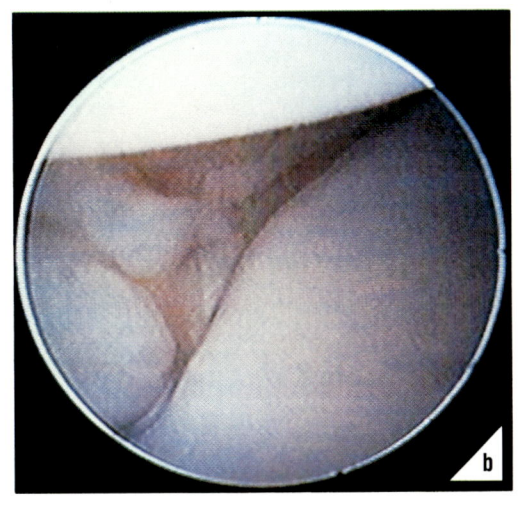

Abb. 24.18.
a Arthroskopische Darstellung des Skapholunargelenks, von der Mitte des Handgelenks her gesehen, unter Einsatz eines radialen, zentralkarpalen Zugangs; b trotz eines partiellen Einrisses des Skapholunarbands ist keine Desintegration des Gelenks erkennbar. c Ein Riß des Lunotriquetra lbandes führte zum Aufklappen des Lunotriquetralgelenks in dieser arthroskopischen Darstellung von der Mitte des Handgelenks her

Arthroskopische Chirurgie des Handgelenks

wird das Handgelenk mit einem dicken, weichen Verband und einer lockeren elastischen Binde umwickelt. Schienen verwendet man gewöhnlich nicht. Der Krankengymnast kann die Verbände am zweiten oder dritten postoperativen Tag abnehmen, wenn mit überwachten Übungen begonnen wird. Der Chirurg kann die Patienten in Abständen von 1–3 Wochen zur Nachuntersuchung einbestellen.

Chirurgische Verfahren

Exzision der Gelenkscheibe des Dreieckknorpelkomplexes

Die Gelenkscheibe, zentraler Bestandteil des Dreieckknorpelkomplexes, ist eine dreieckige Faserknorpelscheibe, die in die Gelenkoberflächen des Radius sowie in die dorsalen und palmaren Radioulnarbänder übergeht. Chronische Schmerzen im Ulnargelenk stehen häufig mit einem Riß der Gelenkscheibe in Zusammenhang. Diese Risse treten gewöhnlich an den peripheren Ansätzen oder, seltener, im zentralen Anteil der Gelenkscheibe auf.

Periphere Risse sind häufiger als zentrale. Sie liegen im allgemeinen etwa 2 mm vom Ansatz der Gelenkscheibe entfernt an der Gelenkfläche des Radius. Ablösungsrisse sind für gewöhnlich kurz und linear und verlaufen parallel zum Ansatz der Gelenkscheibe. Zahlreiche Risse der Gelenkscheibe lassen sich durch einfache Inspektion nicht erfassen und müssen durch sorgfältiges Sondieren mit einer Hakensonde aufgesucht werden [7].

Die selteneren zentralen Defekte der Gelenkscheibe heben eine hohe Korrelation mit Veränderungen an der Ulna und dem ulnokarpalen Einklemmungssyndrom. Ein Aufeinanderstoßen von Elle und Handgelenk kann nicht nur zu zentralen Rissen der Gelenkscheibe, sondern auch zu Rissen des Lunotriquetralbands und zur Chondromalazie der distalen Ulna und des Os lunatum und triquetrum führen. Komplette Risse des Lunotriquetralbands können eine radiologisch darstellbare Diastase im Lunotriquetralgelenk zur Folge haben. Eine positive ulnare Deviation, Diastase des Lunotriquetralgelenks oder der arthrographische Nachweis eines Risses des Lunotriquetralbands legen einen zentralen Einriß der Gelenkscheibe nahe. Zentrale Risse der Gelenkscheibe sind gewöhnlich

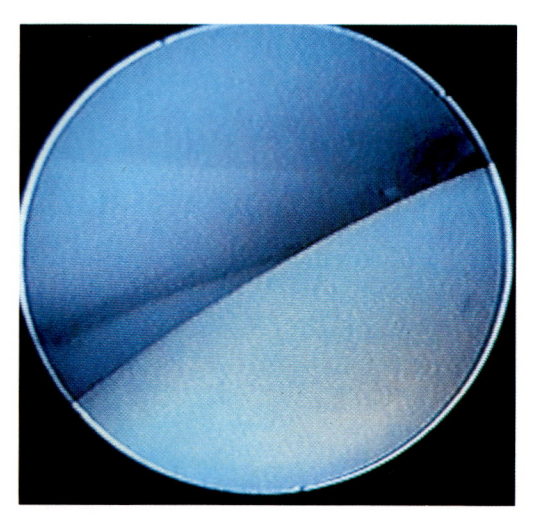

Abb. 24.19.
Skaphotrapeziotrapezoidgelenk

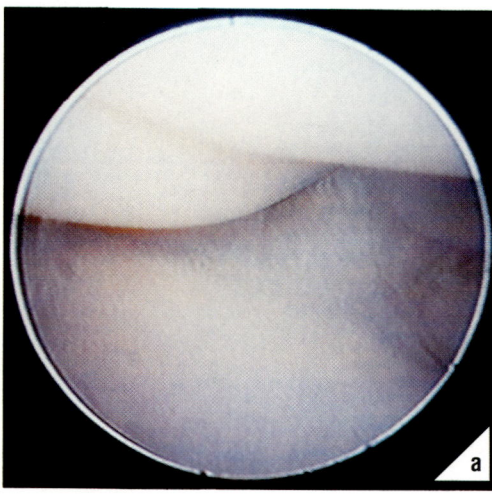

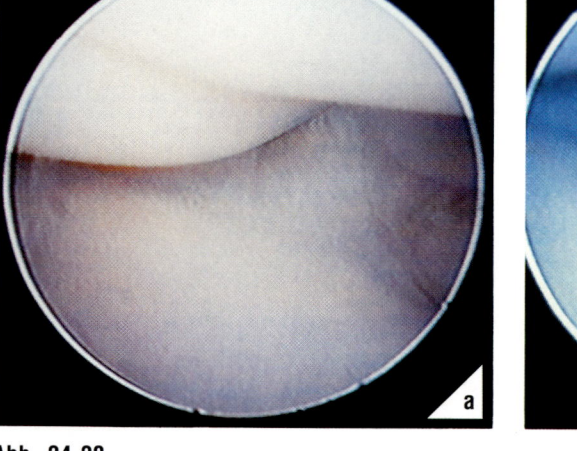

Abb. 24.20.
a Das Kapitohamatumgelenk durch den radialen, zentralkarpalen Zugang her gesehen; b das Triquetrohamatumgelenk durch den radialen, zentralkarpalen Zugang her gesehen.

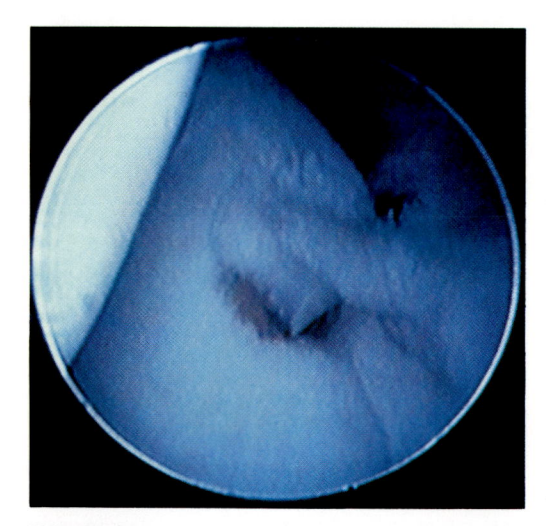

Abb. 24.21.
Gelenkdefekt auf dem Os scaphoideum, hervorgerufen durch eine Arthrographienadel, die in den Zentralkarpalraum eingeführt wurde

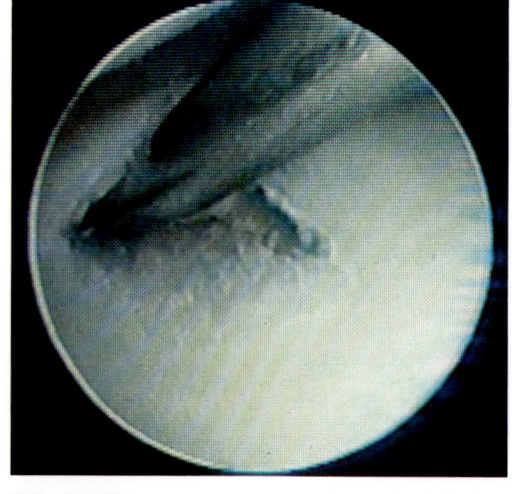

Abb. 24.22.
Ein zentraler Defekt der Gelenkscheibe wird vor der Exzision des zentralen Anteils mit einer Arthroskopführung sondiert

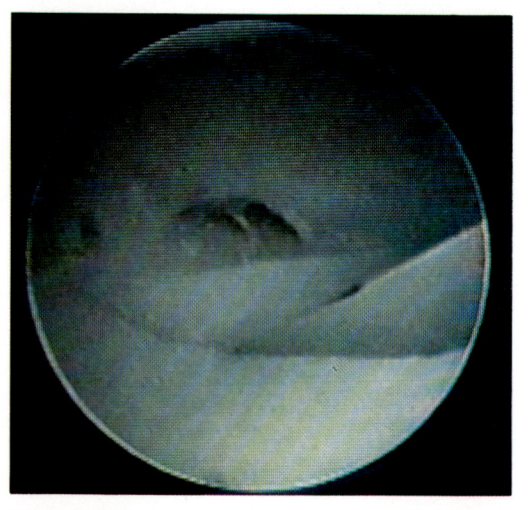

Abb. 24.23.
Eine in der Arthroskopie eingesetzte 4 mm-Minibananenklinge dient der Inzision des zentralen Anteils der Gelenkscheibe

sternförmig mit unregelmäßigen Rändern und entstehen durch Druckbelastung und chronischen Verschleiß. Weniger häufig können zentrale Risse als schräge, lappenförmige, die Gelenkscheibe halb oder vollständig durchziehende Risse auftreten. Unvollständige Risse erfordern lediglich ein Débridement des dünnen, faserknorpeligen Lappens.

Die meisten Risse, bei denen die Gelenkscheibe vollständig durchtrennt wird, lassen sich durch ein Débridement ihres zentralen Anteils behandeln. Dessen Exzision ist eine wirksame Therapie bei Schmerzen im Ulnargelenk infolge einer indifferenten Ulnarposition oder negativen Ulnardeviation. Der zentrale Anteil der gerissenen Gelenkscheibe läßt sich mit Messern und einer Korbzange exzidieren, und der resezierte Rand kann dann mit einer rotierenden Motorfräse einem Débridement unterzogen werden (Abb. 24.22 bis 24.24). Dabei muß darauf geachtet werden, daß nur der zentrale Anteil entfernt wird, ohne die darunterliegenden Gelenkflächen der distalen Ulna oder die dorsalen und palmaren Radioulnarbänder zu beschädigen, die die Gelenkscheibe begrenzen.

Das bloße Débridement einer gerissenen Gelenkscheibe wird nicht zu einer Erleichterung der Schmerzen führen, wenn der Gelenkscheibenriß von einer ulnokarpalen Chondromalazie oder von einem Riß des Lunotriquetralbands, Läsionen, wie sie bei einem Aufeinanderstoßen der Ulna und des Handgelenks vorkommen, begleitet ist. Wird dies nicht korrigiert, so bleibt die Symptomatik auch nach der Exzision der Gelenkscheibe bestehen. Ein Riß der Gelenkscheibe bei einem Gelenk mit positiver Ulnardeviation und ulnokarpaler Kompression läßt sich durch arthroskopische Exzision des zentralen Anteils der Gelenkscheibe und Resektion der distalen Ulna erfolgreich behandeln.

Ein Riß der Gelenkscheibe mit einem Einriß des Lunotriquetralgelenks kann in den meisten Fällen nicht durch ein Débridement der gerissenen Gelenkscheibenstrukturen behoben werden. Die Möglichkeiten einer arthroskopischen oder offenen Behandlung von Rissen des Lunotriquetralbands mit latenter Luxation im Lunotriquetralgelenk sind immer noch umstritten. Das instabile Lunotriquetralgelenk kann entweder durch eine begrenzte Fusion oder eine Karpektomie der proximalen Reihe behandelt werden. Beide Verfahren sind mittels der Arthroskopie durchführbar. Die Erfolgsraten sind im wesentlichen dieselben wie bei einem offenen Eingriff, gehen jedoch mit geringerer Morbidität einher.

Resektion der distalen Ulna

Zentrale Risse der Gelenkscheibe sind mit einer positiven Ulnarabweichung verbunden. Eine Exzision des zentralen Anteils der Gelenkscheibe ohne gleichzeitiges Verkürzen der Ulna führt zu chronischen Schmerzen im medialen Teil des Handgelenks. Die Resektion kann arthroskopisch vorgenommen werden, indem man die Gelenkfläche der distalen Ulna durch die Öffnung in der zentral exzidierten Gelenkscheibe hindurch reseziert. Dazu ist eine rotierende Motorfräse gut geeignet. Dabei muß darauf geachtet werden, daß genügend Knochen entfernt wird, um die distale Ulna 2–3 mm proximal der Gelenkfläche des Radius zu verkürzen. Auch sollte man vermeiden, Rinnen in den weichen, spongiösen Knochen der zentralen Ulna zu schleifen, während der dorsal und palmar gelegene kortikale Knochen weiterhin hervorsteht. Pronation und Supination im Handgelenk unter gleichzeitiger Beobachtung der ulnaren Seite helfen hervorstehende Stellen zu erkennen, bei denen eine weitere Resektion erforderlich ist. Man muß vorsichtig vorgehen, um Verletzungen der dorsalen und palmaren Radioulnarbänder zu vermeiden und osteochondralen Débris sorgfältig absaugen, da dieser sich im distalen Radioulnargelenk absetzen und chronische Schmerzen hervorrufen kann. Es empfiehlt sich, durch Röntgenaufnahmen oder mittels Durchleuchtung in Neutralposition sowie in Pronation und Supination intraoperativ zu überprüfen, ob die distale Ulna hinreichend reseziert wurde. Risse der Gelenkscheibe mit positiver Ulnarabweichung lassen sich arthrokopisch durch Exzision der Gelenkscheibe und Resektion der Ulna dann angemessen behandeln, wenn es zu keinen Verletzungen der intrinsischen Handgelenkbänder gekommen ist. Liegt ein unbehandelter Riß des Lunotriquetralbands vor, kommt es auch nach Débridement und Ulnarresektion nicht zu einer Schmerzerleichterung.

Radiale Styloidektomie

In ausgewählten Fällen einer Osteoarthritis des Radiokarpalraums hat sich die offene radiale Styloidektomie traditionell als wirksam zur Druckentlastung der proximalen Reihe und Schmerzbekämpfung erwiesen. Diese im offenen Verfahren erzielten Ergebnisse konnten nun auch durch arthroskopisches Débridement des Radiokarpalraums mit begrenzter Synovektomie in Verbindung mit einer arthroskopischen Styloidektomie erzielt werden (Abb. 24.25). Patienten, die sich einer arthroskopischen Styloidektomie unterzogen haben, zeigen eine geringere Morbidität und erfreuen sich einer frühzeitigeren Rückkehr zu früheren Aktivitäten als Patienten nach einem offenen Eingriff. Die Arthroskopie bietet außerdem den zusätzlichen Vorteil, daß Beurteilung und allgemeines Débridement des Radiokarpalraums gleichzeitig ablaufen können. Patienten mit gut lokalisierten radioskaphoiden Schmerzen muß man sorgfältig selektieren, um den Erfolg einer arthroskopischen Behandlung möglichst dauerhaft zu machen.

Eine arthroskopische Styloidektomie wird unter Einsatz eines Sichtkanals zwischen dem dritten und vierten Extensorkompartment durchgeführt. Während das Arthroskop nach der radialen Seite des Handgelenks hin gerichtet wird, palpiert man die radiodorsale Kapsel durch die dar-

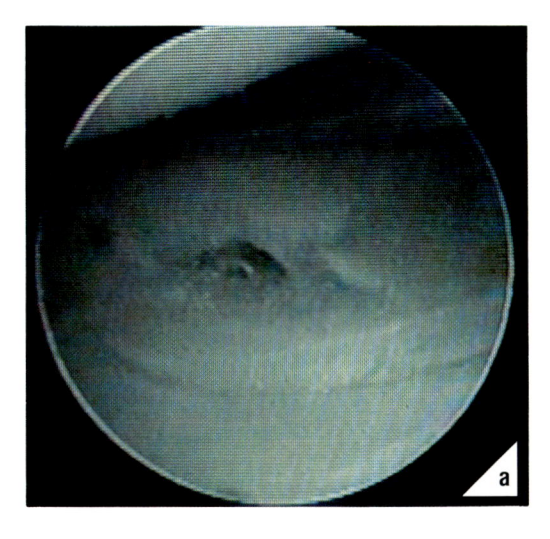

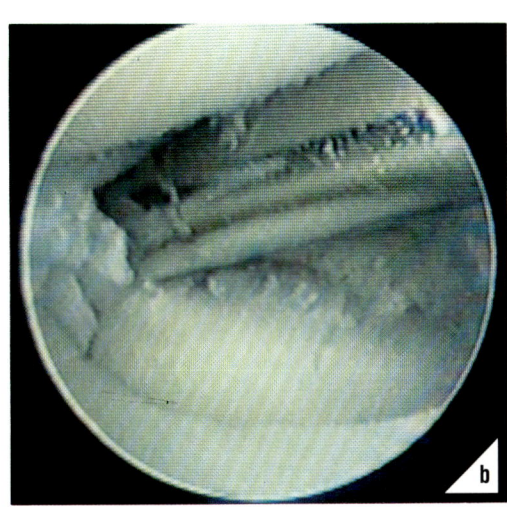

Abb. 24.24.
a Die inzidierte Gelenkscheibe kurz vor ihrem Entfernen mit einer Greifzange; b ein rotierender motorgetriebener Schaber dient dem Beischleifen des inneren Rands der Gelenkscheibe

überliegende Haut. Auch die Orientierungspunkte im Weichteilgewebe und an den Knochen zwischen dem ersten und zweiten Extensorkompartment werden durch Palpation identifiziert. Dann führt man eine Spinalnadel (18 Gauge) in den radioskaphoidalen Zwischenraum, genau distal und ulnar des Processus styloideus radii, ein, um die exakte Positionierung nachzuweisen. Die Haut wird nur geringfügig inzidiert. Vorsicht ist vonnöten, um Verletzungen an Hautästen des N. radialis zu vermeiden. Durch sorgfältiges stumpfes Präparieren wird ein Weichteilgewebezugang für eine motorgetriebene rotierende Fräse und ihre Führungshülse geschaffen. Mit der Fräse resiziert man den Processus styloideus radii und ein Drittel bis die Hälfte der Fossa scaphoidea. Intraoperative Röntgenaufnahmen und Durchleuchtungen zeigen, ob genügend Knochen entfernt wurde. Danach legt man einen dicken Verband an. Schienen sind nicht erforderlich. Der Patient wird schon früh zu Bewegungsübungen ermutigt.

Arthroskopische Reposition und internes Fixieren intraartikulärer Brüche

Die chirurgische Technik der arthroskopischen Reposition und der internen Fixierung intraartikulärer Frakturen des Handgelenks entspricht in den Grundzügen der bei Frakturen des Tibiaplateaus angewandten [8]. Aus technischer Sicht sind Frakturen des Handgelenks weniger problematisch, da die obere Extremität kleiner und leichter zu manipulieren ist. Die Distraktion des Radiokarpalgelenks ist durch Fingerzüge leicht möglich. Die Ligamentotaxis profitiert von der Weichteilgewebshülle um das Handgelenk, um die Bruchfragmente wieder auszurichten und in einigen Fällen ein adäquates Einrichten zu ermöglichen. Fingerzüge werden an 2 oder 3 radial gelegenen Fingern angelegt und über Seilzüge mit einem über dem Patienten hängenden Flaschenzug verbunden. Dieses System hat den Vorteil, daß es leicht angebracht werden kann und freien Zugang zum Gelenk erlaubt, etwa für Röntgenaufnahmen oder einen chirurgischen Eingriff. Der Arm wird mit um etwa 30° abduzierter Schulter gelagert, der Ellenbogen ist um 90° gebeugt, und eine mit etwa 4,5 kg belastete Schlinge liegt um einen am Oberarm angebrachten Tourniquet. Der Chirurg sitzt mit Blickrichtung auf den Handrücken. Die elektrische Arthroskopieausrüstung einschließlich des Videomonitors steht dem Chirurgen gegenüber auf der anderen Seite des Operationstisches. Ein Bildverstärker wird ins Feld gebracht. Der Röntgenstrahl verläuft waagerecht, um die senkrecht aufgehängte Gliedmaße von anteriorposterior, lateral und schräg zu betrachten, wobei der Röntgenmonitor neben dem Videomonitor steht.

Wenn ein anatomisch stabiles Einrichten nicht bei geschlossener Extremität möglich ist, kommen eine arthroskopische Einrichtung und interne Fixierung in Betracht (Abb. 24.26). Die Gliedmaße wird chirurgisch vorbereitet und ebenso wie der Bildverstärker abgedeckt. Patient und Op-Team werden mit Bleischürzen entsprechend abgeschirmt. Man verwendet konventionelles Arthroskopiegerät für kleine Gelenke. Kleine, stumpfe Dissektoren, Sonden und Stifte erleichtern das Einrichten von Knochenfragmenten. Sehr nützlich bei der internen Fixierung von Bruchfragmenten sind selbstanziehende Hohlschrauben von 3,5–4 mm Durchmesser.

Abb. 24.25.
a Die posterior-anteriore Röntgenaufnahme eines Handgelenks bestätigt eine fortgeschrittene Osteoarthrose und Osteophytenbildung im Radioskaphoidgelenk; b Arthroskopische Darstellung des Processus styloideus radii nach arthroskopischem Débridement; c das radiale Styloid nach arthroskopischer Styloidektomie. Man beachte den geringeren Umfang der Gelenkgrube des Os scaphoideum

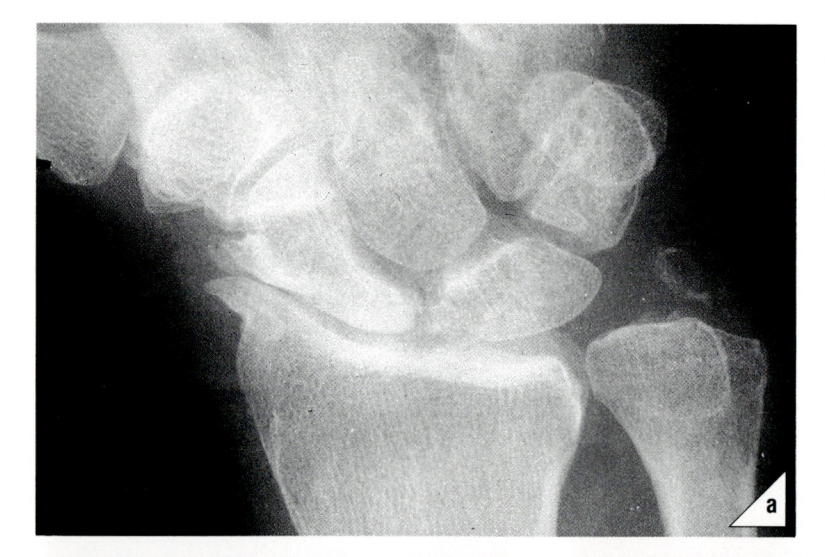

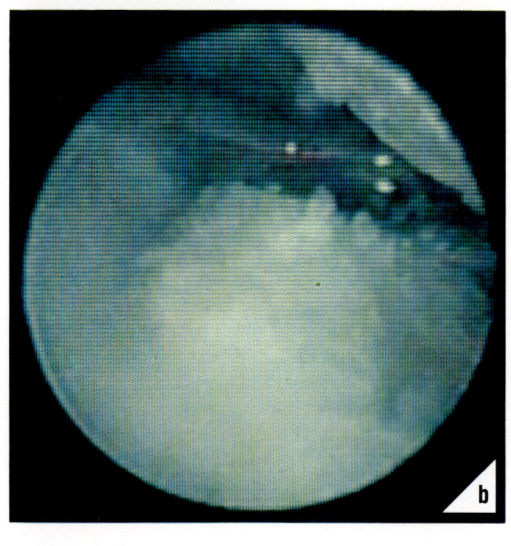

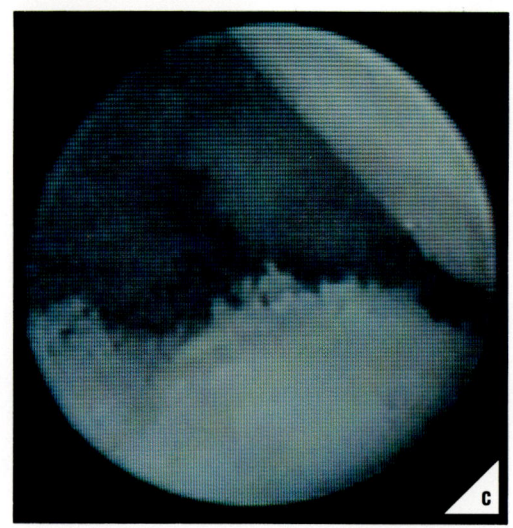

Um freien Gelenk-Débris, fibröses Material und Blutgerinnsel zu entfernen, wird das Gelenk reichlich mit Ringer-Laktat gespült. Ein vollständiges Débridement ist unbedingt nötig, um die Bruchfragmente hinreichend darzustellen. Für ein Débridement des Radiokarpalraums und vorsichtiges Débridement der Bruchenden führt man eine kleine, motorgetriebene 360°-Fräse ein (Abb. 24.27). Dabei muß besondere Sorgfalt darauf verwendet werden, die Umrisse der Bruchenden nicht zu verändern, indem man versehentlich spongiösen Knochen an den Rändern der Bruchfragmente entfernt.

Nach einem umfassenden Débridement werden die Bruchenden manuell reponiert (Abb. 24.28). Sind die Fragmente erst einmal anatomisch eingerichtet, können sie aneinandergeheftet werden. Dabei kann auch eine Veränderung der Distraktionskraft helfen. In diesem Stadium sind die Führungsdrähte der sich selbst anziehenden Hohlschrauben mit 3,5 und 4 mm Durchmesser von besonderem Nutzen. Die Schrauben können über die Führungsdrähte gestülpt werden, die man wiederum im Zentrum der knöchernen Bruchstücke positioniert, wobei sich auch ein Splittern kleiner Bruchstücke vermeiden läßt. Zusätzlich kann man die Führungsdrähte auch zum Einrichten kleinerer Fragmente nutzen. Sitzt die Hohlschraube erst einmal fest, kann man den Führungsdraht zurückziehen. In einigen Fällen können die Führungsdrähte sogar als einzige Befestigung dienen, wenn das Bruchstück für die Implantation einer Schraube zu klein ist.

Mit zahlreichen Schrauben zwischen den Bruchstücken erreicht man eine stabile Fixierung, die wiederum eine frühe Mobilisierung erlaubt und so die Bildung intraartikulärer Adhäsionen und Kontrakturen des Weichteilgewebes verhindert. Beim Einführen von Stiften, Führungsdrähten oder Schrauben muß sorgfältig darauf geachtet werden, die Hautäste des N. ulnaris und N. radialis auf dem Handgelenkrücken nicht zu verletzen. Vor dem Einführen harter Instrumente sollte das Weichteilgewebe stumpf bis auf die Ebene der Kapsel herabgedrückt werden. Vorsicht ist auch beim Vorschieben metallischer Fixierungselemente in Richtung der palmaren Seite des Handgelenks geboten, um Verletzungen an dortigen neurovaskulären Strukturen zu vermeiden.

Die Wiedergabe auf einem Bildverstärker ist möglicherweise nicht exakt genug, um sicherzugehen, daß das Einrichten des Bruchs anatomisch korrekt erfolgte. Röntgennativaufnahmen bieten eine höhere Auflösung (Abb. 24.29). Das Einrichten von Gelenkfragmenten läßt sich auch intraartikulär unter der vergrößernden Optik eines Arthroskops genau überwachen. Vor Abschluß des Verfahrens prüft man mit einer Sonde die Stabilität der intraartikulären Bruchfragmente.

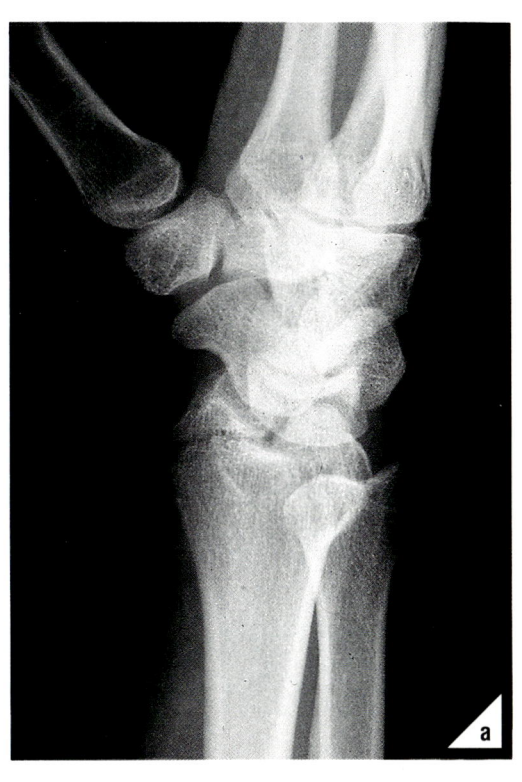

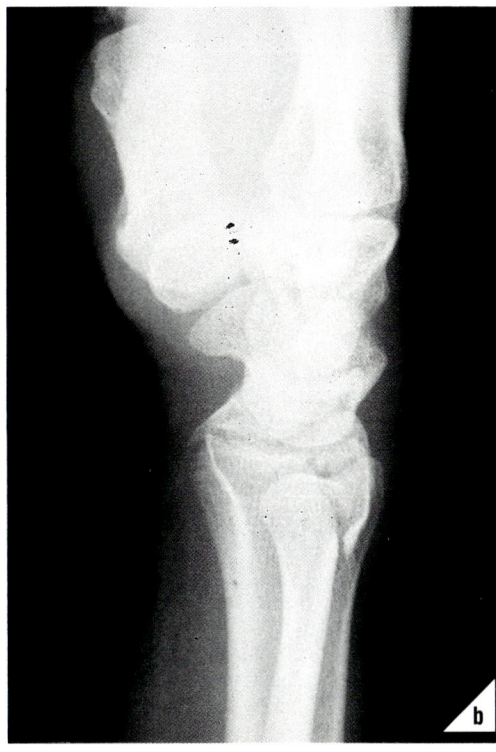

Abb. 24.26.
Schräge (a) und laterale (b) Röntgenaufnahmen eines intraartikulären Splitterbruchs des Radius nach erfolglosem Versuch einer geschlossenen Reposition der Fragmente

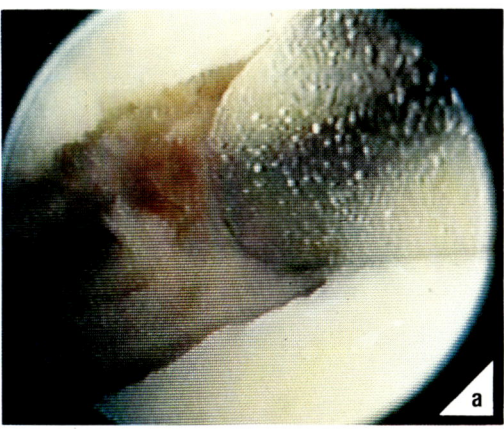

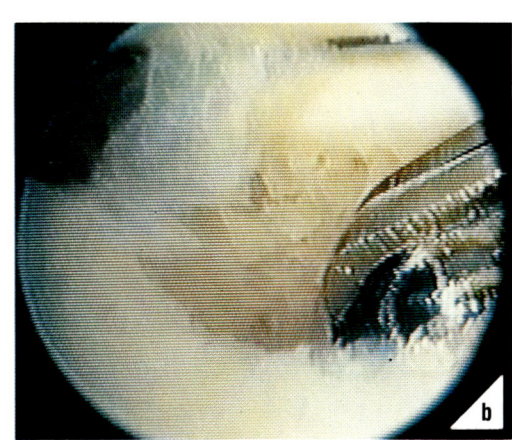

Abb. 24.27.
a Arthroskopisches Débridement einer Fraktur unter Verwendung einer motorgetriebenen 2,5 mm- und 360°-Fräse, um Gerinnungsprodukte zwischen den Bruchenden zu entfernen. b Débridement der Bruchenden kurz vor dem Abschluß

Die grobe Bewegung der Fragmente wird röntgenologisch überwacht, indem das Handgelenk unter dem Bildverstärker durch einen vollen Bewegungsumfang geführt wird. Sind die Fragmente stabil, wird eine Zuckerzangen-Schiene angelegt. Lassen sich die Bruchfragmente durch interne Fixation nicht hinreichend stabilisieren, kann alternativ ein Fixateur externe angebracht werden [9]. Wenn die Schiene etwa eine Woche nach dem Eingriff entfernt wird, legt man einen langen oder kurzen Armgips an. Eine spezielle Handgelenkschiene kann angebracht werden, um das Gelenk zu stützen und tägliche Bewegungsübungen 4–6 Wochen nach dem Eingriff zu ermöglichen.

Behandlung von Rissen der inneren Handgelenkbänder

Risse der Handgelenkinnenbänder lassen sich arthroskopisch erkennen und in einigen Fällen auch behandeln. Es ist jedoch wichtig, daran zu denken, daß der arthroskopisch vorgefundene Schaden nur einen kleinen Teil des durch die ursprüngliche Verletzung an Knochen und Weichteilgewebe entstandenen Gesamtschadens darstellen kann [10–13]. Verletzungen der skapholunaren und lunotriquetralen Handgelenkinnenbänder sind sehr häufig. Verletzungen mit erhaltener Struktur der Skapholunar- und Lunotriquetralbänder können röntgenologisch unsichtbar sein. Ausgedehntere Verletzungen mit Diastase des Skapholunar- oder Lunotriquetralgelenks dagegen können auf Röntgennativaufnahmen erkannt werden.

Zu den Röntgenaufnahmen sollten Aufnahmen in anterior-posteriorer Richtung und in Richtung der radialen und ulnaren Abweichung gehören. Wenigstens eine der a.-p.-Aufnahmen sollte bei geballter Faust gemacht werden. Röntgenaufnahmen von lateral sollten in Neutralposition sowie in Dorsal- und Palmarflexion erfolgen. Die zu den verschiedenen Röntgenaufnahmen erforderlichen Positionswechsel und die damit verbundenen Änderungen der intraartikulären Kraftübertragung können Inkonsistenzen zwischen den Handwurzelknochen erkennen lassen (Abb. 24.30).

Sind Röntgennativaufnahmen nicht diagnostisch verwertbar, kann eine Arthrographie im Doppelkontrastverfahren hilfreich sein [14]. So kann beispielsweise der dünnere palmare Anteil des Skapholunarbands reißen, während der stärkere dorsale Anteil intakt bleibt. Da sich der gerissene palmare Anteil des Skapholunarbands arthroskopisch nicht darstellen läßt, würde der sichtbare Anteil fälschlich den Eindruck hervorrufen, das Band sei normal. Die Arthrographie kann in einigen Fällen das einzige unkomplizierte Verfahren zur Entdeckung kleiner, nicht mit einem Kontinuitätsverlust einhergehender Risse des Skapholunarbands sein.

Die Möglichkeiten der Versorgung von Handgelenkverletzungen hängen davon ab, wie lange die Verletzung bereits besteht und wie hoch die Gewebsschäden sind. Akute Risse des Skapholunar- oder Lunotriquetralbands ohne Kontinuitätsverlust lassen sich mit Stiften behandeln, wobei

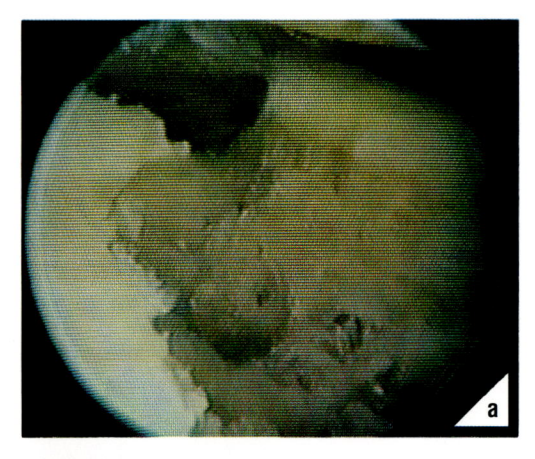

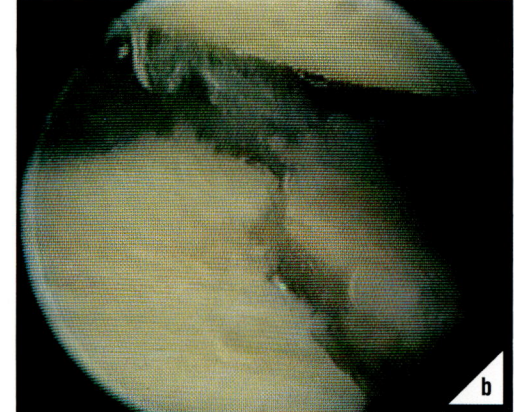

Abb. 24.28.
a Die Bruchenden werden nach abgeschlossenem Débridement arthroskopisch begutachtet, bevor mit der Reposition begonnen wird; b manuell wieder eingerichtete Bruchenden werden vor der internen Fixierung arthroskopisch dargestellt

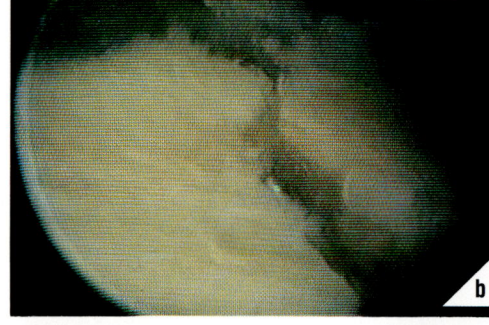

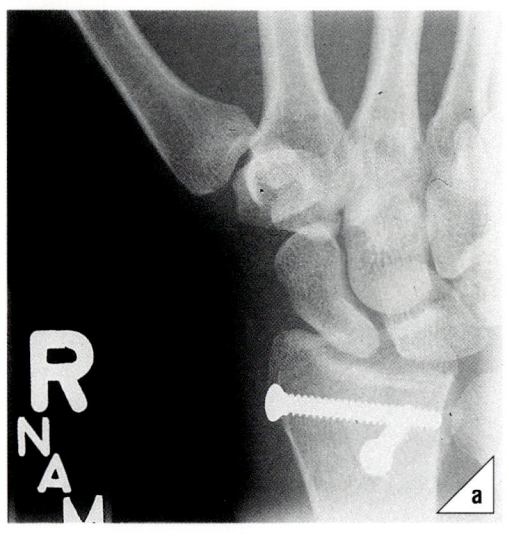

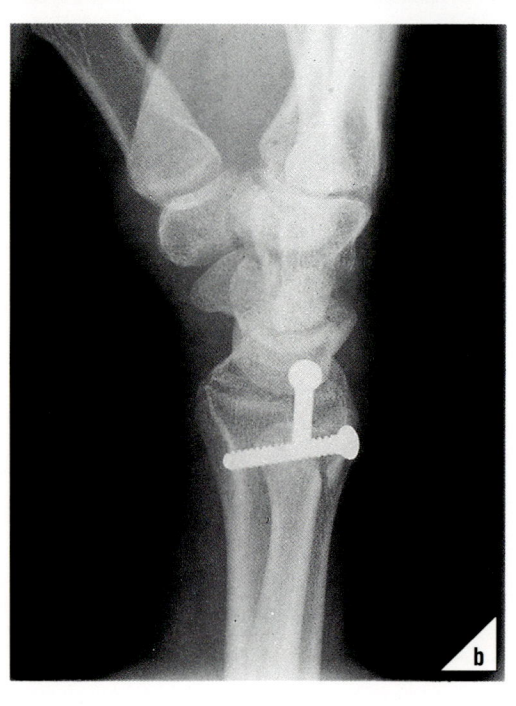

Abb. 24.29.
Nach dem Einrichten und der internen Fixierung der in Abb. 24.26–24.28 dargestellten Radiusfraktur werden zum Abschluß eine posterior-anteriore und eine laterale Röntgenaufnahme angefertigt

deren Lokalisation und das Positionieren unter Bildverstärkerkontrolle stattfinden. Während des Verdrahtungsvorgangs kann man den Radiokarpalraum sorgfältig arthroskopisch überwachen, um Schäden an den Gelenkoberflächen durch die Stifte zu verhindern. Die arthroskopische Untersuchug des zentralen Bereichs des Handgelenks zeigt, ob der anatomische Aufbau des Skapholunar- und Lunotriquetralgelenks exakt gelungen ist. Nach einer Stiftfixation sollte das Handgelenk in einem langen Armgips für 4–6 Wochen immobilisiert werden, danach beginnt man mit der Rehabilitation. Letztendlich wird eine herkömmliche perkutane Stiftfixation durchgeführt, die Arthroskopie bietet jedoch den zusätzlichen Vorteil, die Stiftfixation optisch überwachen zu können und erhöht auf diese Weise erheblich die Qualität des Einrichtens der Fraktur.

Die Versorgung chronischer Schäden an den Interkarpalbändern hängt primär von dem Ausmaß des Gewebsschadens ab. Teilweise Einrisse ohne Kontinuitätsverlust oder kleine Risse über die gesamte Tiefe des Skapholunarbands lassen sich durch bloßes Débridement behandeln (Abb. 24.31). Das arthroskopische Débridement eines gerissenen Skapholunarbands geschieht abwechselnd vom radialen und ulnaren Zugang aus, um Zugang zu den gerissenen Fasern des Bandes zu erlangen. Fast unmittelbar danach kann mit der Rehabilitation begonnen werden.

Komplette Risse des Skapholunarbands oder des Lunotriquetralbands mit „Aufklappen" des Handgelenks sind gegenwärtig arthroskopisch nicht behandelbar. Die interkarpale Fusion, eine therapeutische Alternative, kann unter arthroskopischer Assistenz ausgeführt werden. Auf das arthroskopische Débridement des Radiokarpalraums kann eine Fusion des Skapholunar- und Lunotriquetralgelenks folgen. Dies geschieht durch Débridement der Gelenkflächen des instabilen Gelenks mit einem kleinen, motorgetriebenen Schaber und einer entsprechenden Fräse. Das Gelenk wird daraufhin eingerichtet und mit perkutanen Stiften oder mit Hohlschrauben intern fixiert, wobei die Flächen freiliegenden spongiösen Knochens eng aufeinanderliegen (Abb. 24.32 bis 24.34). Eine arthroskopische Inspektion des Mediokarpalraums zeigt, ob das Einrichten des Handgelenks anatomisch korrekt vorgenommen wurde.

Sowohl die offene als auch die arthroskopische Behandlung von Innenbandverletzungen mit Diastase des Handgelenks werden kontrovers diskutiert. Eine bedeutende Anzahl von Rissen des Skapholunarbands kann durch einfaches Débridement behandelt werden. Andere Risse, einschließlich solcher durch die gesamte Tiefe des Skapholunarbands sowie partieller und kompletter Tiefenrisse des Lunotriquetralbands, können wegen der Behandlung der begleitenden Instabilität erhebliche offene Eingriffe erforderlich machen. Die Arthroskopie kann bei Instabilität des Handgelenks dazu dienen, einen offenen chirurgischen Eingriff zu überwachen. Die Wahl eines offenen Verfahrens mag umstritten sein, unter arthroskopischer Hilfe kommt es jedoch bei optimalen Sichtverhältnissen nur zu minimalen Gewebsschäden.

Komplikationen

Der häufigste arthroskopisch im Radiokarpalgelenk vorgenommene Eingriff ist das intrakapsuläre Débridement. Das Verfahren beinhaltet eine Gelenkdistraktion und dorsale arthroskopische Zugänge, um stumpfe, scharfe und rotierende motorgetriebene Instrumente einzuführen. Trotz des Verletzungspotentials wurde nur über wenige Komplikationen berichtet.

Verletzungen des Weichteilgewebes einschließlich der über dem Gelenk liegenden Haut, an den subkutanen neurovaskulären Strukturen und an den dorsalen Kollateralbändern sind möglich und lassen sich vermeiden. Kurze, longitudinale Hautinzisionen mit einem scharfen Messer Nr. 11 sollten sich auf die Haut beschränken und nicht bis in das Unterhautgewebe hinabreichen. Äußerst sorgfältiges stumpfes Präparieren des Unterhautgewebes muß mit einer feinspitzigen Klemme geschehen, um Verletzungen der dorsalen Hautäste des N. ulnaris oder N. radialis zu

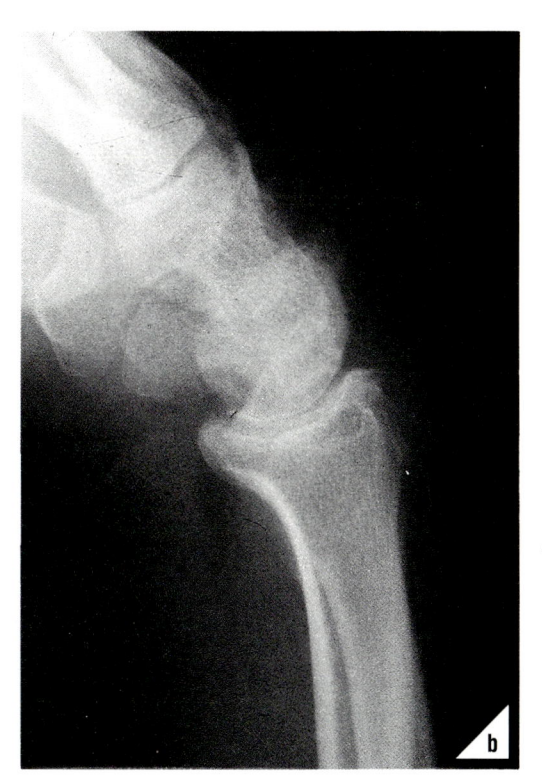

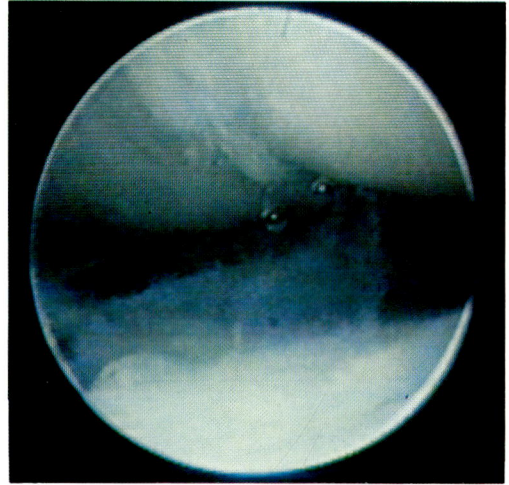

Abb. 24.31.
Partieller Riß des Skapholunarbands ohne Kontinuitätsverlust

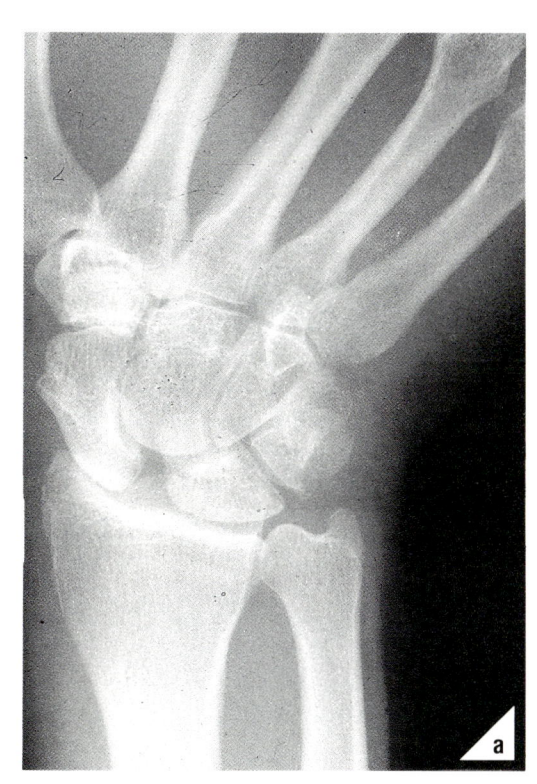

Abb. 24.30.
a Ein Riß des Skapholunarbands mit deutlichem Aufklappen des Gelenks zeigt sich in einer p.-a. Röntgenaufnahme in Ulnarabweichung. b Die seitliche Aufnahme zeigt einen erweiterten Skapholunarwinkel

verhindern. Falls möglich, sollte man arthroskopische Zugänge ulnar des M. extensor carpi und radial des M. extensor pollicis longus vermeiden.

Zugänge sollten nicht gelegt werden, solange die Haut am Handrücken noch von der Hand des Chirurgen gespannt wird. Indem nämlich beim Legen des Zugangs eine oberflächliche Weichteilgewebeschicht über eine tiefere gleitet, verschiebt sich auch die normale topographische Anatomie dieser Weichteilgewebsschichten. Beim Loslassen kehren diese in ihre normale Lage zurück, und der Zugang verläuft jetzt nicht mehr gradlinig. Krumme Zugangswege lassen sich jedoch nur schwer wieder lokalisieren und machen das Einführen von Instrumenten äußerst mühsam. Außerdem ist das Einführen scharfer Messer oder Fräsen unmöglich, ohne dabei Verletzungen an den Unterhautstrukturen zu verursachen.

Scharfe und rotierende motorgetriebene Instrumente können während der Exzision der Gelenkscheibe subkutanes und intrakapsuläres Gewebe verletzen. Das dorsale und palmare Radioulnarband kann beschädigt werden, wenn die Exzision der Gelenkscheibe zu großzügig vorgenommen wird und über den zentralen Anteil in die Peripherie hinausreicht, wo die Bänder liegen. Besondere Sorgfalt sollte man außerdem darauf verwenden, ein Einschneiden des dorsalen Radioulnarbands zu vermeiden, während man die Klinge durch einen ulnaren Zugang über das Band hinweg in den ulnaren Anteil des Radiokarpalraums einführt.

In bezug auf die Distraktion des Gelenks wurden keine offensichtlichen Komplikationen angegeben, und auch auf Infektionen gibt es keine Hinweise.

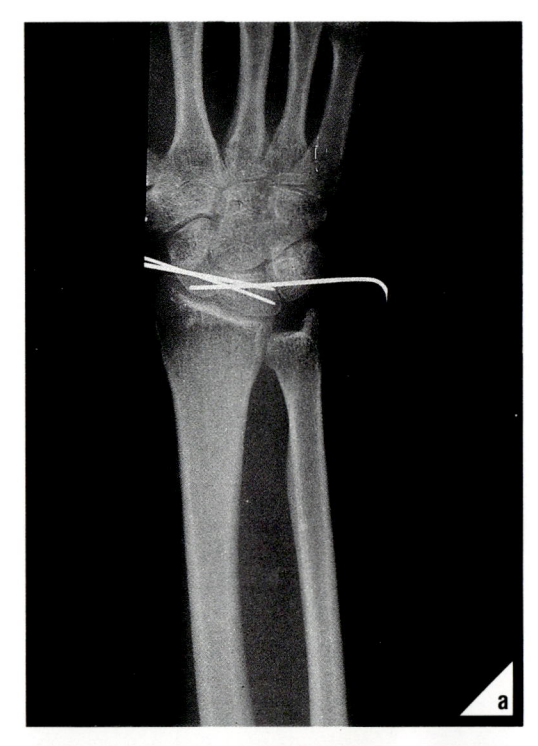

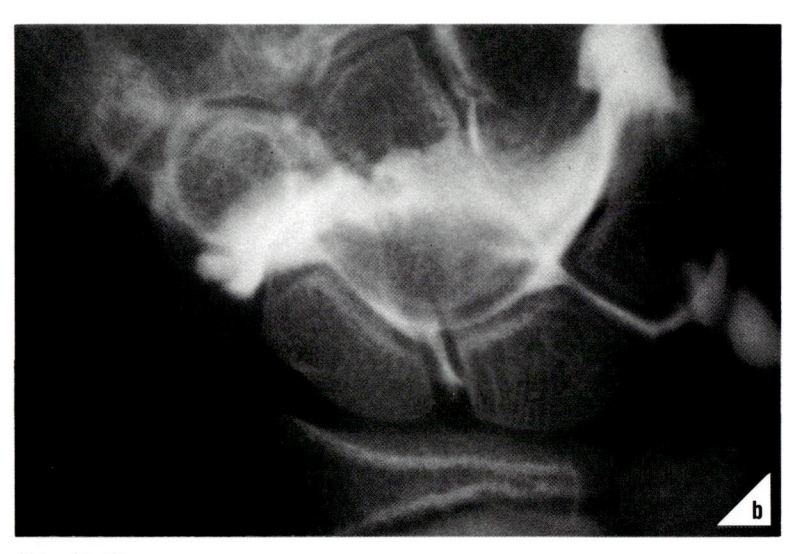

Abb. 24.32.
a Kompletter Riß des Skapholunarbands nach Einrichten und perkutaner Verdrahtung des aufgeklappten Skapholunargelenks; b ein Riß des Lunotriquetralbands zeigt sich durch Übertritt von Kontrastmaterial aus dem Zentralkarpalraum in den Radiokarpalraum durch den Defekt im Ligament

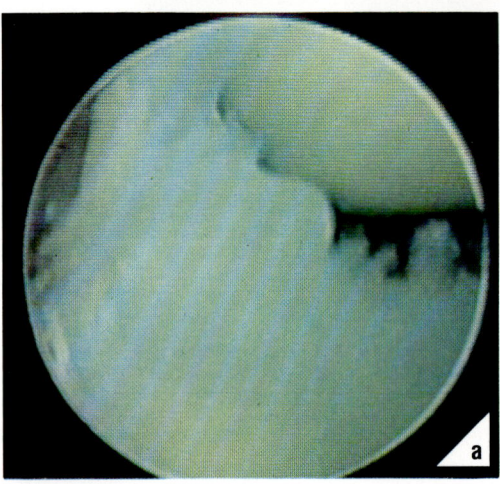

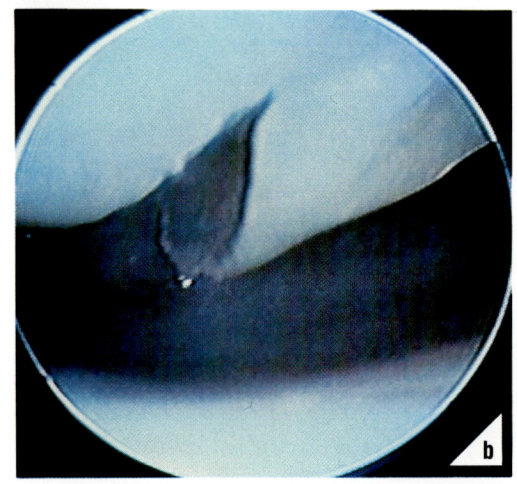

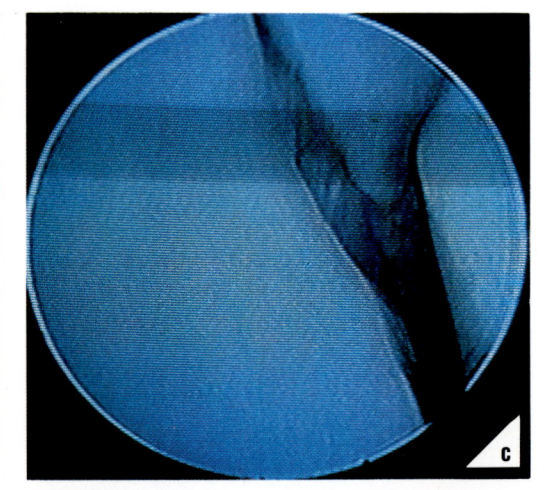

Abb. 24.33.
a Arthroskopische Darstellung eines kompletten Risses des Lunotriquetralbands mit unterbrochener Kontinuität, groß genug, um die Darstellung des Lunotriquetralgelenks vom Radiokarpalraum aus zu ermöglichen; b großer, lappenförmiger Riß des Lunotriquetralbandes mit Kontinuitätsverlust, vom Radiokarpalraum her gesehen. Dieser „Falltürriß" machte ein Übertreten von Kontrastmaterial nicht möglich. c Ein Blick vom mittleren Handgelenk her auf das in b dargestellte Lunotriquetralgelenk zeigt, daß der Riß des Lunotriquetralbands zu einem erheblichen Aufklappen des Lunotriquetralgelenks geführt hat

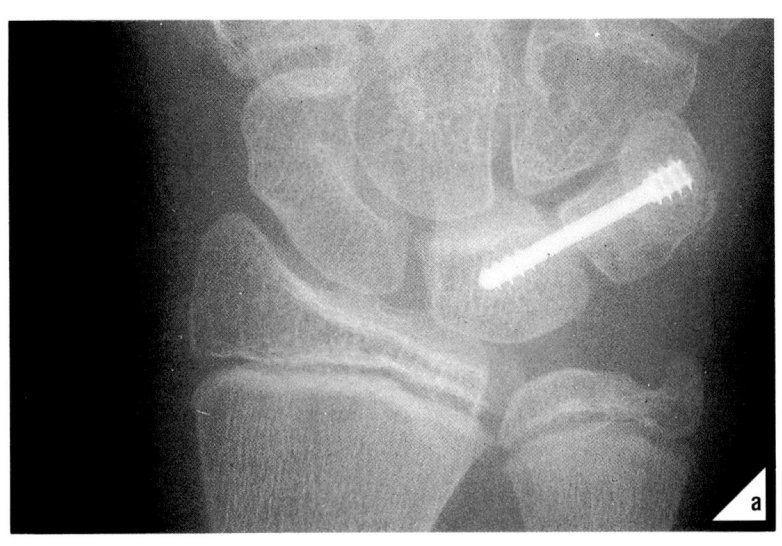

Abb. 24.34.
a P.-a. Röntgenaufnahme nach geschlossener Reposition und interner Fixation eines aufgeklappten Lunotriquetralgelenks. Die Reposition kann arthroskopisch vom Zentralkarpalraum her überwacht werden, um sicherzugehen, daß sie richtig durchgeführt wurde. b P.-a. Röntgenaufnahme nach Fusion des Gelenks

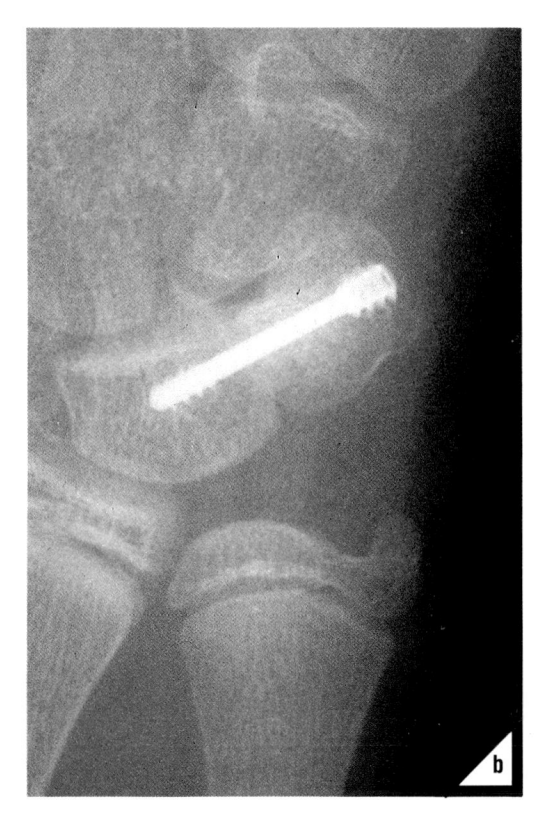

Literatur

1. Chen YC. Arthroscopy of the wrist and finger joints. *Orthop Clin North Am.* 1979;10:723.
2. Watanabe M. Arthroscopy of the wrist joint. *Arthroscopy of Small Joints.* 1985;85–90.
3. Roth JH, Haddad RG. Radiocarpal arthroscopy and arthrography in the diagnosis of ulnar wrist pain. *J Arthro Rel Surg.* 1986;2:234.
4. Whipple TL, Marotta JJ, Powell JH. Techniques of wrist arthroscopy. *J Arthro Rel Surg.* 1986;2:244.
5. Botte MJ, Cooney WP, Linscheid RL. Arthroscopy of the wrist. Anatomy and technique. *J Hand Surg.* 1989;14A:313.
6. Bittar ES, Dell PC. Comparison of wrist arthrography and arthroscopy in diagnosis wrist pathology. Presented at the 58th annual meeting of the AAOS; March, 1991.
7. Bittar ES. Arthroscopic management of triangular fibrocartilage lesions. Instructional course lecture. Presented at the eighth annual meeting of the AANA; April, 1989.
8. Caspari RB, Patrick MF, Hutton T, Meyers JF. The role of arthroscopy in the management of tibial plateau fractures. *Arthroscopy.* 1985;1:76.
9. Cooney WP. External fixation of distal radius fractures. *Clin Orthop North. AM* 1983;180:44.
10. Mayfield JK, Johnson RP, Kilcoyne RF. Carpal dislocations: pathomechanics and progressive perilunar instability. *J Hand Surg.* 1980;5:226.
11. Mayfield JK. Patterns of injury to carpal ligaments. *Clin Orthop North Am.* 1984;187:36.
12. Linscheid RL, Dobyns JH, Beabont JW. Traumatic instability of the wrist: diagnosis, clarification and pathomechanics. *J Bone Joint Surg.* 1972;56A:1612.
13. North ER, Thomas S. An anatomic guide for arthroscopic visualization of the wrist capsular ligaments. *J Hand Surg.* 13A:815.
14. Belsole RJ, Quinn SF, Greene TL, Beatty ME, Rayhack JM. Digital subtraction arthrography of the wrist: clinical and arthroscopic correlation. *J Bone Joint Surg.* 1991. In press.

25

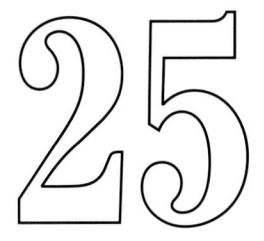

Endoskopische Techniken zur Freilegung des Karpaltunnels

James C. Y. Chow

Die jüngsten Fortschritte der arthroskopischen Techniken und Instrumente ermöglichen einen ausgezeichneten arthroskopischen Zugang mit entsprechender Darstellung des Karpalbands (Retinaculum flexorum). Meine Technik erlaubt die vollständige Freilegung des Karpalbands unter direkter arthroskopischer Sicht. Die klinischen Ergebnisse haben gezeigt, daß sich diese Technik sicher durchführen läßt und bedeutende Vorteile bietet. Die Patienten erholen sich rasch, haben postoperativ weniger Schmerzen und zeigen eine geringere Narbenbildung sowie keine feststellbare Abnahme der Griffstärke.

Präoperative Vorbereitung

Instrumente

Die zur endoskopischen Freilegung des Karpaltunnels erforderlichen Instrumente sind von der Food and Drug Administration (FDA) zugelassen und stehen unter US-Patentschutz. Das System besteht aus folgenden Komponenten:
– kurzem 4 mm- und 35 mm-Videoendoskop;
– Kombination aus geschlitzter Hülse und konischem Obturator;
– Handhalter und spezieller Polsterung;
– Dissektoren;
– einer Sonde;
– einem Satz Einmalskalpelle mit einem vorwärtsschneidenden Sondenmesser, einem dreieckigen Messer und einem speziellen rückwärtsschneidenden Messer.

Anordnung des Operationsbereiches

Der Patient liegt auf dem Operationstisch, und die Haut wird in gewohnter Weise vorbereitet und abgedeckt. Für die betroffene Hand steht ein Handtisch zur Verfügung. Der Chirurg sitzt gewöhnlich auf der axillären oder ulnaren Seite des Patienten, der Assistent sitzt ihm gegenüber. Man verwendet 2 Bildschirme, einen dem Chirurgen und einen dem Assistenten und Patienten gegenüber. Der zweite Monitor steht üblicherweise der zu untersuchenden Hand gegenüber. Das Instrumententablett steht am Ende des Handtisches.

Anästhesie

Es empfiehlt sich eine Lokalanästhesie mit zusätzlicher intravenöser Medikation, so daß der Chirurg mit dem Patienten kommunizieren kann. Außerdem kann ein wacher Patient den Chirurgen über Abweichungen im Verlauf eines Nervs informieren. Sowohl am arthroskopischen Zugang wie am Ausgang wird 1%iges Lidocain ohne Epinephrin injiziert. Vor dem chirurgischen Schnitt gibt man Dormicum (1–2 mg i.v.); 5 µg Sufenta oder 100–150 µg Rapifen werden vor dem Einführen der Kombination aus geschlitzter Hülse und konischem Obturator verabreicht. Unter dieser Anästhesie steht der Patient den Eingriff gewöhnlich gut durch.

Tourniquet

Um den Oberarm liegt ein pneumatischer Tourniquet, der jedoch nur aufgeblasen wird, wenn unkontrollierbare venöse Blutungen durch den arthroskopischen Zugang die Sicht auf die darunterliegenden Strukturen behindern; was auch Schwierigkeiten bei der Dissektion und/oder beim Einführen des geschlitzten Röhrensystems verursachen könnte.

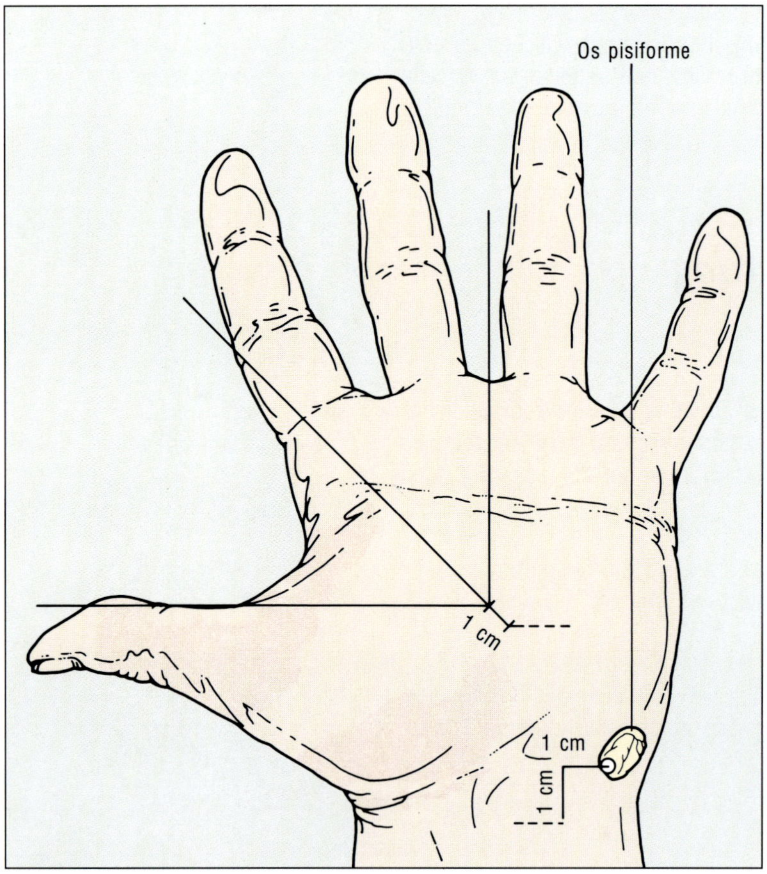

Unserer Erfahrung nach läßt sich eine endoskopische Freilegung des Karpaltunnels in 95 % der Eingriffe ohne den Einsatz eines Tourniquets durchführen. Durch Weglassen eines aufblasbaren Tourniquets verbessert sich die Darstellung der pulsierenden A. ulnaris, und die Identifikation des ulnaren Nerven- und Gefäßbündels wird erleichtert. Ferner sinkt das Risiko von Schäden an diesen sehr wichtigen Strukturen erheblich.

Chirurgische Technik

Das grundlegende operative Vorgehen läßt sich in 2 Teile gliedern:
- Einführen der Kombination aus geschlitzter Hülse an die richtige Stelle;
- Bandschneidetechnik.

Eine Sicherheitseinrichtung an der Schneidevorrichtung erlaubt das Freisetzen des Bandes ohne Schäden an wichtigen Strukturen.

Chirurgische Orientierungspunkte

Die chirurgischen Orientierungspunkte werden mit einem sterilen Marker aufgetragen (Abb. 25.1).

Der Eingangskanal liegt etwa 1 cm proximal der Handgelenkfalte zwischen dem M. palmaris longus und dem ulnaren Nerven- und Gefäßbündel und sollte nicht jenseits dieser beiden Strukturen liegen. Der proximale Pol des Os pisiforme läßt sich leicht palpieren und kann als primäre Orientierungshilfe dienen, obwohl der Orientierungspunkt je nach Größe der Hand variieren kann. An einigen Händen läßt sich diese Position anhand der Sehne des M. flexor carpi ulnaris bestimmen. Man zeichnet einen kleinen Kreis ein, gerade groß genug, um den proximalen

Abb. 25.1.
Das Os pisiforme dient als Inzisionsstelle. Je nach Größe der Hand setzt man den Schnitt 0,5–1 cm proximal und 0,5–1 cm distal

Pol des Os pisiforme zu kennzeichnen. Vom Mittelpunkt dieses Kreises aus zieht man dann eine Linie etwa 1 cm nach radial. Vom Endpunkt dieser Linie zieht man eine weitere, etwa 1 cm lange Linie nach proximal. Vom Endpunkt dieser zweiten Linie aus wird eine dritte Linie wieder 1 cm nach radial gezogen. Dies ist die Position für die Inzision zur Anlage des Eingangskanals (s. Abb. 25.1).

Bei voll abduziertem Daumen zieht man eine Linie von der distalen Begrenzung des Daumens quer über die Handfläche. Eine zweite Linie wird vom dritten Zwischenraum, also zwischen Mittel- und Ringfinger, gezogen. Diese bildet mit der ersten Linie gewöhnlich einen rechten Winkel. Der Ausgangskanal befindet sich normalerweise auf der Fortsetzung der Winkelhalbierenden dieses Winkels, etwa 1 cm proximal von dessen Scheitelpunkt (Abb. 25.1). Abhängig von der Größe der Hand kann sich dieser Punkt um 1 oder 2 mm nach proximal oder distal verschieben.

Einführen der Kombination aus geschlitzter Hülse und konischem Obturator

Zunächst wird der Zugangskanal geschaffen. Die Hand lagert man auf einem Stapel Handtücher, so daß die Finger entspannt sind. Dies erleichtert die Retraktion der Beugersehnen.

An der oben für den Zugangskanal beschriebenen Stelle wird ein etwa 1 cm langer, querer Einschnitt gelegt. Mit dem Dissektor wird das Unterhautgewebe stumpf beiseitegeschoben, ähnlich der bei der Arthroskopie des Handgelenks verwendeten Technik. Dadurch werden auch die oberflächlichen Venen und möglicherweise einige Hautnerven beiseitegeschoben und so Schäden an diesen Strukturen verhindert. Die nächste sichtbare Schicht ist die Unterarmfaszie, die proximal und distal in Längsrichtung eingeschnitten wird. Wichtig ist, diesen Schnitt nach distal, so weit wie unter direkter Sicht möglich, zu vertiefen. Dieser distale Längsschnitt wird später endoskopisch weiterverfolgt, um die vollständige Freilegung des proximalen Rands des Karpalbands sicherzustellen sowie seine endoskopische Freilegung zu erleichtern. Liegt zu diesem Zeitpunkt keine unkontrollierbare Blutung vor, wird der aufblasbare Tourniquet nicht eingesetzt. Ein kleiner, sich nach proximal und distal öffnender und selbst verankernder Retraktor wird dann in diesen Einschnitt eingebracht. Ein kleiner Retraktor wird nach ulnar gehalten und erlaubt dem Chirurgen gute Sicht auf die darunterliegenden Strukturen.

Als nächste Schicht erscheint der ulnare Schleimbeutel. Man verwendet einen Satz Dissektoren, wobei der gebogene Dissektor gewöhnlich in Richtung auf die Finger des Patienten gehalten wird. Die Bursa wird stumpf eröffnet. Das ulnare Nerven- und Gefäßbündel liegt dabei sehr dicht unter der Oberfläche bzw. Faszie, wesentlich dichter, als manche Chirurgen annehmen. Durch das Eröffnen der Bursa auf diese Weise vermeidet man Zug und damit Schäden am Nerven- und Gefäßbündel. Beim Eröffnen der Bursa muß darauf geachtet werden, die Inzision an der radialen und nicht an der ulnaren Seite zu beginnen. Beginnt man auf der ulnaren Seite, so könnte das stumpfe Instrument unmittelbar in das Nerven- und Gefäßbündel eindringen, es auftrennen und dabei Zug ausüben, wodurch mit größter Wahrscheinlichkeit einige unerfreuliche Komplikationen entstünden.

Nach dem Eröffnen des Schleimbeutels kann man die Beugersehne sehen, sollte jedoch nicht in die Sehnenscheide vordringen (Abb. 25.2). Mit dem graden Dissektor wird die Sehne aufgesucht und vorsichtig nach der radialen Seite zurückgezogen, indem man allmählich mit dem gebogenen Dissektor nachfaßt, bis der Raum zwischen der Beugersehne und dem ulnaren Nerven- und Gefäßbündel sichtbar wird. Sodann führt man die Hülsen-Obturator-Kombination ein. Wenn die Seite der Obturatorspitze auf die Basis des Hakens am Os hamatum trifft, kann der Chirurg sicher sein, daß er sich im Karpaltunnel befindet. Ferner vermeidet man durch tiefes Vordringen Schäden am ulnaren Nerven- und Gefäßbündel, das gewöhnlich an der Oberfläche liegt. Bei diesem Manöver sollte das ulnare Nerven- und Gefäßbündel keinesfalls zusammen mit den Beugersehnen nach radial gezogen werden. Falls dies doch geschieht, liegt der Obturator auf der ulnaren Seite des ulnaren Nerven- und Gefäßbündels und hebt es, über der Gerätekombination liegend, an. Dies hätte eine Lähmung des N. ulnaris und mögliche Schäden am ulnaren Nerven- und Gefäßbündel zur Folge.

Dem Korpus des Hakens des Os hamatum folgend dreht man den Obturator unter Palpieren des Karpalbands aufwärts. Bei überstreckten Fingern und Handgelenk wird die Obturatorkombination nach distal vor-

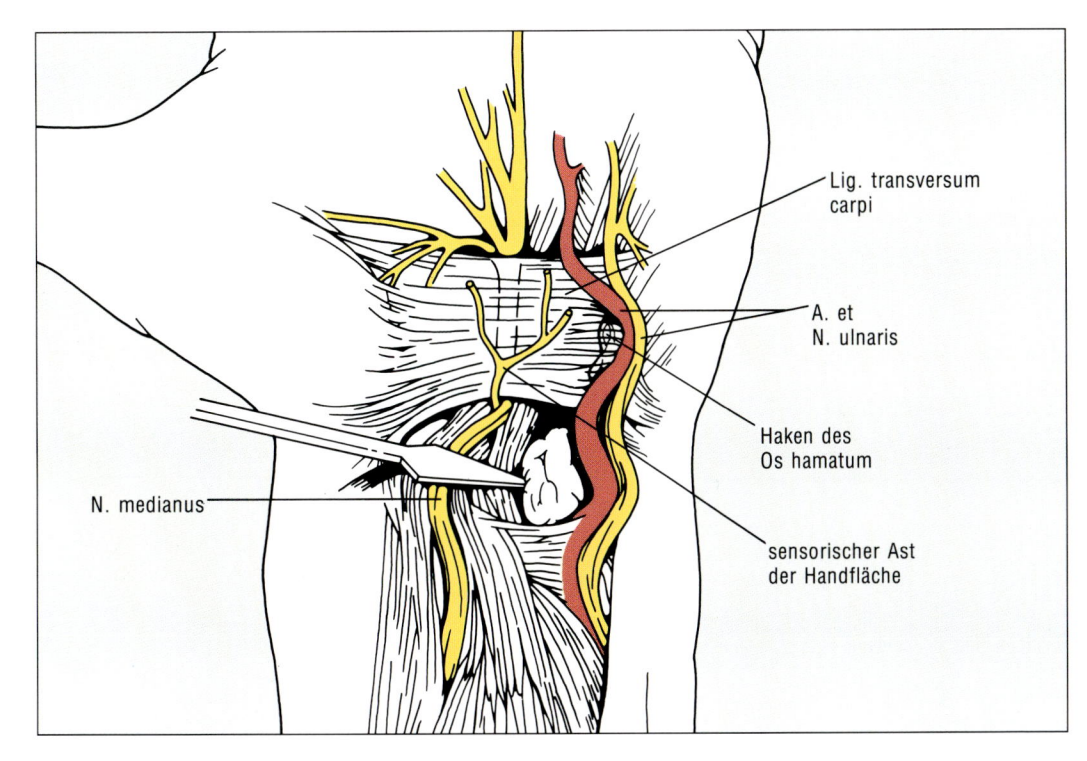

Abb. 25.2.
Der Längsschnitt legt die Beugersehne frei. Beim Zurückziehen der Sehne sollte man sehr vorsichtig sein, um Verletzungen des ulnaren Nerven- und Gefäßbündels zu vermeiden.

geschoben (Abb. 25.3). In diesem Augenblick muß man sehr darauf achten, das Karpalband nicht mit der Spitze des Obturators zu punktieren, da ein Durchstoßen die spätere Freilegung des Karpalbands unvollständig macht. Um dies zu vermeiden, hält man sich mit der Seite des Obturators nahe an den Bändern und rückt nach distal vor.

Die Spannung, die durch die Überstreckung der Hand um die Hülsenkombination entsteht, hat zur Folge, daß die Beugersehne und andere Gewebekomponenten beim distalen Vorschieben des Obturators zurückweichen. Sobald der Obturator die distale Begrenzung des Karpalbands passiert, spürt man, wie seine konische Spitze an den vorgesehenen Ausgangskanal stößt, wo eine weitere kleine Hautinzision gesetzt wird. Mit einer speziellen Halterung wird dann der distale Anteil der Hand herabgebogen, so daß der obere Handbogen tiefer liegt als der Obturator. Dieser wird vorsichtig durch die zweite Inzision hindurchgeschoben und die Hand dann in einer speziellen Halterung fixiert (Abb. 25.3).

Endoskopische Untersuchung

Das Videoendoskop wird proximal in die Arthroskophülse eingeführt. Ein normales Karpalband sollte durch den Öffnungsschlitz in der distalen Hälfte des Rohrs zu sehen sein (Abb. 25.4). Bisweilen bedeckt eine dünne Schleimbeutelmembran die Öffnung. Für gute Sichtverhältnisse durchtrennt man diese Membranen mit einer stumpfen Hakensonde. Bei Schlieren oder Rückständen, die die Sicht behindern, kann das Gesichtsfeld mit einem Tupfer gereinigt werden, den man kräftig gegen das Arthroskop drückt und sanft im Kreis dreht, um die Linse zu säubern.

Jetzt lassen sich die Karpalbänder klar erkennen. Deren Fasern verlaufen normalerweise quer und sind deutlich sichtbar. Die Lichtquelle sollte auf „manuelle Steuerung" stehen und etwas abgeblendet werden, damit im Arthroskop keine allzustarken Reflektionen auftreten und die Fasern klar erkennbar bleiben. In der proximalen Öffnung findet sich gewöhnlich etwas weißes, gequollen aussehendes Gewebe (Abb. 25.5). Unter Lokalanästhesie läßt sich mit einer Sonde feststellen, ob dies der ulnare Rand des N. medianus, Schleimbeutelgewebe oder gar die Sehnenscheide selbst ist (Abb. 25.6). Handelt es sich um den N. medianus, wird der Patient normalerweise über Schmerzen klagen, die in den Mittel- oder Zeigefinger einschießen. Blockiert der N. medianus den Öffnungsschlitz, sollte die Hülse erneut eingeführt werden, um Schäden am Nerv zu vermeiden. Dabei zielt man dann 1–2 mm weiter nach ulnar, um den N. medianus zu umgehen.

Freilegen des Karpalbands

Während sich das Arthroskop in der proximalen Hülse befindet, führt man die Instrumente durch den distalen Zugang ein, zunächst unter Verwenden der Sonde, um das normale Karpalbandgewebe zu identifizieren und sodann nach distal zu dissezieren und vorsichtig zu palpieren (Abb. 25.7). Der distale Rand des Karpalbands wird aufgesucht (Abb. 25.8). In die distale Öffnung führt man ein speziell konstruiertes Sondenmesser ein, mit dem sich das Karpalband sondieren läßt und das lediglich ein Schneiden nach vorn erlaubt. Unter erneutem Einsatz der Sonde sucht man den distalen Rand des Karpalbands auf und schneidet von distal

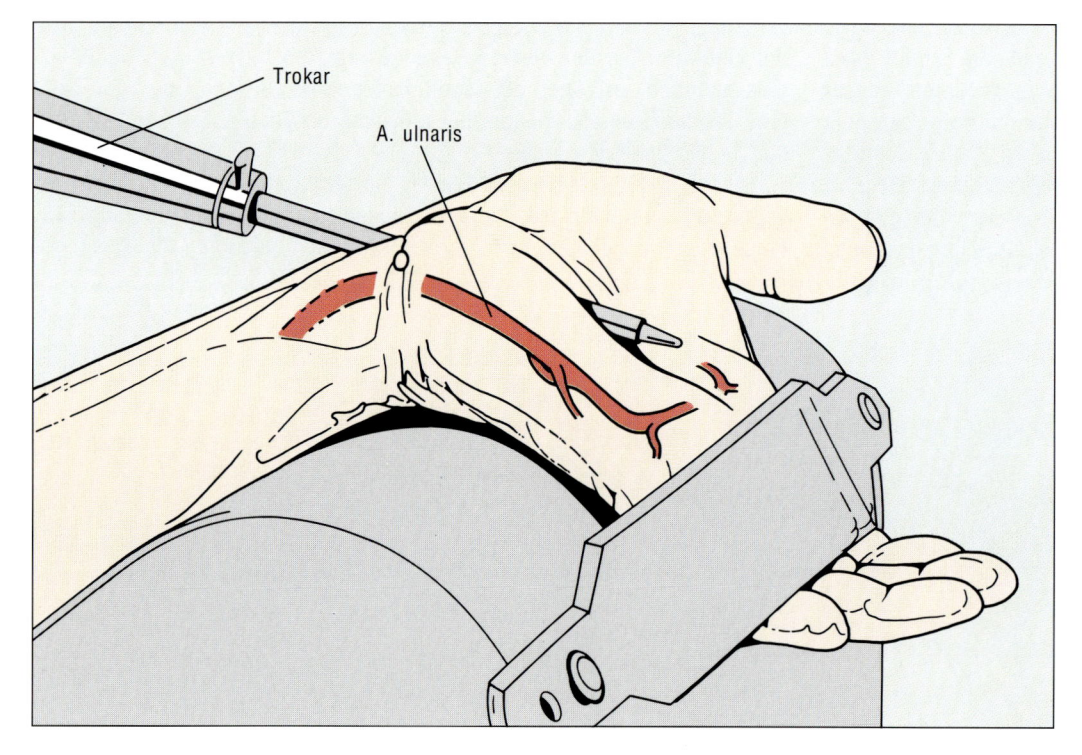

Abb. 25.3.
Handgelenk und Finger werden überstreckt. Der Trokar berührt die Basis des Hakens am Os hamatum, wird angehoben und nach distal vorgeschoben.

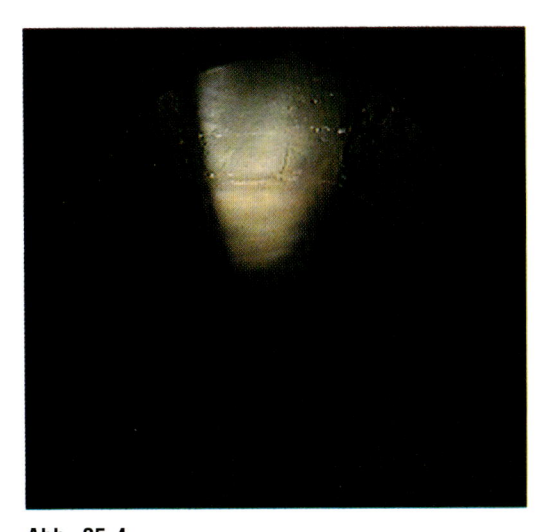

Abb. 25.4.
Normales Karpalbandgewebe

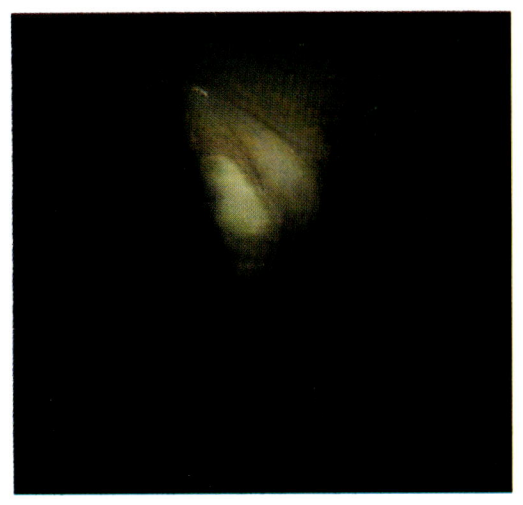

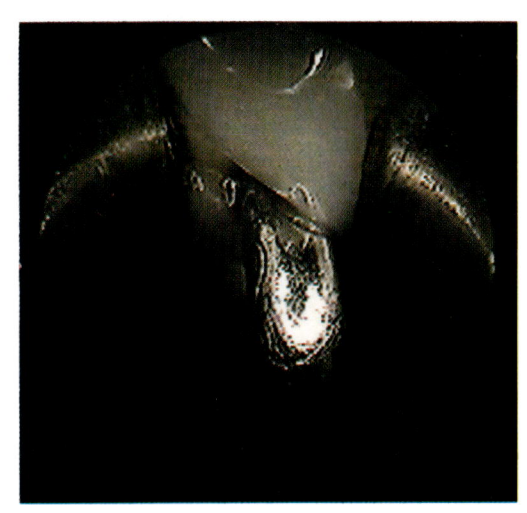

Abb. 25.6.
Das Gewebe wird sondiert, um zu klären, ob es sich um den ulnaren Rand des N. medianus, um Schleimbeutelgewebe oder um eine Sehnenscheide handelt

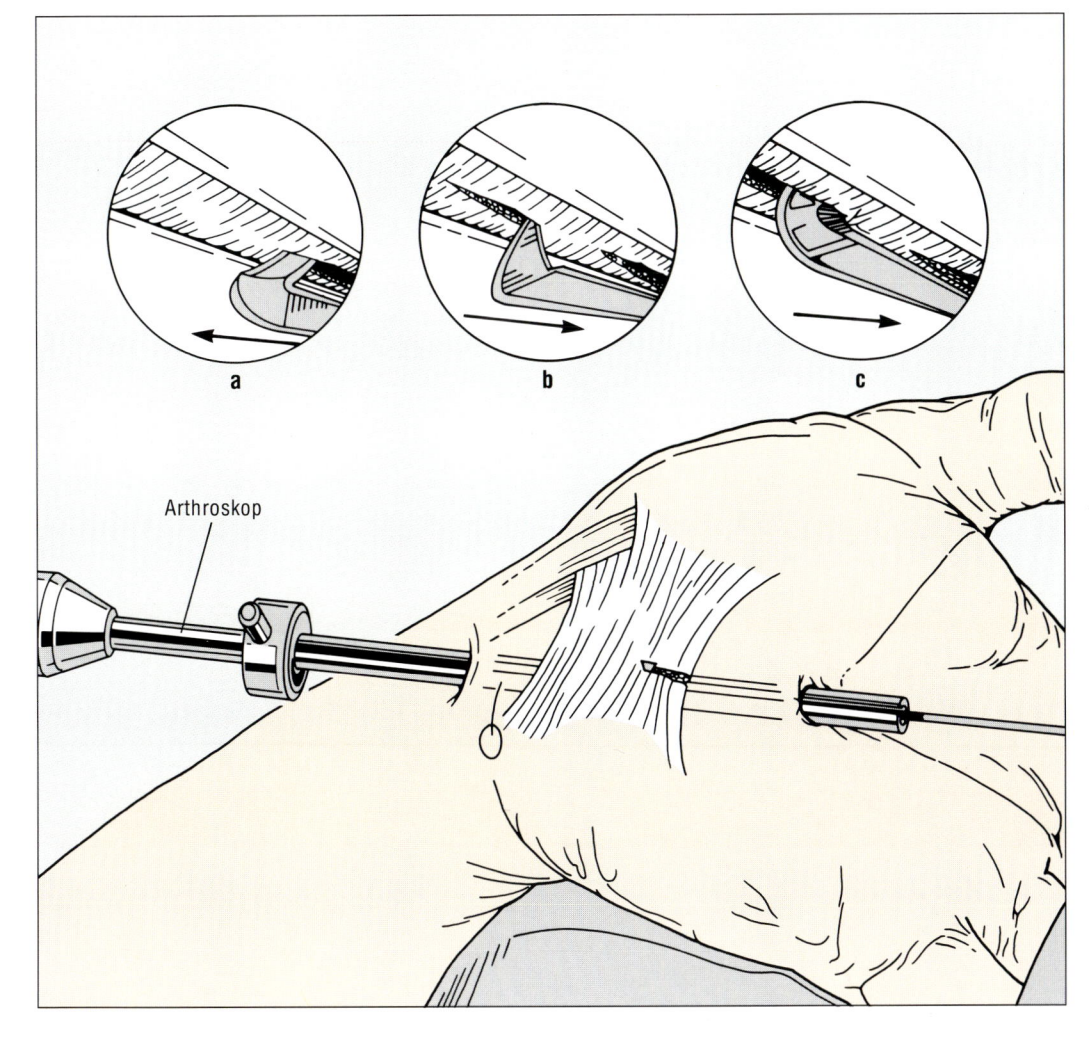

Weißes, geschwollen erscheinendes Gewebe
Lig. carpi
Schlitzkanüle

Abb. 25.5.
Blick von proximal auf das Karpalband und das weiße, gequollen erscheinende Gewebe

Abb. 25.7.
Die Hand liegt überstreckt im Handhalter, das Endoskop befindet sich im proximalen Zugang.
a Das Sondenmesser wird durch den distalen Zugang eingeführt. b Für einen kontrollierten aufwärtsgerichteten Schnitt im mittleren Bereich des Karpalbandes verwende man ein Dreieckmesser. c Um die Freilegung des distalen Karpalbandes abzuschließen, verwendet man das rückwärtsgerichtete Messer, um an die beiden vorangegangenen Schnitte anzuschließen

Arthroskop

nach proximal (Abb. 25.9, s. auch Abb. 25.7a). Ein Vorgehen in dieser Richtung hält den Schnitt innerhalb der Sicherheitszone des Bandes. Wenn die Schlitzhülsenkombination wichtige Strukturen anhebt, etwa Fingernerven oder den oberflächlichen Hohlhandbogen, verhindert dieses Vorgehen Schäden an diesen Strukturen. Anatomisch gesehen, liegen sie gewöhnlich jenseits des distalen Randes des Karpalbands.

Nach dem Freilegen des distalen Rands wird das Arthroskop unter klarer Sicht auf das Karpalband so weit wie möglich nach proximal zurückgezogen. Man führt das Dreieckmesser ein und durchtrennt den mittleren Anteil des Karpalbands (Abb. 25.10, s. auch Abb. 25.7b). Die Konstruktion des Messers erlaubt einen kontrollierten Aufwärtsschnitt, der das Karpalband vollständig durchtrennen sollte. Mit dem Dreieckmesser wird eine kleine Öffnung geschaffen, gerade groß genug, daß das rückwärtsgerichtete Messer alle Lagen des Karpalbandes ausfüllt. (Da das Dreieckmesser sehr scharf ist, sollte man es sehr vorsichtig einsetzen, exzessiver Gebrauch führt zu unnötigen Blutungen.)

Die Spitze des speziell konstruierten rückwärtsgerichteten Messers ist oben und unten stumpf, wobei die einzigen schneidenden Flächen axillär oder zentral liegen. Man führe dieses Messer vorsichtig durch die zuvor mit dem Dreieckmesser geschaffene Öffnung. Indem man das Karpalband in seiner vollen Dicke umfaßt, wird nur das Band selbst durchtrennt, ohne anderes Gewebe unnötig zu schädigen. Die scharfe Schnittfläche des rückwärtsgerichteten Messers wird nach distal gezogen, um an die beiden ersten Schnitte anzuschließen, wobei die distale Fläche des Karpalbands vollständig freigelegt wird (Abb. 25.11, s. auch Abb. 25.7c).

Wenn ein Schnitt mit dem rückwärtsgerichteten Messer wegen eines sehr kräftigen Karpalbandes nicht durch die gesamte Dicke möglich ist, sollte man keinen starken Zug ausüben und das Band nicht mit Gewalt durchtrennen, um eine unkontrollierte Schnittführung zu vermeiden. Letztere erhöht die Wahrscheinlichkeit von Schäden an wichtigen distal liegenden Strukturen. In dieser Situation schneidet man mit einem Dreieckmesser gerade bis zur Hälfte der Tiefe des Bandes und führt dann mit dem rückwärtsgerichteten Messer eine kontrollierte Durchtrennung des verbliebenen Teils durch.

Durchtrennen des proximalen Bandes

Das Endoskop wird aus der proximalen Öffnung der Hülse entfernt und in die distale umgesetzt (Abb. 25.12). Man sucht den vorangegangenen

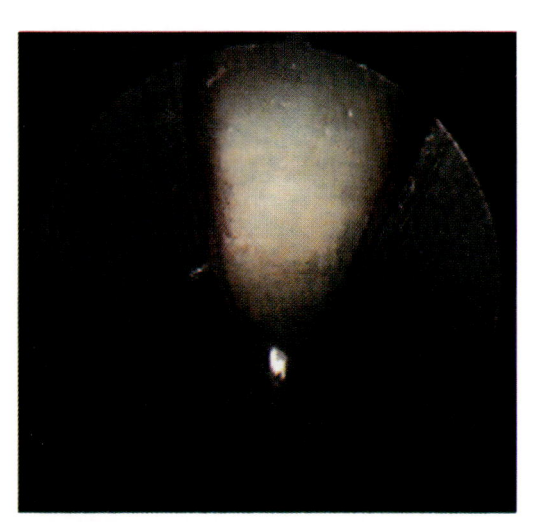

Abb. 25.8.
Aufsuchen des distalen Randes am Karpalband

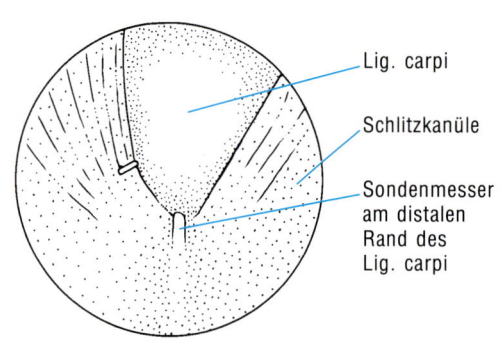

Abb. 25.9.
Mit dem Sondenmesser wird der erste Schnitt gemacht

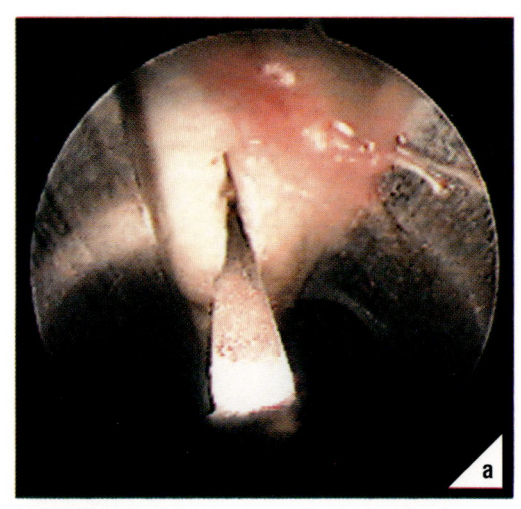

Abb. 25.10.
a Der zweite Schnitt wird mit dem Dreieckmesser gesetzt. b Erster und zweiter Schnitt sind abgeschlossen

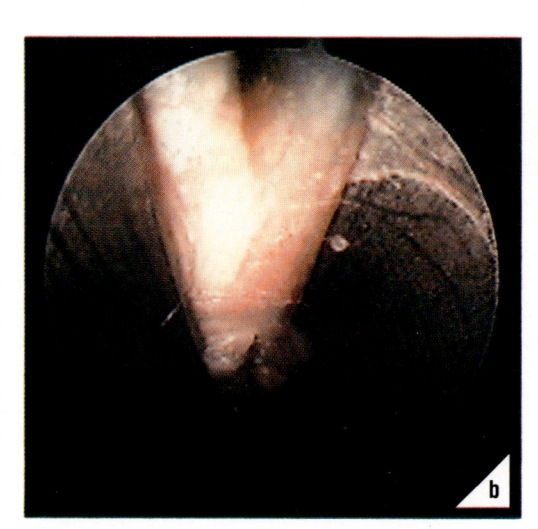

Abb. 25.11.
Mit dem rückwärtsgerichteten Messer werden die beiden vorangegangenen Inzisionen durch einen dritten Schnitt vereint

Schnitt auf, welcher das distale Karpalband freilegt, und die noch nicht durchtrennten Anteile (Abb. 25.13). Mit der Sonde beginnt die Dissektion vom vorangegangenen Schnitt aus. Man sucht den proximalen Rand des Karpalbands auf und schneidet diesen mit dem Sondenmesser nach distal (Abb. 25.14, s. auch Abb. 25.12a). Durch Verwendung des Sondenmessers ist sichergestellt, daß nur der proximale Rand des Bandes reseziert wird und proximal gelegene Strukturen verschont bleiben. Das rückwärtsgerichtete Messer wird eingeführt, um die proximale Fläche des Bandes freizulegen (Abb. 25.15, s. auch Abb. 25.12b). Der Bereich wird endoskopisch sowohl nach proximal als auch nach distal sorgfältigst untersucht, um sicherzugehen, daß das Karpalband auch vollständig freigelegt wurde. Sollte eine weitergehende Resektion erforderlich sein, wird das Dreieckmesser eingeführt und eine Faser nach der anderen durchtrennt, bis der Chirurg mit dem Ergebnis zufrieden ist (Abb. 25.16). Blutungen sind selten. Bei Bedarf können sie mit einer speziellen Sonde, einem Elektrokauter, der bis zur Spitze von einer Plastikhülle umgeben ist, zum Stehen gebracht werden.

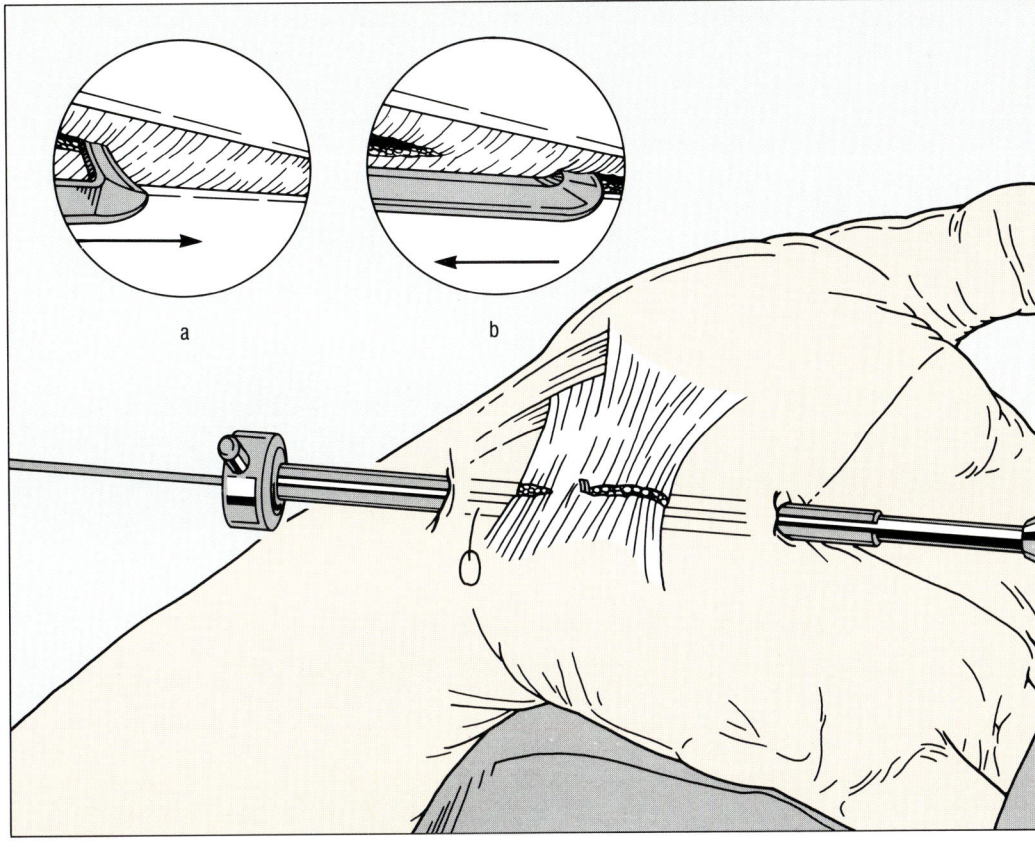

Abb. 25.12.
Das Arthroskop wird aus dem proximalen Zugang entfernt und in den distalen Zugang eingeführt. a Das Sondenmesser dient der Durchtrennung des proximalen Rands nach distal. b Mit dem rückwärtsgerichteten Messer wird die Freilegung des Karpalband s abgeschlossen

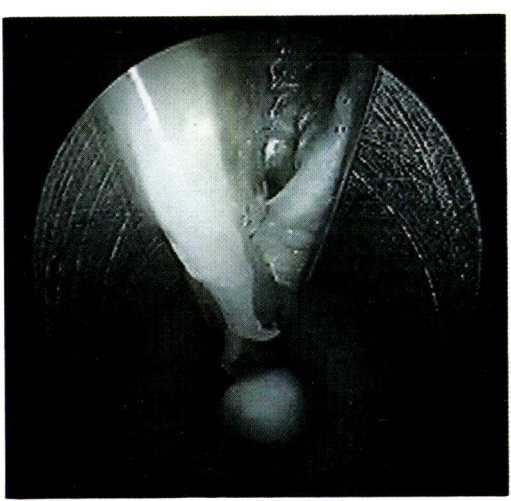

Abb. 25.13.
Das Arthroskop wird nach distal verschoben, um den vorangegangenen Schnitt nach distal einzusehen

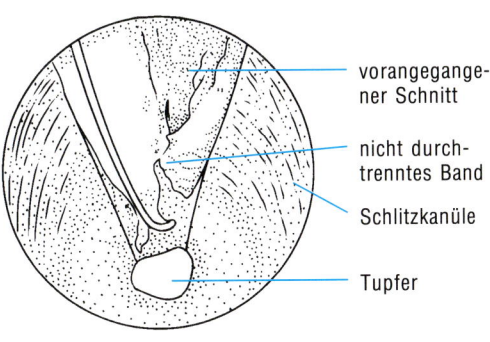

Abb. 25.14.
Der proximale Rand des Karpalbands wird dargestellt und mit dem Sondenmesser der vierte Schnitt gelegt

Endoskopische Techniken zur Freilegung des Karpaltunnels

Der konische Obturator wird in die Hülse eingeführt und die Hülsenkombination entfernt. Gewöhnlich ist zum Verschluß der Zugänge jeweils nur eine Naht erforderlich, und man legt einen einfachen Verband an. Für den Fall einer versehentlichen Verletzung durch den Chirurgen sollte der Patient unmittelbar nach dem Eingriff, noch auf dem Operationstisch, auf Sensibilität und Durchblutung der Finger sowie auf die Funktion der Mm. flexores digitorum superficiales et profundi und der Mm. interossei eines jeden Fingers untersucht werden. Gibt es in dieser Hinsicht Probleme, können sie sofort angegangen und entsprechend behandelt werden, während der Patient sich noch in steriler Umgebung und auf dem Tisch befindet.

Postoperative Betreuung

Der Patient sollte den Verband trocken und sauber halten und sofort mit aktiven Bewegungen der Finger beginnen. Man weist ihn an, mit der Palmarregion nichts zu schieben und keine schweren Gegenstände zu heben, bis die Schmerzen und Beschwerden dort völlig abgeklungen sind. Dies ist nach etwa 2–3 Wochen der Fall. Nach einer Woche sollte der Patient nochmals in der Sprechstunde erscheinen, wo dann die Fäden gezogen werden.

Komplikationen und unvorhersehbare Entwicklungen

Fehler bei der Anästhesie

Für diesen Eingriff empfehlen sich Lokalanästhesie und intravenöse Sedierung. Beim Einsatz eines Lokalanästhetikums kann der Chirurg kontrollieren, ob es sich um eine Normvariante handelt. Dringen die Instrumente nämlich dort in den N. medianus oder den N. ulnaris ein, so hat der Patient schwerste Schmerzen und hält den weiteren Eingriff nicht aus.

Falsche Markierung der korrekten Orientierungspunkte für den Eingangs- und Ausgangskanal

Abhängig von der Größe der Hand und des Handgelenks des Patienten sollte der Chirurg sich stets vergegenwärtigen, daß der Zugangskanal immer zwischen dem M. palmaris longus und dem ulnaren Nerven- und Gefäßbündel liegt, und zwar 1 cm proximal der Handgelenkhautfalte. Da dies mit der Größe der Hand variiert, empfiehlt es sich, nun nicht stur 1 cm nach distal und 1 cm nach proximal des Os pisiforme abzumessen.

Oft, wenn die Markierungen des Zugangskanals zu weit ulnar liegen, findet die Exploration der Hautinzision über dem ulnaren Nerven- und Gefäßbündel statt, das dadurch stark gefährdet wird. Der N. ulnaris und die A. ulnaris liegen wirklich sehr dicht unter der Oberfläche. Um sich die Relation dieser Strukturen zum Zugangskanal klarmachen zu können, sind Sektionen an Leichen wichtig.

Die Hand sollte in Neutralposition gelagert werden. Der Assistent sollte das Handgelenk und die Hand nicht nach ulnar abknicken, da dies die Orientierungshilfe für den Ausgangskanal völlig verschieben würde. Die Linien werden zwischen dem dritten Interdigitalraum und der distalen Grenzlinie des Daumens in voller Abduktion gezogen. Um die Teilung eines falschen Winkels zu vermeiden, sollten sich die Linien niemals schneiden. Wenn der falsche Winkel geteilt wird, liegt der Ausgangskanal falsch, und zwar über dem motorischen Ast des N. medianus. Der Ausgangskanal liegt oft in einer Linie mit dem Ringfinger.

Fehler bei der distalen Exzision der Faszie

Beim längsgerichteten Eröffnen der Faszie ist es wichtig, diese weit genug distal einzuschneiden. Man sollte lernen, die Flexibilität der Haut zu nutzen, um die Unterarmfaszie unter direkter Sicht so weit wie möglich distal einzuschneiden. Dies kann die endoskopische Freilegung des proximalen Anteils des Karpalbands sehr erleichtern. Geschieht dies nicht durch den Zugangskanal, kann eine unvollständige Freilegung des gesamten Karpalbands nach proximal die Folge sein.

Falsche Retraktion der Inzision

Dies kann geschehen, nachdem die Unterarmfaszie am Zugangskanal eröffnet wurde. Wenn der Assistent den Retraktor zu stark festhält und die Inzision nach ulnar zieht, verschiebt sich diese, und der richtige Zugangskanal wandert zu weit nach ulnar. Ist sich der Chirurg dieser Gefahr nicht bewußt, so beginnt die Dissektion über dem ulnaren Nerven- und Gefäßbündel und gefährdet dieses aufs äußerste.

Kein Halten der Finger in entspannter Beugung bei Dissektion der Beugersehne

Der Eingriff wird extrem schwierig, wenn der Assistent zum Aufsuchen der Lücke zwischen der Beugersehne und dem ulnaren Nerven- und

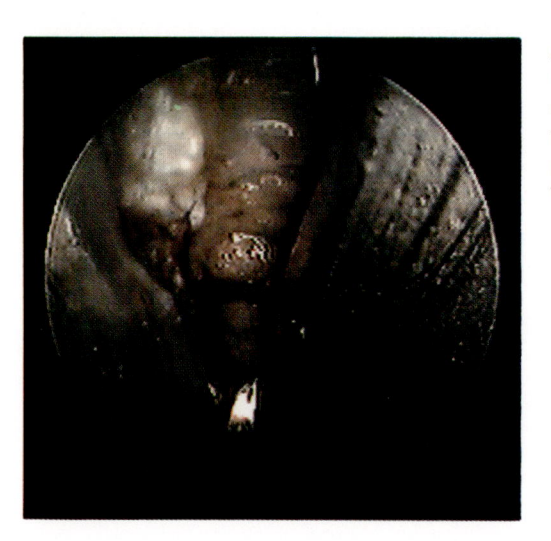

Abb. 25.15.
Der fünfte Schnitt mit dem rückwärtsgerichteten Messer legt das proximale Karpalband frei

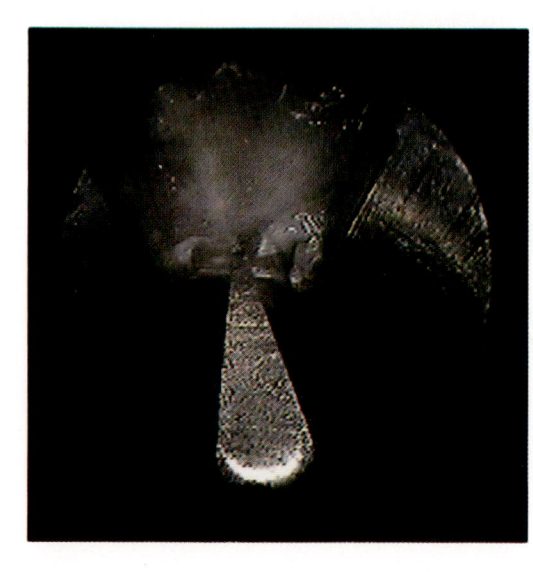

Abb. 25.16.
Bei Bedarf setzt das Dreieckmesser die verbliebenen Fasern frei

Gefäßbündel die Finger des Patienten während der Dissektion dieser Sehne nicht gebeugt hält. Ohne diese entspannte Beugung der Finger wird die Retraktion der Beugersehne nach radial fast unmöglich. Der Kraftaufwand kann dann manchmal zu Verletzungen am ulnaren Nerven- und Gefäßbündel führen.

Keine volle Supination der Hand

Während der Dissektion sollte die Hand des Patienten auf dem Operationstisch in voller Supination ruhen. Wird die Hand nach ulnar gedreht oder liegt sie in halbsupiner Position, so verläuft die Dissektion der Beugersehne nicht gerade, sondern etwas nach ulnar. Auch dadurch gerät das ulnare Nerven- und Gefäßbündel stark in Gefahr.

Übersehen des ulnaren Nerven- und Gefäßbündels

Das ulnare Nerven- und Gefäßbündel liegt sehr dicht unter der Oberfläche und weiter distal, als die meisten Chirurgen sich klarmachen. Bei der Dissektion der Beugersehne sollte der ulnare Schleimbeutel eröffnet und retrahiert werden. Mißlingt das Erkennen des Nerven- und Gefäßbündels und dessen Retraktion nach radial, so gerät die geschlitzte Hülse ulnar des ulnaren Nerven- und Gefäßbündels und bewirkt, daß dieses von ihr angehoben wird. Auch dies bringt das ulnaren Nerven- und Gefäßbündel in große Gefahr. Lokalanästhesie ohne Tourniquet spielt bei dieser Dissektion eine wichtige Rolle. Sie ermöglicht dem Chirurgen während der Dissektion den Blick auf die pulsierende A. ulnaris, und wenn die Dissktion tatsächlich den N. ulnaris einbezieht, so wird der Patient große Schmerzen haben und dem Chirurgen die Fortsetzung des Eingriffs untersagen.

Falsches Einführen der geschlitzten Hülse und Kanüle

Die Kombination aus geschlitzter Hülse und konischem Obturator sollte sich extrem leicht und ohne Widerstand in den Karpaltunnel einführen lassen. Um sicherzugehen, daß sie sich auch wirklich darin befindet, sollte sie die Basis des Hakens am Os hamatum berühren. Es ist klar, daß das Karpalband nicht reseziert werden kann, wenn der Obturator und die geschlitzte Kanüle über das Karpalband hinweggleiten. Wenn natürlich die geschlitzte Kanüle in die Gyon-Loge eingeführt wird, so geraten der N. ulnaris und die A. ulnaris in große Gefahr.

Kein Berühren des Karpalbands durch den Obturator

Während des Einführens der Kombination aus geschlitzter Kanüle und Obturator sollte der seitliche Teil von dessen Spitze die Basis des Hakens am Os hamatum berühren und vorsichtig nach oben rollen, so daß der Obturator das Karpalband proximal berührt. Geschieht dies nicht oder wird der Trokar vor dem Anheben weiter nach unten geführt, so hebt dies die Sehne auf die geschlitzte Kanüle. Finger und Handgelenk sollten sich in voller Extension befinden, so daß die Sehne zur Seite gleiten kann, bevor der Trokar nach distal vorangeschoben wird. Andernfalls könnte sich die Sehne über die geschlitzte Röhre legen und andere wichtige Strukturen im distalen Teil der Hand ebenfalls anheben. Wenn dies der Fall zu sein scheint, sollten die Finger des Patienten aus dem Handhalter genommen und vom Chirurgen bewegt werden, wobei dieser zugleich durch das Endoskop die Bewegungen der Sehne beobachtet, um sie zu identifizieren. Liegt die Sehne über der geschlitzten Hülse, sollte der Chirurg diese entfernen und von vorn beginnen.

Durchtrennen des Ligaments folgt nicht den Richtlinien

Man berücksichtige, daß die geschlitzte Kanüle einige wichtige Strukturen auf dem Rohr mit anheben kann, z. B. den oberflächlichen Hohlhandbogen, einen Fingernerv oder eine Sehne. Dies gilt vor allem für eine Hand mit anatomischen Abweichungen. Liegt der oberflächliche Hohlhandbogen 2 oder 3 mm distal der distalen Begrenzung des Karpalbands, so kann er sich leicht über die geschlitzte Kanüle legen. An dieser Stelle wird die richtige Schneidetechnik für das Karpalband äußerst wichtig. Wird sie nicht angewandt, drohen Schäden an diesen Strukturen.

Keine Durchuntersuchung nach Freilegung des Karpalbands

Nach der Freilegung das Band muß man immer untersuchen, wobei die Sonde von proximal nach distal geführt werden sollte. Ist das Band vollständig freigelegt, so verschwinden seine beiden Ränder vom Öffnungsschlitz, da die Lage des Rohrs in der Hand die geschlitzte Kanüle nach oben in Richtung auf die Haut drückt. Eine gründliche Untersuchung vermeidet die Möglichkeit der unvollständigen Freilegung des Karpalbands.

26

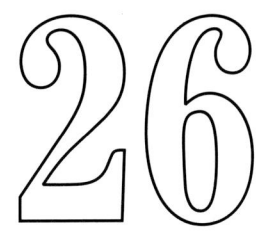

Arthroskopie des Temporomandibulargelenks

Mohan Thomas

Das Temporomandibulargelenk (TMG) ist ein einzigartiges Diarthrosengelenk. Verglichen mit anderen Gelenken dieser Gruppierung hat es hinsichtlich seiner Physiologie vieles mit ihnen gemeinsam, unterscheidet sich jedoch stark in seiner Anatomie, Biomechanik und Funktion. Das TMG liegt vor dem äußeren Gehörgang und unterhalb der mittleren Schädelgrube (Abb. 26.1). Bei normaler Funktion erlaubt es schmerzfreies Sprechen, Kauen und Schlucken.

Anatomie

Bei der diagnostischen Arthroskopie des TMG ist ein gutes Beherrschen der arthroskopischen Anatomie und Histologie [1] erforderlich, um während der Untersuchung die Gesichtsfelder zu erkennen, die sich aus den einzelnen Zugängen ergeben. Für die Wahl des geeigneten operativen Vorgehens ist eine sehr sorgfältige und systematische diagnostische Arthroskopie erforderlich.

Das TMG ist ein Gelenk zwischen dem Processus condylaris des Kiefers und der Fossa glenoidalis und dem Gelenkfortsatz des Schläfenbeins, mit einer dazwischenliegenden Struktur aus Faserknorpel, bekannt als Gelenkscheibe. Das Gelenk wird nach medial und lateral von der Kapsel umschlossen (Abb. 26.2). Die Gelenkscheibe teilt den Gelenkinnenraum in eine obere und eine untere Gelenkhöhle (Abb. 26.3).

Da die Gelenkhöhle kein echtes Volumen besitzt und die Gelenkfunktion nur innerhalb der Synovialflüssigkeit abläuft, sollte vor der

Arthroskopie selbst ein flüssiges Medium unter Druck in die Gelenkhöhle injiziert werden, um den Gelenkinnenraum aufzudehnen.
Obwohl notwendig, verzerrt diese Dehnung etwas die anatomischen Verhältnisse, was bei der Beurteilung arthroskopischer Befunde berücksichtigt werden sollte. Das maximale Volumen der oberen Gelenkhöhle beträgt etwa 2–3 ml bei geöffnetem Kiefer, das durchschnittliche Volumen der unteren Gelenkhöhle liegt bei ca. 1–1,5 ml. Obere und untere Gelenkhöhle lassen sich wiederum in die Gelenkinnenräume selbst und in Synovialtaschen (Recessus) gliedern. Ein avaskuläres Gelenkgewebe und die Synovialmembran kleiden den Innenraum jeder Gelenkhöhle aus.

Obere Gelenkhöhle

Die obere Gelenkhöhle besteht aus den vorderen und hinteren Synovialtaschen und dem dazwischengelegenen Raum. Die höchste Kontur der

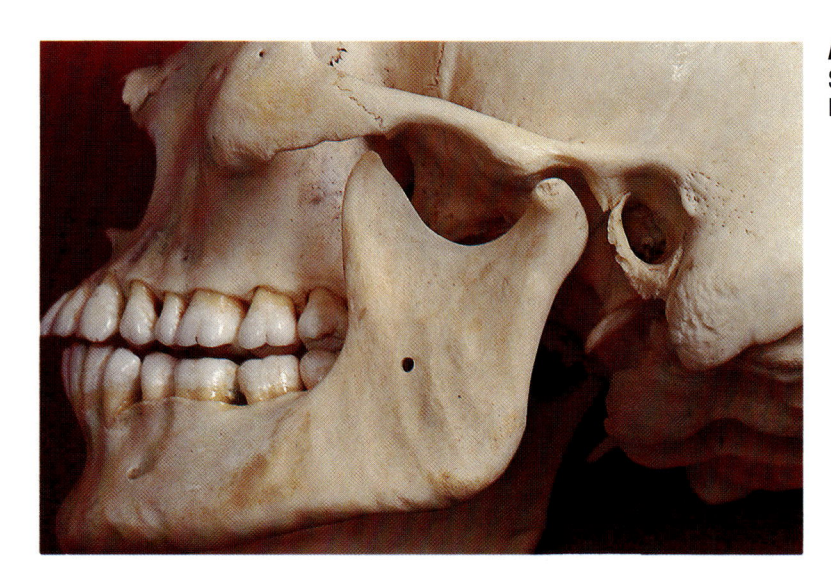

Abb. 26.1.
Schädel mit normalem linken Kiefergelenk; Gelenkfortsatz des Unterkiefers, Fossa glenoidalis und Gelenkfortsatz des Schläfenbeins

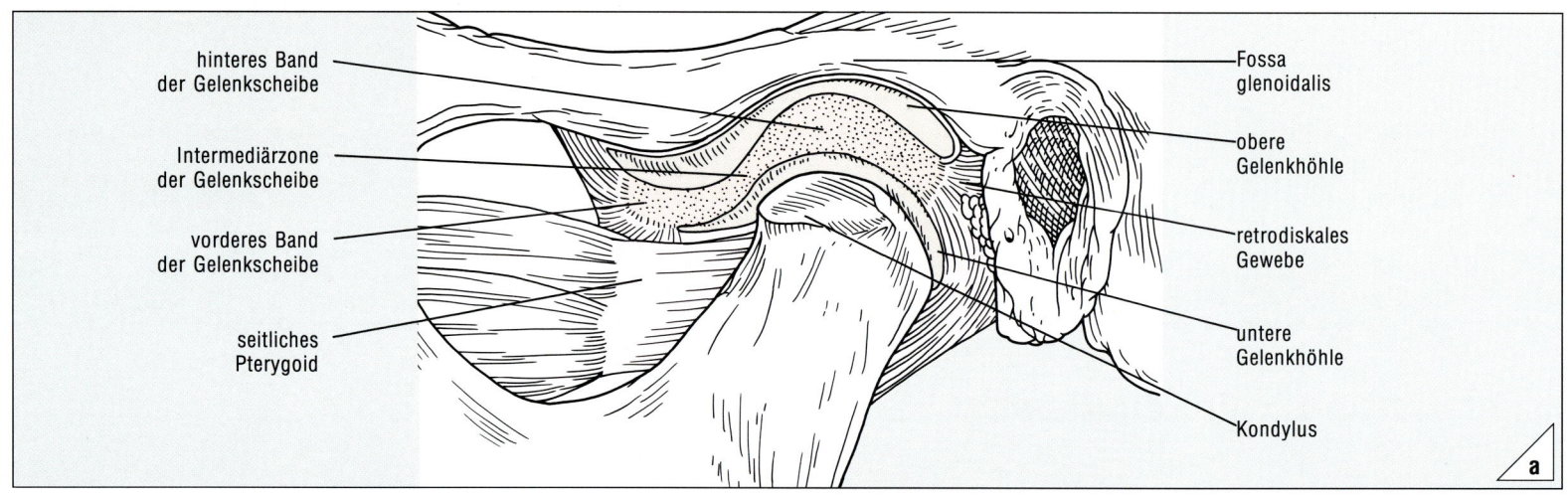

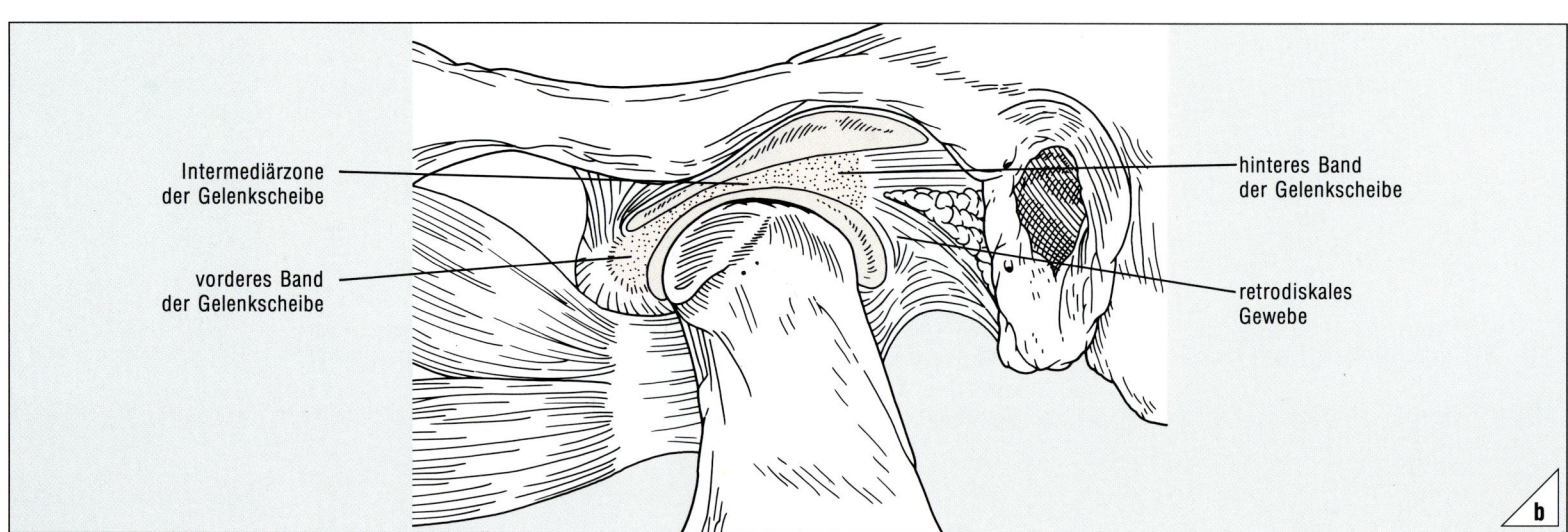

Abb. 26.2.
Sagittalschnitt durch das linke Temporomandibulargelenk bei geschlossenem (a) und offenem Mund (b)

Fossa mandibularis und die Spitze des Gelenkfortsatzes bilden die knöchernen Orientierungspunkte, die beim Aufsuchen der Unterteilungen der oberen Gelenkhöhle helfen (Abb. 26.4). In den äußersten lateralen und medialen Anteilen der oberen Gelenkhöhle sind 2 paradiskal gelegene Synovialrinnen (Sulci) ausgebildet.

Obere hintere Synovialtasche

Die Synovialmembran in diesem Bereich ist eine wichtige anatomische Orientierungshilfe bei der Arthroskopie der oberen Gelenkhöhle. Sie erscheint weich und kann in Ruhestellung des Gelenks an der Oberfläche einige Falten aufweisen, die beim normalen Öffnen des Kiefers verschwinden. Oft sind durch den hinteren Ansatz, im Verlauf oberhalb und hinter der Fossa mandibularis, wo der Ansatz mit der Gelenkoberfläche verschmilzt, Gefäße erkennbar.

Histologisch besteht die Synovialmembran aus einer oberflächlichen, wenige Reihen enthaltenden Synovialzellauskleidung und einer tiefen Schicht vaskularisierten, lockeren Bindegewebes mit einer großen Anzahl kurzer, zarter kollagener und elastischer Fasern. Ein lockeres, vaskularisiertes Bindegewebe mit reichlich Blutgefäßen liegt tief unter den beiden Schichten der Synovialmembran und geht in das fibröse Gewebe der Gelenkscheibe und das dahinterliegende Polster über. Die Synovialis bedeckt beinahe die gesamte hintere Tasche, mit Ausnahme der Gelenkflächen, und ist von diesen normalerweise leicht zu unterscheiden.

Zwischenraum

Der zentrale Gelenkinnenraum ist ein weiterer wichtiger Orientierungspunkt. Beim Blick durch das Arthroskop liegen die Gelenkfläche der hinteren Schräge und die Spitze des Gelenkfortsatzes oben, und die Oberseite der Gelenkscheibe liegt unten. Diese Stukturen finden sich relativ nahe beieinander, und ihre Oberflächen erscheinen weißlich, glatt, glänzend und ohne Gefäße. Beim Öffnen des Kiefers gleitet die Gelenkscheibe an der hinteren Schräge und der Spitze des Gelenkfortsatzes des Schläfenbeins entlang. Diese Bewegung ist möglich, weil sie an der Kapsel nur lose, am darunterliegenden Kieferfortsatz jedoch straff befestigt ist.

Obere vordere Synovialtasche

Die anatomischen Orientierungspunkte für diese Vertiefung bilden nach oben die vordere Schräge des Gelenkfortsatzes des Schläfenbeins und nach unten die Gelenkscheibe oder die die vordere Tasche umgebende Synovialis. Die vordere Begrenzung dieser Vertiefung bildet das Synovialgewebe, während sie nach medial und lateral durch die Kapsel begrenzt wird. Es ist nichts Ungewöhnliches, wenn durch die Synovialmembran hindurch der Schatten des M. pterygoideus, d. h. die Struktur der Fasern seines seitlichen Anteils, zu erkennen sind. In einem normalen Gelenk vergrößert sich dieser Raum bei der Vorwärtsverlagerung von Gelenkscheibe und -kopf.

Entzündliche Reaktionen, wie Synovialstau, Hyperämie und verschiedene Stadien der Synovitis können diesen Raum schädigen. Eine aufgedehnte vordere Vertiefung kann in Fällen akuter vorderer Gelenkscheibenverschiebung beobachtet werden. Bei Patienten mit chronisch nach vorn verlagerten Gelenkscheiben und Arthrose können geringe bis starke fibröse Adhäsionen beobachtet werden. Dabei ist das Volumen der vorderen Vertiefung bedeutend kleiner.

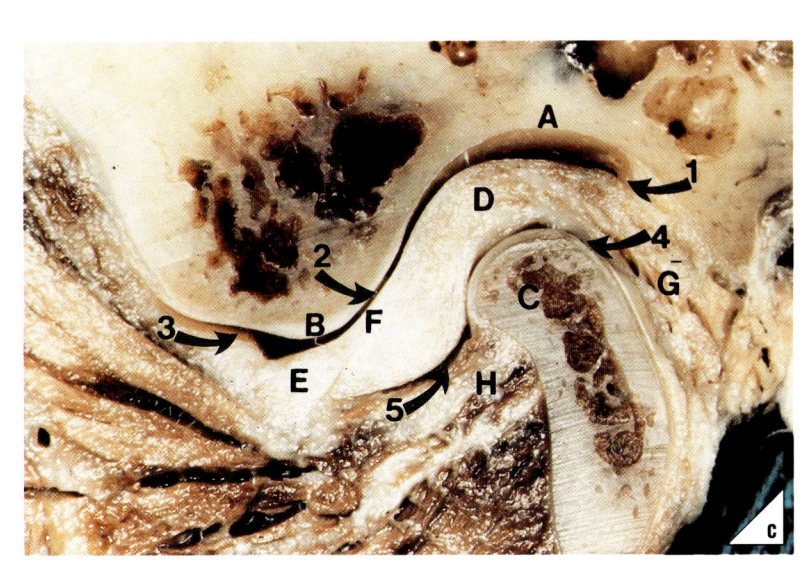

Abb. 26.2. (Fortsetzung)
c Sagittalschnitt des linken Temporomandibulargelenks. 1 Obere hintere Synovialtasche; 2 Zwischenraum; 3 obere vordere Synovialtasche; 4 untere hintere Synovialtasche; 5 untere vordere Synovialtasche; A Fossa glenoidalis; B Gelenkfortsatz; C Gelenkköpfchen; D hinteres Band der Gelenkscheibe; E vorderes Band der Gelenkscheibe; F zentraler Anteil der Gelenkscheibe; G retrodiskales Gewebe; H unterer Bauch des M. pterygoideus lateralis (mit freundlicher Genehmigung von Dr. Ken-Ichiro Murakami)

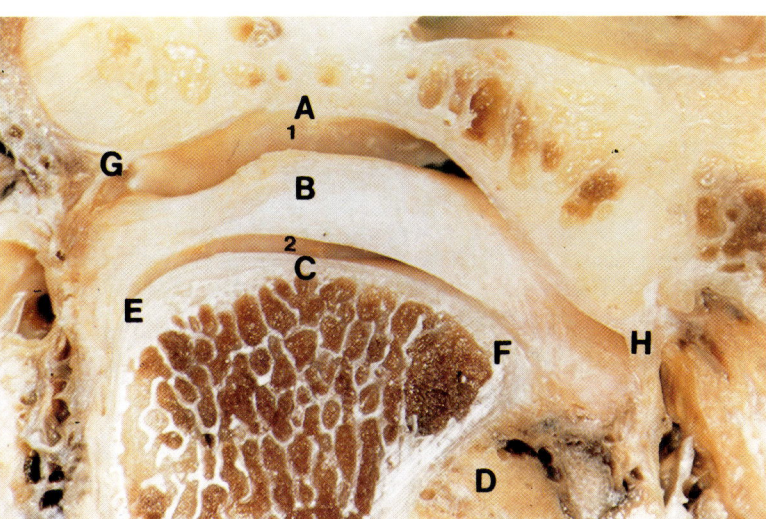

Abb. 26.3.
Querschnitt durch das rechte Temporomandibulargelenk.
1 obere Gelenkhöhle; 2 untere Gelenkhöhle; A Fossa glenoidalis; B Gelenkscheibe; C Gelenkköpfchen; D M. pterygoideus lateralis; E lateraler Pol; F medialer Pol; G seitlicher Kapselanteil, von Synovialis ausgekleidet; H medialer Kapselanteil, von Synovialis ausgekleidet (mit freundlicher Genehmigung von Dr. Ken-Ichiro Murakami)

Untere Gelenkhöhle

Die untere Gelenkhöhle hat ein viel kleineres Volumen als die obere, aber ebenfalls vordere und hintere, durch einen Zwischenraum getrennte Synovialtaschen, wie dort beschrieben (s. auch Abb. 26.4). Die arthroskopische Untersuchung der unteren Gelenkhöhle ist schwierig und wird von den meisten Praktikern nicht routinemäßig durchgeführt. Meine persönliche Erfahrung ist auf Untersuchungen bei Perforationen anläßlich einer Arthrotomie des TMG begrenzt. Das Arthroskop wird durch die Öffnung zwischen den beiden Gelenkhöhlen von der oberen in die untere geführt.

Untere hintere Synovialtasche

Die untere hintere Synovialtasche wird nach oben durch die Gelenkscheibe oder das dahinterliegende Gewebe und nach unten durch die Gelenkfläche des Kiefergelenkfortsatzes begrenzt und ist mit Ausnahme der Gelenkflächen von Synovia ausgekleidet. Die Synovialmembran in dieser Tasche ist hochgradig vaskularisiert durch Gefäße, die hinter der Gelenkscheibe ein bis tief in die Synovialauskleidung reichendes Polster bilden.

Das Polster hinter der Gelenkscheibe bildet einen Stoßdämpfer für das Kieferköpfchen. Arthroskopisch erscheinen die Unterseite dieses

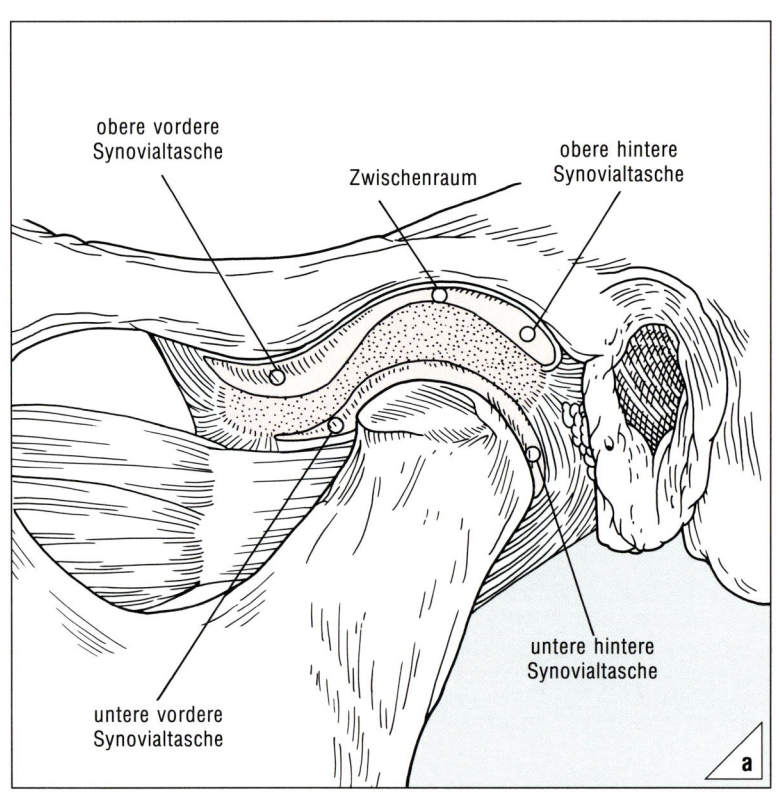

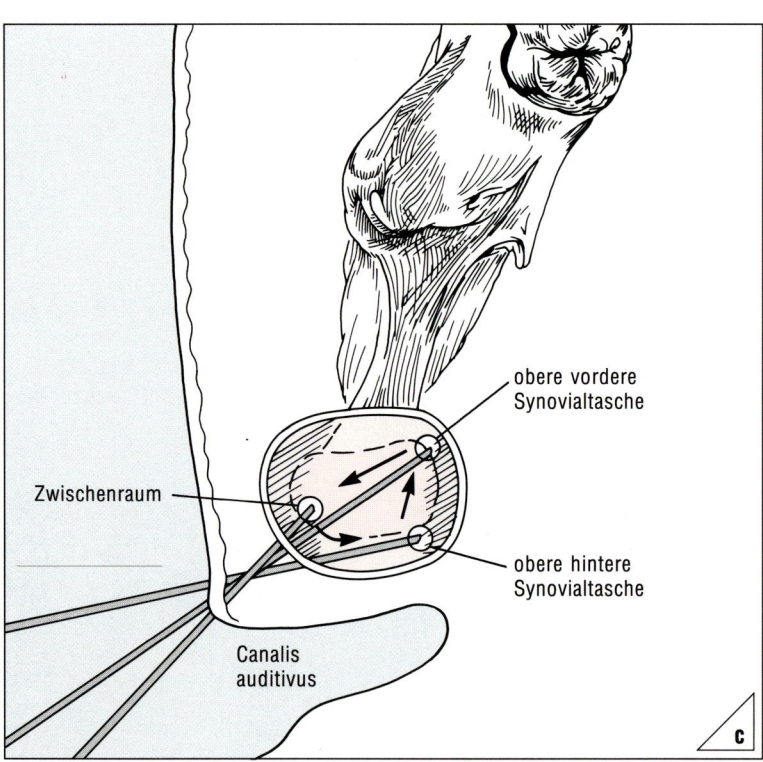

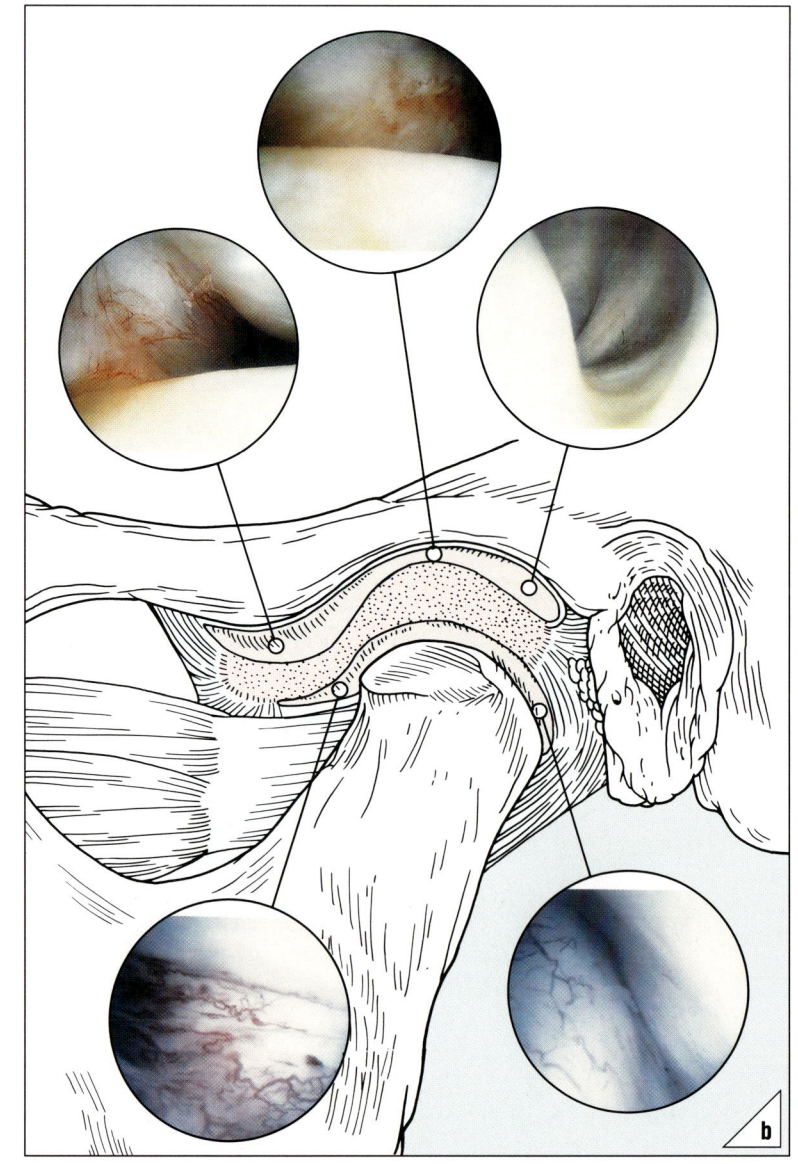

Abb. 26.4.
a Schematische Darstellung der arthroskopischen Anatomie des linken Temporomandibulargelenks; b arthroskopische Aufnahmen der Räume der unteren und oberen Gelenkhöhle des linken Temporomandibulargelenks; c schematische Darstellung der Untersuchung der oberen Gelenkhöhle nach inferolateralem Zugang, von oben gesehen

Polsters und die Synovialmembran weicher und mehr kissenähnlich. Beim Blick nach vorn erkennt man den Zwischenraum zwischen dem Kieferköpfchen und der Unterseite der Gelenkscheibe. Histologisch besteht dieses Polster aus lockerem, netzförmigem Gewebe mit binde- und fettgewebigen Anteilen sowie reichlich Arterien und Venengeflechten.

Untere vordere Synovialtasche

Diese Synovialtasche ist wesentlich kleiner als die untere hintere Synovialtasche. Die Unterseite der Gelenkscheibe liegt oben, die Gelenkfläche des Kieferköpfchens oben. Die Synovialmembran, die diese Tasche auskleidet, ist histologisch identisch mit der der hinteren Tasche, führt jedoch im Synovial- und Subsynovialgewebe weniger Gefäße.

Indikationen

Eine diagnostische Arthroskopie [2] des TMG ist generell indiziert
– bei unklaren hartnäckigen Schmerzen im TMG oder präaurikulär,
– zur Bestätigung von Befunden bezüglich einer Entscheidung zur Operation in Fällen von Hyper- oder Hypomobilität und schmerzhaftem oder gelenkschädigendem Knacken sowie
– bei systemischen Arthritiden und Arthropathien, die das TMG einbeziehen.

Über diese Indikationen hinaus kann die Arthroskopie bei der Bestimmung des Erkrankungsstadiums vor einer Arthrotomie nützlich sein. Sie kann auch für Biopsien der Synovia oder der Gelenkfläche zur Bestimmung des Gelenkstatus und Analyse der Synovialflüssigkeit eingesetzt werden. Studien zur Analyse der Synovialflüssigkeit zeigen ermutigende Ergebnisse und können die Pathophysiologie von Erkrankungen des TMG weiter erhellen. Indikationen einer operativen Arthroskopie beinhalten eine Störung des Gelenkinneren, eine Arthropathie, die zur Funktionseinbuße führt und auf konservative Therapie nicht anspricht: Synovitis, Adhäsionen und degenerative Gelenkerkrankungen.

Kontraindikationen schließen Infektionen in der Umgebung, etwa am Ohr oder in der Haut, sowie das Risiko einer Tumoraussaat ein. Relative Kontraindikationen sind einerseits die üblichen medizinischen Kontraindikationen, andererseits der anatomische Befund des Patienten selbst, etwa wenn die präaurikuläre Einsenkung nicht palpierbar ist oder ein pathologischer Befund wie eine Ankylose vorliegt.

Instrumente

Bei operativen Eingriffen empfehlen sich Arthroskope von 2,7 mm (Abb. 26.5a). Ich bevorzuge den 30°-Winkel, der in der operativen Arthroskopie am häufigsten eingesetzt wird. Höhere Neigungswinkel erschweren die Orientierung, besonders in einem so kleinen Gelenk wie dem TMG. Ein Winkel von 70° wird gewöhlich zur posterioren Darstellung über den transkondylären Zugang verwendet.

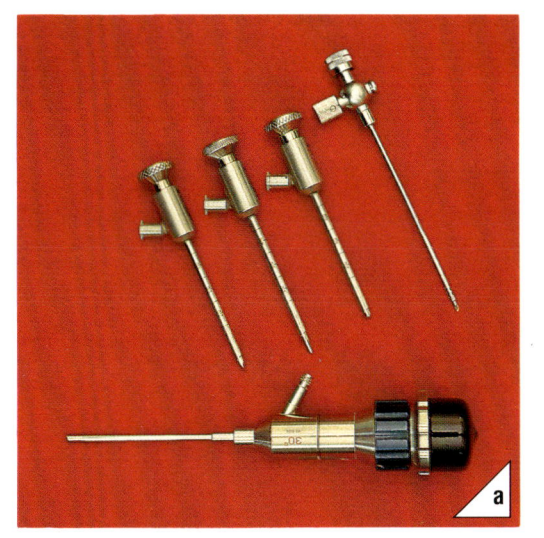

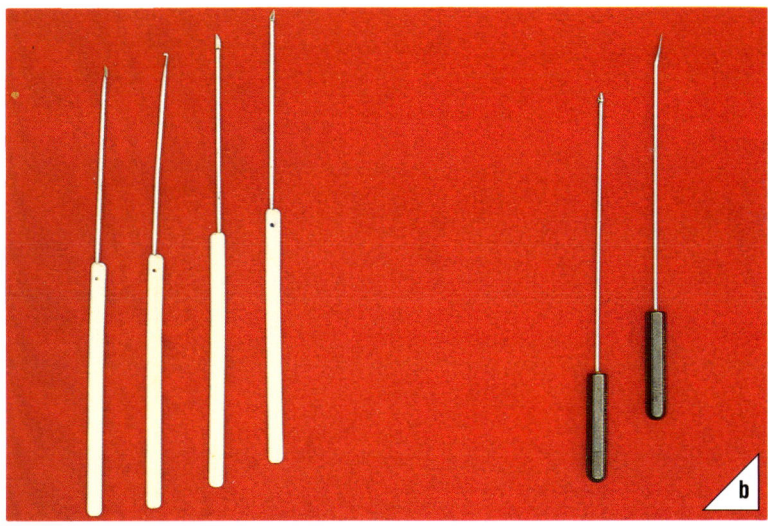

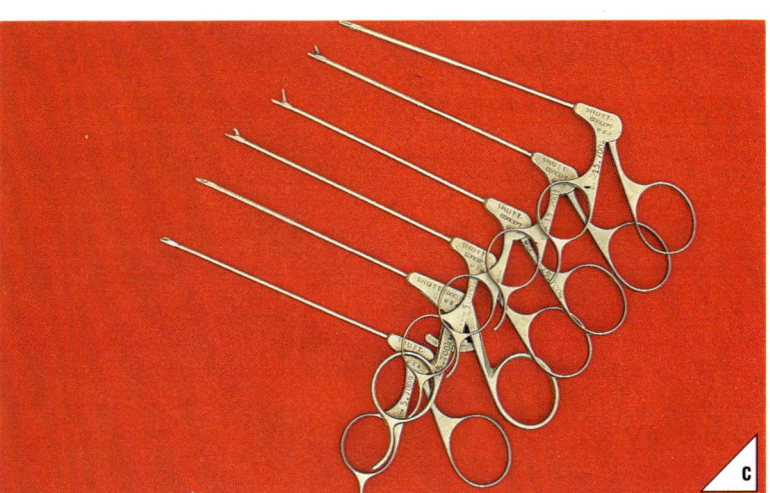

Abb. 26.5.
a Arthroskop mit Trokaren und Kanülen; b Handinstrumente; c Korbzange (Fortsetzung auf S. 346);

Arthroskopie des Temporomandibulargelenks

Zu den am häufigsten benutzten Instrumenten gehören Sonden, Spinalnadeln, Schaltstücke, Messer, Ringcuretten (Abb. 26.5b), Zangen (Abb. 26.5c) und die Saugstanze (Abb. 26.5d) sowie Scheren, Knochenfeilen und der „Golden retriever". Der Knochenschaber, ein Instrument mit Motor (Abb. 26.5e), der Mandibularmanipulator (Leonard Medical), Diskusnahtinstrumente oder „Nahtstifte" (Concept) (Abb. 26.5f) sowie der „Meniscus mender" (Instrumaker) werden ebenfalls verwendet. Zur Dokumentation empfehlen sich Monitor, Videogerät und Drucker (Abb. 26.5g).

Elektrokaustik und flüssige Medien

Der Einsatz der Elektrokaustik in der arthroskopischen Chirurgie des TMG entwickelte sich nach umfangreichen Erfahrungen mit diesem Verfahren in der arthroskopischen Chirurgie des Kniegelenks. Elektrochirurgie ist zu einem nützlichen Hilfsmittel bei einer Reihe von Eingriffen geworden, etwa bei der elektrochirurgischen vorderen Entlastung, bei der Kauterisierung der hinteren Synovialtasche, bei der elektrochirurgischen Synovektomie sowie zur Hämostase. Bei der Arthroskopie des TMG werden sowohl unipolare als auch bipolare Einheiten eingesetzt.

Bei der Durchführung eines elektrochirurgischen Eingriffs muß eine nichtleitende Flüssigkeit verwendet werden. Die normale Kochsalzlösung enthält freie Ionen und ist daher kontraindiziert. Theoretisch sollte Ringer-Laktat, eine leitende Flüssigkeit, bei einem elektrochirurgischen Eingriff nicht verwendet werden; unsere Erfahrung scheint jedoch zu bestätigen, daß sie in der Elektrochirurgie sicher einzusetzen ist.

In der Arthroskopie des TMG wurde auch über die Verwendung viskoser Lösungen wie Hyaluronsäure berichtet. Ich war an einer Tierstudie beteiligt, bei der die zerstörende Wirkung von Hyaluronsäure an intraartikulärem Gewebe, soweit überhaupt vorhanden, untersucht werden sollte, und konnte bei dem postoperativen Einsatz von Natriumhyaluro-

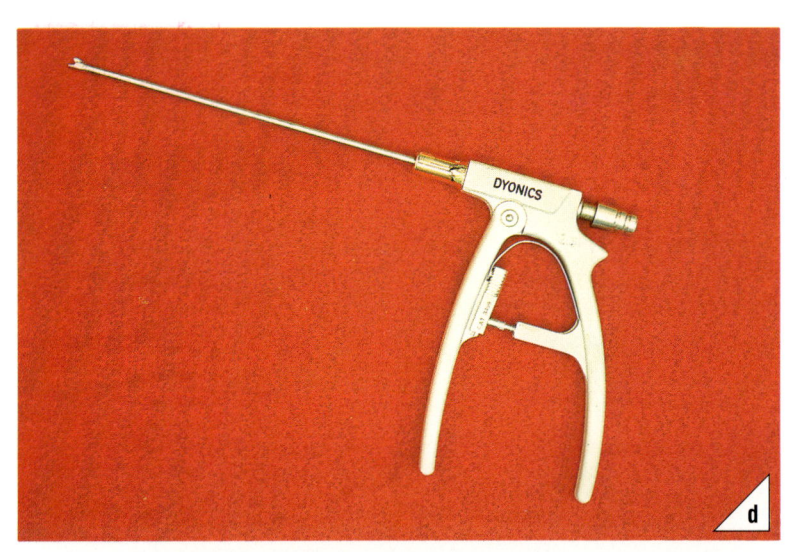

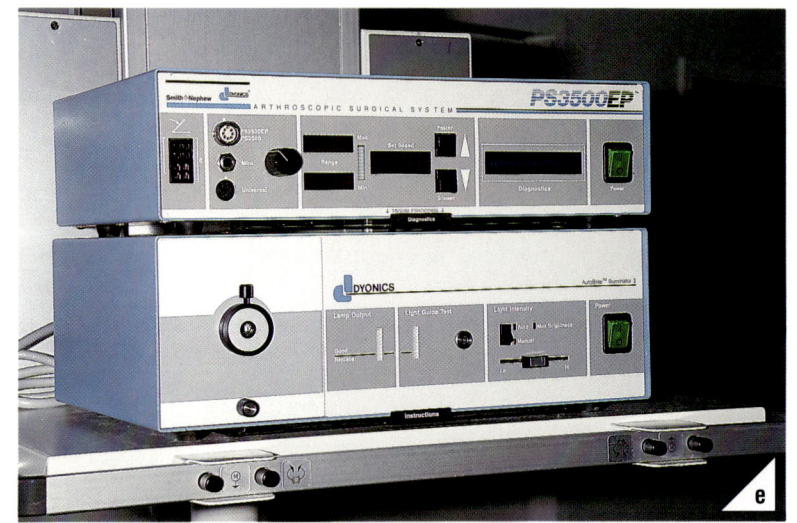

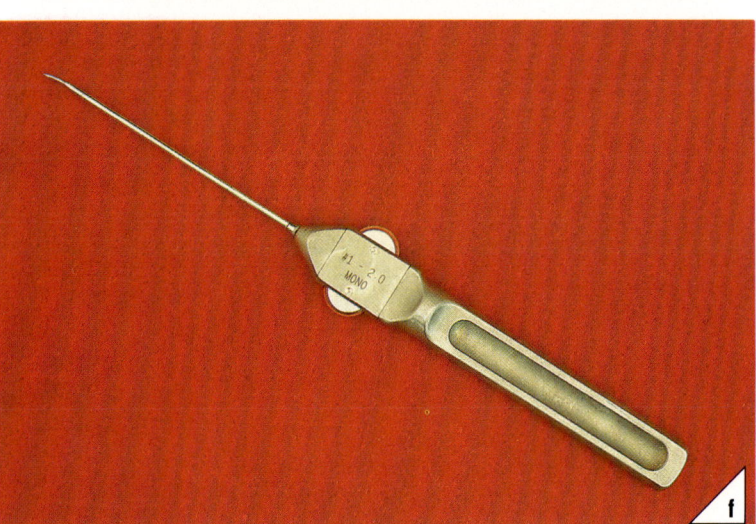

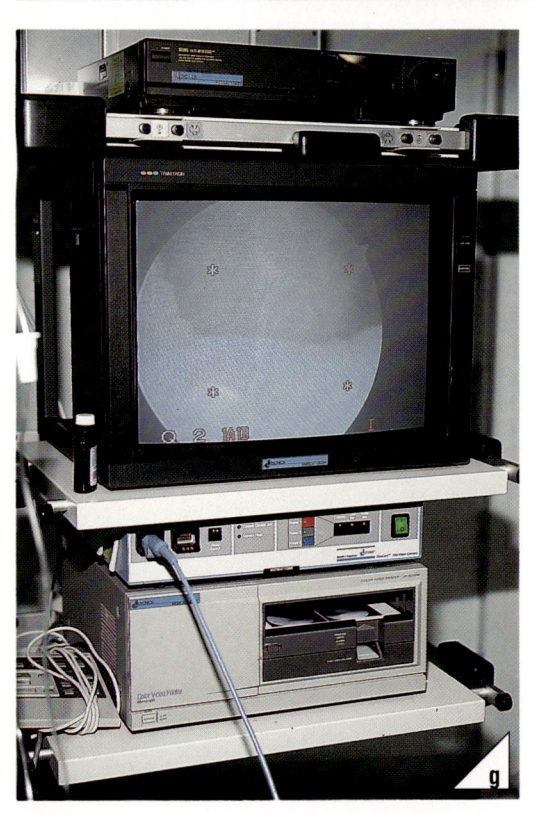

Abb. 26.5. (Fortsetzung)
d Saugstanze; e Antriebseinheit für die Knorpelfräse und Lichtquelle für die Kamera; f Nahtstab; g Monitor, Videogerät und Drucker

nat im Tiermodell keinerlei derartige Effekte feststellen. Mehr noch, ich fand, daß diese visköse Lösung einen therapeutisch-mechanischen Vorteil bot, der mich dazu anregte, nach einer Arthroskopie etwa 0,5 ml Natriumhyaluronat in das TMG einzubringen. Die so behandelten Patienten berichteten über weniger Schmerzen und eine größere Beweglichkeit in der unmittelbar postoperativen Phase, was wiederum zur rascheren Erholung führte.

Laser

Die Elektrochirurgie hat einen festen Platz in der Arthroskopie des TMG. Neodymium:yttrium-aluminium-garnet- (Nd:YAG) und KTP 532-Laser wurden im TMG eingesetzt. Indresano und Bradrick [4] berichten über Pionierarbeiten mit dem Nd:YAG-Laser und seine Wirkung am Knorpel von Hunden. Einer der neueren und sichereren Laser ist der Holmiumlaser, wegen der geringeren Hitzeerzeugung auch als Kaltlaser bezeichnet. Verglichen mit den herkömmlichen Elektrokautereinheiten scheinen Laser in der operativen Arthroskopie einige Vorteile zu bieten. Bevor man sie jedoch in vollem Umfang befürworten kann, sind weitere Untersuchungen nötig.

Chirurgische Technik

Der Patient wird in Allgemeinnarkose versetzt, vorzugsweise über einen Nasotrachealtubus, da der Unterkiefer oft bewegt und in der für eine TMG-Arthrotomie üblichen sterilen Vorgehensweise abgedeckt werden muß. Dazu kann eine besondere TMG-Arthroskopieabdeckung eingesetzt werden, bei der dem Patienten ein Plastikbeutel in den Mund gesteckt wird. Der assistierende Chirurg kann dann seinen Finger oder ein zur Manipulation des Kiefers benötigtes Gerät in die Mundhöhle einbringen, ohne daß das Operationsfeld durch die Mundflora kontaminiert wird (Abb. 26.6). Wenn ein enauraler Zugang zu erwarten ist, wird auch das äußere Ohr etwa 2 cm tief in den äußeren Gehörgang mit einem Wattestäbchen vorbereitet, wobei darauf geachtet werden sollte, daß das Betadin (Polyvidon-Jod) nicht auf das Trommelfell tropft. Der äußere Gehörgang wird vorsichtig mit einem in Mineralöl getränkten Wattebausch verstopft, die Abdeckung des Operationsfelds angebracht und dann mit einem Farbstift die für einen sicheren Zugang ins Gelenk erforderlichen anatomischen Markierungen aufgebracht.

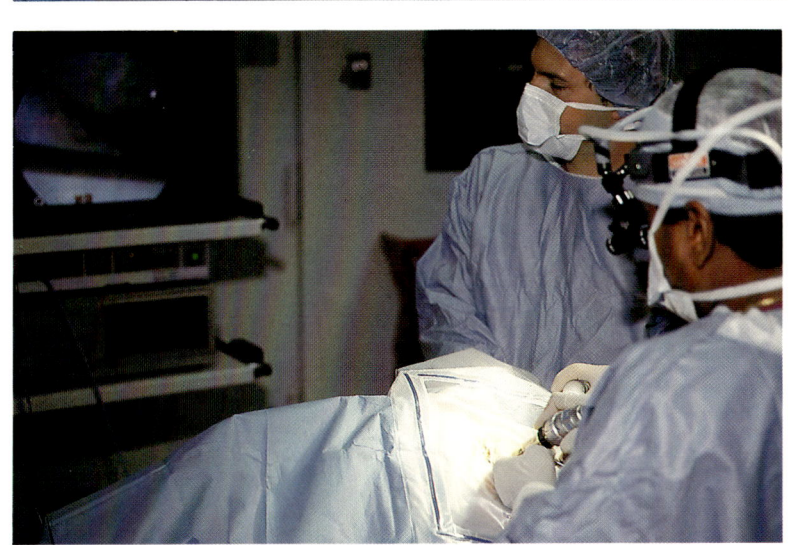

Der Chirurg kann sowohl auf der gleichen wie auch auf der gegenüberliegenden Seite des zu operierenden TMG stehen. Der Anästhesist sollte sich in genügendem Abstand seitlich des Operationstischs befinden, damit der Chirurg und sein Assistent bei rechts- und linksseitigen Arthroskopien Zugang haben und die Plätze wechseln können. Chirurg, Assistent und Op.-Schwester sollten einen direkten Blick auf den Monitor haben (Abb. 26.7). Arthroskop und Kamera sollten sich, für den Chirurg leicht zu erreichen, am Kopfende des Tisches in einem sterilen, mit sterilen Tüchern abgedeckten Becken befinden. Die Anordnung der chirurgischen Instrumente sollte eine adäquate Positionierung von Leitungen, Elektrokabeln, Absaugschläuchen und den Schläuchen des Beatmungssystems erlauben.

Zur diagnostischen Beurteilung des oberen Gelenkinnenraums genügt für gewöhnlich eine Technik mit nur einem Zugang. Holmlund und Helsing [5] berichteten nach einer Untersuchung an Leichen über gleichmäßige Orientierungshilfen für den Zugang ins Gelenk.

Abb. 26.6.
Abdeckung des Operationsfelds

Abb. 26.7.
Anordnung im Operationsraum mit dem Monitor am Kopfende des Op.-Tisches

Sie zeigten den sicheren Gelenkzugang entlang einer Linie zwischen dem Tragus am Ohr und dem äußeren Augenwinkel, auch HH-Linie genannt (Abb. 26.8a). Der in Abb. 26.8b gezeigte Gelenkzugang lag 10 mm vor dem Tragus und 2 mm unterhalb der HH-Linie und entspricht dem unteren seitlichen Zugang zum TMG, wie er von Murakami und Ono [6] beschrieben wurde. Obwohl diese Orientierungspunkte ziemlich genau sind (s. Abb. 26.4b), müssen sie anhand knöcherner Orientierungshilfen überprüft werden, die sich durch Palpation der Fossa glenoidalis und des Jochbeinbogens feststellen lassen. Diese Punkte sind, von Patienten mit ausgeprägter präaurikulärer Schwellung abgesehen, normalerweise leicht palpierbar. Im Bereich des Gelenkzugangs gibt es einige wichtige anatomische Strukturen, vor allem die temporalen Anteile des N. facialis und den vom dritten Trigeminusast ausgehenden N. auriculotemporalis. Außerdem ziehen verschiedene Gefäße einschließlich der V. temporalis superficialis durch die Region des TMG. Ein hohes Maß an Aufmerksamkeit im Detail, vor allem hinsichtlich der Orientierungspunkte, hilft Komplikationen in bezug auf diese Strukturen zu vermeiden (Abb. 26.9).

Gewöhnlich drückt der Assistent den Unterkiefer in einer nach vorn unten gerichteten Bewegung hinunter, so daß der Chirurg die Fossa glenoidalis und den hinteren Rand des Gelenkköpfchens palpieren kann. Ich lege normalerweise meinen Zeigefinger in die Fossa glenoidalis, während der Assistent den Unterkiefer herunterzieht. Mit einem sterilen Hautmarker wird der Umriß des Zeigefingers nachgezogen, der so einen Umriß der Fossa glenoidalis ergibt. Diese Markierung erlaubt zusammen mit den gemessenen Orientierungshilfen den sicheren und kalkulierbaren Zugang zur oberen Gelenkhöhle (Abb. 26.9c).

Für einen leichten Zugang ins Gelenk empfiehlt sich dessen Aufdehnung unter Verwendung einer 5 ml-Spritze und einer 27-Gauge-Nadel von ca. 3,8 cm Länge (Abb. 26.10). Als Flüssigkeit wird am häufigsten Ringer-Laktat verwendet. Mit Fingerspitzengefühl muß der Chirurg die Nadel in Richtung auf die hintere Schräge des Gelenkfortsatzes führen, wobei er ein dreidimensionales Bild der Gelenkanatomie im Kopf haben sollte. Nach Palpation der hinteren Schräge des Gelenkfortsatzes wird die Nadel leicht nach medial gerichtet. Wenn feststeht, daß die Nadel wirklich in der oberen Gelenkhöhle liegt, wird die Flüssigkeit langsam injiziert. Die korrekte Lage der Nadel zeigt sich durch Heben und Senken der Flüssigkeitssäule in der Spritze, wenn während der Aufdehnung ein Wechseldruck auf das Gelenk ausgeübt wird, und dadurch, daß der Assistent spürt, wie sich der Unterkiefer senkt. Zu diesem Zeitpunkt werden 2–3 ml Ringer-Laktat in die obere Gelenkhöhle injiziert. Zur Hämostase kann eine geringe Menge eines Lokalanästhetikums (1% Lidocain mit 1:100 000 verdünntem Epinephrin) in die Haut und ins präaurikuläre Gewebe im Bereich von Nadel und Spritze injiziert werden.

Anschließend wird mit einem Messer Nr. 11 eine Stichinzision etwa 3–4 mm tief in die Haut gelegt. Durch diesen Einschnitt wird ein scharfes Trokar-Kanülen-System mit 1,9 oder 2,9 mm Durchmesser eingeführt und in einer Drehschwenkbewegung durch das präaurikuläre Gewebe in Richtung auf die hintere Schräge des Gelenkfortsatzes und in

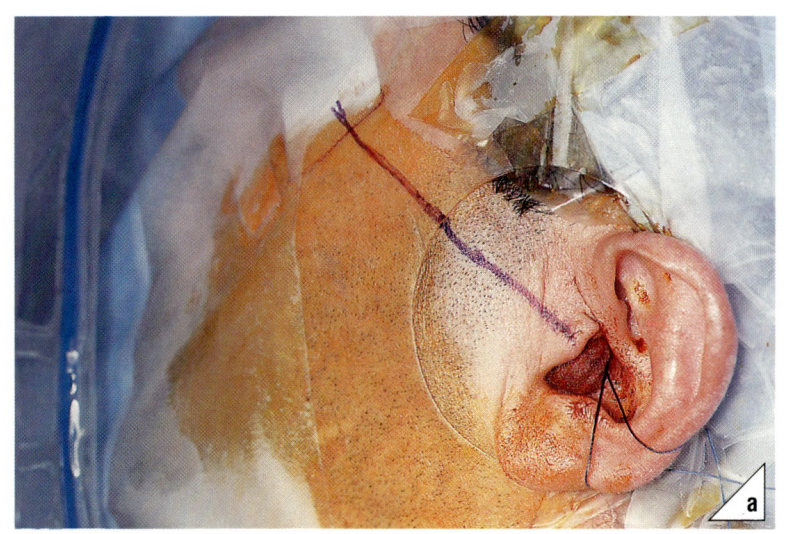

Abb. 26.8.
a Tragus-Kanthus- bzw. Holmlund-Hellsing-Linie (HH); b schematische Darstellung der Punktionsstellen bezogen auf die HH-Linie, die Schläfen- und Jochbeinäste des N. facialis und die A. temporalis superficialis

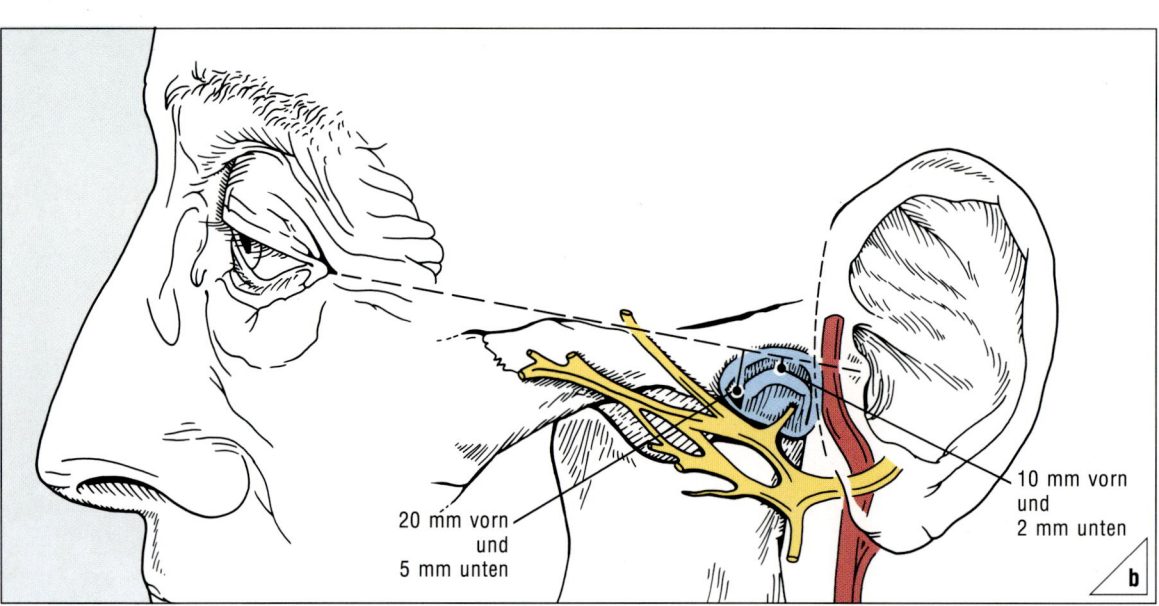

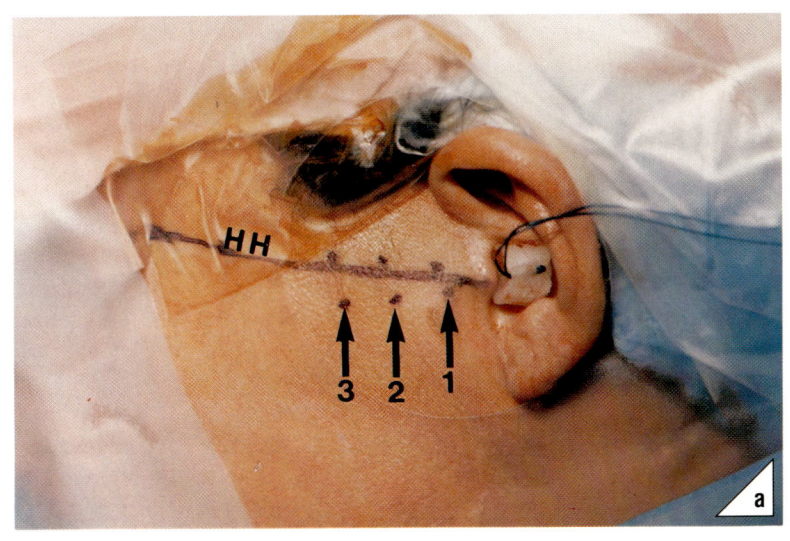

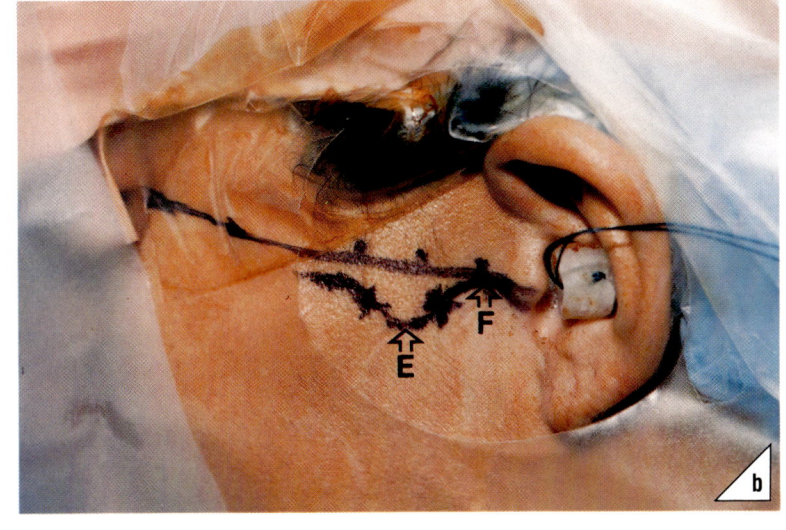

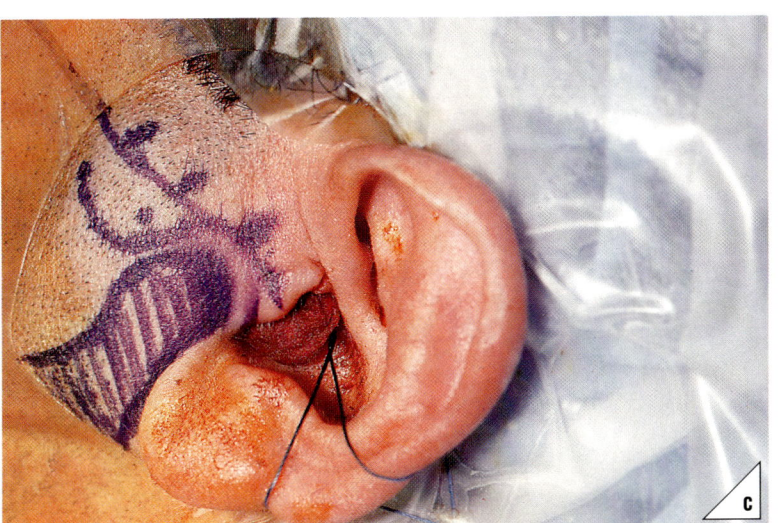

Abb. 26.9.
a Punkte eines sicheren Zugangs ins Gelenk unter Berücksichtigung der HH-Linie, 1: 10 mm entlang der HH-Linie und 2 mm darunter (Punktion der Fossa glenoidalis), 2: 20 mm entlang der HH-Linie und 5 mm darunter, 3: 30 mm entlang der HH-Linie und 10 mm darunter; b Umriß der Fossa glenoidalis, nachdem der Unterkiefer nach unten und vorn gezogen wurde, E Gelenkvorsprung, F Fossa glenoidalis; c Umriß des linken Temporomandibulargelenks auf der Haut nach Palpation sowie die Punkte für einen sicheren Zugang ins Gelenk

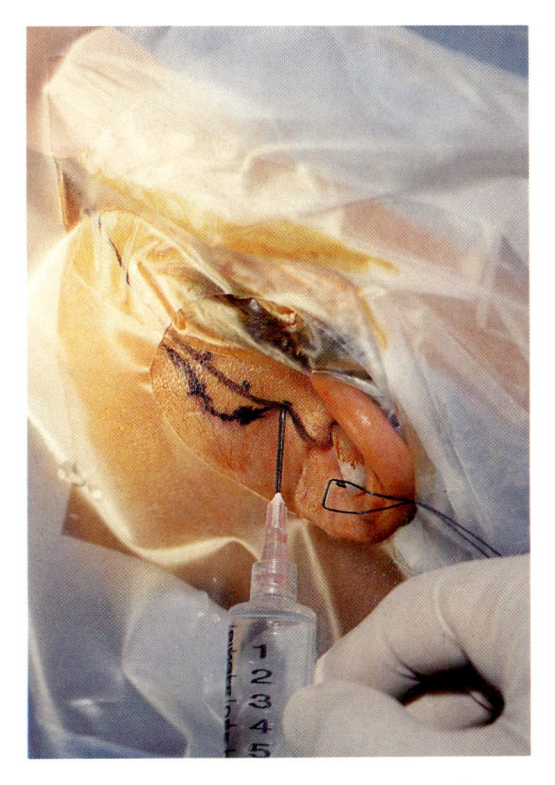

Abb. 26.10.
Inferolateral eingebrachte Nadel, mit der Spülflüssigkeit ins linke Temporomandibulargelenk gespritzt wird. Die Nadel soll auf die hintere Schräge des Gelenkfortsatzes gerichtet sein

Arthroskopie des Temporomandibulargelenks

die obere Gelenkhöhle vorgeschoben (Abb. 26.11, 26.12). Mit einem „Schnappen" durchdringen Trokar und Kanüle die Gelenkkapsel und dringen in die obere Gelenkhöhle ein. Der scharfe Trokar wird dann durch einen stumpfen ersetzt und das Trokar-Kanülen-System auf dem bereits für die Nadel zur Aufdehnung des Gelenks benutzten Weg weiter in die obere Gelenkhöhle vorgeschoben. Auf diese Weise erreicht man einen sauberen Zugang in die Gelenkhöhle, ohne in das hinter der Gelenkscheibe gelegene Gewebe einzudringen (Abb. 26.13).

McCain [7] hat eine Technik beschrieben, bei der der scharfe Trokar und seine Scheide mit oder ohne eine kleine Stichinzision an der oben bereits beschriebenen Stelle durch die Haut plaziert werden. Mit einer Drehbewegung wird der Trokar in Richtung auf den unteren Rand des Jochbogens vorgeschoben, horizontal in einem Winkel von etwa 10° zur äußeren Haut und in der Vertikalen 10° unterhalb der Tragus-Kanthus-Linie. Nach dem Erreichen des unteren Randes wird der Trokar in einer Drehschwenkbewegung entlang der knöchernen Oberfläche vorgeschoben, um dann in die seitliche Gelenkkapsel einzudringen. Danach wird der scharfe Trokar durch einen stumpfen ersetzt und das System weiter in die obere Gelenkhöhle vorgeschoben. Durch vorsichtiges Sondieren mit der Spitze des stumpfen Trokars gewinnt der Chirurg ein Gefühl für die anatomischen Verhältnisse der knöchernen Oberfläche in der oberen Gelenkhöhle. Dabei ist Vorsicht geboten, da das Dach der Fossa glenoidalis ziemlich dünn ist, im Durchschnitt nur etwa 0,9 mm, und daher leicht durchstoßen werden kann. Der Übergang des knöchernen in den knorpeligen Gehörgang ist eine weitere Stelle, an der eine Penetration in vitale Strukturen leicht möglich ist.

Nach dem Einbringen der Kanüle in die obere Gelenkhöhle kann zur optischen Bestätigung des erfolgreich gelegten Zugangs das Arthroskop eingesetzt werden. Um eine vollständige Durchspülung zu gewährleisten, kann vor die Kanüle eine Injektionsnadel für den Abfluß gesetzt werden,

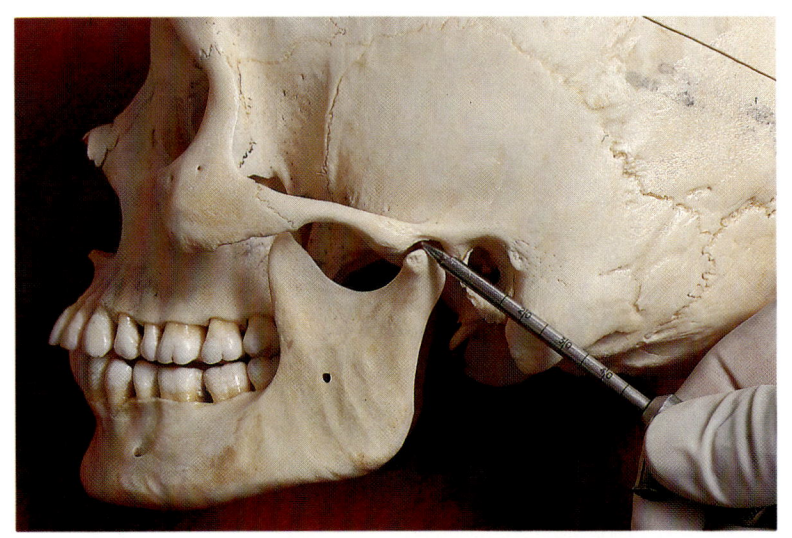

Abb. 26.11.
Darstellung des Gelenkzugangs am Schädel. Trokar und Kanüle sind auf die hintere Schräge des Gelenkfortsatzes gerichtet

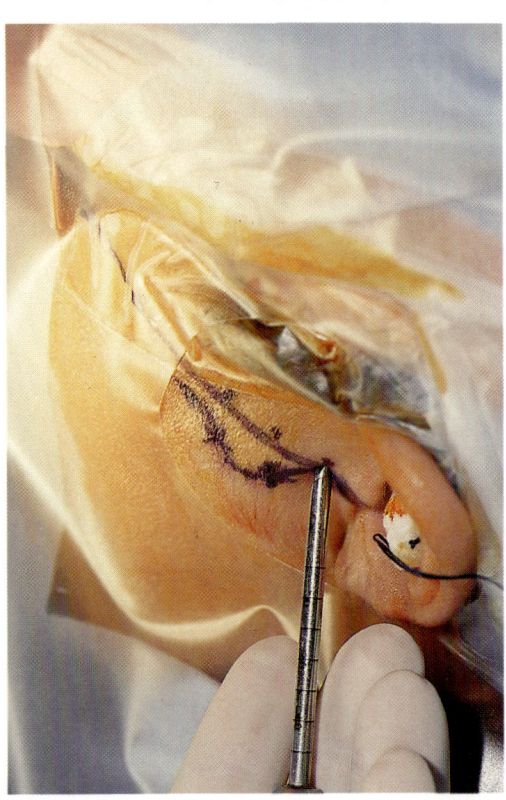

Abb. 26.12.
Durch eine kleine, vertikale Stichinzision werden Trokar und Kanüle in die obere Gelenkhöhle eingeführt

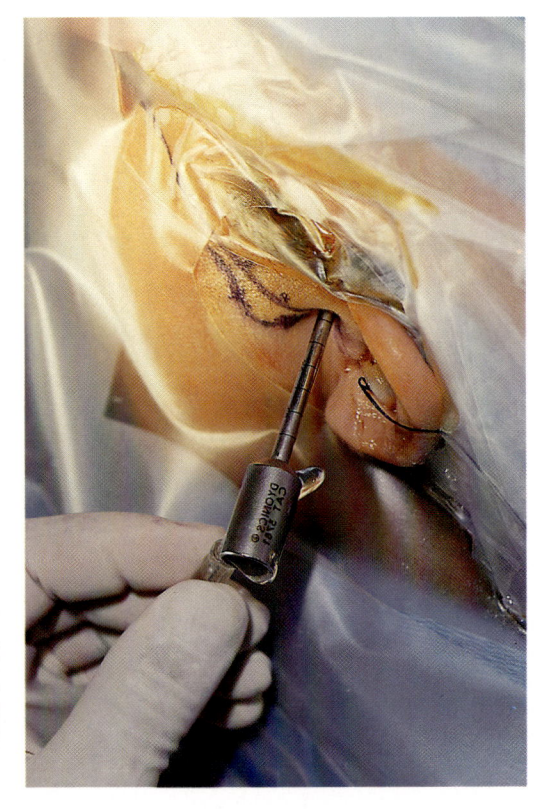

Abb. 26.13.
Danach wird die Kanüle eingebracht

entweder eine 18-Gauge-Nadel von 3,8 cm Länge oder eine 18-Gauge-Spinalnadel (Abb. 26.14). Es wird davon ausgegangen, daß die Kamera vor dem Einbringen ins Gelenk fokussiert wurde.

Es ist besonders wichtig, eine sytematische Methode zur umfassenden Untersuchung des Gelenks zu entwickeln, bei der Farbe, Struktur, Oberfläche und allgemeines Aussehen aller Gewebe im Gelenk sowie die Lage der Gelenkscheibe erfaßt werden. Der Arthroskopierende kann an der oberen hinteren Synovialtasche beginnen und den hinteren Ansatz oder das retrodiskale Gewebe an seinem Austritt aus den Fissurae petrotympanica und petrosquamosa untersuchen. Gefäßzeichnungen im Bereich des retrodiskalen Gewebes und der Synovia sind zwar normal, doch deutet ihre Verstärkung auf unterschiedliche Stadien einer Synovitis hin. Die obere hintere Synovialtasche läßt sich am besten untersuchen, indem der Assistent den Unterkiefer nach vorn und so das Gelenkköpfchen aus der Fossa glenoidalis zieht und es entlang der Schräge des Gelenkfortsatzes und darüber hinaus bewegt. Das Arthroskop wird nun vorsichtig von der hinteren Tasche in den Gelenkzwischenraum geführt. Entlang dieser Strecke muß das Gewebe untersucht werden, welches das Dach der Fossa glenoidalis und die Schräge des Gelenkfortsatzes auskleidet, einschließlich der Oberseite der Gelenkscheibe, die im Gesichtsfeld unten liegt. Gleichzeitig läßt sich die Abdeckung des Gelenkköpfchens durch die Gelenkscheibe überprüfen. Vor dem Vorschieben des Arthroskops durch den Gelenkzwischenraum nach vorn in die vordere Synovialtasche muß das Gerät leicht zurückgezogen werden und dennoch im Gelenkzwischenraum verbleiben, um entlang der seitlichen Mulde oder paradiskalen Rinne voranzukommen. Beim Einführen des Arthroskops in die obere vordere Synovialtasche sollte der Assistent versuchen, das Gelenkköpfchen langsam wieder in die Fossa glenoidalis zurückzuführen, um ein Öffnen und den Zugang in die vordere Tasche zu ermöglichen. Wenn diese Bewegung vollständig ausgeführt ist, entsteht ein deutlich dreieckiger Raum zwischen der Spitze des Gelenkfortsatzes und dem vorderen Anteil der Gelenkscheibe (s. Abb. 26.4).

Zur Diagnosestellung werden Farbe und Oberflächenbeschaffenheit des Knochens und der Gelenkscheibe, die Farbe des Gewebes der Synovialtaschen, Auffaserungen des Knorpels, der Zustand der Synovialgefäße des medialen Dachs der Gelenkkapsel sowie die mediale und laterale paradiskale Rinne beurteilt. Die Größe der vorderen Tasche sollte bestimmt und festgehalten werden, da sie ein Maß für die Verlagerung der Gelenkscheibe bildet. Die Ergebnisse der präoperativen Darstellung sollten mit dem klinischen Erscheinungsbild übereinstimmen. Des weiteren wird die Gelenkscheibe rundum und vor allem seitlich auf Perforationen untersucht. Beim Vorliegen einer Perforation sollte das Gelenkköpfchen inspiziert werden, und durch die Perforation hindurch läßt sich auch die untere Gelenkhöhle begutachten.

Eine Technik mit doppeltem Zugang erfordert das Einbringen einer weiteren Kanüle weiter vorn entlang der Tragus-Kanthus-Linie, so daß bei speziellen chirurgischen Eingriffen das Arthroskop und chirurgische Instrumente zwischen dem vorderen und dem hinteren Zugang ausgetauscht werden können (Abb. 26.15). Die Technik des doppelten Zugangs wird bei Triangulationsverfahren eingesetzt (Abb. 26.16). Die Triangulation erlaubt das direkte Sichtbarmachen der Arbeitskanüle und der chirurgischen Instrumente, die durch sie eingeführt werden. Eine Winkeloptik, etwa ein 30°-Arthroskop, erleichtert das Triangulationsverfah-

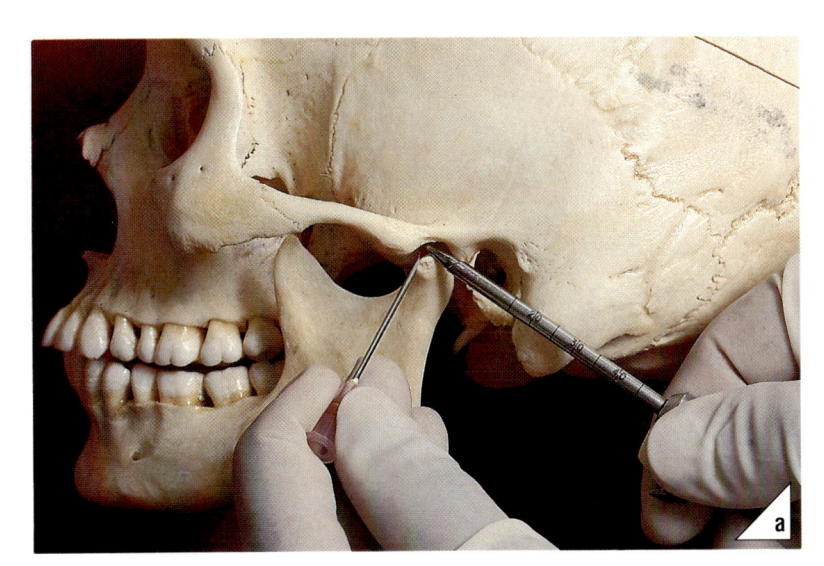

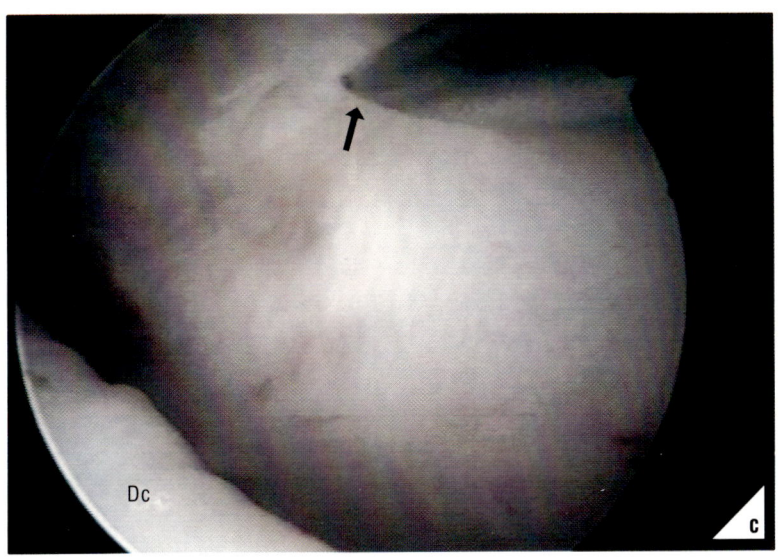

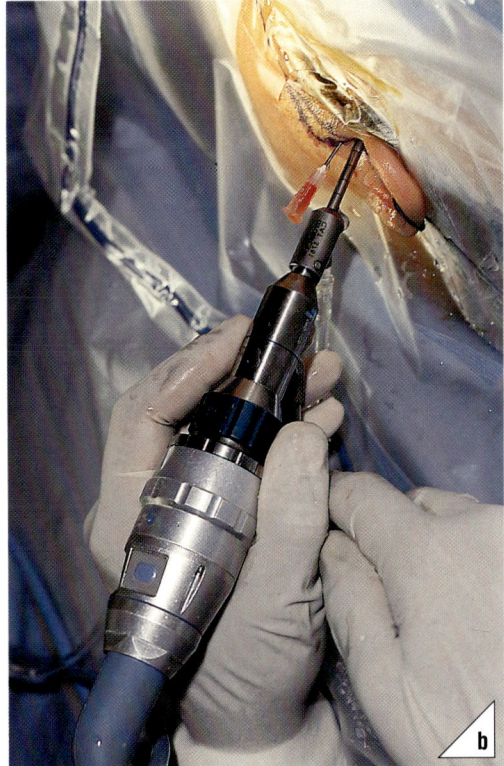

Abb. 26.14.
a Darstellung der Position der Abflußnadel am Schädel; b Arthroskop und Kanüle im linken Temporomandibulargelenk, nach vorn gelegen die Ausflußnadel; c Ausflußnadel (Pfeil), durch das Arthroskop gesehen, Dc Gelenkscheibe

ren, und die Darstellung des Gelenks kann durch bloßes Rotieren des Arthroskops erreicht werden, wobei die Kamera auf die 6-Uhr-/12-Uhr-Position ausgerichtet bleibt, so daß das Gelenk über volle 360° dargestellt werden kann. Die Instrumente müssen durch das gesamte Gelenk in gutem Zusammenspiel geführt werden, wobei das Arbeitsinstrument während des chirurgischen Eingriffs im Sichtbereich bleibt.

Enauraler Zugang – Grundprinzipien und Technik

Die enaurale Punktionstechnik wurde ursprünglich von Ohnishi [8–10] beschrieben. Wie von Dr. Jeffrey Moses dargestellt, ermöglicht sie den Zugang zum lateralen und medialen Gelenk. Bei Perforationen der Synovialis der seitlichen Gelenkkapsel, Kapselhernien und Gelenkscheibenverletzungen bedeutet der Zugang zur Kapsel ein wichtiges diagnostisches Hilfsmittel. Dieser Ansatz erlaubt den Zugang zur medialen und lateralen paradiskalen Rinne, um freie Gelenkkörper und zerbrochene Instrumente zu entfernen. Zur Anwendung dieser Technik wird eine 30°-Winkeloptik empfohlen, wobei der visuelle Zugang auf den Lichtleiter ausgerichtet sein sollte, damit dieser nicht über den Schläfenbereich des Patienten verlaufen muß.

Der erste Zugang in die obere Gelenkhöhle führt am besten über den standardmäßigen oberen posterolateralen Ansatz. Danach wird das Arthroskop gedreht und nach oben, hinten und seitlich angewinkelt, so daß das Licht durch die Vorderwand des äußeren Gehörgangs, normalerweise etwa 1–1,5 cm medial des seitlichen Rands des Tragus, hindurchscheint. Mit einem scharfen Trokar mit Kanüle wird die Vorderwand des äußeren Gehörgangs durchstoßen, während der Unterkiefer nach vorn unten gezogen wird (Abb. 26.17, 26.18). Die Kanüle sollte nach vorn oben und leicht medial gerichtet sein, im rechten Winkel zur hinteren Schräge des Gelenkfortsatzes. Um in das obere Kompartment zu gelangen, müssen diese Instrumente oberhalb der Ebene des Arthroskops in das Gelenk eindringen. Über diesen Zugang sollte nicht mehr als 1,5 cm in die Gelenkhöhle vorgedrungen werden, was sich durch Einsetzen des Arthroskops in den unteren seitlichen Zugang optisch kontrollieren läßt. Darüber hinaus kann dieser Zugang durch das Ausströmen von Spülflüssigkeit durch die enaurale Kanüle nachgewiesen werden.

Durch Drehen des Arthroskops kann die obere Gelenkhöhle des TMG zur Mitte hin, nach seitlich und nach oben untersucht werden. Über diesen Zugang kann auch der vordere seitliche Synovialraum sichtbar gemacht werden, was durch jeden anderen Zugang schwierig ist. Dem erfahrenen Operateur gelingt die Punktion des TMG direkt durch die Vorderwand des äußeren Gehörgangs, ohne vorheriges Einführen einer Kanüle von oben, hinten und seitlich und Transillumination. Die knorpelige elastische Membran des Kanals verschließt die Punktionsstelle, die daher keinen besonderen Verband braucht. Um iatrogene Schäden auszuschließen, wird das Ohr nach einer Arthroskopie routinemäßig untersucht, und der äußere Gehörgang und das Trommelfell werden dargestellt, besonders, wenn der enaurale Zugang gewählt wurde.

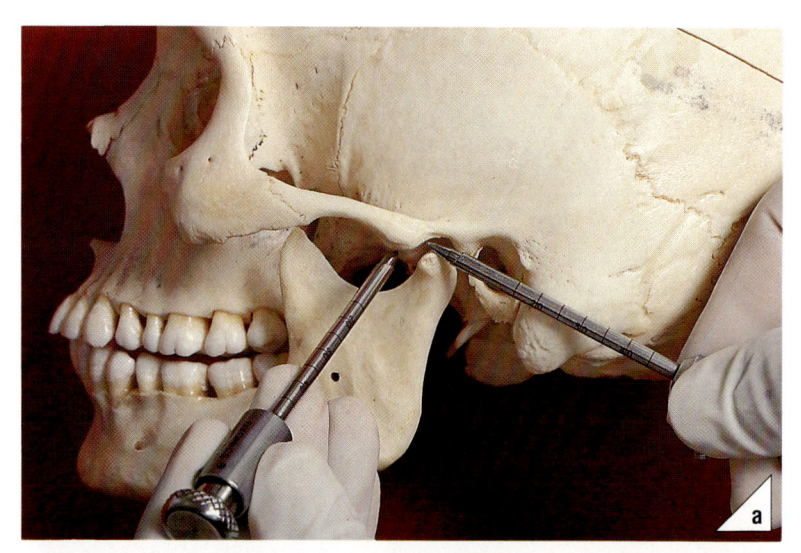

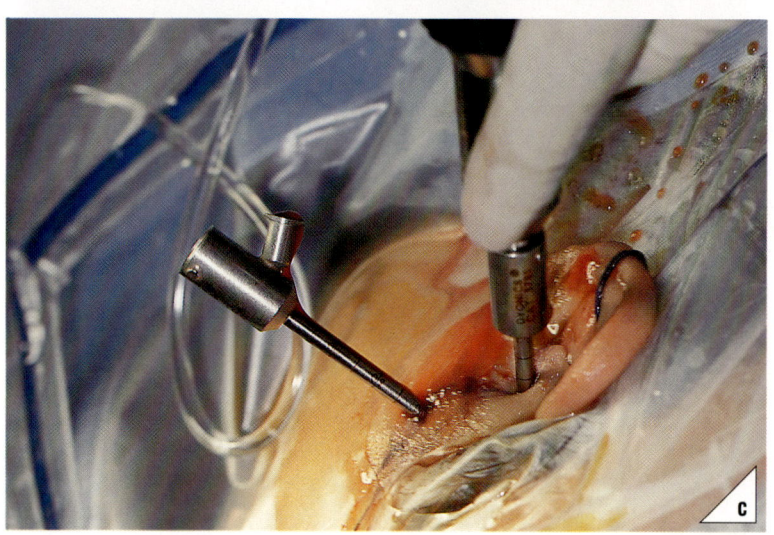

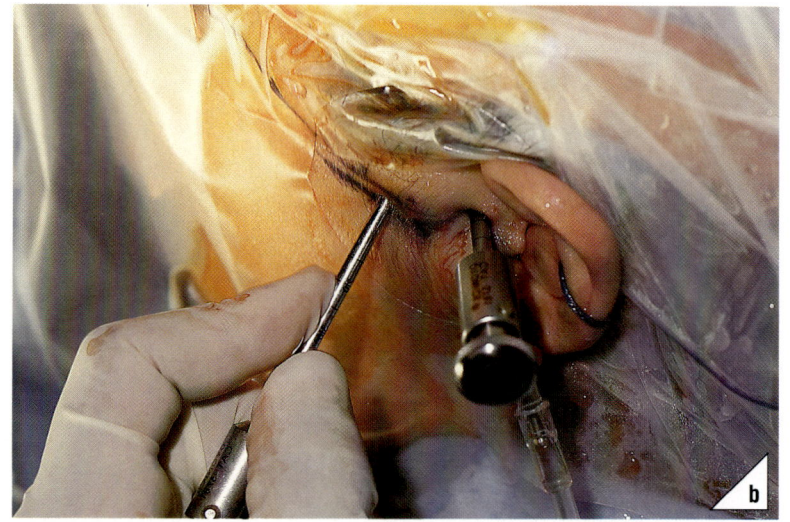

Abb. 26.15.
a Darstellung der Doppelpunktionstechnik am Schädel; b Legen eines zweiten Zugangs für die Doppelpunktionstechnik; c 2 Zugänge mit Rundumspülung

Arthroskopische Pathologie und Behandlung

Pathologie der Weichteilgewebe

Intrakapsuläre Fibrose des oberen Kompartments

Diese Form der Unbeweglichkeit ist ein gängiger Befund bei Erkrankungen des TMG [11]. Die Gelenkscheibe kann in vielen verschiedenen Positionen immobilisiert sein, von innerhalb der Fossa glenoidalis bis über den Gelenkfortsatz hinaus. Diese Variationen in der Position der Gelenkscheibe sind sowohl bei Patienten mit voller Beweglichkeit als auch bei solchen mit nahezu vollständiger Immobilisierung, z. B. im Rahmen einer Ankylose, zu beobachten. Obwohl mehrere Faktoren zur Immobilisierung der Gelenkscheibe beitragen können, zählt die intrakapsuläre Fibrose zu den wichtigsten.

Fibröse Adhäsionen gehören zu den einfachsten dieser fibrösen Bänder und variieren von spinnenwebähnlichen Fäden bis hin zu fibrösen Strängen (Abb. 26.19). Histologisch können sie unreifes bis sehr ausgereiftes fibröses Gewebe umfassen. Diese Adhäsionen erstrecken sich in der Regel über das gesamte Gelenkkompartment. Nach oben sind sie durch Gelenkknorpel und Periost mit dem Knochen der Gelenkgrubenerhöhung, nach unten mit dem retrodiskalen Gewebe, der Gelenkscheibe oder mit der Pseudogelenkscheibe (neugebildetes oder adaptiertes retrodiskales Gewebe) verbunden. Bei durch ein Mikro- oder Makrotrauma verursachter abnormer Gelenkfunktion kann die Synovialis leicht verletzt werden. Während der Heilungsphase bildet sich Fibrin und wird zu einer „klebrigen" Oberfläche. Durch den von Danders [12] beschriebenen Saugglockeneffekt haften die Oberflächen aufeinander, das Fibrin wandelt sich in fibröses Gewebe um, und es entsteht eine

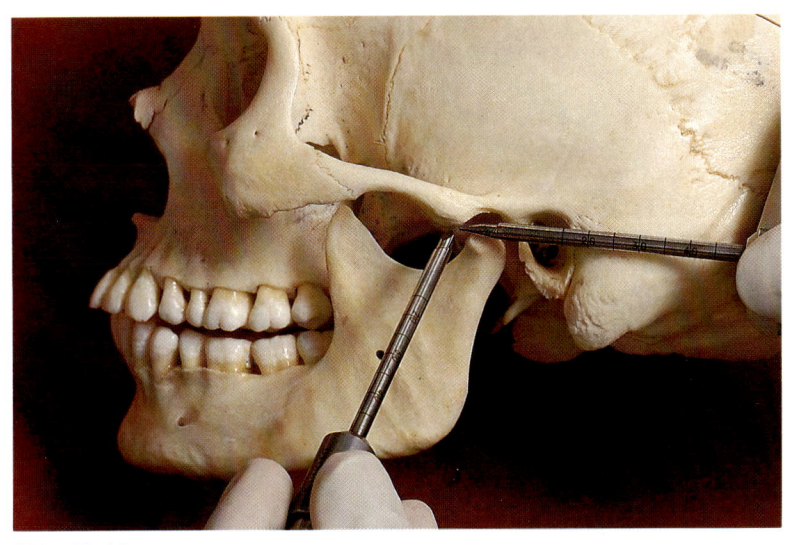

Abb. 26.16.
Darstellung der Triangulationstechnik am Schädel

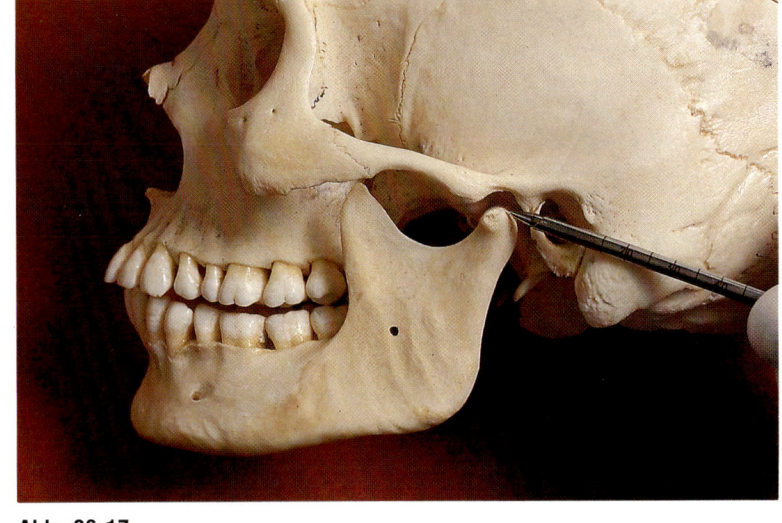

Abb. 26.17.
Darstellung des enauralen Zugangs am Schädel

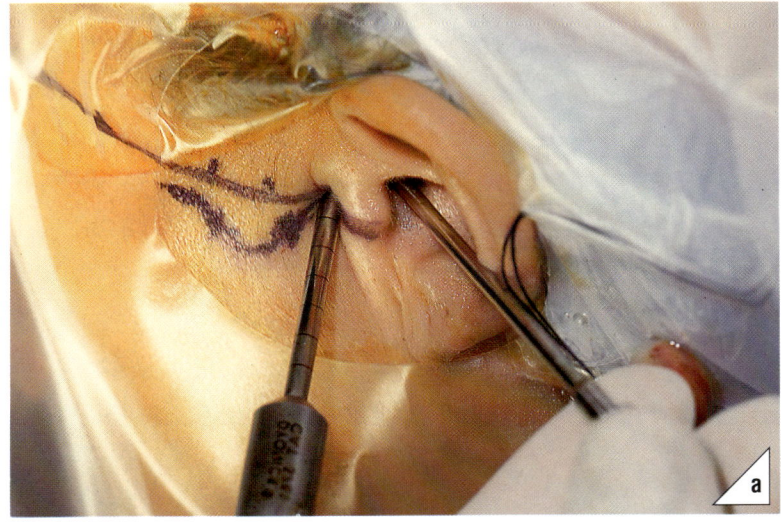

Abb. 26.18.
a enaurales Legen des zweiten Zugangs; b Dreifachpunktion mit Einführen des Arthroskops durch den enauralen Zugang

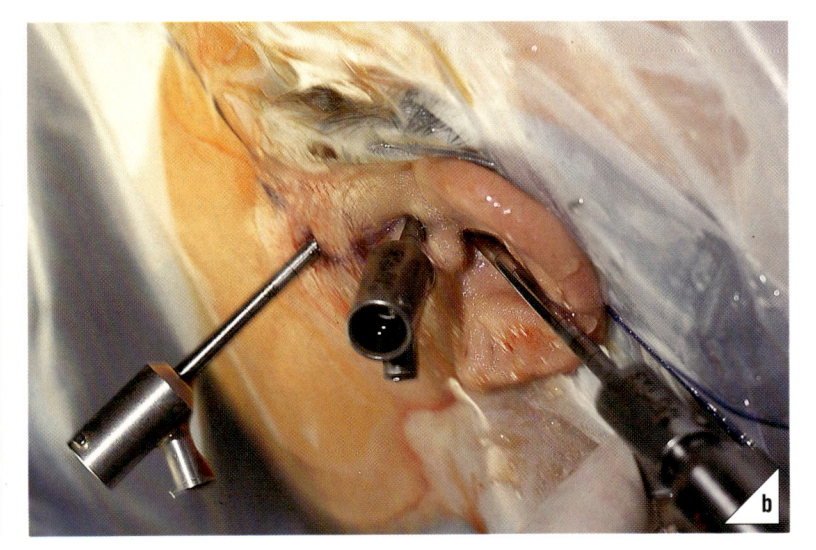

Arthroskopie des Temporomandibulargelenks

intrakapsuläre Fibrose. Weitere Ursachen einer intrakapsulären Fibrose, die auch im TMG vorkommt, sind Hämatome, subsynoviale Hyperämie und eine Ekchymose.

Fibröse Synovialbrücken haben denselben Kern wie das normale fibröse Band, mit dem Unterschied, daß das fibröse Gewebe von einer Schicht Synovialgewebe bedeckt wird. Dies scheint eine natürliche Entwicklung der Erkrankung zu sein. Histologisch gesehen, beginnen Synovialzellen an der Basis dieser Läsionen zu proliferieren und wandern über die fibrösen Bänder. Gelegentlich gibt es einen Bereich ausgeprägter Fibrose zwischen dem Gelenkvorsprung und der Verbindungsstelle zwischen der bilaminaren Zone und der Gelenkscheibe oder Pseudogelenkscheibe.

Bei einer Kapselfibrose erscheint die normale Gelenkkapsel arthroskopisch sowohl medial als auch lateral als gleichförmige Reihe vertikal verlaufender schräger Fasern, bedeckt von einer Schicht Synovialgewebe. Bei einer solchen Fibrose der seitlichen Gelenkkapsel ist die seitliche paradiskale Rinne entlang der Unterseite normalerweise verschlossen.

Knöcherne Bänder der Gelenkscheibe bestehen aus einem fibrösen, mit medullärem Knochen verbundenen Band, während beinahe alle anderen Formen der Fibrose mit kortikalem Kochen über das Periost in Verbindung stehen. Das knöcherne Band der Gelenkscheibe geht vom medullären Knochen aus und dringt über eine Öffnung in der Zellschicht in die Außenschicht ein. Dies könnte eine der Erklärungen für den intrakapsulären Schmerz sein, da das TMG nur wenige Schmerzfasern enthält, der Knochen jedoch viele.

Der Begriff „Pseudowall" wird auf fibröse oder fibrosynoviale Gewebewülste angewandt, die den Gelenkinnenraum teilweise oder vollständig von der medialen zur lateralen Kapsel durchziehen. Die Mehrzahl von ihnen findet sich an der vorderen Schräge des Gelenkfortsatzes, sie können aber auch an dessen hinterer Schräge und Spitze auftreten (Abb. 26.20). Nach unten ist dieser Wall mit normalem retrodiskalen Gewebe, mit der Gelenk- oder Pseudogelenkscheibe verbunden. Fibrosynoviale Pseudowälle unterteilen die obere Gelenkhöhle in einzelne abgeschlossene Kammern. Die meisten dieser Wände sind mit Synovialis in unterschiedlichen Stadien der Entzündung bedeckt.

Sowohl eine chronische Gelenkerkrankung als auch eine schwere Verletzung kann zu großen Perforationen oder zum Verlust großer Teile der Gelenkscheibe führen, wobei dann mehr als 75 % der Gelenkfläche des Kondylus offen in der oberen Gelenkhöhle liegen. Normalerweise kommt es zwischen den knöchernen Elementen der Fossa glenoidalis oder des Gelenkfortsatzes und dem Gelenkköpfchen zur interossären Fibrose, in der Regel ohne Synovialis. Es erscheint logischer, die fibroossären und ossären Adhäsionen als fibroossäre Ankylose anzusprechen. Gelegentlich ist die knöcherne Ankylose von einer intrakapsulären Fibrose nicht zu unterscheiden.

Behandlung. In den meisten Fällen ist das fibröse Gewebe sehr empfindlich und weich, so daß das bloße Positionieren und Bewegen des Arthroskops im oberen Gelenkinnenraum diese Gewebe spontan schädigt. Gewöhnlich lassen sich diese Bänder sehr leicht mit einer Hakensonde oder einer Korbzange entfernen, wodurch die Gelenkhöhle wieder frei und die Gelenkscheibe wieder beweglich wird. Sind die Gewebe jedoch gealtert, kann das Freilegen und Entfernen dieser Bänder sehr schwierig und zeitraubend sein. Wenn bereits eine Kalzifikation oder Ossifikation vorliegt, ist eine Arthrotomie erforderlich. Bei einer Kapselfibrose hilft die Durchtrennung oder Dehnung dieser hinderlichen Bänder, die Beweglichkeit des Gelenks zu verbessern und den Schmerz zu reduzieren.

Synoviale Chondromatose

Die Chondromatose der Synovia ist ein seltenes, gutartiges Leiden, bei dem sich durch Metaplasie innerhalb der subintimalen Bindegewebsschicht der Synovialmembran zahlreiche knorpelige Knötchen bilden [13–15]. Diese können sich von der Synovialmembran ablösen und als freie Gelenkkörper oder Gelenkmäuse in den Gelenkinnenraum eindringen (Abb. 26.21). Das Leiden ist gewöhnlich auf ein Gelenk beschränkt und befällt die großen Gelenke, vor allem Knie-, Hüft-, Sprung- und Ellenbogengelenk. Axhausen [16] berichtete 1933 über den ersten Fall einer synovialen Chondromatose des TMG. Obwohl frei in der Gelenkhöhle, werden die Gelenkmäuse von der Synovialflüssigkeit ernährt, bleiben lebensfähig und wachsen. Die Pathogenese der synovialen Chondromatose bleibt unklar, obwohl bezüglich des TMG verschiedene Vorschläge veröffentlicht wurden. Diese umfassen Verletzungen in der Gelenkgegend (Makrotrauma), chronische Überlastung (Mikrotrauma), Entzündungen, eine schlechte Okklusion und Subluxation. Die synoviale Chondromatose der großen Gelenke trifft Männer doppelt so häufig wie Frauen, gewöhnlich im vierten oder fünften Lebensjahrzehnt. Hinsichtlich des TMG sind jedoch hauptsächlich Frauen betroffen, etwa im Verhältnis von 4:1 gegenüber Männern. Die meisten Patienten sind zwischen 18 und 75 Jahre alt, das Durchschnittsalter liegt

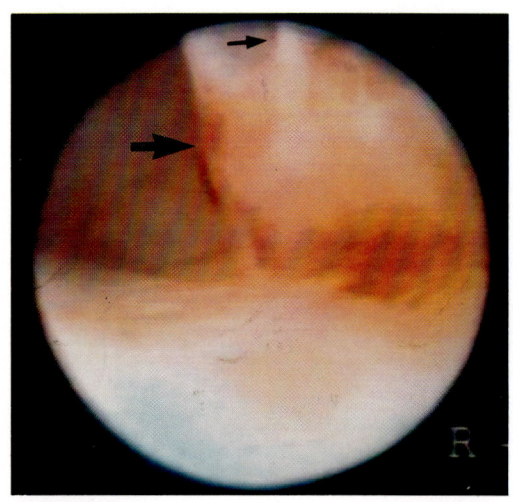

Abb. 26.19.
Arthroskopische Ansicht des rechten Temporomandibulargelenks mit fibrösen Adhäsionen (Pfeile)

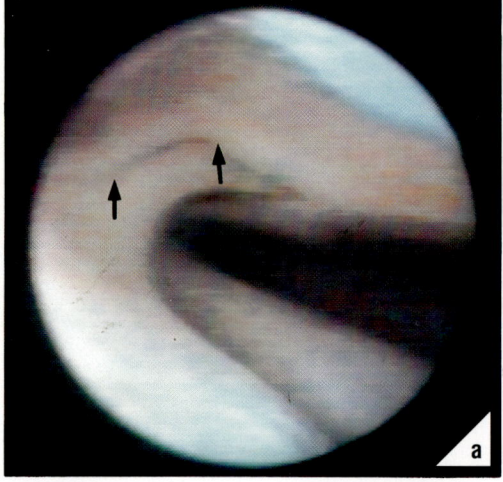

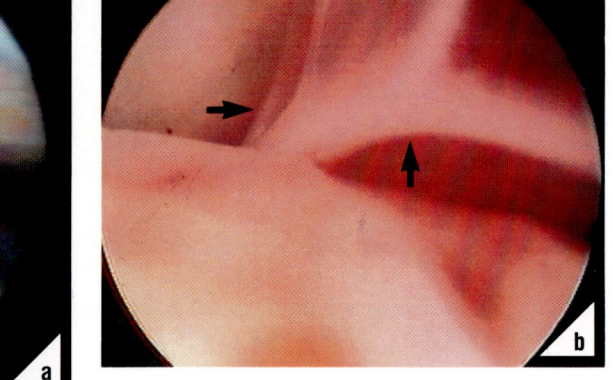

Abb. 26.20.
a Arthroskopische Darstellung eines Pseudowalls (Pfeile) mit einer Sonde; b Pseudowallbildung (Pfeile) in der vorderen Synovialtasche des rechten Temporomandibulargelenks

bei 47 Jahren. In allen bekannten Fällen war nur eine Seite des Kiefergelenks, vor allem die rechte, betroffen. Die Diagnose einer synovialen Chondromatose des TMG muß erwogen werden, wenn Patienten über eine langsam fortschreitende präaurikuläre Schwellung, Schmerzen, Krepitation und eine zunehmende Bewegungseinschränkung im Bereich des TMG klagen. Andere Symptome: Beschwerden im Ohrbereich, Malokklusion, Gelenksteife, Knacken, Abweichungen in der Öffnungsrichtung des Gelenks und die Unfähigkeit, den Mund zu öffnen [13]. Die Diagnose läßt sich nur durch histologische Untersuchung einer Gewebsprobe sichern.

Behandlung. Beschreibungen der Behandlung einer synovialen Chondromatose in der Literatur reichen von der konservativen chirurgischen Entfernung der freien Gelenkkörper und Lavage des Gelenks bis zur Entfernung der Gelenkkörper unter totaler Synovektomie, Meniskektomie und sogar Kondylektomie, um Zugang zur medialen synovialen Zellauskleidung zu erhalten [17–19]. Die am weitesten verbreitete Technik ist das Débridement des Gelenks mit Synovektomie. Die meisten Autoren befürworten einen präaurikulären Zugang ins Gelenk. Nach dem Entfernen der Gelenkmäuse sollte die Synovia sorgfältig inspiziert und, falls erkrankt, so vollständig wie möglich entfernt werden, um Rezidive zu vermeiden.

Pathologie des Gelenks

Auf die Pathophysiologie und ein Fortschreiten der Erkrankung mit inneren Störungen des TMG einzugehen, würde den Rahmen dieses Kapitels sprengen.

Gelenkscheibenluxation mit Volumenverlust

Bei einer Gelenkscheibenluxation mit Volumenverlust ist die Gelenkscheibe in Ruhe abnorm nach vorn, anteromedial oder anterolateral verlagert (Abb. 26.22). Bei diesen Patienten lassen sich ein Knacken beim Öffnen und Schließen des Mundes (reziprokes Knacken) sowie eine punktförmige Schmerzhaftigkeit seitlich und enaural im TMG-Bereich beobachten. Die Fähigkeit, den Mund zu öffnen, kann normal bis eingeschränkt sein, und auch der Bewegungsumfang kann beschränkt sein. Grad und Richtung der Luxation werden durch Arthrographie oder Kernspintomographie bestimmt (Abb. 26.23).

Behandlung. Die Behandlung ist normalerweise nicht chirurgisch, sondern es wird eine Orthese gefertigt. Erst Patienten, die auf eine konservative Therapie nicht ansprechen, kommen für eine chirurgische Behandlung in Frage. Sie besteht in arthroskopischer Lyse und Lavage der oberen Gelenkhöhle, möglicherweise unter Anheften der Gelenkscheibe, um das schädliche Gelenkgeräusch zu unterbinden.

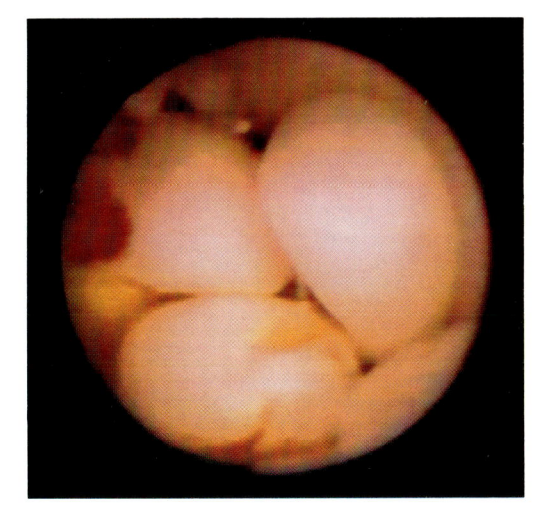

Abb. 26.21.
Synoviale Chondromatose (mit freundlicher Genehmigung von Dr. Robert Schwartz)

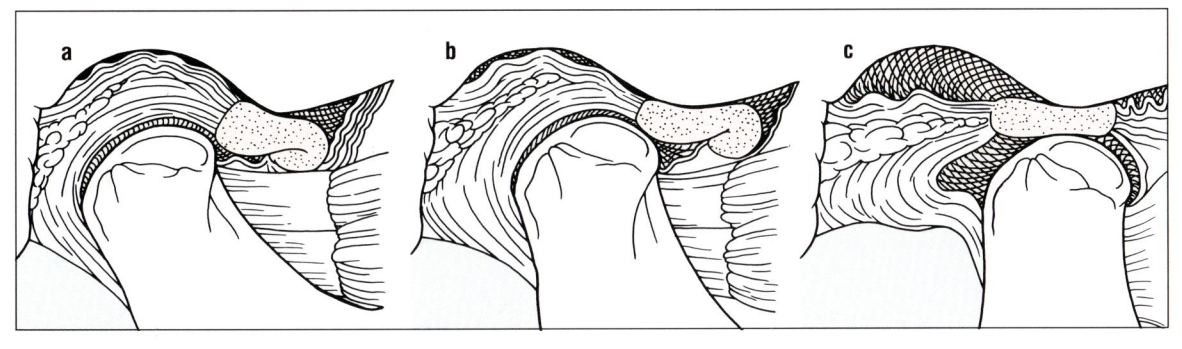

Abb. 26.22.
a–c Sagittalschnitte durch das rechte Temporomandibulargelenk zeigen eine Gelenkscheibenluxation mit Volumenverlust. Teilabb. c zeigt die Lage bei geöffnetem Mund

Gelenkscheibenluxation ohne Volumenverlust

Bei Patienten mit einer Gelenkscheibenluxation ohne Volumenverlust ist die Gelenkscheibe in der Ruhestellung nach vorn, anteromedial oder anterolateral verschoben (Abb. 26.24). Klinisch zeigen diese Patienten in der akuten Phase eine extreme Schmerzhaftigkeit über der TMG-Region sowie eine signifikant eingeschränkte Fähigkeit, den Mund zu öffnen und einen eingeschränkten Bewegungsumfang. Im chronischen Stadium kann sich die Schmerzhaftigkeit über der TMG-Region, wenn auch nicht so ausgeprägt, fortsetzen, wobei sich der Bewegungsumfang wieder etwas erhöht. Durch Strecken und adaptive Neuformung des retrodiskalen Gewebes läßt sich die Fähigkeit, den Mund zu öffnen, bis zu einem gewissen Grad wiederherstellen. Grad und Richtung der Luxation werden durch Arthrographie oder Kernspintomographie bestimmt (Abb. 26.25, 26.26).

Behandlung. Die Initialbehandlung besteht im Anfertigen einer Orthese, in einer Diät, die Kauen überflüssig macht, sowie in nichtsteroidalen Antiphlogistika. Wenn der Patient darauf nicht anspricht, kann eine Arthroskopie erwogen werden. Sie umfaßt eine Lyse und Lavage oder vordere Freilegung und posteriore Kauterisierung, wie von McCain beschrieben. Lyse und Lavage werden mit einer stumpfen Sonde oder mit einer Hakensonde durchgeführt, wobei die obere Gelenkhöhle von der hinteren bis zur vorderen Synovialtasche durchzogen wird. Das von McCain beschriebene Verfahren verwendet eine Doppelpunktionstechnik. Das Arthroskop wird in die hintere Synovialtasche eingebracht und dann in die vordere bewegt, wo unter Sichtkontrolle eine Arbeitskanüle direkt in die vordere Synovialtasche eingeführt wird. Die Gelenkscheibe wird vorn freigelegt durch einen vor ihr gelegenen Schnitt durch das Synovialgewebe bis auf den M. pterygoideus mit Mikroscheren, dem Elektrokauter oder dem Laser (Abb. 26.27). Mit stumpfen Handinstrumenten, etwa mit einer Hakensonde, wird dieser Schnitt dargestellt, und die Gelenkscheibe wird frei nach hinten in Richtung auf die hintere Synovialtasche bewegt. Ich bevorzuge dabei einen unipolaren Elektrokauter (Concept) zum Einmalgebrauch oder einen Kontaktlaser wie den Holmiumlaser. Als nächstes bewegt man das Arthroskop und die Arbeitskanüle aus der vorderen in die hintere Synovialtasche, wo man sich auf das retrodiskale Gewebe konzentriert. Durch die Arbeitskanüle wird eine stumpfe Sonde eingeführt und die Gelenkscheibe von hinten angeknabbert, um sie zu verkleinern. Zu diesem Zeitpunkt wird die Spitze des Elektrokauters oder Lasers durch die Arbeitskanüle eingeführt und das retrodiskale Gewebe kauterisiert (Abb. 26.28). Durch dessen Vernarbung sollte das Volumen der Gelenkscheibe abnehmen. Nach der Volumenreduktion und nachdem sich die Gelenkscheibe wieder in normaler Position befindet, kann sie durch bestimmte Nahttechniken gesichert werden. Dies geschieht mit

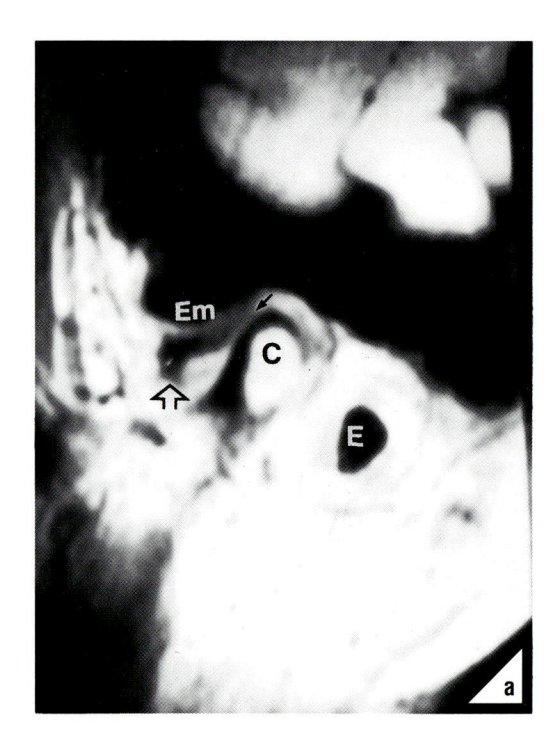

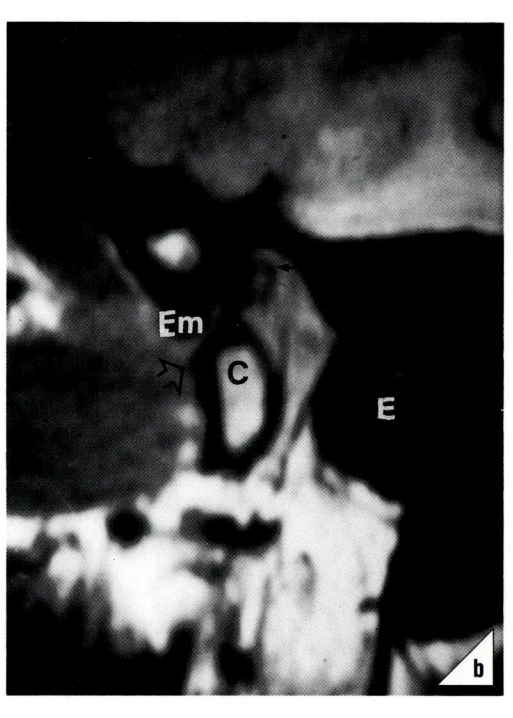

Abb. 26.23 a, b.
Das Magnetresonanztomogramm des linken Temporomandibulargelenks zeigt eine Gelenkscheibenluxation mit Volumenverlust. a Die Aufnahme mit geschlossenem Mund zeigt die Luxation der Gelenkscheibe (Pfeile). b Die Aufnahme bei offenem Mund zeigt den Volumenverlust (Pfeile). C Gelenkköpfchen, E Gehörgang; Em Gelenkfortsatz (mit freundlicher Genehmigung von Dr. Javier Beltran)

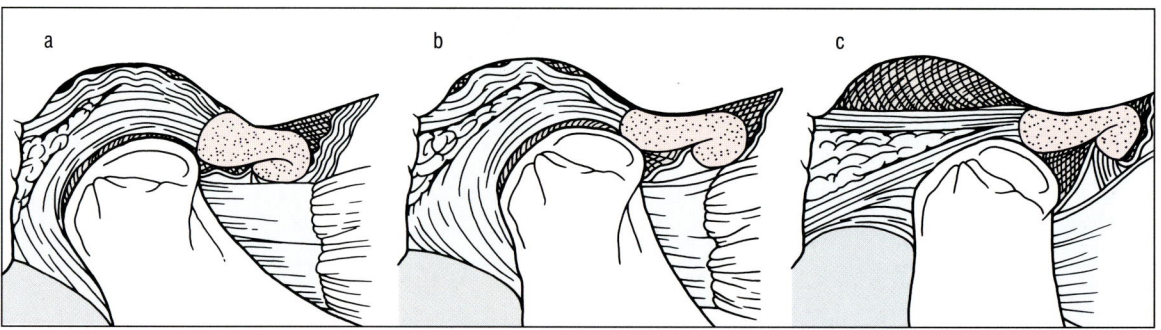

Abb. 26.24.
a–c Sagittalschnitte durch das rechte Temporomandibulargelenk zeigen eine Gelenkscheibenluxation ohne Volumenverlust. Teilabb. c zeigt die Lage bei geöffnetem Mund

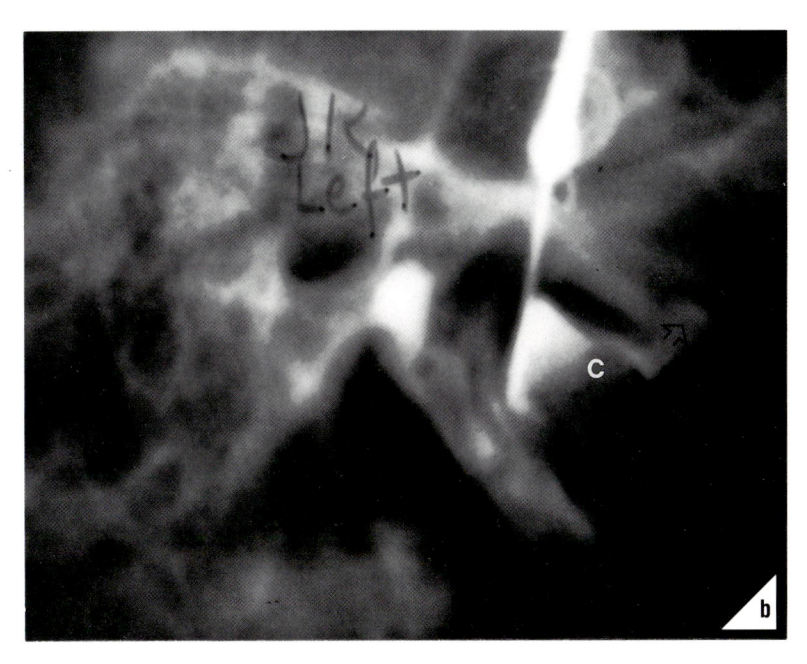

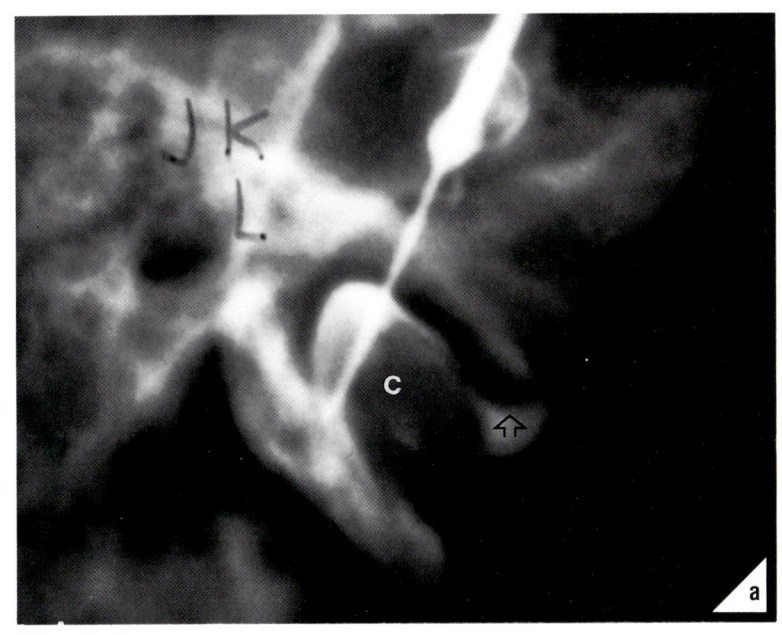

Abb. 26.25.
a Die Arthrographie der rechten unteren Gelenkhöhle des Temporomandibulargelenks bei geschlossenem Mund zeigt eine Luxation der Gelenkscheibe (Pfeil); C Gelenkköpfchen (mit freundlicher Genehmigung von Dr. Javier Beltran). b Darstellung der Gelenkscheibenluxation bei geöffnetem Mund (Pfeil); C Gelenkköpfchen (mit freundlicher Genehmigung von Dr. Javier Beltran)

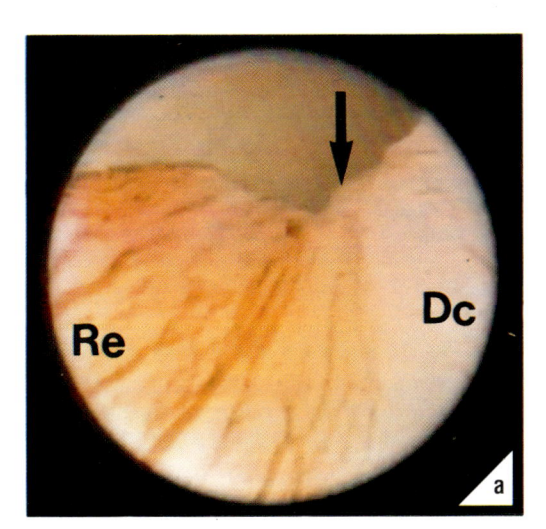

Abb. 26.26.
a Arthroskopische Darstellung einer vorderen Luxation ohne Volumenverlust im rechten Temporomandibulargelenk. Der Pfeil zeigt auf die Verbindungsstelle zwischen Gelenkscheibe und retrodiskalem Gewebe (Re retrodiskales Gewebe; Dc Gelenkscheibe). b Das Magnetresonanztomogramm des linken Temporomandibulargelenks zeigt eine Luxation der Gelenkscheibe (Pfeile) bei geschlossenem Mund (C Gelenkköpfchen; E Gehörgang). c Die Ansicht bei offenem Mund zeigt ebenfalls die Luxation der Gelenkscheibe (Pfeile) (C Gelenkköpfchen; E Gelenkfortsatz)

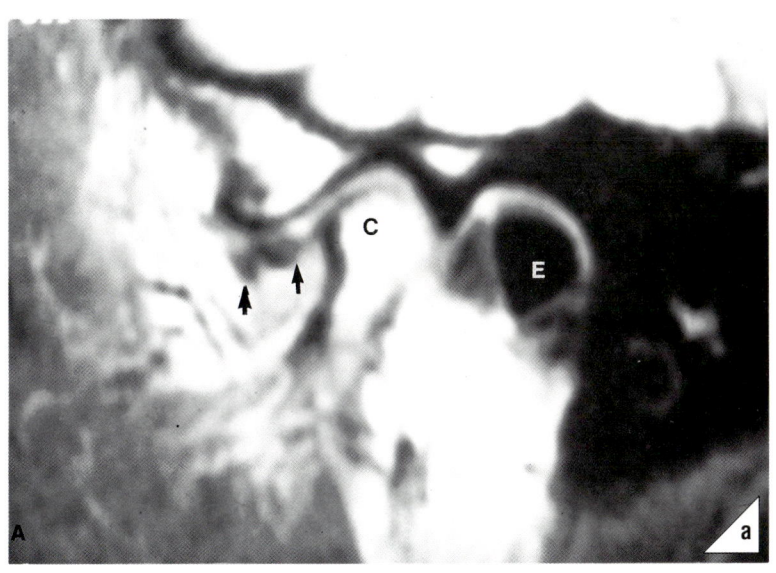

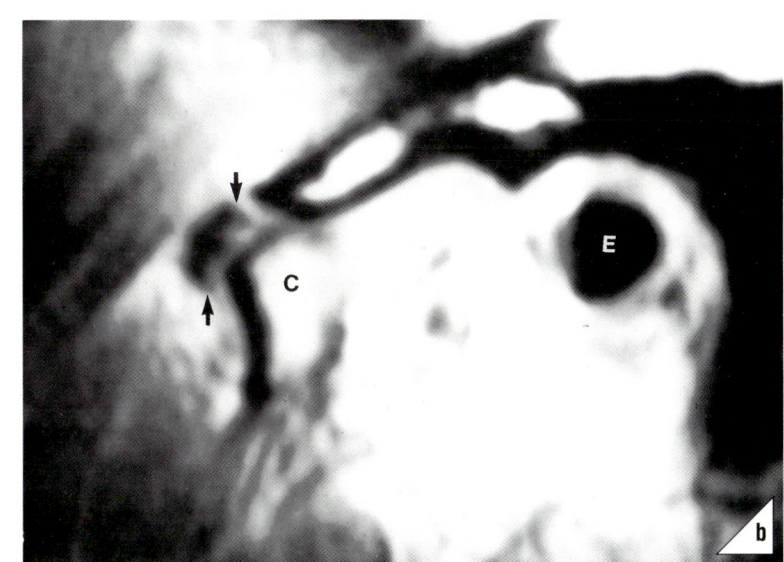

Arthroskopie des Temporomandibulargelenks

einer Spinalnadel, einem Nahtstab oder mit einem „Meniscus mender" (Abb. 26.29).

Hypermobilitätssyndrom

Die posteriore Kauterisierung beim Hypermobilitätssyndrom wurde ursprünglich von Ohnishi beschrieben. Die durch Elektrokauter oder Laser damit erzielte Vernarbung des retrodiskalen Gewebes sollte genügen, um die Spannungslosigkeit im Gelenk zu reduzieren (s. Abb. 26.28). Merrill befürwortet die Injektion von 0,25 ml einer 1%igen Natriumtetradecylsulfatlösung (Sotradecol) und 0,5 ml 0,25%iges Bupivacain in den schrägen Vorsprung und den hinteren seitlichen Ansatz, um die notwendige Sklerose und Vernarbung in diesen Strukturen hervorzurufen und die Hypermobilität des Gelenks zu reduzieren. Entzündungen der Synovia ersten bis vierten Grades werden angegangen durch Kauterisieren der entsprechenden Bereiche oder durch direkte subsynoviale Injektion von Betamethason oder Dexamethason über eine 18-Gauge-Spinalnadel unter arthroskopischer Kontrolle (Abb. 26.30).

Degenerative Gelenkerkrankung

Nach einiger Zeit können Störungen im Inneren des Gelenks in eine degenerative Gelenkerkrankung mit oder ohne punktförmige Schmerzen über der TMG-Region und Funktionseinschränkungen münden. Bei der Auskultation der Gelenke kann ein mahlendes Geräusch zu hören sein. Die Röntgenuntersuchung zeigt einen Einbruch der Kortikalis des Gelenkköpfchens mit oder ohne Lippenbildung. Entsprechend kann es zur Abflachung der Spitze des Gelenkfortsatzes kommen. Große Perforationen der Gelenkscheibe als Folge der Unregelmäßigkeit des darunterliegenden Gelenkköpfchens sind nichts Außergewöhnliches (Abb. 26.31). Sie können durch ihre Größe bis zur Fragmentierung der Gelenkscheibe und des retrodiskalen Gewebes führen. Die Arthrographie zeigt die Per-

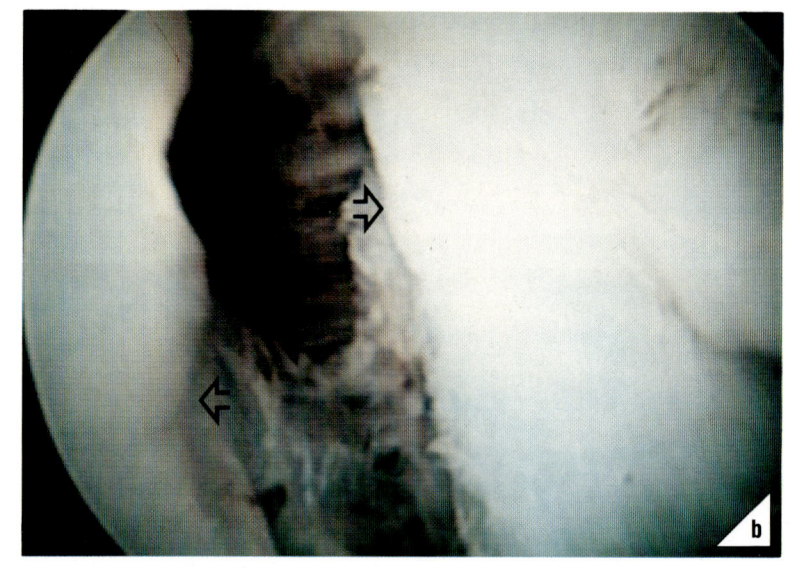

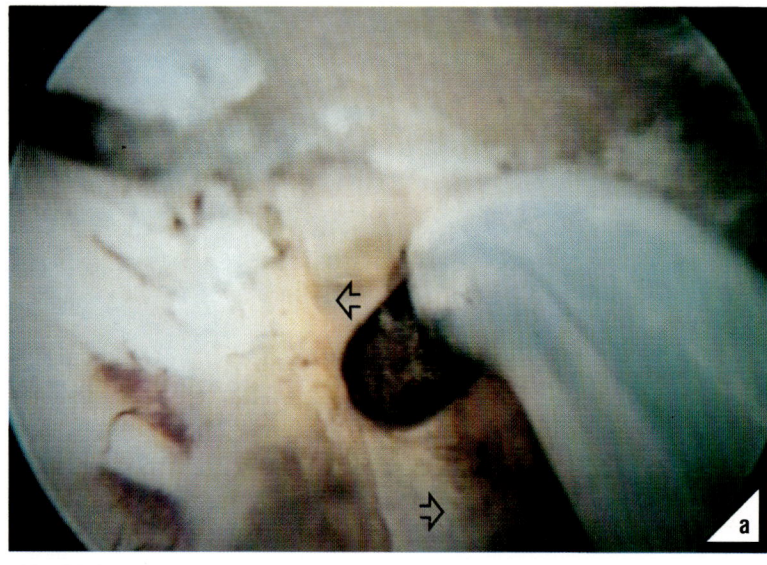

Abb. 26.27.
a Blick durch das Arthroskop während einer vorderen Freilegung im linken Temporomandibulargelenk mit einem unipolaren Elektrokauter (Concept) (mit freundlicher Genehmigung von Dr. Allen Tarro). b Abgeschlossene vordere Freisetzung (Pfeile). In der entsprechenden Region ist der M. pterygoideus erkennbar (mit freundlicher Genehmigung von Dr. Allen Tarro)

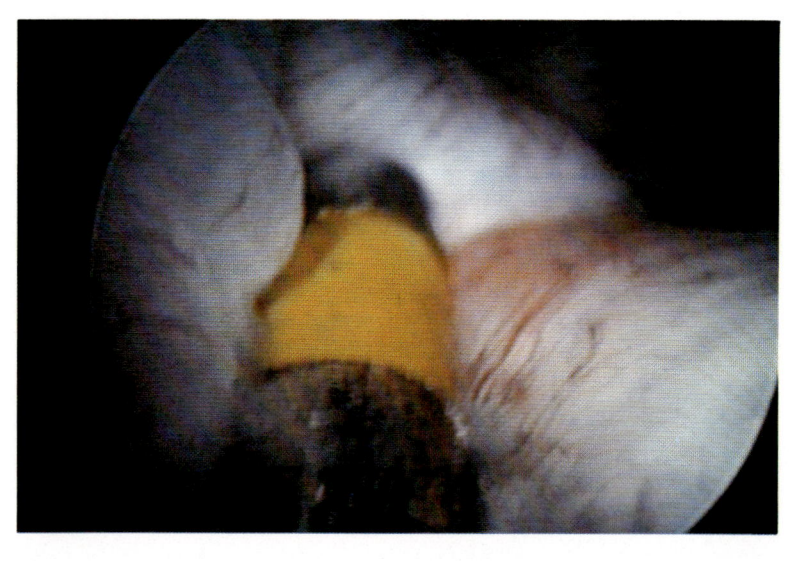

Abb. 26.28.
Arthroskopische Darstellung des linken Temporomandibulargelenks während einer Kauterisierung des retrodiskalen Gewebes mit einer bipolaren Kauterspitze (mit freundlicher Genehmigung von Dr. Allen Tarro)

foration durch Übertritt des Farbstoffes von der unteren in die obere Gelenkhöhle (Abb. 26.32). Auch im Kernspintomogramm ist eine Fragmentierung der Gelenkscheibe und des retrodiskalen Gewebes darstellbar.

Behandlung. In diesem Fall besteht die arthroskopische Behandlung in einer partiellen Synovektomie mittels eines Knorpelschabers (Abb. 26.33) oder einer Saugstanze (Abb. 26.34), gefolgt von Absenken und Glätten der Perforationsränder mit Motor- und Handinstrumenten. Ziel ist die Wiederherstellung der Translationsbewegung im Gelenk.

Gelenkscheibenluxation und seitliches Einklemmungssyndrom

Die Ähnlichkeit der Symptome von Schmerz und Bewegungseinschränkung beim Einklemmungssyndrom der Schulter und bei Störungen im TMG führten Moses zu der Schlußfolgerung, daß ein Einklemmungsprozeß im TMG zwischen dem seitlichen Drittel des Gelenkköpfchens und dem Gelenkfortsatz auftritt. Seine Annahme beruht auf Beobachtungen bei arthroskopischer enauraler Betrachtung, im kranzförmigen Kernspintomogramm und auf anteroposterioren Schichtaufnahmen in Protrusion bei Patienten, die auf die konservative Therapie von Funktionsstörungen

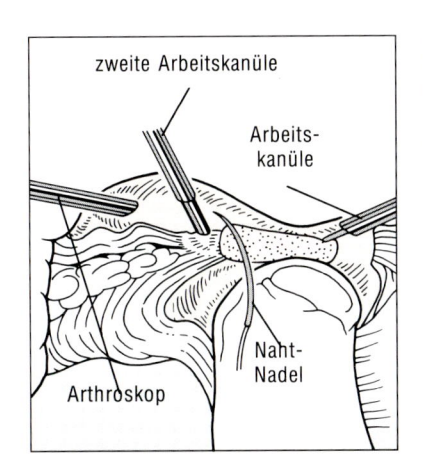

Abb. 26.29.
Schematische Darstellung einer Technik der arthroskopischen Gelenkscheibennaht. Das Arthroskop wird in die hintere Tasche eingeführt. Die Arbeitskanülen und eine Nadel werden von unten nach oben in das Gelenk eingeführt und halten die Gelenkscheibe. Die Naht wird durch die zweite Arbeitskanüle gesetzt und zurückgebunden, um eine Redukton der luxierten Gelenkscheibe zu erreichen (auf Anregung von Dr. Michael Kestin)

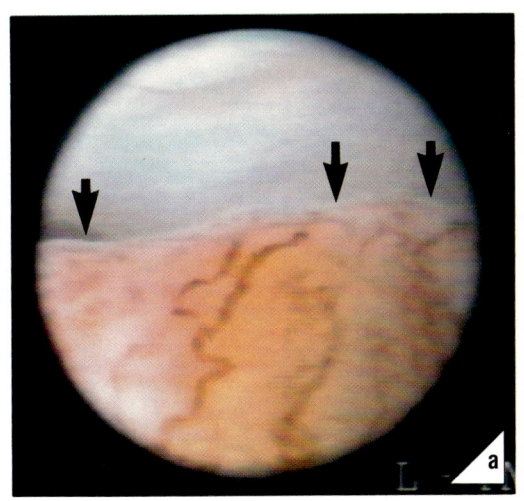

Abb. 26.30.
a Synovitis der Stadien III und IV im linken Temporomandibulargelenk (Pfeile); b das entzündete Gewebe wird durch eine gerade Sonde am Platz gehalten. c Während das entzündete Gewebe unter Spannung gehalten wird, führt man die Spinalnadel subsynonvial zur Steroidinjektion ein (mit freundlicher Genehmigung von Dr. Allen Tarro)

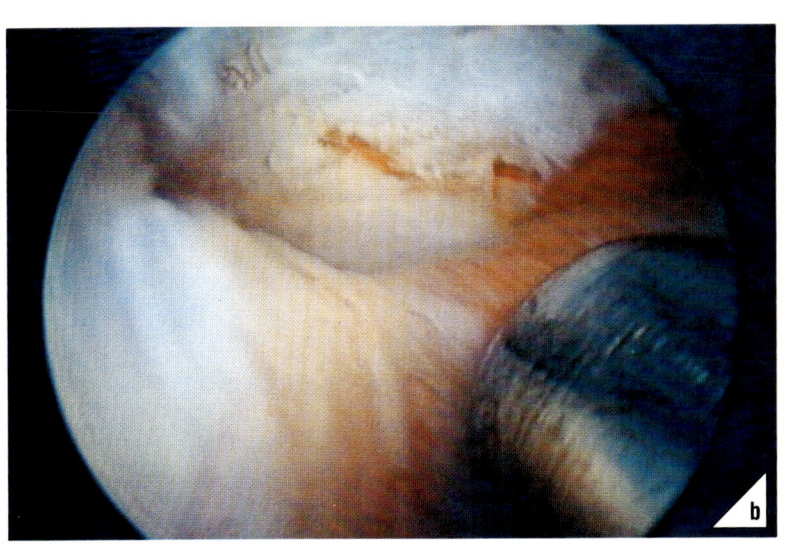

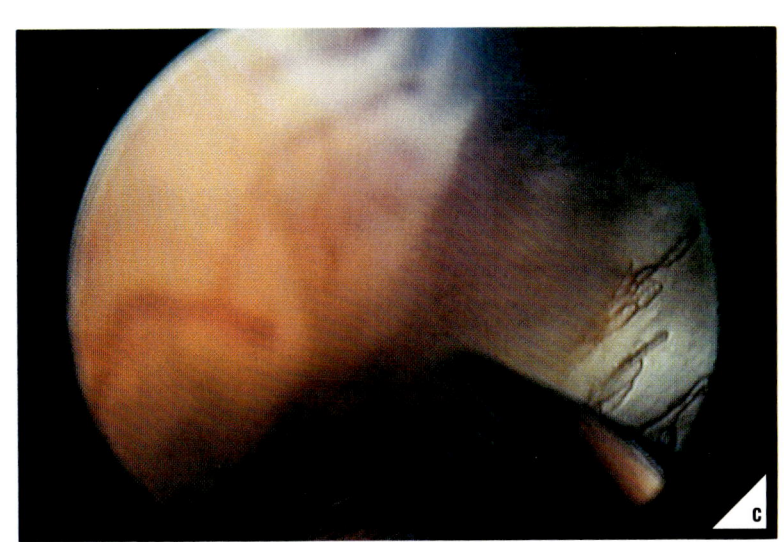

des TMG nicht angesprochen hatten, jedoch auch keine klassische Luxation der Gelenkscheibe zeigten. Der pathologische Prozeß scheint sich von einer scheinbar leichten Kapsulitis mit proliferativen Veränderungen der Synovia bis hin zur eindeutigen degenerativen Erkrankung mit Beteiligung der Gelenkscheibe oder -kapsel zu erstrecken. Der klinische Verlauf eines solchen Einklemmungssyndroms reicht vom reversiblen Leiden über rezidivierende Schmerzen bei Aktivität bis zur fortschreitenden Behinderung.

Behandlung. Bei der akuten kapsulären Synovitis besteht die Behandlung in nichtsteroidalen Antiphlogistika, Ruhe, physikalischer Therapie, einer Orthese, intrakapsulärer Lyse und Lavage. Bei chronisch-adhäsiver Kapsulitis, proliferativer Synovitis, Gelenkscheibenluxation oder -immobilisierung und Synovialfalten beinhaltet die Therapie die arthroskopische Lyse von Adhäsionen, Freisetzung des seitlichen Gelenkfortsatzes und Kapseldehnung, Lavage, physikalische Therapie sowie den Einsatz einer Orthese. Bei einer Gelenkscheibenluxation, die durch Unbeweglichkeit, ein hypoplastisches Tuberculum des Gelenkfortsatzes und eine degenerative Gelenkerkrankung gekennzeichnet ist, besteht die Behandlung in der Freisetzung des seitlichen Gelenkfortsatzes, Kapseldehnung, Osteoplastik des seitlichen Gelenkfortsatzes, physikalischer Terhapie sowie einer Orthese.

Pathologie des Knochens und des Knorpels

Osteoarthrose

Die Osteoarthrose ist eine nichtentzündliche Erkrankung des Gelekknorpels und möglicherweise der Synovialmembran und des subchondralen Knochens, bei der in einem Circulus vitiosus Knorpeleinbrüche mit Reparaturversuchen einhergehen. Wenn der Abbauprozeß gegenüber dem Aufbau das Übergewicht gewinnt, erreicht die Erkrankung ein klinisch nachweisbares Stadium [20, 21]. Die Osteoarthrose des TMG ist oft mit inneren Störungen des Gelenks verbunden. Durch den degenerativen Prozeß ist die Gleitfähigkeit der Gelenkscheibe gestört, was wiederum deren Verlagerung zur Folge hat. Die Osteoarthrose ist die häufigste Ursache von Erkrankungen des TMG, und ihre degenerativen Veränderungen sind bei der Arthroskopie leicht zu erkennen.

Chondromalazie

Mit dem Begriff Chondromalazie wurde ursprünglich die posttraumatische Erweichung des Gelenkknorpels der Patella bei Jugendlichen beschrieben. Die anatomischen Läsionen sind mikroskopisch normalerweise nicht von denen einer früher abgelaufenen Osteoarthrose zu

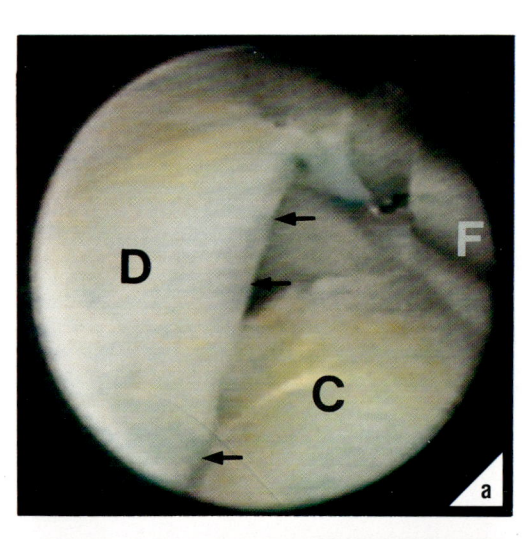

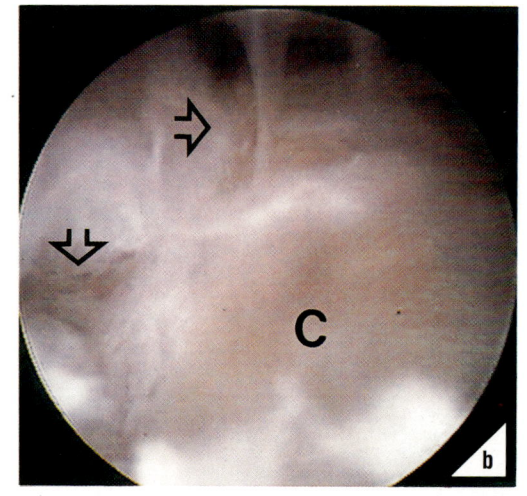

Abb. 26.31.
a Arthroskopische Darstellung einer Perforation im rechten Temporomandibulargelenk (C Gelenkköpfchen; D Gelenkscheibe; F Korbzange). Die Korbzange hält die Gelenkscheibe durch die Perforation nach oben. b Perforation an der Verbindungsstelle zwischen retrodiskalem Gewebe und Gelenkscheibe

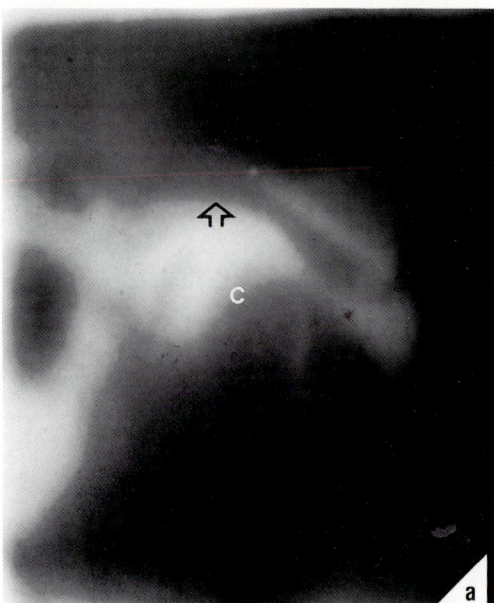

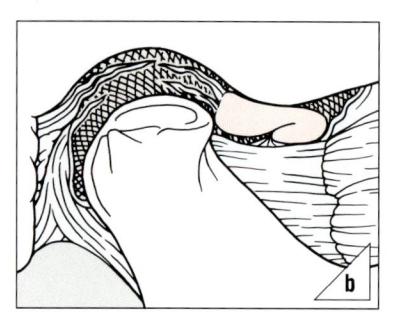

Abb. 26.32.
a Die Arthrographie der unteren Gelenkhöhle des rechten Temporomandibulargelenks zeigt den Durchtritt von Kontrastmittel in die obere Gelenkhöhle (mit freundlicher Genehmigung von Dr. Javier Beltran). b Sagittalschnitt des rechten Temporomandibulargelenks mit Perforation des retrodiskalen Gewebes (Pfeil) (C Gelenkköpfchen)

unterscheiden, obwohl mehrere Unterschiede beschrieben wurden. Die Ursache einer Chondromalazie ist noch immer nicht vollständig geklärt. Als primärer Auslöser gilt eine Verletzung, die wiederum in 2 Kategorien, akutes Trauma und Mikrotrauma, unterteilt werden kann. Bei einem akuten Trauma kommt es zu einer plötzlichen, unmittelbaren Verletzung mit hoher kurzzeitiger Belastung und Verlust eines Knorpelstückchens aus der Oberfläche des Gelenkköpfchens oder zum Absterben der Chondrozyten in einem umschriebenen Bereich der Gelenkoberfläche. Beim Mikrotrauma wird die Gelenkoberfläche wiederholt verletzt. Beispiele für ein Mikrotrauma des TMG sind Zähnezusamenbeißen und Bruxismus unter Streß.

Nach Quinn [22] ist die Hauptursache von TMG-Schmerzen möglicherweise die Einklemmung von Fragmenten degenerativen, vom Gelenkfortsatz ausgehenden Knorpels, die zwischen diesen und die Gelenkscheibe geraten. Die Synovitis gehört zu den Frühzeichen einer degenerativen, durch Mikrotraumen verursachten Arthritis. Man nimmt an, daß in einem schmerzhaften, in seiner Funktion beeinträchtigten TMG auch Entzündungs- und Schmerzmediatoren wie Bradykinin, Prostaglandin E2, Leukotrien B4 und Thromboxan B2 vorliegen.

Das klinische Fortschreiten einer Chondromalazie des TMG gliedert sich in 4 Stadien, die sich arthroskopisch unterscheiden lassen:

– Stadium I mit Erweichung,
– Stadium II mit Furchenbildung,
– Stadium III mit Ulzerationen und Auffasern und
– Stadium IV mit Kraterbildung und Freiliegen des darunterliegenden Knochens (Abb. 26.35).

Behandlung. Bei Chondromalazie bietet die Arthroskopie einen therapeutischen Ansatz von geringer Morbidität. Die Behandlung richtet sich nach dem Stadium der Degeneration. In den Stadien III und IV werden die meisten der degenerativen Stränge aufgefaserten Knorpels mit einem motorgetriebenen Schaber vorsichtig entfernt. Die knorpeligen freien Gelenkkörper werden mit einer Saugstanze, einer Zange oder mit motorgetriebenen Minischabern entfernt. Im Stadium IV der Chondromalazie, in dem der Knochen offenliegt, wird eine Abrasio/Arthroplastik durchgeführt, um die Oberfläche bis auf den blutgefäßführenden Knochen abzutragen. Dies fördert die Bildung von Granulationsgewebe und führt möglicherweise dazu, daß sich der Knochen wieder mit Faserknorpel bedeckt.

Die Behandlung einer akuten Synovitis mit mäßiger bis fortgeschrittener Hyperämie besteht in direkter Injektion von Betamethason in die Subintima der Synovialmembran, vorzugsweise unter arthroskopischer Kontrolle.

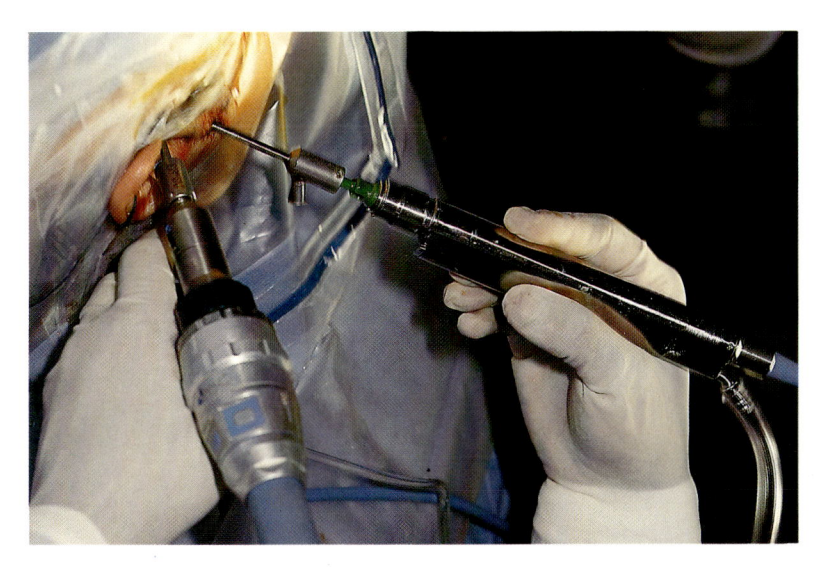

Abb. 26.33.
Einsatz des motorgetriebenen Schabers bei der Triangulationstechnik

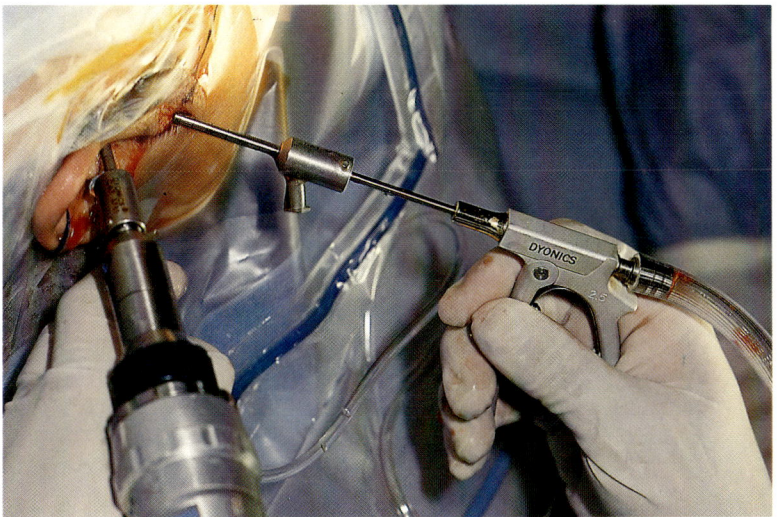

Abb. 26.34.
Die Saugstanze im zweiten Zugang

Pathologie des Bindegewebes

Rheumatoide Arthritis

Die rheumatoide Arthritis (RA) ist vor allem eine Erkrankung der Synovialis. Obwohl auch Knorpel und Knochen häufig mitbetroffen sind, ist dies eine Folge des Zerstörungsprozesses in der Synovialis. Die Inzidenz einer TMG-Beteiligung wird mit 2–86% angegeben. Darin wird das Fehlen exakter klinischer und röntgenologischer Kriterien einer rheumatoiden Arthritis des TMG deutlich [23–25], die im übrigen weitgehend der in anderen Gelenken ähnlich ist. Es ist jedoch schwierig, eine RA von anderen Gelenkerkrankungen, etwa von einer Osteoarthrose, zu unterscheiden, da die klinischen Zeichen und Symptome oft übereinstimmen. Bei einer symmetrischen Beteiligung des TMG mit Veränderungen der Okklusion, die zu einem fortschreitenden offenen Biß führen, sollte von einer RA ausgegangen werden. Letzterer tritt jedoch oft erst spät im Verlauf der Erkrankung auf, wenn es bereits zur Zerstörung des Knorpels und subchondralen Knochens gekommen ist. Obwohl die röntgenologische Untersuchung die Grundlage der Diagnose einer Osteoarthrose und rheumatoiden Arthritis bildet, sind die radiologischen Charakteristika einer RA des TMG nicht spezifisch, mit Ausnahme von Erosionen, die keinerlei Informationen über den Grad der Knorpelzerstörung liefern.

Arthroskopische Befunde. Die arthroskopische Untersuchung zeigt oft vermehrte Gefäßbildung, Hyperämie, Granulations- und Zottenbildung, Erguß und eine fibrotische Synovialis. Der Knorpel zeigt Auffaserungen, Läsionen, auch des darunterliegenden Knochens, sowie Freiliegen des Knochens und Eburnifikation. Abhängig vom Schweregrad der Erkrankung finden sich auch andere Charakteristika. In den Gelenken kann eine umschriebene Fibrose oder sogar eine Ankylose auftreten. In diesen Fällen kann sogar eine arthroskopische Untersuchung unmöglich werden. Mittels der Arthroskopie lassen sich Biopsien der Synovialis durchführen.

Behandlung. Die rheumatoide Arthritis ist eine Systemkrankheit und sollte zunächst einmal als solche behandelt werden. Oft sind die Lokalbehandlung der verschiedenen Gelenke und die physikalische Therapie der betroffenen Muskelgruppen erforderlich. Dazu ist Teamarbeit am besten geeignet, bei der verschiedene Fachrichtungen der Medizin und Chirurgie zusammenarbeiten. Die konservative Therapie einer RA des TMG umfaßt das Anfertigen einer Orthese.

Zur Behandlung einer rheumatoiden Arthritis erscheint die Arthroskopie sehr geeignet (Abb. 26.36). Als wirkungsvoll zur Abschwächung von Symptomen einer RA hat sich die Spülung des TMG mit isotonischer Kochsalzlösung erwiesen, möglicherweise, weil dabei Débris und andere entzündliche Elemente entfernt werden. Eine Alternative scheint die Spülung mit verdünntem Natriumhyaluronat zu sein [26].

Intraartikuläre Steroidinjektionen haben sich als wirkungsvoll erwiesen, obwohl es hinsichtlich ihrer lokalen Wirkung auf den Gelenkknorpel noch Bedenken gibt. Bei Natriumhyaluronat haben sich keine Nebenwirkungen gezeigt, daher könnte ihm der Vorzug gegeben werden. Das Einbringen von Natriumhyaluronat in das TMG ist relativ einfach und kann gleichzeitig mit der arthroskopischen Untersuchung vorgenommen werden. Unter direkter arthroskopischer Kontrolle können subsynoviale Injektionen geringer Mengen von Steroiden in kleine Entzündungsherde gesetzt werden.

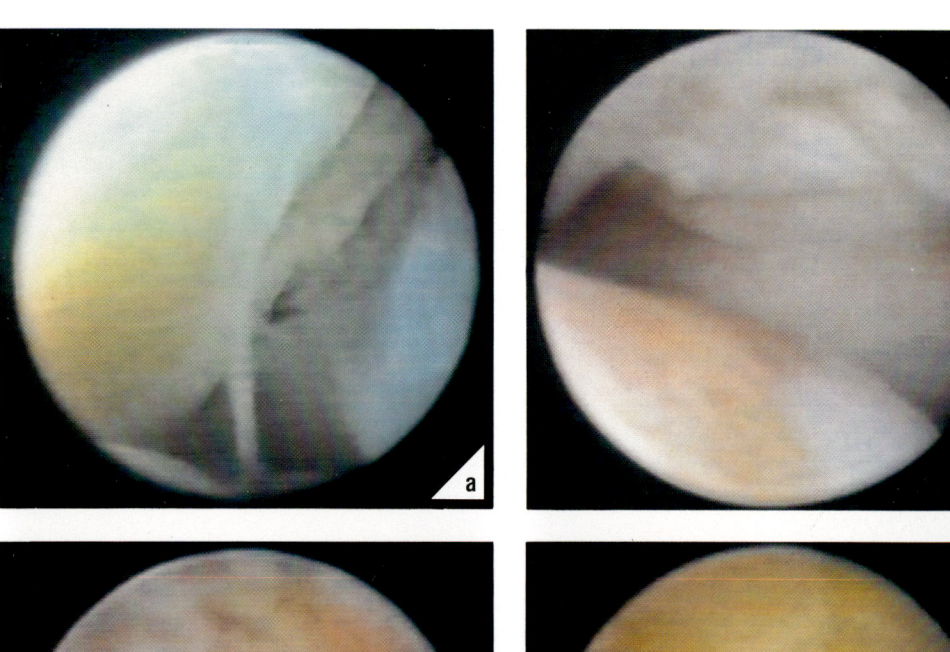

Abb. 26.35.
Chondromalazie im Stadium I (a) und im Stadium II (b); c Einsatz des motorgetriebenen Schabers bei einer Chondromalazie im Stadium III; d Chondromalazie im Stadium IV mit Freiliegen des subchondralen Knochens (mit freundlicher Genehmigung von Dr. Robert Schwartz)

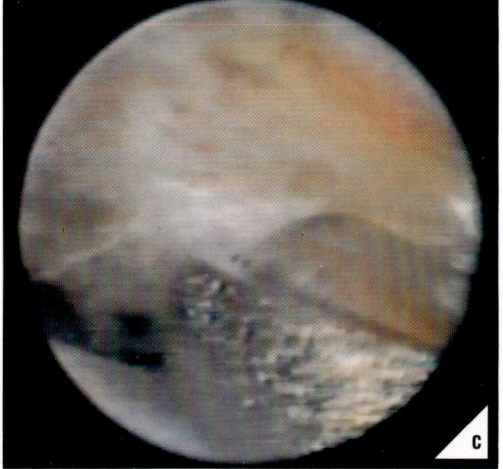

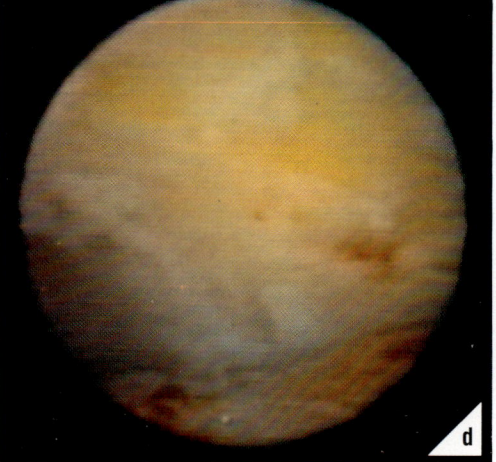

Eine hypertrophe Synovialis oder überschüssiges Gewebe findet sich oft in Gelenken mit fortgeschrittener RA. Es bedeckt den Knorpel, behindert seine Versorgung und macht ihn damit unzugänglich. Die Synovektomie wird am besten mit Minischabern durchgeführt und sollte unter arthroskopischer Kontrolle vorgenommen werden, da die Sicht oft durch Blutungen behindert wird, möglichst nur bei genau umschriebenen Läsionen.

Oft finden sich in Gelenken mit rheumatoider Arthritis Fibrose und Adhäsionen, die die Beweglichkeit behindern. Mit Handinstrumenten und motorgetriebenen Schabern lassen sich diese Stränge unter direkter arthroskopischer Sicht durchtrennen oder entfernen.

In bestimmten Fällen mit TMG-Beteiligung, z. B. bei ausgeprägter Immobilität oder knöcherner Ankylose, kann die Arthroskopie chirurgisch unzureichend sein. Diese Fälle werden am besten im Rahmen einer Arthrotomie behandelt.

Juvenile rheumatoide Arthritis

Entzündliche Arthritiden, die in der Kindheit beginnen, sind als juvenile rheumatoide Arthritis (JRA) bekannt und stellen zweifellos Krankheiten unterschiedlicher Ätiologie dar. Patienten mit JRA erkranken vor dem 16. Lebensjahr. Bei etwa 25 % von ihnen ist das TMG beteiligt. Die klassische systemische entzündliche Arthritis in der Kindheit ist der M. Still, der in seltenen Fällen erst im dritten oder vierten Lebensjahrzehnt beginnt. Bei Kindern ist eine Beteiligung des TMG relativ üblich. Die Gelenkentzündung kann zur Ankylose führen, und die chronische Krankheit kann die Wachstumskerne treffen und eine Mikrognathie bewirken.

Ein Subtyp der JRA, an dem primär sehr junge Mädchen erkranken, zeigt sich in Form einer Oligoarthritis vor allem der großen Gelenke der unteren Extremität. Die betroffenen Kinder haben eine chronische, symmetrische, erosive Polyarthritis und positive Rheumafaktoren. Die Erkrankung kann sich in Richtung auf eine Arthrosis deformans entwickeln, die von der klassischen rheumatoiden Arthritis bei Erwachsenen nicht mehr zu unterscheiden ist. Arthroskopische Befunde und Behandlung einer JRA mit Beteiligung des TMG entsprechen denen einer RA bei Erwachsenen.

Arthritis psoriatica

Die Arthritis psoriatica tritt bei etwa 5 % der Psoriasispatienten auf. In radiologischen Untersuchungen lassen sich destruktive Veränderungen des TMG nachweisen [27, 28]. Eine zuverlässige Diagnose ist möglich, wenn der Patient das typische Muster der Gelenkbeteiligung in Verbindung mit den Hauterscheinungen der Psoriasis oder die typischen Nagelveränderungen zeigt. Die arthroskopischen Befunde und die chirurgische Behandlung entsprechen denen der rheumatoiden Arthritis.

Systemischer Lupus erythematodes

Der systemische Lupus erythematodes (SLE) ist eine Autoimmunerkrankung mit unbekannter Ätiologie. Sowohl genetische als auch hormonale und Umweltfaktoren spielen als Auslöser bekanntermaßen eine Rolle. Im Verhältnis von 10:1 erkranken Frauen häufiger als Männer. Die Erscheinungsformen an den Muskeln und am Skelett umfassen Arthralgien, Arthritis und Tenosynovitis. Die Gelenkbefunde können eine rheumatoide Arthritis vortäuschen, die Deformierungen sind jedoch leicht zu erkennen. Ein Befall des TMG ist unüblich, wurde jedoch beschrieben [29, 30].

Das klassische Erscheinungsbild des Erkrankungsprozesses in der Synovialis umfaßt eines der folgenden Merkmale oder auch alle:
– Proliferation der Synovialis mit vermehrter Gefäßbildung und kapillärer Hyperämie,
– Zottenbildung,
– Erguß und
– Fibrose.

Im Knorpel kann es zu Auffaserungen, Läsionen bis auf den darunterliegenden Knochen und/oder zu freiliegendem Knochen mit Eburnifikation kommen.

Behandlung. Der SLE ist eine Sytemkrankheit, die sowohl durch eine systemische Therapie (Steroide und/oder zytotoxische Substanzen) als auch durch lokale Behandlung angegangen wird. Ist das TMG mitbetroffen, besteht eine effiziente Therapie in einer Kombination chirurgischer und konservativer Maßnahmen. Letztere beinhalten das Anfertigen und den Gebrauch einer Orthese in Verbindung mit diätetischen Maßnahmen einschließlich weicher Nahrungsmittel, die kein Kauen erfordern. Patienten mit einer Thrombose können Antikoagulanzien erhalten, die natürlich vor einem chirurgischen Eingriff abgesetzt werden sollten. Ebenfalls vor jedem Eingriff ist eine eingehende Untersuchung des Patienten, besonders hinsichtlich hämatologischer Befunde erforderlich.

Eine am „Hospital for Joint Diseases Orthopaedic Institute" in New York behandelte Gruppe von Patienten sprach recht gut auf die konservative Therapie und eine veränderte Diät an. Bei diesen Patienten finden sich oft ein auf die Gelenkregion beschränkter Schmerz und eine auf 10–20 mm interinzisival eingeschränkte Fähigkeit, den Mund zu öffnen.

Die arthroskopische Behandlung besteht in einer einfachen Lyse mit Lavage und/oder Gelenk-Débridement mit partieller oder subtotaler

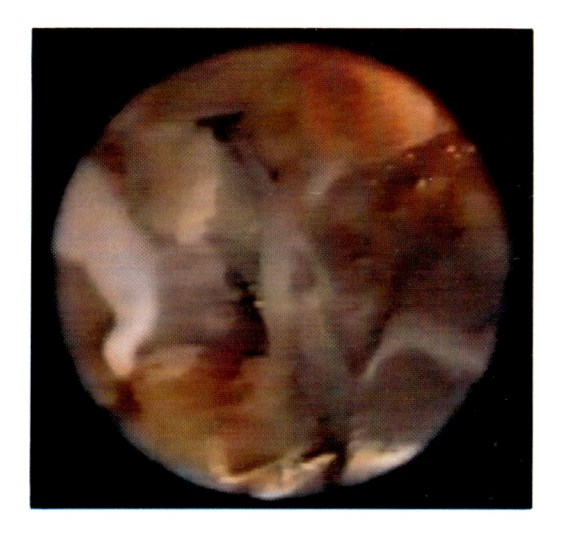

Abb. 26.36.
Débridement mit der Korbzange bei rheumatoider Arthritis

Synoviaresektion unter Verwendung der Saugstanze oder eines motorgetriebenen Minischabers (Abb. 26.37).

Postoperative Betreuung

Der Erfolg eines arthroskopischen Eingriffs hängt von der frühen Mobilisierung der Gelenke ab. Die Wiederherstellung eines normalen Rotations-Translations-Verhältnisses sollte durch beidseitige Mobilisierung des TMG in allen Phasen der Öffnung aufrechterhalten werden. Ziel ist es, die Beweglichkeit der Gelenkscheibe zu erhalten.

Der Patient wird angewiesen, nach der Operation den Gebrauch der Orthese wieder aufzunehmen, um das Gelenk zu entlasten. Besondere Anweisungen für deren Gebrauch gibt der behandelnde Zahnarzt.

Für mindestens 3 Monate postoperativ sollte eine Diät gehalten werden, bei der Kauen nicht erforderlich ist. In Abständen kann geprüft werden, ob der Patient fähig ist, sich auf eine normale Ernährung umzustellen.

Die pharmakologische Betreuung nach einer Arthroskopie gliedert sich in eine kurzfristige und eine langfristige. Die kurzfristige postoperative Phase beginnt mit der Entlassung des Patienten aus der Klinik und dauert etwa 6–8 Wochen. In dieser Zeit werden postoperative Schmerzen bekämpft, so daß mit der physikalischen Therapie begonnen werden kann. Ferner werden die Schwellung, Steife und Entzündungserscheinungen im Gelenk behandelt, wobei sich nichtsteroidale Antiphlogistika als nützlich erweisen. Die langfristige postoperative Phase beginnt 6 Wochen nach der Operation. Wenn über diesen Zeitpunkt hinaus noch Schmerzen bestehen, muß die präoperative Diagnose revidiert werden, um eine Begleiterkrankung auszuschließen, und man sollte nach einer außerhalb des Gelenks gelegenen Ursache forschen. Während dieser Zeit sind halbsynthetische Schmerzmittelkombinationen und nichtsteroidale Antiphlogistika sehr nützlich. Auch stimmungsaufhellende und angstlösende Medikamente haben sich als wirkungsvoll erwiesen.

Komplikationen und unerwartete Fehlerquellen

Nachdem die Arthroskopie des TMG allgemein als ein Verfahren von geringerer Invasivität und mit einer höheren Erfolgsquote als die herkömmliche Arthrotomie bezeichnet worden war, beeilte sich jeder, diese neue Technik auch klinisch anzuwenden. Obwohl wir diesbezüglich unsere ersten Erfahrungen mit der Diagnosestellung, Lyse und Lavage gemacht hatten, wurde in der Literatur lediglich über wenige, isolierte Komplikationen berichtet. Goss und Bosanquet [31] sowie Holmlund et al. [32] berichteten über intraoperative Blutungen und vorübergehende Schwäche in der Peripherie des N. facialis. Diese Komplikationen waren jedoch den auch nach herkömmlichen Arthrotomieverfahren auftretenden ähnlich. Nachdem jedoch allmählich komplexere arthroskopische Eingriffe vorgenommen wurden, erschienen in der Literatur Berichte über etliche gravierende Unglücksfälle. Im Jahre 1987 führten Carter und Testa [33] die erste retrospektive Multicenter-Studie durch. Das Gros des Patientenkollektivs durchlief diagnostische Verfahren, Lyse und Lavage mit einer Gesamtkomplikationsrate von 10%. Die prospektive Studie von Small verzeichnete eine Gesamtkomplikationsrate von 1,86% für Arthroskopien des Knies und anderer Gelenke. Bei der Überprüfung der Komplikationen ergab sich:
1. Die meisten waren perioperativ und vorübergehend.
2. Einige der schwerwiegenderen Komplikationen waren bei Arthrotomien des TMG bisher noch nicht beobachtet worden.

Als Folge einer Punktion der medialen Kapsel des TMG durch eine unkorrekt eingelegte Abflußkanüle oder Austreten von Spülflüssigkeit in den seitlichen Rachenraum wurde über eine Verlegung der oberen Luftwege berichtet. White [34] beschrieb 2 derartige Fälle, die eine längere Intubation im Aufwachraum erforderlich machten. Ein fundiertes Wissen über die Anatomie des Gelenks und striktes Beachten der Punktionstechniken einschließlich der Tiefe der Punktion mittels Trokar und Kanüle im Gelenkspalt können das Komplikationsrisiko senken. Vor dem Extubieren sollten die Luftwege überprüft werden.

Manche Praktiker verwenden Lokalanästhetika, um während der Diagnostik das Gelenk zu dehnen und die Hämostase zu fördern. Zu rasche Resorption des Anästhetikums kann Herzrhythmusstörungen hervorrufen. Jones und Horn berichteten über einen Fall, bei dem der Patient vorzeitige Ventrikelkontraktionen mit Bigeminie entwickelte. Versehentliches Massieren des Glomus caroticum beim Bewegen des Unterkiefers kann Bradykardie verursachen.

Die Gesamtinfektionsrate der TMG-Arthroskopie lag Berichten von Carter und Testa [33] zufolge unter 1%. Obwohl arthroskopisches Vorgehen beim Vorliegen einer Infektion kontraindiziert sein kann, berichteten Murakami et al. [35] über die erfolgreiche Arthroskopie einer suppurativen Arthritis des TMG. Sanders [36] verwies auf einen Fall von Otitis media nach Arthroskopie des TMG. Greene und Van Sickels [37] beschrieben einen Fall von Otitis externa nach Lyse und Lavage. Obwohl Small [38] in postoperativen Infektionen sowohl Streptokokken als auch Staphylokokken anführte, wurde in den Berichten über eine Infektion nach Arthroskopie des TMG kein auslösender Organismus genannt.

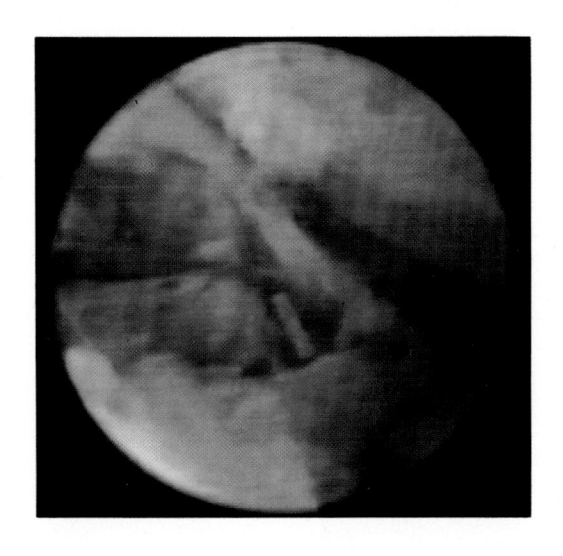

Abb. 26.37.
Débridement mit der Saugstanze bei systemischem Lupus erythematodes

Einige Chirurgen ich selbst eingeschlossen gehen dieses Problem empirisch an; ein Beispiel dafür ist die Gabe von 1 g Cephalexin vor dem Eingriff, gefolgt von 500 mg Cephalexin per os, alle 6 h über 5 Tage lang.

Neurologische Verletzungen sind die häufigsten Komplikationen in den größeren retrospektiven Studien von Greene und Van Sickels [37] und Carter und Testa [33]. Wie bereits beschrieben, besteht das Dach der Fossa glenoidalis aus einer dünnen Knochenlamelle, die mit einem Arthroskop oder Trokar leicht durchstoßen werden kann. McCain [7] berichtete über eine Punktion der Fossa glenoidalis und der Dura mit nachfolgendem Liquoraustritt. Ein Neurochirurg wurde hinzugezogen und der geplante Eingriff ohne besondere postoperative Ereignisse durchgeführt. Schellhas et al. sahen eine Zerstörung des Dachs der Fossa glenoidalis durch sich vergrößernde Granulome bei Patienten, die ein Teflon-Proplast-Implantat erhalten hatten. Bei diesen Patienten kann eine Arthroskopie aufgrund des erhöhten Risikos einer Perforation der mittlere Schädelgrube kontraindiziert sein.

Die Nähe der Hirnnerven V und VII zur Kapsel des TMG macht sie für Verletzungen anfällig. Diese treten gewöhnlich als Folge eines Flüssigkeitsaustritts während des Eingriffs auf. Der Fazialis ist dabei stärker gefährdet als der Trigeminus mit seinen Ästen, doch sind die Störungen nur vorübergehend. Diese Riskien sind von kosmetischer und ophthalmologischer Bedeutung (Abb. 26.38).

Durch Flüssigkeitsaustritt während der Arthroskopie können der N. infraorbitalis, der N. lingualis und der N. alveolaris inf., alle Äste des Trigeminus, betroffen sein. Die auftretende Hypästhesie ist oft nur vorübergehend. Die versehentliche Punktion der medialen Gelenkkapsel führt zum Flüssigkeitsaustritt nach medial in den Pterygomandibularraum und zu hydrostatischem Druck auf den N. lingualis und den N. alveolaris inf., über dessen mechanische Verletzung Heffez und Blaustein [39] berichteten. Man vermutet, daß die Schenkel der Tuchklammer, die in den Kieferwinkel eingebracht wird, um diesen während des Eingriffs bewegen zu können, den seitlichen Kortex des Unterkiefers durchstoßen und so zu einer Kompressionsverletzung geführt hat. Eine Hypästhesie im Bereich des N. auriculotemporalis wird wegen dessen Nähe zur seitlichen Gelenkkapsel nach einer Arthroskopie häufig beobachtet. Die häufigsten Verletzungen bestehen in Durchtrennung, Kontusion, erhöhtem hydrostatischen Druck und lokalem Hämatom als Folge einer Ruptur der angrenzenden hinteren Kapselvenen. Wenn der Chirurg mit einer Technik erst noch vertraut werden muß oder bei fortgeschritteneren Operationstechniken kann sich die Operationszeit verlängern, und ein Flüssigkeitsaustritt wird wahrscheinlicher. Ich empfehle, die Operationszeit auf etwa 1 h pro Gelenk zu begrenzen.

Die häufigste Verletzung des N. facialis betrifft dessen Schläfen- und Jochbeinverzweigungen, die Rami temporales et zygomatici. Der von Murakami und Ono [40] angegebene Zugang ins Gelenk ist geeignet, das Verletzungsrisiko dieses Nervs zu senken. Obwohl in dieser Hinsicht zahlreiche weitere Techniken beschrieben wurden, sind Berichte über Verletzungen dieses Nerven immer noch häufig. In der Übersicht von Carter und Testa wird die Inzidenz mit 4%, bei Greene und Van Sickels mit 0,56% angegeben. Alle diese Verletzungen waren vorübergehender Natur, mit Ausnahme einer von Appelbaum et al. angeführten vollständigen Lähmung des N. facialis. Der Patient hatte sich in diesem Fall zuvor einer offenen Gelenkoperation unterzogen und könnte aus diesem Grund unter der Arthroskopie einem höheren Risiko ausgesetzt gewesen sein.

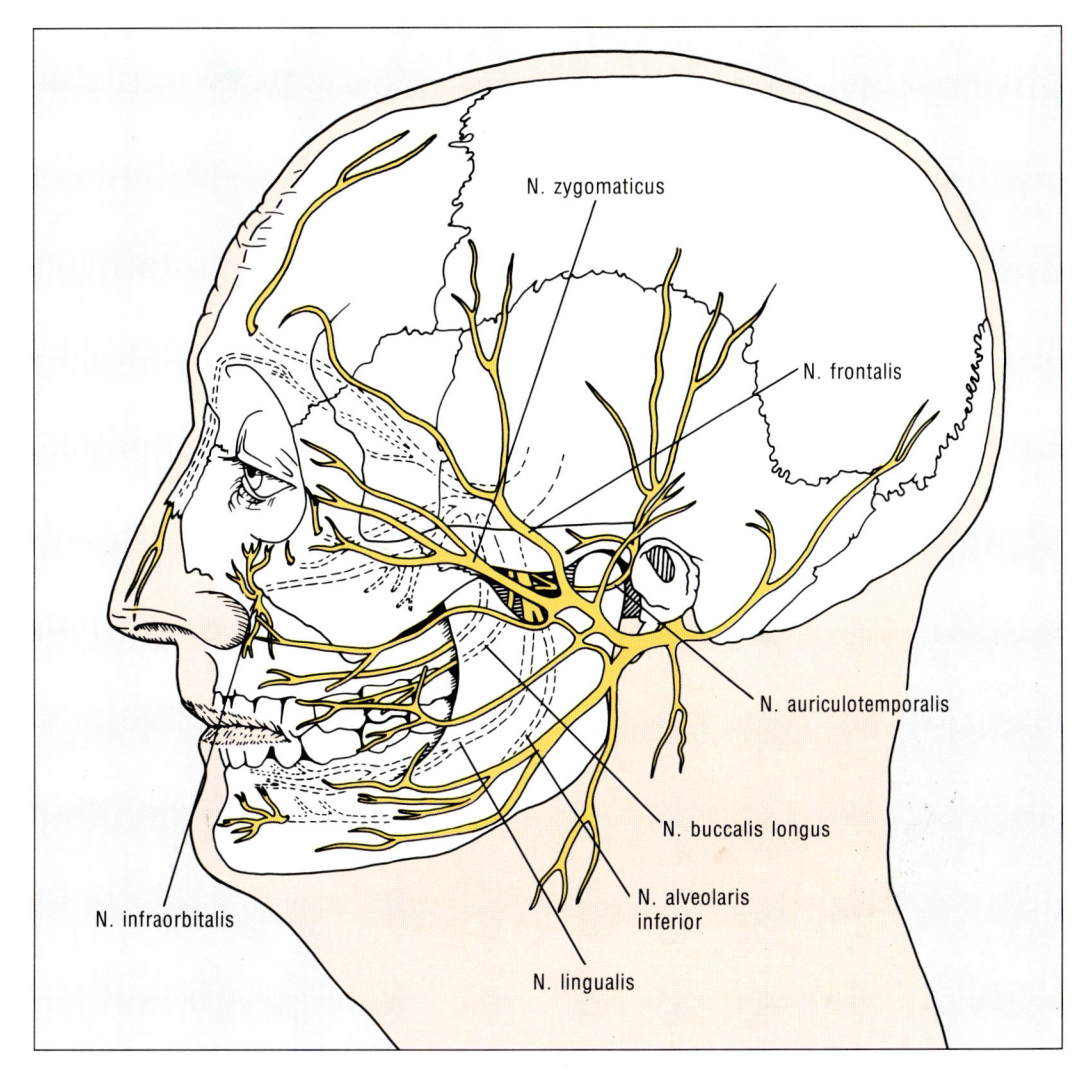

Abb. 26.38.
Die Nervenbahnen in der Umgebung des Temporomandibulargelenks

Das Vorgehen bei einer persistierenden Schädigung der Rr. temporales und der Rr. zygomatici richtet sich auf die Vorbeugung einer Hornhautaustrocknung und Abrasio. Nächtliche Verbände des Auges und künstliche Tränen wirken günstig. Im ungewöhnlichen Fall einer vollständigen Lähmung ist ein okuloplastisches Konsilium im Hinblick auf eine seitliche Tarsorrhaphie obligatorisch. Das potentielle Risiko einer Verletzung dieses Nervs könnte mit der Entwicklung fortschrittlicherer Techniken mit erweiterten Zugängen noch steigen.

Zu den während einer Arthroskopie des TMG am meisten gefährdeten Gefäßen gehören die Endäste der A. carotis externa und die Äste der V. temporalis superficialis (Abb. 26.39). Die operative Arthroskopie erfordert zahlreiche Zugänge und Punktionsstellen. Die Punktion der oberflächlichen Temporalarterie läßt sich vermeiden, wenn diese vor dem Aufdehnen des Gelenks palpiert wird. Kommt es doch zur Schädigung, zeigt sich dies in einer starken, unter hohem Druck stehenden Blutung, die jedoch gewöhnlich durch Druck mit dem Finger unter Kontrolle gebracht werden kann. Als Folge kann es zu einem Hämatom kommen, und der arthroskopische Eingriff sollte abgebrochen werden, wenn die anatomischen Orientierungspunkte nicht mehr sichtbar sind. Greene und Van Sickels [37] berichteten über einen Fall, bei dem eine Ligatur erforderlich wurde. Moses und Topper [41] beobachteten eine arteriovenöse Fistel nach Arthroskopie des TMG. In einem zweiten Eingriff wurde eine Ligatur gelegt. Preisler et al. [42] schilderten den Fall einer AV-Fistel, die radiologisch behandelt wurde. Nach erfolgreichem Verschluß durch Vernarbung des Gefäßes wurde das geschädigte Segment chirurgisch entfernt.

Carter und Testa [33] gaben an, daß die Wahrscheinlichkeit einer venösen Verletzung erheblich höher sei als die einer arteriellen Verletzung. Die 2 hinteren Kapselvenen, die normalerweise nicht palpierbar sind, sowie die Schwellung des hinteren Anteils der tiefen Temporalvene stellen eine bedeutende Blutungsgefahr dar.

Fortgeschrittene operative Techniken und der Einsatz elektrischer Schaber zur Synovektomie haben die Wahrscheinlichkeit intraartikulärer Blutungen erhöht. Small bezeichnete den Hämarthros als häufigste Komplikation einer orthopädischen Arthroskopie, obwohl bis jetzt noch kein Fall eines postoperativen Hämarthros des TMG bekannt geworden ist. Eine blutdrucksenkende Anästhesie, lokal gefäßverengende Substanzen und ein gutes Sichtfeld während des Einsatzes elektrischer Instrumente tragen dazu bei, eine intraartikuläre Blutung zu verhindern oder zu beherrschen.

Instrumentenversagen ist bei der Arthroskopie des TMG größtenteils die Folge von Materialfehlern der metallenen Instrumente. Die meisten der neueren in der Arthroskopie verwendeten Instrumente sind lediglich verkleinerte Versionen bereits existierender orthopädischer Instrumente und daher empfindlicher und zerbrechlicher. Das Zurückholen eines Instruments geschieht oft mit einer Greifzange oder mit einer Magnetsonde. Der „Golden retriever" ist nützlich bei der Entnahme metallener Bruchstücke. In 2 Fällen führte die Verwendung eines Gefäßkatheters als Absaugkanüle zum Zerbrechen der metallenen Spitze, die zum freien Gelenkkörper wurde. Im einen Fall wurde die Spitze mit einer Greifzange entfernt, der andere Fall erforderte eine Arthrotomie. Vom Gebrauch nichtmetallischer Instrumente wird dringend abgeraten.

Die meisten otologischen Schäden infolge einer Arthroskopie des TMG waren vorübergehender Natur, einige Patienten behielten jedoch Dauerschäden zurück. Für die meisten dieser Komplikationen ist die große Nähe des TMG zum Ohrkanal verantwortlich.

Sanders berichtete über den ersten Fall einer Otitis media mit leichtem Hörschaden als einzige Komplikation in einer großen Anzahl von Fällen. Van Sickels et al. [43] führten einen Fall an, bei dem ein stumpfer Trokar versehentlich nach posteromedial durch den Gehörgang und ins Innenohr drang und dabei zur Perforation des Trommelfells und zu einer leichten Luxation des Amboß führte. Der Patient behielt eine Leitungsschwerhörigkeit von 15 dB zurück. Appelbaum et al. berichteten über 3 Fälle otologischer Verletzungen. Zwei der Patienten entwickelten einen schweren bis vollständigen sensoneuralen Hörverlust, der dritte erlitt einen Hörverlust mit hoher Leitungskomponente. Zwei der Patienten hatten sich einer offenen Gelenkoperation unterzogen, durch die sich möglicherweise die anatomischen Strukturen und Orientierungspunkte verändert hatten. Die Autoren legten weiter dar, daß der sensoneurale Verlust möglicherweise die Folge eines Schadens am Foramen ovale oder am Foramen rotundum sein könnte, verursacht durch den erhöhten Druck der versehentlich ins Mittelohr geratenen Spülflüssigkeit.

Es gibt weiterhin verschiedene Darstellungen kleinerer Verletzungen des äußeren Gehörgangs durch Kontusion der vorderen Wand. Einige Patienten erlitten einen vorübergehenden Hörverlust. Bekannt gewordene Perforationen des äußeren Gehörgangs lagen gewöhnlich zwischen dem Ansatz des Tragus und dem knöchernen Anteil des Gehörgangs. Blutungen aus solchen Rißwunden sollten normalerweise kauterisiert und der Gehörgang für 1–2 Wochen mit antibiotika- und hydrokortisonhaltigen Ohrentropfen behandelt werden. Bei einer Otitis externa, verursacht möglicherweise durch im Gehörgang zurückgebliebene Feuchtigkeit, sollte der Gehörgang gereinigt und mit antibiotika- und hydrokortisonhaltigen Ohrentropfen behandelt werden. Obwohl erst ein Fall einer Otitis media nach Arthroskopie des TMG bekannt geworden ist, sollten in einem solchen Fall sofort Antibiotika verschrieben werden. Das Mittel der Wahl ist Amoxicillin, 500 mg, 3mal täglich über 7 Tage. Der Patient sollte untersucht und von einem HNO-Arzt weiterbehandelt werden.

Unter den lokalen Verletzungen als Folge einer Arthroskopie des TMG fanden sich Kapsulitis, Hitzeschäden der Haut und eine Atrophie des subkutanen Fettgewebes in der Periaurikularregion. Eine postoperative Kapsulitis ist wegen der Verletzungen an Haut- und Kapselstrukturen durch die Arthroskopieinstrumente recht häufig. Sie ist normalerweise nur vorübergehend und läßt sich mit nichtsteroidalen Antiphlogistika behandeln.

Hautverletzungen durch Kauterisieren sind selten. Der Chirurg sollte auf die Position der Elektrodenspitze im Verhältnis zur Kanüle achten, da der Kontakt zwischen der aktiven Elektrode und der Kanüle zu einer ringförmigen Hautverletzung führen kann.

Goldberg et al. [44] berichteten über einen Fall von subkutaner Fettgewebsatrophie nach Arthroskopie des TMG unter Verwendung von 10%igem Triamcinolonacetonid. Dieses Phänomen wird am häufigsten bei Frauen in der Prämenopause beobachtet. Die daraus entstandene präaurikuläre Einsenkung wurde als Folge der Fettgewebsatrophie angesehen. Die Autoren führen an, daß diese Komplikation nach 6 Monaten auftrat, und regten an, unlösliche Steroide auf tiefe Injektionen zu beschränken, nur die niedrigste noch wirksame Dosis zu verabreichen und zu verhindern, daß die Substanzen aus tiefen Bereichen in höhere Schichten aufsteigen, um so die Gefahr einer Fettgewebsatrophie zu minimieren.

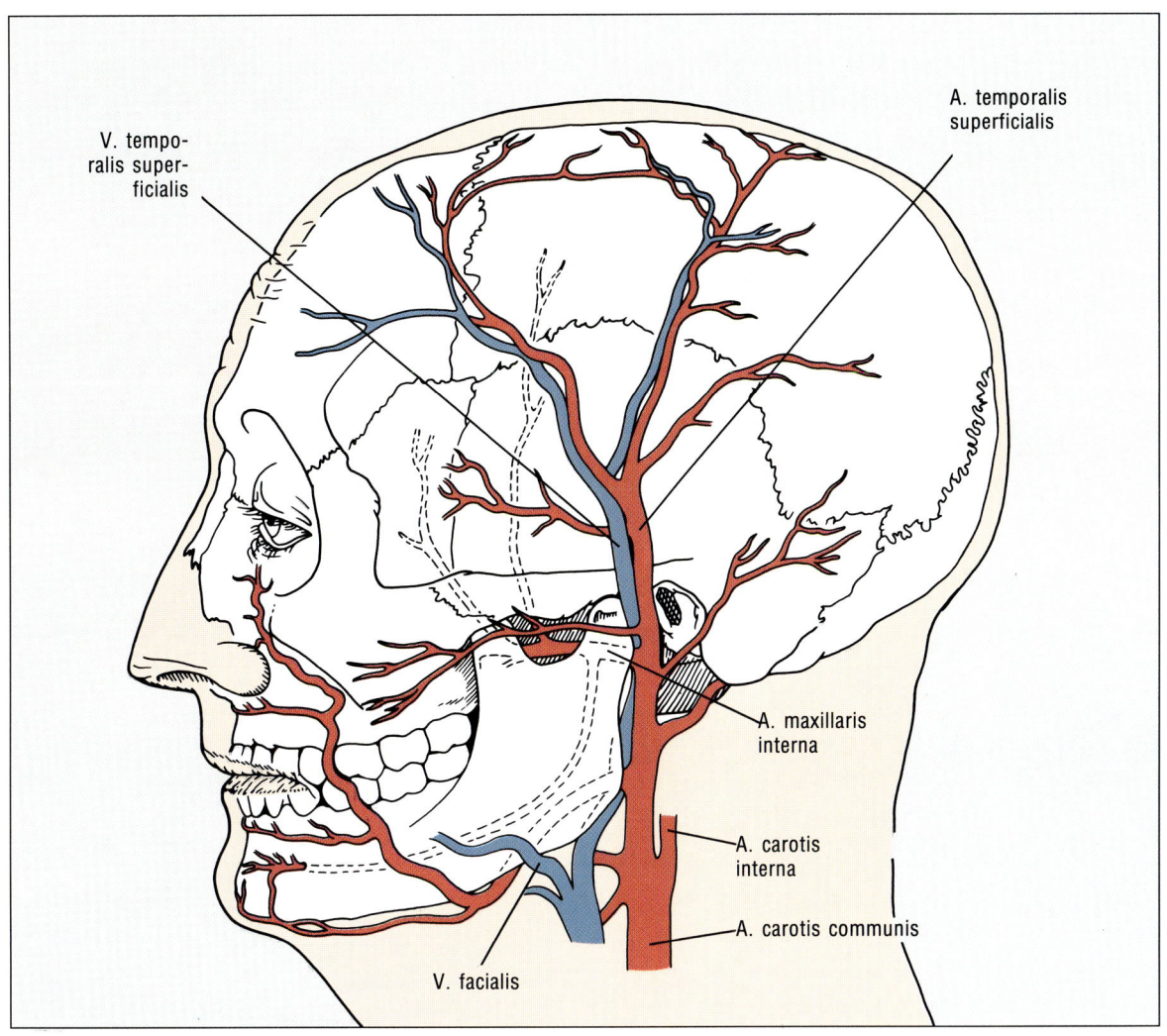

Abb. 26.39.
Arterien und Venen in der Umgebung des Temporomandibulargelenks

Literatur

1. Murakami K-I. Arthroscopic anatomy, histology and visual fields in the temporomandibular joint. In: Thomas M, Bronstein SL, eds. *Arthroscopy of the Temporomandibular Joint*. Philadelphia, Pa: WB Saunders Co; 1991:140–153.
2. Thomas M. Diagnostic and operative arthroscopy of the temporomandibular joint. In: Thomas M, Bronstein SL, eds. *Arthroscopy of the Temporomandibular Joint*. Philadelphia, Pa: WB Saunders Co; 1991:154–164.
3. Bronstein SL. Surgical procedures and techniques. In: Thomas M, Bronstein SL, eds. *Arthroscopy of the Temporomandibular Joint*. Philadelphia, Pa: WB Saunders Co; 1991:166–186.
4. Bradrick JP, Eckhauser ML, Indresano AT. Morphologic and histologic changes in canine temporomandibular joint tissues following arthroscopic guided neodymium: YAG laser exposure. *J Oral Maxillofac Surg*. 1989;47:1177.
5. Holmlund A, Hellsing G. Arthroscopy of the temporomandibular joint. *Int J Oral Surg*. 1985;4:169–175.
6. Murakami K-I, Ono T: Temporomandibular joint arthroscopy by inferolateral approach. *J Oral Maxillofac Surg*. 1986;15:410–417.
7. McCain JP. Arthroscopy of the human temporomandibular joint. *J Oral Maxillofac Surg*. 1988;46:648–655.
8. Ohnishi M. Kokubyu Gakkai, Zasshi J. *Japan Stomatol Soc*. 1982;31:487–512.
9. Ohnishi M. *Arthroscopy*. 1984;9:43–48.

10. Ohnishi M. Proceedings of the Symposium on TMJ Arthroscopy. Southern California OMFS Foundation; 1986.
11. Kaminishi RM, Davis CL. Intra-capsular fibrosis of the superior compartment of the temporomandibular joint. In: Thomas M, Bronstein SL, eds. *Arthroscopy of the Temporomandibular Joint*. Philadelphia, Pa: WB Saunders Co; 1991:235–243.
12. Sanders B, Buoncristiani R. Diagnostic and surgical arthroscopy of the TMJ: clinical experience with 137 patients over 2 years. *Craniomandibular Disorder Facial Oral Pain*. 1987;1:202–213.
13. Blankestijn J, Panders A, Vermey A, Scherpbier AJ, Synovial chondromatosis of the temporomandibular joint: report of three cases and a review of the literature. *Cancer*. 1985;55:479–485.
14. Casselman JW, Demeulemeister L, Bossuyt M, et al. CT findings in synovial chondromatosis of the temporomandibular joint. *J Comput Assist Tomogr*. 1987;11:898–900.
15. Forsell K, Happonen R, Forsell H. Synovial chondromatosis of the temporomandibular joint: report of a case and review of the literature. *Int J Oral Maxillofac Surg*. 1988;17:237–241.
16. Axhausen G. Pathologie und Therapie des Kiefergelenkes. *Fortschr Zahnheilk*. 1933;9:171–186.
17. Silver CM, Simon SD, Litchman HM, Dyckman J. Synovial chondromatosis of the temporomandibular joint. *J Bone Joint Surg*. 1971;53A:777–780.
18. Sun S, Helmy E, Bays R. Synovial chondromatosis with intracranial extension: a case report. *Oral Surg Oral Med Oral Pathol*. 1990;70:5–9.
19. Von Arx DP, Simpson MT, Batman P. Synovial chondromatosis of the temporomandibular joint. *Br J Oral Maxillofac Surg*. 1988;26:297–305.
20. Stegenga B, de Bont LGM, Boering G. A proposed classification of temporomandibular disorders based on synovial joint pathology. *J Craniomandib Pract*. 1989;7:107–118.
21. Stegenga B, de Bont LGM, Boering G. Osteoarthrosis as the cause of craniomandibular pain and dysfunction: a unifying concept. *J Oral Maxillofac Surg*. 1989;47:249–256.
22. Quinn JH. Pathogenesis of TMJ chondromalacia and arthralgia. *Oral Maxillofac Surg Clin North Am*. 1989;1:47–57.
23. Carlsson GE, Kopp S, Oberg T. Arthritis and allied diseases of the temporomandibular joint. In: Zarb GA, Carlsson GE, eds. *Temporomandibular Joint Function and Dysfunction*. St. Louis, Mo: CV Mosby Co: 1979:293–320.
24. Ogus H. Rheumatoid arthritis of the temporomandibular joint. *Br J Oral Surg*. 1975;12:275–284.
25. Tegelberg A, Kopp S. Clinical findings in the stomatognathic system for individuals with rheumatoid arthritis and osteoarthritis. *Acta Odontol Scand*. 1987;45:65–75.
26. Weiss C. Basic structures of di-arthrodial joints. In: Parisien JS, ed. *Arthroscopic Surgery*. New York, NY: McGraw-Hill; 1983:3–18.
27. Kononen M. Clinical signs of craniomandibular disorders in patients with psoriatic arthritis. *Scand J Dent Res*. 1987;95:340–346.
28. Kudryk WH, Baker GL, Percy JS. Ankylosis of the temporomandibular joint from psoriatic arthritis. *J Otolaryngol*. 1985;14:336.
29. Liebling MR, Gold RH. Erosions of the temporomandibular joint in systemic lupus erythematosus. *Arthritis Rheum*. 1981;24:948.
30. Gerbracht D, Shapiro L. Temporomandibular joint erosions in systemic lupus erythematosus. *Arthritis Rheum*. 1982;25:597. Letter.
31. Goss AN, Bosanquet AG. Temporomandibular joint arthroscopy. *J Oral Maxillofac Surg*. 1986;44:614–617.
32. Holmlund A, Hellsing G, Wredmark T. Arthroscopy of the temporomandibular joint: a clinical study. *Int J Oral Maxillofac Surg*. 1986;15:715–721.
33. Carter JB, Testa L. Complications of TMJ arthroscopy: a reviews 2,225 cases. Review of the 1988 Annual Scientific Sessions Abstracts. *J Oral Maxillofacial Surg*. 1988;46:M14–M15.
34. White RD. Retrospective analysis 100 consecutive surgical arthroscopies of the temporomandibular joint. *J Oral Maxillofac Surg*. 1989;47:1014–1021.
35. Murakami K. Matsumoto K, Izuka T. Suppurative arthritis of the temporomandibular joint: report of a case with special reference to arthoscopy observations. *J Maxillofac Surg*. 1984;112:41–45.
36. Sanders B. Arthroscopic surgery of the temporomandibular joint: treatment of internal derangement with persistent closed lock. *Oral Surg*. 1986;62:361–372.
37. Greene MW, Van Sickels JE. Survey of TMJ arthroscopy in oral and maxillofacial surgery residency programs. *J Oral Maxillofac Surg*. 47:574–576.
38. Small NC. Complications in arthroscopic surgery performed by experienced arthroscopists. *J Arthroscopic Rel Surg*. 1988;4:215–221.
39. Heffez L, Blaustein D. Diagnostic arthroscopy of the temporomandibular joint, I: normal arthroscopy findings. *Oral Surg*. 1987;64:653–670.
40. Murakami K, Ono T. Temporomandibular joint arthroscopy by infero-lateral approach. *Int J Oral Maxillofac Surg*. 1986;15:410–417.
41. Moses JJ, Topper DL. Arteriovenous fistula: an unusual complication associated with arthroscopic temporomandibular joint surgery. *J Oral Maxillofac Surg*. 1990;48:1220–1222.
42. Preisler SA, Koorbusch GF, Olson RAJ. An acquired arteriovenous fistula secondary to temporomandibular joint arthroscopy: report of a case. *J Oral Maxillofac Surg*. 1991;49:187–190.
43. Van Sickels JE, Nishioka GJ, Hegewald MD, et al. Middle ear injury resulting from temporomandibular joint arthroscopy. *J Oral Maxillofacial Surg*. 1987;45:962–965.
44. Goldberg JS, Julian JB, Dachille R. Local subcutaneous atrophy following arthroscopy of the TMJ. *J Oral Maxillofac Surg*. 1989;47:986–987.

Sachverzeichnis

A

Abfräsen, 136
Acetabulum, 298, 299, 301, 302, 304, 305
  chondrale Fraktur, 306
Achillessehnen-Allograft,
  Passage und Fixierung, 156–158
  Präparieren, 155–156
Acufex-Führungsgerät, 102
Adhäsionen,
  des hinteren subtalaren Gelenks, 269
  fribrotische, 354
Akromioklavikulargelenk, 217, 221
  Débridement,
    klinische Indikationen, 222
    Komplikationen und Risiken, 228
    Operationstechnik, 223–229
    Tendenzen für die Zukunft, 228
Akromion, 209–210
  Resektion, 216–217
  Typ II, 212
  Typ III, 212
Akromioplastik, 209
  Ergebnisse bei
    Teilrissen, 218–219
    vollständigen Rissen, 219
  Indikationen, 212–213
  Komplikationen und Risiken, 218
  Operationstechnik, 213
    Akromionresektion, 216–217
    glenohumerale diagnostische Arthroskopie, 213–214
    Lig. coracoacromiale, Durchtrennung, 215–216
    Reparatur der Rotatorenmanschette, 217–218
    subakromiale Bursoskopy, 214–215
    Untersuchung der Rotatorenmanschette, 217
    Untersuchung des Akromioklavikulargelenks, 217
  postoperative Behandlung, 218
Albäck, S., 70
Alfenta, 332
Allograft, 131
  Achillessehne, 149–150, 153, 155–156, 158
  Äthylenoxid, 132
  frischgefroren, 132
  Patellarsehnen-Knochen-, 97–102, 104–107
  Präparieren, 137
American Association of Tissue Banks, 132
(Amerikanische Vereinigung der Gewebebanken)
Anästhesie,
  Lokalanästhesie, 314–315, 332, 338
  Regionalanästhesie, 314–315
  Untersuchung unter, 190–192
  Vollnarkose, 312

Anatomie der Zugänge,
  Ellenbogen, 276
    anterolateraler, 278–279
    anteromedialer, 280
    gerader hinten, 281
    gerader lateral, 280–281
    posterolateraler, 281
    proximomedialer, 281–282
  Großzeh,
    superolateraler, 270–271
    superomedialer, 270–271
  Hüfte, 294–296
    anterolateraler, 302–303
    lateraler, 302–303
    vorderer, 303
  Knie,
    anterolateraler, 6–7
    anteromedialer, 6
    posterolateraler, 7
    posteromedialer, 7
  Schulter,
    hinterer, 165, 174, 178
      posteroinferiorer, 192–193
      posterosuperiorer, 192–193
    superiorer, 166–167, 174, 223, 225–227
    vorderer, 165–167, 174
      anteroinferiorer, 192–194
      anterosuperiorer, 192–193
  Sprunggelenk,
    anterolateraler, 258
    anteromedialer, 258
    hinterer, 236–237, 264–265
    posterolateraler, 258
    vorderer, 236–237, 264–265
Ankylose, 275, 353
  fibroossäre, 354
  knöcherne, 354
Arthritis
  juvenile rheumatoide, 363
  psoriatische, 363
  rheumatoide, 362–363
Arthrodese des Sprunggelenks
  Indikationen, 257–258
  Komplikationen und Risiken, 260
  Operationstechnik, 258–259
  postoperative Behandlung, 259
Arthrofibrose, 88
  des Ellenbogens, 286–287
  Operationstechnik, 88–89
Arthrose
  degenerative, posttraumatische, 286–287
Arthroskopie
  diagnostische, 118–119
  operative, 119
Arthroskopie des Ellenbogens, 275–276
  Anatomie der Zugänge, 276
    anterolateraler, 278

  anteromedialer, 280
  gerade lateraler, 280–281
  gerade posteriorer, 281
  posterolateraler, 281
  proximomedialer, 281
Instrumentierung, 276
Komplikationen und Risiken, 288
Operationstechnik
  bei Arthrofibrose, 286–287
  bei degenerativer posttraumatischer Arthrose, 286–287
  bei Osteochondrosis dissecans des Capitulum humeri, 284–285
  bei posttraumatischer Beeinträchtigung des Olekranons 284–286
  zum Entfernen freier Gelenkkörper, 282–284
Positionierung für, 276–277
postoperative Behandlung, 286
Arthroskopie des Handgelenks
  Indikationen, 313–314
  Komplikationen, 328–329
  Operationstechnik
    distale Ulnaresektion 323–324
    Gelenkscheibe des Dreiecknorpelkomplexes Exzision, 322
    intraartikuläre Frakturen, Reduktion und Fixierung von, 324–326
    intrinsische Risse des Karpalbandes, 326–329
    radiale Styloidektomie, 324
    Radiokarpalraum, 316–321
    Zentralkarpalraum, 320–322
  postoperative Behandlung, 322
  präoperative Vorbereitung
    Anästhesie, 314–315
    Anordnung im OP, 314–315
    Instrumentierung, 315–316
Arthroskopie des Kniegelenks
  Anordnung im OP., 57–58
  degenerative Gelenkerkrankung
    Abrasionsarthroplastik, 66
    offenes Débridement, 66
  Frakturen
    chondrale und osteochondrale, 62–63
      Operationstechnik 63–64
    des Tibiadachs, 66–68
      Operationstechnik 68–70
  freie Gelenkkörper, 58
    Operationstechnik, 58–59
  Komplikationen, 75–76
  Läsionen des Gelenkknorpels,
    Klassifizierung, 64–65
    Laserbehandlung, 65–66
  Nekrose des Femurkondylus, 70–74
    Operationstechnik, 74–75

Osteochondritis dissecans, 59
   Fixierung, interne, 60–61
      Fixierung mit Herbert-Schrauben, 61–62
      Fixierung mit strukturierten Schrauben, 61
     Knochenverpflanzung, 62–63
     Operationstechnik, 59–60
Arthrotomie, 90
autologe Transplantate 109–110
   Autotransplantat-Rekonstruktion, 117–128
Autotransplantate, 117
Axhausen, G., 355

B

Bandaufbauapparatur, 113–114
Bandrekonstruktion, 50
Bankart, A.S.B., 187–188
Bankart-Läsionen, 177, 179, 192, 199
   Reparatur, 180–184
Bankart-Verfahren, 188–189
Barlow-Test, 190
Berndt, 59
Betamethason, 359
Beugesehne, 333
Bigelow-Ligament, 301, 302
Blaustein, D., 365
Bogenplastik, 100–101
Bosanquet, A.G., 364
Bradrick, J.P., 347
Bristow-Latarjet-Verfahren, 188
Bupivacain 92, 196, 213, 218, 226
Bursa
   subakromialis, 214–215
   ulnaris, 333
Bursoskopie, subakromiale, 214–215

C

Capitulum humeri, 284–285
Carter, J.B., 364–366
Cefazolin, 128
Chandler, E., 164
Chen, Y. C., 313
Childress, H. M., 280
Chondrale Frakturen, 62–63, 306
   Operationstechnik, 63–64
Chondromalazie
   des Femurkopfes, 306
   des Labrum glenoidale, 210
   des Temporomandibulargelenks, 361–362
   des Tibiadachs, 243
Chondromatose, synoviale, 354–355
Crosby, L. A., 259

D

Dandy, D. J., 62
Degenerative Gelenkerkrankung, 359–361
   Abrasionsarthroplastik, 66
   Komplikationen, 76
   offenes Débridement, 66
DePalma, A. F., 187
Detrisac, D. A., 207
Dexamethason, 359
Dillingham, M., 66
Diskusverschiebung
   mit Reduktion, 355–356
   ohne Reduktion, 356–359

   seitliches Einklemmungssyndrom und, 360
distale Klavikula, Resektion, 221
   klinische Indikationen, 222
   Komplikationen und Risiken, 228
   künftige Entwicklungen bei, 228
   offene vs. arthroskopischer Resektion, 222–223
   Operationstechnik,
     Ausmaß der Knochenentfernung, 227–229
     bursaler vs. oberem Zugang, 226–227
     bursaler Zugang, 223–224
     oberer Zugang, 223, 225–227
distale Ulnarresektion, 323–324
Distraktion, 234–235, 243–244, 302
Dorfmann, H., 302

E

Einklemmung
   akromioklavikuläre Erkrankung und, 221–222
   bei Rotatorenmanschettendefekt, 209–210
   Exostosen, 242–243
   im hinteren Olekranon, 283–286
   im Weichteilgewebe des Sprunggelenks, 236, 238
   laterale, 360
Elektrokauterisierung, 43, 346
Ellman, H., 222
Epinephrin, 43, 225
Esch, J. C., 222
extraartikuläre Isometrie, 122

F

Fascia-lata-Autotransplantat, vordere Kreuzbandrekonstruktion, 117
   Komplikationen und Risiken, 128
   Operationsindikationen, 118
   Operationstechnik,
     Débridement von Kochentunneln, 124–125
     diganostische Arthroskopie, 118, 125
     extraartikuläre Isometrie, 122
     Femurtunnel, 122–123
     Fixierung des Transplantats, 124–126
     Gewinnung des Fascia-lata-Transplantats, 119–121
     intrartikuläre Isometrie, 123–124
     Notch-Plastik, 118–119
     operative Arthroskopie, 119
     Passage des Transplantats, 124–125
     Tibiatunnel, 122–123
     Unter-Spannung-Setzen des Transplantats, 124–125
     Untertunnelung des seitlichen Seitenbands, 121, 125
     Wiederausrichtung der Patella, 126
     Wundverschluß, 126–127
   postoperative Behandlung, 126–128
Femurkondylus
   Nekrose, 70
   Operationstechnik 74–75
   Stadium I, 71
   Stadium II, 71–72
   Stadium III, 71–72
   Stadium IV, 71, 73
   Stadium V, 71
Femurkopf, 301
   Chondromalazie, 306

Fingerhalter, 343
Fixierung
   interne, 60–61, 324–326
   mit Herbert-Schrauben, 61–62
   mit Interferenzschrauben, 105–107
   mit strukturierten Schrauben, 61
Flüssigkeitsaustritt, exzessiver, 288
Flüssigkeitsmedien, 346–347
Food and Drug Administration (FDA), 141, 331
Frakturen
   chondrale und osteochondrale, 62–63, 306
     Komplikationen bei, 76
     Operationstechnik, 63–64
   Hohl-Fraktur Typ I (minimal disloziert), 68
   Hohl-Fraktur Typ II (lokale Impression), 67–68
   Hohl-Fraktur Typ III (gespaltene Impression), 68–69
   Hohl-Fraktur Typ IV (völlig kondyläre Impression) 69, 70–71
   Hohl-Fraktur Typ V (bikondylär) 69, 71
   intraartikuläre F.
     des Handgelenks, 324–326
     Reduktion und Fixierung, 324–326
     Tibiaplateau, 322–324
        Operationstechnik, 324–326
     transchondrale des Talus, 240
Frakturen des Tibiadachs
   Klassifizierung, 66–68
   Operationstechnik, 68–70
freie Gelenkkörper, 58
   der Hüfte, 307–308
   der Schulter, 172–173
   des Ellenbogens, 282–284
   des Sprunggelenks, 241–242
   Komplikationen, 75
   Operationstechniken, 58–59

G

Gartsman, G.M., 223
Gelenkscheibe des Handgelenks
   Exzision, 322–323
   Risse, 322–323
Gerdy-Höcker, 119–120
Gewebebanken, 132
Glenohumeraler Ligament-Labrum-Komplex, 180, 182–184, 187
   Absprengung, 188
   diagnostische Arthroskopie, 213, 214
   Reparatur, 189, 195–197
Glick, J.M., 260
Goldberg, J.S., 367
Gore-Tex-Prothese, 141–148
Goss, A.N., 364
Gracilissehne, vordere Kreuzbandrekonstruktion
   Komplikationen und Risiken, 116
   Operationstechnik, 110–115
   postoperative Behandlung, 114
   Transplantataufbereitung, 109–110
Greene, M.W., 365–366
Großzeh, 268
   Anatomie der Zugänge, 270
   Operationstechnik, 270–272
Groves, Hey, 117
Grübchen*, 119
Guhl, J., 234
Gurd, F.B., 222

H

hämophile Arthropathie, 84
Harty, M., 59
Hawkins, R.B., 251
Hawkins, R.J., 188
Heffez, L., 365
Hefzy, M.S., 136
Hellsing, G., 347
Herbert-Schrauben, 61–62
Hill-Sachs-Läsion, 169–170, 199
hintere Kreuzbandrekonstruktion,
    Femurpräparation, 154–155
    Gelenkpräparation, 150–153
    Operationstechnik, 150
    präoperative Vorbereitung, 149–150
    Präparieren des Achillessehnenallografts, 155–156
    technische Erwägungen, 158–159
    Tibiatunnelpräparation, 153, 155
    Transplantatpassage und Fixierung, 156–158
    Verschluß, 158
hinteres Subtalargelenk, 263–264
    Komplikationen und Risiken, 268
    Operationstechniken, 264–268
Hirnnerven, 365
HIV (human immunodeficiency virus), 132
Hogersson, S., 291
Hohl, M., 66–67
Holmlund, A., 347, 364
Hörverlust, 366
Hospital for Joint Diseases (New York), 364
Hüftarthroskopie, 299
    seitlicher Zugang
        Anatomie der Zugänge, 302–303
        Anatomie des Hüftgelenks, 301–302
        Distraktion (mit und ohne), 302
        Indikationen, 302
        Indikationen und Kontraindikationen, 291–292
        Instrumentierung, 303–304
        Komplikationen und Prävention, 298
        Komplikationen und Risiken, 307–308
        Operationstechnik, 292–299, 304, 306–308
        postoperative Behandlung, 307
        Rückenlage
Hypästhesie, 50
Hypermobilitätssyndrom, 358
Hypotension, 175

I

Ide T., 307
Indresano, A.T., 347
infrapatellare Falte, 79
    Exzision, 80
Infrapatellares Kontraktursyndrom, 88
Instrumentierung
    am Temporomandibulargelenk, 345–346
    bei Arthroskopie des Ellenbogens, 276
    bei der Handgelenksarthroskopie, 315–316
    bei Hüftarthroskopie, 292–294, 303–304
    bei Karpaltunnelfreilegung, 331
    bei Klammerkapselnaht der Schulter, 200
    bei Meniskektomie, 4–6
    bei Weichteilgewebe- und osteochondralen Läsionen, Techniken, 233–235
inteartikuläre Isometrie, 123–124

Interferenzschrauben, 105–107
intrakapsuläre Fibrose, 353–354
intrinsische Risse des Karpalbands, 326–329

J

Jackson, D.W., 132
Jackson, R.W., 66
Johnson, L.L., 66, 221, 223
Johnson-Nurse, C., 62
juvenile rheumatoide Arthritis, 363

K

Kaplan, B.B., 38
Kapselfibrose, 354
Kapselnaht. Siehe Klammerkapselnaht, Nahtanker-Kapselnaht, Naht-Kapselnaht
Karpalband
    distales, 334–337
    proximales, 337–338
    Untersuchung, 339
Karpaltunnelfreilegung
    Komplikationen und Risiken,
        Band, Mißlingen der Durchtrennung innerhalb der Vorgaben, 338
        Faszie, erfolglose distale Exzision, 338
        Finger, Unmöglichkeit, diesen in entspannter Beugestellung zu halten, 339
        geschlitzte Hülse und Kanüle, Mißlingen der richtigen Einführung, 339
        Hand, Unmöglichkeit, deren vollständige Supination zu erreichen, 339
        Ligament, Mißlingen der gründlichen Untersuchung nach Freilegung, 339
        Narkose, unzureichende, 338
        Obturator, Versagen bei der Umfassung des Karpalbandes, 339
    Operationstechnik
        chirurgische Markierungspunkte, 332–333
        Durchtrennung des proximalen Bands, 337–338
        endoskopische Untersuchung, 334–335
        Freilegen des distalen Karpalbandes, 334–337
        geschlitzte Hülse/konischer Obturator, Einführung dieses Ensembles, 333–334
        Orientierungspunkte, fehlerhafte Markierung, 339
    postoperative Behandlung, 338
    präoperative Vorbereitung,
        Aästhesie, 332
        Arrangement, 332
        Instrumentierung, 331
        Staubinde, 332
    ulnar-neurovaskuläres Bündel, Mißlingen der Identifizierung, 339
Kennedy-Bandaufbauapparat, 110
Klammerkapselnaht, 199
    Ergebnisse, 207
    Instrumentierung, 200
    Komplikationen und Risiken, 207
    Operationstechnik
        Klammereinführung, 206–207
        Präparieren des vorderen Gelenkhalses, 202, 205–206
        Schnitt und Zugang, 200–205
    postoperative Behandlung, 206–207

Klapper, R.C. 302
Knie
    Allograftrekonstruktion, 131–139
    künstliche Bandrekonstruktion, 141–148
    Meniskektomie, 3–43
    Meniskusreparatur, 45–54
    Synovia- und Gelenkkapselverfahren, 77–93
Knochen-Patellarsehnen-Knochentransplantat
    Operationstechnik, 100–107
    postoperative Behandlung, 107
    Präparieren, 97–100
Knochenverpflanzung, 62–63
Knotenknüpfhilfen 53
Koshino, T., 73
Kreuzbandsyndrom, chronisches, 50
künstliches Band, vordere Kreuzbandrekonstruktion
    Komplikationen und Risiken, 147–148
    Operationstechnik, 141–147
    postoperative Behandlung, 147
kutanes Neurom, 276, 288

L

Labrum, 304–305
Lachman-Test, 126, 190
Lagerung
    Bauchlage, 276
    partielle Rückenlage, 236, 264
    Rückenlage, 234–235, 276–277
    seitliche Dekubituslage, 163–164, 178, 264, 294
    sitzend, 164, 213
    über die Brust, 276
Laser
    Excimer, 65
    Ho:YAG, 58, 65–66, 75, 347
    Kohlendioxid (CO_2), 65
    KTP, 65, 347
    ND:YAG, 65, 347
Läsionen
    Bankart, 177, 179–184, 195
    des glenohumeralen Ligament-Labrum-Komplexes, 188
    Gelenkknorpel, 64–65
        Laserbehandlung 65–66
    Hill-Sachs, 167–168, 199
    Osteochondritis dissecans, 59–62
    sklerotische,
    Weichteilgewebe- und osteochondrale, 233–234, 236, 238–245, 247
Läsionen des Gelenkknorpels
    Klassifikationen, 64–65
    Laserbehandlung, 65–66
laterales Drucksyndrom 91
laterales Einklemmungssyndrom 360
Lidocain, 222, 225, 332
Lig. coracoacromiale, 215–216
Lig. ischiofemorale 301
Lig. lunotriquetrale, 323, 327
Lig. mucosum. Siehe Plica infrapatellaris
Lig. pubofemorale, 301
Lig. scapholunatum, 327

M

MacCain, J.P., 350, 356
MacIntosh, D.L., 117
MacIntosh LSOT-Operation, 117
Magnuson, P.B., 187

Magnuson, R.B., 66
Magnuson-Stack-Verfahren, 188
Matthews, L.S., 167, 207
mediale Kapselraffung, 92–95
    Komplikationen und Risiken, 94
mediale patellare Falte. *Siehe* medialer Sockel
medialer Sockel, 77–79
    Exzision, 79–80
Meniskektomie, 3
    Anatomie der Zugänge, 4, 6–8
    Außenmeniskus, 28–34
    Innenmeniskus, 11–25
    Instrumentierung, 4–6
    Komplikationen und Risiken, 41–43
    Operationstechnik,
    postoperative Behandlung, 39, 41
    Scheibenmeniskus, 38–41
    zystische Meniskusdegeneration, 35–37
Meniskus, 3
    Außenmeniskus, 26
    Innenmeniskus, 8–9
        degenerativer Riß, 11
        horizontaler Riß, 10
        radialer Riß, 10–11
        Schräg- und Lappenrisse, 10
        siehe auch Meniskektomie; Meniskusreparatur
        vertikale Längsrisse, 10
    Scheibenmeniskus, 36–38
    zystische Degeneration, 35
Meniskusreparatur, 133
    anatomische Risiken, 50
    Ergebnisse und Erfolgsraten, 54
    Indikationen für Resektion und Reparatur, 48–51
    Knotenknüpfhilfe, 53
    offene Nahttechniken, 45–46, 51
    Probleme, 50
    Risse des Außenmeniskus, 47–48
    Risse des Innenmeniskus, 47–48
    siehe auch Meniskektomie
    Voll-intraartikuläre-Technik, 46–47, 52
    Von-außen-nach-innen-Technik, 46–47, 52
    Von-innen-nach-außen-Technik, 45–47, 51–52
Metcalf, R., 92
Mikrotrauma, 361
Milgram, J.W., 83–84
Miller, G.K., 73
Morgan, C.D., 189, 260
Moses, Jeffrey, 352, 360, 366
Mumford, E.B., 222
Murakami, K.I., 366, 368

N

Nahtanker-Kapselnaht, 187
    Ergebnisse, 197
    Operationstechnik, 189–190
        arthroskopische Verfahren, 188–189, 193
        Bohrlöcher, 194
        Naht und Anker, Einführung, 195–197
        offene Verfahren, 188
        Präparieren des vorderen Gelenksaums und Schulterhalses, 194
        Untersuchung in Narkose, 190–192
        Zugänge, 192–194
    Patientenselektion, 189
    postoperative Behandlung, 196

Naht-Kapselnaht, 177–178
    Komplikationen und Risiken, 184
    Operationstechnik,
        arthroskopische Begutachtung, 179
        Kapselverschiebung, 180–181
        Präparation des vorderen Gelenkhalses, 180, 182
        Reparatur einer Bankart-Läsion, 180–184
        postoperative Behandlung, 184
Natriumtetradecylsulphat, 359
Nervus peronaeus, 50
Nervus saphenus, 50
Nervverletzung, 288, 365–366
Notch-Plastik, 100–101, 118–120, 123–134, 141–142
Noyes, F.R., 64

O

O'Connor, R.L., 3
Ohnishi, M., 352, 358
Olekranon, 284–286
„One-shot"*-Technik, 131
Ono, T., 348, 366
Osteoarthritis, 361
osteochondrale Läsionen des Sprunggelenks, 240
    Anatomie der Zugänge, 236–237
    Einklemmungsexostosen, 242–243
    freie Gelenkkörper, 242–243
    Instrumentierung für, 233–235
    Operationstechnik, 245–250
    postoperative Behandlung, 248
    präoperative Vorbereitung, 234–236
    Talomalleolarräume, medial und lateral, 245
    Talusfraktur, transchondrale, 242
    Tibiadach, 244
Osteochondrosis dissecans, 59
    des Capitulum humeri, 284–285
    Fixierung, mit Herbert-Schrauben, 61–62
    intern, 60–61
    Knochenverpflanzung, 62–63
    Komplikationen, 76
    Operationstechnik, 59–60
Osteochondromatose, synoviale, 83–84
Osteonekrose des Femurkondylus, 70–74
    Operationstechnik, 74–77

P

Patella, Wiederausrichtung, 126
    Operationstechnik, 132
        Anlage der Zugänge, 133
        Anlage des Tibiatunnels, 134–136
        Einbringen des Transplantats ins Knie, 137–139
        Femurtunnel, Ausgangspunkt, 136–137
        Fixierung des Tibiaknochenblocks, 138–139
        Meniskusreparatur, 133
        Notch-Plastik, 133–134
        Präparierung des Allografts, 137
        Weichteilgewebeseitigung, 133
Patellarsehnenallografts, vordere Kreuzbandrekonstruktion 131
Plicae, 78
    infrapatellaris, 79
    medialer Sockel, 77–79
    Operationstechnik zur Entfernung, 79–80
    suprapatellaris, 77

Plica, suprapatellaris 77–78
    Exzision, 79
Plica-Syndrom, 79
Plica synovialis suprapatellaris. *Siehe* Plica suprapatellaris
popliteale Gefäße, 50
Popliteussehne, 26
posttraumatische Störungen,
    Arthrose, degenerative, 286–287
    Arthrofibrose, 286–287
    des Olekranons, 284–286
Preisler, S.A., 366
„Pseudowall", 354
Psoriatische Arthritis, 363
PTFE (Polytetrafluoräthylen), 141
Putti-Platt-Verfahren, 188
PVNS (pigmentierte villonoduläre Synovitis), 80–82
    generalisierte Form, 84
Pyarthros, 90
    Operationstechnik, 90–91

Q

Quinn, J.H., 361

R

Radiokarpalraum, 316–321
rheumatoide Arthritis, 83, 362–363
Risse, 42
    Außenmeniskus, 26
        Operationstechnik, 28–34
    Gelenkscheibe des Handgelenks, 222–223
    Innenmeniskus, 8–9
        degenerative, 11
        horizontale, 10
        operative Sanierung, 11–25
        radiale, 10–11
        Schräg- und Lappenrisse, 10
        vertikale Längsrisse (Korbhenkel), 10
    intrinsisches Karpalband, 226–229
    Rotatorenmanschette, 210–213, 215, 218–219
    Scheibenmeniskus,
        Operationstechnik, 38–41
        unvollständiger Typ, 38
        vollständiger Typ, 36, 38
        Wrisberg-Bandtyp, 38
Roberts, T.S., 132
Rosenberg, T.D., 43
Rotatorenmanschettenerkrankung, 209
    Ergebnisse
        bei Teilrissen, 218–219
        bei vollständigen Rissen, 219
    Operationsindikationen, 212–213
    Operationstechnik, 213
        Begutachtung des Akromioklavikulargelenks, 217
        Durchtrennung des L. coracoacromiale, 215–216
        glenohumerale diagnostische Arthroskopie, 213–214
        Reparatur der Rotatorenmanschette, 217–218
        Resektion des Akromions, 216
        subakromiale Bursoskopie, 214–215
        Untersuchung der Rotatorenmanschette 217–218

Risse der, 168–169, 211
- Klassifizierung, 215
  Stadium I, 210
  Stadium II, 210–211
  Stadium III, 210–211
  Komplikationen und Risiken, 218
  pathologische Knochenbefunde 212
  postoperative Behandlung, 218
Roth, J.H., 313
Rowe, C.R., 188

S

Sanders, B., 354, 365–366
Scheibenmenisken
  Operationstechnik für, 36–38
  unvollständiger Typ, 36
  vollständiger Typ, 36, 38
  Wrisberg-Bandtyp, 36–37
Schulter
  (*siehe auch* Rotatorenmanschette)
  Arthroskopie
    Anatomie der Zugänge, 165–167
    diagnostische Arthroskopie, 168–171
    Komplikationen und Risiken, 174–175
    Lagerung des Patienten, 163–164
    operative, 171–175
    Techniken, 167–169
  Débridement des Akromioklavikulargelenks bei Schmerzen, 221–229
    Nahtanker-Kapselnaht* bei, 187, 189–192, 194–197
    Naht-Kapselnaht bei, 177–184
    vordere Instabilität der Klammerkapselnaht bei, 199–207
Schultergelenk, 180, 182, 194
  Chondromalazie, 210
  vorderer Hals, Präparation des, 202, 205–206
Schulter-Therapieset, 218
Sehnenstripper, 111–112
seitliches Retinakulum
  Entlastung, 91–92
  Komplikationen und Risiken, 94
Semitendinosussehne, vordere Kreuzbandrekonstruktion,
  Komplikationen und Risiken 116
  Operationstechnik, 110–115
  postoperative Behandlung 114
  Transplantatvorbereitung 109–110
Silvaggio, V.J., 132
Silver, D.M., 302
Small, N.C., 364–365
Snyder, S.J., 215
Spaltschnitt des M. deltoideus, 209, 213, 217
Sporttrainer, staatlich geprüfter, 130
Sprunggelenk,
  Arthrodese, 257–260
  Arthroskopie des hinteren subtalaren Gelenks und des großen Zehs 263–272
  chronische Instabilität des S., Operation, 251–255
  Weichteilgewebe- und osteochondrale Läsionen, 233
Stabler, C.L., 64
Stack, J.K., 187
Steroide, 363
strukturierte Schrauben, 61
Styloidektomie, radiale, 324

Sufenta, 332
Symeonides, P.P., 187
Synovektomie, 83–87
  des Ellenbogens, 286–287
  Komplikationen und Risiken, 91
Synovia
  generalisierte Läsionen, 82–85
    Operationstechnik, 85–87
  lokalisierte Läsionen, 80–82
    Operationstechnik, 82
Synovitis des hinteren Subtalargelenks, 269
systemischer Lupus erythematosus (SLE), 363–364

T

Talomalleolarräume, 244
Taylor, G.M., 228
Testa L., 364–366
Tippett, J.W., 64
TMC-Arthroskopie,
  anatomische Verhältnisse, 341–343
    obere Gelenkhöhle, 342–344
    untere Gelenkhöhle, 344–345
  Diskusverschiebung,
    mit Reduktion, 355–356
    ohne Reduktion, 356–359
    seitliches Einklemmungssyndrom, 360
  Elektrokauterisierung und Flüssigkeitsmedien, 346–347
  pathologische Befunde des Knochens und Knorpels
    Chondromalazie, 361–362
    Indikationen, 345
    Instrumentierung, 345–346
    Laser, 347
    Operationstechnik, 347–353
      endauraler Zugang, 352–353
    Osteoarthrose, 361
    pathologische Weichteilgewebsbefunde
      intrakapsuläre Fibrose des oberen Kompartments, 353–354
      synoviale Chondromatose, 354–355
    postoperative Behandlung, 364
  Hypermobilitätssyndrom, 358–359
  Komplikationen und Risiken, 364–367
  pathologische Bindegewebsbefunde
    juvenile rheumatoide Arthritis, 363
    psoriatische Arthritis, 363
    rheumatoide Arthritis, 362–363
    systemischer Lupus erythematosus 363–364
  pathologische Gelenkbefunde,
    degenerative Gelenkerkrankung 359–361
Tooke, M. 228
Topper, D.L., 366
Tourniquet, 332
Tourniquet-Effekt, 57
Transplantate
  Achillessehne, 149–150, 153, 155–158
  Fascia lata, 117–128
  Knochen, 62–63
  Knochen-Patellarsehne-Knochen, 97–107
  Patellarsehne, 131–139
Trauma, 361
  akutes 361
  Mikrotrauma, 361
Triamcinolonacetonid, 367
Turkel, S.J. 191

U

Übungen
  im Bewegungsradius, 211, 237, 286, 307
  isometrische, 206
  Kniebeugen, 208, 211
  progressiv gegen Widerstand, 206
  Quadrizeps-, 208, 211
ulnares neurovaskuläres Bündel, 338–339
Unfälle durch Sturz oder Ausgleiten, 128

V

Valgusüberstreckungssyndrom, 286
Van Sickels, J.E., 365–366
Versed, 332
Vordere Kreuzbandrekonstruktion,
  unter Verwendung eines Fascia-lata-Autotransplantats, 117–128
  unter Verwendung eines Knochen-Patellarsehnen-Knochentransplantats, 97–107
  unter Verwendung von Semitendinosus- und Gracilissehnen, 109–116

W

Watanabe, M., 313
Weichteilgewebsverletzungen des Sprunggelenks,
  Anatomie der Zugänge, 236–237
  Instrumentierung, 233–235
  Operationstechnik, 238–241
  pathologische Befunde, 236–238
  postoperative Behandlung, 240
  präoperative Vorbereitung, 234–236
Whipple, T.L., 313
White, R.D., 364
Wiedel, J.D., 74, 84–85

Y

Y-Band, 301–302

Z

Zentralkarpalraum, 320
Zugwirkung, 298–299, 308
Zysten, des Meniskus, 35–37